冲击波碎石原理与应用

主 编 孙西钊
副主编 张东方

中国科学技术出版社
·北京·

图书在版编目（CIP）数据

冲击波碎石原理与应用 / 孙西钊主编 . — 北京：中国科学技术出版社，2019.8
ISBN 978-7-5046-8314-4

Ⅰ.①冲… Ⅱ.①孙… Ⅲ.①碎石术 Ⅳ.① R691.4

中国版本图书馆 CIP 数据核字（2019）第 116610 号

策划编辑	焦健姿　王久红
责任编辑	黄维佳
装帧设计	华图文轩
责任校对	龚利霞
责任印制	李晓霖

出　　版	中国科学技术出版社
发　　行	中国科学技术出版社有限公司发行部
地　　址	北京市海淀区中关村南大街 16 号
邮　　编	100081
发行电话	010-62173865
传　　真	010-62179148
网　　址	http://www.cspbooks.com.cn

开　　本	787mm×1092mm　1/16
字　　数	1010 千字
印　　张	55.5
版　　次	2019 年 8 月第 1 版
印　　次	2019 年 8 月第 1 次印刷
印　　刷	北京顶佳世纪印刷有限公司
书　　号	ISBN 978-7-5046-8314-4/R·2419
定　　价	298.00 元

（凡购买本社图书，如有缺页、倒页、脱页者，本社发行部负责调换）

编著者名单

主　编

孙西钊　南京结石理化分析中心

副主编

张东方　中山大学附属第八医院

编　委

何朝辉　中山大学附属第八医院

孙　璇　中山大学附属第八医院

赵济全　中山大学附属第八医院

何媚英　中山大学附属第八医院

廖育芬　中山大学附属第八医院

邱华文　中山大学附属第八医院

任从才　中山大学附属第八医院

潘　玮　中山大学附属第八医院

魏文斌　中山大学附属第八医院

王固新　中山大学附属第八医院

何成武　中山大学附属第八医院

特邀编委

周水根　周　越

编者简介

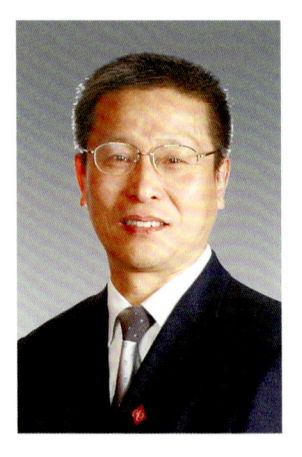

孙西钊，南京大学教授，博士研究生导师，国务院特殊津贴专家；连续4版八年制《外科学》教材的编委；主编、主译医学专著4部；获3项国家药监局大型医疗产品注册证。主要创新转化及社会贡献如下：

● 研发首台冲击波复式脉冲碎石波源；发明结石智能分析系统（国际原创），目前已有700多台在全国各大医院使用。

● 建立了国内第一家标准化结石理化分析中心（现任中心的技术与学术顾问），在全国范围普及了结石成分分析技术。

● 运用科学方法证实了"三鹿奶粉"引发婴幼儿结石的因果关系，采用药物溶石成功治愈了结石患儿，成为救治29.4万例发病儿童有效、无创、经济的方法。

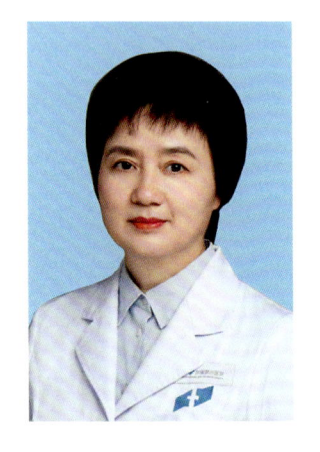

张东方，主任医师，现任中山大学附属第八医院尿石病诊疗中心主任，深圳冲击波碎石研究所副所长。从事冲击波碎石临床和基础实验研究20余年，创立了尿石病因诊断（代谢评估）中心和深圳冲击波碎石研究所（研发冲击波碎石机及相关装置；开展冲击波碎石技术培训）；参编《医用冲击波》《尿石病临床诊断治疗学》《泌尿外科手册》《吴阶平泌尿外科学》等学术著作。

前 言

冲击波碎石技术是医学史上的一项颠覆性发明，自1980年问世以来，因其安全有效，不必住院，无须麻醉，且性价比高，而成为国际上治疗泌尿系结石的主要方法。在国内，受早期计划经济模式影响，因冲击波碎石技术属于非侵入式治疗，费用低廉，致使其"经济效益不佳"而治疗例数逐年下降。与此同时，腔镜体内碎石等侵入式治疗，因其"经济效益较好"而治疗例数逐年上升。两者治疗费用相差10~20倍，故后者治疗的患者经济负担不言而喻。如今，冲击波碎石已成为基层医疗机构治疗泌尿系结石的主流技术。随着冲击波碎石设备的不断改进和治疗费用的合理调整，这一技术必会因其巨大优势而获得理性回归。

在20世纪80年代初，国内就已经可以自主研发冲击波碎石机，至今生产的设备数量粗略估计有20 000多台。目前，国内每年至少更换或引进900台设备。而同期，国外冲击波碎石机总数不到3000台。可以说，我国是一个名副其实的冲击波碎石机研发和应用大国。然而，由于该技术的从业人员普遍缺乏系统的理论指导和严格的专业培训，临床工作中不良事件时有发生。针对临床上日益增长的认知需要和应用需求，出版一部与之相匹配的大型专著是很有必要的。

全书分上、下两篇，上篇详细介绍了临床医生比较陌生的冲击波碎石基础理论与研究。结合有关冲击波的发生原理，系统阐述了医用冲击波物理特性、冲击波碎石的物理机制、冲击波的生物学效应，同时还介绍了当今国外冲击波碎石的科技研发动态，帮助临床医生深入了解冲击波碎石原理，进一步提高冲击波碎石的效能，从而预防冲击波生物学效应引起的潜在性组织损伤。下篇的临床应用部分，分类介绍了泌尿系结石冲击波碎石的应用原则和操作技术，包括"普通"泌尿系结石、特殊患者结石、畸形肾结石、急诊结石和特定成分结石的冲击波碎石技术，全面展示了近10年冲击波碎石的临床研究进展，同时还参考欧洲与美国泌尿外科结石治疗指南，结合循证医学，重点阐述了冲击波碎石应用的标准与规范，帮助专科医生不只是单纯掌握冲击波设备的操作方法，而且要建立正确的临床决策理念。

在本书撰写过程中，康馨月工程师、张建忠工程师、吴定强医生、郑杨博士、刘冠琳博士在绘图及机电资料译校方面给予了许多帮助，特此致谢！

孙西钊

目 录

上篇　基础理论与研究

第1章　冲击波碎石技术的发展简史 　　　　　　　　　　　　　　　孙西钊 3

第一节　冲击波碎石术的最初构想与早期研究 3

第二节　冲击波发生装置和结石定位装置的初期研制 7

　　一、水下放电产生聚焦冲击波的原理 7

　　二、首台冲击波碎石实验机 8

　　三、超声定位的水槽式冲击波碎石实验机 9

　　四、X线定位的水槽式冲击波碎石实验机 10

第三节　冲击波碎石的体外和体内生物学早期实验 12

　　一、冲击波生物学效应的早期研究 12

　　二、冲击波碎石的体内实验 14

第四节　冲击波碎石的首期临床应用 16

第五节　冲击波碎石技术的发展与普及 18

　　一、冲击波碎石机的随后研制与发展 18

　　二、当今泌尿系冲击波碎石术的临床应用 21

第六节　冲击波碎石在国内的发展概况 23

　　一、国产冲击波碎石机的初期研制 23

　　二、国内冲击波碎石技术的推广 24

　　三、进口冲击波碎石机在国内的应用 26

第2章　冲击波碎石的科学基础 …… 33

第一节　声波与冲击波 …… 张东方 34
一、传播的方式 …… 34
二、声波的速度 …… 36
三、声波的频率 …… 37
四、反射和透射 …… 39
五、声波的能量 …… 43
六、非线性声学 …… 47
七、声爆与共振 …… 47
八、辐射压力 …… 49

第二节　碎石冲击波的物理特性 …… 孙西钊 50
一、冲击波的发生 …… 51
二、冲击波的形成与传播 …… 53
三、焦点、焦斑和焦区 …… 57
四、压力场与压力单位 …… 58
五、冲击波的压力波形 …… 59
六、冲击波的压力分布 …… 61

第三节　冲击波碎石的关键技术 …… 孙西钊 64
一、冲击波特性的运用 …… 64
二、聚波技术的应用 …… 65
三、传播介质的选用 …… 66
四、破坏方式的选用 …… 67

第四节　尿结石和肾组织的物理特性 …… 孙西钊 68
一、固体的弹性特征 …… 69
二、结石和肾组织的声学特性 …… 72
三、结石的机械特性及其参数 …… 73
四、结石的脆性 …… 74

第3章 冲击波碎石机的核心构造和工作原理 ……………… 张东方 84

第一节 冲击波源 ……………………………………………… 84
一、液电式波源 …………………………………………… 85
二、压电式波源 …………………………………………… 104
三、电磁式波源 …………………………………………… 108
四、其他衍化冲击波源 …………………………………… 118

第二节 定位系统 ……………………………………………… 128
一、X线定位系统 ………………………………………… 128
二、超声定位系统 ………………………………………… 131
三、双定位系统 …………………………………………… 134
四、超声自动定位 ………………………………………… 135

第4章 冲击波碎石的物理机制与理论模型 ………… 孙西钊 张东方 145

第一节 冲击波碎石的物理机制 ……………………………… 145
一、应力效应 ……………………………………………… 146
二、空化效应 ……………………………………………… 150
三、挤压效应 ……………………………………………… 157
四、疲劳效应 ……………………………………………… 163
五、剪切效应 ……………………………………………… 167

第二节 冲击波-结石的相互作用及其理论模型 …………… 171
一、动力学疲劳理论模型 ………………………………… 171
二、空化效应与冲击波的相互作用 ……………………… 179

第5章 冲击波的生物学效应 ……………………… 孙西钊 赵济全 192

第一节 肾脏的生物学效应 …………………………………… 193
一、肾结构损伤 …………………………………………… 193
二、肾功能损害 …………………………………………… 195

第二节 肾外脏器的生物学效应 …… 199

一、输尿管 …… 199

二、消化系脏器 …… 199

三、心血管 …… 200

四、肺 …… 201

五、运动系统 …… 201

六、生殖器 …… 202

第三节 其他生物学效应 …… 203

一、疼痛 …… 203

二、肿瘤 …… 203

三、细胞 …… 204

四、神经在 SW 介导的肾血管反应中的作用 …… 204

五、尿葡氨聚糖 …… 205

第四节 引发冲击波生物学效应的理化机制 …… 205

一、空化效应 …… 205

二、应力效应 …… 206

三、自由基 …… 206

第五节 影响 SW 生物学效应的因素 …… 207

一、临床危险因素 …… 207

二、物理因素 …… 207

第6章 冲击波物理实验 …… 孙西钊 219

第一节 冲击波测试 …… 219

一、压敏水听器 …… 219

二、冲击波参数 …… 222

第二节 模型石实验 …… 237

一、模型石的制作要求 …… 237

二、模型石的制作方法 …………………………………… 238
　　三、模型石的物理测试 …………………………………… 242
　　四、模型石的实验步骤 …………………………………… 243
　　五、实验结果的判定方法 ………………………………… 244

第三节　人造组织实验模型 …………………………………… 245
　　一、人造组织模型的意义 ………………………………… 245
　　二、人造组织模型的研究步骤 …………………………… 246
　　三、人造组织模型的要求 ………………………………… 247
　　四、人造组织模型的建立 ………………………………… 247
　　五、人造组织模型的应用效果 …………………………… 251
　　六、人造组织模型的改进和发展趋势 …………………… 252

第四节　冲击波实验机 ………………………………………… 252
　　一、实验机的基本工作原理 ……………………………… 252
　　二、实验机的基本构造和使用方法 ……………………… 254

第7章　冲击波生物学实验模型 ……………… 孙西钊　孙　璇 261

第一节　细胞悬液模型 ………………………………………… 261
　　一、肾小管上皮细胞模型 ………………………………… 261
　　二、红细胞模型 …………………………………………… 262
　　三、肿瘤细胞模型 ………………………………………… 263
　　四、模型评价和注意事项 ………………………………… 264

第二节　离体器官模型 ………………………………………… 265
　　一、实验方法 ……………………………………………… 266
　　二、模型评价 ……………………………………………… 267

第三节　活体动物模型 ………………………………………… 267
　　一、肾直接损伤模型 ……………………………………… 268
　　二、肾外科埋石模型 ……………………………………… 270

三、肿瘤植入模型 …………………………………………………………… 272

　　四、动物骨模型 ……………………………………………………………… 274

第8章　冲击波碎石的人体临床验证 ……………………………………… 孙西钊 281

第一节　临床验证基本方法 …………………………………………………… 281

　　一、碎石效能评估法 ………………………………………………………… 281

　　二、不良反应观察法 ………………………………………………………… 296

第二节　临床实验设计方案 …………………………………………………… 297

　　一、病例选择 ………………………………………………………………… 297

　　二、观察指标 ………………………………………………………………… 298

第三节　临床验证病例报告表 ………………………………………………… 301

　　一、患者入选标准 …………………………………………………………… 301

　　二、患者一般资料 …………………………………………………………… 302

　　三、病史简介 ………………………………………………………………… 302

　　四、体格检查（只记录阳性体征）………………………………………… 302

　　五、实验室检查（只记录异常值）………………………………………… 302

　　六、特殊检查 ………………………………………………………………… 303

　　七、确定诊断 ………………………………………………………………… 303

　　八、治疗过程 ………………………………………………………………… 303

　　九、实验结果 ………………………………………………………………… 304

　　十、中止实验 ………………………………………………………………… 305

　　十一、治疗过程简评 ………………………………………………………… 305

　　十二、化验单和体检单粘贴处 ……………………………………………… 306

第9章　冲击波碎石机的选型原则与机房建设 …………………………… 309

第一节　冲击波碎石机的分类 ……………………………………… 张东方 309

　　一、按冲击波源分类 ………………………………………………………… 309

　　二、按定位方式分类 ………………………………………………………… 310

三、按冲击方式分类 …………………………………………………… 311
四、按结构分类 ………………………………………………………… 311
五、按发展水平分类 …………………………………………………… 313
六、按波源数目分类 …………………………………………………… 313
七、按产地分类 ………………………………………………………… 316

第二节 冲击波碎石机核心参数的行业标准 …………… 何媚英 张东方 316
一、技术要求 …………………………………………………………… 317
二、实验模块 …………………………………………………………… 318

第三节 碎石机的性能 …………………………………………… 张东方 318
一、碎石效能 …………………………………………………………… 318
二、不同冲击波源的碎石特点 ………………………………………… 319
三、碎石机效能的检测方法 …………………………………………… 320

第四节 冲击波碎石机的选型原则 ………………………………… 周 越 322
一、价格/效能比选择法 ………………………………………………… 322
二、定位系统选择法 …………………………………………………… 323
三、冲击波源选择法 …………………………………………………… 323
四、机型与配置选择法 ………………………………………………… 325

第五节 国产冲击波碎石机的技术特点 …………………………… 周 越 326

第六节 冲击波碎石中心的规划与建设 …………………… 何媚英 张东方 328
一、建筑要求 …………………………………………………………… 328
二、机房设置 …………………………………………………………… 332
三、医械、药品与人员的配备 ………………………………………… 336

下篇 临床应用研究

第10章 泌尿系结石的常识与诊疗原则 ……………………………………… 343

第一节　泌尿系的应用解剖概要 …………………… 赵济全　孙西钊 343
　　一、肾脏 ……………………………………………………………… 343
　　二、输尿管 …………………………………………………………… 349
　　三、膀胱 ……………………………………………………………… 352
　　四、尿道 ……………………………………………………………… 352

第二节　泌尿系结石概论 ………………………………… 孙西钊　孙　璇 353
　　一、流行病学 ………………………………………………………… 354
　　二、尿石性质 ………………………………………………………… 357
　　三、成石机制 ………………………………………………………… 358
　　四、致病因素 ………………………………………………………… 360
　　五、代谢评估 ………………………………………………………… 370
　　六、防治方法 ………………………………………………………… 374

第三节　泌尿系结石的诊疗原则 ………………………… 赵济全　孙西钊 378
　　一、肾结石 …………………………………………………………… 378
　　二、输尿管结石 ……………………………………………………… 380
　　三、膀胱结石 ………………………………………………………… 383
　　四、尿道结石 ………………………………………………………… 385

第11章　泌尿系结石的影像学定位技术 …………… 张东方　廖育芬 395

第一节　X线检查与定位 …………………………………………………… 395
　　一、X线诊断基础 …………………………………………………… 395
　　二、诊断性结石定位技术 …………………………………………… 398
　　三、治疗性结石定位技术 …………………………………………… 403
　　四、结石粉碎程度的判断 …………………………………………… 406

第二节　B超检查与定位 …………………………………………………… 407
　　一、超声诊断基础 …………………………………………………… 407
　　二、诊断性B超定位技术 …………………………………………… 413

三、治疗性 B 超定位技术 ………………………………………… 425

第12章 泌尿系冲击波碎石的围术期准备与处理 ………………… 443

第一节 病例选择 ………………………………… 孙西钊 张东方 443
一、适应证 ……………………………………………………… 443
二、禁忌证 ……………………………………………………… 445

第二节 冲击波碎石前的准备 …………………… 孙西钊 张东方 448
一、碎石前检查 ………………………………………………… 448
二、碎石前用药 ………………………………………………… 449
三、尿路准备 …………………………………………………… 451
四、肠道准备 …………………………………………………… 451

第三节 镇静/镇痛与麻醉 …………………………………… 任从才 452
一、冲击波的致痛作用 ………………………………………… 453
二、镇痛/镇静 …………………………………………………… 453
三、麻醉 ………………………………………………………… 456

第四节 冲击波碎石中的防护措施 ………………………… 张东方 459
一、冲击波的防护 ……………………………………………… 459
二、放射线的防护 ……………………………………………… 459

第五节 冲击波碎石术中不良反应的处理 ………………… 张东方 462
一、震区疼痛 …………………………………………………… 462
二、心律失常 …………………………………………………… 463
三、胃肠道反应 ………………………………………………… 464
四、低血糖反应 ………………………………………………… 465
五、迷走神经反应 ……………………………………………… 465

第六节 冲击波碎石后的处理 ……………………………… 张东方 465
一、一般处理 …………………………………………………… 465
二、复治间期 …………………………………………………… 468

三、术后随访 ………………………………………………………… 469

附　碎石专用病案 …………………………………………… 张东方 471

一、病案范例 ………………………………………………………… 471

二、结石体积的测量方法 …………………………………………… 475

第13章　冲击波碎石及其辅助技术的操作和应用 ………… 孙西钊 485

第一节　碎石技术操作 …………………………………………… 485

一、体位选择 ………………………………………………………… 485

二、定位程序 ………………………………………………………… 488

三、触发方式 ………………………………………………………… 490

第二节　治疗参数 ………………………………………………… 494

一、脉冲能量 ………………………………………………………… 494

二、冲击剂量 ………………………………………………………… 500

三、脉冲频率 ………………………………………………………… 503

第三节　辅助治疗 ………………………………………………… 505

一、扩展空间理论 …………………………………………………… 505

二、辅助治疗的目的 ………………………………………………… 509

三、辅助治疗操作技术 ……………………………………………… 509

四、留置输尿管支架的术后处理 …………………………………… 513

第14章　一般泌尿系结石的冲击波碎石术 ………………… 张东方 518

第一节　肾结石的冲击波碎石术 ………………………………… 518

一、肾盂结石 ………………………………………………………… 518

二、肾盏结石 ………………………………………………………… 520

三、多发性肾结石 …………………………………………………… 525

四、鹿角形肾结石 …………………………………………………… 527

第二节　输尿管结石的冲击波碎石术 …………………………… 534

一、适应证与禁忌证 ………………………………………………… 534

二、上段输尿管结石 ……………………………………………… 536

三、中段输尿管结石 ……………………………………………… 537

四、下段输尿管结石 ……………………………………………… 541

五、多发性输尿管结石 …………………………………………… 544

第三节 膀胱结石的冲击波碎石术 ………………………………… 545

一、基本概念 ……………………………………………………… 545

二、冲击波碎石 …………………………………………………… 546

第四节 尿道结石的冲击波碎石术 ………………………………… 546

一、基本概念 ……………………………………………………… 546

二、冲击波碎石 …………………………………………………… 547

附 EAU《指南》要点解读之体外冲击波碎石术（2019年更新）… 孙 璇 548

第15章 畸形肾结石的冲击波碎石术 …………………… 孙西钊 561

第一节 髓质海绵肾结石 …………………………………………… 561

一、病理特点 ……………………………………………………… 562

二、临床特点 ……………………………………………………… 563

三、治疗原则 ……………………………………………………… 564

四、冲击波碎石 …………………………………………………… 564

第二节 马蹄肾结石 ………………………………………………… 565

一、病理特点 ……………………………………………………… 565

二、临床特点 ……………………………………………………… 566

三、治疗原则 ……………………………………………………… 568

四、冲击波碎石 …………………………………………………… 568

第三节 肾盏憩室结石 ……………………………………………… 569

一、病理特点 ……………………………………………………… 569

二、临床特点 ……………………………………………………… 572

三、治疗原则 ……………………………………………………… 572

　　　　四、冲击波碎石 ………………………………………………………… 573
　　第四节　盆腔肾结石 ……………………………………………………… 575
　　　　一、病理特点 …………………………………………………………… 575
　　　　二、临床特点 …………………………………………………………… 576
　　　　三、治疗原则 …………………………………………………………… 576
　　　　四、冲击波碎石 ………………………………………………………… 576
　　第五节　多囊肾结石 ……………………………………………………… 577
　　　　一、病理特点 …………………………………………………………… 577
　　　　二、临床特点 …………………………………………………………… 577
　　　　三、治疗原则 …………………………………………………………… 580
　　　　四、冲击波碎石 ………………………………………………………… 581
　　第六节　重复肾结石 ……………………………………………………… 581
　　　　一、病理特点 …………………………………………………………… 582
　　　　二、临床特点 …………………………………………………………… 583
　　　　三、治疗原则 …………………………………………………………… 583
　　　　四、冲击波碎石 ………………………………………………………… 584

第16章　特殊泌尿系疾病的冲击波碎石术 ……………… 孙西钊　张东方 588
　　第一节　孤立肾并结石 …………………………………………………… 588
　　　　一、病理特点 …………………………………………………………… 588
　　　　二、临床特点 …………………………………………………………… 589
　　　　三、治疗原则 …………………………………………………………… 589
　　　　四、冲击波碎石 ………………………………………………………… 589
　　第二节　移植肾并结石 …………………………………………………… 590
　　　　一、结石成因 …………………………………………………………… 591
　　　　二、临床特点 …………………………………………………………… 591
　　　　三、冲击波碎石 ………………………………………………………… 592

第三节 尿流改道并结石 ……………………………………………… 593
一、结石成因 ………………………………………………… 593
二、临床特点 ………………………………………………… 594
三、冲击波碎石 ……………………………………………… 594

第四节 单纯性肾囊肿并结石 …………………………………… 595
一、病理特点 ………………………………………………… 595
二、临床特点 ………………………………………………… 596
三、冲击波碎石 ……………………………………………… 596

第17章 特殊患者的冲击波碎石术 ……………………… 张东方 599

第一节 儿童结石 ………………………………………………… 599
一、结石成因 ………………………………………………… 599
二、临床特点 ………………………………………………… 601
三、治疗原则 ………………………………………………… 601
四、冲击波碎石 ……………………………………………… 602
五、专用冲击波碎石机的研制 ……………………………… 604

第二节 肥胖症伴结石 …………………………………………… 605
一、临床特点 ………………………………………………… 605
二、冲击波碎石 ……………………………………………… 605

第三节 腹主动脉瘤伴结石 ……………………………………… 608
一、病理特点 ………………………………………………… 609
二、临床特点 ………………………………………………… 610
三、相关研究 ………………………………………………… 610
四、冲击波碎石 ……………………………………………… 611

第四节 人工心脏起搏者结石 …………………………………… 612
一、相关研究 ………………………………………………… 612
二、冲击波碎石 ……………………………………………… 613

第五节 出血性疾病伴结石 ······ 613
一、不良反应 ······ 614
二、防治措施 ······ 614

附 妊娠期尿石病 ······ 孙西钊 张东方 615
一、妊娠期尿石成因 ······ 616
二、诊治方法对胎儿的影响 ······ 617
三、临床表现和诊断 ······ 620
四、妊娠期尿石病的治疗 ······ 622

第18章 急症尿路结石的冲击波碎石术 ······ 孙西钊 632

第一节 急性肾绞痛 ······ 632
一、病理生理 ······ 632
二、结石的定位诊断 ······ 633
三、药物治疗 ······ 635
四、冲击波碎石 ······ 638

第二节 急性结石梗阻性肾衰竭 ······ 639
一、病理生理 ······ 640
二、临床特点 ······ 640
三、治疗选择 ······ 640
四、冲击波碎石 ······ 641

第三节 结石并急性梗阻性尿路感染 ······ 642
一、病理改变 ······ 642
二、临床特点 ······ 642
三、治疗原则 ······ 642
四、冲击波碎石 ······ 643

第19章 特定成分结石的冲击波碎石术 ······ 646

第一节　草酸钙结石 ……………………………… 孙西钊　孙　璇 646
　　一、理化特性 ……………………………………………………… 646
　　二、临床特点 ……………………………………………………… 647
　　三、冲击波碎石 …………………………………………………… 649
　　四、辅助治疗 ……………………………………………………… 650

第二节　磷酸钙结石 ……………………………… 孙西钊　孙　璇 651
　　一、理化特性 ……………………………………………………… 651
　　二、临床特点 ……………………………………………………… 651
　　三、冲击波碎石 …………………………………………………… 652
　　四、辅助治疗 ……………………………………………………… 653

第三节　磷酸铵镁结石 …………………………… 孙西钊　孙　璇 653
　　一、理化特性 ……………………………………………………… 654
　　二、临床特点 ……………………………………………………… 654
　　三、冲击波碎石 …………………………………………………… 655
　　四、辅助治疗 ……………………………………………………… 656

第四节　尿酸结石 ………………………………… 孙西钊　孙　璇 658
　　一、理化特性 ……………………………………………………… 658
　　二、临床特点 ……………………………………………………… 659
　　三、冲击波碎石 …………………………………………………… 659
　　四、辅助治疗 ……………………………………………………… 660

第五节　胱氨酸结石 …………………………………………… 孙西钊 661
　　一、理化特性 ……………………………………………………… 661
　　二、临床特点 ……………………………………………………… 662
　　三、冲击波碎石 …………………………………………………… 663
　　四、辅助治疗 ……………………………………………………… 664

第20章　影响冲击波碎石疗效的因素及对策 ………………… 孙西钊 668

第一节 技术因素 ·· 668
一、术前决策有误 ·· 668
二、术中操作不当 ·· 669
三、术后处理欠妥 ·· 670

第二节 结石因素 ·· 671
一、结石体积 ·· 671
二、结石部位 ·· 672
三、结石脆性 ·· 674

第三节 设备因素 ·· 675
一、设备自身缺陷 ·· 675
二、设备使用不当 ·· 677

第21章 冲击波碎石常见并发症及其处理 ······························· 693

第一节 近期并发症 ·· 张东方 693
一、肾绞痛 ·· 694
二、石街 ·· 695
三、尿路感染 ·· 697
四、出血性并发症 ·· 701
五、其他并发症 ··· 704

第二节 远期并发症 ·· 张东方 孙西钊 705
一、高血压 ·· 705
二、慢性肾功能不全 ·· 706
三、对儿童身高和肾发育的影响 ······································· 708
四、糖尿病 ·· 709
五、对生育力的影响 ·· 709
六、输尿管狭窄 ··· 710

第22章 尿路残石的处理 ··· 孙西钊 722

第一节 残石的成因与转归 …… 722
一、临床无意义残石 …… 722
二、残石的成因 …… 723
三、残石的转归 …… 724

第二节 残石的评估和诊断 …… 726
一、残石的评估 …… 726
二、残石的诊断 …… 729

第三节 残石的治疗 …… 730
一、外科治疗 …… 731
二、残石的药物疗法 …… 731
三、物理振动排石 …… 732

第23章 冲击波碎石与体内碎石术的联合应用 …… 735

第一节 体内碎石设备及辅助器械 …… 周水根 735
一、常用体内碎石设备简介 …… 735
二、腔镜及辅助器械简介 …… 741

第二节 经皮肾镜碎石术 …… 何朝辉 周水根 742
一、概述 …… 742
二、应用解剖 …… 743
三、术前准备 …… 746
四、技术操作 …… 748
五、常见并发症及其防治 …… 755

第三节 输尿管镜碎石术 …… 何朝辉 周水根 758
一、概述 …… 758
二、应用解剖 …… 759
三、术前准备 …… 759
四、操作技术 …… 761

五、常见并发症及其防治 …………………………………………………… 764
　第四节　体内碎石与体外碎石的联合应用 ………………………… 周水根 766
　　一、经皮肾镜碎石术与体外碎石的联合应用 ……………………………… 766
　　二、冲击波碎石与输尿管镜碎石取石术的联合应用 ……………………… 769

第 24 章　冲击波在医学其他领域中的应用概述 ………………………… 774
　第一节　冲击波碎石术在消化系统疾病中的应用 …… 何媚英　张东方 775
　　一、冲击波碎石术治疗胆结石 ……………………………………………… 775
　　二、冲击波碎石术治疗胰腺结石 …………………………………………… 777
　　三、冲击波碎石术治疗胃结石 ……………………………………………… 778
　第二节　冲击波在运动系统疾病中的应用 ………………………… 邱华文 779
　　一、冲击波生物学效应的利用 ……………………………………………… 780
　　二、冲击波治疗机 …………………………………………………………… 781
　　三、冲击波治疗在运动系疾病中的应用概况 ……………………………… 784
　第三节　冲击波在心血管疾病中的应用 …………………… 潘　玮　魏文斌 787
　　一、冲击波重建心肌血供的机制 …………………………………………… 787
　　二、心脏冲击波治疗设备 …………………………………………………… 788
　　三、冲击波治疗在心血管疾病中的应用 …………………………………… 789
　第四节　冲击波在男科疾病中的应用 ………………………… 王固新　何成武 791
　　一、体外冲击波治疗勃起功能障碍 ………………………………………… 791
　　二、冲击波治疗阴茎硬结症 ………………………………………………… 795

附录 A　冲击波碎石相关术语解析 ……………………………… 张东方　何媚英 801

附录 B　冲击波碎石的物理机制和应用原则 …………………………… 孙西钊 817

上篇 基础理论与研究

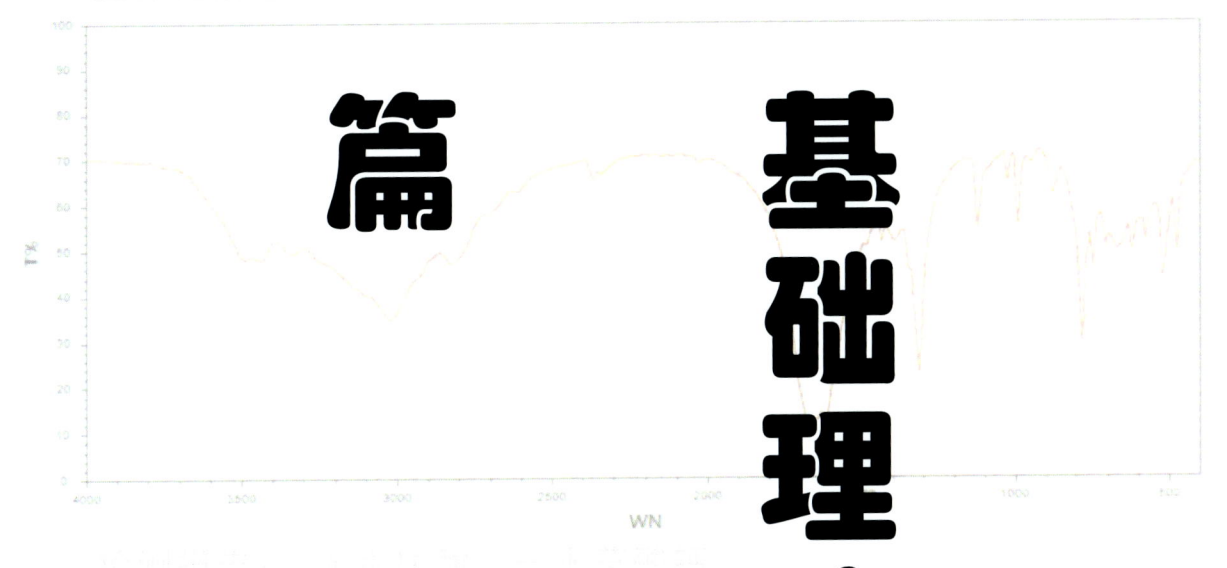

第1章 冲击波碎石技术的发展简史

第一节 冲击波碎石术的最初构想与早期研究

泌尿系结石不仅是常见病，而且也是一种古老的疾病。1901年，英国考古学家Smith在埃及一座古墓中，发现了一具木乃伊体内的膀胱结石，据推算，距今已有7000多年。

在医学史上，截石术是治疗尿石病最古老的外科方法之一。远在公元前12世纪，就有人开始施行经会阴截石术。古希腊名医希波克拉底在其著名的医德誓言中唯一提到的医学技术就是截石术，他说："I will not cut, even for the stone"。几千年来，人类一直在力图征服泌尿系结石。虽然开放式手术取石是最重要最有效的治疗手段，但其最大的弊端是组织损伤较大，恢复期长，术后结石复发率很高，而且难以根治。

随着科技的发展，人们也曾尝试用其他物理或化学等方法来治疗结石。早在1905年，斯韦德伯瑞发现，液中放电可以产生强大的冲击波，人们把这种现象称作液电效应。1950年，苏联乌克兰加盟共和国基辅大学的工程师尤特金开始利用这种液电效应进行碎石（图1-1）。但由于他不久被苏联政府流放，致使这一技术的发展耽搁十年之久。此后几经改进，尤特金终于设计出了Upat-1型液电式碎石器，通过膀胱镜将其插入膀胱粉碎结石。70年代初期，德国人Riwolith也成功研发了类似的液电碎石器用于腔镜下碎石。

在1951至1985年间，多位研究者（Mulvaney 1953; Haüsler & Kiefer 1971; Haüsler 1985）利用持续超声波进行泌尿系结石和胆结石的非直接接触碎石实验。

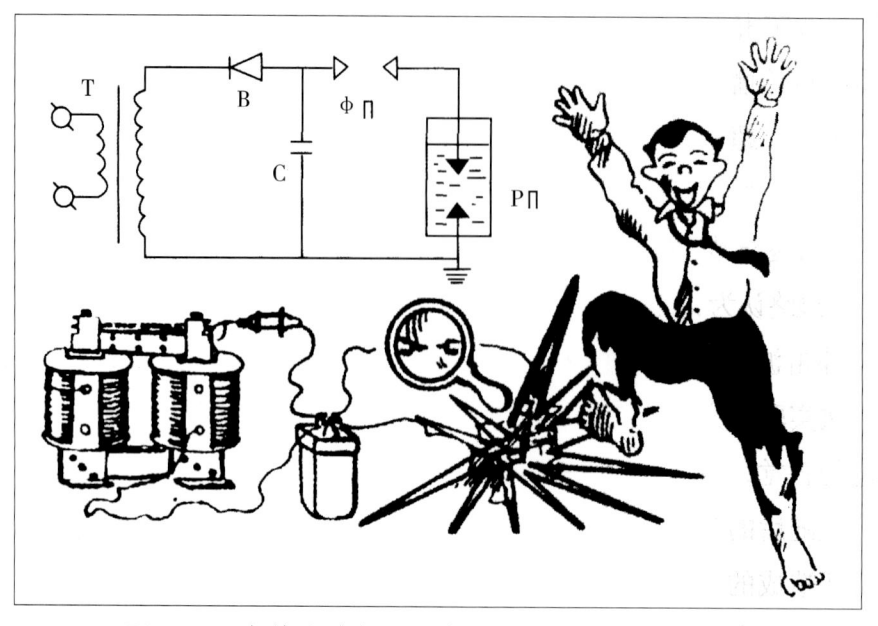

图 1-1　尤特金绘制的液电碎石器电路卡通示意图

由于碎石的同时也使活体组织受到严重的损伤，体外超声碎石并没有得到进一步的发展和应用。

关于体外冲击波碎石，真正具有划时代意义的研究起源于西德。但德国人最初研究冲击波的意图只是出于军事目的。在第二次世界大战期间，人们观察到，一些海上遇难者没有遇到直接外部暴力，其肺部组织亦可因深水炸弹的爆炸而破裂，并在当时首次进行了文献报道。另一个常见的典型实例是，当炮弹击中坦克炮塔时，内部机组人员往往会罹受各种损伤，主要原因是伤员的位置与冲击波穿透炮塔的入点和分布有关。为此，早在20世纪50年代，人们就开始了深入研究气态冲击波对活体的破坏作用，当时也附带研究了液态冲击波对实验动物的生物效应，结果表明，冲击波对肺、肠有一定影响，但基本不会伤及肾、膀胱和肌肉。同时，人们还发现，液电引发的冲击波能击碎浸入水中的陶瓷。

自1960年，西德Saarbrücken大学的Häusler教授小组还着手研究了弹性波在固体、液体中传播的物理现象及其对液中固体应力行为的影响。当时证明，固体物质的体积和脆性是影响冲击波粉碎效果的主要参数。西德的多尼尔公司拥有一批专门从事航空航天研究的物理学家和工程师，1963年，他们在研究超音速飞行器材料损伤的机制时，发现了冲击波的影响。例如，天空中的雨滴和宇宙中的尘埃撞到卫星或宇宙飞船后，反弹时的压强可达16 000MPa，同时还可产生一种冲击波。冲击波可传播至远离撞击之处，虽然飞船的表面似乎完好无损，但深部已产生裂纹。另外，超音速飞机在飞行时也会产生气态冲击波，如果这种冲击波被机身某一部位的轮廓反常聚焦后，再透射到机身的另一部位时，则会加速该处异样性金属疲劳，最终导致飞行器毁坏。为此，他们在实验室环境中用轻气枪来模拟这些物理效应，最终认为，冲击波产生的"水锤式压力"是破坏飞行材料的"元凶"。

固态冲击波对人体的作用是偶然被发现的。1966年，多尼尔公司的一位工程师在一次实验研究中，在一高速抛物体穿透钢靶时的瞬间恰好触靶，当即就有一种触电的感觉，不过，手臂上的接触部位并无受损痕迹。当时怀疑可能是电作用所致，但随后的测试并未发现任何电荷。其实电击感正是冲击波穿过这位工程师的手臂所造成的。这一偶然的发现使研究人员在随后几年里逐渐认识到这是冲击波对人体组织产生的效应。

1969年，在一次多尼尔内部职员平常的家庭沙龙上，一位工程师的妻子，身为内科医生，在交谈中偶发奇想，提出能否利用冲击波来粉碎人体的肾结石。于是，物理学家们便萌发了用冲击波治疗肾结石的大胆设想。是年，在西德国防部资助下，Saarbrücken大学的Häusler教授和多尼尔公司的Hoff博士领导的小组联手开始了冲击波在医学上应用的研究，课题是冲击波与动物组织之间的相互关系。起初的实验表明，在水中产生的冲击波经水传播到动物体内，经过肌肉组织、脂肪组织或筋膜时，冲击不会引起明显的损伤，能量也并无明显衰减，然而，对声阻差异很大的实质性脏器如肺脏较为敏感。放在体内的脆性材料，如压力传感器探针，也易被冲击波击碎。

在进行了以生物学实验为基础的冲击波用于人体的可行性研究之后，Häusler教授接着用冲击波在玻璃器皿中进行体外肾结石粉碎实验。1971年，在德国物理学会的研讨会上，报道了初期的研究结果：高速水滴产生的冲击波经水传导能够破坏肾结石。

随后冲击波粉碎结石的想法进一步被求证，Häusler教授用自行研制的多能级轻气枪来产生冲击波，最初花了一整天时间却只产生了4个冲击波。后来以5km/s的速度向放置在水中的金属目标射击，射击产生的冲击波以直射波和聚焦波的形式进入放置结石的水中，最终的实验结果发现，直射波只在肾结石上打了一条缝，不能令人满意，而聚焦波能够粉碎结石。

1972年的一天，多尼尔公司的工程师找到慕尼黑Ludwig-Maximilians大学泌尿外科主任Schmiedt教授，寻求在医学上合作研究，可惜Schmiedt因无必需的动物实验条件而只得放弃了这一机会。但他预言，利用冲击波粉碎肾结石将是泌尿外科尿石病史上的一次革命性创举。同时，他还热情地将这些工程师推荐给大学内的外科研究所所长Brendel教授。双方经过一年多的努力，联手制定了体外冲击波碎石从实验研究到临床应用的一系列研究计划，同时，他们还精心制订了时间进度表，按计划应在1976年进行首次人体实验。然而，实施这项计划却困难重重。在开始向联邦研究与技术部申请资助时，医科和理工科的跨学科合作就面临着严峻考验。诚然，主要依靠一个从未涉足医疗技术的公司来为这项难度极大的危险项目进行论证和答辩，其难度可想而知。为使这一项目经得起联邦研究与技术部专家委员会的检验，合作小组又精心制订了一系列工作计划和成本预算，并事先认真咨询了有关专家。但在其整个立项阶段，这项计划还是受到了周围批评环境的严重质疑。几经波折，直到1974年1月，体外冲击波碎石才被正式纳入西德研究与技术部的课题。

同年的10月底，多尼尔公司的Hoff博士与慕尼黑Ludwig-Maximilians大学泌尿外科主任Schmiedt教授和外科研究所的Brendel正式签署技术合作协议。在这项联合研究工作中，多尼尔公司提供冲击波碎石设备；外科研究所承担基础实验研究；最后由泌尿外科进行临床应用研究。后来，在外科研究所一直从事肾移植实验工作的助理研究员Chaussy也被调入泌尿外科，在Schmiedt教授指导下，开始参与体外冲击波碎石的各项试验工作。泌尿外科的Eisenmenger医师最初也曾是一位重要研究者，但因后来调入斯图加特的卡瑟林娜医院，担任泌尿外科主任，此后便终止参加这项实验研究。

当时，如何运用冲击波进行碎石的方案并非一致。Häusler小组认为，先经手术显露出肾脏之后，再用冲击波粉碎其内的结石；而Munich小组则认为，只有采用从体外产生的冲击波来击碎体内的肾结石，彻底取代传统的手术取石，才能算是突破性成功，为此，他们进行了一系列的技术实验和生物学实验，研究非接触式体外碎石方法。

（孙西钊）

第二节　冲击波发生装置和结石定位装置的初期研制

一、水下放电产生聚焦冲击波的原理

设计一套远距离非接触式碎石方案，关键是先要研制出一种能够产生高能冲击波的装置。1974年，多尼尔公司的Hoff博士小组终于研制出一种通过储能电容放电的水下电火花法来产生聚焦冲击波的装置。这种装置同人体表面相互耦合，而且之间无气体间隙，可将冲击波直接传播至体内。这项重要发明就是当今临床上普遍采用的液电式冲击波源的前身。这种装置与苏联尤特金发明的液电碎石器既有共同之处，也有很大的差别。虽然这两种冲击波都是由放电产生的，但液电碎石器只是由绝缘体隔开的同轴电极组成的，只在靠近电极尖端的冲击波非常强，随着冲击波呈球形向四周辐射性传播，能流密度逐渐衰减，因此，利用液电式碎石器碎石时，必须通过碎石镜，在直视下将电极靠近目标，才能达到粉碎结石所需的冲击强度；而Hoff博士的设计方案是采用了类似手电筒的聚光原理（电珠发出的散射光被聚光镜反射后产生聚焦光）。当水下电极放电产生冲击波后，将冲击波用一金属半椭球体聚焦，这样，就可产生一种高能的聚焦冲击波。

这种水下火花法的放电过程分为3个时相。第一时相是火花形成阶段，随着电极电压的骤升，由于最初阻抗高，只有一微弱电流通过，在两电极尖端之间形成一纤细的等离子通道；第二时相是冲击波产生的重要阶段，由于等离子体通道中离子的相互碰撞，电阻下降，强电流迅速通过，等离子体受热，并且以超音速膨胀，在这一过程中，冲击波前沿在等离子体通道边界旁的水中形成；在第三时相，电能已不能再进一步加热等离子体通道，结果等离子体通道的膨胀迅速放缓。此时，冲击波的波阵面已脱离了等离子通道，呈球状传播至水中。根据几何学和物理学原理，在中空的半椭球焦点上产生水下火花时，70%~90%的冲击波能量可以反射并聚焦在第二焦点上，随电压而定，压力可达30~120MPa。

其实，早在1947年，美国就授予纽约的Frank Rieber第一个液电冲击波发生器专利。这是一个利用所谓的火花隙法在"油"中产生冲击波以破坏脑肿瘤的装置。这种冲击波发生器（图1-2）与现代液电冲击波发生器惊人的相似。也许是当年不同国度间通信落后的原因，在德国研发冲击波发生装置之初，并没有直

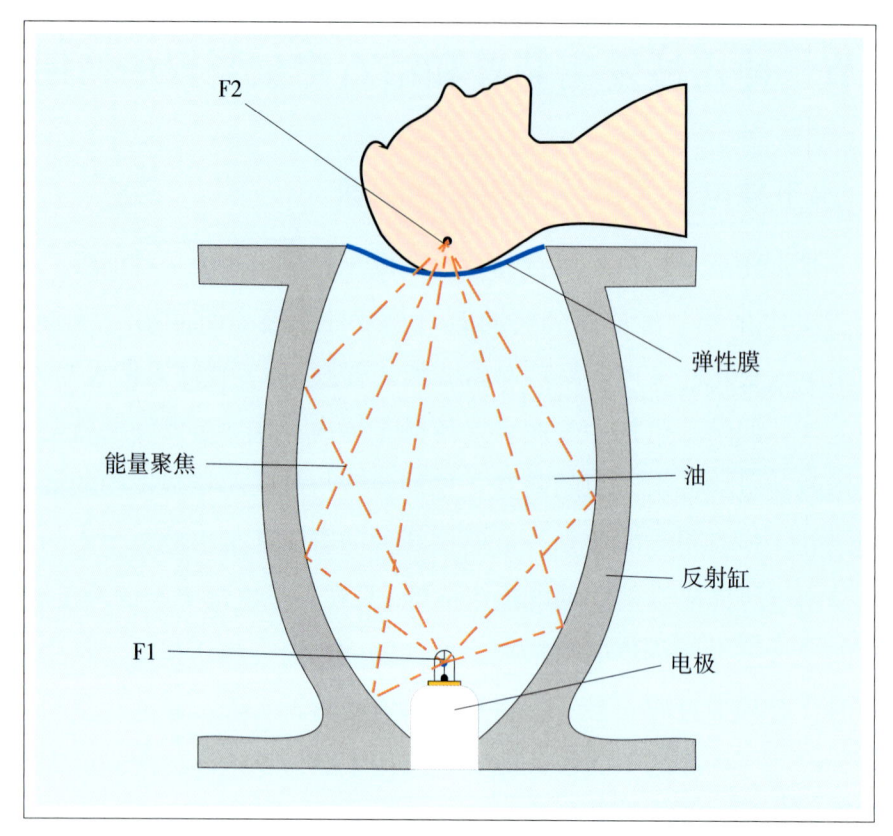

图 1-2　1947 年 Frank Rieber 发明的冲击波发生器示意图

接采用这一专利而是用轻气枪来产生冲击波。

在椭球反射缸的第一个焦点上的两个电极之间的放电产生一个冲击波。冲击波经椭球体反射后聚焦在第二个焦点。通过一个可传导冲击波的弹性膜实现病人与波源之间的耦合。

二、首台冲击波碎石实验机

1974 年，多尼尔公司研制出了首台冲击波碎石实验机。这种简易实验装置不带定位系统（图 1-3），放电电极位于半椭球反射缸的第一焦点（F1）处。缸内充满水，缸口用橡胶膜覆盖，聚焦冲击波可穿过这层薄膜及其表面的耦合剂涂层进入上方箱内的水中，进而打击到位于第二焦点（F2）的受试体上。

对该冲击波实验机测试液电冲击波的各种性能后，初步实验结果令人鼓舞，结论如下。

（1）聚焦冲击波确能有效地粉碎尿酸结石、草酸钙结石和磷酸铵镁结石。碎

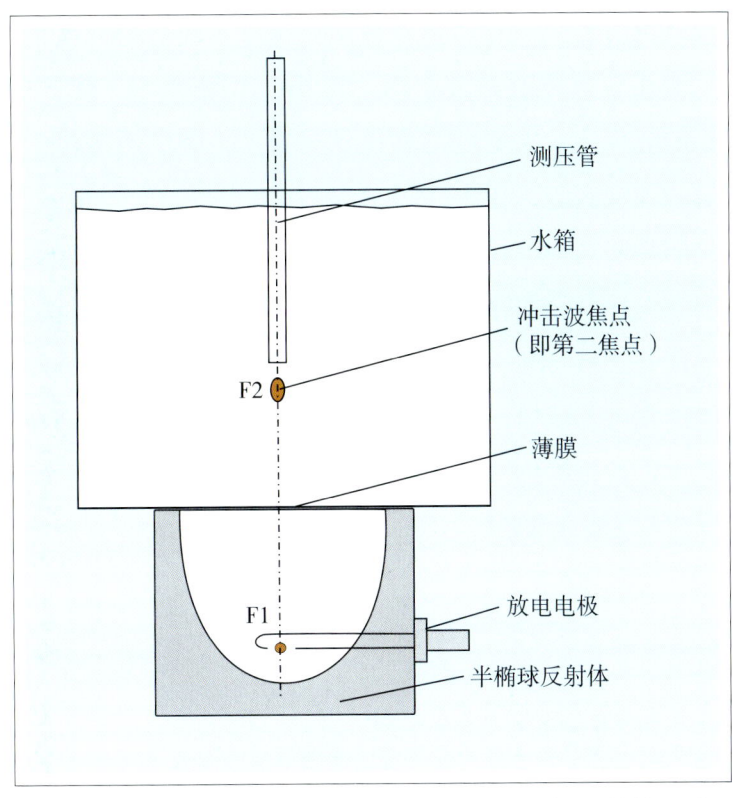

图 1-3 第一台简易式体外冲击波碎石实验机的结构示意图
F1. 第一焦点；F2. 第二焦点

石颗粒细小，可被排出体外。碎石效果具有很高的重复性。

（2）增高储能电容的放电电压，或者加大放电电极对的间距，都能增大冲击波的峰压。

（3）开关电路的放电速率和冲击波强度显著相关。当冲击波持续时间不变时，开关电路的放电速率越快，冲击波强度则越大。

（4）位于半椭球反射体内第一焦点和第二焦点之间的生物组织层对冲击波聚焦没有明显影响。

三、超声定位的水槽式冲击波碎石实验机

由于首台冲击波碎石实验机的波源出口覆盖着一层橡胶膜，当冲击波射入受试动物的体内时，橡胶膜会造成冲击能量的衰减。因此，在1976年，研究人员又设计了一种水槽式冲击波碎石实验机，可将受试动物直接放入水中进行冲击

波冲击实验。因其没有定位装置，实验成功率很低，所以研究人员又设计了一种带有两个超声探头定位装置的冲击波碎石实验机（图1-4）。在这台新实验机上，主要进行了结石的超声定位实验和对移植到犬肾的人体结石进行了首次体内碎石实验。经过大量的系列实验，得出以下结论。

（1）用聚焦的冲击波以非接触方式粉碎体内的肾结石是可行的。

（2）用冲击波粉碎肾结石不会损伤肾及周围组织。

（3）用峰压高达200~300MPa的冲击波粉碎移植到犬肾内的人体结石时，并非每块结石都能碎成可随尿排出的细微颗粒。

（4）运用超声定位虽然能观察到肾和肾盂，但由于当时超声设备的分辨率不高，不能清晰判明结石，实验结论是水下超声定位效果不能令人满意。

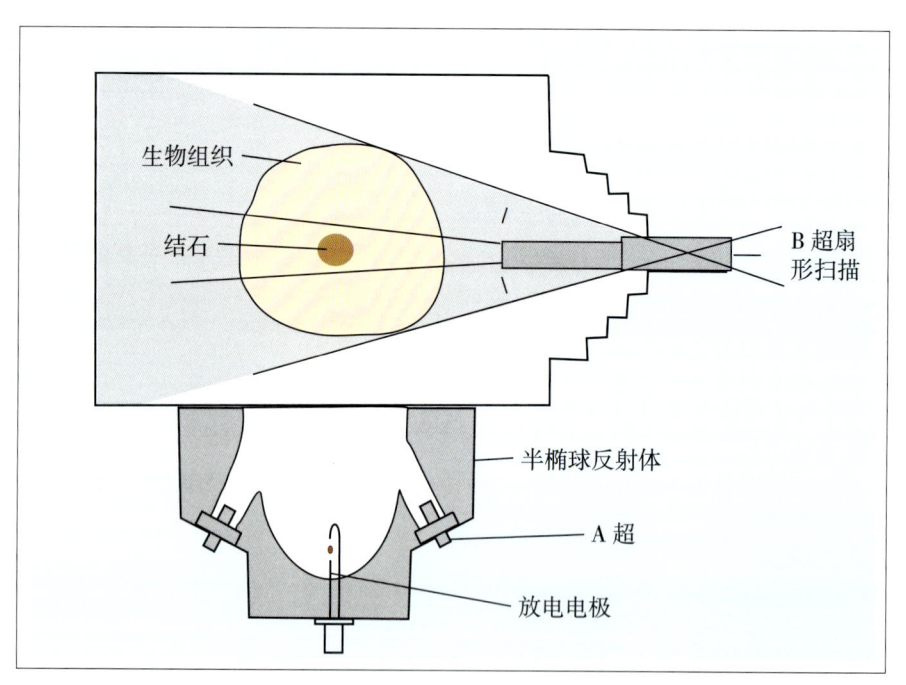

图1-4 超声波定位的水槽式体外冲击波碎石实验机结构示意图

四、X线定位的水槽式冲击波碎石实验机

虽经一年多研究和改进，但结石的超声定位技术仍以失败告终，而后又被改用X线定位。当时最需解决的是结石的三维定位技术和水对X线穿透力的衰减作用。对三只肾内移植了人体结石的犬采用X线定位的实验研究，在犬与球管之间放置了5~13cm厚的水垫，来模拟X线穿过水介质的真实条件。1978年年初，

在以上实验的基础上,研制成一台X线定位的水槽式冲击波碎石实验机。它包括三部分(图1-5)。

(1)冲击波源:安装在水槽内的可调式支架上,以便将波源的第二焦点调至与结石重合,而且放电电极的更换也比较方便。

(2)X线定位系统:为双束交叉式,旋转方便,定位精确,影像清晰,而且可在冲击波发射过程中监视结石粉碎的情况。

(3)置位台:可进行三维运动,将受试体移至冲击波焦点上。

用该实验机初步研究了聚焦冲击波的一些物理特性后,得出以下结论。

(1)为减轻冲击波的生物效应,在理论上,作为传播冲击波的介质应与人体组织的声学特性尽量一致。不同介质的声阻差愈小,传播的力度愈大,对组织的影响愈轻。经动物实验研究表明,水是比较理想的耦合介质。当冲击波穿过6cm厚的动物组织层时,冲击波的峰压只衰减10%~20%。

(2)冲击波在水中传播时,会产生空化现象,即高能冲击波产生的较大压力和张力会使水中产生大量的气泡。在起初的实验中,采用的是37℃的水

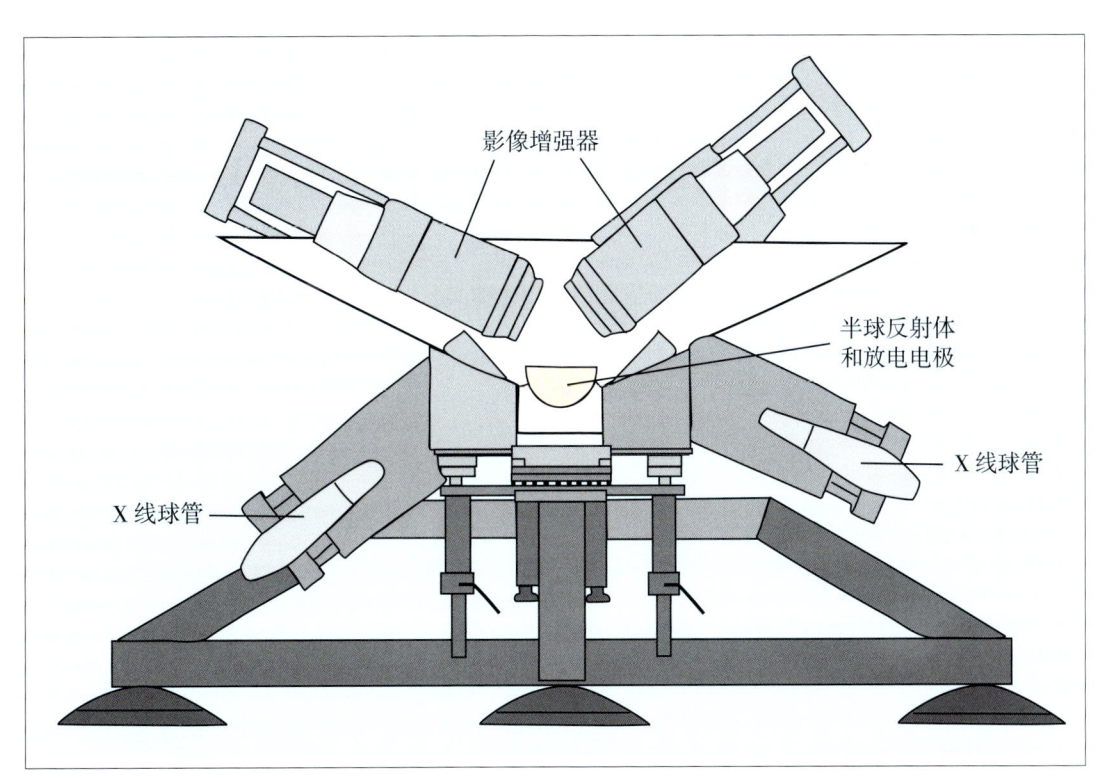

图1-5 采用X线定位的水槽式体外冲击波碎石实验机结构示意图

作为耦合介质。由于水中饱和着气体，在冲击波的作用下，会发生假空化现象，即水中的气体会形成大量的小气泡，集中呈现在靶区的表面和冲击波的径路上，水中气泡的存在会造成水介质声阻抗增加，从而导致冲击波的能量大幅衰减。

（3）水温对水中气泡的形成也有影响。根据盖·吕萨克定律，水中压强不变，一定质量气体的体积跟热力学温度成正比。因此，在用水浴式冲击波碎石时，不仅要顾及水温对人体带来的生理影响，而且要防止较高水温造成的气泡溢出。最终认为，合理的水温是30℃。

（4）冲击波对结石的破坏形式也曾令人担心，被冲击波"炸"飞的碎石块是否会损伤肾盂的上皮组织？对于这一问题，首先是由物理学家对小结石块的动量做了测定。结石受到冲击波作用后，被粉碎的单个小石块的加速作用只能持续1μs，最大动能只有 2×10^{-3} J，近似一滴下落雨点力度。况且，结石的粉碎方式是被压碎和拉碎的，而不是被"炸"碎的。在结石崩解时，即使碎石块的棱角尖锐，一般也不会在崩解的瞬间引起上皮损伤。

（孙西钊）

第三节 冲击波碎石的体外和体内生物学早期实验

1974 至 1978 年间，重点研究了聚焦冲击波对生物组织的作用。

一、冲击波生物学效应的早期研究

不难想象，既然冲击波能够击碎结石，那么也必然会给人体组织带来负面的生物学效应。在实验研究之初，冲击波对生物组织的损伤就备受关注。为此，外科研究所设计了一系列生物学实验模型。随着各种冲击波碎石实验机的推出，也用之进行了大量的体外和体内的生物学实验研究，观察和记录了特定生物组织和器官对高能冲击波的病理反应。当时的主要实验结果和观点如下。

1. 由于肾脏的血流非常丰富，每 5 分钟流经肾脏的血液相当于全身的循环血量，因此，当冲击波冲击肾脏时，就必须考虑冲击波对红细胞的影响。将标准体积为10ml犬血液置于焦区，以20kV多达4次冲击波的冲击，随着冲击波数的增加，血清血红蛋白浓度达到400mg/100ml。进一步的实验表明，用冲击波反复冲击新鲜血液标本，可引起轻度溶血效应，并与冲击次数呈线性相关，但与动物的总体积相比，增加似乎并不相关。后来对一只犬的肾脏给予了20倍的冲击波，也没有发现血清血红蛋白浓度的升高。在活体动物实验中不出现溶血现象，可能是因为循环在冲击波焦区内的血量要比全身血量少得多，其影响不容易察觉。

2. 混合淋巴细胞培养液是观测细胞增殖反应极为敏感的系统。冲击前后与对照组相比，淋巴细胞的数目无变化，有丝分裂无明显受到抑制，亦无细胞溶解，说明冲击波对细胞增殖过程没有影响。

3. 肺是含气的实质性脏器，而且毗邻肾脏，因而冲击波对肺的损伤颇受重视。为此，在西德政府专项资助下，Brendel教授系统地研究了冲击波压力和冲击波波形对肺组织损伤的病理变化。当以20kV的1次冲击波冲击鼠的胸部后，即可出现肺的严重损伤，所有的鼠都死于大量咯血。病理学检查表明，在鼠的肺部，大量的血管和肺泡膜破裂，因为冲击波焦区的压力最大，所以该处的损伤较重；而焦区之外的肺组织因冲击波压力小，损伤较轻。损伤机制是因空气/生物组织界面两侧的声阻抗差异很大，冲击波在界面处发生相转变而产生张力波，当其强度超过肺泡的抗张强度时，肺泡膜就会发生破裂，导致肺组织损伤。若事先用3mm厚的泡沫聚苯乙烯遮盖胸部，就可以避免冲击波引起的损伤。

4. 在冲击波碎石时，除了肾脏本身外，冲击波径路上的一些其他器官和组织也会罹受冲击波的影响。于是，在生物学实验之初，便用冲击波对彻底脱毛的活鼠腹部进行了20kV的10次冲击。结果受试鼠全都存活，而且无任何临床受损表现。在冲击之后的24h和14天，从肝、肾、肠和脊柱上采样所做的经肉眼和微观病理检查，均未发现明显创伤致病的证据（表1-1）。后来又将鼠体剖腹后，用2次冲击波分别冲击肝和结肠，肉眼可见肝面有出血点，结肠系膜边缘有广泛而散在的出血点，结肠壁无损伤；复位14天后的微观病理学检查亦未发现明显的形态学异常。

表 1-1　非聚焦冲击波体内动物实验结果

10 次冲击波	临床表现	病理改变（24h 后）		病理改变（14 天后）	
		肉眼改变	镜下改变	肉眼改变	镜下改变
胸腔（n=20）	大量咯血	+++	+++	--	--
聚苯乙烯泡沫防护（n=20）	无	Φ	Φ	Φ	Φ
腹腔（n=20）	无	Φ	Φ	Φ	Φ
肝（n=20）	无	(+)	(+)	Φ	Φ
结肠	无	(+)	(+)	Φ	Φ

二、冲击波碎石的体内实验

为了解冲击波粉碎体内结石的真实状态，必须建立一个近似于人体肾结石的动物模型。而动物很少发生肾结石。起初，曾试用饮食喂养法诱发犬肾结石，但这一方法费时费力，而且会导致代谢性肾功损害。研究者也曾将丙烯酸乙酯液体树脂注入肾盏中，使其在体温和尿液的影响下逐渐硬化，生成结石，但由于这些人造石不具有天然肾结石的物理特性，所以不可能将其破坏变成小碎片。因此，研究者决定将手术取出的人肾结石直接植入犬的肾集尿系统中，但由于犬的肾盂和人类肾结石之间的大小差异，以及与术后并发症有关的手术难度，这一方法并未成功。

后来，Chaussy 发明了一种肾结石犬模型（图 7-3）。他采用手术方法，先结扎输尿管，使输尿管扩张肾盂积水后，再植入了直径 1~2cm 的人肾结石，然后将输尿管重新植入膀胱。手术后 8 天，通过造影检查肾脏的排泄功能和结石的位置，发现这些措施不会引起肾脏集尿系统管道的变化。至此，可重复动物模型成功建立，从而为实现酷似临床效果的冲击波碎石试验创造了较为理想的条件。

由于当时超声波定位结石仍然困难，在这一系列实验中，只有个别动物中发现了裂开的结石，尽管如此，这个别裂开的结石却使一度打算停止资助的项目发起人看到了希望，证明体外冲击波碎石应该是可行的，项目得以继续得到资助。

在 1976 年至 1977 年间，随着 X 线定位实验机的成功研发，研究人员对 17 只植入肾结石犬进行了大量的定位实验和碎石实验（图 1-6）。通过自然排石，13 只犬的肾结石消失。其中 11 只犬 1 期治疗达到无石状态。另外 3 只犬在 14 天后接受 2 期治疗，14 天后，其中 2 只犬肾结石消失。最后 4 只犬未能达到无石状态。在冲击波实验前，1周和2周后，从每只动物中取血样用于实验室测试，没有一个测试参数有显著异常。为了评估可能的冲击波对肾脏功能的影响，用 ^{99m}Tc-DMSA 在冲击波实验之前，之后4天和14天对6只犬进行同位素研究，也没有发现冲击波引起的损伤。

初步结论如下。

1. 非接触方式的聚焦冲击波有可能粉碎体内的肾结石。也许从本实验中所学到的最有价值的一课不仅仅是结石可被冲击波粉碎，同时还发现这些结石颗粒能够自行排出。

2. 无论是用冲击波直接接触方式，或用非接触方式粉碎肾结石，都不会损伤肾及其周围器官。

3. 用峰压高达 200~300MPa 的高能冲击波冲击犬体内的肾结石后，并非所有的碎石残片大小都能达到随尿排出的程度。

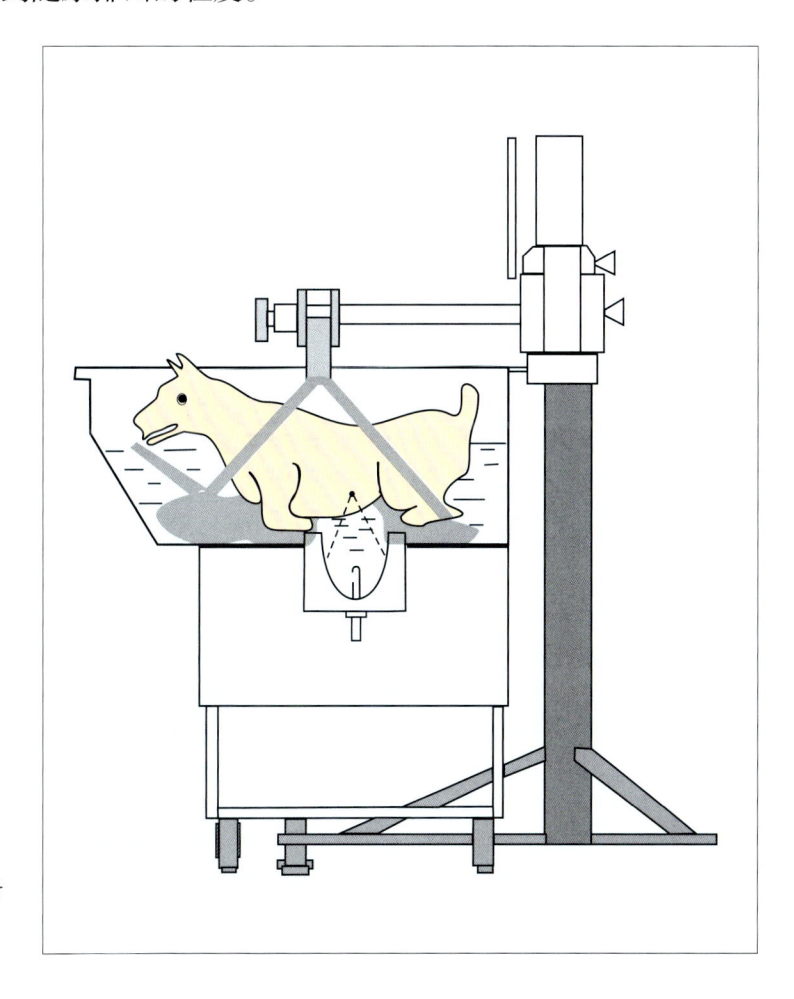

图 1-6 动物体外冲击波碎石示意图

4. A 型和 B 型超声波定位虽能观测到肾轮廓和肾集尿系统，但对结石的分辨率不高，因而不能用作水下定位。

在前后历时 8 年的基础实验研究中，医科与理工科的合作是卓有成效的。最终结论是：①具有适度峰值的体外冲击波碎石设备的研制已告成功；②冲击波对生物组织没有明显的损伤；③非接触式体外冲击波碎石是可以实现的；④ X 线定位能够满足精确定位的要求。鉴于以上结论，对于临床应用，体外冲击波碎石术是可行的。这些研究成果先后发表在各种刊物中，合作小组成员也为此荣获了 1976 年度 Alken 奖。

（孙西钊）

第四节　冲击波碎石的首期临床应用

1979 年 9 月，西德多尼尔公司终于研制成功人类历史上的首台体外冲击波碎石样机（图 1-7），并将其取名为 HM1 型碎石机，HM1 是 human machine-1，即人体 1 型机的缩写。1980 年 2 月 7 日，在慕尼黑大学的泌尿外科，Chaussy 医师在世界上首次用这台 HM1 型碎石样机治疗了 1 例肾结石患者，结果令人振奋。这次临床实验的最大收获不仅证明了来自体外的非接触式冲击波确能击碎体内的结石，而且还令人惊奇地发现，被冲击波击碎的结石颗粒从尿路自行排出时并未引起绞痛。为慎重起见，起初每月只安排 1~2 例患者接受体外冲击波治疗，而且指征极为严格，仅限于体积较小的非梗阻性肾盂结石。冲击波以低能量逐渐增加，每 50~100 次冲击波后用 X 线检查结石粉碎情况。在结石被粉碎后，仍增加冲击波的能量，以更好地打碎仍然残留的较大碎片。根据结石的大小，1 期治疗总共给予 500~1500 次冲击波。

从首例临床应用至 1982 年 5 月，共对 206 例患者进行了 221 次体外冲击波碎石治疗。其中 15 例患者接受 2 期 ESWL。其中 39% 的患者曾经在同一侧肾脏上接受过一次或两次开放手术。75% 的结石位于肾盂，23% 的结石位于肾盏。此外，还有 4 例上段输尿管结石接受治疗，其中两例结石虽被粉碎，但由于结石被粘连到输尿管壁，嵌顿在一起，最后不得不手术切除。另 2 例输尿管结石在碎石后短

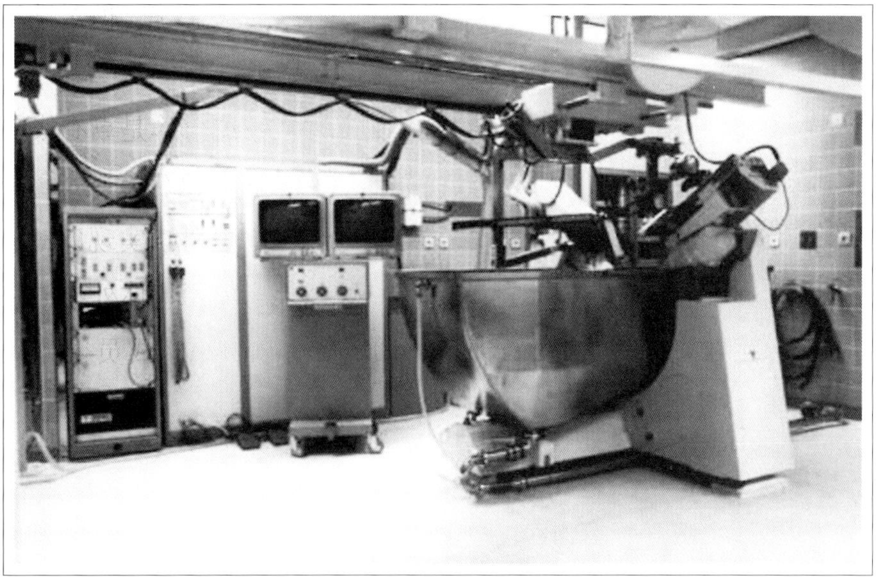

图 1-7　首台体外冲击波碎石机（HM1 at the Munich University Hospital Grosshadern）

短几天之后排出。结石成分 90% 为草酸钙，5% 为磷酸铵镁，其余的 5% 为其他成分包括尿酸和胱氨酸。

ESWL 一年以后的进一步检查显示，实验室参数与术前相比没有异常，肾功能检查也没有显著差异。

不过，HM1 型样机使用起来有些麻烦，每副电极只能击打 300 次，而且更换电极时，须将患者从水槽中移出。治疗所需的时间约为 90min。随着各种技术的改进延长了电极的使用寿命，治疗时间缩短到 30~45min。

1982 年 5 月，多尼尔又开发出 HM2 型碎石样机，并在慕尼黑建立了世界上第一个体外冲击波碎石中心，进行更为广泛的临床实验。与 HM1 型相比，HM2 型机的操作相对简单，不必在更换电极时将患者从水槽中移出，较为省时省力。HM2 型机的应用指征仍然非常严格，仅限于体积小于樱桃且无梗阻的肾盂结石。但令人振奋的是，冲击波治疗的无石率已达 90%。虽然 HM2 型碎石样机还不够完善，有待进一步改进，但在慕尼黑大学医院的临床应用中，已证明了大多数体外冲击波碎石的有效性、安全性和可重复性。自从冲击波碎石中心在慕尼黑建立之后，世界各地的结石患者慕名纷至沓来，希望用这一新的疗法来解除病痛。

1983 年，也就是在慕尼黑应用冲击波碎石三年后，多尼尔公司将 HM2 型碎石样机稍加改进，研制出 HM3 型碎石机（图 1-8）。早期从事冲击波碎石研究，后来又调入斯图加特大学医院泌尿外科的 Eisenberger 教授在该科安装了这台 HM3 型碎石机，并成立了世界上第二个体外冲击波碎石中心。从此以后，冲击波碎石技术很快就在西德得到推广和应用。

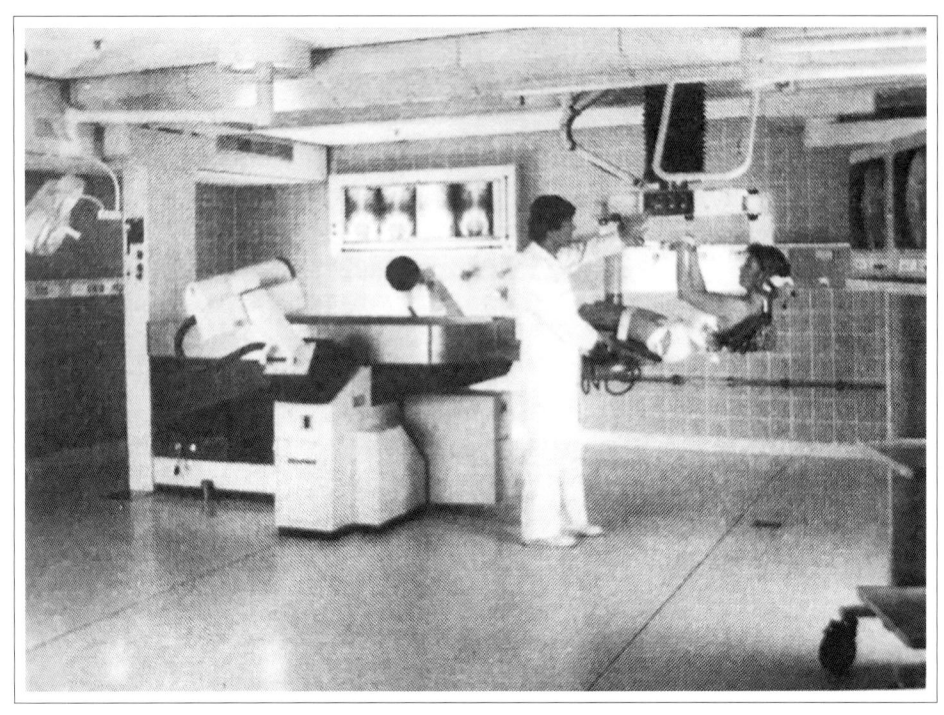

图 1-8　多尼尔 HM3 型冲击波碎石机

1984 年 3 月，美国印第安纳大学泌尿外科也购置和使用了一台多尼尔 HM3 型冲击波碎石机，这标志着第一台商品化多尼尔 HM3 型碎石机正式进入医疗市场。同年 12 月，多尼尔 HM3 型冲击波碎石机得到美国食品药品管理局（FDA）的认证，从此，冲击波碎石技术开始以"冲击波"的力度在全球推广开来。

（孙西钊）

第五节　冲击波碎石技术的发展与普及

一、冲击波碎石机的随后研制与发展

液电式 HM3 型冲击波碎石机的非凡成就，激励着其他各式新型冲击波碎石

机的研制。理论上，任何一种能将能量转化为声能形式的物理原理都能用作冲击波碎石。1986年以后，电磁式、压电式、激光式和微爆炸式冲击波源的碎石机也相继问世（表1-2）。

表1-2 不同冲击波碎石机的特点

机　型	冲击波源	聚焦方式	耦合方式	定位方式	年份
Dornier HM3	液电式（80nF）	半椭球体	水槽	双束交叉式X线	1980
Technomed Sonolith 3000	液电式	半椭球体	水盆	侧轴B超	1985
Yachioda Microexplosion Lithotripter	叠氮化铅弹丸	半椭球体	水槽	C形臂旋转式X线	1986
Dornier HM3，modified	液电式	半椭球体	水槽	双束交叉式X线	1986
Dornier HM4	液电式	半椭球体	水囊	双束交叉式X线	1986
Siemens Lithostar	电磁振膜式	声透镜	水囊	双束交叉式X线	1986
EDAP LT01	压电式	球形盘	水囊	同轴B超	1986
Wolf Piezolith 2300	压电式	组合球形盘	水盆	内置式双超声探头	1987
Direx Tripter X1	液电式	半椭球体	水囊	C形臂X线	1987
Northgate SD3	液电式	半椭球体	水囊	侧轴B超	1987
Dornier MPL 9000	液电式（80nF）	半椭球体	水囊	同轴、侧轴B超	1987
Medstone 1050	液电式	半椭球体	水囊	旋转式X线	1987
Nitech Lithotripor	液电式	半椭球体	水囊	同轴B超	1987
John Hopkins Lithotriptor	液电式	半椭球体	水囊	同轴B超	1987
Diasonic Therasonic	压电式	半球形盘	水囊	同轴B超，外置式X线	1988
MFL 5000	液电式（40nF）	半椭球体	水囊	C形臂旋转式X线	1988
Siemens Lithostar Ultra	电磁振膜式	声透镜	水囊	同轴B超	1989
Dornier Compact	电磁振膜式	声透镜	水囊	侧轴B超	1989
Biolithos Mark Ⅲ	液电式	半椭球体	水囊	双束交叉式X线	1989
Lithoring Multi One	液电式	半椭球体	水囊	单束旋转式X线	1989
Storz Modulith SL 20	电磁柱体式	抛物线式	水囊	同轴B超与C形臂旋转式	1989
Siemens Lithostar Plus	电磁式	声透镜	水囊	同轴B超和双束交叉式X线	1989
Dornier MPL 9000-X	液电式（80nF）	半椭球体	水囊	同轴、侧轴B超	1989
Wolf Piezolith 2500	压电式	组合球形盘	水囊	内置式B超、内置式X线	1989
Dornier MFL 5000-u	液电式（40nF）	半椭球体	水囊	侧轴B超与旋转式X线	1990
EDAP LT02	压电式	半球形盘	水囊	同轴B超，同轴X线	1991
Storz Modulith SL 5	电磁柱体式	半球形盘	水囊	C形臂X线	1991
Dornier Lithotripter 30/50 U	电磁式	透镜	水囊	同轴B超、一体化C形臂式X线	1993

续表

机　型	冲击波源	聚焦方式	耦合方式	定位方式	年份
EDAP Technomed LT02-X	压电式	半球形盘	水囊	同轴B超、内置式X线	1997
Siemens Multi-line	电磁式（扁平线圈）	透镜	水囊	内置B超、内置式X线	1998
Mudulith SLK	电磁式	抛物线式	半水囊	离体式X线、内置B超	1998
Medstone Medstone STS-T	液电式	半椭球体	半水囊	侧轴B超、C形臂式X线	1999
Modularis	电磁式（扁平线圈）	透镜	水囊	侧轴B超、C形臂式X线	1999
Dornier Compact Delta	电磁式（扁平线圈）	透镜	水囊	侧轴B超、C形臂式X线	1999
Wolf Piezolith 3000	压电式	组合球形盘	水盆	同轴B超、C形臂式X线	2000
Direx Nova Ultima	液电式	半椭球体	水盆	侧轴B超、C形臂式X线	2000
Duet	液电式（双头波源）	半椭球体	水盆	侧轴B超、C形臂式X线	2001
Vision	液电式（100nF）	半椭球体	水盆	侧轴B超、C形臂式X线	2001

随着研制水平的不断提高，碎石机品种的出新很快，碎石机的结构和用途也有了很大的改进和拓展。至今已经发展到第三代。第一代碎石机主要是指多尼尔HM3型冲击波碎石机。它的最大优点就是碎石效率较高，就这一点而言，至今仍是冲击波碎石的"金标准"。然而，第一代碎石机也有诸多缺点，主要是设备的体积庞大而笨重；因痛感较重而需要麻醉；患者需在水浴中治疗。因此，这种碎石机已不再生产。第二代碎石机大都是1986年之后推出的，至今在临床上最为多用，有两大特点：一是冲击波与人体的耦合方式为水囊式接触；二是在碎石时已无须麻醉。第三代碎石机诞生于20世纪90年代，它将冲击波碎石机与腔内泌尿外科手术合二为一，实现了多功能化。

尽管冲击波碎石技术还未达到理想的境界，但人们对完美的追求是永不停息的，到1990年时，冲击波碎石术已经历了10年的辉煌，到达了它的顶峰时期。此时，据多尼尔公司统计，全世界已有800多家碎石中心，治疗指征已经相当宽泛，大约治疗了2 000 000例尿石病患者，在发达国家，传统的各种泌尿系开放式取石手术大约已经下降到1%。到20世纪90年代中期，全球的碎石机厂商（不包括中国）已达17家，机型大约37种，据2001年第一届国际尿石病咨询会报道，全球碎石机（不包括中国国产碎石机）约为1700台。在发达国家，冲击波碎石机的市场已经近乎饱和。

二、当今泌尿系冲击波碎石术的临床应用

冲击波碎石术问世不久就成为治疗上尿路结石首选的标准方法。与早期相比，中期适应证相当宽泛，临床上至少有90%的尿路结石适用于冲击波碎石治疗。有四项技术性进展拓宽了冲击波碎石的适应证：①B超定位技术的应用实现了对X线透光结石的定位治疗；②冲击波碎石已完全无须麻醉；③水囊式碎石机（第二代）几乎可用于粉碎任何部位的上尿路结石，包括与髂骨重叠的中段输尿管结石，即"无主地"；④在用冲击波碎石治疗肾内较大结石之前，预先放置双J输尿管支架可减少或防止输尿管严重梗阻。

由于各国之间在医疗制度、医疗保险和医疗水平等方面存在差异，因而对冲击波碎石的应用不尽相同。其中，效/价比常是影响治疗决策的重要因素，不同国家尿石病的治疗费用有较大差异，表1-3显示了2005年前后一些国家的尿石病治疗费用，如今这些价格也有了调整，目前美国体外碎石的收费在4000美元左右，中国体外碎石的费用仍然不到腔镜的1/10。

表1-3 国内外尿石病治疗费用一览表（均折合美元计）*

国家	CT平扫	SWL	URS	首诊及初始简化式代谢评估	随访及24h尿分析（一年两次）	KUB	处方	一般治疗（后三项等费用）
澳大利亚	164	900	205	126	164	30	341	2801
加拿大	150	750	750	50	60	20	190	1400
德国	50	360	160	44	53	10	432	2519
意大利	132	1685	1685	73	114	17	534	3398
日本	140	2490	1527	165	172	23	250	2390
瑞典	170	1100	1100	306	412	73	277	4116
瑞士	350	670	1900	172	192	70	117	2067
土耳其	125	373	491	97	114	11	150	1472
英国	319	2740	926	223	355	21	29	2244
美国	686	9924	8108	770	840	138	508	8200
中国南京	51	72	843	39	20	7	29	56

*.此表为2005年统计数据

在西欧发达国家，治疗概念是以社会性保健为指导思想，主张微创治疗，不强求"速战速决"，因此，冲击波碎石术的重复性多期低能量治疗和适当延长住院时间，对患者、医院和保险公司来说，都是可以接受的。

美国则与之相反，非常重视初次治疗的成功率，而且尽量让患者在门诊接受治疗。这种理念主要是基于保险公司的政策，把降低治疗费用摆在首位，因此，在冲击波碎石前后，辅助疗法的使用率增加。例如，在治疗输尿管结石时，经常放置双J输尿管支架，甚至将结石重复定位至肾盂，来提高一次性碎石效率；而且体外碎石和体内碎石联合应用占较大比重。当然，美国医师的腔内技术操作水平也是比较高的。

在亚洲，尽管大多数国家的冲击波碎石的相对价格较高，但单一冲击波碎石却最为常用。其原因是患者恐惧侵入性的体内碎石术，包括经皮肾镜碎石和输尿管碎石，而且也缺乏对这些体内碎石技术的了解。

现阶段，难以确定SWL的应用比例，尽管尿石病的治疗快速转向腔镜技术，但全世界估计约50%的泌尿系结石选择SWL治疗。Daniel以问卷调查的方式研究了2003—2012年泌尿系结石的外科治疗方式，共有6620名泌尿科医师参与调查，在441 162次治疗中，54.2%为URS，41.3%为SWL，4.5%为PCNL；十年间，URS从40.9%增加到59.6%，而SWL从54%减少到36.3%（图1-9）。

随着腔镜技术的发展，腔镜和SWL之间的选择一直争议不断。显然，在安全性方面，SWL更胜一筹，并发症的发生率和严重程度更低。在有效性方面，在适应证范围内，两者是旗鼓相当的。而在效价比、住院率、可重复性方面，冲击波碎石则明显优于腔镜碎石。2015年，德国Tuebingen大学Thomas Knoll博士一语切中要点：输尿管镜看似赢得了这场战争，应用率也逐渐增加，也出现了一个明显的向内镜和经皮肾镜转向的趋势，越来越多的泌尿外科医生推荐自己的患者首选输尿管镜而不是体外碎石；然而，在他们自己需要治疗的时候，则可能会选择体外碎石。因此，结石的治疗也应该考虑患者的需求。

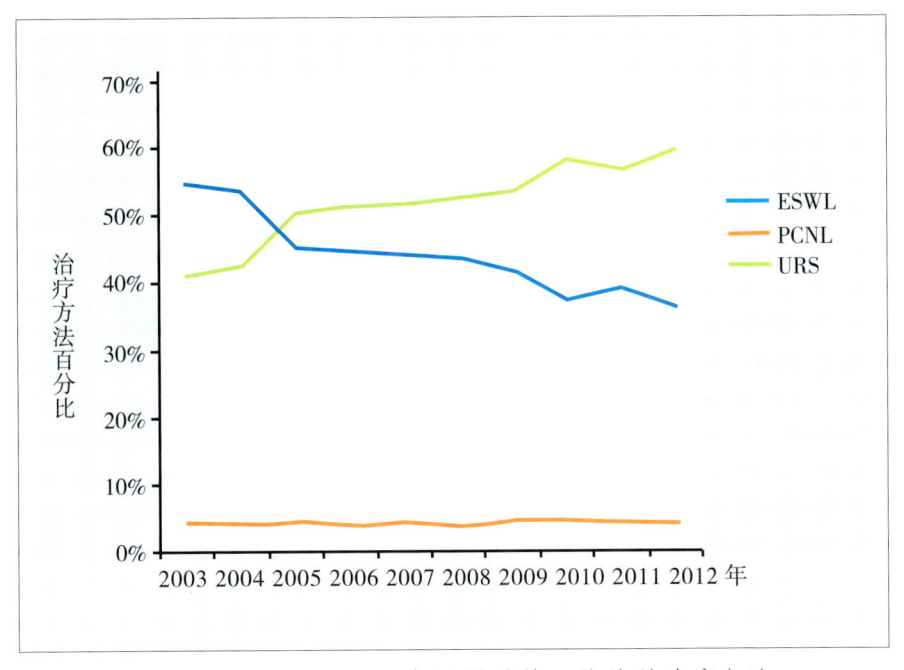

图 1-9 2003—2012 年泌尿系结石的外科治疗方法

(孙西钊)

第六节　冲击波碎石在国内的发展概况

一、国产冲击波碎石机的初期研制

我国冲击波碎石机的研制工作于 1983 年初正式起步，距西德宣布世界上首次冲击波碎石术诞生整三年。在我国国家计划委员会的资助下，中国科学院电工研究所的张禄荪研究员和当时的北医人民医院的何申成医师等组成的课题研究组在国内最早开始了水槽式冲击波碎石机的研制工作。1984 年 10 月成功研制出中国第一台液电式人体实用样机，取名为 E8410 型冲击波碎石机。随后的半年中，用这台碎石机对 50 条犬进行了系统的医学实验，其中，对 18 条犬体内埋石后的碎石实验。经实验室分析和病理学检查，证明我国第一台冲击波碎石机工作性能良好，碎石效率与安全性接近国外碎石机的有关报道。1985 年 7 月 18 日，在北京医科大学召开了临床应用前的技术鉴定会，与会专家对研究结果表示满意，同意进行临床试验。1985 年 8 月 19 日，用中国第一台冲击波碎石机成功进行了第

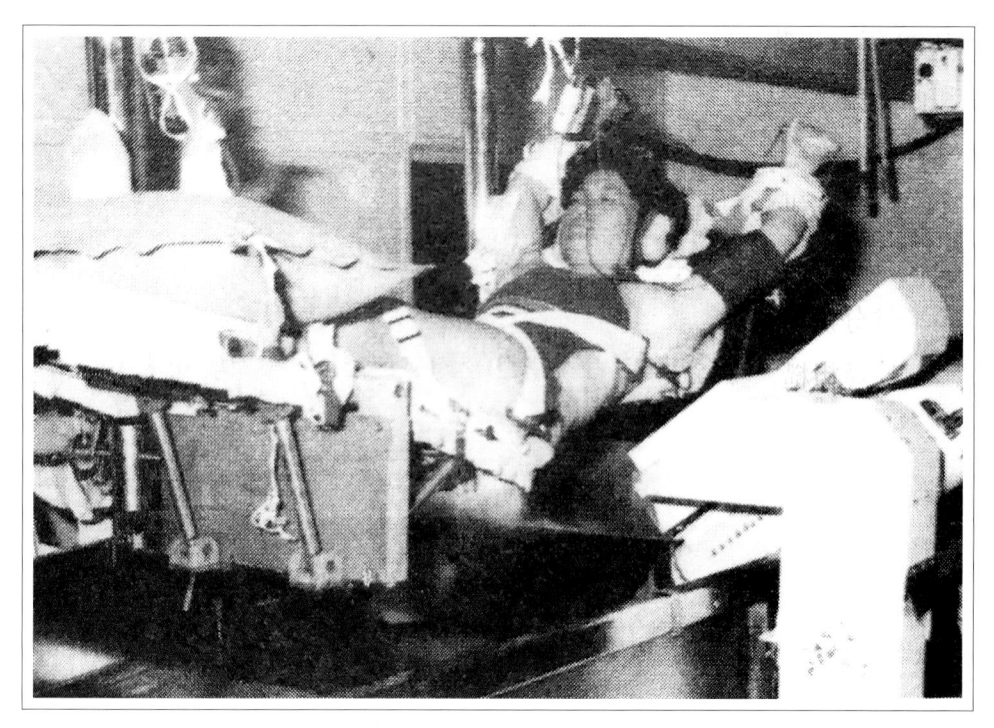

图 1-10 1985 年，我国第一台应用于临床的碎石机

一次人体试验（图 1-10）。一个 13mm×10mm 的肾结石，用 175 次冲击，就被完全粉碎。尽管采用的剂量较大（105J），但临床治疗是成功的。随后又连续进行了 60 例人体试验，证明中国第一台 E8410 冲击波碎石机的疗效是可靠的。1985 年 12 月 14 日，由中华人民共和国卫生部主持了技术鉴定，评价认为：临床效果良好，整体研究工作已达国际先进水平，填补了我国医学领域的一项空白。为此，他们获得了 1986 年度中华人民共和国卫生部甲级成果奖和 1987 年度中国国家科技进步一等奖。随后，在 E8410 型碎石机的基础上几经改进，又研发出系列型号的液电式冲击波碎石机。

1985 年 12 月上海交通大学电机系与上海医科大学附属中山医院合作研制的样机也成功应用于临床。随后，全国十几家科研单位和企业相继投入研发生产冲击波碎石机。

二、国内冲击波碎石技术的推广

中国的体外冲击波碎石技术实际是在 1987 年以后起步的，鉴于中国当时的情况，这一技术起初是在国家研究机构和大学研制成功的基础上逐步发展起来的。

但到1989年，一些商业因素过早地介入，从而很快在中国的广东、上海、深圳、北京和西安就上马了十几家碎石机厂家（表1-4）。不久，体外冲击波碎石机就在全国范围内推广开来。虽其正面作用是促进了碎石机的产业化和商品化，但弊端是导致了碎石机的畸形发展，因过度追求产品利润，所以当时的国产冲击波碎石机也出现了不少技术和质量上的问题：①冲击波源的焦点大、焦距短；②定位系统的影像分辨率差；③其他问题诸如机电设计不合理、元器件质量差、使用故障率高、外观粗糙、造型欠佳等；④技术参数失真。

表1-4 国产冲击波碎石机在初创时期技术特征概览

研制单位	型号	储能电容(μF)	定位系统	耦合方式	完成时间
中国科学院电工研究所	E8410¤	1	X线	水槽式	1984年10月
	KDE-Ⅰ	0.5	X线加B超	干湿两用式	1987年4月
	KDE-Ⅱ	0.5	X线加B超	干湿两用式	1988年9月
上海交通大学电机系#	¤	1	X线	水槽式	1985年12月
深圳美芝公司*	JT-ESWL-Ⅱ	1	X线	水槽式	1987年7月
	JT-ESWL-Ⅲ		X线	水囊式	1987年7月
西安航空发动机公司#	NS15¤		X线	水囊式	1987年7月
上海交通大学医疗器械研制中心	JDPN-Ⅱ¤	1	X线	水囊式	1987年9月
	JDPN-Ⅲ¤		X线	水囊式	1987年11月
汕头一洲医疗器械公司#	BD8288	0.7	B超	水囊式	1988年2月
上海中联复印机技术公司#	ZL502		X线	水囊式	1988年5月
北京建中机械厂#	ESWL-1/ZM		X线	水槽式	1988年
中国科学院电气高技术公司#	NE-Ⅱ	0.5	B超	水囊式	1988年
	NE-Ⅲ	0.5	B超	水囊式	1989年
四川攀达公司与南京大学信息物理系#	NID-1001		B超	水囊式	1989年2月
中国空气动力技术开发中心#	CSM-1	1.2	B超	水囊式	1989年
上海海军902厂#	HX902		X线	水囊式	
上海医用听诊器厂与空军上海医疗器械研究中心#	KS88-2		X线	水囊式	

#.目前已不再生产；*.现改名为深圳慧康医疗器械有限公司；¤.样机

一项新技术的开展，有时难免要经过一段曲折的过程。在20世纪80年代末至90年代初期，许多医院争相引进冲击波碎石机，当时对泌尿系冲击波碎石指征选择不严，缺乏经验，而且期望值也过高。实际上，总体治疗效果并不尽如人意，碎石引起的医疗事故也时有发生。由于当时国内泌尿界的学术风气浮躁，不仅临床统计指标缺乏统一标准，而且鲜有定期和长期术后随访，甚至在论文报道中弄虚作假。对此，1997年美国印第安纳大学的Lingeman教授在《北美临床泌尿外科杂志》中撰文指出，中国碎石机的技术参数和临床资料是little reliable。这种嘲讽也不无根据。

到90年代中期，国内工程技术人员和临床医生在总结经验的基础上，做了大量的努力，使国产冲击波碎石机的技术工艺和品质有了根本的改观。他们改进了液电式冲击波源的工艺，不再盲目追求高能量冲击波碎石，研制出了电磁式冲击波碎石机；研制出X线/B超双定位系统，而且图像的分辨率也大为提高；研制出第三代冲击波碎石机，如深圳的HK-Ⅵ型冲击波碎石机，它标志着中国冲击波碎石机的研制水平逐步接近发达国家。

如今，中国冲击波碎石技术的发展已经走过了30多年的历程。2006年以前，国内有20家左右的制造企业，出厂产品约9150台。2006年以来，生产企业逐渐减少，目前，国内只有十余家碎石机制造企业，每年约销售1000台碎石机，其中约2/3为替换旧机。据此估计，自碎石机问世以来，中国碎石机的制造量约22 000台。目前国内约有12 000台碎石机在临床使用。此外，个别国产品牌碎石机近十年也出口至越南、韩国、马来西亚、印度、俄罗斯及欧洲等国家和地区，总出口量约200多台。而进口冲击波碎石机的总售出量约300台。这一巨大的数字之差就足以使中国的冲击波碎石行业感到骄傲，因为与其他各种大型医疗设备相比，如CT、MRI、PET等，从国内市场占有率上讲，国产冲击波碎石机是唯一占绝对优势的产品。但亦应承认，中国虽是碎石机的生产大国，但不是制造强国。尽管国内拥有近22 000台碎石机的制造量，但品质却良莠不齐，技术与工艺水平还有待于进一步提高。在各地，由于文化和经济发达程度的差异以及医疗理念的不同，冲击波碎石术在各地医疗机构的推广和应用也有很大不同。

三、进口冲击波碎石机在国内的应用

1985年8月21日，中国台北的荣民总医院首次在台湾运用多尼尔HM3型体外冲击波碎石机进行了临床治疗，仅在第一年就治疗了1800例次肾结石患者，这一数字在当时位于亚洲地区的第一位。

1985年10月11日，中国香港圣保罗医院也开始用多尼尔HM3型冲击波碎石机治疗了港内肾结石患者。

1987年，中国的广州、南京、上海和北京分别引进了3台法国B超定位的EDAP-LT01型压电式冲击波碎石机和1台德国X线定位的多尼尔HM3型冲击波碎石机。当时，进口冲击波碎石机非常昂贵，如法国压电式冲击波碎石机的价格大约为90万美元，而且维修价格、保养费用也不菲。由于设计和工艺上的问题，早期压电式碎石机的功率较低，加上单纯B超定位不够清晰，故其碎石效果不理想。在随后的二三年里，国内还有几家医院相继引进了3台西门子电磁式冲击波碎石机。进入90年代，购置进口冲击波碎石机的热情还是一度冷了下来。直到1996年，德国的多尼尔公司已基本停止生产液电式冲击波碎石机，而改为制造电磁式冲击波碎石机，从而使该产品的价格下降了至少60%。至2000年，国内的进口碎石机约有70台。其时国产冲击波碎石机的生产技术正在走向成熟，且已得到国内泌尿界的普遍认同，尤其从效价比的角度来看，进口碎石机已无优势可言。2000年以来，国内每年进口的碎石机已经寥寥可数，目前国内进口碎石机的市场占有量以多尼尔居多，大约200台。2015年，上海华山医院引进了我国第一台Direx生产的Magna型双波源碎石机，至今市场占有量约15台。2016年，德国Wolf Piezolith 3000也取得国内的销售许可。与早期EDAP的压电式碎石机相比，这款设备有了明显的进步。

总之，医用冲击波技术是一项富有天才想象力的发明。它的技术核心就是把冲击波汇集到一个焦点上，从而获得极高的能量来治疗泌尿系结石等多种顽症。同样，当代的物理学家和外科学家也是把自己的勇气、智慧和恒心汇聚为一个高能焦点，创造出医学史上一项"石破天惊"的奇迹。

（孙西钊）

参考文献

[1] 孙西钊.医用冲击波技术的发展概况//孙西钊.医用冲击波.北京：中国科学技术出版社，2006:3-28.

[2] 孙西钊.冲击波碎石临床效率的调查与研究.世界医疗器械杂志，2004,10(2):64.

[3] 孙西钊，叶章群.体外冲击波碎石的发展与现况.临床泌尿外科杂志，1998,13(1):473.

[4] Sun XZ. Shock Wave Lithotripsy: Instrumentation and Current Status in China. J Endourol,2005,19(7):774-779.

[5] Charistian G. Chaussy. Extracoproreal Shockwave Lithotripsy: An Eyewitness's Historical review. De Historia Urologiae Europaeae. Volume 24. P73-93.

[6] Forssmann B ,Hepp WChaussy C,Eisenberger F, et al. A method for no-contact destruction of kidney stones by means of shock waves. Biomed Toch ,1977,22(7-8):164-168.

[7] Eisenberger F, Chaussy C, Wanner K. Extrakorporale Anwendung von hochene-rgetischen Stoßwellen. Ein neuer Aspekt in der Behandlung des Harnsteinleidens. Akt Urol, 1977,8:3-15.

[8] Chaussy C, Eisenberger F, Wanner K.The implantation of human kidney stones-a simple experimental model. Urologe A, 1977,16(1):35-38.

[9] Chaussy C,Wieland W,Jocham D ,et al. Rontgenologische Steinlokalisation im Modell der beruhrungsfreien Steinzrtrummerung – Experimentelle Studie.Verh .Ber.Ges.Urol,30. Tagung,1978:333-334.

[10] Chaussy C, Eisenberger F, Wanner K,et al. Extrakorporale Anwendung von hochenergetischen Sto β wellen – Ein neuer Aspekt in der Behandlung des Harnsteinleidens . Teil ll. Akt Urol, 1978,95-101.

[11] Eisenberger F,Chaussy C. Contact-free renal stone fragmentation with shock waver. Urol Res, 1978,6(3):111.

[12] Chaussy C, Schmiedr E , Forssmann B , et al. Comtact free renal stone destruction by means of shock waves. Europ Surg Res, 1979,11:36.

[13] Chaussy C, Brendel W, Schmidt E. Extracorporeal induced destruction of kidney stones by shock waves. Lancet, 1980,2(8207):1265-1268.

[14] Forssmann B ,Hepp W,Chaussy C, et al. Prototyp fur die klinische Anwendung der beruhrungsfreien Nierensteinzertrummerung durch Sto β wellen,Biomed Tech, 1980,25(suppl):414-416.

[15] Chaussy C, Schmiedt E,Jokham D, et al. Beruhrungsfreie Nieren-steinzertrummerung durch Sto β wellen-erste klinische Erfahrungen.Deutsches Arzteblatt, 1981,18(2):881-886.

[16] Chaussy C, Schmiedt E, Jocham D, et al. First clinical experience with extracorporeally induced destruction of kidney stones by shock waves. J Urol, 1982,127(2s):417-420.

[17] Eisenmenger W. Einrichtung zur berührungsfreien Zertrümmerung von Konkrementen im Körper von Lebewesen-selbstfokussierender elktromagnetischer Stoßwellengenerator. Deutsche Patentschrift DE 3312014 C2, 1983.

[18] Chaussy C,Schmiedt E,Jokham D,et al. Sto β wellen lithotripsie-Beginn Nierensteinen.MMW Munch Med Wochenschr ,1983,125(1):151-155.

[19] Chaussy C, Schmiedt E. Jokham D, et al. Extrakorporale Sto β wellen lithotripsie-Beginn einer Umstrukturierung in der Behangdlung des Harnstracorporeal?Urologe A, 1984,23(1):25-29.

[20] Chaussy C, Schmidt E. Extracorporeal shock wave lithotripsy for kidney stones: An alternative to

surgery? Urol Radiol, 1984,6(2):80-87.

[21] Fuchs GJ, Miller K, Rassweiler J. Extracorporeal shock wave lithotripsy: one year's experience with the Dornier lithotripter. Eur Urol, 1985,11(3):145-149.

[22] Jocham D, Chaussy C, Schmiedt E. Extracorporeal shock wave lithotripsy. Urol Int, 1986,41(5): 357-368.

[23] Martin X, Mestas JL, Cathignol D, et al. Ultrasound stone location for extracorporeal shock wave lithotripsy. Brit J Urol, 1986,58(4): 349-352.

[24] Brendel W. History of shock-wave treatment of renal concrements// Gravenstein JS, Peter K, eds. Extracorporeal shock-wave lithotripsy for renal stone disease. Technical and Clinical aspects. Butterworths, 1986,5.

[25] Lingeman E, Newman D, Mertz JH, et al. Extracorporeal shockwave lithotripsy: The Methodist Hospital of Indiana experience. J Urol(Baltimore),1986,135(6): 1134-1137.

[26] Drach GW, Dretler, SP, Fair WR, et al. Report of the United States cooperative study of extracorporeal shock wave lithotripsy. J Urol, 1986,135(6):1127-1133.

[27] Thibault P, Dory J, Cotard JP, et al. Lithotripsie à impulsions ultra-courtes. Etude expérimentale sur une lithiase rénale du chien. Ann Urol, 1986,20(1): 20-25.

[28] Chaussy C,Schmiedt E,Jokham D, et al. Technical Concept,Experomental Research,and Clinical Application//Edited by C.Chaussy, Extracorporeal Shock Wave Lithotripsy.2nd revised and enlarged edition, Karger ,Basel-Munchen-paris,1986.

[29] Jocham D, Liedl B, Chaussy CG, et al. Preliminary clinical experience with the HM4 bath-free Dornier lithotripter. World J Urol, 1987,5(4): 208-212.

[30] Zwergel U, Neisius D, Zwergel T, et al. Results and clinical management of extracorporeal piezoceramic lithotripsy in 1,321 consecutive treatments. World J Urol, 1987,5(4):213-219.

[31] Kuwahara M, Kambe K, Kurosu, S. Clinical application of extracorporeal shock wave lithotripsy using microexplosions. J Urol, 1987,137(5):837-840.

[32] Wilbert DM, Reichenberger H, Hutschenreiter G, et al. Second generation shock wave lithotripsy: Experience with the Lithostar. World J Urol, 1987,5(12): 255-259.

[33] Marshall F, Weiskopf F, Singh A. A prototype device for nonimmersion shock wave lithotripsy using ultrasonography for calculus localization. J Urol, 1988,140(2): 249-253.

[34] Rassweiler J, Bub P, Seibold J, et al. Dornier MPL 9000: Urologic use in an interdisciplinary stone center. J Endourol, 1988,2:375-379.

[35] Rassweiler J, Westhauser A, Bub P, et al. Second generatin lithotripters: a comparative study. J Endourol, 1988,2(2):192-203.

[36] Servadio C, Livine P, Winkler H. Extracorporeal shock wave lithotripsy using a new compact and portable unit. J Urol, 1988,139(4):685-688.

[37] Sonda LP, Lipson S, Ross L. Report on safety and efficacy of the Medstone 1050 lithotripter// In:

Lingeman JE, Newman DM. Shock Wave Lithotripsy – State of the Art. Plenum Press, New York – London, 1988:255–260.

[38] Holm HH, Hald T, Kristensen J, et al. The Danish extracorporeal lithotripter. In: Lingemann JE, Newman DM.Shock Wave Lithotripsy – State of the Art. Plenum Press, New York – London,1988:301–302.

[39] Chaussy CG, Fuchs GJ. Current state and future developments of noninvasive treatment of human urinary stones with extracorporeal shock wave lithotripsy. J Urol, 1989,141(3 Pt 2):782–789.

[40] Clayman RV, McClennan B, Garvin TD. Lithostar: An electromagnetic acoustic shock wave unit for extracorporeal lithotripsy. J Endourol, 1989,3(2):307–313.

[41] Coleman AJ, Saunders JE. A survey of the acoustic output of commercial extracorporeal shock wave lithotripters. Ultrasound Med Biol，1989,15(3):213–227.

[42] Rassweiler J, Alken P. ESWL 90 – State of the art. Limitations and future trends of shock wave lithotripsy. Urol Res, 1990,18 (Suppl 1): s13–24.

[43] Rassweiler J, Köhrmann KU, Heine G, et al. Modulith SL 10/20 – Experimental introduction and first clinical experience with a new interdisciplinary lithotripter. Eur Urol , 1990,18(4):237–241.

[44] Tailly GG. Experience with the Dornier HM4 and MPL9000 lithotripters in urinary stone treatment. J Urol, 1990,144(3):622–627.

[45] Wu W, Wu H, Zhou X. "Dry lithotripsy" by a simple modification of the Chinese lithotripter KDE-1. Urol Res, 1990,18(1): 57–58.

[46] Eisenberger F, Miller K, Rassweiler J. Extracorporeal shockwave lithotripsy. In : Stone Therapy in Urology. Thieme Stuttgart, 1991:29.

[47] Rassweiler J, Henkel TO, Khrmann KU, et al. Lithotriptor technology : present and future. J Endourol, 1992,6(3):1–13.

[48] Lingeman JE. Extracorporeal shock wave lithotripsy. Development, instrumentation, and current status. Urol ClinNorth Am，1997,24(1):185–211.

[49] Tailly GG. The Dornier Lithotripter U/15/50: A multifunctiona and multidisciplinary workstation. J Endourol, 1998,12(4): 301–305.

[50] Tailly GG. Consecutive experience with four Dornier lithotripters:HM4, MPL9000, Compact and U/50. J Endourol, 1999,13(5):329–338.

[51] Kerbl K, Rehman J, Landman J, et al. Current management of urolithiasis: progress or regress? J Endourol , 2002,165(5): 281–288.

[52] Lingeman E, Kim SC, Kuo RL, et al. Shockwave lithotripsy: Anecdotes and insights. J Endourol,2003,17(9):687–693 .

[53] Pearle MS, Calhoun EA, Curhan GC. Urologic Disease of America Project (2005a) Urologic diseases in America project: urolithiasis. J Urol,2005,173(3): 848–857.

[54] Gerber R, Studer UE, Danuser H. Is newer always better? Acomparative study of 3 lithotriptor

generations. J Urol，2005,173(6):2013–2016.

[55] Miller NL,Lingeman JE. Treatment of kidney stones: Currentlithotripsy devices are proving less effective in some cases. Nat Clin Pract Urol,2006,3(5):236–237.

[56] Oberlin DT, Flum AS, Bachrach L, et al. Contemporary Surgical Trends in the Management of Upper Tract Calculi. J Urol,2015 ,193(3):880–884.

[57] Lingeman JE, McAteer JA , Gnessin E, et al. Shock wave lithotripsy: Advances in technology and technique. Nat Rev Urol,2009 ,6(12):660–670.

[58] Lingeman JE, Kim SC,Kuo RL,et al. Shockwave lithotripsy: Anecdotes and insights. J. Endourol,2003,17(9):687–693.

[59] Scales CD Jr ,Krupski TL, Curtis LH, et al. Practice variation the surgical management of urinary lithiasis. J Urol,2011,186(1):146–150.

[60] Rassweiler JJ, Knoll T, Kshrmann KU, et al. Shock wave technology and application – an update. Eur Urol, 2011,59(5):784–796.

[61] Knoll T, Fritsche HM, Rassweiler JJ. Medical and economic aspects of extracorporeal shock wave lithotripsy. Aktuelle Urol ,2011,42(6):363–367.

[62] Tailly GG. Extracorporeal shock wave lithotripsy today.Indian J Urol,2013,29(3):200–207.

[63] Rassweiler J, Rassweiler MC, Frede T, Alken P. Extracorporeal shock wave lithotripsy: An opinion on its future.Indian J Urol, 2014,30(1):73–79.

[64] Oberlin DT, Flum AS, Bachrach L, et al.Contemporary Surgical Trends in the Management of Upper Tract Calculi. The Journal of Urology,2015,193(3): 880–884.

[65] Lingeman JE , Newman D, Mertz JH , et al. Extracorporeal shock wave lithotripsy: The Methodist Hospital of Indiana experience. J Urol(Baltimore),1986 ,135(6):1134–1137.

[66] Neisius A, Lipkin ME, Rassweiler JJ, et al. Shock wave lithotripsy: The new phoenix? World Journal of Urology, 2015,33(2):213–221.

[67] Roberts G, Opondo D, Nott L,et al. Do urologists follow the golden rule? A global urolithiasis management study by the Clinical Research Office of the Endourological Society. Can Urol Assoc J, 2016,10(1–2):50–54.

[68] Elmansy HE, Lingeman JE.Recent advances in lithotripsy technology and treatment strategies: A systematic review update.Int J Surg,2016 ,36(Pt D):676–680.

[69] Brandl H, Chaussy C, Thüroff S, et al. First results with the multifunctionallithotripter MFL 5000. Proceedings 7th World Congress on Endourology and ESWL, Kyoto, Japan, November 27–30 1989:62.

[70] Chaussy C, Eisenberger F, Forssmann B. Extracorporeal Shock Wave Lithotripsy(ESWL):A Chronology. J Endourol 21,2007,21(11):1249–1253.

[71] Eisenmenger W. Elektromagnetische Erzeugung von ebenen Druckstössen in Flüssigkeiten. Acustica, 1962,12:185–202.

[72] Häusler E, Kiefer W. Anregungen von Stoßwellen in Flüssigkeiten durch Hochgeschwi ndigkeitswasser- tropfen. Verh Dtsch Physik Ges, 1971,10: 36–37.

[73] Chaussy C, Eisenberger F, Wanner K,et al. The use of shock wave for the destruction of renal calculi without direct contact. Urol Res, 1976,4:175.

[74] Vallancien G, Aviles J, Munoz R, et al. Piezoelectric extracorporeal lithotripsy by ultrashort waves with the EDAP LT01 device. J Urol, 1988,139(2): 689–694.

[75] Chaussy CG, Tiselius HG.How can and should we optimize extracorporeal shockwave lithotripsy? Urolithiasis ,2018,46(1):3–17.

第 2 章

冲击波碎石的科学基础

波是传递能量和动量的过程，与医学密切相关的有电磁波和机械波两大类（图 2-1）。电磁波的传播不需要介质，能量由光子传递，例如光、无线电波、X 线等。物体的机械振动在介质中传播即形成机械波。机械波只能通过介质传播，如声波、水波、地震波等。机械波产生的前提条件有两个：一是产生机械振动的振源或波源，二是传播介质。当振源或波源产生机械振动时，紧邻振源的介质质点产生前后振动或上下振动，质点间引力作用带动相邻的质点发生振动，从而在介质中形成机械波。机械波可以在 1 个维度（如抖动的绳子）、2 个维度（如水波）、3 个维度（如声音）中传播。冲击波（shock wave，SW）是自然科学中一个普通的流体动力学

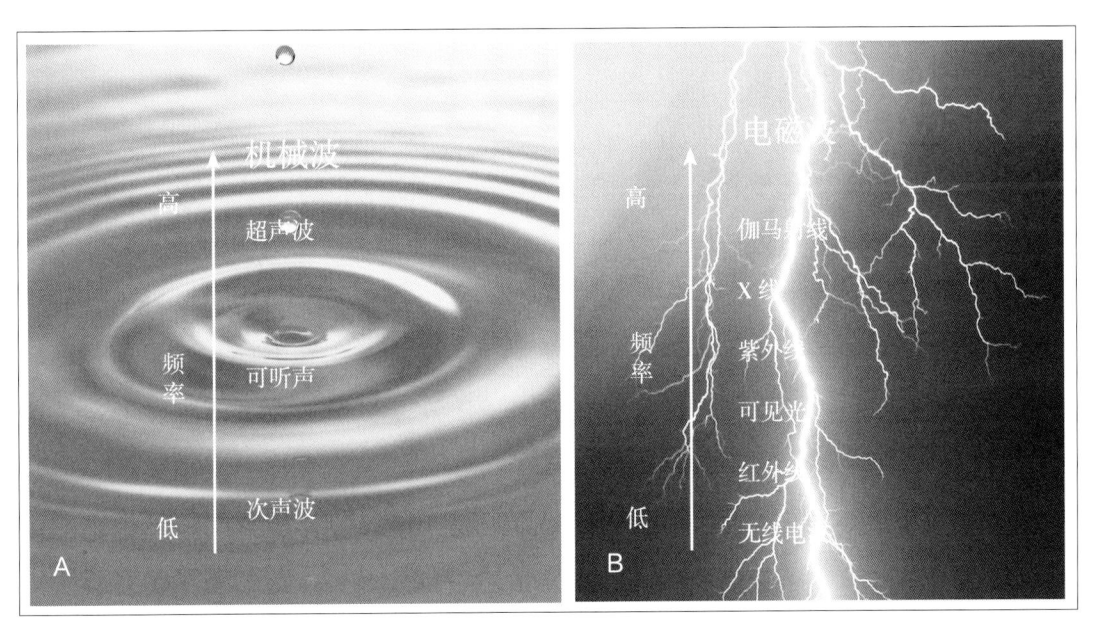

图 2-1 机械波与电磁波的传播

机械波的传播需要介质。电磁波的传播不需要介质，甚至可以在真空中传播

概念，亦可归为量子物理学的研究范畴，如今已被广泛地用于临床医学。其中，医用冲击波碎石技术就是最突出的范例。

冲击波碎石术（SWL）是利用在人体外产生的高能聚焦冲击波以非接触方式粉碎体内结石的临床技术。冲击波碎石早期还有其他一些异名，比如：①体外冲击波碎石术（ESWL）最早由西德多尼尔公司命名，且已做了知识产权注册，属于独有专业术语。因此，目前，在许多不涉及多尼尔冲击波碎石机的文献中，ESWL 一词也逐步被 SWL 取代。②体外碎石术（extracorporeal lithotripsy），只在国外的较少文献中采用。③体外震波碎石术，是 SWL 问世之初国内医学界袭用港台地区的译法，虽不够规范，但至今仍有人在沿用。

第一节　声波与冲击波

冲击波是一种特殊的声波，是在气体或液体中的某一局限性空间内，能量突然释放而产生的，本质上也是一种能量的传递过程。由于冲击波的许多物理规律与声波近似，为了便于理解，通常参照声学的物理知识来讲解和对比冲击波的形成、传播和波形等特性。本节主要介绍声波的物理特性。

一、传播的方式

当声源周期性作用于介质时，介质质点在其平衡点周围重复震荡，形成声波，声波的传播方式主要是纵波与横波。

（一）纵波

质点振动方向与波的传播方向一致称为纵波。纵波的典型例子是弹簧的压缩（图 2-2）。在压力作用下，弹簧被压缩，形成压缩区，压力未到达的相邻的区域则产生舒张区，随着压缩区能量的纵向传播，压缩区恢复至原平衡点，相邻的舒张区域变成新的压缩区，质点反复震荡，实现机械波的纵向传播。故，纵波也称为压缩波。声波在水和空气中以纵波方式传播，通过介质的密度变化产生声音。固体、液体和气体都可以被压缩，因此，纵波可以在所有介质中传播。

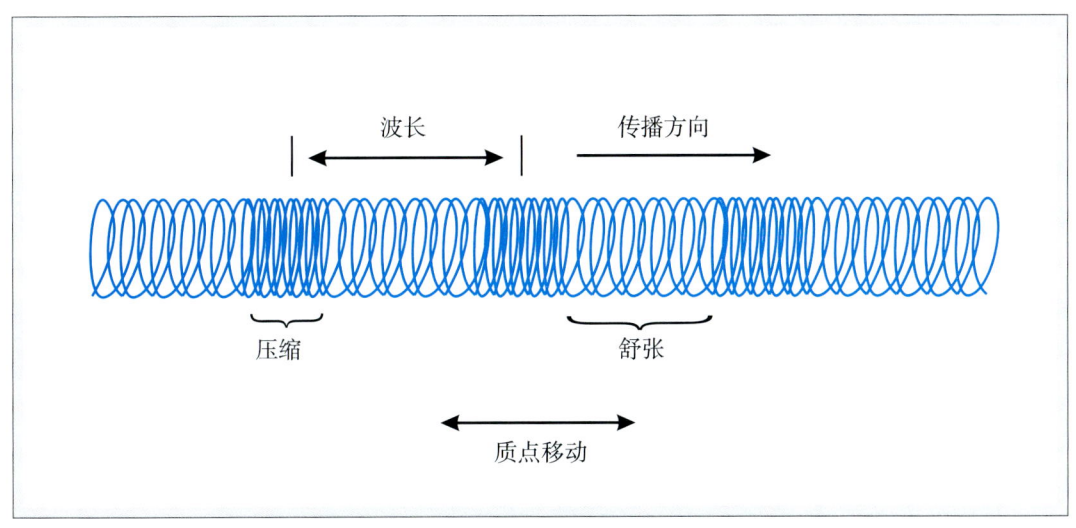

图2-2 沿着弹簧传播的纵波示意图

弹簧从左至右被压缩传播。两个压缩波之间的距离为波长

（二）横波

介质中质点振动方向与波的传播方向垂直时称为横波（图2-3）。声波中，横波继发于纵波。在纵波压缩力的作用下，由于介质质点间存在相互作用力，在相邻的介质质点间，产生横向剪切介质的力，继而带动相邻介质的横向运动，形成横波，横波因此也被称为剪切波。由于液体和气体分子间的相互作用力较弱，不能形成横波。横波只有在固体和相互作用力较大的组织间产生。目前的研究认为，在冲击波碎石机制中，横波在粉碎结石过程中起到了相当重要的作用。

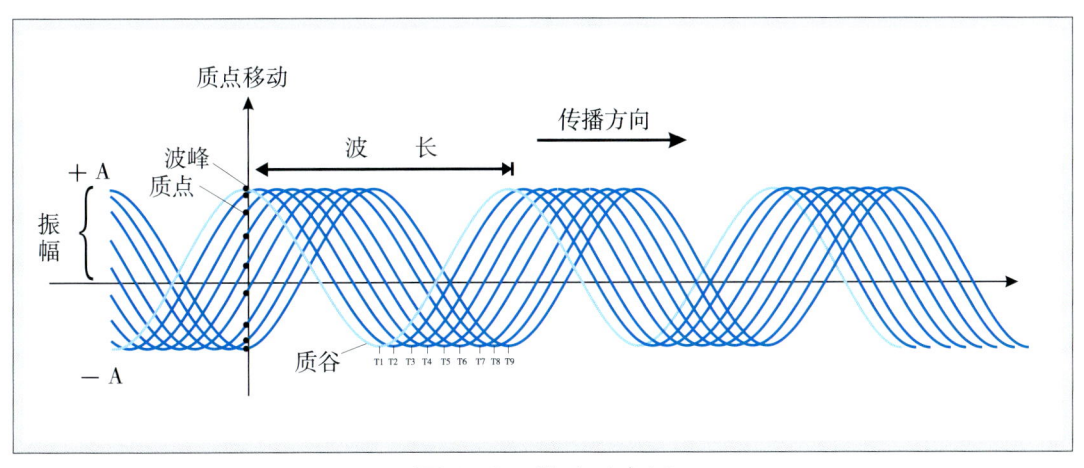

图2-3 横波示意图

每个质点从+A垂直振荡到-A，显示不同时刻T1、T2、T3……的波形

二、声波的速度

声波的传播速度取决于介质的弹性特征和密度。固体是弹性体，其弹性特征通过杨氏模量、剪切模量和体积模量表达。弹性体中既可传递纵波，也可传递横波，但两者的传播速度不一样。在各向同性的固体介质中，各种波形的声波速度为：

$$\text{纵波声速 } C_t = \sqrt{\frac{E(1-\sigma)}{\rho(1+\sigma)(1-2\sigma)}} \quad \text{（公式 2-1）}$$

$$\text{横波声速 } C_s = \sqrt{\frac{E}{2\rho(1+\sigma)}} \quad \text{（公式 2-2）}$$

其中，E 为杨氏模量（Young modulus），是固体在外力作用下，长度沿力的方向产生变形时的应力与应变之比；σ 为泊松系数（Poisson ratio），为固体横向应变与纵向应变之比；ρ 为材料密度。

介质的密度等于质量除以体积，单位为 kg/m^3。液体和气体为非弹性体，在液体和气体中，声波的传播速度主要受介质密度的影响，而介质的密度与压力和温度相关。例如，在20℃和1个大气压（atm）下，水的密度为约998kg/m³。当气压升高至50atm时，水的密度增加至1000kg/m³。温度越高，介质分子间的移动速度越快，因此，声波的速度随着介质温度的增加而升高。在0℃的纯水中，声速为1401.3m/s；30℃时为1509.0m/s；当温度达到100℃，其声波的速度增至1543.0m/s。在液体或气体中，声波的速度可以根据以下等式计算：

$$C = (B/\rho)^{1/2} \quad \text{（公式 2-3）}$$

其中 ρ 是平衡密度，即波到达之前的介质密度，B 是体积模量，体积模量定义为体积应力除以体积应变：

$$B = (-F/A)/(\Delta V/V) \quad \text{（公式 2-4）}$$

体积应力为施加在物体表面上的力（F）与受力表面面积（V）的比率。体积应变被定义为体积变化 ΔV 除以物体的初始体积 V，插入负号使得体积模量为正数。

固体材料分子之间的作用力更强，因此波的传播更快，声速往往是液体中的几倍。例如，在冲击波碎石术中，冲击波在水或组织的速度是1500m/s，而在肾结石中通常达到 3000m/s 以上。概括而言，声波的速度取决于介质的弹性性质，以及介质的所谓惯性性质、密度。所有机械波的传播速度都遵循这一规律，波的速度总是等于弹性性质除以惯性性质的平方根。

三、声波的频率

频率指每秒的声波周期数，单位为赫兹（Hz），一赫兹等于每秒一个周期。根据频率的大小，可将声波分为可听声、次声和超声（图 2-4）。人类的听力范围在 20Hz~20kHz 之间，故称可听声。次声波的频率低于 20Hz，例如地震波。频率在 20kHz 以上的声波称为超声波。医用超声诊断的频率是单一的。冲击波是一种特殊的声波，冲击波碎石术中的冲击波频率在 20kHz 至几个 MHz 的范围内，有一个较宽的频率范围。空化气泡破裂也可产生的冲击波。

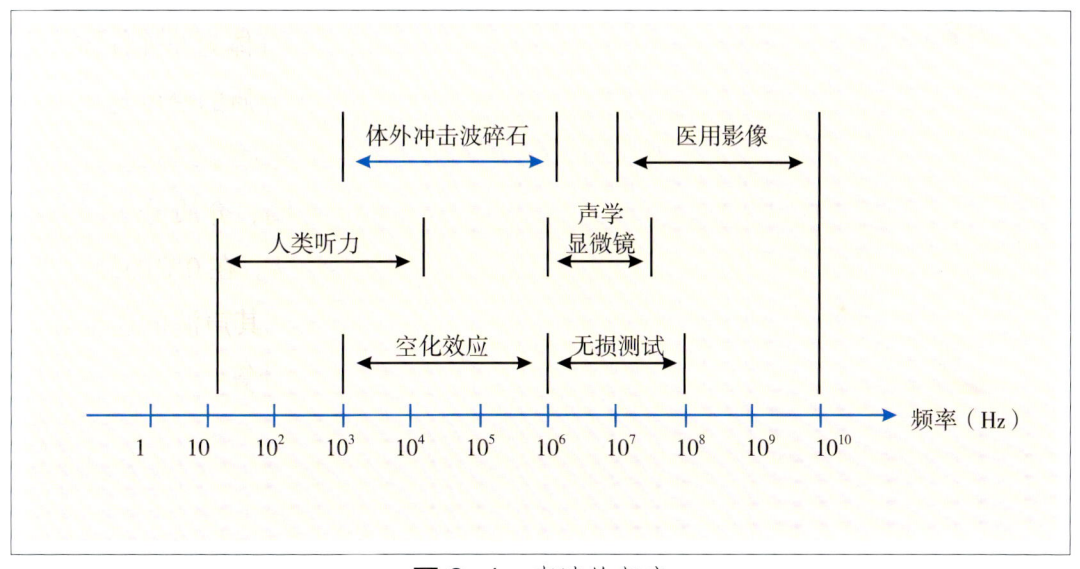

图 2-4　声波的频率

（一）频率与波形

任何复杂的声波都可以理解为是多种正弦波叠加的结果。正弦波是各种复杂声波的基本单元。也就是说，可以通过叠加不同频率的一系列谐波来建立周期波或非周期波（图 2-5）。运用傅里叶分析法以计算需要添加的谐波的频率，可形成所需要的波形、幅度和相位。假设每个波都是由一系列不同的频率组成，正弦波（图 2-6）是周期性的谐波，并且只有一个与其相关的基频，那么，非周期性

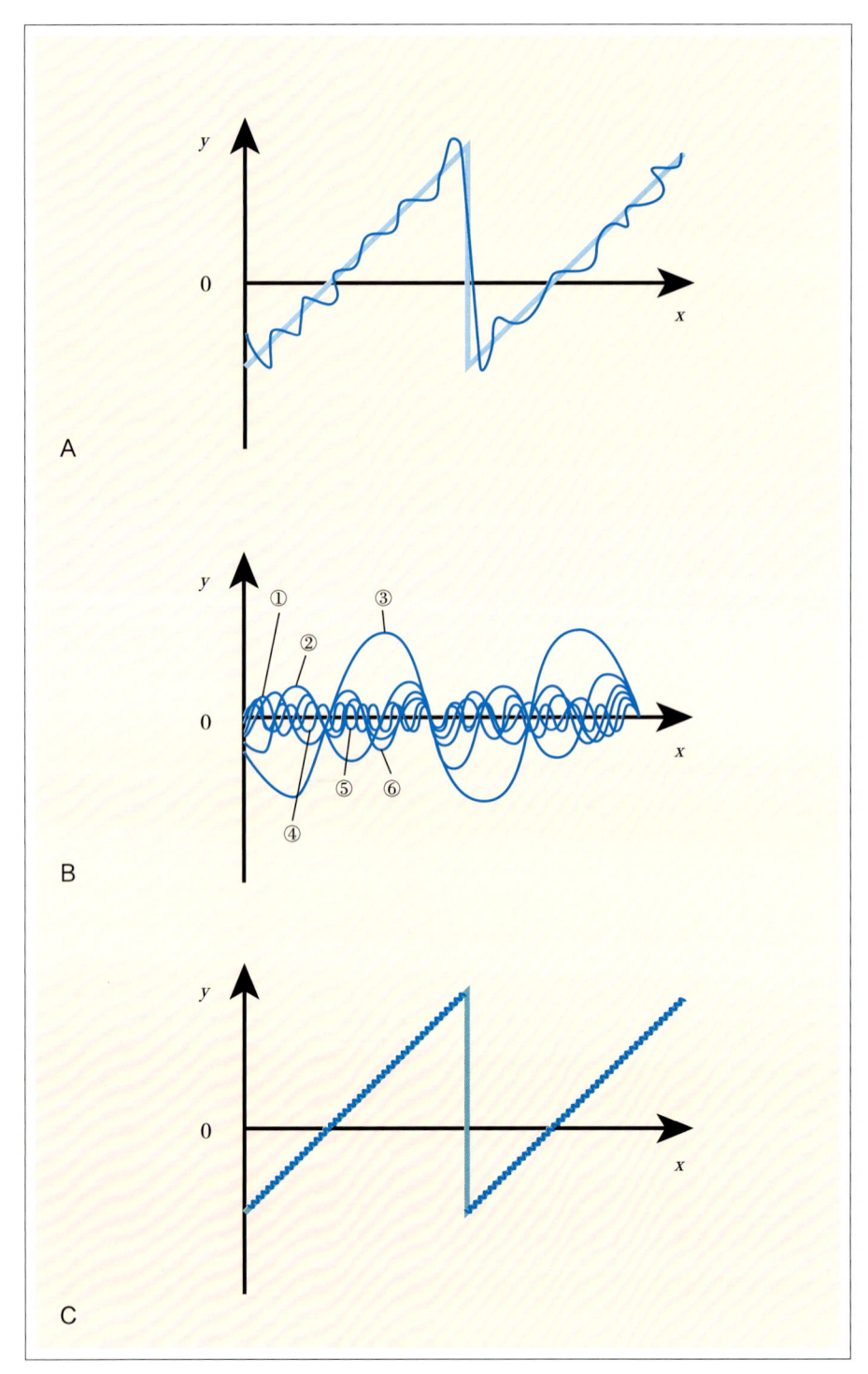

图 2-5 使用傅里叶分析法可获得所有正弦波的正确频率、幅度和相位

图 A 中所示的锯齿波可以大致等效于图 B 中所示的六个正弦波。如果添加更多数量的正弦波，则可获得波形更好的锯齿波（C）

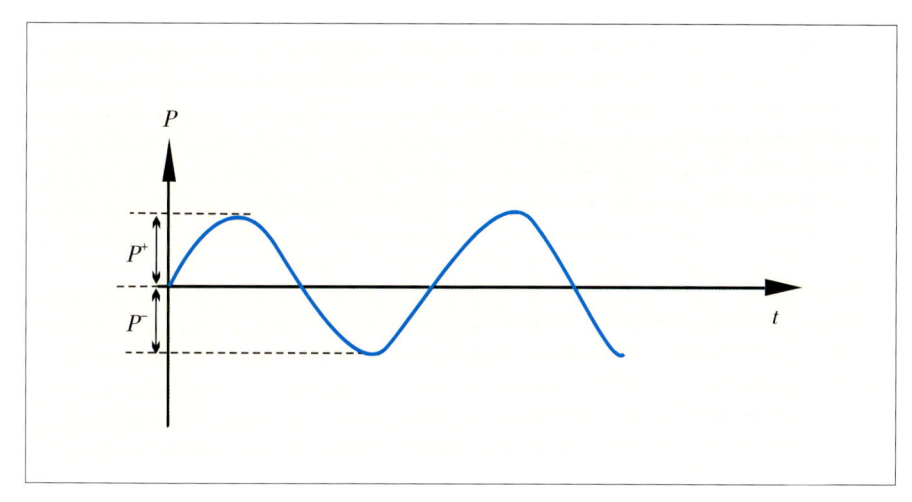

图 2-6　超声波在介质中传播的时间压力波形

脉冲如冲击波脉冲就是由非常大量的不同频率的正弦波组成，即具有宽的频谱范围。合成非周期波所需的谐波的数量取决于最终的波的形状，尤其是尖峰部分，需要异常大量的可用于合成的谐波。

（二）频率与衰减

声波在介质中传播时，一部分能量被介质吸收，声波的振幅会缓慢地衰减，其吸收系数取决于波的频率，通常是随着频率的增加而几乎呈线性增加。声波频率越高，能量越容易衰减。因此，超声诊断中，高频超声穿透性差，适用于浅表器官，深部器官宜用低频超声。水对冲击波的吸收非常低，除了影响冲击前沿的上升时间外，对碎石波形几乎没有影响。然而，组织的吸收量是水的1000倍，当冲击波通过组织进入肾脏时，测量得出肌肉、脂肪和肾脏对冲击波吸收的典型值如图2-7所示，这个值与频率呈线性相关。

四、反射和透射

声波途经不同声阻抗的介质时，波的一部分（反射波）将被反射回原介质，另一部分声波（透射波）继续前行传播到新介质中。声波的反射与光学反射理论相似，在平面边界，声波的反射角等于入射角，当边界为不规则界面时，反射是弥散的。利用声波的反射特性，可以通过抛物面聚焦声波。冲击波碎石也正是利用这一声学特性，利用透镜或反射缸等材料，将冲击波聚焦到结石上实现体外碎石的目的。

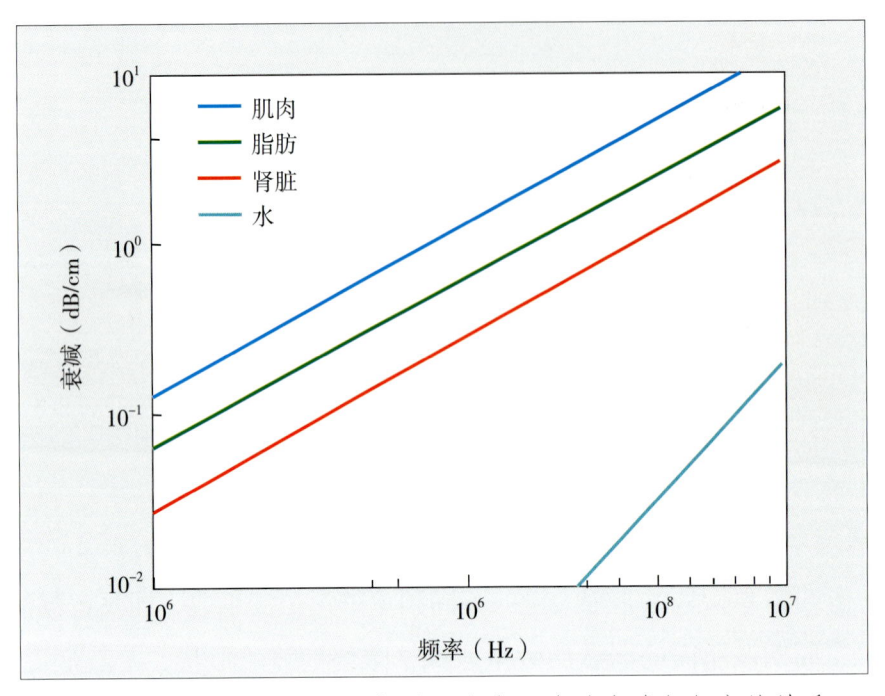

图 2-7 在肌肉、脂肪、肾脏和水中，声波衰减与频率的关系

有两种特殊的情况，一是在刚性壁上，声波全部反射（图 2-8）。一端固定在墙上的绳子，当绳子上朝墙壁方向传播的"正"脉冲到达墙壁时，根据牛顿第三定律，墙壁对绳子产生相等但方向相反的力，产生与入射脉冲相反的反射脉冲。如果绳子的另一端是"自由"的，情况就完全相反，此时到达的正脉冲产生了使自由端向上加速的力，导致在绳子上产生反作用力，此时的反射脉冲与入射脉冲具有相同的相位。

更常见的情况往往是声波在不同介质界面的部分反射和部分透射（图 2-9A）。当正弦脉冲从较轻的绳子到达较重的绳子，在连接点上，脉冲将被部分反射为负脉冲，部分继续以正脉冲传播。而当正脉冲从较重的绳子传播到轻的绳子时（图 2-9B），其反射和传播的脉冲将具有相同的正相位。由于波的速度取决于绳子的密度，所以透射波和反射波的速度和波长不同，频率相同。

声波的反射和透射比例取决于介质的声阻抗（Z）。声阻抗是物质的固有属性，反映声波经过介质的容易程度。其定义是：物质的密度（ρ）与波速（c）的乘积，即 $Z=\rho c$。声阻抗的单位通常称为雷尔（Rayl），以纪念 19 世纪杰出的声学家雷尔公爵（Lord Rayleigh），1Rayl=1kg/(m²·s)。在介质边界之间，压力幅度的反射和透射关系是：

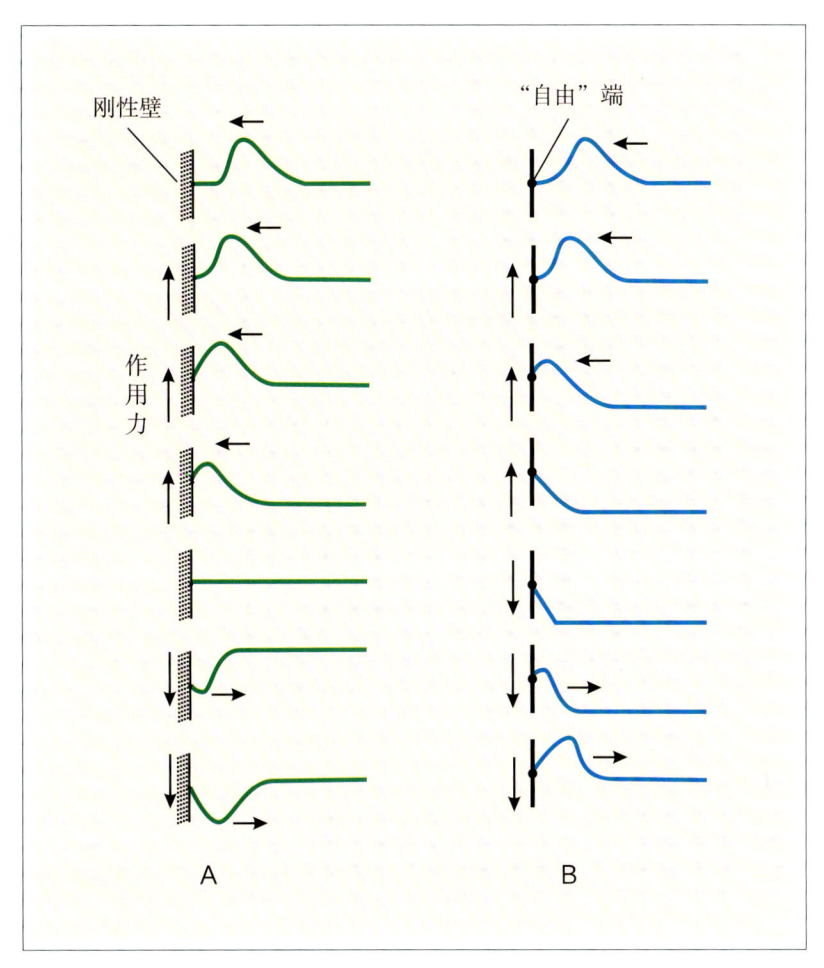

图 2-8　特殊情况

A. 绳子上的正脉冲到达"刚性壁",反射为负(反向)脉冲;B. 当绳子的一端为"自由"端时,则反射的脉冲不会反转

$$P_r / P_i = (Z_2 - Z_1) / (Z_1 + Z_2) \quad (公式2-5)$$

$$且\ P_t / P_i = 2Z_2 / (Z_1 + Z_2) \quad (公式2-6)$$

其中 P_i、P_r 和 P_t 是入射波,反射波和透射波的压力幅度。

声波强度或能量的透射系数和反射系数为

$$I_r = I_i [(Z_2 - Z_1)/(Z_2 + Z_1)]^2 = P_r^2 \quad (公式2-7)$$

$$I_t = I_i 4Z_2 Z_1 /(Z_2 + Z_1)^2 = 1 - I_r \quad (公式2-8)$$

其中,I_i 为入射波压力强度,I_r 为反射波压力强度,I_t 为透射波压力强度,右下标的 1、2 分别表示第一、第二种物质。为了保持边界处的能量平衡,透射

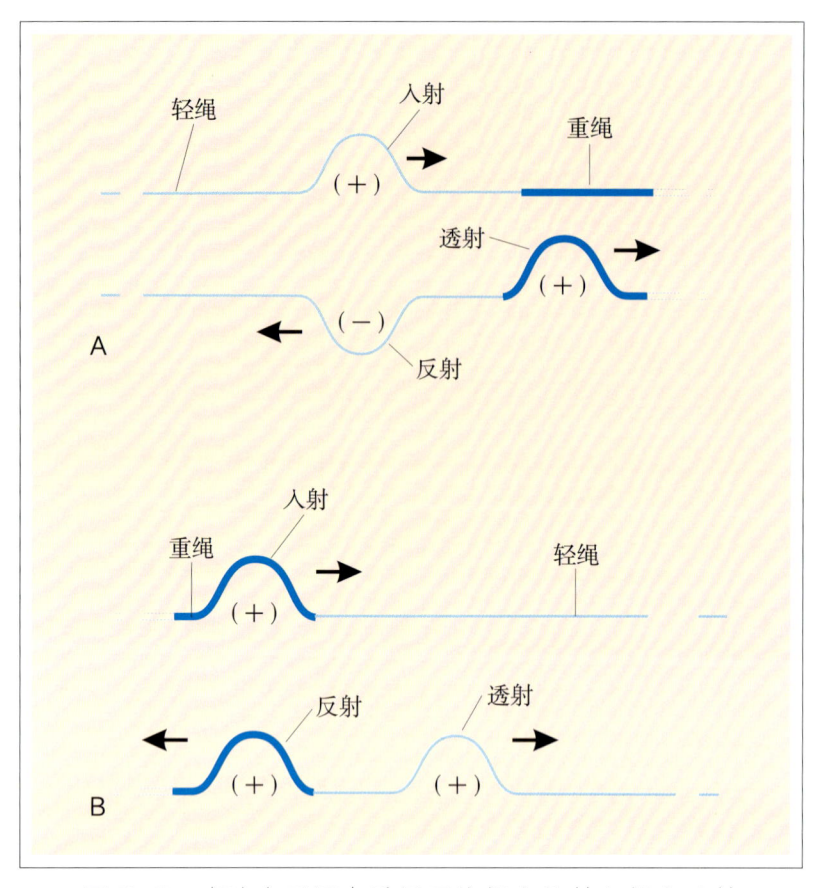

图 2-9 声波在不同介质界面的部分反射和部分透射

A. 轻的绳子上的正脉冲朝较重的绳子传播时,反射脉冲为负,透射脉冲为正;B. 重的绳子上的正脉冲朝较轻的绳子传播,反射脉冲和透射脉冲均为正脉冲

波和反射波的强度的绝对值的和必须等于入射波的强度。

因此,波从低阻抗传播到高阻抗介质($Z_1 < Z_2$)时,例如从组织到结石,透射波的压力振幅大于入射波的压力振幅,透射波的强度小于入射波的强度。而当波从肾结石到达软组织或尿时,透射波的压力振幅小于入射波的压力振幅(表 2-1)。

表 2-1 不同介质的声阻抗值

介 质	声阻抗 [Z, kg/(m²·s)]
水和尿液	1.4×10^6
软组织	1.5×10^6
肾结石	$(2\sim5) \times 10^6$
骨皮质	5.9×10^6

图 2-10 为声波从水到软组织、肾结石、骨骼和空气的强度透射系数曲线。可见，从水到组织的传播非常有效的。水石传播也相对较高，75%～95% 的能量传播到肾结石。但水－空气界面的传播系数极小，反射率为 99.9%。因此，第一代碎石机将患者浸入水中以实现最佳的耦合。而在水囊式碎石机中，必须非常小心清除耦合区的空气。

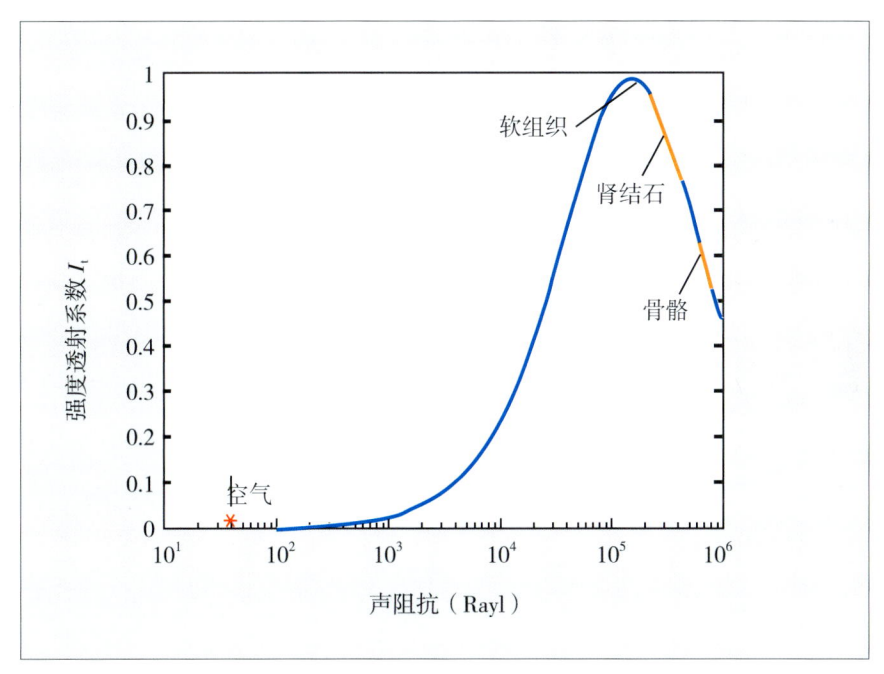

图 2-10　水、软组织、肾结石、骨骼和空气的强度透射系数（I_t）曲线

五、声波的能量

以下几个物理参数用以描述声波的能量。

（一）压力

在物理学中，压力被定义为 F/A，F 是垂直于施加于表面 A 的力。压力是热力学中的一个基本参数，压力变化遵循热力学定律，通常以小写 p 表示。压力的单位有牛顿／平方米（N/m^2）或帕斯卡（Pa）：

$$1N/m^2 = 1Pa \quad （公式 2-9）$$

此外，也有多个压力单位应用于不同的情形，其换算表如下（表 2-2）。

表 2-2 压力换算表

	Pa	bar	atm	mmHg	psi
1 Pa	1 N/m²	10^{-5}	9.8692×10^{-6}	7.5006×10^{-3}	145.04×10^{-6}
1 bar	100 000	1	0.986 92	750.06	14.504
1 atm	101 325	1.013 25	1	760	14.696
1 mmHg	133.322	1.3332×10^{-3}	1.3158×10^{-3}	1	19.337×10^{-3}
1 psi	6894.76	68.948×10^{-3}	68.046×10^{-3}	51.715	1

Pa. 帕；atm. 标准大气压；bar. 巴；mmHg. 毫米汞柱；N/m². 牛顿/平方米；psi. 磅/平方英寸

流体的压力是静压力，流体压力均匀地施加于容器的所有方向。与流体压力不一样，声波的压力为动态压力。压力一般为正，但有时为"负"。这取决于定义为"零"的水平。例如低于大气压的空气压力。可以认为声波的正弦脉冲具有正压力值和负压力值（图 2-6）。在碎石冲击波中，如果压力值低于冲击波到达之前的压力，则压力被定义为负（图 2-11），在正压脉冲之后出现的波谷被定义为负压波或张力波。碎石冲击波焦点处的压力可达 100MPa，这是一个巨大的压力，相当于海平面下约 10km 处的静水压力。令人惊奇的是，结石能被冲击波粉碎，而软组织却能承受了巨大压力变化。

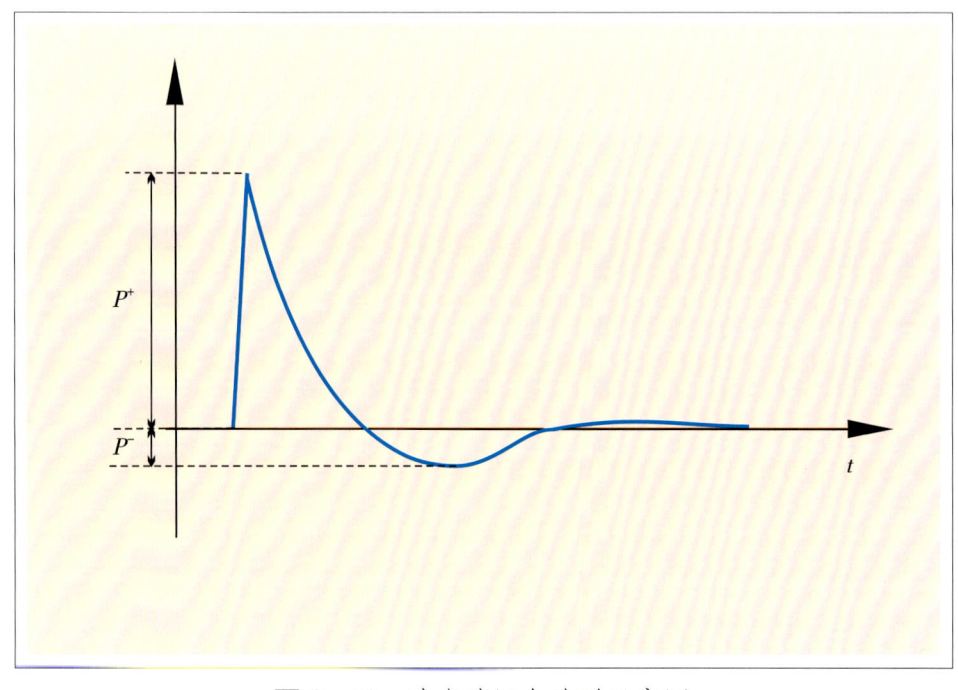

图 2-11 冲击波压力波形示意图

（二）强度

每单位面积的声波携带的能量称为能量通量、能量密度、能量通量密度或脉冲强度积分。国际电工委员会(IEC)将其定义为"脉冲强度积分"（pulse intensity integral，PII），并可以通过以下公式进行计算：

$$PII = \int p_a v_a \mathrm{d}t \quad \text{（公式2-10）}$$

这里的声压（p_a）为每单位面积的压力，速度的时间积分代表距离。脉冲强度积分（PII）的单位为焦耳/平方米（J/m²）、焦耳/平方厘米（J/cm²）或瓦特/平方厘米（W/cm²）。对于纵波，粒子速度与声压和声阻抗有关，即 $u_a = p_a/Z_0$，因此：

$$PII = \int \frac{p_a^2}{Z_0} \mathrm{d}t \quad \text{（公式2-11）}$$

通过测量声波的压力-时间波形，就可以精确计算脉冲强度PII。对于正弦压力波，脉冲强度（I）可通过以下方程简化计算：

$$I = \frac{\hat{p}^2}{2Z_0} \quad \text{（公式2-12）}$$

式中$\hat{p}^2$是正弦波的峰值压强。如果将水或组织声阻抗（$Z_0 = 1.5$ MRayl）代入，则该关系可表示为$\hat{p} = \sqrt{3I}$，其中$\hat{p}^2$为大气气压，单位为W/cm²。对于压力脉冲，例如碎石冲击波，则不能进行简化计算，因为脉冲形状的微小变化都可以对强度积分产生显著影响。

可以推断，从点源发射的声波向四周扩展，其强度随距离的增加而显著减小。对于球面波，假定介质各向同性且点源均匀辐射，波的强度与源的距离的平方成反比，振幅也随波前行进而变化。如果与源的距离增加一倍，则波的幅度减小一半，并且强度将仅为其初始值的1/4（图2-12）。

（三）功率

在物理学范畴，做功的定义是在力的作用下，物体发生位移，或者物体在力的作用下移动一段距离的能量传递。力和距离是做功的两个基本要素。气体被压缩，磁力移动物体，以及冲击波粉碎结石等都是做功。做功的效率即为功率。功率也被描述为能量流，即每单位时间传送的能量，或功除以做功所用的时间。它表示能量的变化速率。功率的标准公制单位是瓦特（W），是以英国发明家詹姆

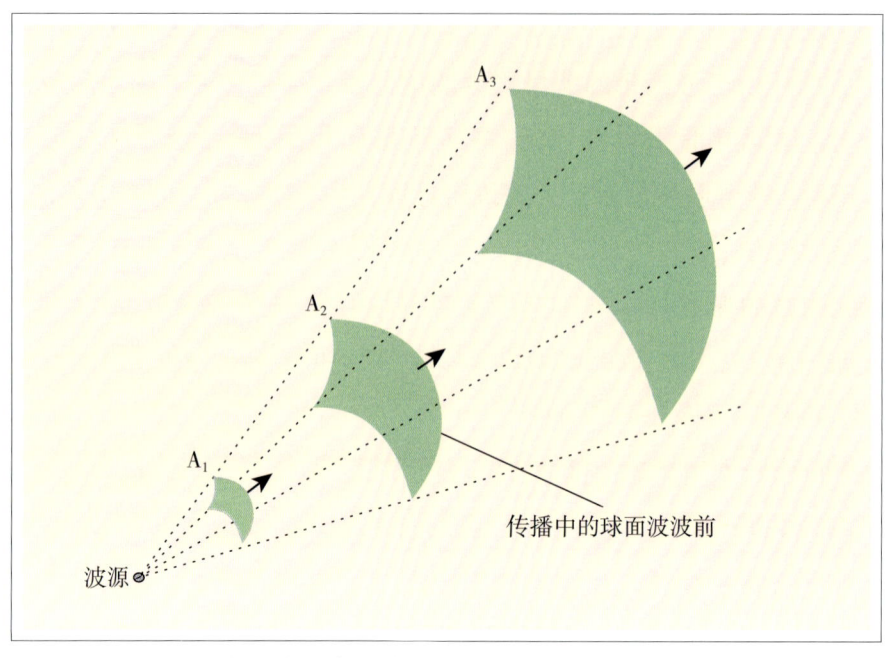

图 2-12 球面波在介质中向四周传播时，其压力逐渐衰减

斯·瓦特（James Watt，1736—1819）的名字命名的，1 瓦·秒（W·s）=1 焦耳 (J)，焦耳是功和能的单位，1 焦耳 (J)=1 牛顿 × 米（N·m），其物理意义是：1 焦耳等于施加 1 牛顿作用力经过 1m 距离所需的能量。

为了确定声波中的能量，必须选择一个特定区域 A，通过该区域的能量可通过以下方程计算：

$$E = \iint PIdA \qquad （公式 2-13）$$

能量 E 取决于区域 A 的面积大小以及该区域的强度变化。不同的区域都可以计算能量，例如计算碎石冲击波焦区面积的能量，以及峰值压力高于 5MPa 的区域的能量。

（四）声级

声级即声音的强度等级。由于人类的听力强度范围非常大，在 $10^{-12} \sim 1.0 \text{W/m}^2$ 之间，相差 10^{12}。为方便在图形上表示，通常用声强的对数来表示声音的强度等级。因为人类辨别声音的能力与声强比值的对数大小大致成比例。声音的任何强度均可参考听力的阈值进行分级，即 $I_o = 10^{-12} \text{W/m}^2$。故声级 β 定义为：

$$\beta = 10\log（I/I_o） \qquad （公式 2-14）$$

其中 I 是声级对应的强度，单位为瓦/平方米（W/m²）。声级以分贝（dB）表示。1dB 等于 1/10B，是以电话的发明者亚历山大·格雷厄姆·贝尔（1847—1922）命名的。需要注意的是，声音强度（单位 W/m²）不等于强度级别（单位 dB）。以下几个例子可以帮助我们客观感知声级的强度，如喷气发动机的声级约 150dB；雷电的声级为 100 dB；普通对话时约 50dB。需要指出的是 0dB 并不意味着没有声音，而是表示该声音的强度与参考声音的强度相等。实际上，对应于 0dB 的 10^{-12}W/m² 的阈值强度仅对于 1kHz 的频率有效，这是声学中的标准参考频率。

六、非线性声学

两个变量之间存在一次方函数关系，它们之间就是线性关系。如果把这两个变量分别作为点的横坐标与纵坐标，其图像是平面上的一条直线，则这两个变量之间的关系就是线性关系。然而当声波振幅大到一定程度时，描述声波过程的运动方程、连续性方程和媒质状态方程的则是非线性声波方程。此时声波的传播速度与强度有关，结果导致声波在传播过程中产生波形的畸变、声饱和、声波与声波非线性相互作用等一系列非线性现象。例如碎石冲击波，波的速度不再是恒定的，而是取决于流体的局部压缩。声波的传播速度为：

$$c_{\text{phase}} = c_0 + \beta p_a / \rho_0 c_0 \quad \text{（公式 2-15）}$$

其中 β 是流体的非线性系数，是介质的材料性质。对于水而言，β 约为 3.5，对于组织而言，其变化范围为 4~9。通常，结构越是复杂的组织其非线性系数也越大。健康的软组织的合理值是 $\beta = 5$。

非线性声学是目前非常活跃的一个研究领域。非线性波和线性波之间的差异在于，对于非线性波，波形的不同部分以不同的速度行进，如公式 2-14 所述。声波在压缩区域中的声速大于在稀疏区域中的声速，其大小取决于非线性系数。图 2-13 显示了正弦波的非线性传播发生的声波变形现象。正是基于声波的非线性特征，压力脉冲才能形成碎石冲击波的陡峭前沿。声空化现象也是遵循非线性声学理论。

七、声爆与共振

当声源的移动速度（v_s）大于介质中的声速（v）时，声源前面的声波会堆积

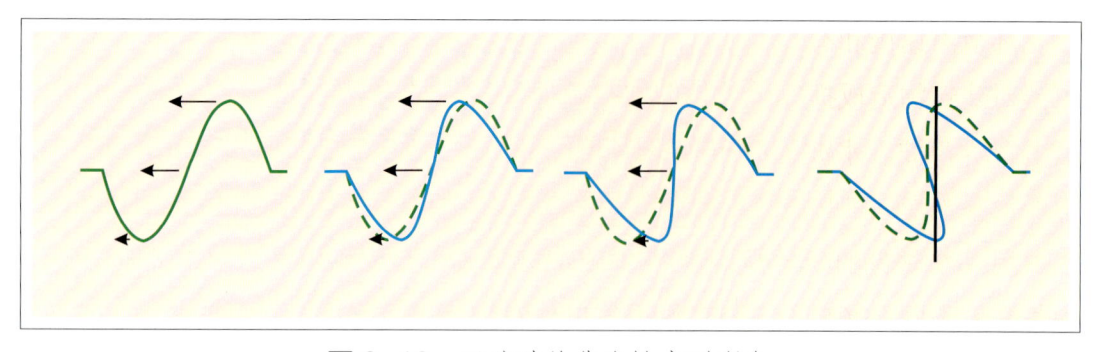

图 2-13 正弦波的非线性变形现象

在声源前面，形成厚度极薄的冲击前沿，并呈锥形向外传播（图 2-14），有时也称锥形波。锥体尖端的角度称为马赫数角，v_s/v 被称为马赫数。是以奥地利物理学家恩斯特马赫（1838 — 1916）的名字命名的。生活中每天都可以看到这一现象，超音速飞行的飞机在空中飞行时，飞机的前方产生持续稳定的冲击波，当飞机通过后，强大的冲击波携带大量的声能传递到人们的耳朵里，我们会感受到短暂而又极其强烈的爆炸般的声响，这就是声爆。另一个波产生于飞机的尾部，传播速

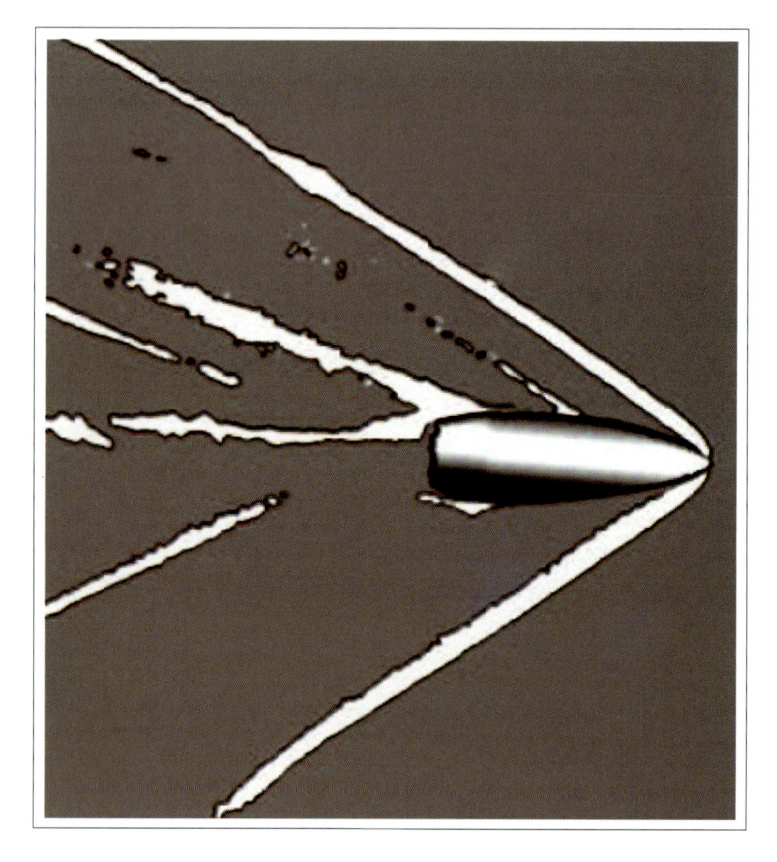

图 2-14 声源的速度大于介质中的声速时，形成锥形波

度比环境声速慢和有"负"的压力。如果超音速飞机低空飞行，极大的压力变化可能对建筑物造成损坏。当传播的距离越来越远，波的压力会逐渐衰减直到最后减弱成为声波。水波也有类似的现象，当船以大于水波传播速度的速度行进时，船头波呈锥形向外传播。

另一个常见的现象是声共振。当声波的频率与物体的固有频率一致的时候，物体会产生同一频率的振动，这就是声共振。例如，在钢琴附近播放相同音高的音符（外力）时，可引起琴弦的振动。风可以引起桥梁的共振，严重时甚至导致桥梁的损坏。碎石冲击波具有很宽的频谱，其中一些频率可能与肾结石的固有频率一致，使结石产生机械共振，这有助于粉碎结石。

八、辐射压力

机械波与物质相互作用的另一物理概念是辐射压力。在机械波传输能量并对传播路径中的物体施加压力。大多数水听器通过测量这部分能量来确定其附近的压力场。如果波浪撞击一堵坚实的墙，根据牛顿的第三定律，墙壁对波浪施加一个力。墙壁做的功实际上等于其吸收的能量。对于完美的反射器，情况近似于气体施加在容器的壁上的压力。能量的吸收在吸收器上产生力。如果壁是完美的吸收体，则相对容易地证明垂直于壁到达的平面波在运动方向上施加的压力等于

$$p_A = I/v \qquad \text{（公式2-16）}$$

其中 I 是其强度，v 是速度。也就是说，辐射压力与波的强度成正比，并与其速度成反比。如果墙壁不是完美的吸收器而是完美的反射器，波的动量不能简单地被吸收，而是被反射，墙壁必须对波浪施加两倍的力。在这种情况下，反射器上的辐射压力由下式给出

$$p_R = 2I/v \qquad \text{（公式2-17）}$$

更为常见的情况是，波总是部分反射和部分吸收，并且辐射压力在 p_A 和 p_R 之间。p_A 和 p_R 的方程式只对正向入射波有效。对于平面波以外的情况，必须考虑衍射，得到更复杂的方程。撞击在物体表面上的电磁波也可以产生辐射压力。在这种情况下，如果波被完全反射而不是被吸收，辐射压力也加倍。通常来说，因电磁辐射而产生的压力非常低。作为冲击波反射的结果，相对高的辐射压力施加在碎石机的反射器上。液电冲击波发生器的金属椭圆形反射器反射大部分冲击

波能量。数千次冲击波的反射侵蚀了反射器的表面,声场的空化效应也可能侵蚀金属表面。由于冲击波的波长比光的波长大得多,因此不需要抛光碎石机中的反射器。小的划痕也不会影响冲击波的反射。

（张东方）

第二节　碎石冲击波的物理特性

冲击波碎石术是根据物理学、几何学和生物学原理将冲击波运用到临床医学中的成功范例。冲击波的基本属性与超声波一样,但冲击波的一些基本特性有别于超声波。其主要区别如图 2-15 所示,超声的特点是交替出现压缩和舒张,其基本波形是频率固定的正弦波或由叠加的正弦波组成。而碎石冲击波是聚焦冲击波,其特征是:①极快的上升时间（＜10ns）;②极高的正向压力（达 100MPa）;③极短的持续时间（＜10μs）;④有一负压相;⑤有一宽频谱。这些物理特性也是决定 SWL 疗效和安全性的重要参数。

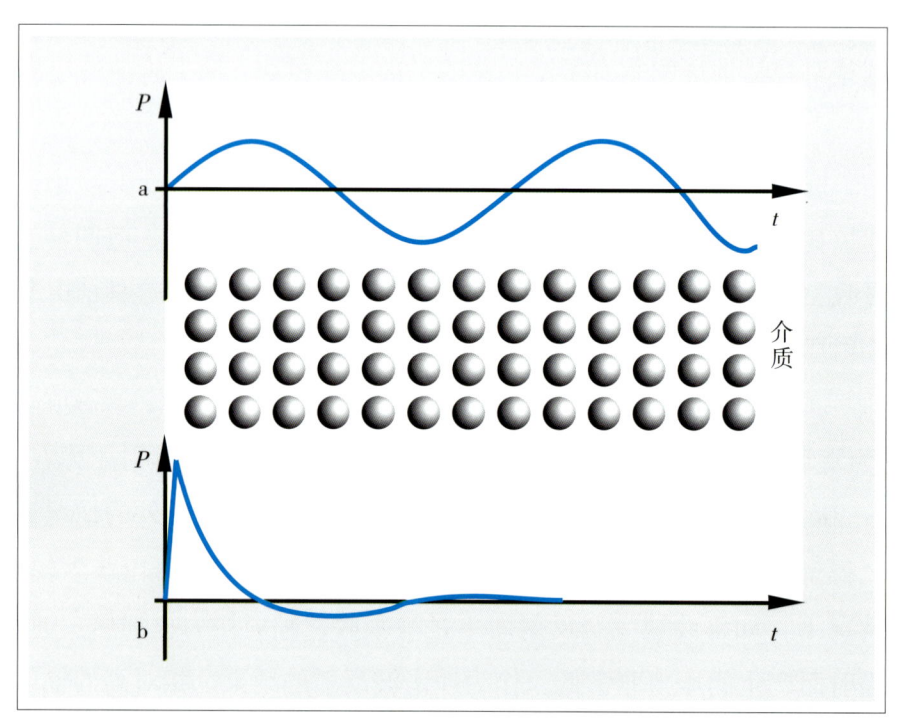

图 2-15　冲击波和声波的区别

一、冲击波的发生

（一）冲击波的产生原理

自冲击波碎石术问世以来，先后有超过 60 种碎石机投入使用。尽管一直以来为了减少组织损伤和提高碎石效率不断进行优化和改良，但其基本原理仍然没有改变。目前，常用的冲击波发生技术主要有液电式、电磁式和压电式。下面以经典的液电式冲击波为例，介绍液中放电时冲击波的发生过程（图 2-16）。

液中放电是将贮存在储能电容器中的高压电能在电极对之间瞬间释放后发生的火花放电现象。这一过程大致有三个阶段，首先是液体击穿先导。当冲击电压突然加载到电极间隙时，电极表面微小不规则尖峰和水电解后的部分氢、氧离子和溶于水中的金属离子的集散，造成电极表面电场局部增强，导致场发射形成高电导区，这一高场下高速发展的放电过程称为流注放电。随后是等离子体通道的形成及冲击压力波的产生。当先导贯穿电极间隙，产生的高温使放电通道周围的液体形成一个等离子体 (plasma)，主要是 H^+、OH^-、H_2O、H_2O_2、臭氧分子、光子和电子等粒子组成。这些粒子的排列结构及所占比重决定了等离子体性质。其突出优点是密度高，因而具有高膨胀效应和温度及能量的储存能力，可将储能电容器中的高压电能转换成热能、膨胀压力势能、光能、声能及辐射能，继而在等离子体内部巨大的压力梯度和等离子体边界上的温度梯度。其膨胀势能和热辐射压力能叠加后形成了液中放电的冲击波压力。这一压力作

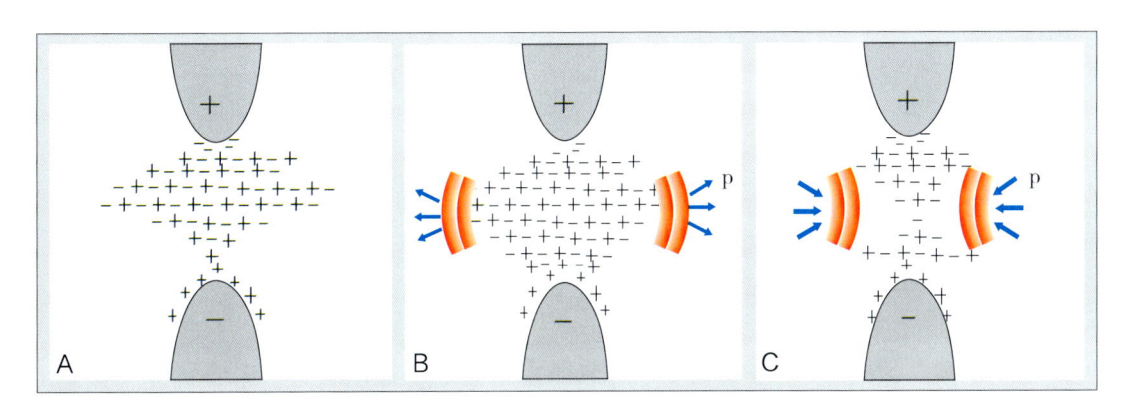

图 2-16 液中放电时冲击波的发生过程

A.电极表面的流注放电过程；B.电极间隙完全击穿后，冲击压力达到最大值；C.等离子体由于失去能量补充而坍塌，产生空化压力波

用于水介质后，通过水分子的机械惯性，使其以波的形式传播出去，就形成了正向的冲击波压力波。很多学者对液中放电等离子体性质作过研究，得出的结论相近。等离子体的产生是冲击波压力波产生的根本原因。最后是液中放电的气泡形成过程。在放电通道液体气化膨胀—收缩的空化过程中，还将产生二次波即称空化压力波。与冲击压力波不同，空化压力波有如下特点：①由于水的气化需要时间，空化压力波较冲击压力波来得缓慢，持续时间长，不随电弧的熄灭而消失；②传播速度较冲击压力波慢；③具有周期性，并随气泡的破裂而消失。

（二）冲击波的脉冲形式

在用HM3型碎石机进行的SWL实验中，可见3个明显的压力脉冲（图2-17）。前两个脉冲亦称作初级冲击波，其中，第一个脉冲是直达波脉冲，代表初级冲击波中未经椭球体反射的部分。因其能量较小，而且在F1到F2点的传播过程中，其幅度进一步衰减，所以这一直达脉冲的压力较小。然而，有研究表明

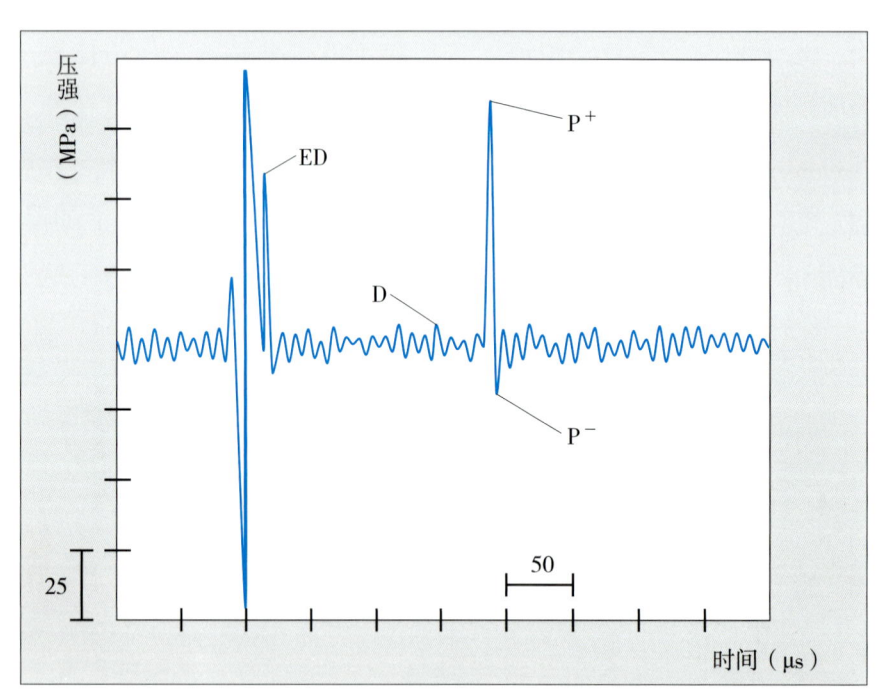

图2-17 使用PVDF针式水听器记录的液电碎石机发生的连续冲击波压力曲线图
ED为开始时的电"噪声"，直达波D在ED后约150μs到达，聚焦冲击波的正压峰值（P+）大约29μs以上才能到达（图中未记录第3个来自于等离子体崩溃时产生的脉冲，因为第3个脉冲在第二个脉冲500μs后）

这个直达脉冲可以影响由聚焦脉冲产生的空化。第二个脉冲代表初级冲击波的聚焦部分，占冲击波总能量的绝大部分（90%），其峰值的平均压力为72.5MPa，压力脉冲时间为2.5μs。从F1到F2之间的距离，初级冲击波在放电之后，直达冲击波和反射冲击波出现的时差约为29μs。据此可以推算，冲击波通过这段距离的速度为1700m/s。第三个脉冲约在放电之后的500μs后发生，是一个较强的冲击波，但其压力幅度低于聚焦的初级冲击波。在发生原理上，与前两种液中放电后直接产生的冲击波有所不同，第三个冲击波是间接发生的。其发生过程是：当F1周围的气泡膨胀到极限时，便停止膨胀，同时开始以加速度回缩。由于这种气泡的迅速塌陷和回缩，产生一个反抽性负压脉冲。这个负压性脉冲可引起F2处的空化效应，即在焦区范围内产生大量的气泡。当其破裂之后便引发了第三个冲击波，亦称作次级冲击波。

二、冲击波的形成与传播

（一）冲击波的形成过程

冲击波同超声波一样，也是一种压缩波。冲击波的基本特性是它能在介质中膨胀和聚集，从而改变介质的密度。波的传播方式是介质沿着传播方向交替地压缩和舒张，既有类似超声波的单频声波，亦有包含宽频谱的声爆（冲击波）。超声波在传播过程中，介质的压力和密度始终保持不变，因而波的各个部分都是以同一速度传播，并一直保持着正弦波的形式。而冲击波则不然，它只是在低能量水平时，才遵循线性声学定律。如果冲击波脉冲能量足够高时，就会产生非线性声学特征。

高能冲击波在传播过程中，随着传播介质的可压缩性减小，其传播速度将随之加快，结果在通过介质的时候，波形会发生扭曲变形（图2-18）。详言之，在冲击波的起始点上，水处在低压幅度范围，因而该点附近的冲击波速度与声波速度相同。但在波的中部，每个连续点的压力幅度逐步增大，使传播介质的密度增加，波速也就随之加快。随着波的继续传播，波峰部分的传播速度进一步加快，足以赶上冲击波前沿的初始点，形成尖锐的（冲击）前沿。冲击前沿可以有不同的宽度和幅度。当压力分布（曲线）不变时，一个压力脉冲就转换成冲击波。冲击前沿保持其状态，直到没有更多的能量从波峰传递。

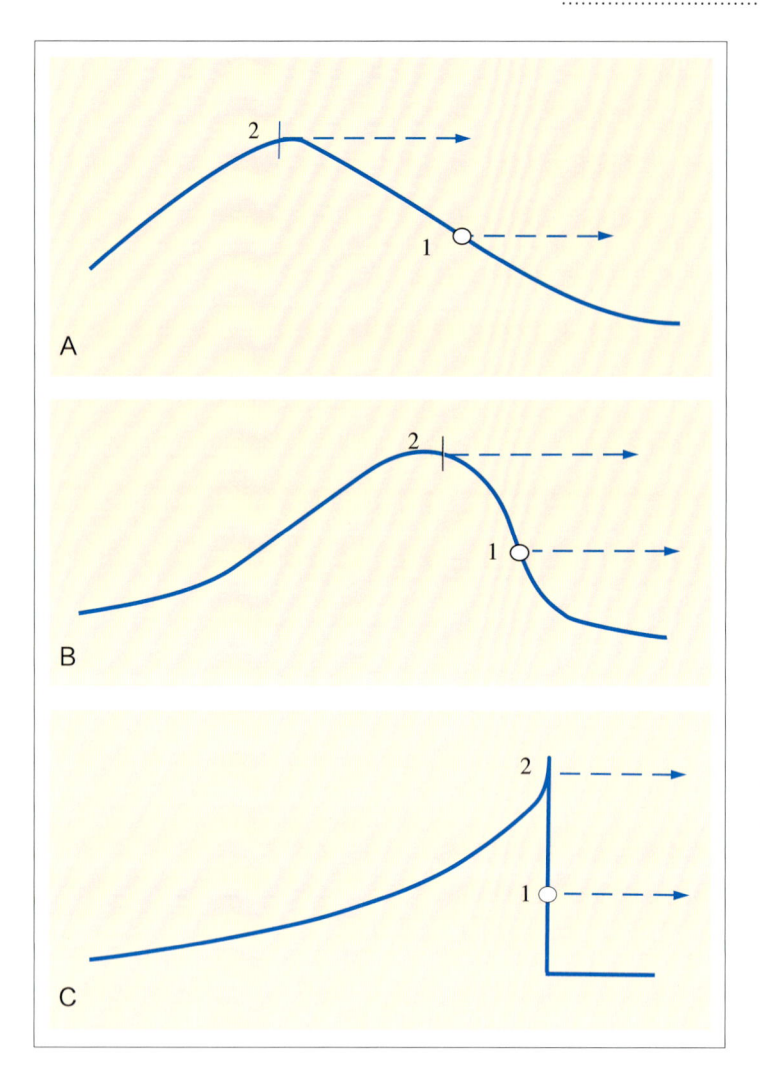

图 2-18 冲击波的发生 冲击波前沿形成（变陡）：冲击波高压部分（2）比低压部分（1）始出晚，但走得快，向前推进后增加了冲击波前沿压力上升的速率

完美的冲击波具有平稳的压力特性。但冲击波在传播过程中，冲击前沿动能会不断衰减并转化成声波。冲击波碎石机采用透镜或反射器聚焦装置正是为了防止冲击波能量的衰减。冲击前沿形成后，当压力突然中断，紧接着出现一个压力逐渐衰减的波形。从冲击波"由盛到衰"的过程可以看出，正是由于冲击波每一点上速度的变化，才使冲击波半正弦波的形式也发生了相应的转变，成为具有陡峭前沿，而后又逐渐衰减的典型冲击波波形曲线。

（二）冲击波在体内的传播

冲击波的频谱与超声波不同。冲击波是由各种频率波长和波速的许多个波叠加而成的波群（图 2-19）。频率从 200kHz 到 20MHz，而超声波只有一个频率。通常，冲击波前沿的尖峰部分主要由高频波组成，其余部分则由低频波组成。高频波的

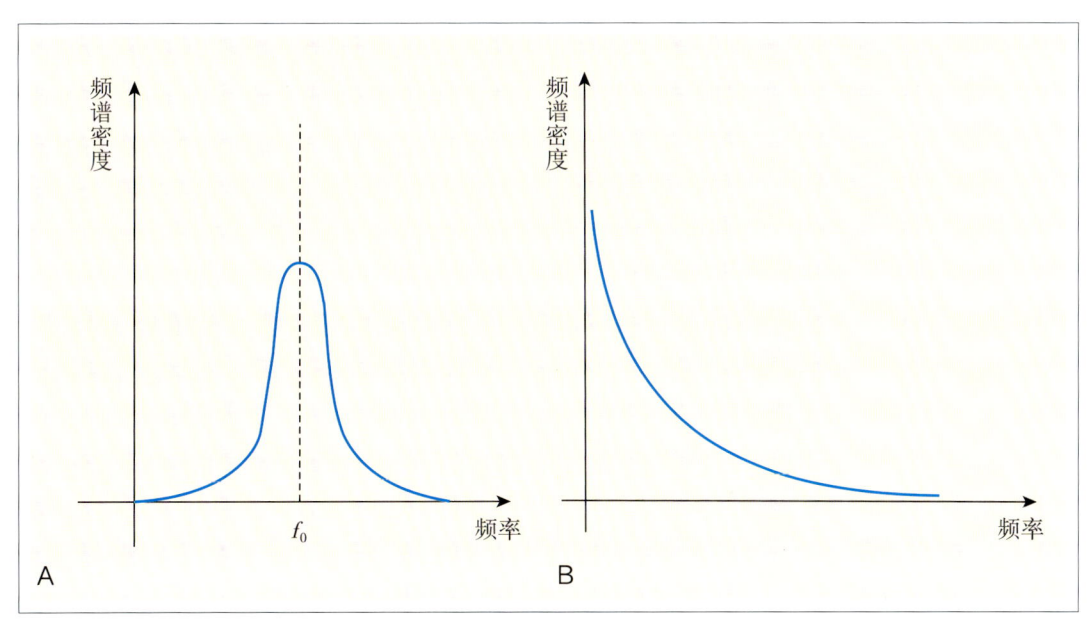

图 2-19 冲击波的频谱与超声波不同

A. 超声波频谱图；B. 冲击波频谱图

衰减比低频波大。在不同的介质中传播，冲击波的衰减也不同。冲击波经过水传播时，衰减非常少，除了影响冲击前沿的上升时间外，对碎石波形几乎没有影响。但冲击波在生物组织中传播时，衰减系数基本随频率的平方而增加。冲击波在组织中的衰减主要是增加了冲击前沿的上升时间（高频成分），这将导致峰值振幅降低。波的主要能量成分（约 500kHz 区域）不会受到组织衰减的显著影响，因此仍可保持冲击波的基本形状，特别是峰值负压，几乎在组织中不衰减。这种差异决定了冲击波对碎石的破坏能力和对组织的穿透能力。一般而言，高频波对结石的粉碎能力较强，但对组织的穿透能力较差；而低频波对组织的穿透能力较强，但聚焦性能较差，焦点的能流密度较低。

当冲击波穿过声阻抗 Z_1 和 Z_2 的两种介质时，对于正入射或垂直入射的冲击波，它分成反射波与透射波，两种介质之间的边界处的反射系数和透射系数是：

$$P_r/P_i = (Z_2-Z_1)/(Z_1+Z_2) \quad \text{（公式 2-5）}$$

$$\text{且 } P_t/P_i = 2Z_2/(Z_1+Z_2) \quad \text{（公式 2-6）}$$

其中 P_i、P_r 和 P_t 是入射波，反射波和透射波的压力幅度。为了保持边界处的能量平衡，透射波和反射波的强度的绝对值的和必须等于入射波的强度。

冲击波强度的透射系数和反射系数为

$$I_r = I_i \left[(Z_2 - Z_1) / (Z_2 + Z_1) \right]^2 = P_r^2 \qquad \text{（公式 2-7）}$$

$$I_t = I_i 4Z_2 Z_1 / (Z_2 + Z_1)^2 = 1 - I_r \qquad \text{（公式 2-8）}$$

其中，I_i 为入射波压力强度，I_r 为反射波压力强度，I_t 为透射波压力强度，右下标 1、2 分别表示第一、二种物质。

可见，当波从低阻抗传播到高阻抗介质（$Z_1 < Z_2$）时，如当波从组织到肾结石时，透射波的压力振幅大于入射波的压力振幅，透射波的强度小于入射波的强度。而当波从肾结石到达软组织或尿时，透射波的压力振幅小于入射波的压力振幅。

举例说明，一个在水中传播的平面冲击波，垂直入射到一个理想化的一水草酸钙结石平面。假设入射波压力 $I_i = 60\text{MPa}$，结石的声阻抗 $Z_2 = 9.2$，而水的声阻抗 $Z_1 = 1.49$。这样，在结石表面反射波的压力 $I_r = 31.20\text{MPa}$，而透射进入结石的波压 $I_t = 28.80\text{MPa}$。当冲击波在结石内传播到对面界面时，同样存在反射与透射现象，这时反射波为一负压的张力波，$I_r' = 14.98\text{MPa}$，而透射波压力 $I_t' = 13.82\text{MPa}$。但实际上，冲击波在结石中传播时会发生衰减，加上结石表面形态的差异和质地的不均匀等，都会影响上述结果。也是不能通过肺或含气的肠段进行结石治疗的原因之一。实际上，最好的声学窗口位于患者的侧腹（由肋骨、脊柱和骨盆骨骼界定），它可以使冲击波通过纯粹的软组织到达肾脏。

由于高强度冲击波是在体外产生的，所以它必须通过水→耦合剂→人体组织等不同介质，最后才能到达治疗的靶位上。当冲击波传播至不同的物质时，声阻抗决定了穿过物质界面的总声能（图 2-20）。如果两种物质的界面处声阻抗相近，那么，冲击波通过界面处的能量将无明显损失；但若两种相邻物质的声阻抗差异较大，在交界面处，入射冲击波的一部分继续向前传播进入第二种物质，而另一部分被反射回来，结果就会造成部分声能损失。基于这一原理，在冲击波碎石技术中采用了与人体组织声阻抗近似的水和耦合剂作为其传导介质，以减少冲击波传播过程中的能量损失；而冲击波遇到结石时，由于水石界面的声阻抗差异较大，冲击波就会与结石发生强烈的相互作用，从而导致结石粉碎；同理，因为空气的声阻抗比人体组织的声阻抗小得多，所以在两者的界面处也会发生强烈的相互作用。肺是一种实质性含气器官，当暴露于冲击波时，将会罹受严重损伤。使用高强度冲击波来粉碎体内的结石时，要尽量不伤及组织。

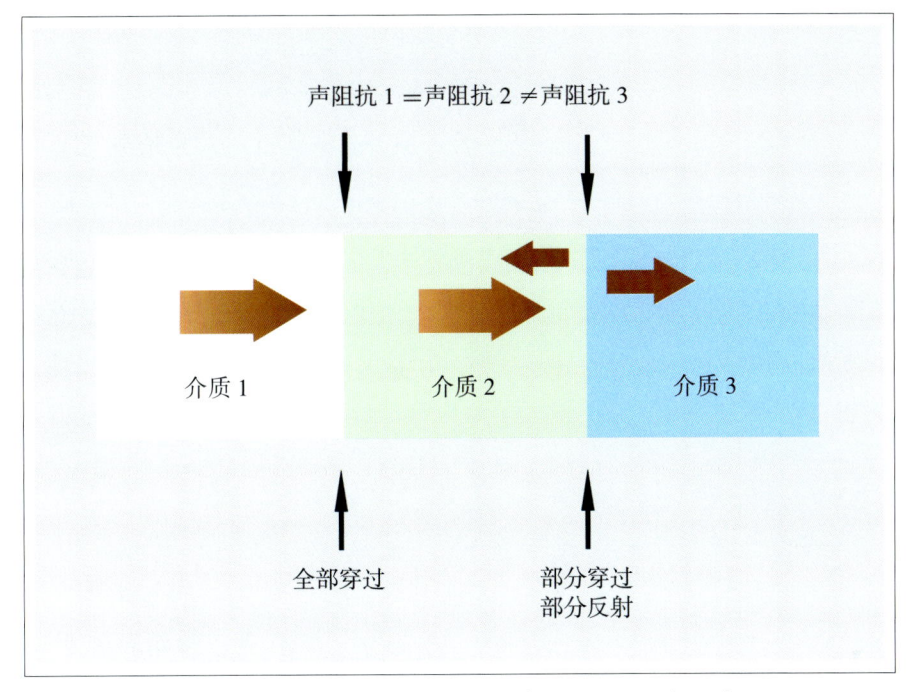

图 2-20 冲击波传播至不同介质界面时的示意图

当界面处（介质 1 与 2 之间）的声阻抗相匹配时，入射波全部穿过；当界面处（介质 2 与 3 之间）的声阻抗不匹配时，入射波部分传播过去，另一部分被反射回来

三、焦点、焦斑和焦区

碎石冲击波是经过聚焦的冲击波。一个理想的焦点是将所有的能量定位在空间中的无限小的区域。然而，由于衍射的存在，无法将能量聚焦到任意小的体积。这意味着声压在空间中某一点有最大值，也会在某一有限区域或体积的周围区域存在高振幅，而这一区域被称为"焦点区域"。因此，焦点、焦斑和焦区（图 2-21）是三个互有区别的概念。冲击波的焦点（focal point）指散射的冲击波经聚焦后的最高压力点，严格地讲，它只是理论上的一个几何中心点；焦斑（focal plane）是指冲击波焦点处的横截面，只是一个平面概念，焦斑所针对的是其覆盖受治对象（结石或区域）的平面范围；焦区（focal zone）是指冲击波的正相压力大于和等于 50% 峰值压力的区域，简称半峰压区域，是一个立体概念。临床上惯称的焦点一词其实都是焦区，在定位屏上的十字交叉点只是焦区的几何中心。

应当说明，冲击波的光学几何焦点、水介质模型中的实测焦点与人体组织器官内的实际焦点，三者并非完全一致，这可能是由于冲击波传播过程中发生散

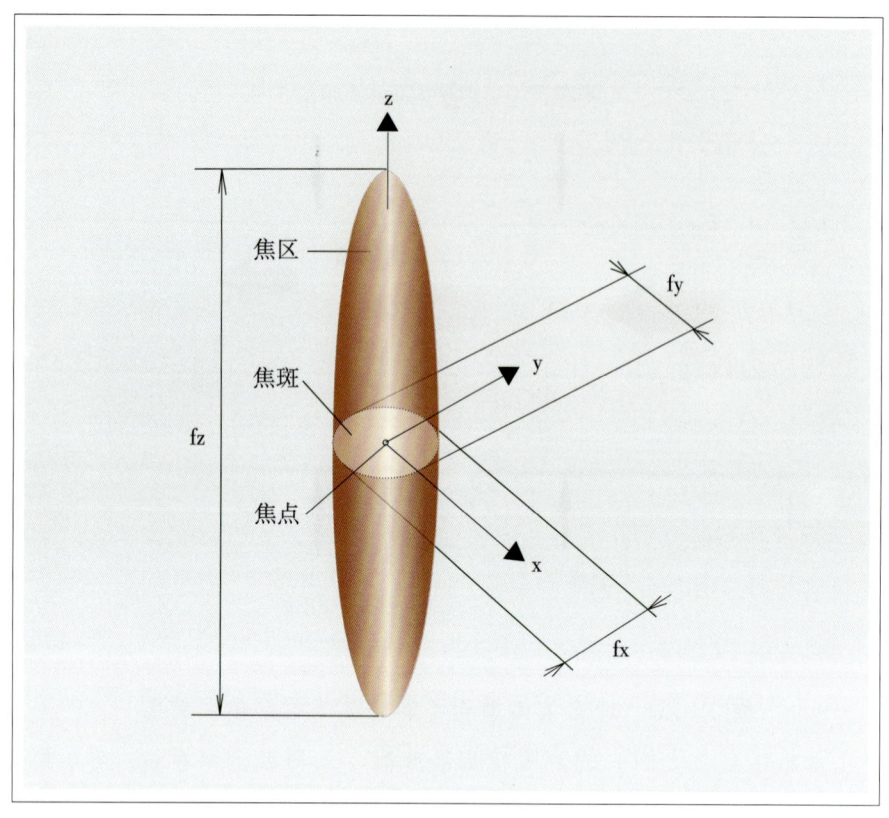

图 2-21　典型的电磁式冲击波焦点、焦斑和焦区示意图

射和折射所致。对于同一波源而言，焦距长度依次为：光学焦距＞水内焦距＞体内焦距。此外，还有一个有待深入研究的问题，事实上，正压脉冲和负压脉冲的聚焦是不对等的，这是冲击波场的非线性特性。通常，冲击波的尾部负压幅度在 F2 前 10~30mm 处为最大值。由于冲击波的负压相产生空化作用，而空化是碎石的主要机制之一。因此，Sokolov 等建议不要把结石准确定位在 F2，而应该向 F1 移动 2cm。

冲击波碎石机问世后，曾有一种趋势，认为采用较大的波源孔径，较小的焦区，可以减少冲击波对组织的损伤。然而，2002 年，Eisenmenger 报道使用较大焦区的低压碎石机，也获得了良好的临床疗效和更高的安全性。

四、压力场与压力单位

压力场（pressure field）是根据 X、Y、Z 坐标进行选定的。其中，Z 轴是治疗头的对称轴，穿越波源的中心。X 轴和 Y 轴在治疗焦点（F）上与 Z 轴垂直相交（图

2-22)。冲击波场是环绕着 Z 轴的对称区域，立体形态随波源不同而异。液电式冲击波场呈椭圆形；电磁式冲击波场呈纺锤形；压电式冲击波场呈圆形。因此，确定冲击波场的压力分布，就需要在已知 Z 值的条件下沿 X 轴和 Y 轴进行测量。

五、冲击波的压力波形

（一）压力波形的特性与参数

冲击波的压力波形包括一个在冲击波前沿迅速升压并随后逐渐衰减的压力相（正相），与一个时间持续较长的张力相（负相），因此，冲击波的振幅和持续时间是不对称的（图 2-23）。压力相是由于冲击波直接的正压作用所致；而张力相则是反抽性负压所致，例如点式波源的 F1 处等离子体气泡塌陷后所产生的反抽作用。表明这种压力波特性的重要参数为：

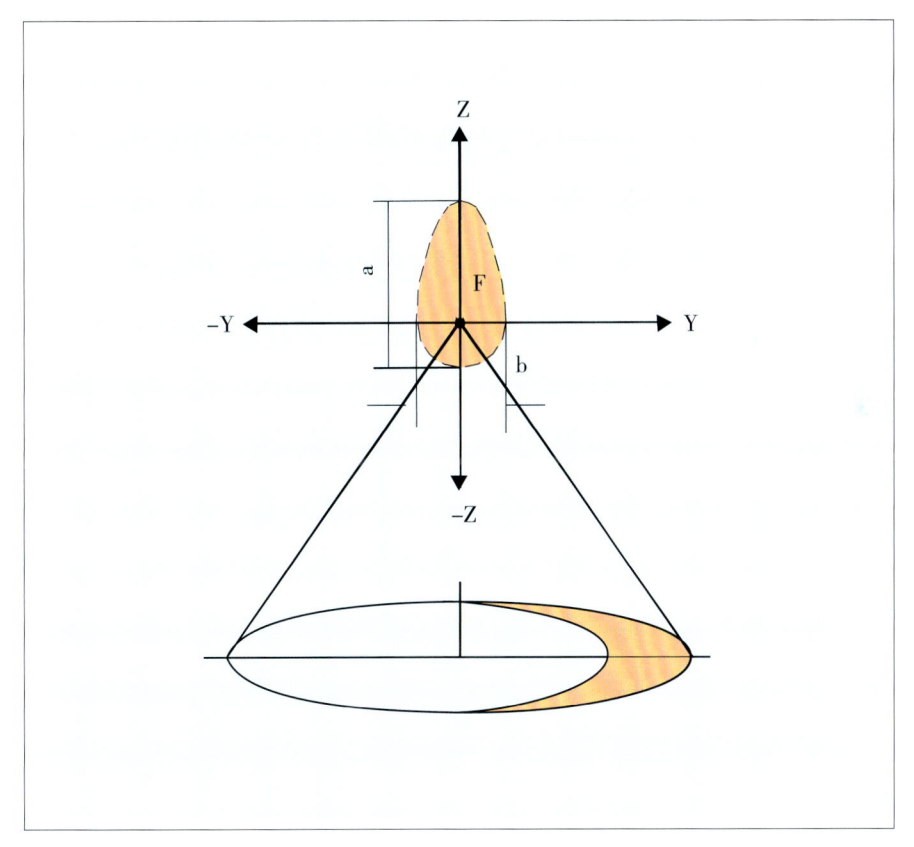

图 2-22　压力场示意图

冲击波的压力单位是兆帕（Megapascal，MPa）。1MPa（兆帕）=10^6Pa（帕）= 10bar（巴）≈ 10atm（大气压）≈ 10kgf/cm^2

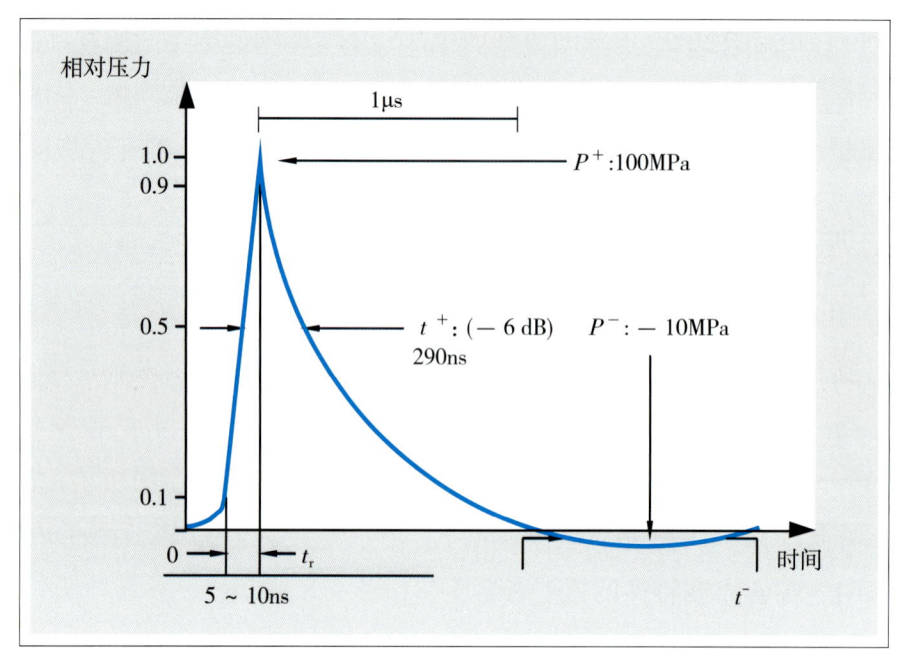

图 2-23　冲击波碎石机焦点处典型压力波形示意图

①正、负峰压（P^+，P^-）：在焦区内测得的冲击波压强的最大值，P^+ 在 30~150MPa 之间，P^- 在 10~30MPa 之间。

②上升时间（t_r）：压力 P 值的 10% 增至 90% 所需时间，亦称作冲击波前沿，单位是 ns，t_r<10ns。

③正、负半周期（t^+，t^-）：在焦区测得的冲击波峰值一半处的脉冲宽度，即半高宽，单位是 ns。

④输出声能（E_s）：根据在焦区所测的压力波形算出的能量，这一参数取决于碎石机的类型和输出挡位，差异很大，在 10~100mJ 之间。

在此应当指出，早期测定冲击波波形和压力等参数所用的 PCB 压力传感器，对记录真正的峰压来说频响太低，不能及时反映出冲击波的发生和消失，因此，实际压力可能比所测压力更高。

（二）压力波形的影响因素

通常情况下，随着碎石机输出挡位的提高，冲击波的 P^+、P^-、t^+ 和 E_s 相应增加，而 t_r 和 t^- 则降低。压电式碎石机的峰值压力最高，但焦区体积较小；液电和电磁式碎石机的峰值压力较低，但焦区体积较大。有实验表明，不同类型冲击波源间的能量差异很大，是数量级的差异，而且同型波源不同型号的机器间的能量差异也非常大。压电式和电磁式冲击波的 t_r 随能量输出增加而缩短，而液电式冲击波的 t_r 几乎不会改变。这些结果表明，在液电式冲击波碎石机中，冲击波形成于任何输出挡位，而压电式碎石机和电磁式碎石机只形成在较高输出挡位。这种差别的原因在于压电式碎石机和电磁式碎石机是在不同声波传播至焦点时通过叠加和非线性相互作用而逐渐形成的，而液电式冲击波是在火花释放后就立即充分形成的。因此，液电机冲击波较少依赖输出挡位。

有人利用PVDF针式传感器测定猪模型焦区的体内压力波形，结果证明，体内的 P^+ 比水低15%~20%，但其空间分布几乎不变；植入结石后，P^+ 降低30%~60%，说明大量的入射冲击能量被结石材料吸收。此外，P^- 因较少依赖于发生器的电压挡位，故在焦区无明显改变。由于声波在软组织中的衰减随频率的增加而增加，这意味着频率越高，能量消除越多。在碎石波形中，高频分量与冲击波前沿相关。组织吸收的主要作用是增加冲击前沿的上升时间，这将导致峰值振幅的降低。波的主要能量分量（约500kHz）不会受到组织衰减的显著影响，因此冲击波脉冲的基本形状不应受组织传播的影响，特别是峰值负压，对组织吸收不敏感（图2-24）。

最初曾有人提出冲击波 P^+ 和 t_r 是造成结石有效粉碎的重要参数，但新近实验表明，结石粉碎与 P^+ 或 t_r 关系不大，而是与有效的声能密切相关。此外，理论研究也说明，冲击波的 P^- 和 t^- 是决定SWL诱发空化效应动力学的重要参数，对于结石粉碎起着主导作用。

六、冲击波的压力分布

冲击波焦区的压力分布与结石的粉碎效率、生物学效应和组织的损伤程度有关。冲击波在通过生物组织时衰减程度很小，仅为10%~20%/10cm，故能穿透至人体深部，而且在其峰压增至1kPa时，冲击波仍可遵循声学原理进行传播，如反射、折射和衍射。这就是冲击波能量可被聚焦的主要原因。但当冲击波向几何焦点汇聚时，其非线性特性便限制了峰值压力和改变了压力波形。波源孔径的大小和形状、预焦波的能量和压力波形都能决定终点焦区的压力分布。虽然对于冲击波压力分布规律至今仍未建立起完善的理论，但可用直接测量法来对比不同波源焦区的压力分布（图2-25），以便对其进行改造。

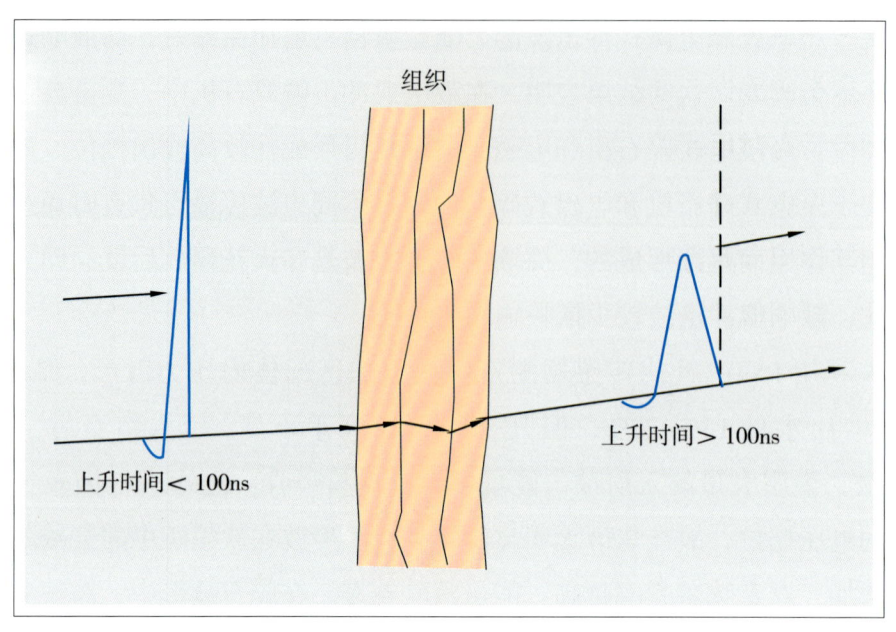

图 2-24 软组织对冲击波物理参数的影响

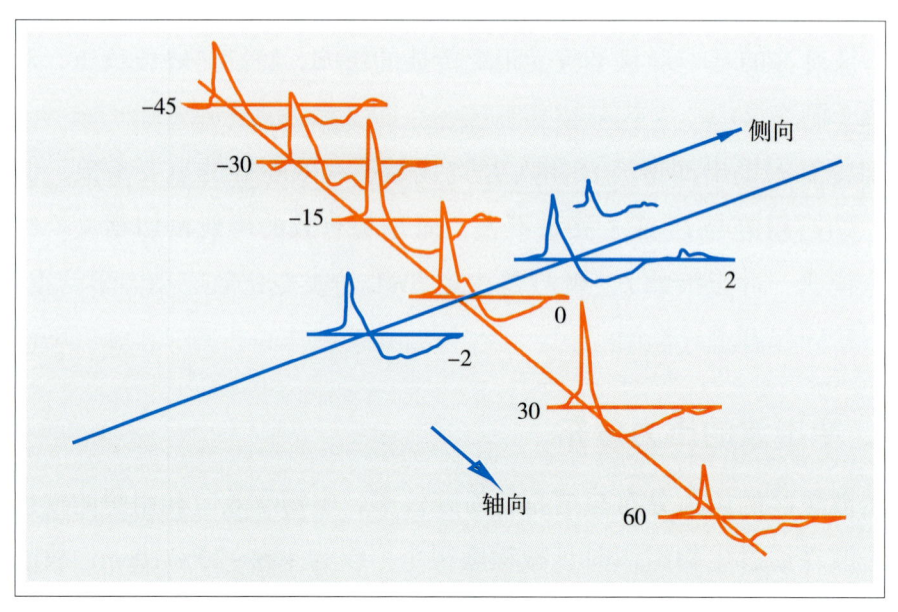

图 2-25 冲击波焦区的压力分布

各种碎石机因波源类型和输出挡位的不同，焦区的差异极大（图 2-26）。液电和电磁波源焦区较大，压电波源焦区较小。液电和电磁波源的焦区体积大而且能量输出高，因此，结石定位简便，粉碎率高，其缺点是肾组织罹受潜在危害的能量范围较大。与之相反，压电波源的焦区体积最小，而且能量输出最低，高能

第 2 章 冲击波碎石的科学基础

冲击波仅聚焦在焦点小范围内,在理论上它对组织损伤较轻,但在治疗过程中结石定位必须精确无误,而且漂移范围要尽可能小,否则冲击次数较多,复震率较高,累计能量有时反而较大。

与国际上各式冲击波碎石机相比,虽然国产电磁式碎石机或液电式碎石机冲击波焦区的压力分布范围较大,且压力较低,但其碎石效率同样较高,而且组织损伤程度与其相似。这说明焦区体积及冲击能量与碎石效果及组织损伤之间的关

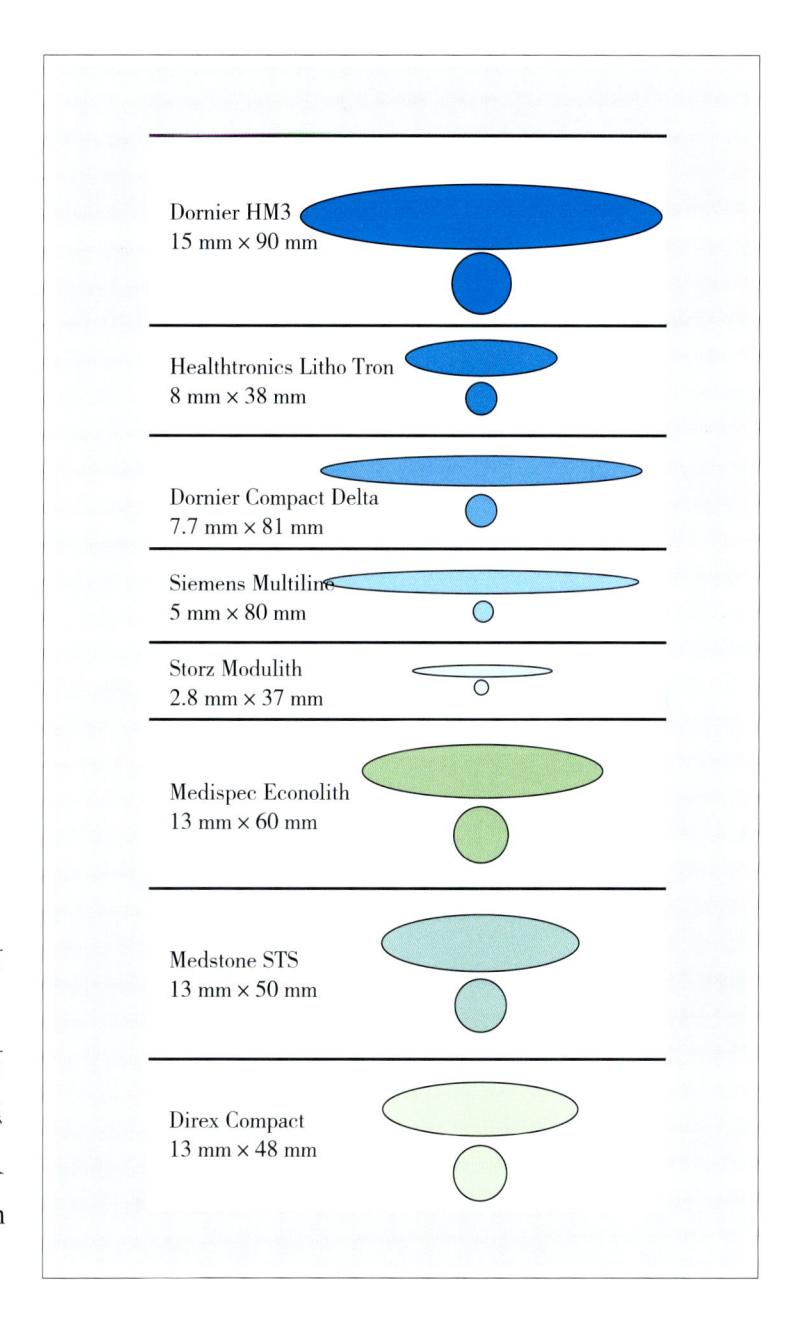

图 2-26 一些临床碎石机焦区大小的比较
图片显示了它们沿着碎石器的轴线(椭圆形)和焦点的焦平面(圆圈)的尺寸(图片由 P. Blomgren 提供)

Dornier HM3
15 mm × 90 mm

Healthtronics Litho Tron
8 mm × 38 mm

Dornier Compact Delta
7.7 mm × 81 mm

Siemens Multiline
5 mm × 80 mm

Storz Modulith
2.8 mm × 37 mm

Medispec Econolith
13 mm × 60 mm

Medstone STS
13 mm × 50 mm

Direx Compact
13 mm × 48 mm

系比较复杂，其最佳设计选择还有待于深入的基础和临床研究。

患者皮肤入点的冲击波压力分布决定对麻醉的需求。作为"金标准"的HM3型碎石机的皮肤入点直径小（155mm），焦区体积大（15mm×15mm×90mm）。因此，它的皮肤入点正压高（20MPa），局部痛感较重，在进行SWL时需行全麻或区域性麻醉。相反，Piezolith-2300型压电式碎石机的皮肤入点直径大（500mm），焦区体积小（2.5mm×2.5mm×30mm），皮肤入点处的正压较低（0.6MPa），因而不需要麻醉。目前许多液电式碎石机也多设计为较大皮肤入路和较小焦区范围，从而显著减轻了SWL中的痛感。

虽然增加皮肤入点面积和缩小焦点体积能减少麻醉需求，但许多第二代碎石机的功率已不如第一代的HM3型碎石机，因而导致每次治疗的冲击次数增加，复治率较高，有效率降低。最近，在一些新的设计方案中采用了可变式储能电容来改变这种局限性，例如，把国外冲击波碎石机和国产冲击波碎石机的特点融为一体，在同一台碎石机上采用多级储能电容和多挡放电电压，构成多种能量组合，这样既可在无麻醉下使用低功率来进行常规性碎石，也可在麻醉下使用高功率来提高碎石效能，以治疗各种难治型结石。

（孙西钊）

第三节　冲击波碎石的关键技术

冲击波碎石技术，称得上是一项神奇的发明。它带来的不仅仅是尿石病治疗的一次革命，同时也开创了医用冲击波技术的新篇章。这项天才的发明体现在：充分利用了冲击波的特性和介质的传播属性，尤其是巧妙地运用了聚波技术、合理地选择了"安全"的破坏方式。这些关键技术的组合，成就了医学史上这项"石破天惊"的创举。

一、冲击波特性的运用

冲击波的某些特性是可运用于医学的必要条件。其一是具有较高的能量。例如，原子弹在空气中爆炸时向四周急剧推动产生的高压气墙式冲击波波际面，能够轻而易举地将建筑物夷为平地。又如，当航空飞行器以超音速飞行时，会发生很强的轰鸣声和震动感，其力度足以震破门窗的玻璃，这些现象都是冲击波携带的能量所致。冲击波碎石所用的聚焦冲击波具有 $10^2 \sim 10^3$（N·kg）/cm^2 的压强，可为破坏脆性结石提供足够的能量；其二是穿透力强，作为一种非接触性治疗手段，这一特性可以保证冲击波在体内传播过程中，既不会大幅衰减，又不会造成人体组织不可逆性损伤。

二、聚波技术的应用

聚焦技术是根据冲击波的聚焦特性，综合利用物理学和几何学原理设计的创新性技术。冲击波的特性类似于声波的特性。在古代，曾有个别聚焦声能的实例。据记载，古希腊人在酒神节期间，把一些敌犯关押进拱顶房后，在地下室内窃听其谈话内容以获取情报。另如，在18世纪的物理陈列室有一种声波反射镜，可将怀表行针时的嘀嗒声传播到20m之外观测者的耳中。这些实例说明，声响高频波特别易于聚焦。

冲击波的聚焦与否对冲击波的运用有着极大的影响，尤其是极高的峰压。未经聚焦的冲击波是散射式的，其波形呈现为前沿陡峭其后缓慢下降的压力脉冲，压力上升时间约为40ns，但冲击波峰压仅为7MPa（图2-27）；而经半椭球反射体聚焦的冲击波（图2-28）则是一个具有尖峰的高压脉冲，整个冲击波持续时间约为10μs，冲击波峰压可达100MPa，负压波的最大幅度为正压波的10%~50%。聚焦冲击波不仅能在远离冲击波发生源的受治部位集中了最高的冲击能量，达到非侵入式治疗的目的，而且降低了进入体表的能流密度，从而减轻了皮肤痛感及组织损伤的程度。毫无疑问，聚波技术对于实现体外非接触式碎石起着决定性作用。没有聚波技术就没有冲击波碎石术和冲击波疗法。碎石机通过各种手段实现聚焦，包括使用反射杯、声透镜和球形曲面光源。不管使用何种方法，聚波原理是相似的。对于理论上最佳的聚焦设计而言，声音是可以从各个角度进入，衍射对于一个波长的聚焦区域的尺寸产生约束。对于碎石术中使用的实际聚焦方案而言，声音仅来自一个方向，焦点区域的尺寸可以从几毫米到几十毫米。

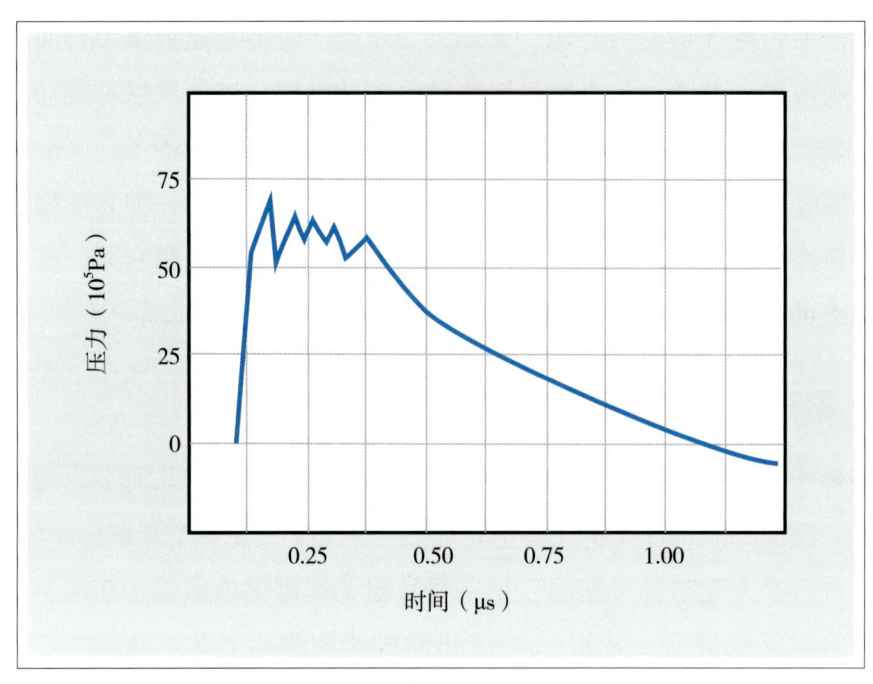

图 2-27　未经半椭球反射体聚焦的冲击波压力 - 时间图

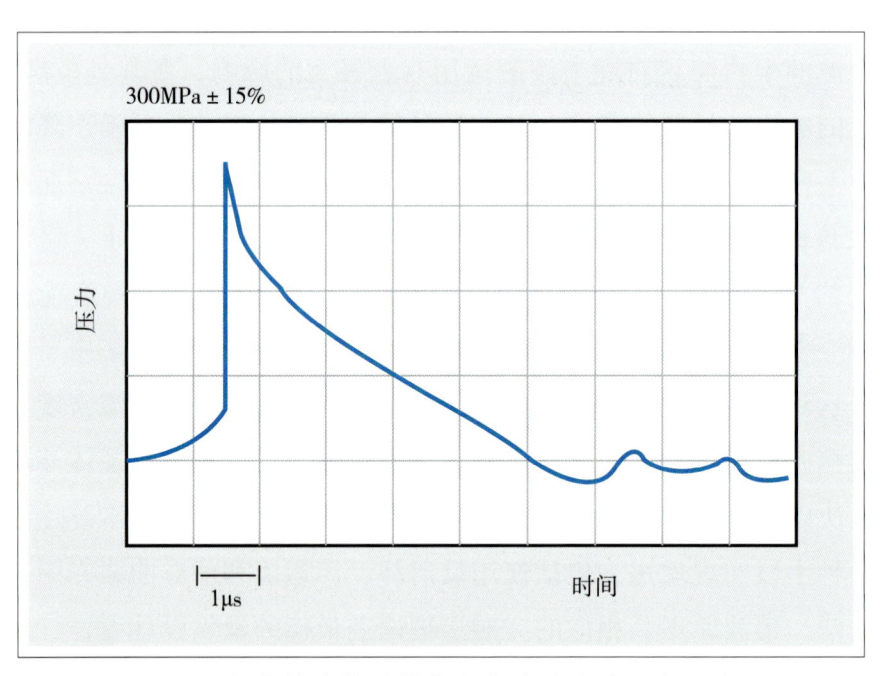

图 2-28　经半椭球体反射体聚焦的冲击波压力 - 时间图

三、传播介质的选用

冲击波产生之后，需要一种介质将其能量经皮肤穿过逐层组织到达治疗目标。

这种介质的物理性质应与人体软组织相近，否则，它不仅会衰减冲击波的传播，而且有可能造成组织损伤。例如，在河塘内进行水下爆炸时，塘中的鱼易被炸死，而大部分虾却安然无恙。原因在于，鱼的鱼鳔内含有大量气体，其声阻抗与水差别很大，易受损伤；而虾体内几乎全是实质性软组织，与水的声阻抗接近，因而能在剧烈的冲击波环境下生存。

由于水的物理性质与人体软组织相近（表2-3），在物理学上，可将人体软组织视为生理盐水。冲击波在生物软组织与水之间的传播如同在一个均质场传播一样，能够有效地进入体内。因此，在冲击波碎石术和冲击波治疗中，水是用作冲击波传播介质的最佳选择，同理，在治疗时，也应尽量避免冲击波进入含气脏器。

表2-3 机体组织和不同物质的物理性质

材料	声速（m/s）	密度（g/cm^3）	声阻抗 [× 10^{6}kg/(m^2·s)]
空气	344	0.0013	0.0004
肺	650~1160	0.40	0.26~0.46
胆石	820~1100	1.15~2.42	1.40~2.30
脂肪	1476	0.928	1.37
水	1492	0.998	1.49
肾	1570	1.04	1.63
肌肉	1630	1.06	1.72
骨髓	1700	0.91	1.65
甘油	1920	1.26	2.42
骨	4100	1.80	7.38
尿石	1875~3390	0.97~2.17	1.82~7.15
铁	5100	7.90	40.30
玻璃	8500	37.0	4.40

四、破坏方式的选用

当用冲击波治疗体内的尿石或胆石时，结石的破碎可以通过两种方式来完成，一种是大能量式迅速粉碎（冲击波强度 >> 材料破坏的极限强度）；另一种则是小能量式缓慢粉碎（冲击强度 ≈ 材料破坏极限强度）（图2-29）。在总能量相等的

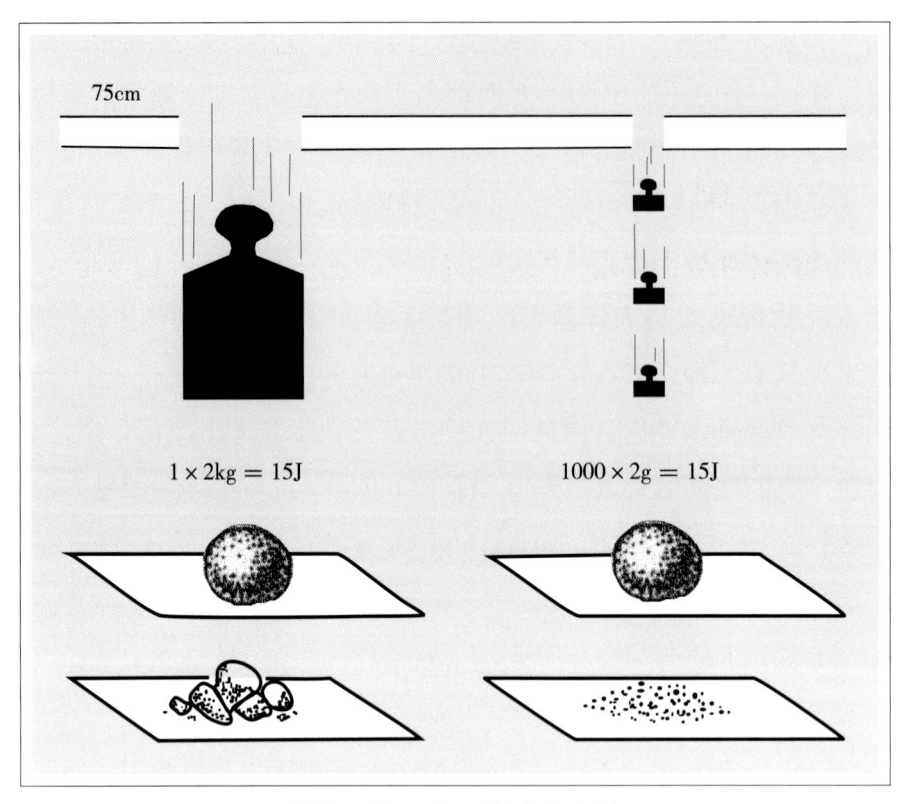

图 2-29 碎石机制示意图

条件下，前一种大能量方式的碎石特点是结石碎得快，但碎块大，组织损伤较重。由于任何一种临床疗法的对象是人，即使某种治疗方式效率再高，如不顾及组织的损伤程度，都将毫无意义，冲击波碎石也不例外。后一种方式可使结石在连续而适中的小能量脉冲作用下，逐渐开裂、解体、破碎，终至形成细砂，同时又可将组织的损伤程度减至最小。诚然，这是一种两全选择。

（孙西钊）

第四节　尿结石和肾组织的物理特性

声波特性决定了冲击波在结石和组织内部的传播以及在结石－组织界面透射和反射的特点；机械特性又决定了结石和组织对冲击波负荷的反应。结石的声学特性和机械特性主要取决于结石成分；结石的显微硬度和易碎度更为明显地受结石结构和环境条件的影响。相反，肾组织的物理特性较少变化，它明显不同于结石的物理特性。

一、固体的弹性特征

弹性是指物体在外力作用下发生形变，当外力去掉之后，物体能迅速恢复到受力前的形态和大小。不是所有的物质都具备弹性特征。物质有三种存在状态，固体、液体和气体。有时，等离子体被称为物质的第四状态。固体有一定的形状和体积。液体只有具体的体积，其形状随容器的形状而改变。有一些固体材料也具有流动性，只是它们的流动过于缓慢，以至于不容易意识到这些材料具有液体的特性。塑料就是这一类物质。液体和气体也称流体。不受约束的气体既没有确定的体积也没有确定的形状。因此，只有固体具有弹性特征。认识固体的弹性特征对研究冲击波在人体组织中的传播和设计冲击波与肾结石相互作用的物理模型是非常重要的。

固体材料可分为刚性和柔性，之间的差异与其内部的原子间力有关。一些材料的原子形成非常刚性的晶格，即所有原子在彼此之间具有明确限定的距离且重复排列；柔性固体由长的柔性链中排列的原子组成，链之间的力相对较弱。所有固体材料存在一定的弹性。它们的形状可以通过压缩，拉伸或扭曲来改变。为了改变形状或破坏固体物质，需要对其施加外力；然而，内力对外力产生抵抗以保持其固有的形态。研究固体变形的常用的两个物理概念是：应力和应变。应力被定义为每单位横截面积施加到物体的外力；对物体施加应力的结果称为应变。应变提示固体在施加应力之后出现的变形的程度。只要施加的应力不太大，应变与应力成比例关系，应力与应变的比率被称为材料的弹性模量。弹性模量的值取决于材料的机械性能，但也取决于施加到其上的应力的方式。因此，对于固体物体通常考虑三种不同类型的变形。每种类型都有各自的弹性模量：固体对其长度变化的机械阻力由杨氏模量测量；固体内平面的移动阻力由剪切模量确定；通过体积模量来测量体积变化的抵抗性。如果物体上的应力超过一定值，则材料出现断裂。

如图 2-30 所示，如果外力（F）垂直于施加于横截面（A），则拉伸应力被定义为比率 F/A。所得到的拉伸应变被定义为长度与初始长度的变化比，即 $\Delta l/l$。杨氏模量 Y 是拉伸应力与拉伸应变的比率：

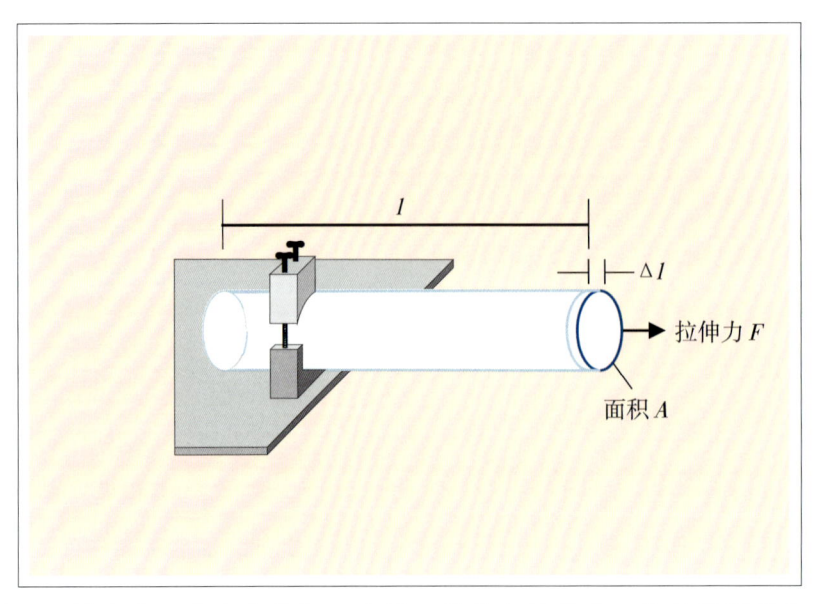

图 2-30　一端夹在工作台上的杆，在另一端施加拉伸力，使其长度增加少量 Δl

$$Y = (F/A)/(\Delta l/l) \qquad （公式 2-18）$$

图 2-30 所示的杆仅在没有超过其弹性极限的情况下，在移除力之后将返回到其原始长度。很明显，这样的实验不能用流体来完成。

当力作用在平行于物体的一个面上时（图 2-31），出现的应力称为剪切应力。剪切应力定义是切向力 F 除以正被剪切的面的面积 A。在这种情况下，Δd 是剪切表面移动的距离，h 是剪切物体的高度。剪切应变计算为比率 $\Delta d/h$。剪切模量定义为剪切应力与剪切应变的比率：

$$S = (F/A)/(\Delta d/h) \qquad （公式 2-19）$$

剪切力在旋转的轴的弯曲中起重要作用，并且也参与由于弯曲引起的断裂。液体不存在剪切模量。在冲击波碎石过程中，冲击波产生的压力波和剪切波在肾结石内部可能产生相当大的剪切应力。

体积模量反映了固体处于均匀压力下的特性信息。在这种情况下（图 2-32），物体出现体积变化但形状不发生改变。当物体浸没在流体中时，物体各面均受到均匀的压力。体积应力被定义为表面上的压力，即施加在表面上的力与表面面积的比率。体积应变被定义为体积变化 ΔV 除以物体的初始体积 V。类似于杨氏模量和剪切模量，体积模量定义为体积应力除以体积应变：

$$B = -(F/A)/(\Delta V/V) \qquad （公式 2-20）$$

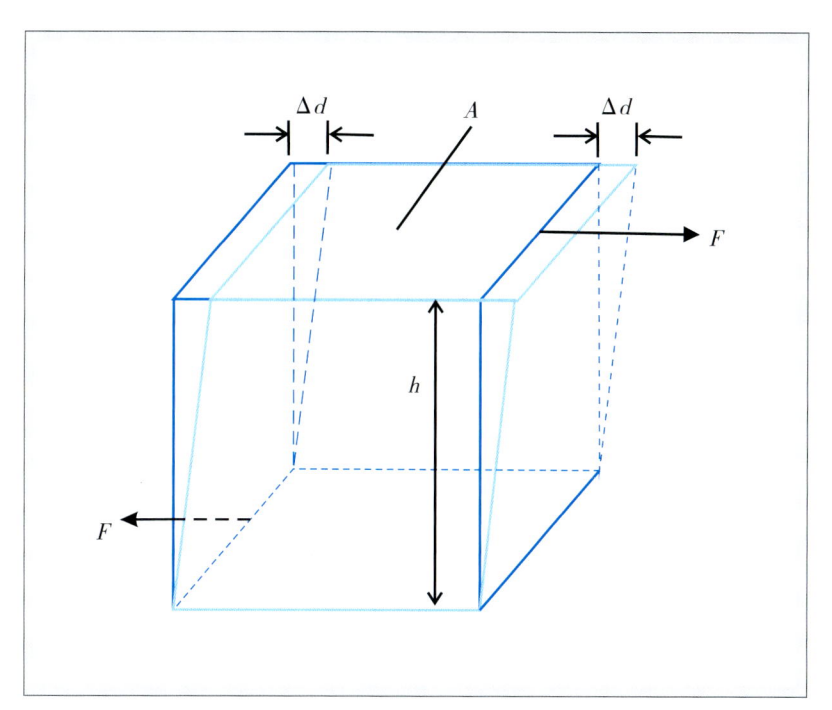

图 2-31　高度为 h 的矩形通过两个相反方向的力暴露于剪切应力，剪切面移动距离 Δd

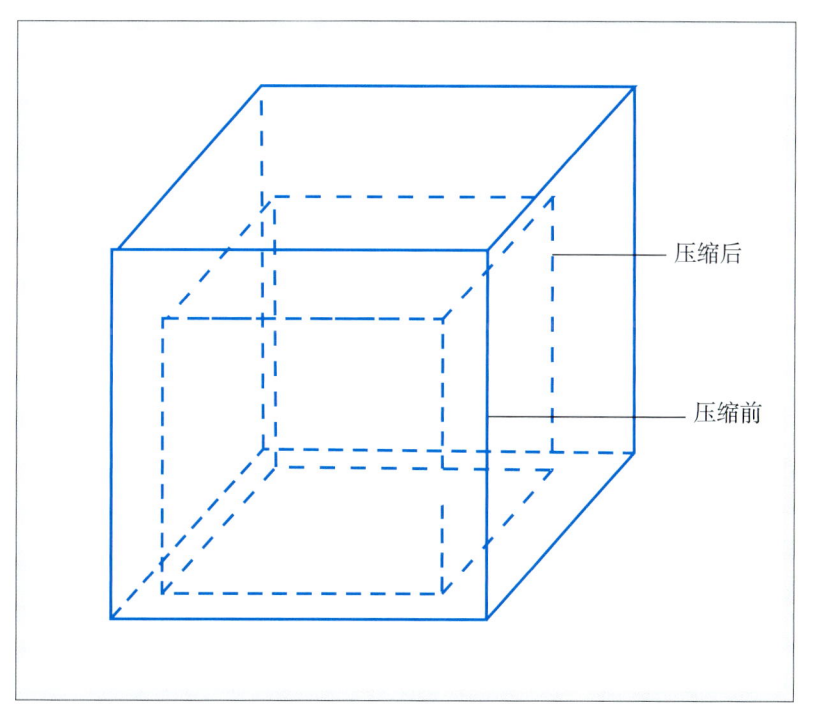

图 2-32　体积模量反映了固体处于均匀压力下的特性信息

浸入液体中的立方体在垂直于其表面的力的作用下在所有侧面均被压缩，立方体改变其体积但不改变其形状

加上负号使体积模量为正数。材料的可压缩性为体积模量的倒数。固体具有杨氏模量、剪切模量和体积模量；然而，液体仅具有体积模量。由于液体不承受拉伸和剪切应力，对液体施加拉伸或剪切应力时，液体仅发生流动。一些材料，如混凝土和大多数肾结石，有很强的抗压力，却只能抵抗很小的张力。

二、结石和肾组织的声学特性

结石和肾组织的最重要声学特性是波速、密度和声阻抗（表2-4）。在类似结石的弹性固体中，波的传播有两种方式：一是纵波传播，特点是材料颗粒沿波束平行运动；二是横波传播，材料颗粒垂直于波束运动。利用超声脉冲传输技术可以测出不同成分结石的纵波（压力）和横波（剪力）的传播速度。为减少异质结石结构对波速测定的影响，宜采用2mm厚度的结石薄片，在大而同质结晶区域内进行测定。结石密度是根据阿基米德定律用比重管测定。结石声阻是通过密度与波速的乘积计算得出的。肾组织声学特性的测定方法与之相似，只是肾组织和水只存在纵波传播。通常情况下，一水草酸钙结石和胱氨酸结石的波速和声阻显著高于磷灰石结石和磷酸铵镁结石，磷酸氢钙结石和尿酸结石居中。结石的纵波声阻较肾组织和水高3~6倍。理论上，高声阻的结石将在其前界面产生较强的入射波反射，使透射到结石的冲击波能量减少，因此，高声阻的一水草酸钙结石和胱氨酸结石要比低声阻的磷灰石结石和磷酸铵镁结石难以粉碎。这种理论估计与SWL中的经验大致相同。结石密度与结石脆性的关系不大，尤其是胱氨酸结石的密度远低于其他成分的结石，但却极难粉碎。

表2-4 肾组织和结石的声学特性

物质组成 （重量比%）	密度 （kg/m^3）	纵向波速 （m/s）	横向波速 （m/s）	纵向声阻 [10^{3}kg/(m^2·s)]	横向声阻 [10^{3}kg/(m^2·s)]
肾结石					
胱氨酸（100）	1624±73	4651±138	2125±9	7553±574	3451±170
一水草酸钙（100）	2038±34	4535±58	2132±25	9242±274	4345±124
磷酸氢钙（95）/一水草酸钙（5）	2157±16	3932±134	1820±22	8481±354	3926±78
尿酸（100）	1546±12	3471±62	1464±12	5366±138	2263±36
碳酸磷灰石（95）/二水草酸钙（5）	1732±116	2724±75	1313±20	4178±455	2274±189

续表

物质组成（重量比%）	密度（kg/m³）	纵向波速（m/s）	横向波速（m/s）	纵向声阻 [10³kg/(m²·s)]	横向声阻 [10³kg/(m²·s)]
磷酸铵镁（90）/碳酸磷灰石（10）	1587±68	2789±82	1634±25	4440±326	2593±152
肾组织	1039	1588		1650	
水	1000	1498		1498	

三、结石的机械特性及其参数

结石的各种机械特性可经静压、超声和微刻技术测试。

（一）弹性特征

肾结石的静压力和张力强度范围分别为 1.9~20MPa 和 0.1~3.4MPa。薄片结石标本（2mm）能够明显减少异质结石结构的影响。通过杨氏模量、剪切模量和体积模量可以准确测定结石成分的弹性特征（表2-5）。在材料力学上，杨氏模量是用来测试结石材料对延展力和回缩力的阻抗力；剪切模量是测定结石材料对扭曲力的阻抗力；体积模量是测定结石材料对容积改变的阻抗力。

表2-5 结石的机械特性

结石成分（重量比%）	杨氏模量（GPa）	剪切模量（GPa）	韦氏硬度（kg/mm²）	材料类型
胱氨酸（100）	20.07	7.33	23.8	韧性
一水草酸钙（100）	24.51	9.20	104.6	脆性
磷酸氢钙（95）/一水草酸钙（5）	19.5	7.20	72.7	脆性
尿酸（100）	9.20	3.30	31.2	脆性
碳酸磷灰石（95）/二水草酸钙（5）	8.05	2.99	55.6	脆性
磷酸铵镁（90）/碳酸磷灰石（10）	10.52	4.24	25.7	脆性

（二）硬度特征

结石的显微硬度可用努氏和韦氏压头检测，表明结石阻抗穿透力的指数。各种不同成分结石的韦氏硬度差异很大。一水草酸钙结石和磷酸氢钙结石最硬；其次是磷灰石结石和尿酸结石；磷酸铵镁结石和胱氨酸结石最软。但胱氨酸结石的韧性最大，抗断裂能力强，在SWL中最难粉碎。

结石的显微硬度也明显受结石的显微结构和周围环境影响。结石的显微硬度值在干态下比在湿态下要高得多。将一水草酸钙结石浸入高 pH 状态下能够进一步降低其显微硬度值,而磷酸铵镁结石在低 pH 状态下可降低其显微硬度值。目前,这一发现虽是初步结果,但却令人鼓舞。它提示,只要改变结石周围的液体化学环境,即可降低结石的表面能量和改变其破坏程度,适当的化学治疗可以作为提高 SWL 粉碎效能的辅助方法。

四、结石的脆性

结石的脆性决定了结石对 SWL 的反应,它主要是与结石的成分、体积和结构有关。理论研究表明,在结晶-基质界面以及在结石的后面所产生的反射波是导致结石层状分离和剥脱状破坏的主要动力。在同质性结石,反射性张力波的幅度随结石体积的增加而降低。这与 SWL 的临床观察一致,即对大于或等于 20mm 结石的碎石效果相应降低。同时它也提示,来自大结石的表面残石可以散射后续冲击波的能量,因而降低了碎石效能。理论计算表明,同心层结构的结石,结晶-基质界面能够多次反射出张力波,与体积相同的同质性结石相比,其力度要大得多。临床观察也证实,同心层结构异质性的结石比同质性结石易碎。

此外,结石的物理特性也证实了不同成分结石之间的显著差别。结石的弹性模量决定了结石对冲击波所致的变形力的阻抗力;断裂韧度决定了结石对剥脱状破坏和裂纹延伸的阻抗力;硬度决定了结石对空化微喷射撞击的阻抗力。因而,一水草酸钙结石和磷酸氢钙结石比磷酸铵镁结石和尿酸结石的脆性低,而且抗断裂性强。韧性结石比脆性结石难以粉碎,原因在其易变形吸收冲击波能量,而且裂纹不易延伸(图 2-33)。脆性结石具有多重易碎机制,包括结石前界面的空化性剥蚀状破坏、结晶-基质界面的层状剥离性破坏和后界面的剥脱状破坏。与之相反,弹性结石的变形力强,而且抗裂性高,能够通过塑变作用来吸收空化性喷射撞击的能量,这样就妨碍了结石前界面的空化性破坏力进一步传播到结石主体而难以达到完全性粉碎。对于这种韧性结石,可以通过破坏反射性张力波沿劈理面来促进其解体。

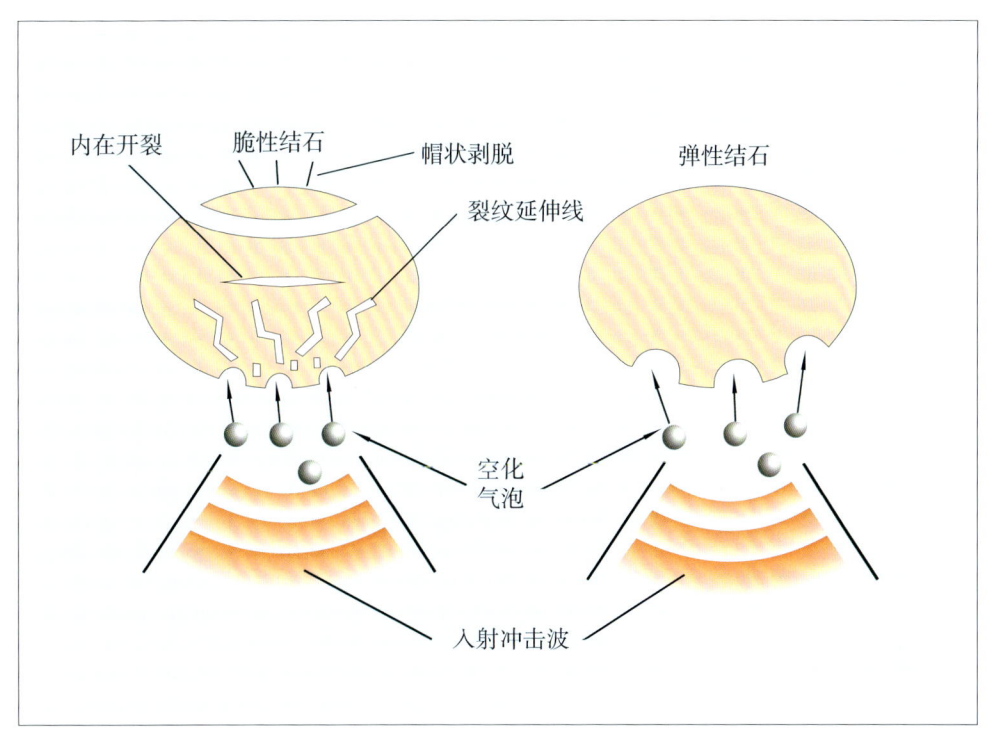

图 2-33 脆性结石和弹性结石在 SWL 中的不同碎裂机制

(孙西钊)

参考文献

[1] 孙西钊. 医用冲击波技术概论 // 孙西钊. 医用冲击波. 北京：中国科学技术出版社，2006:29-52.

[2] Robin O. Cleveland, James A. McAteer. The physics of shock wave lithotripsy//Smith AD, Badlani GH, Bagley DH, Clayman RV, Docimo SG, Jordan GH, Kavoussi LR, Lee BR, Lingeman JE, Preminger GM, Segura JW (eds.), Hamilton, Ontario. Extracorporeal Shock Wave Lithotripsy. Canada: BC Decker Inc, 2007: 317-332.

[3] Loske AM. Lithotripter shock waves // Loske AM. Shock wave physics for urologists. Universidad Nacional Autónoma de México; Mexico (ISBHN: 978‐970-32-4377-8), 2007:vol 4, pp 55‐76.

[4] Loske AM. Basic physics// Loske AM. Shock wave physics for urologists. Universidad Nacional Autónoma de México; Mexico (ISBHN: 978‐970-32-4377-8), 2007:vol 4, pp 31‐54.

[5] Loske AM. Shock wave comminution mechanisms // Loske AM. Shock wave physics for urologists. Universidad Nacional Autónoma de México; Mexico (ISBHN: 978‐970-32-4377-8), 2007:vol 4, pp 77-86.

[6] Ginter S, Liebler M, Steiger E, Dreyer T, Riedlinger RE. Full-wave modeling of therapeutic

ultrasound: Nonlinear ultrasound propagation in ideal fluids. J Acoust Soc Am, 2002 May, 111(5 Pt 1):2049-2059.

[7] Christopher PT, Parker KJ.New approaches to nonlinear diffractive field propagation. J Acoust Soc Am, 1991 Jul, 90(1):488-499.

[8] Sankin GN, Zhou Y, Zhong P. Focusing of shock waves induced by optical breakdown in water. J Acoust Soc Am, 2018,123(6):4071-4081.

[9] Coleman AJ, Choi MJ, Saunders JE. Theoretical predictions of the acoustic pressure generated by a shock wave lithotripter. Ultrasound Med Biol, 1991,17(3):245-255.

[10] Tsai YT, Zhu J, Haberman MR.Transient axial solution for plane and axisymmetric waves focused by a paraboloidal reflector.J Acoust Soc Am, 2013 Apr, 133(4):2025-2035.

[11] Krimmel J, Colonius T, Tanguay M.Simulation of the effects of cavitation and anatomy in the shock path of model lithotripters. Urol Res, 2010 ,38(6):505-518.

[12] Sapozhnikov OA, Maxwell AD, MacConaghy B, Bailey MR. A mechanistic analysis of stone fracture in lithotripsy. J Acoust Soc Am, 2007,121(2):1190-1202.

[13] Mancini JG, Neisius A, Smith N, Sankin G, Astroza GM, Lipkin ME, Simmons WN, Preminger GM, Zhong P. Assessment of a modified acoustic lens for electromagnetic shock wave lithotripters in a swine model. J Urol, 2013, 190(3):1096-1101.

[14] Cleveland RO, Sapozhnikov OA.Modelingelastic wave propagation in kidney stones with application to shockwave lithotripsy. J Acoust Soc Am, 2005 ,118(4):2667-2676.

[15] Coleman AJ, Saunders JE. A review of the physical properties and biological effects of the high amplitude acoustic fields used in extracorporeal lithotripsy. Ultrasonics, 1993,31(2):75-89.

[16] Choi MJ, Coleman AJ, Saunders JE. The influence of fluid properties and pulse amplitude on bubble dynamics in the field of a shock wave lithotripter. Phys Med Biol, 1993 Nov, 38(11):1561-1573.

[17] Chuong CJ, Zhong P, Arnott HJ, et al. "Stone damage modes during piezoelectric shock wave Delivery", in Shock Wave Lithotripsy II: Urinary and Billiary, edited by Lingeman JE and Newman DM (Plenum, New York, 1989).103 - 106.

[18] Chuong CJ, Zhong P, Preminger GM. A comparison of stone damage caused by different modes of shock wave generation. J Urol, 1992 Jul, 148(1):200-205.

[19] Church CC. A theoretical study of cavitation generated by an extracorporeal shock wave lithotripter. J Acoust Soc Am, 1989 Jul, 86(1):215-227.

[20] Cleveland RO, Lifshitz DA, Connors BA, et al. In vivo pressure measurements of lithotripsy shock waves in pigs. Ultrasound Med Biol, 1998 Feb, 24(2):293-306.

[21] Coleman AJ, Saunders JE. A review of physical properties and biological effects of the high amplitude acoustic field used in extracorporeal shock wave lithotripsy. Ultrasonics, 1993,31(2): 75 - 89.

[22] Coleman AJ, Saunders JE. A survey of the acoustic output of commercial extracorporeal shock wave lithotripters. Ultrasound Med Biol, 1989, 15(3):213-227.

[23] Cope RM, Middleton RG, Smith JA Jr. A 2-year experience with the Wolf piezoelectric lithotriptor: Impact of repeat treatment on results and complications. J Urol, 1991 Jun, 145(6):1141-1144.

[24] Crum LA. Cavitation microjets as a contributory mechanism for renal calculi disintegration in ESWL. J Urol, 1988 Dec, 140(6):1587-1590.

[25] Dawson C, Corry DA, Bowsher WG, et al. Use of image enhancement during lithotripsy. J Endourol, 1996 Aug, 10(4):335-339.

[26] Gracewski SM, Dahake G, Ding Z, Burns SJ, Everbach EC. Internal stress wave measurements in solids subjected to lithotripter pulses. J Acoust Soc Am, 1993 Aug, 94(2 Pt 1):652-661.

[27] Heimbach D, Munver R, Zhong P, et al. Acoustic and mechanical properties of artificial stones in comparison to natural kidney stones. J Urol, 2000 Aug, 164(2):537-544.

[28] Huber P, Jochle K, Debus J. Influence of shock wave pressure amplitude and pulse repetition frequency on the lifespan, size and number of transient cavities in the field of an electromagnetic lithotripter. Phys Med Biol, 1998 Oct, 43(10):3113-3128.

[29] Zanetti G, Seveso M, Montanari E, et al. Renal stone fragments following shock wave lithotripsy. J Urol, 1997 Aug, 158(2):352-355.

[30] Zhong P, Chuong CJ, Preminger GM. Propagation of shock waves in elastic solids caused by the impact of cavitation microjets. Part II. application to extracorporeal shock wave lithotripsy. J Acoust Soc Am, 1993 Jul, 94(1):29-36.

[31] Zhong P, Cioanta I, Cocks FH, et al. Inertial cavitation and associated acoustic emission produced during electrohydraulic shock wave lithotripsy. J Acoust Soc Am, 1997 May, 101(5 Pt 1):2940-2950.

[32] Zhong P, Cioanta I, Zhu S, et al. Effects of tissue constraint on shock wave-induced bubble expansion in vivo. J Acoust Soc Am, 1998 Nov, 104(5):3126-3129.

[33] Lingeman JE1, McAteer JA, Gnessin E, Evan AP. Shock wave lithotripsy: Advances in technology and technique. Nat Rev Urol, 2009 Dec, 6(12):660-670.

[34] Zhong P, Cocks FH, Cioanta I, et al. Controlled, forced collapse of cavitation bubbles for improved stone fragmentation during shock wave lithotripsy. J Endourol, 2003 Nov, 17(9):687-693.

[35] Zhong P, Lin HF, Xi X, et al. Shock waveinertial microbubble interaction: Methodology, physical characterization, and bioeffect study. J Acoust Soc Am, 1999 Mar, 105(3):1997-2009.

[36] Zhong P, Preminger GM. Mechanisms of differing stone fragility in extracorporeal shockwave lithotripsy. J Endourol, 1994 Aug, 8(4):263-268.

[37] Cleveland RO, et al. The effect of polypropylene vials on lithotripter shock waves. Ultrasound Med Biol, 1997, 23(6):939-952.

[38] Dretler SP, Spencer BA. CT and stone fragility. J Endourol, 2001 Feb, 15(1):31-36.

[39] Dretler SP. Special article: calculus breakability—fragility and durility. J Endourol, 1994 Feb,

8(1):1-3.

[40] Dretler SP. Stone fragility—a new therapeutic distinction. J Urol, 1988 May, 139(5):1124-1127.

[41] Chester W, The propagation of shock waves in a channel of non-uniform width. Journal of Mechanics and Applied Mathematics, 1953, 6(4): 440-452.

[42] Chisnell RF. The motion of a shock wave in a channel with application to cylindrical and spherical shock wave. Journal of Fluid Mechanics, 1957, 2(3): 286-298.

[43] Cleveland RO, Mcateer JA, Andreoli SP, Crum LA, The effect of polypropylene vials on lithotripter shock waves. Ultrasound in Medicine and Biology, 1997, 23(6): 939-952.

[44] Cleveland RO, McAteer JA, Müller R. Time-lapsed nondestructive assessment of shock wave damage to kidney stones in vitro using micro-computed tomography.J Acoust Soc Am, 2001 Oct, 110(4):1733-1736.

[45] Cleveland RO, Sapozhnikov OA, Bailey MR, Crum LA. A dual passive cavitation detector for localized detection of lithotripsy induced cavitation in vitro. J Acoust Soc Am, 2000 Mar, 107(3):1745-1758.

[46] Coleman AJ, Choi MJ, Saunders JE. Detection of acoustic emission from cavitation in tissue during clinical extracorporeal lithotripsy. Ultrasound in Medicine and Biology, 1996, 22(8): 1079-1087.

[47] Coleman AJ, Choi MJ, Saunders JE, Leighton TG. Acoustic emission and sonoluminescence due to cavitation at the beam focus of an electrohydraulic shock wave lithotripter. Ultrasound in Medicine and Biology, 1992, 18(3): 267-281.

[48] Coleman AJ, Saunders JE. A survey of the acoustic output of commercial extracorporeal shock wave lithotripters.Ultrasound Med Biol, 1989, 15(3):213-227.

[49] Coleman AJ, Saunders JE. A review of the physical properties and biological effects of the high amplitude acoustic fields used in extracorporeal lithotripsy. Ultrasonics, 1993, 31(2): 75-89.

[50] Delius M: Medical applications and bioeffects of extracorporeal shock waves. Shock Waves, 1994, 4(2): 55-72.

[51] Delius M, Brendel W. Historical roots of lithotripsy. Journal of Lithotripsy and Stone Disease, 1990, 2(3): 161-163.

[52] Delius M, Enders G, Heine H. Biological effects of shock waves: lung hemorrhage by shock waves in dogs - pressure dependence. Ultrasound Med Biol, 1987 Feb,13(2):61-67.

[53] Delius M, Enders G, Heine G. Biological effects of shock waves: kidney hemorrhage by shock waves in dogs - dose dependence. Ultrasound in Medicine and Biology, 1988, 14(2): 117-122.

[54] Delius M, Heine G, Brendel W. A mechanism of gall stone destruction by extracorporeal shock waves.Naturwissenschaften, 1988 Apr, 75(4):200-201.

[55] Delius M, Jordan M, Eizenhoefer H, Marlinghaus E, Heine G, Liebich HG, Brendel W. Biological effects of shock waves: kidney hemorrhage by shock waves in dogs - administration rate dependence. Ultrasound in Medicine and Biology, 1988, 14(8): 689-694.

[56] Delius M, Ueberle F, Eisenmenger W. Extracorporeal shock waves act by shock wave-gas bubble interaction. Ultrasound in Medicine and Biology, 1998, 24(7): 1055-1059.

[57] Delius M, Xuan Z, Liebich H, Brendel W. Biological effects of shock waves: kidney damage by shock waves in dogs-dose dependence. Ultrasound in Medicine and Biology, 1988, 14(2): 117-122.

[58] Doublet JD, Tchala K, Tligui M, Ciofu C, Gattegno B, Thibault P. In situ extracorporeal shock wave lithotripsy for acute renal colic due to obstructing ureteral stones. Scandinavian Journal of Urology and Nephrology, 1997, 31 (2): 137-139.

[59] Drach GW, Dretler S, Fair W, Finlayson B, Gillenwater J, Griffith D, Lingeman J, Newman D. Report of the United States cooperative study of extracorporeal shock wave lithotripsy. The Journal of Urology, 1986, 135(6): 1127-1133.

[60] Eichel L, Batzold P, Erturk E. Operator experience and adequate anesthesia improve treatment outcome with third-generation lithotripters. The Journal of Endourology, 2001, 15(7): 671-673.

[61] Eisenmenger W. The mechanism of stone fragmentation in ESWL. Ultrasound in Medicine and Biology, 2001, 27(5): 683-693.

[62] Eisenmenger W. Experimentelle Bestimmung der Stossfrontdicke aus dem akustischen Frequenzspektrum elektromagnetish erzeugter Stosswellen in Flüssigkeiten bei einem Stossdruckbereich von 10 atm. Acustica, 1964, 14(1): 188-204.

[63] Eisenmenger W, Du XX, Tang C, et al. The first clinical results of wide-focus and low-pressure ESWL. Ultrasound in Medicine and Biology, 2002, 28(6): 769-774.

[64] Elsobky E, Sheir K, Madboul K, Mokhtar A. Extracorporeal shock wave lithotripsy in children: experience using two second generation lithotripters. British Journal of Urology International, 2000, 86(7): 851-856.

[65] Cleveland RO, Sapozhnikov OA.Modeling elastic wave propagation in kidney stones with application to shock wave lithotripsy. Acoust Soc Am, 2005 Oct, 118(4):2667-2676.

[66] Arora M, Ohl CD, Lohse D. Effect of nuclei concentration on cavitation cluster dynamics. J Acoust Soc Am, 2007 Jun, 121(6):3432-3436 .

[67] Liebler M1, Dreyer T, Riedlinger RE. Riedlinger. Modeling of interaction between therapeutic ultrasound propagation and cavitation bubbles.Ultrasonics, 2006 Dec 22, 44 Suppl 1:e319-24.

[68] McAteer JA, Williams JC Jr, et al. Ultracal-30 gypsum artificial stones for researchon the mechanisms of stone breakage in shock wave lithotripsy. Urol Res, 2005, 33(6):429-434.

[69] Rassweiler J. Acoustic and mechanical properties of artificial stones in comparison to natural kidney stones. J Urol, 2000 Aug, 164(2):273–284.

[70] Zhong P, Preminger GM. Mechanisms of differing stone fragility in extracorporeal shockwave lithotripsy. J Endourol, 1994 Aug, 8(4):263-268.

[71] Yamashita S, Kohjimoto Y, Iguchi T, Nishizawa S, Iba A, Kikkawa K, Hara I Variation Coefficient of Stone Density: A Novel Predictor of the Outcome of Extracorporeal Shockwave Lithotripsy. J

Endourol, 2017 Apr, 31(4):384-390.

[72] Erikson KR, Fry FJ, Jones JP. Ultrasound in medicine – A review. IEEE Transactions on Ultrasonics, Ferroelectrics, and Frequency Control, 1974, SU-21 (3): 144-169.

[73] Eterovic D, Juretic-Kuscis L, Capkun V, Dujic Z. Pyelolithotomy improves while extracorporeal lithotripsy impairs kidney function. The Journal of Urology, 1999, 161(1): 39-44.

[74] Evan AP, Willis LR, Lingeman JE. Shock Wave Lithotripsy (SWL) induces significant structural and functional changes in the kidney. Journal of the Acoustical Society of America 2003; 114(4): 2454.

[75] Evan AP, Willis LR, lingeman JE, Mcateer JA. Renal trauma and the risk of long-term complications in shock wave lithotripsy. Nephron, 1998b, 78(1): 1-8.

[76] Evan AP, Willis LR, Mcateer JA, Bailey MR, Connors BA, Shao Y, Lingeman JE, Williams JC JR, Fineberg NS, Crum LA. Kidney damage and renal functional changes are minimized by waveform control that suppresses cavitation in SWL. J Urol, 2002 Oct, 168(4 Pt 1):1556-1562.

[77] Favela R, Gutiérrez J, Bustos J, Castaño-Tostado E, Loske AM. CT attenuation value and shockwave fragmentation. The Journal of Endourology, 2005, 19(1): 5-10.

[78] Field JE, The physics of liquid impact, shock wave interactions with cavities, and the implications to shock wave lithotripsy Physics in Medicine and Biology 1991; 36(11): 1475-1484.

[79] Filipczynsky L, Wojcik J, Estimation of transient temperature elevation in lithotripsy and ultrasonography. Ultrasound in Medicine and Biology, 1991, 17(7): 715-721.

[80] Fischer N, Müller H, Gulhan A, Sohn M, Deutz F, Rubben H, Lutzeyer W. Cavitation effects: a possible cause of tissue injury during extracorporeal shock wave lithotripsy. In: Shock Wave Lithotripsy. Lingeman JE (ed.), New York: Plenum Press, 1988.

[81] Fokas K, Putzer P, Dempf R, Eckardt A. Extracorporeal shockwave lithotripsy for treatment of sialolithiasis of salivary glands. Laryngorhinootologie, 2002, 81(10): 706-711.

[82] Folberth W, Köhler G, Rohwedder A, Matura E. Pressure distribution and energy flow in the focal region of two different electromagnetic shock wave sources. Journal of Lithotripsy and Stone Disease, 1992, 4(1): 1-7.

[83] Forssmann B. 25 years of ESWL – From the past to the future. American Institute of Physics, Proceedings of the 17th International Symposium on Nonlinear Acoustics, 2006, 838: 291-298.

[84] Gamarra F, Spelsberg F, Kunhle G, Goetz A. High energy shocks waves induce blood flow reduction in tumors. Cancer Research, 1993, 53(7): 1590-1595.

[85] Gambihler S, Delius M. Transient increase in membrane permeability of L1210 cell upon exposure to lithotripter shock waves in vitro. Naturwissenschaften, 1992, 79(7): 328-329.

[86] Gambihler S, Delius M, Brendel W. Biological effects of shock waves: cell disruption, viability, and proliferation of L1210 cells exposed to shock waves in vitro. Ultrasound in Medicine and Biology, 1990, 16(6): 587-594.

[87] Gambihler S, Delius M, Ellwart JW. Permeabilization of the plasma membrane of L1210 mouse leukemia cells using lithotripter shock waves. The Journal of Membrane Biology, 1994, 141(3): 267-275.

[88] González C, Cabrera J, Calahorra FJ, García J, Vela R. LEOC eficaz, inmediata o de urgencia: ¡una atractiva alternativa estratégica a considerar en el tratamiento del cólico renal! Actas Urológicas Españolas, 2000, 24(9): 721-727.

[89] Heimbach D, Munver R, Zhong P, Jacobs J, Hesse A, Müller C, Preminger GM. Acoustic and mechanical properties of artificial stones in comparison to natural kidney stones. The Journal of Urology, 2000, 164(2): 537-544.

[90] Hill DE, Mcdougal WS, Stephens H. Physiologic and pathologic alterations associated with ultrasonically generated shock waves. The Journal of Urology, 1990, 144(6): 1531-1534.

[91] Honey RJ, Healy M, Yeung M, Psihramis KE, Jewett MAS. The use of an abdominal compression belt to reduce stone movement during extracorporeal shock wave lithotripsy.J Urol. 1992 Sep;148(3 Pt 2):1034-5.

[92] Hoshi S, Orikasa S, Kuwahara M, Suzuki K, Yoshikawa K, Saitoh S, Ohyama C, Satoh M, Kawamura S, Nose M. High energy underwater shock wave treatment on implanted urinary bladder cancer in rabbits. The Journal of Urology, 1991, 146(2): 439-443.

[93] Huber P, Debus J, Jochle K, Simiantonakis I, Jenne J, Rastert R, Spoo J, Lorenz WJ, Wannenmacher M. Control of cavitation activity by different shockwave pulsing regimes. Physics in Medicine and Biology, 1999, 44(6): 1427-1437.

[94] Huber P, Debus J, Peschke P, Hahn EW, Lorenz WJ, In vivo detection of ultrasonically induced cavitation by a fibre-optic technique. Ultrasound in Medicine and Biology, 1994, 20(8), 811-825.

[95] Hunter PT, Finlayson B, Hirko RJ, Voreck WC, Walker R, Walck S, Nasr M. Measurement of shock wave pressures used for lithotripsy. The Journal of Urology, 1986, 136(3): 733-738.

[96] Hurtado F, Gutiérrez J, Castaño-Tostado E, Bustos J, Mues E, Quintero M, Méndez A, Loske Am. In vivo relationship between CT attenuation value and shockwave fragmentation. The Journal of Endourology, 2007, 21(3): 343-346.

[97] Icaza M, Renero CT, Prieto FE. Design, operation and test of a light gas gun in a developing country. Review of Scientific Instruments, 1989, 60(10): 3284-3292.

[98] Kaude JV, Williams CM, Millner MR, Scott KN, Finlayson B. Renal morphology an function immediately after extracorporeal shock wave lithotripsy. American Journal of Radiology, 1985, 145(2): 305-313.

[99] Kedrinskii VK. The role of cavitation effects in the mechanism of destruction and explosive processes. Shock Waves, 1997, 7(2); 63-76.

[100] Kelman CD. Phaco-emulsification and aspiration: A new technique of cataract removal, a preliminary report. American Journal of Ophthalmology, 1967, 64(1): 23-35.

[101] Kerbl K, Rehman J, Landman J, Lee D, Sundaram C, Clayman RV. Current management of urolithiasis: progress or regress? The Journal of Endourology, 2002, 16(5): 281–288.

[102] Kerfoot WW, Beshai AZ, Carson CC. The effect of isolated high-energy shock wave treatments on subsequent bacterial growth. Urological Research, 1992, 20(2): 183–186.

[103] Kim HG. Role of extracorporeal shockwave lithotripsy for the treatment of pancreatic duct stone. Korean Journal of Gastroenterology, 2005, 46(5): 418–422.

[104] Knapp PM, Kulb TB, Lingeman JE, Newman DM, Mertz JHO, Mosgaugh PG, Steele RE. Extracorporeal shock wave lithotripsy induced perirenal hematomas. The Journal of Urology, 1988, 139(4): 700–703.

[105] Knapp R, Frauscher F, Helweg G, Judmaier W, Strasser H, Bartsch G, Zur Nedden D. Blood pressure changes after extracorporeal shock wave nephrolithotripsy: Prediction by intrarenal resistive index. European Radiology, 1996, 6(5): 665–669.

[106] Knapp R, Frauscher F, Helweg G, Zur Nedden D, Strasser H, Janetschek G, Bartsch G. Accelerated changes in resistive index following extracorporeal shock wave lithotripsy. The Journal of Urology, 1995, 154(3): 955–958.

[107] Kodama T, Tatsuno M, Sugimoto S, Uenohara H, Yoshimoto T, Takayama K. Liquid jets, accelerated thrombolysis: a study for revascularization of cerebral embolism. Ultrasound in Medicine and Biology, 1999, 25(6): 977–983.

[108] Kodama T, Tomita Y. Cavitation bubble behavior and bubble shock wave interaction near a gelatin surface as a study of in vivo bubble dynamics. Applied Physics B, 2000, 70(1): 139–149.

[109] Köhrmann KU, Rassweiller JJ, Manning M, Mohr G, Henkel TO, Jünemann KL, Alken P. The clinical introduction of a third generation lithotripter: Modulith SL 20. The Journal of Urology, 1995, 153(5): 1379–1383.

[110] Abrahams C, Lipson S, Ross L. Pathologic changes in the kidneys and other organs of dogs undergoing extracorporeal shock wave lithotripsy with a tubless lithotripter. Journal of Urology, 1988, 140(2): 391–394.

[111] Álvarez UM, Loske AM, Castaño-Tostado E, Prieto FE. Inactivation of Escherichia coli O157:H7, Salmonella Typhimurium and Listeria monocytogenes by underwater shock waves. Innovative Food Science and Emerging Technologies, 2004, 5(4): 459–463.

[112] Anderson KR, Kerbl K, Fadden PT, Wick MR, Mcdougall EM, Clayman RV. Effect of piezoelectric energy on porcine kidneys using the EDAP LT.02. Journal of Urology, 1995, 153(4): 1295–1298.

[113] Arora M, Junge L, Ohl CD. Cavitation cluster dynamics in shock-wave lithotripsy. Part 1: Free field. Ultrasound in Medicine and Biology, 2005, 31(6): 827–839.

[114] Zhu S, Cocks FH, Preminger GM, Zhong P The role of stress waves and cavitation in stone comminution in SWL. Ultrasound Med Biol, 2002 May, 28(5):661–671.

[115] Baert L, Willemen P. In mediate in situ ESWL as monotherapy in acute obstructive urolithiasis: useful or not? Journal of Lithotripsy and Stone Disease, 1990, 2(1): 46–48.

[116] Bayar N, Kaymaz FF, Apan A, Yilmaz E, Cakar AN. Effects of electrohydraulic extracorporeal shock wave lithotripsy on submandibular gland in the rat: electron microscopic evaluation. Int. J. Pediatr. Otorhinolaryngol, 2002, 63(3): 223–233.

[117] Andreev VG, Veroman VY, Denisov GA, Rudenko OV, Saposhnikov OA. Nonlinear acoustical aspects of extracorporeal lithotripsy. Soviet Physics Acoustics, 1992, 38(4): 325–327.

[118] Armenta E, Varela A, Martínez DE LA Escalera G, Loske AM. Transfección de la línea celular Hela derivada de un tumor cervico-uterino por medio de ondas de choque in vitro. Revista Mexicana de Física, 2006, 52(4):352–358.

[119] Alapont JM, Queipo JA, Burgués JP, Broseta E, Serrano A, Boronat F, Jiménez JF. Tratamiento con litotricia extracorpórea por ondas de choque en niños: nuestra experiencia. Actas Urológicas Españolas, 2002, 26(1): 15–19.

[120] Chaussy C, Schmiedt E, Jocham D. Extracorporeal shock wave lithotripsy. Urol Int, 1986, 41(5):357–368.

[121] Makov YN, et al. (2006) Strong on-axis focal shift and its nonlinear variation in low Fresnel-number ultrasound beams. J Acoust Soc Am, 2006, 119(6):3618–3624.

[122] Sankin GN. Cavitation under spherical focusing of acoustic pulses. Acoust Phys, 2006,52(1):93–103.

[123] LeVeque RJ. Wave propagation algorithms for multidimensional hyperbolic systems. J Comput Phys,1997, 131(2):327–353.

[124] 徐龙道. 物理学词典. 北京：科学出版社，2007.

[125] Karzova MM, Averiyanov MV, Sapozhnikov OA, Khokhlova VA. Mechanisms for saturation of nonlinear pulsed and periodic signals in focused acoustic beams. Acoust Phys, 2012,58(1):81–89.

[126] Lingeman JE, Kim SC, Kuo RL, McAteer JA, Evan AP.Shockwave lithotripsy: Anecdotes and insights. J. Endourol, 2003 Nov, 17(9):687–693.

第3章 冲击波碎石机的核心构造和工作原理

自冲击波碎石术问世以来，先后有超过100种型号碎石机投入临床使用。迄今，虽然这项技术不断被优化和改良，但碎石机的基本工作原理却从未改变。冲击波碎石机主要由冲击波源、定位系统、控制台和治疗床组成（图3-1）。其中，冲击波源和定位系统是冲击波碎石机的核心部件。本章重点介绍冲击波源和定位系统的基本结构和工作原理。

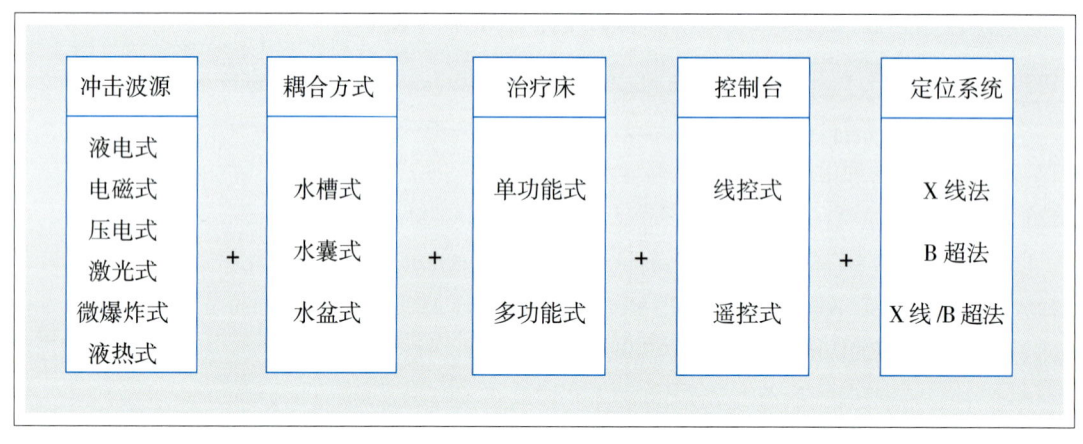

冲击波源	耦合方式	治疗床	控制台	定位系统
液电式 电磁式 压电式 激光式 微爆炸式 液热式	水槽式 水囊式 水盆式	单功能式 多功能式	线控式 遥控式	X线法 B超法 X线/B超法

图 3-1 冲击波碎石机的功能组件

第一节 冲击波源

冲击波源是冲击波碎石机的关键技术，决定着结石的粉碎效果和组织的生物学反应。商品化碎石机的波源主要有液电式、电磁式和压电式三种（图3-2）。此外，还有激光式、液热式、微爆破式波源，但这些波源均未商品化。在其工作原理上，所有的冲击波源都需要通过聚焦将冲击波能量集中在焦点上；其冲击波发生装置的脉冲电路也是相似的，是由高压电容充电并快速放电，将电能转换为声能以提供碎石所需的能量。本节着重介绍这一装置的构造和工作原理。

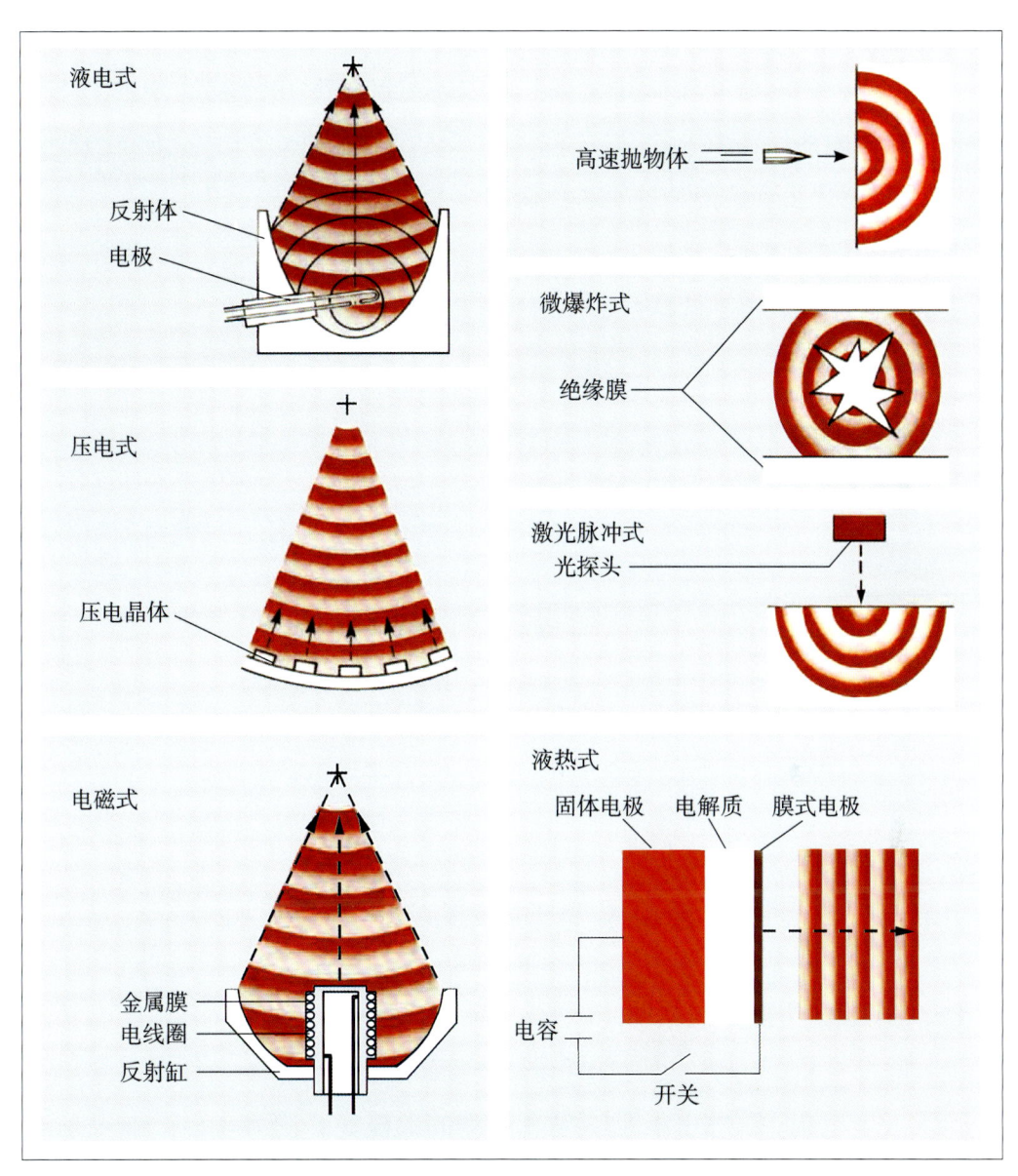

图 3-2 冲击波源的种类

一、液电式波源

液电式冲击波碎石机是最先问世的一种。液电式波源是利用液中放电的原理产生冲击波的装置。在日常生活中，经常可以观察到放电现象，伴随放电过程的发生，电能可转换成声能、光能、热能和机械能。例如常见的雷电现象，就是由于云层之间或云层和地面之间进行放电，将电能主要转换成声能（雷声）和光能（闪电）。电弧焊接主要是将电能转换成热能和光能，而体外碎石所需的液电式冲击波则是将电能转换成声能。在所有的冲击波碎石机中，液电式冲击波碎石机技术工艺成熟，疗效安全可靠，但由于一个电极只能治疗一例患者，增加了工作程序，目前在国内外均较少生产。

（一）液电冲击波源的构造和工作原理

液电冲击波源主要由液电式冲击波发生器和半椭球反射体组成。冲击波发生器产生冲击波，然后由半椭球反射体聚焦冲击波（图3-3）。

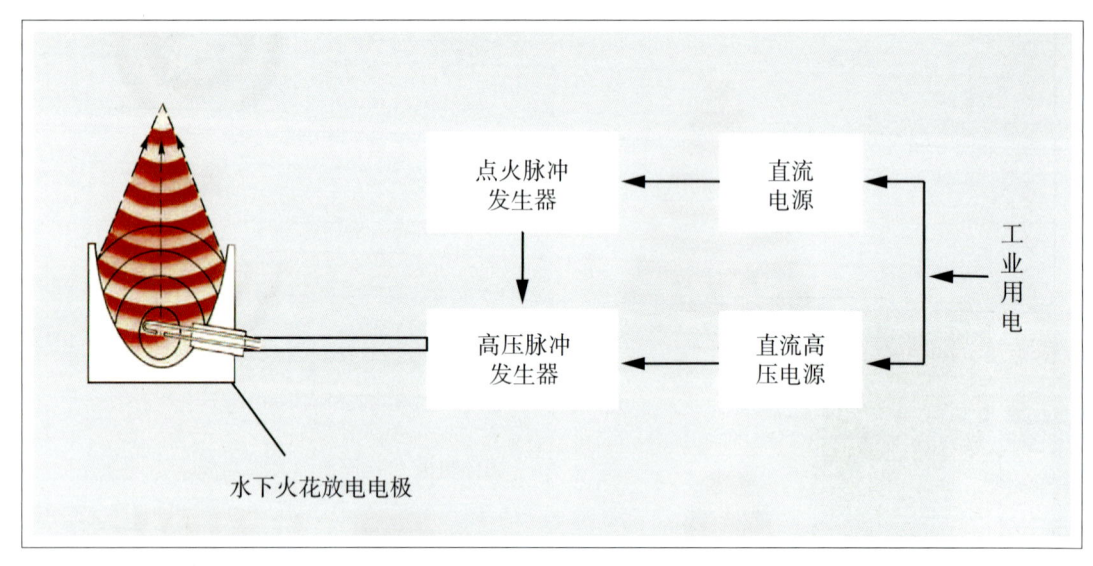

图3-3 液电式波源工作原理

1. 冲击波发生器 包括储能电容、储能高压电压、触发高压电源、脉冲控制系统、触发开关、电极，通过脉冲电路连接而成。

（1）放电电极：放电电极是一对有间隙的电极对，简称电极。电极是液电碎石机的关键部件，是发生冲击波的源。如果在电极对之间加上一定的电压，电极对之间的介质就会被击穿而产生放电现象，此时的电压称为放电电压。液电碎石机的放电电压在5~30kV之间，与电极间距离成正比，即电极间隙距离越大，所需放电电压就越高。国外采用的是高电压低电容技术，放电电压一般在20~30kV。但由于高压放电对绝缘和放电技术要求较高，国内碎石机往往只能采用低电压高电容技术，放电电压一般在5~18kV。液电碎石机冲击波产生的原理是，电极对浸没于水介质中，当电极对两端的电压达到放电电压时，电极间的水介质被击穿，贮存在储能电容中的高压电能瞬间释放，在电极间隙发生流注放电。放电时的峰值电流范围为10~20kA，温度可达20 000开氏温度[T（K）= t（℃）+273.15]，在电极对之间产生一个等离子态区（图3-4），等离子态区极速扩张，产生冲击波。伴随冲击波对液体介质的压缩，强大的压力在水中得以球面波的形式向四周传播（图3-5）。冲击波在液体介质的传播过程中，其强度继续迅速增强，在距放电中心一定距离处达到最大值——冲击波峰值，然后再急剧衰减（图3-6）。

为保证体外碎石所需液电式冲击波的特性，对水下放电电极有以下要求：①电感低；②机械强度极高；③不受冲击波传播的干扰；④电极材料耐火花腐蚀；⑤相对的电极端必须为尖锥状，相互尖对尖。一项研究表明，与平面电极相比，尖锥状电极的放电漂移减少，重复性更好，压力波幅更高，而上升时间和脉宽相似。

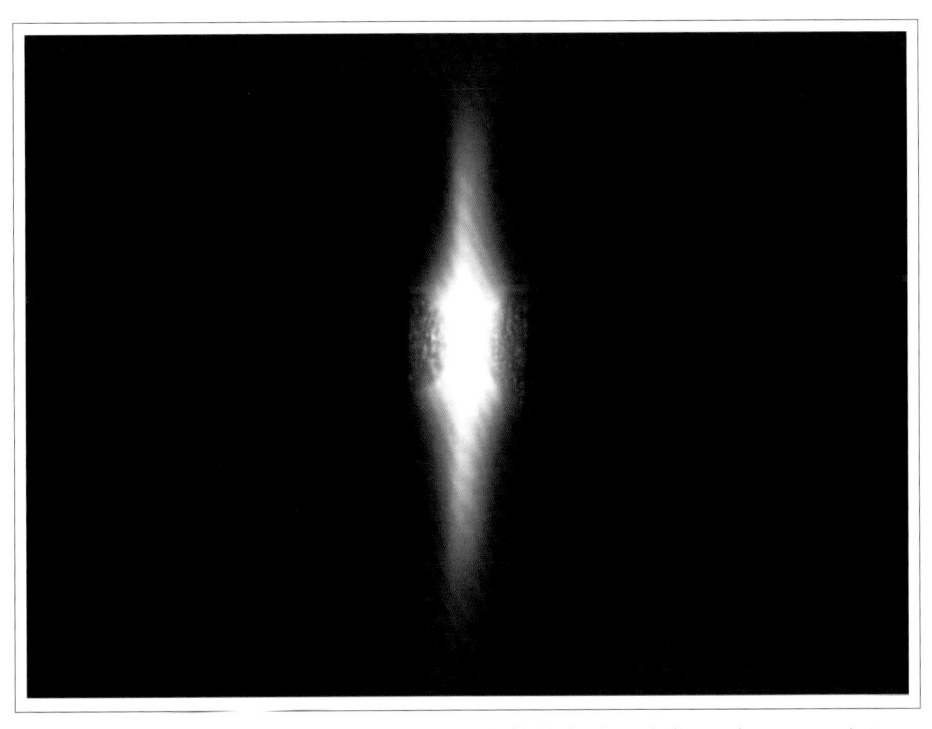

图3-4 电极放电产生的等离子态区（100nF的储能电容，电极间隙3mm，电压25 kV）（照片由A.Sánchez提供）

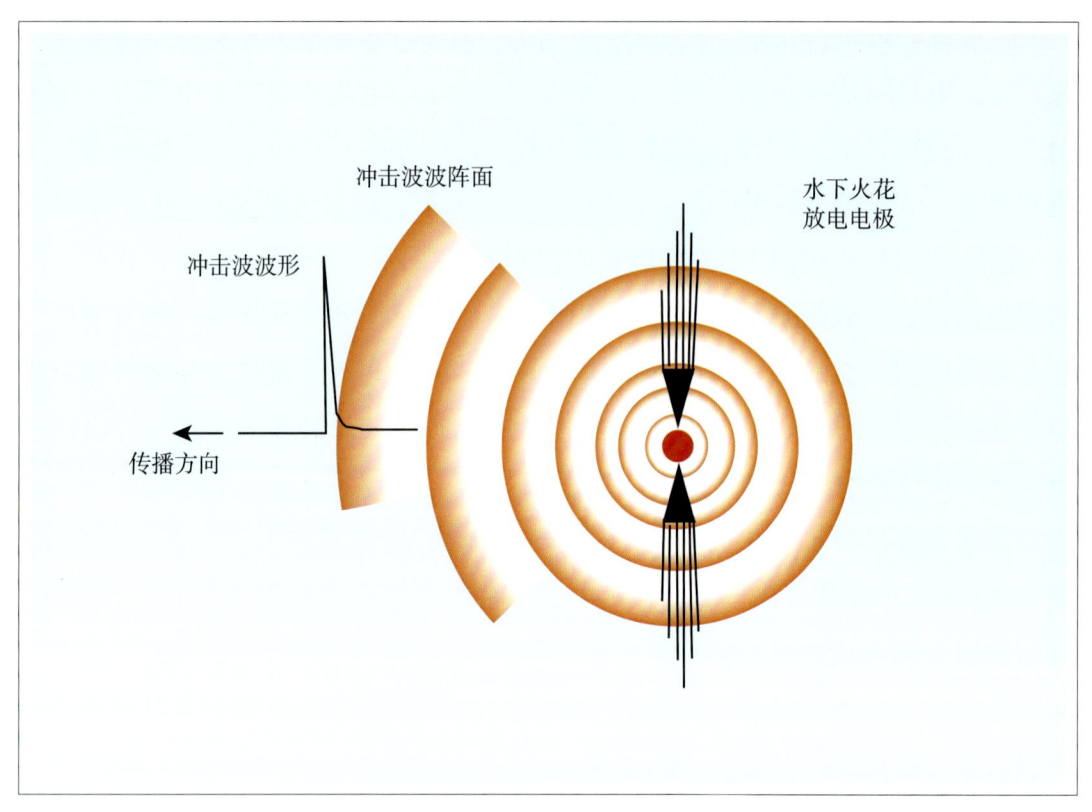

图 3-5 液电式冲击波的产生

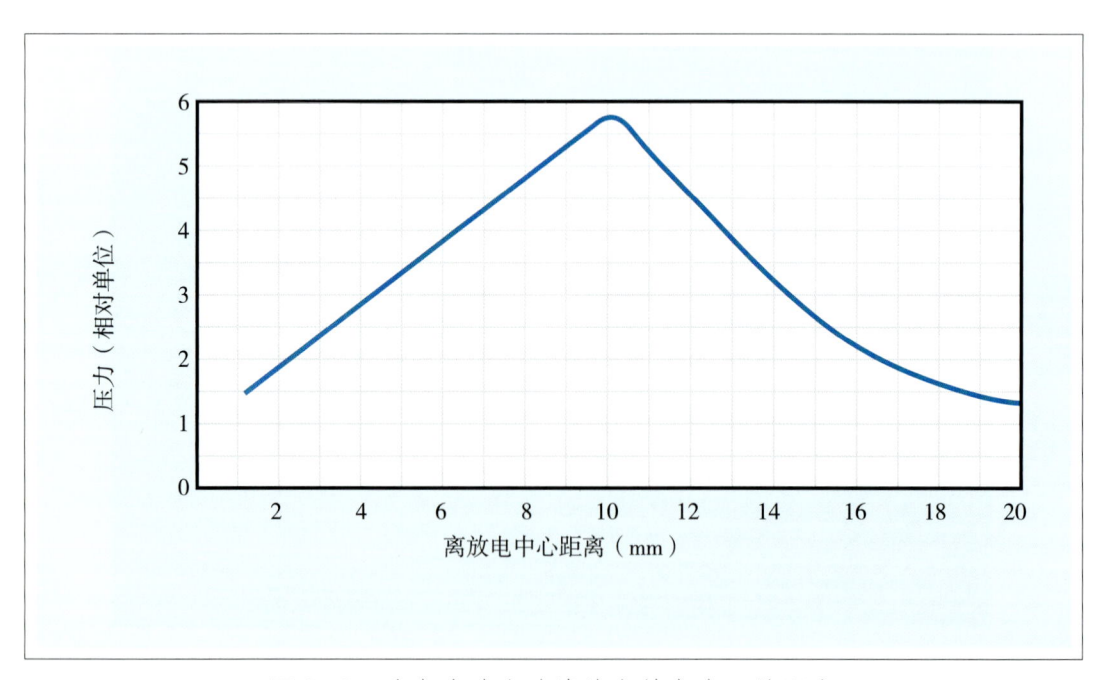

图 3-6 液电式冲击波峰值离放电中心的距离

（2）脉冲电路：脉冲电路将储能电容器、储能高压电压、触发高压电源、脉冲控制系统、触发开关、电极连接在一起。触发开关为封闭在注入加压氮气的密封体内，以防止电击穿。当高压电脉冲接通触发电极，开关内的气体发生电离，电容器中电流通过触发开关传导至水中电极对，产生流注放电。

冲击波发生系统的电路结构和工作原理如图3-7所示，由伺服电机M控制的调压器TM控制高压充电变压器T3的电压大小；T3输出的高压经二极管2DL整流后转换成直流高压，经限流电阻R1后对储能电容C充电，并在触发开关KC一端形成高压电场。T4是高压脉冲变压器，它的输出端经限流电阻R2后引出至高压触发开关KC，触发开关KC的另一端与电极DJ连接。虽然储能电容储存大量电能，在触发开关的一端形成强大的电场，但由于触发开关KC中间隙的存在，当CF触发装置没有对触发变压器T4进行导通时，电极并不能进行放电。但当控制系统KZ对触发装置发出工作指令并使T4导通时，输出的高压脉冲电

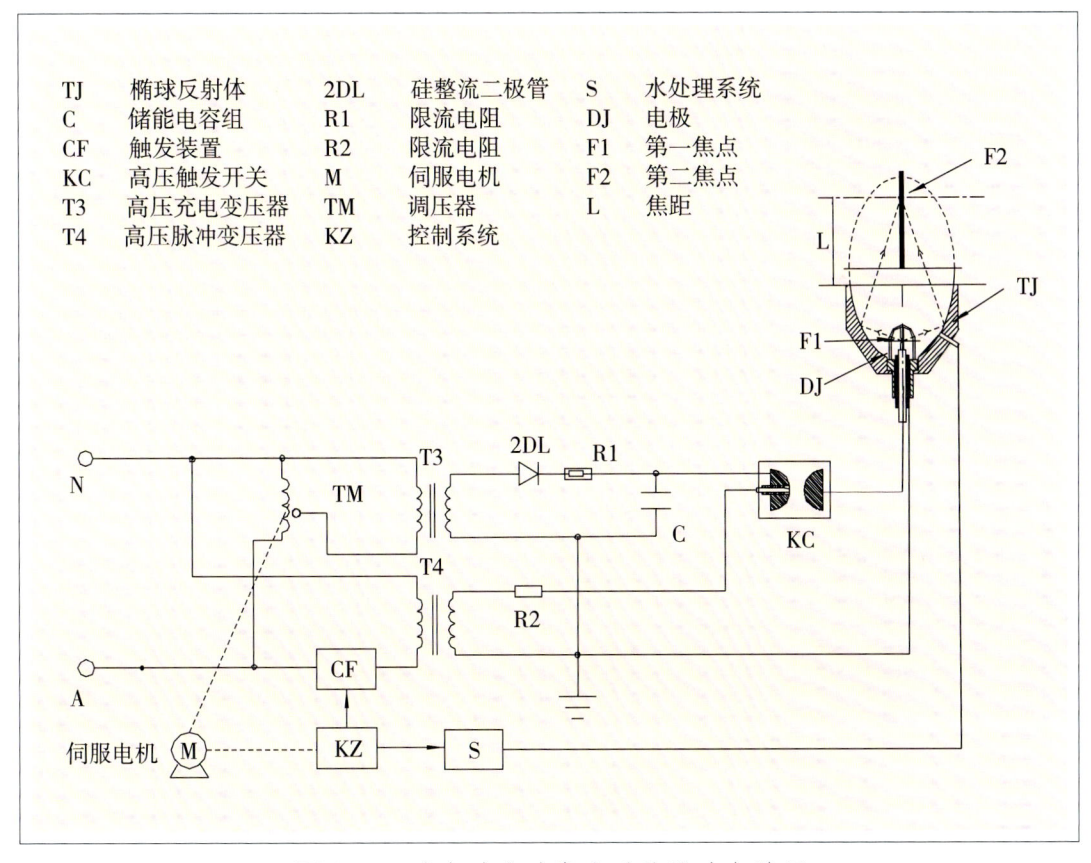

图3-7　液电冲击波发生系统脉冲电路图

压瞬间打破触发开关的电场平衡，使触发开关导通，储能电容的电能输送至水中电极，产生液中放电，形成冲击波。

储能电容器通过电极水中流注放电的过程就是电能转换成机械能（冲击波）的过程。储能电容器不断进行充电→放电→充电，实现交替的水中流注放电，反复将电能转换成机械能。在脉冲电路中输入可控的触发信号，可以实现心电 R 波触发、呼吸触发、呼吸和心电 R 波同步触发、自动连续触发和手动触发等。由于放电现象产生的电磁场可能导致患者心律失常，因此，液电波源不适用于心律失常的患者。

2. 半椭球反射体 半椭球反射体的作用是聚焦冲击波。如图 3-8 所示，冲击波峰值距离电极仅 11mm，随后急剧衰减。为达到碎石所需的能量和穿透深度的要求，选用半球反射体聚焦是一个巧妙的办法。因此，半椭球反射体的作用是极其关键的，它直接关系到聚焦冲击波的特性。碎石效率、局部疼痛和损伤，在

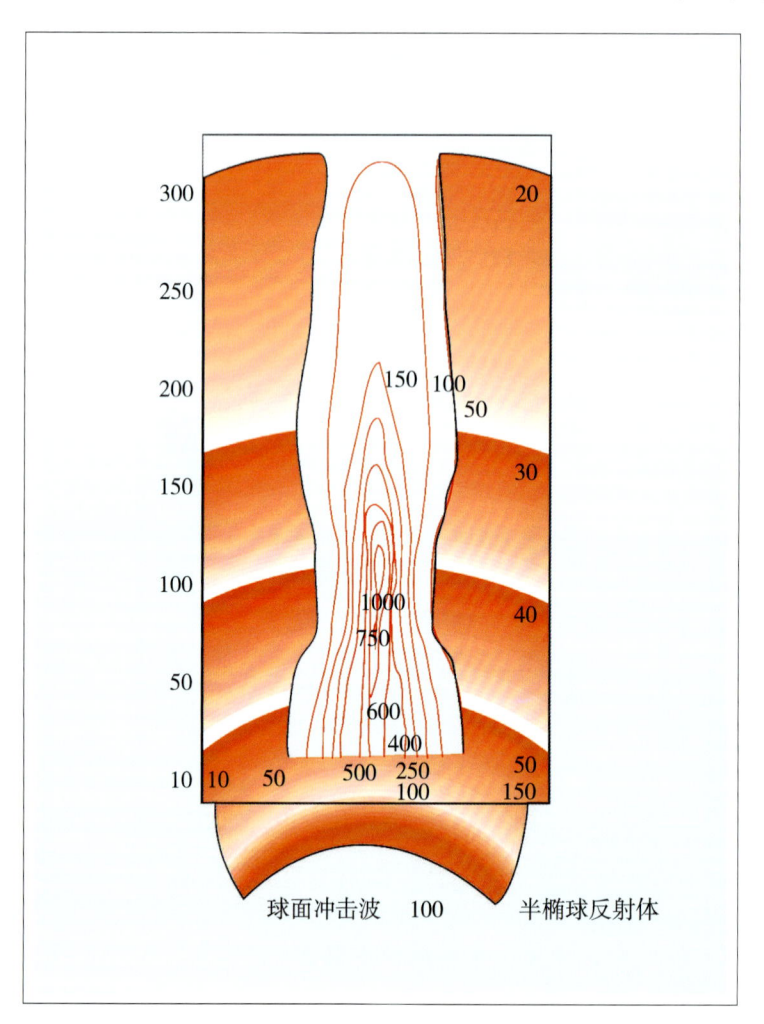

图 3-8 半椭球反射体上方冲击波峰值的分布图 图中数据是在实验室条件下测得，以纯水为介质，等峰值线以 MPa 为单位，轴线刻度为 mm

一定程度上与半椭球体的设计有关。在材料方面,半椭球体的声阻抗关乎反射能量的大小,一般都用黄铜或不锈钢制造。

(1)半椭球反射体的聚焦原理:半椭球反射体呈轴对称,将放电电极置于盛满水的半椭球反射体的第一焦点(F1)处,由水下流注放电产生的液电式冲击波经半椭球反射体的椭球壁反射在其第二焦点(F2)处聚焦。通过聚焦,冲击波峰值大大提高,可达100MPa以上(图3-8)。也只有聚焦,才能实现非侵入性体外冲击波碎石。

图3-9是半椭球反射体的聚焦原理示意图。水下放电电极进行流注放电产生的冲击波从第一焦点(F1)以球面波的形式传播,到达到半椭球反射体的椭球壁后,被球面反射,椭球壁的每一点又成为一个新的球面波的发源点。经反射的各个冲击波的波阵面组成这些基波的包络线路,图3-10中的实线描绘了不同时间呈现的波阵面的包络线。随着时间的增长,由第一焦点(F1)处产生的冲击波向

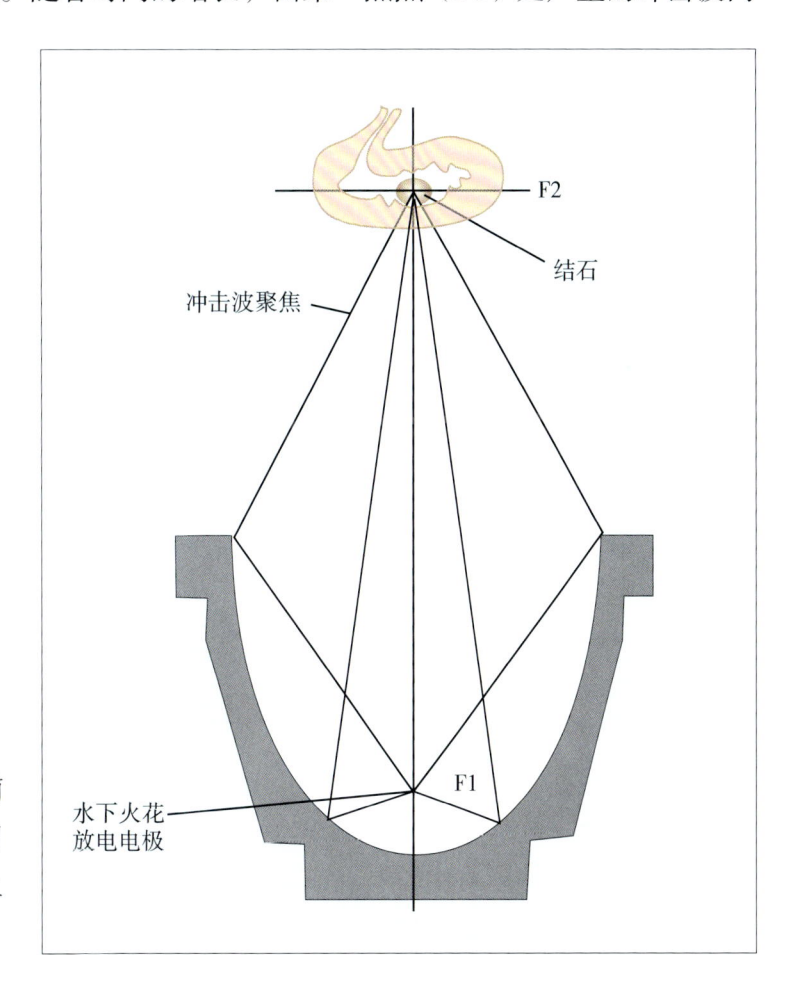

图3-9 冲击波经半椭球反射体聚焦碎石示意图
F1.第一焦点;F2.第二焦点

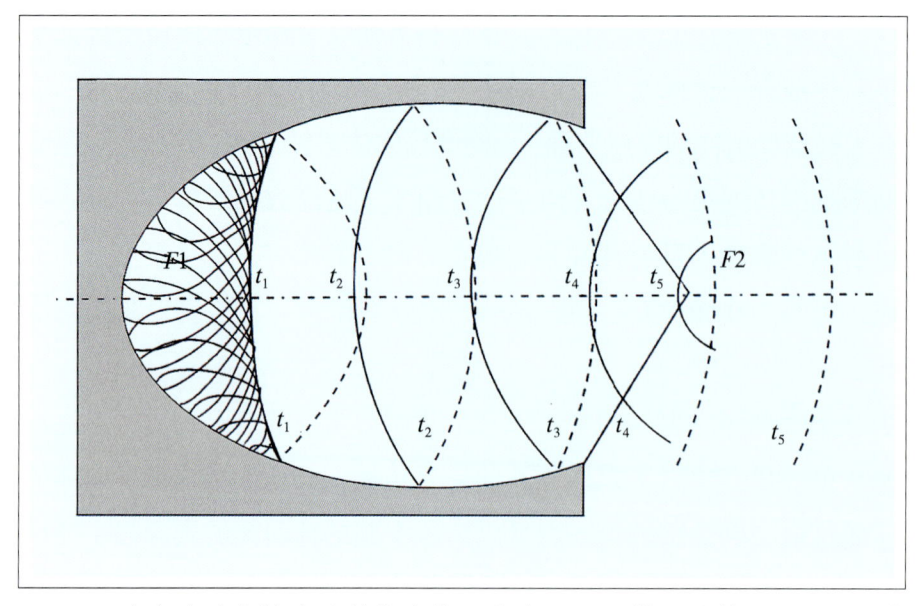

图 3-10 冲击波从半椭球反射体的第一焦点（F1）扩展的传播 - 时间示意图
F2. 第二焦点，即冲击波聚焦点；t. 时间

前推移直至汇集到第二焦点（F2）处聚焦。

（2）半椭球反射体聚焦的几何学分析：为充分理解其聚焦原理，现以"金标准"的多尼尔 HM3 型冲击波碎石机为例作初步的几何学分析（图 3-11）。该碎石机采用一半椭球反射体，冲击波电极位于椭圆 F1 焦点上。椭圆的一般方程是：

$$x^2/a^2 + y^2/b^2 = 1 \quad （公式 3-1）$$

假定椭圆中心点的坐标为（0，0），则在 X 轴上，椭圆的长度为 $2a$；在 Y 轴上，椭圆长度为 $2b$。每一焦点的位置是由方程 $a^2+b^2=c^2$ 决定的，即两个焦点分别位于（+c，0）和（-c，0）位置上。在 HM3 碎石机，$a = 14$cm，$b = 7.98$cm，$c = 11.5$cm，而椭圆在距焦点（+c，0）10cm 处截去。F1 点位于（+c，0），F2 位于点（-c，0），两个焦点相距 23cm。

然后，将截去了顶部的椭圆绕 X 轴旋转一周，便得到了一个 HM3 采用的三维的半椭球反射体。从其缘口到第一焦点（F1）的距离为 12.65cm，以 F1 为球心，半径为 12.65cm 的球面，被缘口面分成两部分，从而可计算出未经反射的冲击波的百分率。半径为 12.65cm 的球面面积为 2010.9cm²，而椭圆缘口处的部分球面面积为 210.63cm²，因此，如无因传播和反射器不规则造成的冲击波损

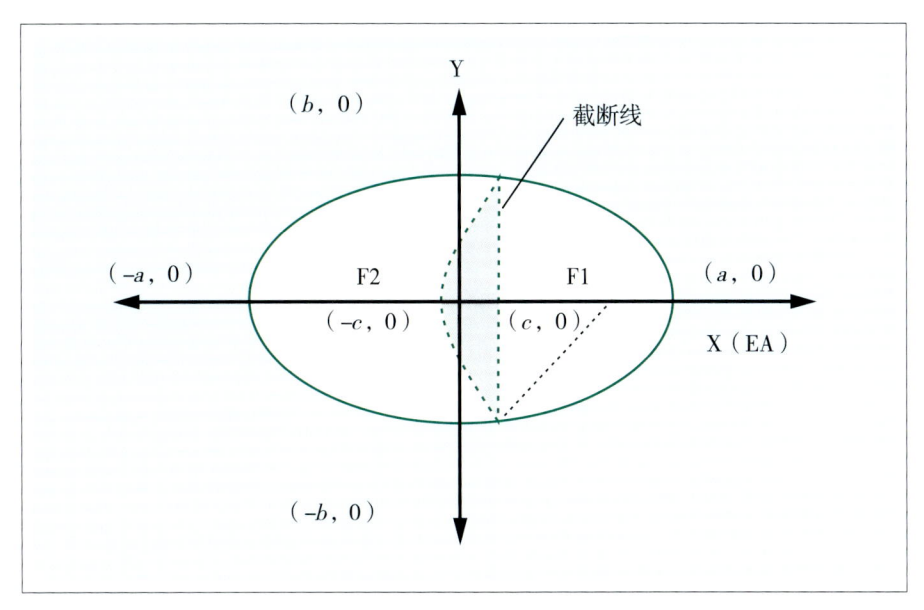

图 3-11　SWL 的理论椭圆图（截断线代表碎石机椭球体开口）

失，则将有约 10% 的初级冲击波能不经反射而直接传播（即直达波），当它从 F1 点到 F2 点时，由于几何学的散射而幅度逐渐减少，以往认为，直达波对结石的粉碎几乎没有作用，然而，有证据表明这种直达波可以影响由聚焦波产生的空化作用。其余 90% 的初级冲击波，假设在反射体内没有能量损失或损失很小，并且不计算电极位于反射体内造成的聚焦损失（1%~2%），则这 90% 的初级冲击波经椭球反射体全部反射。在离开反射体出口时，按惠更斯原理呈不断汇聚的新月形波阵面，其总能量分布在整个新月形范围内，因此，当这一冲击波弧进入机体时，在表皮部位的能流密度是很小的。然而，由于聚焦作用，全部能量都被集中在 F2 上的 1~2cm 径向范围内，使能量只作用在靶结石上，以减轻冲击波进入人体后对组织的损害。冲击波在水中的传播特性与声波类似，其高压特征使能量损耗相对较少。因此，在 F1 产生的微弱冲击波反射在 F2 处时，能量密度与 F1 接近。

采用半椭球反射体聚焦可能出现两种现象，第一种情况是：用几何声学定律预测，对球面波而言，入射角 α_1 等于其反射角 α_2 的情况仅适用于低压。在设计碎石机反射缸时，一定要考虑到，在高压情况下，反射波的角度 α_2 将大于入射波角 α_1，并且这一差异随着 α_1 变大和压力的升高而增大（图 3-12）。这种现象可能会导致焦点区有远离 F2 几毫米的偏差（图 3-13）。另外一种现象是，

图 3-12 入射角 α_1 与反射角 α_2

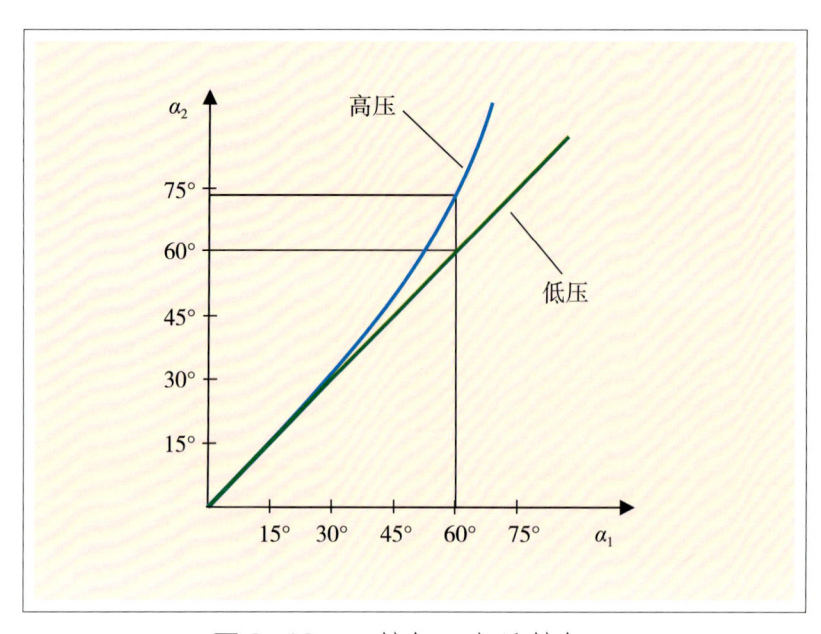

入射角 α_1 等于反射角 α_2 只适用于低压，在高压情况下，$\alpha_2 > \alpha_1$，这种差异随着 α_1 的增加而增加

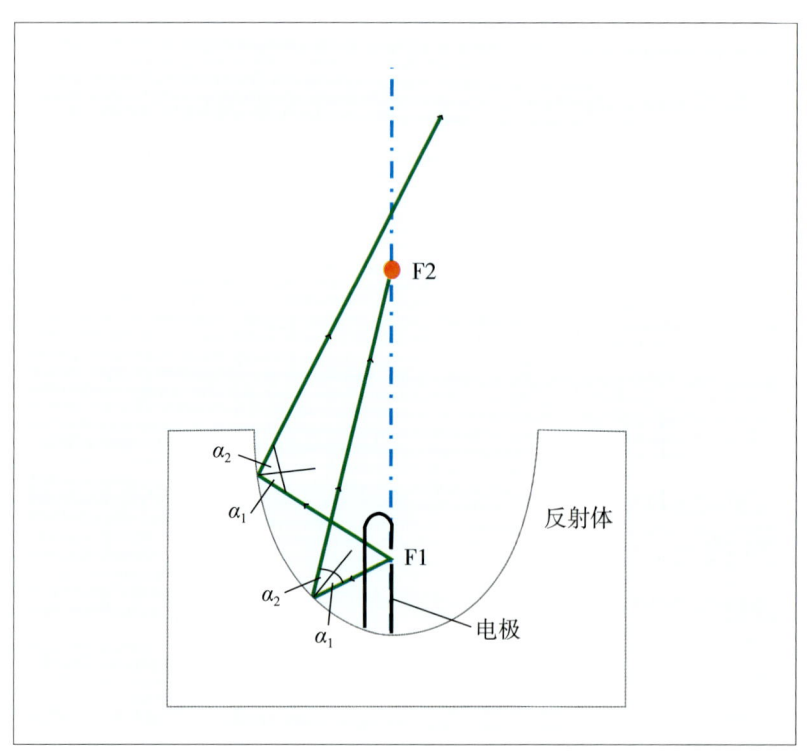

图 3-13 反射波角度 $\alpha_2 > \alpha_1$
一些反射线可能不到达 F2，结果导致焦区漂移

入射球面冲击波的能量密度是恒定的，聚焦冲击波的能量密度在位于中心轴上的 F2 附近较高，如果聚焦的冲击波前沿中心点压力更高，其速度也会增加，导致中心轴附近冲击波前沿被压平。这一效应可使焦点向反射器移位。基于冲击波的能量和反射缸的几何形状，上述两个现象中将有一个占主导地位。由于实际采用的是相对平坦的反射缸，同时冲击波压力相对较低，因此往往是第二个现象占主导地位。

（二）液电式冲击波的特性及影响因素

1. 液电式冲击波的特性有别于其他波源 液电式波源的冲击波几乎从一开始就形成，而不是聚焦后，并且一次放电产生一个以上的冲击波。第一个直达波是由 F1 处的水击穿时产生（图 3-14）。第二个是经反射体反射聚焦的冲击波，在直达波之后约 29μs 到达 F2。两波之后是另一个反射脉冲，该波是 F1 处等离子体气泡崩溃时产生的反抽性负压脉冲。这个负压性脉冲可引起 F2 处的空化效应，即在焦区范围内产生大量的气泡。当其破裂之后便引发了第三个冲击波，亦称次级冲击波。有部分的初始压力波没有被反射，称为散射波（图 3-15）。液电冲击波的波形特征如下。

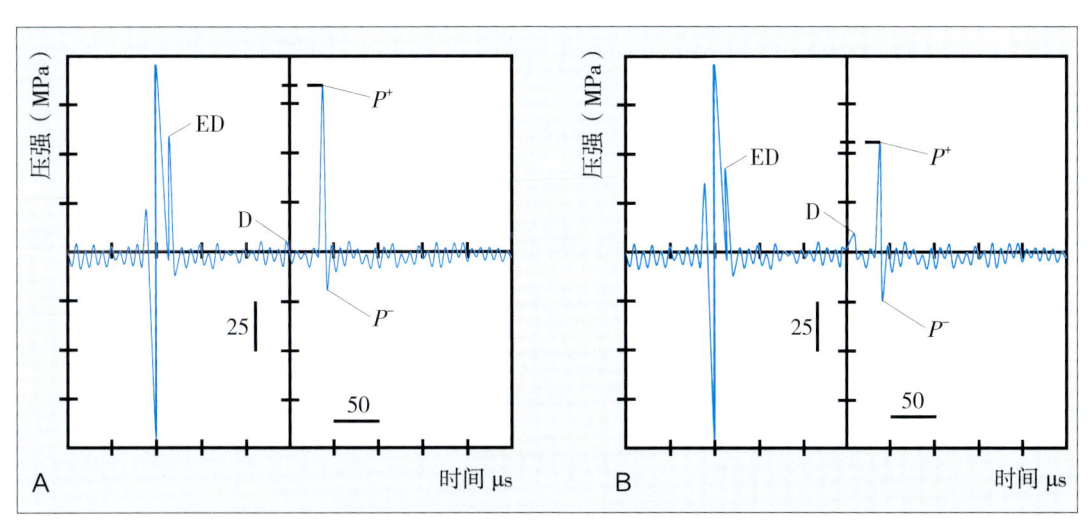

图 3-14 连续冲击波压力曲线图

在不改变液电碎石机放电电压和其他参数情况下，使用 PVDF 针式水听器记录的连续冲击波压力曲线图。ED 为电"噪声"。直达波 D 在 ED 后约 150μs 到达。正压峰值（P^+）的聚焦冲击波需要大约 35μs 以上才能到达针式水听器。A 波的正向脉冲的幅度比 B 波高约 40%。这种压力幅度的变化在液电波源是常见的，但负压峰（P^-）变化不大

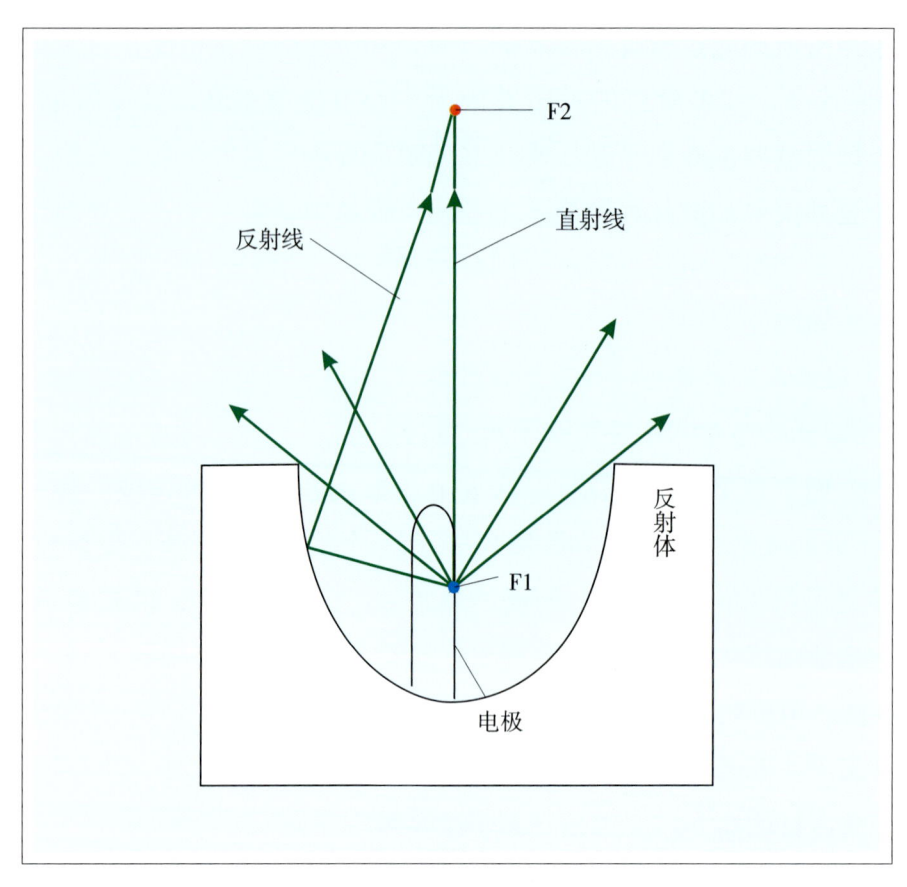

图 3-15 液电波源中直射冲击波和反射冲击波的传播方向

（1）具有十分陡峭冲击前沿的压力脉冲。理论上可以少于 1ns，但实际上升时间约 30ns。

（2）可以产生相当高的冲击波峰值。在实验中，曾测得最高可达 200~300MPa。但每次冲击波的压力振幅并不恒定，甚至可相差 50%（图 3-14）。

（3）通过设定电参数可以使它成为一个窄脉冲，其脉冲宽度可控制在 0.3~1μs。

（4）冲击波的频率成分是一个很宽的频带（图 3-16），这意味着冲击波在生物组织中传播时衰减少，穿透性能好。

早期碎石机多采用液电波源，表 3-1、表 3-2 是国内外液电波源的主要技术参数。

2. 影响液电冲击波特性的主要因素　早期曾对第一代体外冲击波碎石机实验样机的液电式冲击波特性进行了测试，发现液电冲击波特性的影响因素主要有以下几方面：

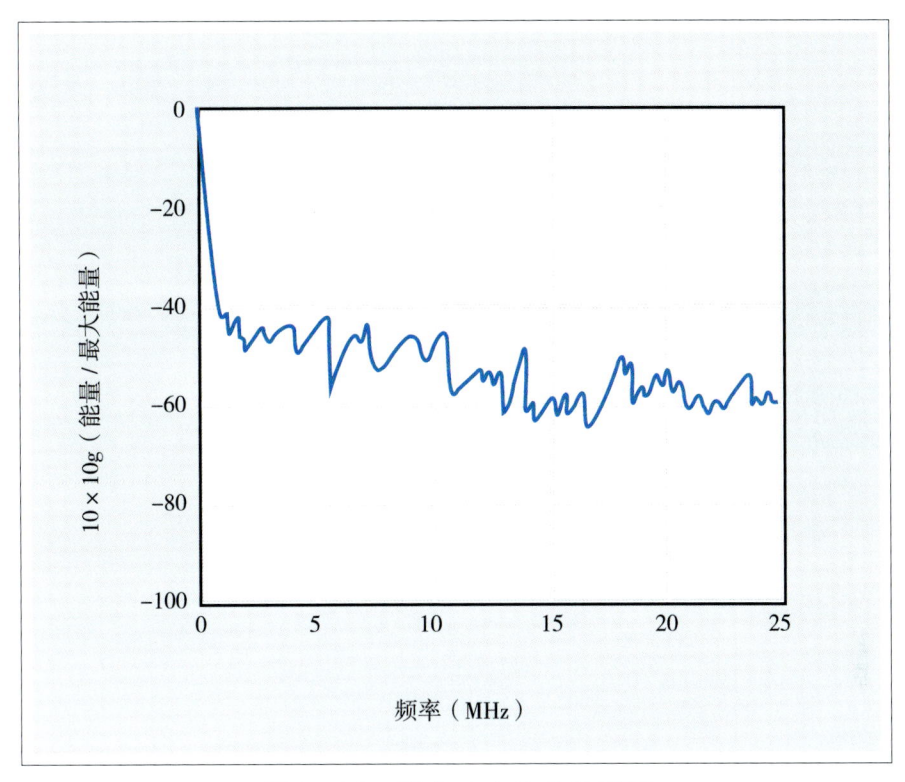

图 3-16 聚焦冲击波的能谱图

表 3-1 早期国外液电式冲击波碎石机的主要技术参数

公司	机型	焦点距离（mm）	焦点峰压（MPa）	焦区范围 w×h(mm)	电极寿命（次）	发生器寿命（万次）
Dornier Medical System	HM3*	130	130	15×90	2000	100
	HM3 Modified	130	40	40×7.5	—	—
	HM4*	130	130	15×90	2000	100
	HPL9000*	140	130	3.5×34	2000	100
	MPL9000X	155	82	6.5×35	—	—
	MFL5000*	130	100	10×40	2500	100
	MFL5000U	130	44	8×38	—	—
Medispec	Econolith	135	72.6	13×53	3000	100
	Econolith2000	135	120	13×58	3000	50
Genemed	Genestone190	135	72.5	13×58	3000	50
Medirex Medical System	Tripter X-1	135	110	5×17	3000	100
	NovaUltima	135	110	5×17	12 000	100
	Compact	135	100	5×17	3000	100
	Duet（复式脉冲）	—	—	—	—	—

续表

公 司	机 型	焦点距离（mm）	焦点峰压（MPa）	焦区范围 w×h(mm)	电极寿命（次）	发生器寿命（万次）
Medas Medical System（ESWL Products）	Lithoring	150	120	12×35	3000	150
	Multi-one Dalta	150	120	12×35	1期	200
Medstone International	STS	150	90	13×50	2000	100
	STS-T	—	90	13×50	—	—
	STS Shockwave	—	90	15×50	—	—
EDAP Technomed	Sonolith3000TM*	135	100	15×55	20 000	100
	Sonolith4000	130	30~60	8×38	12 000	100
	Sonolith4000+	130	30~60	8×38	—	—
	Sonolith1000	—	—	—	—	—
	Sonolith2000	—	—	—	—	—
	Sonolith3000	—	—	—	—	—
	Sonolith Praktis/Vision	—	—	—	—	—
Bantum Technology	Bantumtripter	140	44	8×18	2500	—
Comair AB	Lithocut C3000	130	120	3.5×12	6000	100
Philips Metzin	LDME	150	66	8×38	10 000	150
	LDM	150	60	8×38	10 000	150

*. 美国FDA认证

表 3-2 早期国产液电式冲击波碎石机技术特征

公 司	机 型	焦点距离（mm）	焦点峰压（MPa）	焦区范围 w×h(mm)	放电电压（kV）	储能电容*（μF）	定位方式（X线、B超）
索迪	9600C	120	45	18×70	9~13	0.5	B
索迪	9600D	120	45	18×70	9~13	0.5	B
索迪	9600-FXB°	128	50	20×70	—	—	X/B
慧康	MZ·SWL·V	130	50	17×60	5~10	0.4	X/B
慧康	MZ·SWL·108A	130	50	17×60	5~10	0.4	B
交大医研	JDPN-IV	132	50	16×60	15~18	0.32	X
交大医研	JDPN-VB	132	50	16×60	15~18	0.32	X/B
厚元	YC9200	120	30	17×60	—	0.5	B
科达	NE-3	110	40	20×60	—	1.0	B

续表

公司	机型	焦点距离(mm)	焦点峰压(MPa)	焦区范围 w×h(mm)	放电电压(kV)	储能电容*(μF)	定位方式(X线、B超)
科达	NE-4	110	40	20×60	—	1.0	B
欣远	CS-2000MP	135	—	20×30	4~7	1.0	B
海滨	HB·SWL·VB	110	—	17×65	3~9	0.4	X/B
海滨	HB·SWL·108A	110	—	17×65	3~9	0.4	B
健安	KDE-2001	120	40	—	6~16	—	X
健安	KDE-2002	120	40	—	6~16	—	B
长峰	YS-A	130	50	—	8~18	0.32	X
建中	ESEL-Ⅲ/ZM	127.5	50	17.5×60	9~18	—	X/B
建中	JZS-60	127.5	50	17.5×60	9~18	—	X/B
博克	Superman 2000	125	65	18×65	10~20	0.6	X/B
中联	ZL-502	124	50	17×50	8~20	0.4	X
嵩海	XT03-C	137	40	18×50	8~13	0.6	X
威达	WD-SWL91	118	—	17×70	8~12	0.8	B
威达	WD-SWL98	118	—	17×70	8~12	0.8	—
一洲	BD-8828	118	—	17×60	4~10	1.0	B
银星	153-B	108	—	—	8~12	0.4	X
西航	NS-15-1	135	50	—	12~17	0.66	X
西航	NS-15-2	135	50	—	12~17	0.66	X/B
西航	NS-15-3	135	50	—	12~17	0.66	B
天赛	TS-SWL538	130	—	17×60	—	—	X
爱申	DESUNT-6030	135	65	18×60	10~20	—	X

○.复式脉冲碎石机（下同）；□.所测数据不准，仅供参考（下同）；*.经常随意变更（下同）

（1）放电电极间隙距离对冲击波峰值的影响：当储能电容器充电电压为15kV恒定值，放电电极间隙距离变化范围0.5~3.5mm，在半椭球反射体第二焦点F2用压电式压力传感器测定冲击波峰值。随着放电电极间隙距离增大，由于等离子体形成的通道增大导致等离子体总能量增加，因而有更多的电能转换成机械能。当火花放电电极间隙距离从1mm增加到3.5mm，距离增加了2.5倍时，测得的冲击波峰值几乎增加一倍（图3-17）。但也有人认为这个测量结果是受传感器的性能影响而得到的，与理论值并不一致。

（2）储能电容器的放电电压对冲击波峰值的影响：放电电压与冲击波压力的关系不是线性关系。如图3-18所示，增加电压的情况下，最初的压力迅速上升，

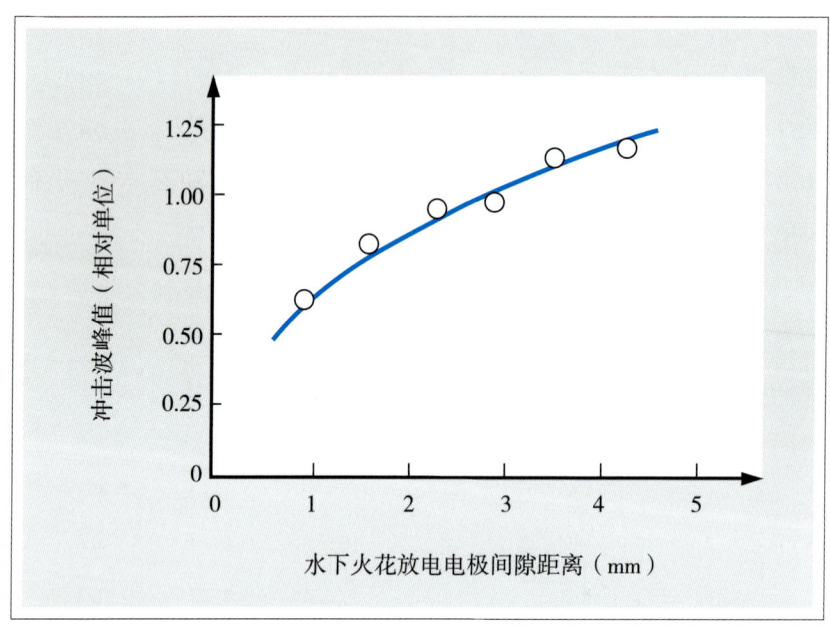

图3-17 水下火花放电电极间隙距离对冲击波峰值的影响

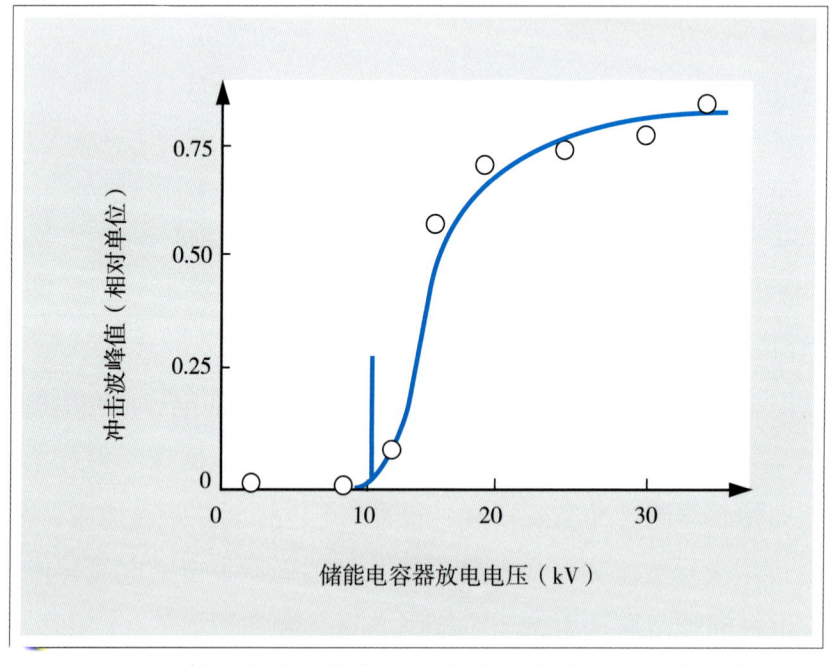

图3-18 储能电容器放电电压和冲击波峰值之间的关系图

然而，当电压大于 22kV 时冲击波的压力就开始缓慢增加，出现能量饱和效应，故理论上放电电压和冲击波峰值之间只是函数关系。由于放电能量 $E=1/2CV^2$，意味着增加电压提高放电能量比增加电容有效，因此，碎石机很少采用可变电容。此外，液电碎石机的动态焦点可能会随着施加在电容器上的电压变化而变化。然而，这并不重要，因为液电碎石机的焦区相对较大。

（3）放电速率对冲击波峰值的影响：当放电电极间隙距离和放电电压都保持恒定不变的情况下，改变放电速率对冲击波持续时间基本上没有影响（图3-19），但对冲击波的峰值有很大影响。随着放电速率变慢，冲击波峰值随之明显下降。若要求碎石机放电速率很快，则要求降低放电回路的电感值。

（4）生物组织对液电冲击波的影响：当冲击波在水介质中传播进入生物组织时，由于水–生物组织界面处的不均质性，冲击波会发生一定散射现象。其峰值有所衰减，但并不影响半椭球反射体的冲击波的聚焦作用。当冲击波通过 6cm 厚的肌肉层传播后，其峰值衰减 10%~20%（图 3-20）。此外，冲击波前沿上升时间也会延长（图 3-21）。这可通过改变液电式冲击波发生器的技术参数以提高其产生的冲击波的峰值来补偿。通常是增加储能电容器的充电电压，这样就能提高水下火花放电时产生的冲击波的峰值以弥补冲击波在生物组织中的能量损失，达到体外水介质实验时的水平。

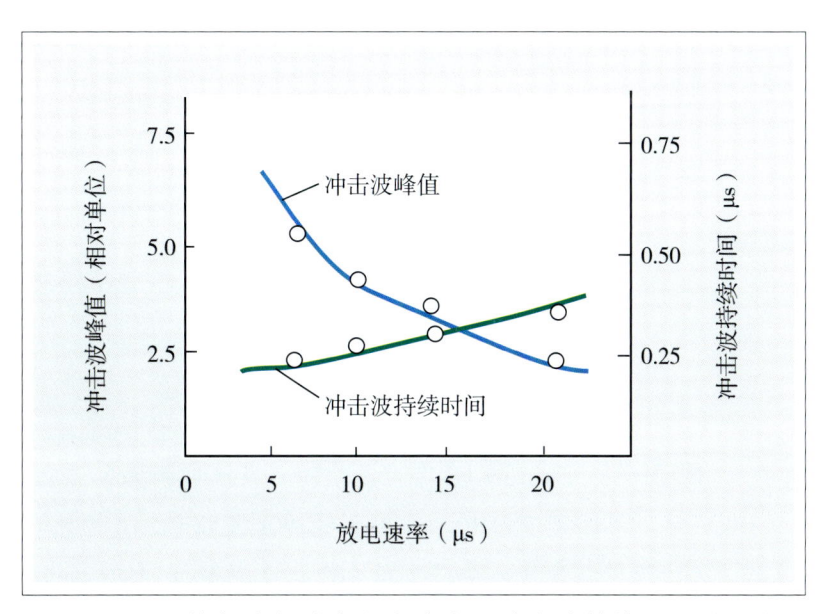

图 3-19 放电速率对冲击波峰值和冲击波持续时间的影响

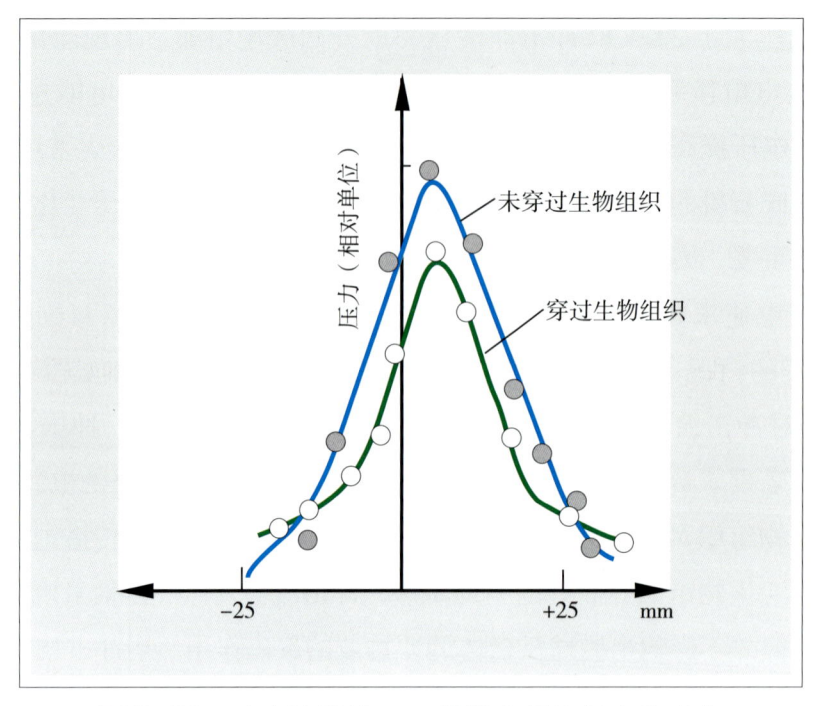

图 3-20 冲击波穿过 6cm 厚肌肉层后压力的变化

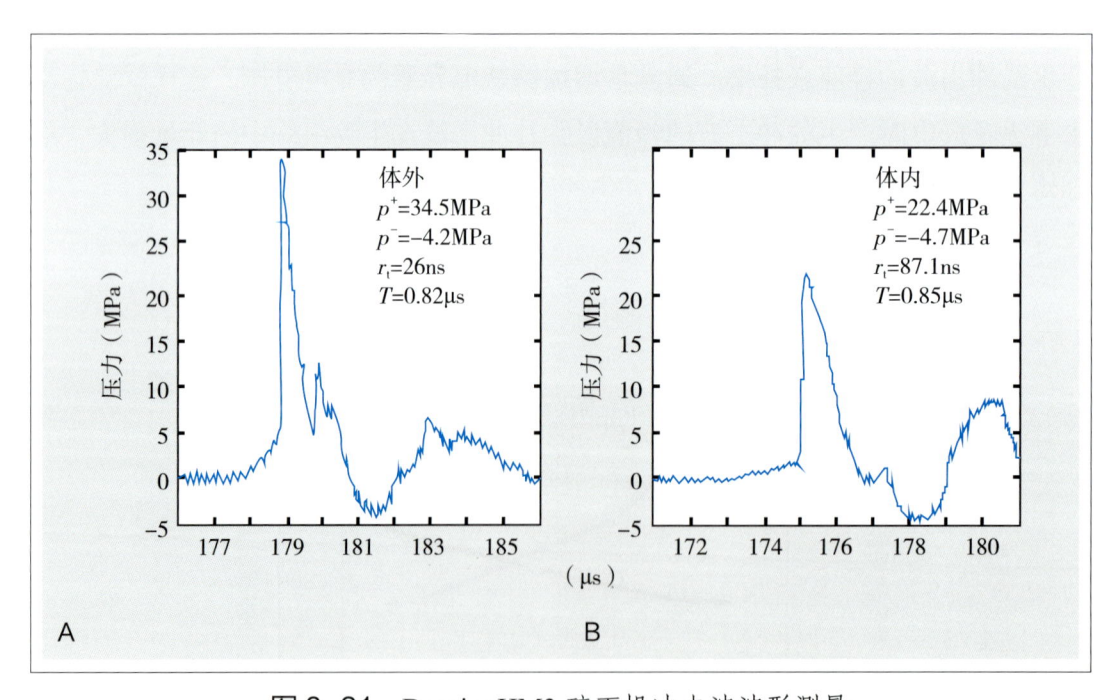

图 3-21 Dornier HM3 碎石机冲击波波形测量

当放电电压为 18kV 时，用微型 PVDF 水听器测量冲击波波形，A 为水中的波形，B 为猪体内的波形，体内峰值幅度比水中降低约 30%，上升时间（87ns）比在水中延长 26ns（引自 Robin O，The Physics of Shock Wave Lithotripsy.）

（三）液电冲击波源的优缺点

液电式冲击波碎石机是一种"经典式"碎石机，其冲击波源结构和原理比较简单，容易实现，且爆发力强，冲击波形成充分，较易导致结石的破碎；同时冲击波发生器的制造成本较低。但液电式冲击波源的缺点也很明显。波源放电导致的电极损耗与电介质离子分布的改变，都会影响冲击波的能量和波形，虽其能量较大，但焦区确定性差，对组织的损伤具有较高的潜在危险，具体表现在：①焦点易发生漂移；电极放电端的距离随着放电过程的电火花烧蚀而变宽。每次放电不一定发生在尖端的中心，而是在尖端的周围，如果电极端直径2.5mm，那么最大的偏离可达1.25mm，而在第二焦点的偏离可能会达5mm以上。这就是焦点漂移（focal shift）现象。伴随电极间隙的增加，焦点漂移更为严重。②由于电极对之间的电流通路存在差异，导致冲击波的各波之间的均一性差；③在SWL过程中，随着电极逐步损耗，电极间隙逐渐扩大，明显影响焦区的几何形状。在F1处的电火花隙每增加1mm，将会导致F2处的宽度增加10mm，使碎石效率降低，周围组织损伤加重，治疗时常需调节电极间距和频繁更换电极。作为易耗件，一根电极只有放电三千次左右的正常使用寿命。当电极烧蚀后，需要及时更换电极（图3-22）。治疗一个患者就需要更换电极。

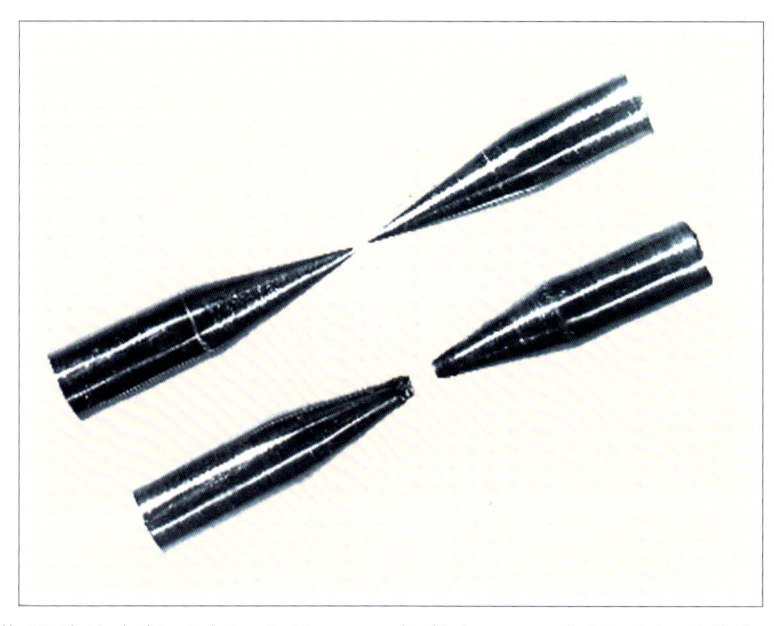

图3-22　使用前的电极（上）和用80nF电容在22kV电压下水下放电1000次后的电极照片（下）（照片由A.Sánchez提供）

此外，虽然液电式冲击波源制造技术并不复杂，但制造工艺要求高，其品质受太多因素的制约，如椭球体设计、电极材料结构及形状设计、水处理系统及水处理程度，同时，它对充电电压及电量的计算及控制也有较高的要求。在液电碎石机放电的总能量中，大约只有 5% 聚焦到肾结石上（Coleman & Saunders，1989），从能源利用角度，液电波源系统效率低下。鉴于上述这些缺点，制造企业目前普遍转向生产电磁波源碎石机。

二、压电式波源

继液电式冲击波碎石机发明之后，压电式冲击波源的碎石机于 1985 年在法国研制成功。因其碎石效果明显不如液电式碎石机，故障率又很高，这种波源的碎石机曾一度淡出临床。但近十多年来，德国 Wolf 公司研制的新型压电式波源的碎石机技术有了新的提高，至今已有近千台压电碎石机投放于临床。

（一）压电效应原理

在自然界中，有一些晶体物质，如 α-石英，如果垂直于晶体一个平面切下一块晶体，当垂直晶体某平面对其施加压力时，晶体的两个侧面上就出现数量相等、符号相反的电荷（图 3-23）；如果以张力代替压力，则电荷变号，即原来带正电荷的一面变成负电荷，原来带负电荷的变成正电荷。

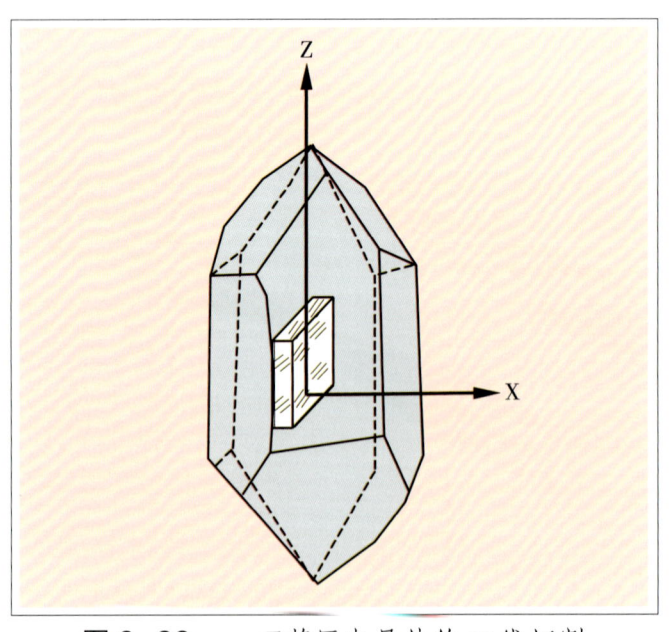

图 3-23　α-石英压电晶片的 X 线切割

晶体产生压电效应的原因是：当晶体受到应力作用时，引起晶格变形，使总的电偶极矩发生改变，从而激起晶体表面荷电。由于应力作用而激起晶体表面电荷的效应，称为正压电效应。单位面积内所产生的电荷为：

$$P = d\sigma \qquad \text{（公式 3-2）}$$

式中，σ 为应力；d 为压电系数，随晶体的种类以及应力的作用方向而异。

相反，如果把一块压电晶片置于外电场中，那么，由于电场的作用，将引起离子的极化，使电荷发生相对位移，导致晶体产生内应力，而使晶片发生收缩或伸长。这种因电场作用而引起晶体发生机械伸缩的效应，称为逆压电效应，或称电致伸缩（图 3-24）。压电式冲击波源就是利用了这一原理。

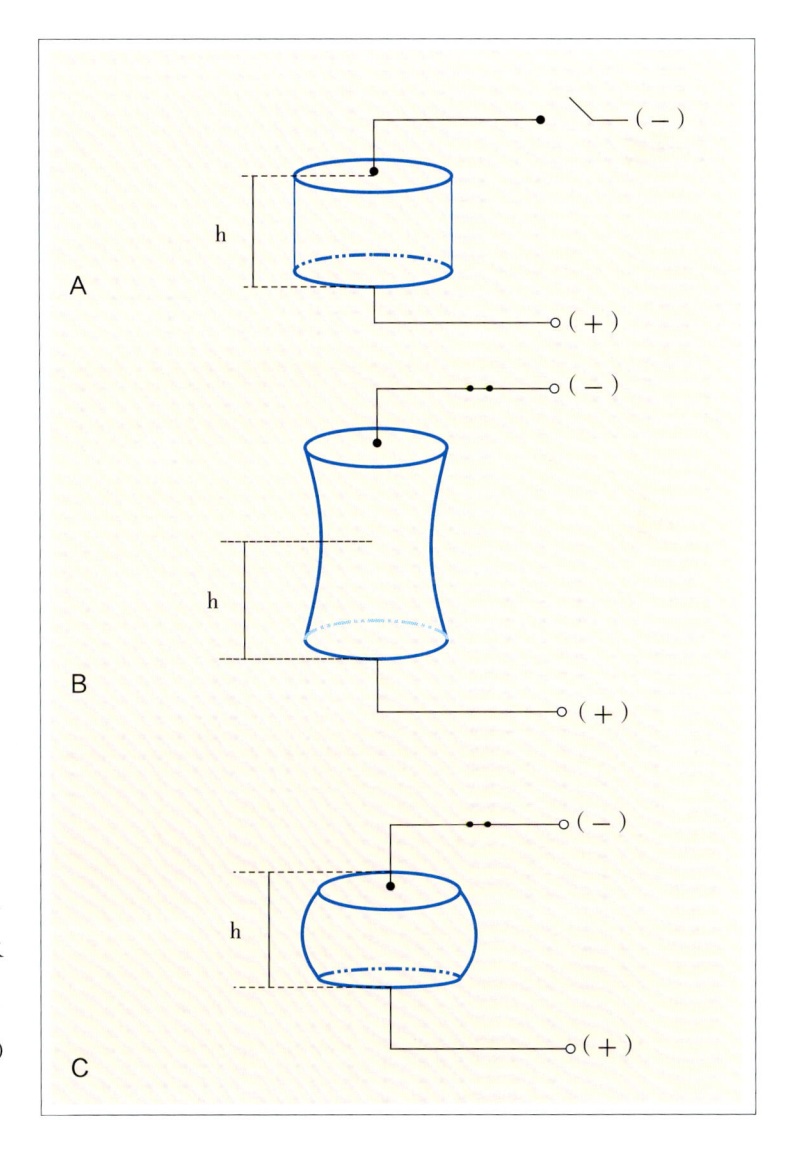

图 3-24 逆压电效应现象 高度为 h 的压电晶体（A），当暴露于电场中，压电晶体发生伸长（B）和收缩（C）

产生压电效应的晶体一定是各向异性的，但自然界中这类晶体很少，在20世纪40年代，人们发现一些人造的多晶体氧化物陶瓷也具有压电效应，它的原理和自然的晶体基本相同。由于压电陶瓷可以大量生产，使得压电效应得以广泛应用，压电式冲击波源就是利用这种压电陶瓷片制作的。

（二）压电式冲击波源的结构和工作原理

早期的压电式冲击波源是在一个充满水的球冠体内镶嵌数百至数千个呈阵列排列的压电晶体制作而成，晶体被排列成一层或两层。压电晶体通过柔性聚合物与水绝缘（图3-25）。这些压电晶体在相同的时间、相同的电脉冲元件作用下产生相同的逆压电效应，引起压电晶体的机械振动。机械振动引起介质中水分子的振动，继而产生压力波。压力波叠加后产生冲击波抵达球体的中心（F）。发生器后面有一个形状不规则的基座以防止形成强力拉伸波。

压电式冲击波源高压放电电路原理与液电式、电磁式波源相似，但不同的是，后二者只需要一套高压电路，而压电式波源中的每一个放电单元就需要一套独立的放电单位，但每个功率却很小。这些放电单元同步放电时，可产生极高的压力。

（三）压电式冲击波的特性和波源特点

与液电碎石机不同，压电式波源不是直接产生冲击波而是先产生声波（压力波），声波在非线性传播过程中叠加形成冲击波。在大多数临床设置的条件下，

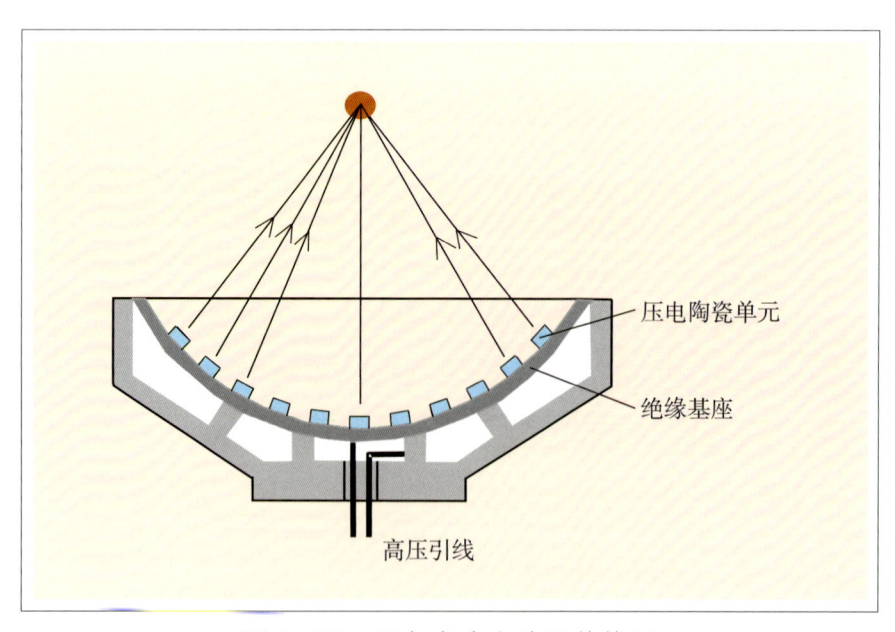

图 3-25 压电式冲击波源结构图

声波在到达焦点之前形成冲击波，在脉冲结束时会有尾波。对于压电碎石机来说，尾波更为突出。这是因为压电晶体在激发后发生"循环"几个周期，而液电式碎石机或电磁式碎石机中不存在这种现象。图3-26B显示了压电碎石机的代表性波形，压电式碎石机产生的冲击波的上升时间约300ns，某些学者认为相对较大的负压脉冲是此类碎石机的一个缺点，负压产生过大的空化效应可能导致较严重的组织损伤。与液电式碎石机相比，压电式碎石机的脉冲具有高度的可重复性。另外，压电式碎石机产生的电磁辐射低，无须心电触发装置。

实际上，一般的冲击波是由各种频率波长和波速的许多波叠加而成的波群，但在压电陶瓷产生的冲击波中，它的超声波频段成分多于其他频率成分。而超声波的频率频段窄，频率较高，穿透能力较弱，衰减较大，因此，压电式冲击波的频率比较单一，杂波少。可能正是这一特点，使压电波源成为能量及焦点控制最为理想的、具有较高的安全系数的波源（表3-3）。其特点是焦点紧凑精细，虽在焦点处具有极高的峰值压力，但由于压电式波源具有较大的波源孔径，在皮肤的冲击波入点的能量密度极低，因此很少引起痛感或不适。但应注意，冲击波焦点的峰值压力不同于碎石机的功率，碎石机的实际功率是焦点峰值压力与焦点体积的函数。虽然液电式碎石机的压强小于压电式，仅为中高水平，但因焦点大，所以释放到结石的能量最高。相反，尽管压电式冲击波源的压强最大，但因焦点

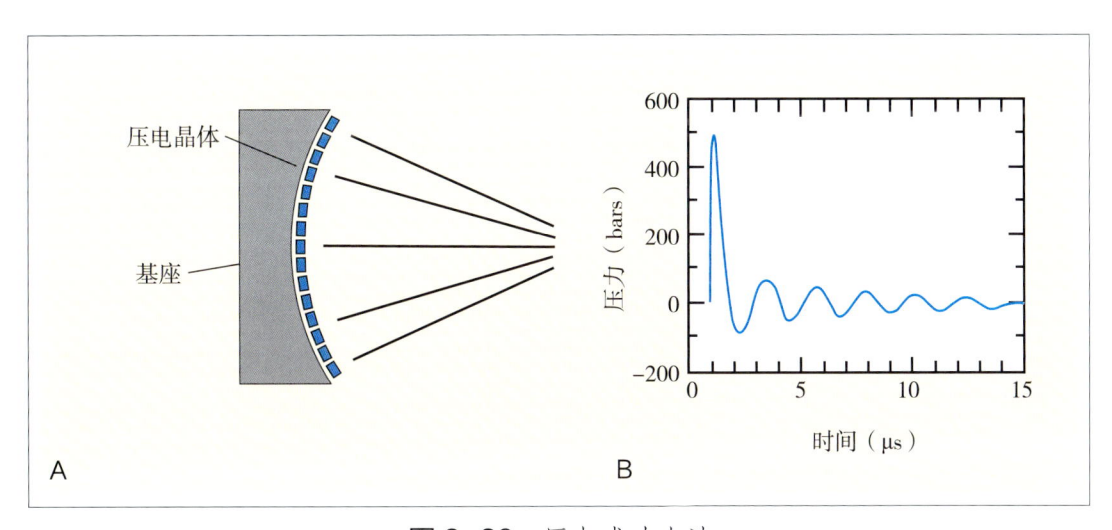

图3-26 压电式冲击波

A.压电碎石机的基本原理，压电元件放置在球体的表面上，压力波将聚焦于该球体曲率半径的中心；B.在压电碎石机的焦点处测量的典型波形，尾部持续时间较长，大于3μs

的体积极小，每次释放到结石的脉冲能量较液电式冲击波差几个数量级，所以早期压电式碎石机治疗难治型结石时碎石效率较低，但比较适用于治疗较小的肾结石、胆囊、胰腺、胆总管和唾液腺结石。

表 3-3　国外压电式碎石机的主要技术参数

公司	机型	焦点距离（mm）	焦点峰压（MPa）	焦区范围 w×h（mm）	发生器寿命（万次）
EDAPTechnomed	LT.01*	140	114	5×23	视情况而定
	LT.02	155	140	1.8×2.9	视情况而定
	LT02-X	143	150	3.5×23	视情况而定
Richard wolf	Piezolith2300*	100~120	120	2.5×30	72
	Piezolith2500	100~120	120	15×11	72
	Piezolith 3000puls	165	125	8×71*, 3.6×21*, 2.1×17*	500

*.三重焦区可供选择

压电式冲击波源的数千个晶片在百万分之一秒内控制其同时工作是不容易的，因此，冲击波的脉冲前沿、脉宽等特性理想值较难保证。压电材料的局限性，也使压电冲击波源难以达到足够高的峰值能量。同时，由于焦区较小，精确定位就显得更为重要。此外，压电式冲击波源的结构比较复杂，工艺要求高，压电陶瓷片的寿命参差不一，致使早期压电碎石机的波源故障率也比较高。但压电式冲击波源的特点是频率单纯、杂波少，对组织损伤较轻，因此，压电式波源仍值得开发和应用。2001年后，德国推出体积更小的双层压电晶体冲击波发生器（图3-27）。如图3-28所示，晶体安装在盘装球面的凹面上（压电层1），压电层1上面再烧盖一层晶体（压电层2）。压力脉冲的叠加补偿了由于球面盘的尺寸较小导致的压力损失。此后几经改良，现今的双层压电晶体波源不仅可获得足够高的峰值，还可通过控制双层晶体的脉冲时间，在同一能级状态下可获得三个大小不等的焦区，以满足不同大小结石的碎石要求。此外，新型压电晶体的稳定性也更好，一个波源可达到500万次以上的脉冲放电，治疗约2000例患者，故障率也显著减少。

三、电磁式波源

电磁式冲击波源也是在1986年研制成功的。到20世纪90年代中期，世界主要碎石机厂家几乎都采用了电磁式冲击波技术，成为"流行式"碎石机。虽然我国的电磁式波源技术起步较晚，但应用的效果令人满意。目前，液电式波源已几乎被电磁式波源取代。

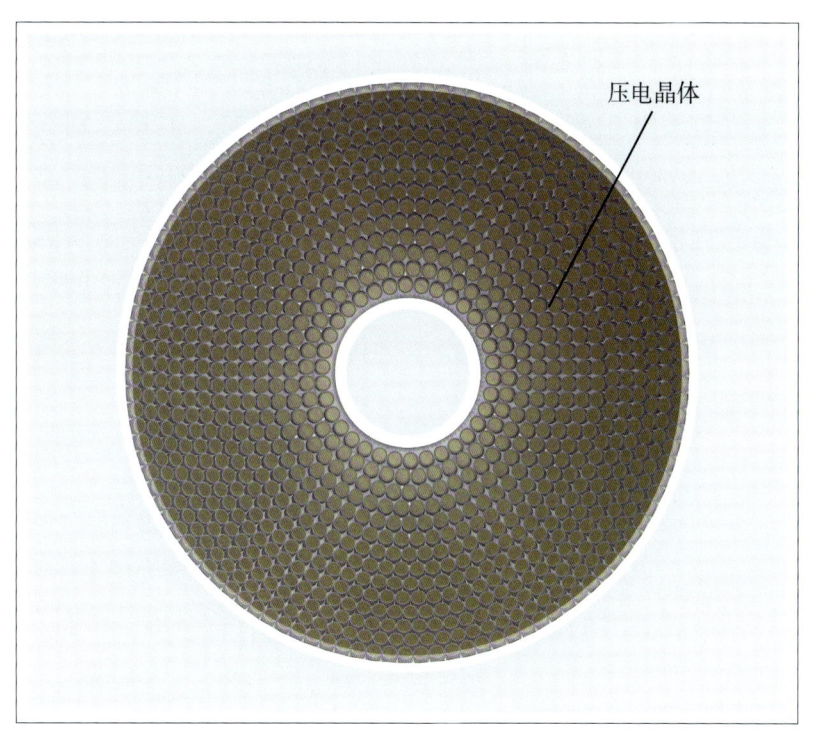

图 3-27　Piezolith 3000puls 双层压电晶体冲击波源（照片中只看到一层）

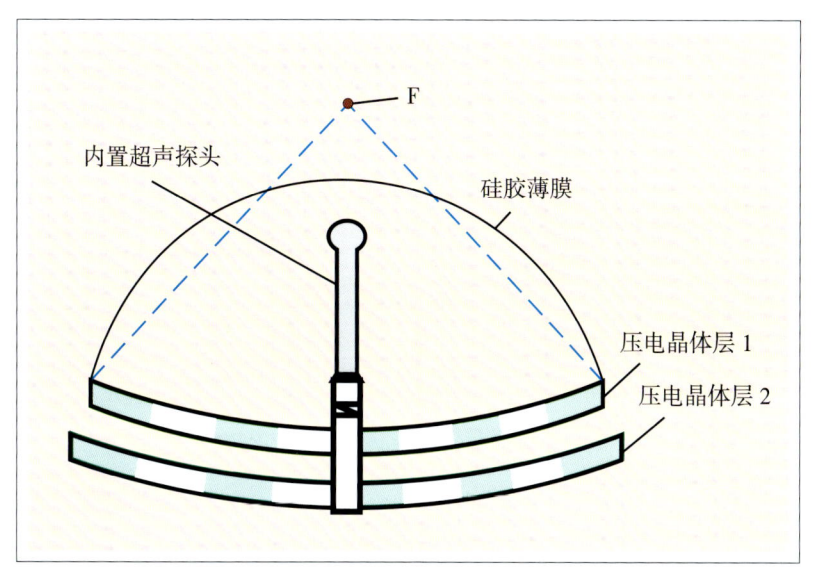

图 3-28　双层压电晶体结构示意图（引自 Richard Wolf GmbH, Knittlingen, Germany.）

（一）电磁式波源的基本构造和工作原理

所有的电磁式波源都有一个线圈和一块与水接触的金属振膜（图3-29）。脉冲电能通过线圈转化成脉冲电磁场，磁场对金属膜产生感应磁涡流，线圈磁场对金属膜感应磁场的推斥作用，使金属膜高速振动，从而推动水分子运动产生冲击波。冲击波经聚焦后，能量高度集中，就可以粉碎结石。

电磁式波源与液电式波源的电路原理图是一样的，主要区别在于把高压输出接电极改成接一个线圈。电磁式波源比液电式波源使用电能较高，原因是液电式波源由电能直接转变成机械能的，而电磁式是电能先转变成磁能，即所谓的电磁效应，再从磁能转化成冲击波形式的机械能。经过二次转换，电磁式波源能量输出的效率低于液电式波源。举例说明：为达到相近的碎石效果，液电式波源所需的充电电容量 $C=0.4\mu F$、电压 $V=10kV$；而电磁式波源需要的电容 $C=1\mu F$、电压 $V=20kV$，通过电容储存放电回路的能量计算公式可以进行比较。

$$J=1/2CV^2 \qquad (公式3-3)$$

式中，J 为能量（单位为 J），C 为电容量（单位为 F），V 为充电电压（单位为 kV）

液电式波源的输入电能 $=1/2CV^2=1/2\times 0.4\times 10^2=20\,J$

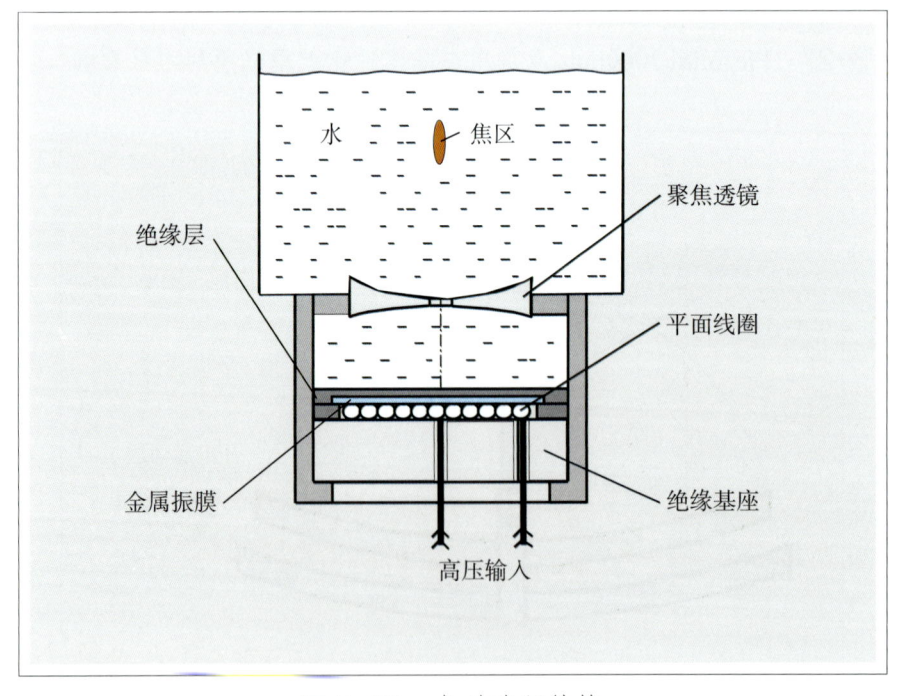

图 3-29　电磁波源结构

电磁式波源的输入电能 $=1/2CV^2=1/2\times 1\times 20^2=200\,\text{J}$

由计算结果可见，为达到相近的碎石效果，电磁式波源所需的输入电能是液电的10倍，但电能损耗的经济意义对碎石机是微不足道的。

（二）电磁式波源的特性

电磁效应产生的冲击波与液电效应的物理特性基本是一致的，多数指标和参数的特性相似，但也有些独特之处。

1. 波形特性参数 设计良好的电磁式冲击波可以得到十分陡峻的脉冲前沿、窄的脉宽和较高的峰值（图3-30）。这些参数毫不逊色于液电式波源。

2. 焦区特性 电磁式冲击波焦区特性一度令工程技术人员感到棘手，它的焦区较长，多数装置的焦区是近似"雪茄"状，这是由电磁式波源工艺结构、线圈的电磁感应特性决定的。通常采用平板状、圆形线圈的电磁源的磁通密度中心区域远大于边缘。这样，无论是直射式或是折射式的聚焦，中心区的冲击波能量密度一定是较集中的，这是造成较长柱状焦区的原因。开始有人认为，这样的焦区会造成较大的损伤而不接受电磁式波源，但经过长期的动物及临床试验证明，它比液电式波源造成的损伤反而更轻些。

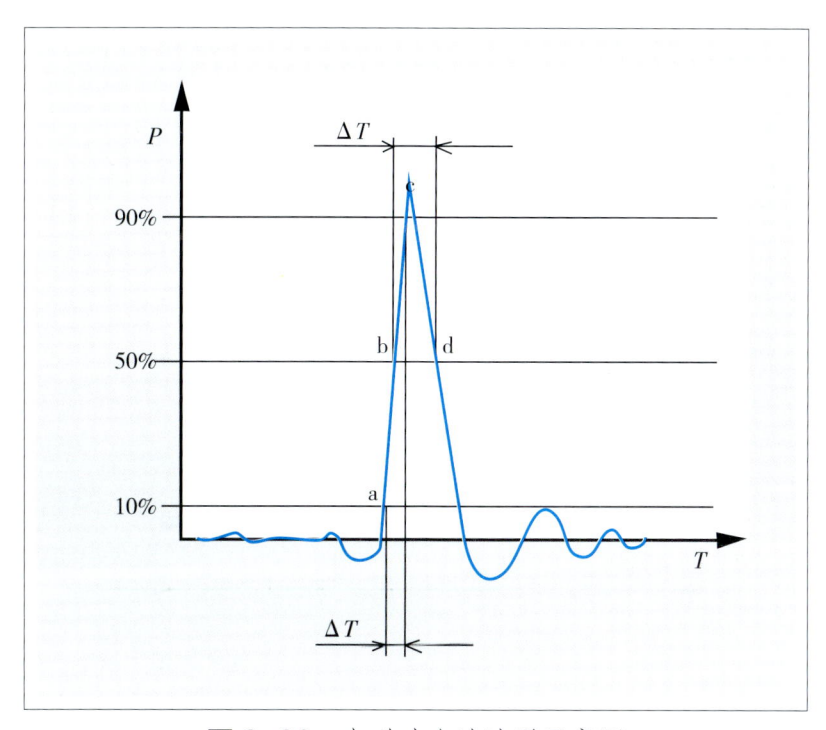

图3-30 电磁冲击波波形示意图

3. 穿透能力　在压力传感器测量下,电磁式冲击波的穿透能力与液电式冲击波基本相同。经铝板阻挡冲击波路径后,电磁式冲击波的碎石效果明显优于液电式冲击波。从二者穿过铝板,冲击波损耗的对比实验和经过铝板隔阻模拟碎石的效率实验图(图3-31)可以看到,用传感器测量的数据显示,两者穿透能力无太大的区别,但经铝板阻挡后的碎石效果表明,电磁式波源却明显好于液电式波源(图3-32),主要原因可能在于组成冲击波的频谱比较复杂,传感器测定的波段的冲击波含量比例基本相同,因而曲线反映的衰减基本相同,但实际引起碎石作用频段的冲击波,电磁式的含量高于液电式波源,或者说这部分电磁式冲击波的穿透性较强,能量衰减较小。

(三)常见的电磁式波源

电磁波源碎石机有三种不同的冲击波源(图3-33),区别在于聚焦方法和线圈绕法上有所不同。第一种类型采用扁平线圈产生压力波,通过声透镜的折射聚焦冲击波。第二种类型使用圆柱形线圈来产生圆柱形波,并通过抛物面反射器反射聚焦后形成球形聚焦冲击波。第三种类型为自聚焦式,不需使用透镜或反射器来聚焦冲击波,结构类似于压电碎石机,该发生器具有安装在球形衬垫上的螺旋线圈。它们各有特点。

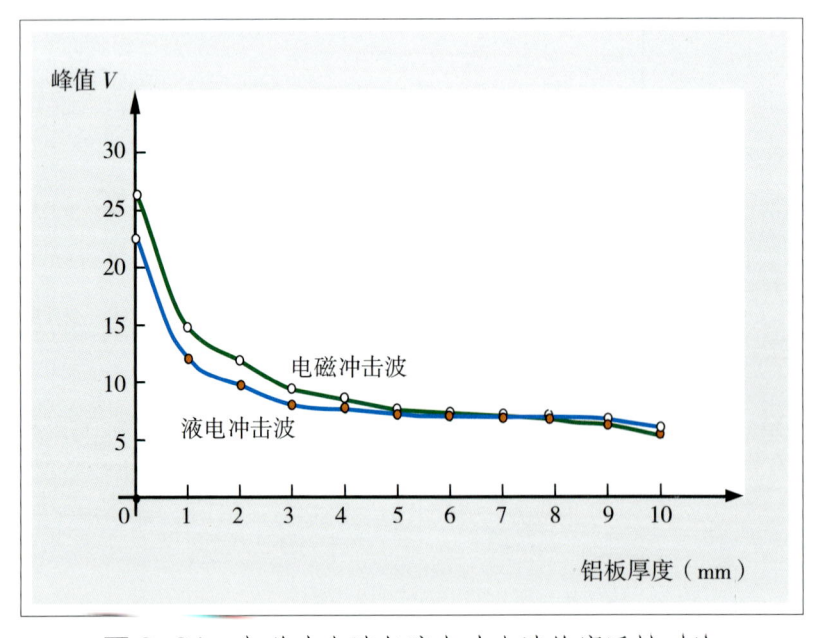

图3-31　电磁冲击波与液电冲击波的穿透性对比

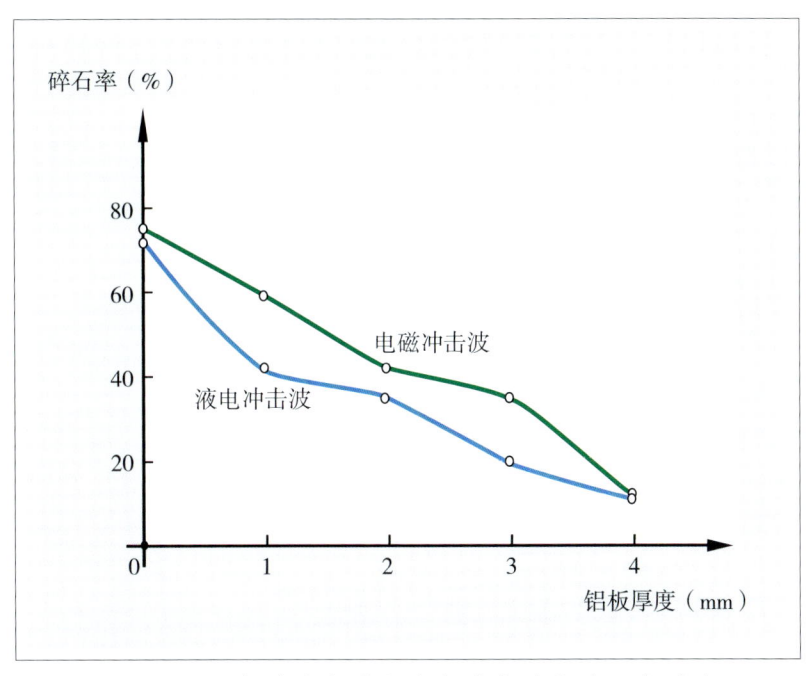

图 3-32 电磁冲击波与液电冲击波的碎石率对比

1. 折射式聚焦电磁波源 目前多数电磁式波源的聚焦方法是折射式的，即采用扁平线圈产生压力波，用声透镜聚焦冲击波。它由绝缘基座、扁平线圈、金属膜、聚焦透镜等组成（图 3-33A）。金属膜可以是铜或铝质，聚焦透镜是聚苯乙烯凸镜或凹镜。透镜材料折射率比水低时，必须使用凸镜；反之要使用凹镜。这种波源入射面积可大可小，焦区较长，通过更换不同曲率的透镜可改变焦点长度，这是它的特点之一。

折射式聚焦电磁式波源的原理类似于扬声器。当向线圈发送非常短的电脉冲时，扁平线圈产生越来越多的磁场，在金属膜中引起所谓的涡流。这些涡流也产生与扁平线圈相反的磁场。导致金属膜被排斥，膜的突然震动产生压力波，压力波经水介质传递，脉冲在通过透镜聚焦之后会变得尖锐并形成冲击波。从透镜中心到焦点的距离约为 120mm，其孔径角约为 60°。

2. 反射式聚焦电磁波源 反射式聚焦电磁式波源使用圆柱形线圈，产生圆柱形波并通过抛物面反射器反射聚焦后形成球形聚焦冲击波。由圆柱形绝缘基座、绕在圆柱上的线圈、金属振膜、抛物形的金属反射体等组成（图 3-33B）。其优点是焦区较短，入射面积较大，可以获得较大的穿透深度，还可以巧妙地利用圆柱的中心透 X 线或安放 B 超探头，实现同轴定位。

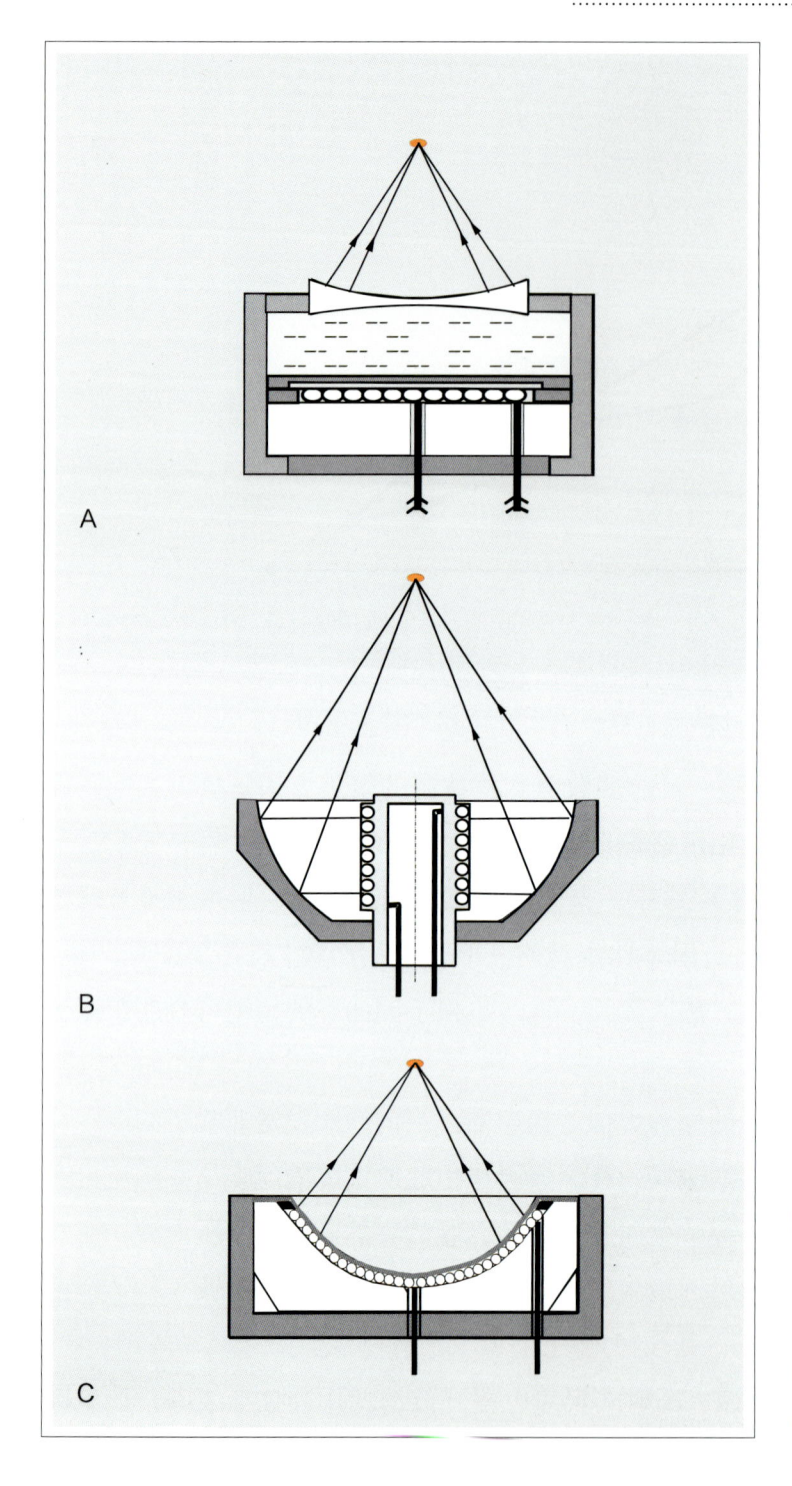

图 3-33 电磁式冲击波源的种类
A. 折射式电磁冲击波源；
B. 反射式电磁冲击波源；
C. 自聚焦电磁冲击波源

反射式聚焦电磁波源的工作原理类似于电磁发电机。在向线圈施加短电脉冲之后，声脉冲垂直于圆柱形轴线径向辐射，通过抛物面反射缸的反射实现聚焦。反射缸将圆柱形波转换成球面波，并聚焦在发生器的焦点上。这种设计产生的初始压力脉冲也不是冲击波。圆柱形线圈的震动产生高强度超声波,在传播期间发生非线性失真,并在其聚焦过程中转化为冲击波。Storz 利用反射式聚焦电磁波源开发了一种在治疗过程中可以改变焦区大小(Storz Modulith SLX-F2)的碎石机(图3-34),用户可以选择两个不同大小的焦区。

3. 自聚焦式电磁波源 自聚焦式,即它不使用透镜或反射器来聚焦冲击波的能量,而是通过磁盘自身的几何形态集中冲击波。它由一个空心球状绝缘基座、碟形线圈、金属振膜等组成(图3-33C)。这种波源入射面积较小、其焦点峰压在 10~25MPa 之间,焦距宽度和长度分别为约 18mm 和 180mm,即所谓的大焦区低压碎石机,在碎石机制中,挤压效应是大焦区低压碎石机的主要碎石机制。此外,自聚焦波源的传输距离短,使用能量低,工艺也相对复杂。

自聚焦式电磁波源通过球形单层螺旋线圈来产生压力波,金属振膜被螺旋线圈排斥振动,产生压缩波。由于螺旋线圈呈球形设计,因此不再需要透镜聚焦。压缩波通过充满水的橡胶垫耦合到体表。其焦点体积相对较大。这类发射器最初由德国斯图加特大学的 Eisenmenger 教授研发,后安装在中国锡鑫的紧凑型碎石机中(XiXin Medical Instruments Co.,中国无锡苏州),临床应用效果令人满意。

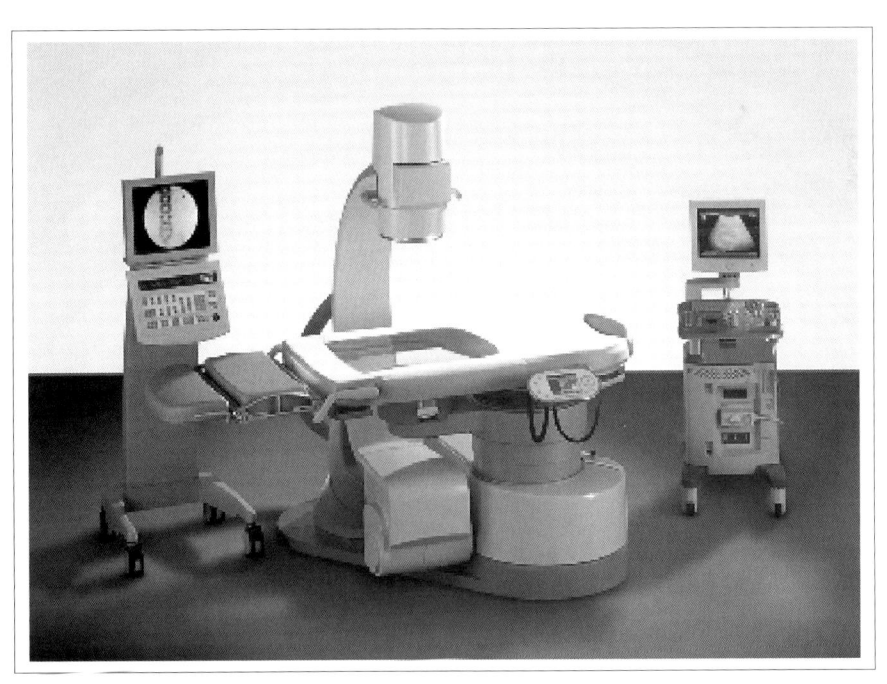

图 3-34 电磁波源碎石机(Storz Modulith SLX-F2,圆柱形电磁波源)(引自 Storz 产品彩页)

（四）影响电磁式波源性能的因素

影响电磁式波源性能的因素除了充放电的电路特性外，电磁式波源结构、材料、工艺、附加装置等都非常重要。

1. 电路特性对电磁式波源性能的影响　电磁式波源的冲击波产生，是高压脉冲电流向一个电感线圈放电，产生脉冲磁场再通过金属膜的感应磁涡流作用，产生冲击波。因此，电路特性是首要关键。根据电磁学原理，冲击波产生的能量，与下面因素有关：

$$P_m = 2\mu_0 NI/D \qquad （公式3-4）$$

式中 P_m 是放电回路能量；μ_0 是线圈电感；N 代表线圈圈数；D 是线圈半径；I 是电流。

从理论上讲，似乎除线圈直径应小外，其他数值大就好。实际却非如此，线圈电感大，放电回路能量释放的时间就长，冲击波波形参数就变差；而线圈直径过小，冲击波输出口径就小，使能量密度过大，易造成损伤。这必须在保证冲击波质量和临床效果的情况下综合考虑，决定取舍。

2. 材料和工艺对电磁式波源性能的影响　材料和工艺不但会影响一个电磁式波源的冲击波质量，而且很大程度上还会影响波源的使用寿命。其中，绝缘材料性质及金属膜材料的金属性与力学性质关系较大。目前，优质电磁式波源的放电寿命已超过一百万次，治疗数百人次。

3. 附加装置对电磁式波源性能的影响　所谓附加装置是指水系统、排气系统、温控系统、真空负压系统等。在水系统、排气系统上，电磁式波源与液电式波源基本一样。起初曾认为，真空负压系统可以减少冲击波负峰值的影响，但实践证明作用不大。在温控系统上，电磁式波源比液电式波源更重要，由于强大的脉冲电流经电磁线圈放电时，相当部分的电能转变成热能，波源系统中水的升温很快。从电磁式波源工作时温度与时间的关系图（图3-35）可以看出，如不进行冷却，连续治疗患者时，水温的升高将会造成烫伤。另外，温度升高也降低电磁的转换效率，因此必须通过对水的循环交换、冷却以保持舒适的温度，同时还要采取高温保护、报警等措施，保证电磁式波源工作时的正常和安全。

（五）电磁式波源的优缺点

今天，电磁式波源取代液电式波源已是不争的事实，也是国际公认的进步，

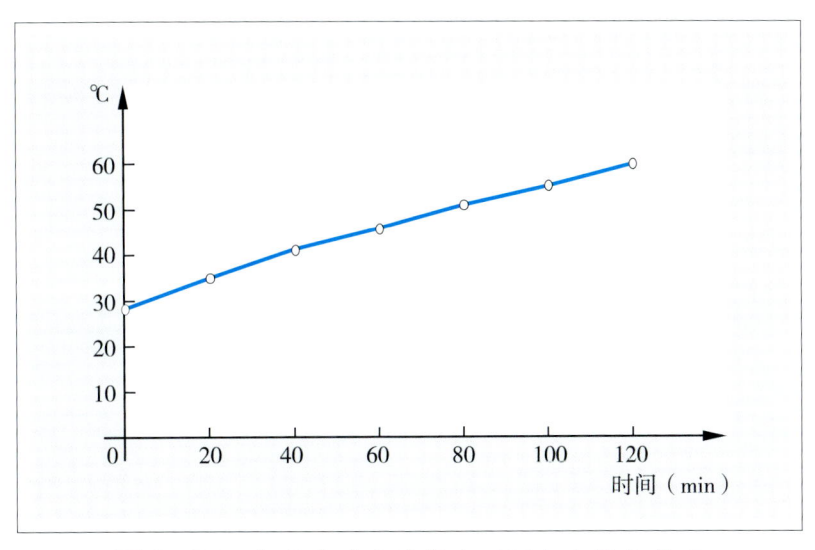

图 3-35　电磁式冲击波源中时间与水温的关系

这和电磁式波源明显的优点及液电式波源一些难以克服的缺点是分不开的。

1. 电磁式波源放电性能稳定　当电磁式波源处于设定脉冲电压值工作时，电磁碎石机具有非常稳定的压力输出。金属振膜的振动产生高强度声波，波形连续平滑，因此，电磁波的重复性好，其脉冲变化约为2%（Coleman & Saunders，1989）。然而，在电磁冲击波源的使用过程中，最大正压幅度可能会下降至只有新磁盘时候输出的50%（Mishriki，1994）。

2. 电磁式波源输出能量范围宽　液电式波源能够正常工作的能量输出范围通常只能在5kV内调节，这对冲击波碎石用途一般是够的，但用于骨科的冲击波治疗就受到限制，因为治疗不同的骨科病症需要的能量相差很大。而电磁式波源的能量调节范围可达12kV，比液电式波源大得多，因此，国际上用于骨科治疗的冲击波设备，大都采用电磁式波源。

3. 电磁式波源的焦点容易改变　利用透镜聚焦的电磁式波源，通过更换不同焦距的透镜，可改变焦距。根据需要采用长焦距或短焦距，对于不同体型的患者、不同部位的结石、不同的其他治疗用途，有着实际的临床意义。

4. 使用方便　液电式波源的电极是易耗件，一根电极只有放电3000次左右的正常使用寿命。治疗一个患者就需要更换电极，更换电极的工作较麻烦。另外，液电式波源中的水每天也要求更换，不然会影响治疗效果。电磁式波源工作寿命平均在二三百人次才可能换部件，无须经常换水，开机就能使用，可以不间断连续工作。

5. 经济成本低 虽然单套电磁式波源的价格比单支电极贵很多,但平摊到每例患者的耗材成本不足电极的 1/3。

四、其他衍化冲击波源

(一) 复式脉冲

复式脉冲冲击波碎石术是近年来国际上发展起来的新技术。1999 年,南京大学医学院附属鼓楼医院提出研发构想与北京市科学技术委员会下属的索迪公司合作,历时两年,研制出首台复式脉冲冲击波碎石机(图 3-36)。现结合实验结果介绍这种新概念碎石机的基本原理与初步实践。

1. 复式脉冲冲击波的定义 复式脉冲冲击波是利用特定延时下的二次冲击波(冲击波Ⅱ),将第一次冲击波(冲击波Ⅰ)脉冲产生的空化气泡簇集中定向崩解,以此来提高碎石效率和减轻组织损伤的一种新式碎石技术。它涉及了等离子体形成理论、液中空化效应理论,以及电磁学、流体动力学、分子动力学等多学科知识。在碎石机制上,根据复式脉冲冲击波技术研制的碎石机与以往的碎石机有很大不同,因而这种新概念碎石机亦被称作"第四代冲击波碎石机"。

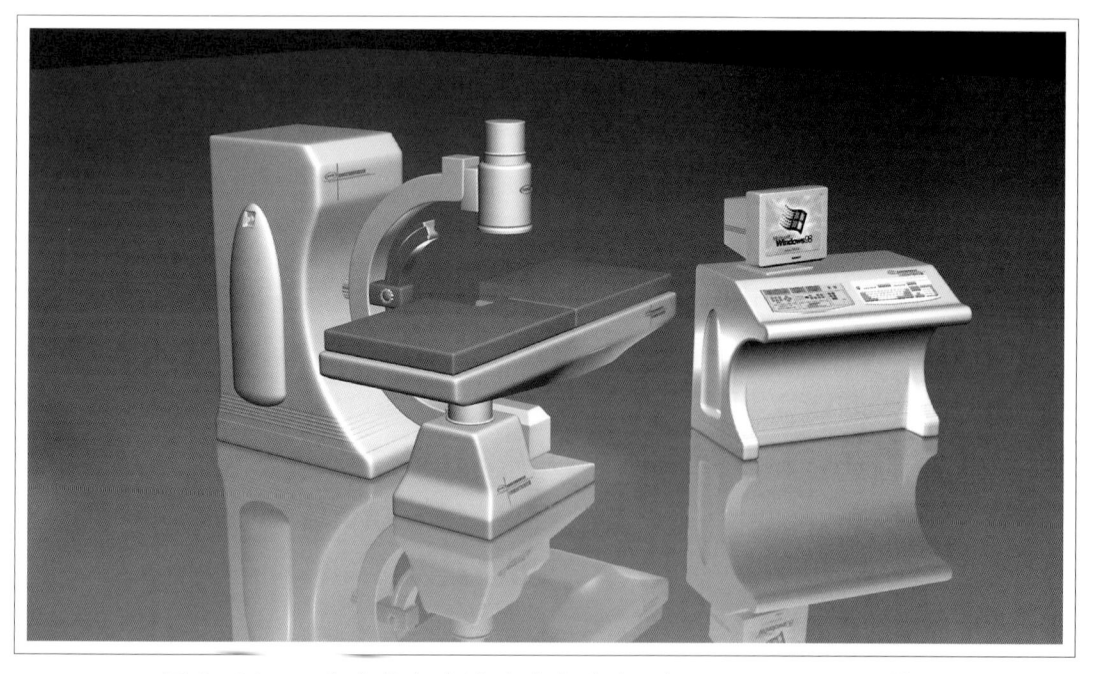

图 3-36 X 线定位复式脉冲冲击波碎石机(SD9600-FXB 型)

2. 复式脉冲冲击波与普通单脉冲冲击波的区别 复式冲击波由Ⅰ次波和Ⅱ次波构成,与普通单次冲击波的区别在于附加了一个"助力"过程。单次冲击波空化矢量元的矢量方向是杂乱、多向的(图3-37)。崩解过程及时间上并不统一,有的先行崩解,有的滞后崩解,使结石受力分散,不够集中。而复式脉冲冲击波则不同,复式脉冲的Ⅱ次冲击发生在前次脉冲等离子体坍塌的瞬间。等离子体坍塌过程产生的负压冲击波经反射体反射到F2。由于负压作用,第二焦点处的空化效应临近高潮时,Ⅱ次冲击开始,冲击波到达F2后,受Ⅱ次冲击压力场的作用,空化矢量元的矢量方向集中指向F2的核心,并集中朝向靶位崩解,这将使碎石效率显著提高。

3. 复式脉冲能量转换及冲击波形成机制

(1)液中放电冲击波的形成:当冲击电压突然加到电极间隙时,产生流注放电。它的前部是不断加强的电场,尾部是高温高电导的等离子体。等离子体的瞬间产生是冲击压力产生的根本原因,等离子体贯穿到阴极的过程即为击穿过程。水介质间隙一旦击穿,电容储能将瞬间释放于等离子体通道中,使之迅速膨胀产生冲击波,等离子体柱面的高压力梯度通过水介质的机械惯性以柱面波或球面波的

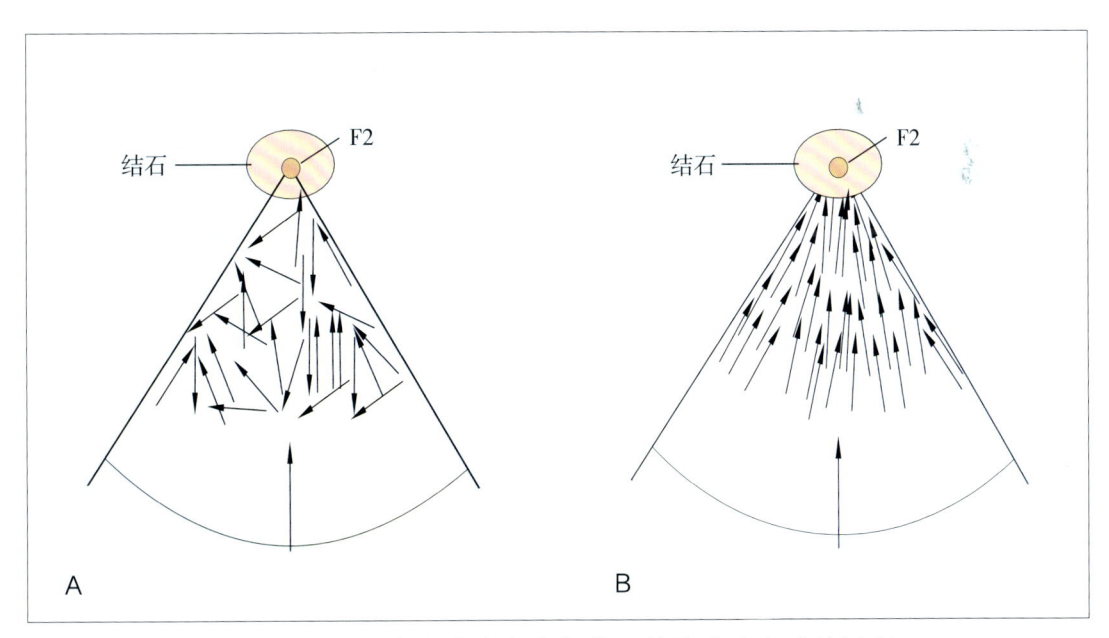

图3-37 复式脉冲冲击波与普通单脉冲冲击波的区别
A.单次脉冲,空化矢量元由于压力场作用而呈多向性示意图;B.复式脉冲波到达第二焦点,空化矢量元指向第二焦点示意图

形式传播,并通过反射体内表面反射和聚焦至第二焦点。放电过程参考图3-38A和B。理论与实践表明,在放电间隙完全性击穿的瞬间,储能电容的能量将会完全释放于等离子体通道之中,此时,冲击波的能量到达最大值。

（2）液中放电的气泡形成过程：放电通道形成后,储能电容的能量释放于等离子体通道中。在等离子体的高温和高压作用下,其内部能量气化了周围的液体,从而转变为气泡的内能及膨胀势能。在液中放电理论中,将气泡膨胀、收缩产生的压力波称为二次压力波或称气泡压力波,而后,等离子体失去能量的补充而坍塌（图3-38C）。待气泡压力势能达到最大值时,等离子体的坍塌形成负向冲击压力,从而强化了第二焦点处的空化效应的发展。这时,复式脉冲Ⅱ次冲击波开始形成。由于Ⅰ次脉冲产生的气泡内残存大量的离子和处于不同激励态的原子、电子附着粒子等粒子,这些储能粒子的存在,使得再次形成等离子体通道更加容易。因为Ⅱ次击穿总是重复前次所经过的通道,所以二次突破的上升前沿更加陡峭,能量转换进行得更加完全。Ⅱ次冲击波经反射体传播到第二焦点处,空化矢量元在二次波压力场的作用下,气泡集中围拢在焦区Z轴的中心,大部分空化气泡几乎同时朝向靶位崩解（图3-37B）,从而实现更有效率的碎石。这正是复式脉冲冲击波碎石的精华所在。

空化矢量元是指在F2处,由于冲击波Ⅱ作用,水分子链断裂后电离生成H^+、OH^-、O^-、H_2O_2、O_3、H_2等离子、分子、原子的混溶物质。这些微粒因

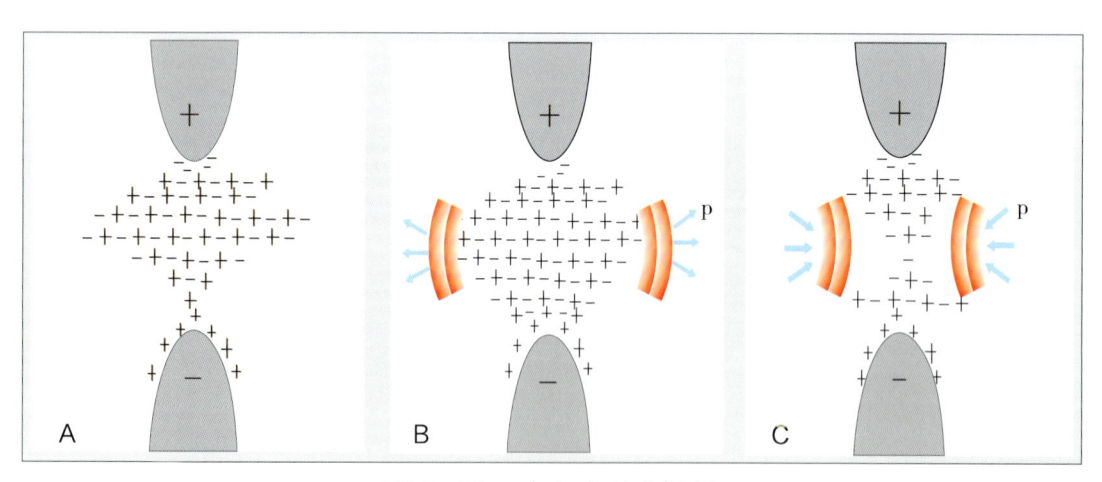

图3-38 冲击波形成机制

A.电极表面的流注放电过程；B.电极间隙完全击穿后,冲击压力达到最大值；C.等离子体由于失去能量补充而坍塌

受压力场的变化而具有矢量性质，多个矢量元相互撞击生成气泡簇，气泡簇内复杂的物理化学能量转换使气泡内压力增加，并发生崩解。这种崩解过程具有随机性，崩解后的气泡簇又会生成部分新的空化矢量元，并继续上述过程，直到冲击波能量衰减为零。这种气泡"崩解—形成—再崩解"的过程也是空化效应的发生过程。空化效应在第一焦点气泡过程中等离子体坍塌的瞬间发展最强烈，而且固体结石周围的空化气泡聚集得最多。这时复式脉冲的二次冲击产生，可以使空化气泡簇集中定向崩解，使结石的粉碎获得足够的冲击压力，从而提高碎石效率，由于气泡崩解的定向性和集中性，也会减少气泡破裂时散射的矢量元对周围组织的影响。

（二）电导式波源

电导式波源的本质是液电式波源，是在液电波源的基础上对电极进行了改进。与液电波源一样通过半椭球反射体聚焦冲击波。

1. 电导式波源的结构和工作原理 电导式波源采用电导式电极，其原理是将电极对完全浸入一个封闭的高导电溶液中（图3-39），使电极在导电液体中放电。

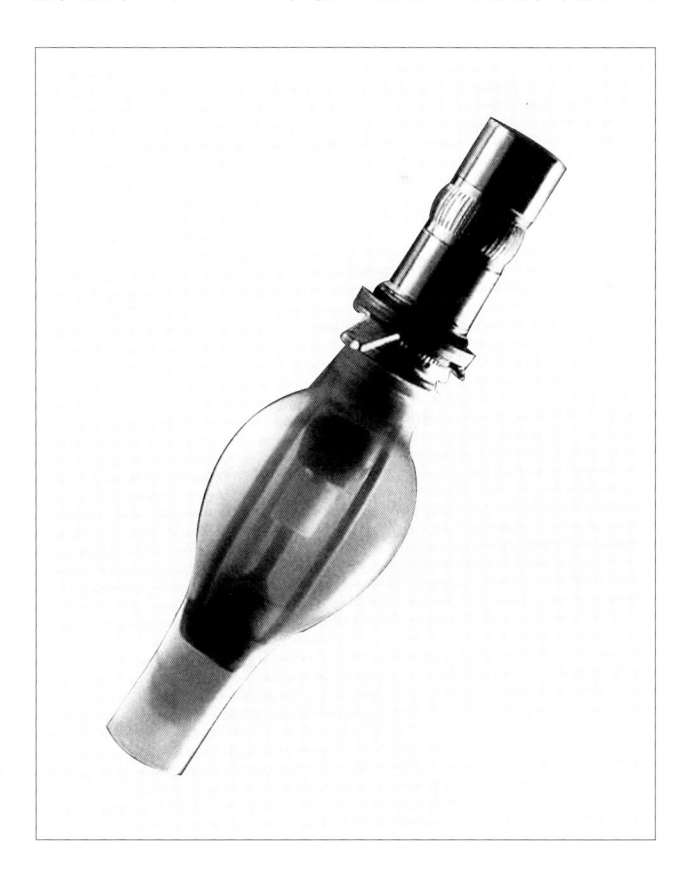

图 3-39 电导式电极，电极浸在高导电的液体内（引自 Thierry A. Flam）

导电液体可显著改善电容的放电条件，其能量可在电极之间精确释放。使F2的能量更为恒定，冲击波的压力变化大大降低，从而使冲击波能量更加理想地作用于结石上。

2. 电导式波源与液电波源的比较　传统的液电波源，存在能量饱和效应。这种现象增加了电极周围的电场，可随机空间地置换等离子体位置，使F1焦点处的放电现象存在随机性。并且随着放电次数的增加，电极间隙增宽，导致F2焦点附近冲击波压力并不稳定。从一次冲击波到另一次冲击波，其能量输送到F2的标准差异估计为30%，甚至50%。

电导式波源电导式波源不存在能量饱和效应，加大能量后，焦区能量呈线性增加（图3-40）。其在F1产生的电脉冲遵循精确和可重复的路径（图3-41），确保能量从椭圆反射体的几何F1焦点精确传递F2。在第二个几何焦点（F2）处的冲击波能量的标准偏差因此降低到仅3%，而在F1处的冲击波峰强度的空间精度更高。

商品化的电导式波源碎石机有Sonolith 3000和Sonolith 4000，临床使用证实效果优于传统液电波源。在体外碎石治疗过程中，发现电导式电极之间的间隙只增加了1/50，这一特性为更稳定的冲击波做出了贡献，并且一个电极可以达到6万次放电，解决了1个电极只能治疗1个患者的问题。此外，还可根据能量级别调整焦斑大小，通过压力传感器实现冲击波的压力控制。

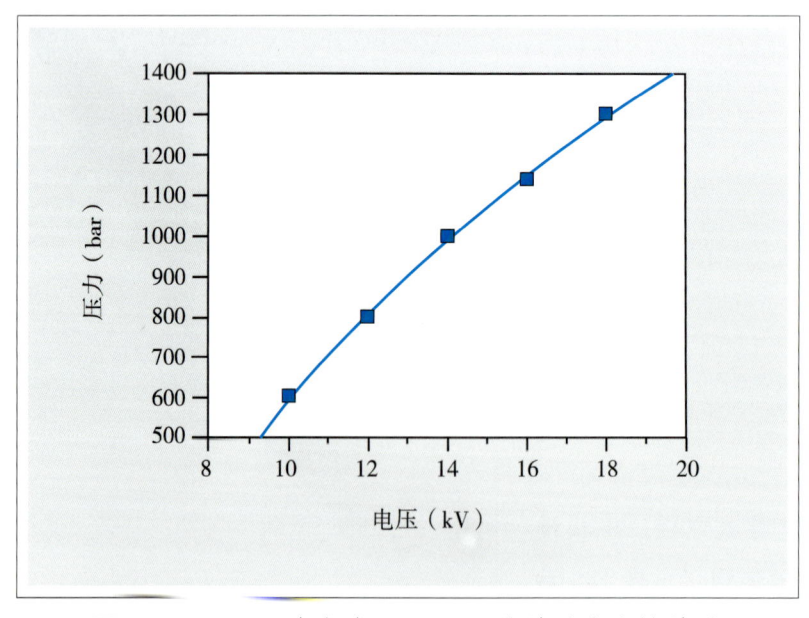

图3-40　F2压力与电压（kV）的关系为线性关系

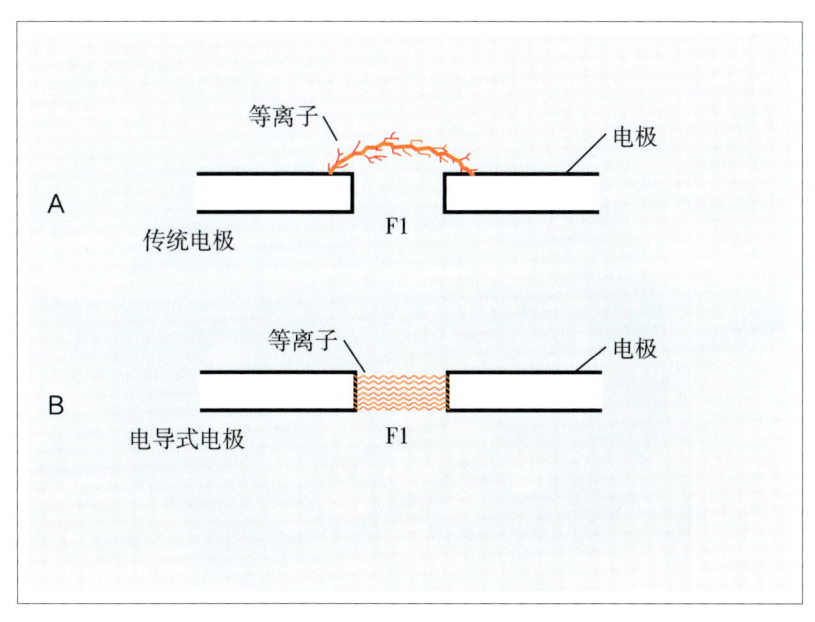

图 3-41　电极对之间的等离子体形成

A. 在传统的电极中，放电随机地在 F1 周围发生，通常在电极间的间隙外；B. 在电导式电极中，放电发生在 F1 处

（三）电极阵列波源（Sparker Array）

电极阵列波源是在美国国立卫生研究院小企业创新研究基金的支持下，由 Ray B. Schaefer 和 John J. Gallagher 等共同研发的新型冲击波波源系统。图 3-42 是电极阵列波源部分安装照片，它由 27 个小型电极和反射缸组成。每个电极都是单独的放电单元（图 3-43）。这 27 个电极又被分成三组，每组九个呈阵列排列。电极由不锈钢制成，表面平滑朝向焦点。电极周围是由聚甲醛树脂制成的绝缘片。该组件被直径为 20.2mm 的小型黄铜半椭圆体包围，并且包含 11% 的半椭圆体（半椭圆体的 89% 已被去除）。电极浸入电导率为 5S/m 的盐水中。与其他液电冲击源不同，在其脉冲电路中没有放电管，第二个电极位于矩形放电管球体后面，浸入与火花单元电极相同的溶液中，从而完成电路。由于该解决方案具有导电性，并且由于黄铜反射器是绝缘的并且不会在两个电极之间产生电流路径，所以放电只发生在中心电极的表面。高压放电时，电极表面与电解液之间发生电击穿，产生冲击波。研发者将该冲击波源安装在 Dornier Compact 碎石机上，进行体外实验研究，目前该冲击波波源尚未投入临床使用。

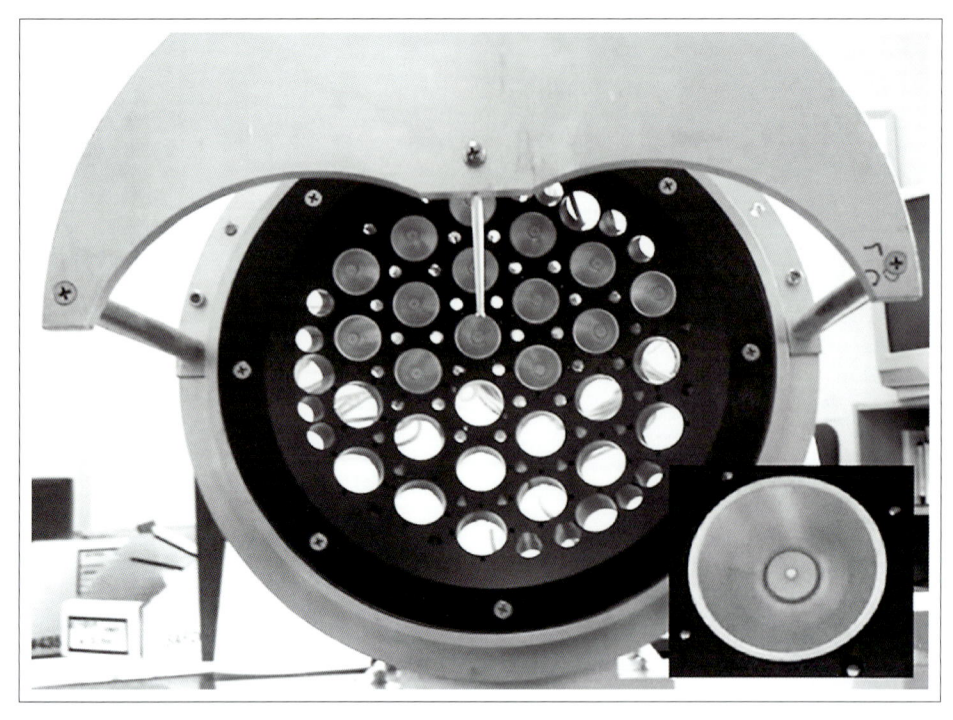

图 3-42　电极阵列波源部分安装照片（照片由 Guangyan Li 提供）

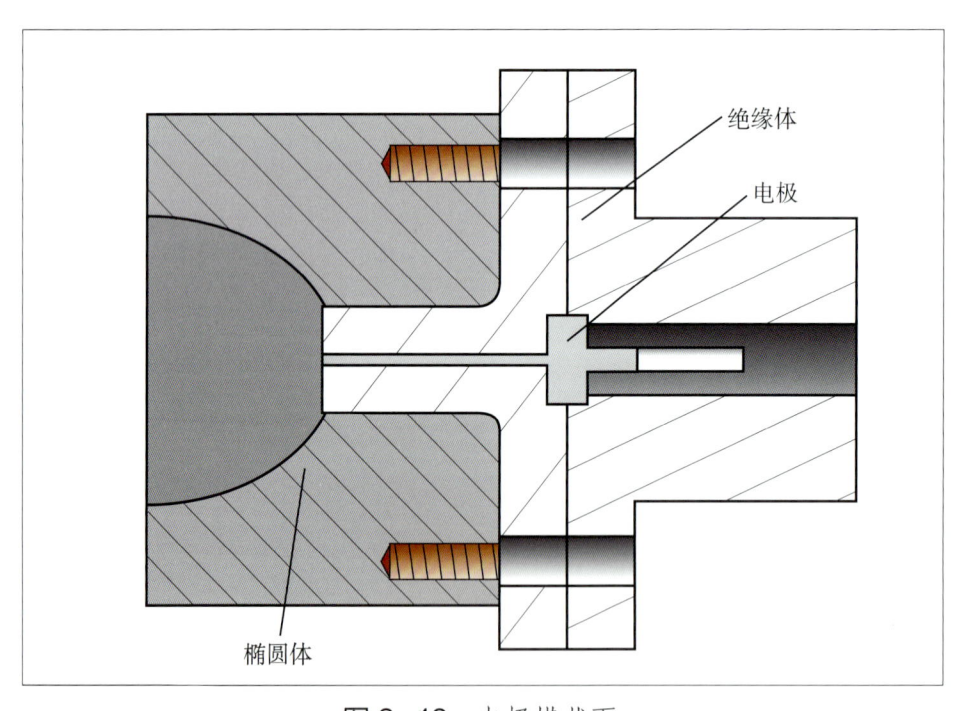

图 3-43　电极横截面

电极位于中间，电极伸入黄铜半椭球体（灰色），椭圆体开口在左侧。剩余的白色条纹区域代表绝缘体

（四）双波源

现阶段，所有冲击波碎石机的焦区均呈狭长形。若波源从两个方向同时治疗，在总冲击波次数不变的前提下，理论上可集中焦区中心的压力，冲击波径路上的组织接受的冲击波剂量减半，损伤降低。基于这一设想，成立于1983年的以色列Direx公司在传统的单波源系统上增加一套波源从而构成了双波源系统，于2003年推出了首台液电式双波源体外冲击波碎石机（Duet型），2009年推出了DuetMagna型电磁式双波源体外冲击波碎石机，这两款双波源系统都获得了美国FDA和欧洲CE认证。目前在国外占有量近200台。DuetMagna型电磁式双波源冲击波碎石机已取得中国的销售许可，目前国内占有量约15台。下面主要介绍DuetMagna型电磁式双波源冲击波碎石机。

1. 双电磁波源的结构及原理 DuetMagna型双电磁波源系统由结构一致的两个电磁冲击波源（图3-44）组成，波源采用圆锥形电磁线圈和双抛物面形反射杯

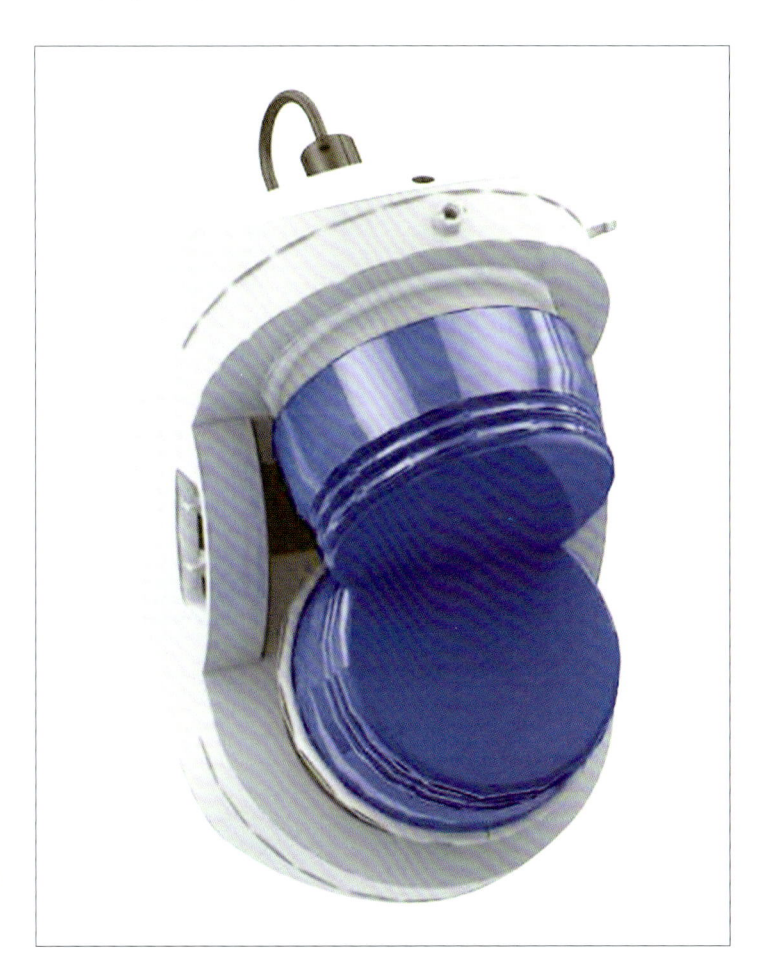

图3-44 DuetMagna型双电磁波源系统

(图3-45),大口径反射杯开口(220mm)可降低皮肤处的入射能量密度从而降低痛感。两个波源的夹角为76°,聚焦至同一焦点。两个波源分别有独立的脉冲电路,可实现异步触发和同步触发(图3-46)。同步模式是指双波源同时发射冲击波。在同步模式下,DuetMagna 型双电磁波源系统冲击波峰压为70MPa,负压峰值为5MPa;异步模式是指双波源中单个波源发射冲击波,分为上波源单击(只有上波源发射冲击波而下波源不发射冲击波)和下波源单击(只有下波源发射冲击波而上波源不发射冲击波)模式。异步模式冲击波峰压为85MPa,负压为9MPa。

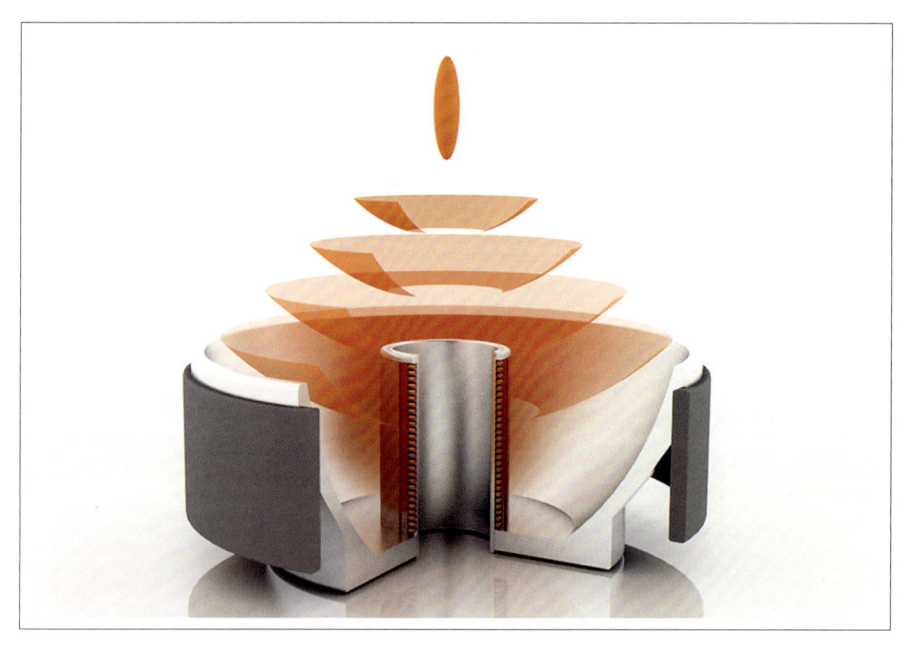

图 3-45 DuetMagna 圆柱形电磁波源

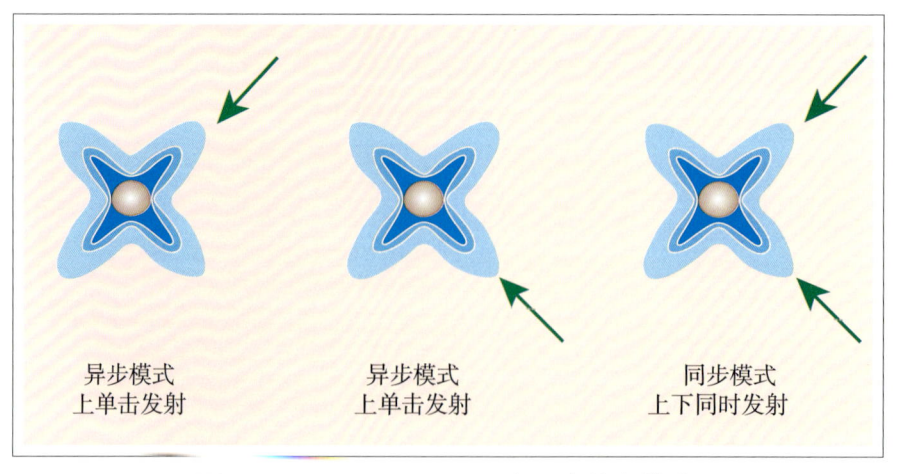

图 3-46 DuetMagna 双波源的触发模式

2. 双波源的优缺点 动物实验表明，使用单波源碎石机，以 120 次/分的频率发射冲击波，在 1000 次和 2000 次的冲击剂量后，FRV（功能性肾功能体积）分别为 0.3% 和 6%。说明肾脏损伤与冲击波次数并非线性关系，当冲击波次数超过损伤阈值后，肾脏损伤明显加重。在相同冲击波剂量下，对单波源与双波源碎石机的肾脏损伤进行了比较，结果显示，同等冲击能量下，双波源的组织损伤程度更低（表 3-4）。体外模拟碎石实验也表明，在相同冲击波剂量下，双波源的碎石次数少于单波源。

表 3-4 双波源与单波源碎石机的组织损伤比较

	能级	频率	冲击次数	FRV
双波源碎石机	10	120	2400（1200/波源）	0.22% ± 0.09%
单波源碎石机	10	120	2400	1.08% ± 0.38%

理论上，双电磁波源系统有如下优点：①能量分流，降低组织损伤；当冲击波沿两个不同的路径相互成角度传播时，焦区外的能量被分散在两倍的体积内，各路径的冲击波能量可降低到组织损伤阈值以下。②提高碎石效率；两个冲击波能量在焦区集中，作用于结石的冲击波能量更高。还可以缩短治疗时间。③采用了大孔径抛物面反射杯，降低了皮肤界面的能流密度，减少疼痛。

此外，Magna 碎石机还增加了一项电磁波源效率监控技术，可根据所发射冲击波的参数计算波源的效率状态，提醒医师更换波源系统，避免过度使用。

（五）其他未产品化的冲击波源

1. 微爆炸式冲击波发生器 微爆炸式冲击波发生器由日本八千代田株式会社研制发明。其冲击波发生装置是放置在 F1 处的微小铅叠氮化物颗粒，爆炸后产生冲击波，通过椭圆反射缸聚焦能量。此装置能够产生有效的冲击波，冲击波的压力分布类似于液电波源产生的冲击波。患者坐在水桶中接受治疗，如图 3-47 所示。该碎石机于 1985 年治疗了首位患者，但因其能量输出不稳定，而且具有爆炸性的叠氮化铅弹丸在运输、贮存方面存在问题，所以妨碍其临床应用和推广。

2. 激光式冲击波碎石机 聚能激光冲击波源由美国 Biomedic International 公司研制发明，但至今仍未商品化（Vogel & Lauterborn 1988; Andreev 等 1992）。

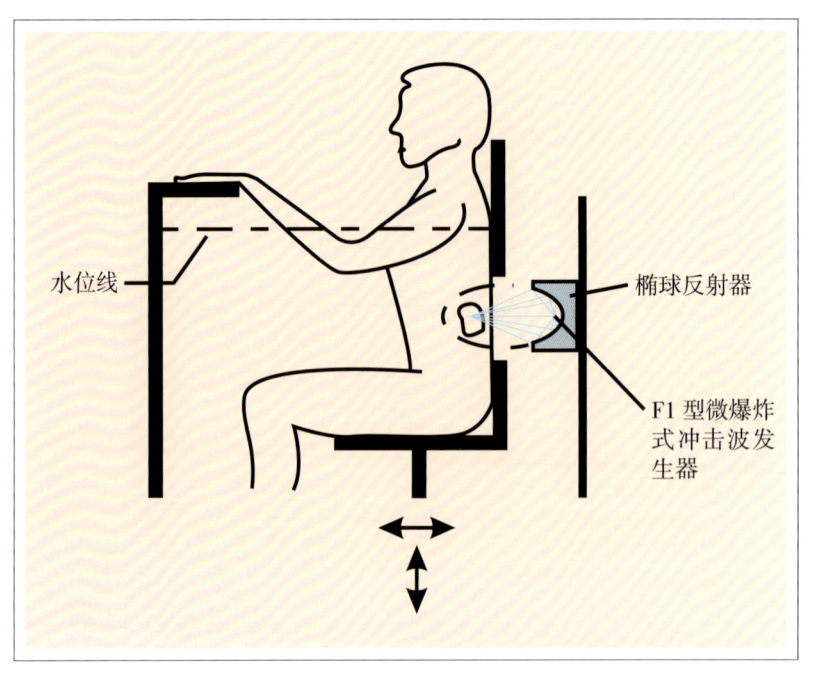

图 3-47 微爆炸体外碎石机示意图

3. 液热式冲击波碎石机 由韩国 Comed 公司研制发明，是运用膨胀系数高的电解质，通过热胀冷缩的原理加热后产生冲击波，目前并未在临床应用。

（张东方）

第二节 定位系统

定位系统是冲击波源能够发挥作用的"瞄准器"，包括 X 线定位、B 超定位和 X 线 /B 超双定位。

一、X 线定位系统

在 X 线定位系统中，X 线透视装置与电视收发装置是合二为一的。X 线是一束发散的高能粒子流，当它通过人体时，由于不同组织吸收 X 线的能力不同，从而就在背景上反映出组织或病变密度变化的图像；电视系统是用于接收 X 线图像的装置，可减少操作者的 X 线受量。

X 线定位系统主要由四个部分组成：① X 线球管，用于发射 X 线；②图像增强器，用来接收和增强穿透人体的 X 线图像，并将 X 线变为可见光；③摄像机，用来摄取增强后的 X 线图像；④监视器，用来观察 X 线透视人体内部的情况，对于这种图像，临床医生容易理解，而且也比较熟悉。

X 线电视定位原理实际上就是把 X 线中看到的体内结石移到碎石焦点上。普通的 X 线透视图像只是一个平面投影，它无法确定空间一个点的位置。根据几何学原理，确定立体空间某一特定点的位置，至少需要以下其中的一个条件：①两个相交的平面；②一个平面和一条与之相交的直线。

X 线电视定位服从几何学的基本原理。为此，根据所设计的机械结构的不同分为单束交叉式定位、双束交叉式定位和 C 形臂旋转式定位。

（一）双束交叉式定位

由两套固定的 X 线电视系统组成。两束交叉的 X 线投影中心分别经过焦点 O，并标记在各自的监视器的屏幕上（图 3-48）。经两个监视器发现患者的结石后，利用机械装置把结石先后分别移至各自屏幕焦点处时，那么结石一定位于实际焦点 O 上，这就是双束 X 线交叉定位的原理。

早期的碎石机几乎都采用这种方式定位，但其缺点较明显。例如，监视器屏幕上的投影多为斜位，与常规正位摄片的投影不一致。又如，透视时往往有一侧骨骼组织与结石重叠而导致该侧图像模糊，而且它还需要两套 X 线电视系统，成本很高。90 年代后，这种定位形式的碎石机已逐渐淡出市场。

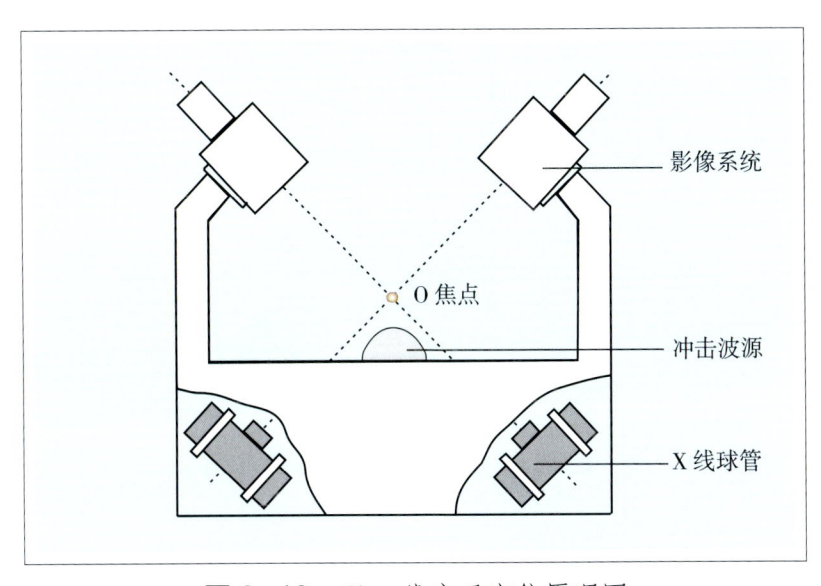

图 3-48 双 X 线交叉定位原理图

另一种双X线固定式交叉定位的结构形式是使一组X线垂直入射，另一组成一交角（图3-49）。与前一种相比，优点是有一组投影为正位，图像容易理解，缺点与之相同。

单束交叉式定位的原理与双束交叉式相同，只是在构造上少了一套X线电视定位系统。在完成一侧的定位后，需将其旋转至另一侧定位。

（二）C形臂旋转式定位

这是目前大多数X线定位碎石机采用的方式。从C形臂旋转式X线定位的原理图（图3-50）可以看出，X线球管与X线影像接收系统（增强器及电视摄像机）分别固定在一个旋转式C形臂两端，让X线投影中心经过冲击波焦点O（焦点O标记在监视器屏幕上），使用监视器对X线图像进行监控。假设当C形臂X线系统处于A位置时，开启X线系统探测，在监视器屏幕非O点的任一位置J处发现一结石时，可通过患者身体的相对平面移动或治疗头的平面移动，使结石定位于监视器屏幕的焦点O。根据几何学原理，结石此时可能只是投影与O点的二维重合，实际并未处于三维空间真实的焦点O。须将C形臂任意旋转某一位角度（图中为B位置），通过床移动患者身体或移动治疗头，通常是上、下移动，才能把结石定位在监视器屏幕的O点，即实际焦点上。

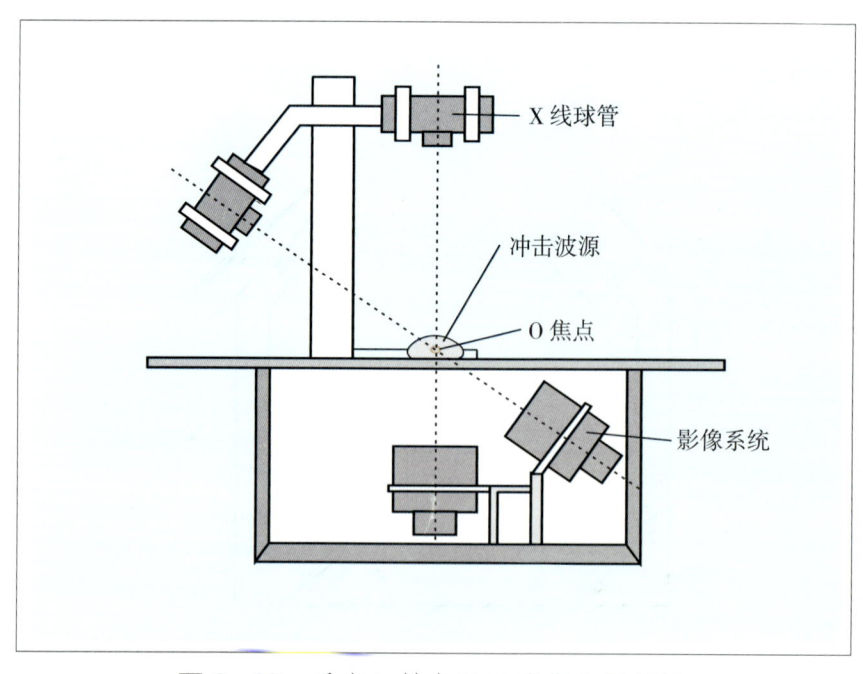

图3-49 垂直入射式双X线定位原理图

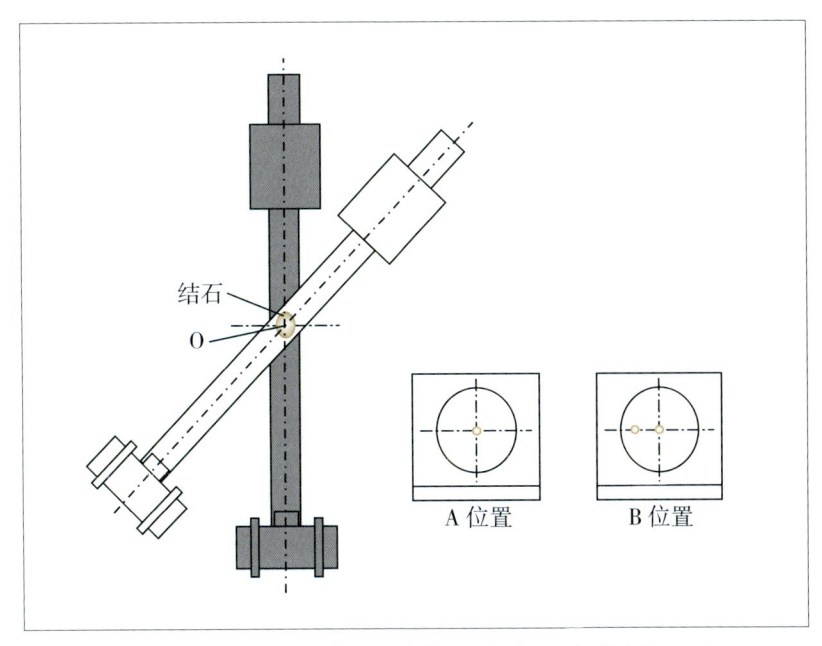

图 3-50　旋转式 C 形臂 X 线交叉定位原理图

由于 C 形臂旋转式 X 线定位只采用一套 X 线电视系统，不仅大大降低了设备的造价，还可以从多个角度连续跟踪和动态观察结石，甚至可以准确辨认出细小结石、低密度结石、多发性结石以及被骨骼影像覆盖的结石。若用球面运动的 C 形臂，则效果更佳。这是近年来国内外较多采用的 X 线定位方式。虽然只有一套 X 线定位系统，但它巧妙地联用了 C 形臂两端安置的球管和图像增强接收器，在 C 形臂旋转时两者同时相对转动，可在不同的角度观察结石的方位。由于它可连续跟踪目标，即使多枚结石相互靠近，亦可被一一分辨开来。另外，如果结石影像与骨骼重叠，也可通过连续性追踪来确认目标。

二、超声定位系统

超声定位系统是在冲击波碎石时采用 B 超诊断仪进行定位的装置。

（一）定位原理

当超声波传入人体时，由于不同组织或病变的声阻抗有一定的差异，它们的界面会发生反射、透射和散射，形成不同的回声信号，将其接收并加以处理后，就可以转换成可视的诊断用图像。

B 超主要由探头和主机两大部分组成。①探头内装有压电晶体片，在施加高频交变电场时，利用其压电效应产生超声波。②主机负责将声能转来的电信号进行高频放大，再经一系列电子线路处理后呈现在显像屏上。在冲击波碎石时，B超探测到结石后，通过机械装置将结石与冲击波的焦区重合，就达到定位的目的。

在成像方式上B超与X线有很大不同。X线成像的特点是当球管产生的X线发射到物体上时，该物体将会直接投影到其后的背景上，成像直观，容易理解；而B超的探头既是发射，同时又是接收超声波的装置，它得到的图像是可以任意切割的剖面图（图3-51）。临床医生对这种成像往往缺乏立体的认识，初学时难以理解。

（二）定位方式

B超定位装置有很多种，按操纵方法分类可以分为自动移位装置和手动移位装置；按机械结构分类可以分为活动式装置和固定式装置；按探头位置可分为内置式和外置式探头。按探头位置分类的方式最为常用和实用。

1. 内置式 B超探头位于反射体内，超声扫描方向与冲击波方向一致（图3-52）。这种方式对探头及设计有较高的要求。由于探头距人体皮肤较远，在图像质量上有一些损失，并且因其位置固定，无法选取不同观察角度，搜寻目标不如外置式探头快捷和直接，加上受水囊膜的影响，会产生"伪影"现象。但其优点是定位误差较小，因为超声的中轴线与冲击波Z轴线完全一致。

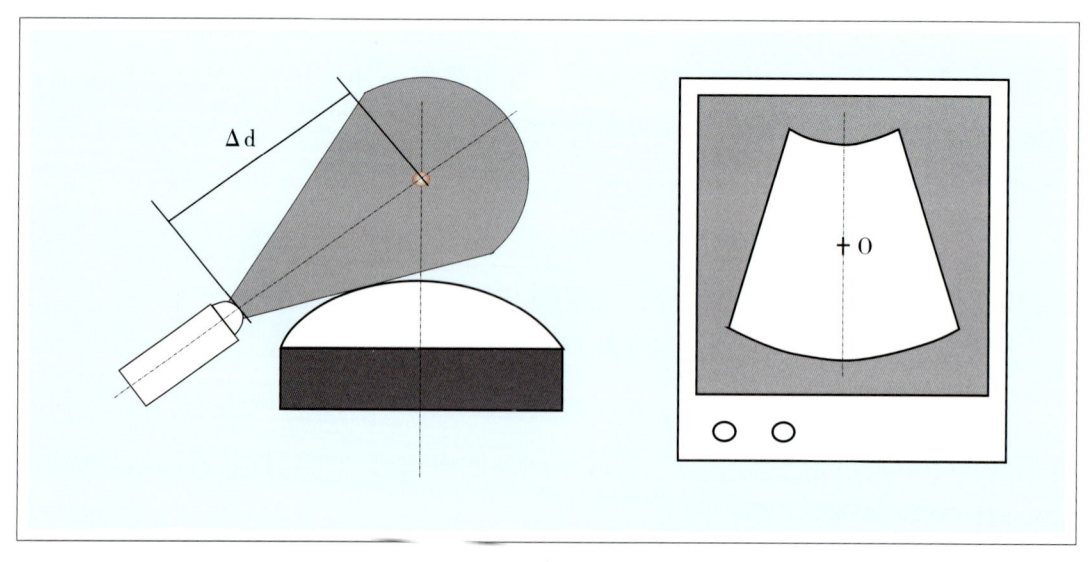

图3-51 B超定位原理图

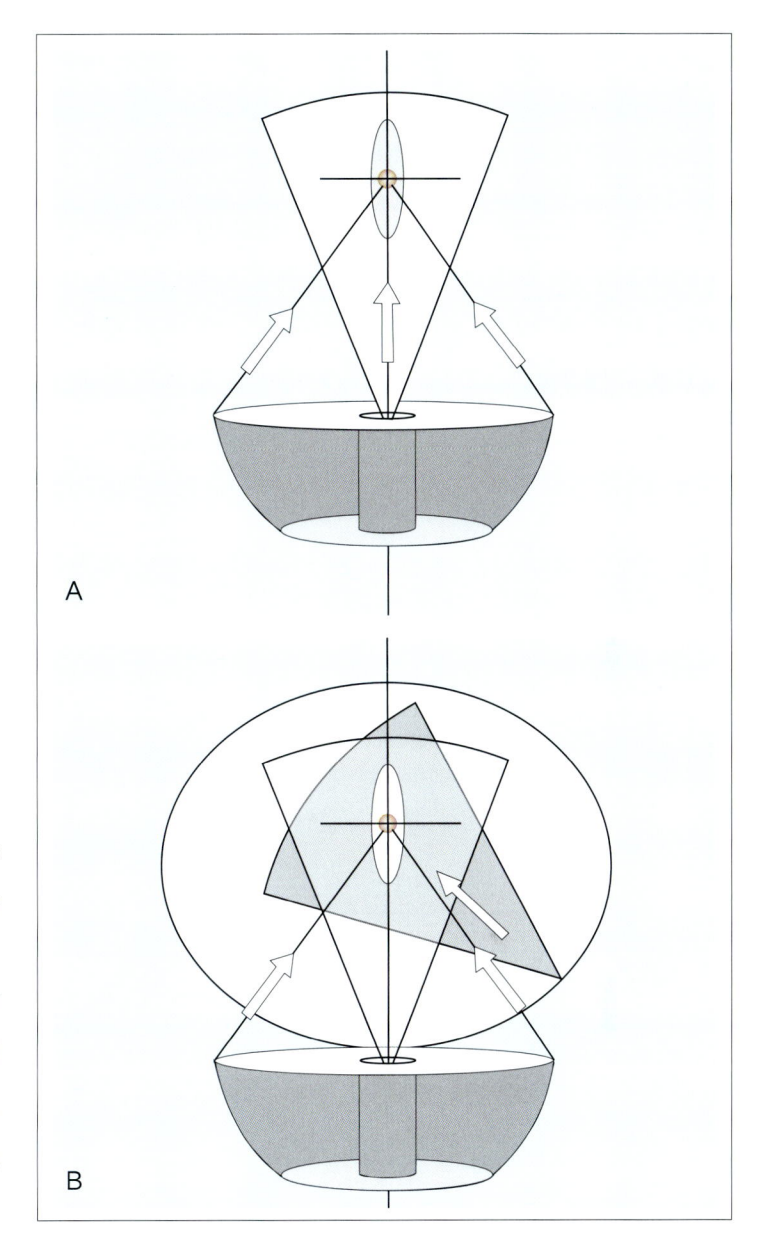

图 3-52 同轴（内置式）和侧轴（外置式）定位结构对比

A.同轴式超声定位，超声波和冲击波同轴传播，无明显偏向；B.侧轴式超声定位，超声波和冲击波通过不同组织传播，偏向明显

2. **外置式** 外置式探头是把 B 超探头安装在冲击波源外侧，使 B 超探头对称的轴心延线经过冲击波焦点，这样，不论如何运动都使探头中心轴线始终穿过冲击波的焦点。只要知道探头表面距离到焦点的距离，利用 B 超的测距功能，就能在屏幕图像上找出冲击波的焦点，当发现结石时，利用手动或自动操纵，将结石移到焦点，即完成定位。这种定位方式没有伪影现象，可选取不同的观测窗口，以得到最佳影像。它的主要缺点是超声束与冲击波传播方向不同轴，因而有一定的定位误差。为取长补短，亦有碎石机联用内置式和外置式进行定位。另外，超

声探头一般采用 3.5MHz 和 5MHz。按照声波特性，频率低的超声波穿透力强但分辨率低，而频率高的超声波与之相反。一般采用 3.5MHz 探头定位尿路结石比较理想。图 3-53 是两种常用的 B 超定位装置。

B 超定位的最大优点是可检测出"阴性"尿结石和胆结石，而且无 X 线辐射性损伤。但 B 超定位也存在一些难以克服的缺点：①特别是由于肾下极水平与坐骨棘上缘水平之间的输尿管结石缺少一个体内良好的声窗，因而对其定位是十分困难的。如果结石近端输尿管无明显扩张，甚至对其定位是不可能的，这就意味着有相当部分的输尿管结石因无法定位而被迫放弃 SWL 治疗。②在对肥胖患者尿结石定位时，由于超声波衰减较大，结石影像可能不够清晰，有碍判断。③泌尿外科医师熟悉和掌握 B 超二维图像的切割方法通常需要一个过程，在初期操作时，难免因定位错误而致碎石失败。

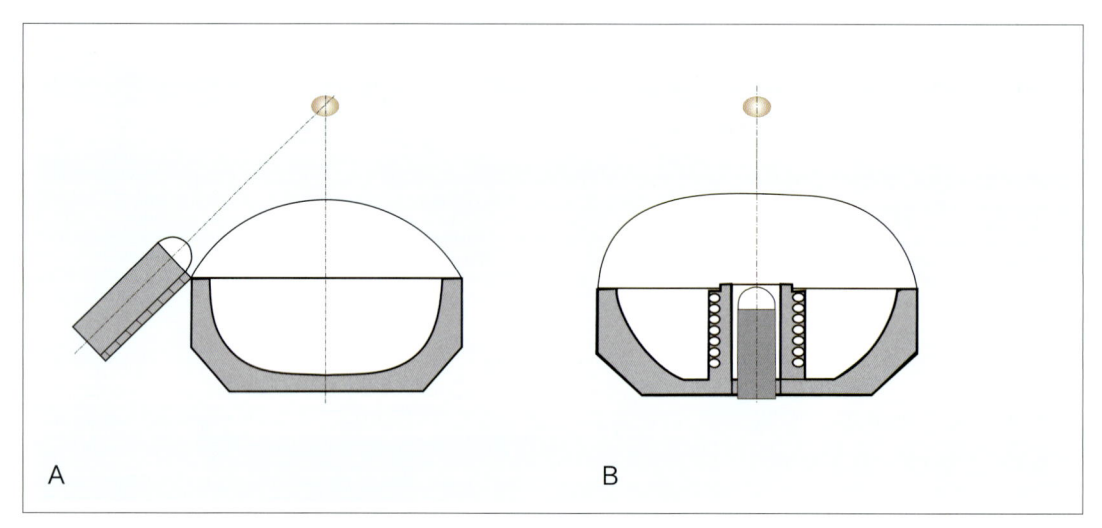

图 3-53 B 超定位探头的设置方式
A. 外置探头式定位；B. 内置探头式定位

三、双定位系统

X 线定位与 B 超定位各有特点，理想的碎石机宜采用 X 线和 B 超双定位系统，根据不同需要选用合适的定位方式，以取长补短。若选择 X 线定位，再用超声跟踪，则可大大减少 X 线的辐射，同时又可实时跟踪。

双定位的构造并不复杂，把 X 线定位与 B 超定位合二为一即可。多以 X 线定位为主，B 超定位为辅，一般是在 X 线定位结构的基础上加一种可方便拆卸的

B 超定位装置，根据需要选用不同的定位方法。双定位方式对 X 线定位功能没有影响，但超声定位的灵活性较单一超声定位碎石机差。

四、超声自动定位

为简化超声定位过程，现阶段有两种自动定位技术。

（一）一键式超声定位

利用超声设备的测距功能，转化成碎石机各维度定位位移的参数，当超声视野出现结石图像后，将结石移动到图像中线位置，然后下达指令，碎石机按预设的程序根据各维度位移参数完成自动定位。这种定位方式指定配置某种型号的碎石机，在某种程度上简化了超声定位工作，但总体上仍然是手动操作定位。

（二）计算机自动定位

以碎石机冲击波波源模拟焦点为中心原点，结合治疗床的三维运动以及超声探头测距装置，形成一组悬浮坐标系，构建一套数学模型，这套系统的操控功能通过位移传感器和角度传感器等参数编程进入计算机系统，当结石图像出现时，计算机锁定结石与焦点对应的三维距离，通过程序发出定位指令，将结石定位于焦点。定位过程在 15~60s 完成。计算机自动定位系统的优点：①无须手动测量。②定位过程无须关注图像变化。③可匹配各种超声设备。④可同时实现跟踪触发冲击波，大大提高冲击波命中率。

（张东方）

参考文献

[1] 张禄荪，陈文涛，孙西钊. 冲击波碎石机主件的构造和原理 // 孙西钊. 医用冲击波. 北京：中国科学技术出版社，2006：77-104.

[2] 周越，孙西钊，冯峰. 复式脉冲冲击波碎石理论与实践 // 孙西钊. 医用冲击波. 北京：中国科学技术出版社，2006：717-726.

[3] 周越. 液中放电与冲击波 // 孙西钊. 医用冲击波. 北京：中国科学技术出版社，2006：757-767.

[4] DH, Clayman RV, Docimo SG, Jordan GH, Kavoussi LR, Lee BR, Lingeman JE, Preminger GM, Segura JW (eds.), Hamilton, Ontario. Extracorporeal Shock Wave Lithotripsy. Canada: BC Decker, Inc, 2007, Chapter 38,pp: 317-332.

[5] Loske AM. Lithotripter shock waves // Loske AM. Shock wave physics for urologists. Universidad Nacional Autónoma de México; Mexico (ISBHN: 978‒970-32-4377-8), 2007,vol 4: pp 55‒60.

[6] Loske AM. Shock wave generation and focusing // Loske AM. Shock wave physics for urologists. Universidad Nacional Autónoma de México; Mexico (ISBHN: 978‒970-32-4377-8), 2007,vol 4, pp 61‒76.

[7] Cleveland RO, Sapozhnikov OA. Modelingelastic wave propagation in kidney stones with application to shock wave lithotripsy. J Acoust Soc Am, 2005, 118(4):2667-2676.

[8] Rassweiler J J, Knoll T, Kohrmann KU, et al. Shock wave technology and application: An update. Eur Urol,2011,59（5）: 784‒796.

[9] Sankin GN, Zhou Y, Zhong P. Focusing of shock waves induced by optical breakdown in water. J Acoust Soc Am,2008,123(6): 4071‒4081.

[10] Sapozhnikov OA, et al. Effect of overpressure and pulse repetition frequency on cavitation in shock wave lithotripsy. J Acoust Soc Am,2002, 112(3 Pt 1):1183‒1195.

[11] Gerber R, Studer UE, Danuser H. Is newer always better? A comparative study of 3 lithotriptor generations. J Urol，2005,173(6):2013‒2016.

[12] Miller NL, Lingeman JE. Treatment of kidney stones: Current lithotripsy devices are proving less effective in some cases. Nat Clin Pract Urol, 2006,3(5):236-237.

[13] Holm HH, Hald T, Kristensen J, et al. The Danish extracorporeal lithotripter. In: Lingemann JE, Newman DM.Shock Wave Lithotripsy‒State of the Art. Plenum Press, New York‒London,1988:301‒302.

[14] Jocham D, Liedl B, Chaussy CG, et al. Preliminary clinical experience with the HM4 bath-free Dornier lithotripter. World J Urol, 1987,5（4）: 208‒212.

[15] Kuwahara M, Kambe K, Kurosu, S. Clinical application of extracorporeal shock wave lithotripsy using microexplosions. J Urol, 1987,137（5）:837‒840.

[16] Marshall F, Weiskopf F, Singh A. A prototype device for nonimmersion shock wave lithotripsy using ultrasonography for calculus localization. J Urol, 1988,140(2): 249‒253.

[17] Bromage PR, Bonsu AK, el-Faqih SR, Husain I Influence of Dornier HM3 system on respiration during extracorporeal shock-wave lithotripsy. Anesth Analg 1989,68(3):363‒367.

[18] Martin X, Mestas JL, Cathignol D, et al. Ultrasound stone location for extracorporeal shock wave lithotripsy. Brit J Urol, 1986,58（4）: 349‒352.

[19] Rassweiler J, Köhrmann KU, Heine G, et al. Modulith SL 10/20‒Experimental introduction and first clinical experience with a new interdisciplinary lithotripter. Eur Urol , 1990,18（4）: 237‒241.

[20] Rassweiler J, Westhauser A, Bub P, et al. Second generatin lithotripters: a comparative study. J Endourol, 1988,2（2）:192‒203.

[21] Servadio C, Livine P, Winkler H. Extracorporeal shock wave lithotripsy using a new compact and portable unit. J Urol, 1988,139（4）:685‒688.

[22] Sonda LP, Lipson S, Ross L. Report on safety and efficacy of the Medstone 1050 lithotripter. In:

Lingeman JE, Newman DM. Shock Wave Lithotripsy - State of the Art. Plenum Press, New York - London, 1988:255 - 260.

[23] Coleman AJ, Saunders JE. A survey of the acoustic output of commercial extracorporeal shock wave lithotripters. Ultrasound Med Biol, 1989,15(3):213-227.

[24] Neisius A, Smith NB, Sankin G, et al. Improving the lens design and performance of a contemporary electromagnetic shock wave lithotripter. Proc Natl Acad Sci USA, 2014,111(13):1167 - 1175.

[25] Eisenmenger W, Du XX, Tang C, et al. The first clinical results of wide-focus and low-pressure ESWL. Ultrasound in Medicine and Biology, 2002,28(6): 769–774.

[26] Leistner R, Wendt-Nordahl G, Grobholz R, et al. A new electromagnetic shock-wave generator "SLX-F2" withuser-selectable dual focus size: Ex vivo evaluation of renal injury. Urol Res 2007,35（4）:165 - 171.

[27] Bierkens AF, Hendrikk AJM, Dekort VJW, et al. Efficacy of second generation lithotriptors : a multicenter comparative study of 2,206 extracorporeal shock wave lithotripsy treatments with the Siemens Lithostar, Dornier HM4, Wolf Piezolith 2300, Direx Tripter X-1 and Breakstone lithotriptors. The Journal of Urology, 1992 ,148(3 Pt 2): 1052–1056.

[28] Pishchalnikov YA, McAteer JA, Williams JC Jr, et al. Evaluation of the Litho Gold LG-380 lithotripter: In vitro acoustic characterization and assessment of renal injury in the pig model. J Endourol, 2013,27(5):631 - 639.

[29] Chuong CJ, Zhong P, Preminger GM. A comparison of stone damage caused by different modes of shock wave generation. J Urol, 1992,148(1):200 - 205.

[30] Qin J. Performance evaluation and design improvement of electromagnetic shock wave lithotripters. Ph.D. thesis, Duke University, 2008.

[31] Neisius A, Smith NB, Sankin G, et al. Improving the lens design and performance of a contemporary electromagnetic shock wave lithotripter. Proc Natl Acad Sci U S A, 2014,111(13):1167 - 1175.

[32] Zhong P, Smith N, Simmons N, et al. A new acoustic lens design for electromagnetic shock wave lithographers. AIP Conf Proc, 2011,1359（1）: 42 - 47.

[33] Miller NL, Lingeman JE. Treatment of kidney stones: Current lithotripsy devices are proving less effective in some cases. Nat Clin Pract Urol, 2006,3(5): 236–237.

[34] Zhou Y, Zhong P. The effect of reflector geometry on the acoustic field and bubble dynamics produced by an electrologist shock wave lithographer. J Acoust Soc Am, 2006 ,119(6): 3625 - 3636.

[35] Le Veque RJ. Wave propagation algorithms for multidimensional hyperbolic systems. J Comput Phys ,1997,131(2):327 - 353.

[36] Eisenmenger W. Electromagnetic gunrunner von ebenen destructiveness in exquisitcness (Electromagnetic generation of plane pressure pulsesin liquids). Acustica ,1962,12: 185–202.

[37] Cleveland RO, Sapozhnikov OA. Modeling elastic wave propagation in kidney stones with application to shock wave lithotripsy. Acoust Soc Am,2005,118(4):2667–2676.

[38] Sapozhnikov OA, Maxwell AD, Mac Conaghy B, Bailey MR. A mechanistic analysis of stone fracture in lithotripsy. The Journal of the Acoustical Society of America. 2007,121(2):1190–1202.

[39] Egilmez T, Tekin MI, Gonen M, et al. Efficacy and safety of a new-generation shockwave lithotripsy machinein the treatment of single renal or ureteral stones: Experience with 2670patients. J Endourol,2007,21(1):23–27.

[40] Arora M, Ohl CD, Lohse D. Effect of nuclei concentration on cavitation cluster dynamics. J Acoust Soc Am, 2007 ,121(6):3432–3436.

[41] Liebler M, Dreyer T, Riedlinger RE. Modeling of interaction between therapeutic ultrasound propagation and cavitation bubbles.Ultrasonics,2006,44(1):319–324.

[42] Iloreta JI, Zhou Y, Sankin GN, et al. Assessment of shock wave lithotripters via cavitation potential. Phys Fluids,.2007,19(8):86–103.

[43] Lingeman JE, McAteer JA, Gnessin E, et al. Shock wave lithotripsy: Advances in technology and technique. Nat Rev Urol, 2009,6(12):660–670.

[44] Lingeman JE, Kim SC, Kuo RL, et al.Shockwave lithotripsy: Anecdotes and insights. J Endourol, 2003,17(9):687–93.

[45] Zhou YF, Franklin HC, Glenn MP, et al. Innovations in shock wave lithotripsy technology. J urology,2004, 172(5): 1892–1898.

[46] Coleman AJ, Choi MJ, et al. Saunders.Theoretical predictions of the acoustic pressure generated by a shock wave lithographer. Ultrasound Med Biol,1991,17(3):245–255.

[47] Hamilton MF. Transient axial solution for the reflection of a spherical from a concave ellipsoidal mirror. J Acoust Soc Am,1993,93（3）: 1256–1266.

[48] J. McAteer J, Williams R, et al. Ultracal-30 gypsum artificial stones for researchon the mechanisms of stone breakage in shock wave lithotripsy. Urol Res, 2005,33(6):429–34.

[49] Tsai YT, Zhu J, Haberman MR.Transient axial solution for plane and axisymmetric waves focused by a paraboloidal reflector, 2013,133(4):2025–2035.

[50] Teichman JM, Portis AJ, Cecconi PP, et al. In vitro comparison of shock wave lithotripsy machines. J Urol,2000,164(4):1259–1264.

[51] Zhou Y, Zhong P. Suppression of large intraluminal bubbleexpansion in shock wave lithotripsy without compromising stone comminution: Refinement of reflector geometry.J Acoust Soc Am,2003,113(1):586–597.

[52] Cleveland RO, Anglade R, Babayan RK. Effect of stonemotion on in vitro comminution efficiency of Storz Modulith SLX. J Endourol,2004,18(7):629–633.

[53] Krimmel J, Colonius T, Tanguay M. Simulation of the effects of cavitation and anatomy in the shock path of model lithotripters. in 3rdInternational Urolithiasis Research Symposium, 2010,38(6):505–518.

[54] Leighton TG, Fedele F, Coleman AJ, et al. A passiveacoustic device for real-time monitoring of the

efficacy of shockwave lithotripsy treatment. Ultrasound Med Biol,2008,34(10):1651‐1665.

[55] Sorensen MD, Bailey MR, Shah AR, et al. Quantitative assessment of shockwave lithotripsy accuracy and the effect of respiratory motion. J Endourol ,2012,26(8):1070‐1074.

[56] Xi X, Zhong P. Dynamic photoelastic study of the transientstress field in solids during shock wave lithotripsy. J AcoustSoc Am ,2001,109(3):1226‐1239.

[57] Thierry AF, Maurice B, Nicolas T, et al. Electroconductive Lithotripsy: Principles, Experimental Data, and First linical Results of the Sonolith 4000. Journal of Endourology，1994，4（8）：249–255.

[58] Bret AC, Ray BS, John JG, et al. Preliminary Report on Stone Breakage and Lesion Size Produced by a New Extracorporeal Electrohydraulic (Sparker Array) Discharge Device.J Urol，2017，197(4): supplement:e83.

[59] Zhong P, Smith N, Simmons NW, et al. A new acoustic lens design forelectromagnetic shock wave lithotripters. 10th International Symposium on Therapeutic Ultrasound (Istu 2010), (American Institute of Physics, Melville, NY), 2011,Vol 1359,pp 42‐47.

[60] Qin J, Simmons WN, Sankin G, et al. Effect of lithotripter focal width on stone comminution in shock wave lithotripsy. J Acoust Soc Am,2010,127(4):2635‐2645.

[61] Zhou Y, Zhong P.The effect of reflector geometry on the acoustic field andbubble dynamics produced by an electrohydraulic shock wave lithotripter. J Acoust Soc Am, 2006 , 119(6):3625‐3636.

[62] Mancini JG, Neisius A, Smith N, et al. Assessment of a modified acoustic lens for electromagnetic shock wave lithotripters in a swine model. J Urol, 2013,190(3):1096‐1101.

[63] Coleman AJ, Saunders JE. A survey of the acoustic output of commercial extracorporeal shock wave lithotripters. Ultrasound Med Biol, 1989, 15(3):213‐227.

[64] Zehnder P, et al. A prospective randomised trial comparing the modified HM3 with the Modulith SLX‐F2 lithotripter. Eur Urol,2011 ,59(4):637‐644.

[65] Lautz J, Sankin G, Zhong P.Turbulent water coupling in shock wave lithotripsy. Phys Med Biol,2013,58(3):735‐748.

[66] Cleveland RO, Anglade R, Babayan RK. Effect of stone motion on in vitrocomminution efficiency of Storz Modulith SLX. J Endourol,2004 Sep,18(7):629‐633.

[67] Leighton TG, et al. A passive acoustic device for real time monitoring of the efficacy of shockwave lithotripsy treatment. Ultrasound Med Biol ,2008,34(10):1651‐1665.

[68] Sorensen MD, et al. Quantitative assessment of shockwave lithotripsy accuracy and the effect of respiratory motion. J Endourol,2012,26(8):1070‐1074.

[69] Rassweiler JJ, Knoll T, Köhrmann KU, et al.Shock wave technology and application: an update. Eur Urol ,2011,59(5):784‐796.

[70] Elkoushy MA, Hassan JA, Morehouse DD, et al.Factors determining stone‐free rate in shock wave lithotripsy using standard focus of Storz Modulith SLX‐F2 lithotripter. Urology, 2011,78(4):759‐763.

[71] Zehnder P, Roth B, Birkhäuser F, et al. A prospective randomised trial comparing the modified

HM3 with the MODULITH ® SLX-F2lithotripter. Eur Urol，2011,59（4）:637-644.

[72] Hochreiter WW, Danuser H, Perrig M, et al. Extra-corporeal shock wave lithotripsy for distal ureteral calculi: what a powerful machine can achieve. J Urol，2003,169(3):878-880.

[73] Ng CF, Mclornan L, Thompson TJ, et al. Comparison of 2 generations of piezoelectric lithotripters using matched pair analysis. J Urol，2004,172(5 Pt 1):1887-1891.

[74] Pishchalnikov YA, McAteer R, VonderHaar J, et al. Detection of significant variation in acoustic output of an electromagnetic lithotripter. J Urol. 2006,176（5）:2294-2298.

[75] Pishchalnikov YA, Williams JC, McAteer JA. Bubble proliferation in the cavitation field of a shock wave lithotripter. J Acoust Soc Am，2011,130(2):87-93.

[76] De Sio M, Autorino R, Quarto G, et al. A new transportable shock-wave lithotripsy machine for managing urinary stones: a single centre experience with a dual-focus lithotriptor. BJU Int，2007,100(5):1137-1147.

[77] Ng CF, McLornan L, Thompson TJ, et al. Comparison of 2 generations of piezoelectric lithotriptors using matched pair analysis. J Urol, 2004,172(5 Pt 1):1887-1891.

[78] Folberth W, K'hler G, Rohwedder A, et al. Pressure distribution and energy flow in the focal region of two different electromagnetic shock wave sources. J Stone Disease, 1992,4(1):1-7.

[79] Coleman AJ, Choi MJ, Saunders JE, et al. Acoustic emission and sonoluminescence due to cavitation at the beam focus of an electrohydraulic shock wave lithotripter. Ultrsasound Med Biol, 1992,18(3):267-281.

[80] 孙西钊，周越，叶章群. 复式脉冲冲击波碎石的理论与实践. 临床泌尿外科杂志，2001,16:453-448.

[81] Virgili G, Mearini E, Micali S, et al. Extracorporeal piezoelectric shockwave lithotripsy of ureteral stones: are second-generation lithotripters obsolete? J Endourol, 1999,13(8):543-547.

[82] Kuwahara M, Kambe K, Kurosu, S. Clinical application of extracorporeal shock wave lithotripsy using microexplosions. J Urol, 1987,137(5):837-840.

[83] Clayman RV, McClennan B, Garvin TD. Lithostar: An electromagnetic acoustic shock wave unit for extracorporeal lithotripsy. J Endourol, 1989,3（3）: 307-313.

[84] Kuwahara M, Kambe K, Kurosu, S. Clinical application of extracorporeal shock wave lithotripsy using microexplosions. J Urol, 1987,137(5):837-840.

[85] Sheir KZ, Zabini N, Lee D, et al. Evolution of synchronous twin-pulse technique for shockwave lithotripsy: Determination of optimal parameters for in vitro stone fragmentation. J Urol，2003,170(6 Pt 1):2190-2194.

[86] Sheir KZ, Elhalwagy SM, Abo-Elghar ME, et al. Evaluation of a synchronous twin-pulse technique for shock wave lithotripsy: A prospective randomised study of effectiveness and safety in comparison to standard single-pulse technique. BJU Int，2008 ,101(11):1420-6.

[87] Bierkens AF, Hendrikx AJM, De Kort VJW, et al. Efficacy of second generation lithotriptors: a

multicenter comparative study of 2,206 extracorporeal shock wave lithotripsy treatments with the Siemens Lithostar, Dornier HM4, Wolf Piezolith 2300, Direx Tripter X and Breakstone lithotripters. J Urol, 1992,148(3 Pt 2): 1052－1056.

[88] Broyer P, Cathignol D, Theillere Y, et al. High-efficiency shock-wave generator for extracorporeal lithotripsy. Med Biol Eng Comput, 1996,34(5):321－328.

[89] Chuong CJ, Zhong P, Arnott HJ, et al. Stone damage modes during piezoelectric shock wave lithotripsy// Lingeman JE and Newman DM.Shock Wave Lithotripsy II: Urinary and Billiary, edited by (Plenum, New York, 1989).103－106.

[90] Choi MJ, Coleman AJ, Saunders JE. The influence of fluid properties and pulse amplitude on bubble dynamics in the field of a shock wave lithotripter. Phys Med Biol, 1993,38(11): 1561－1573.

[91] Chuong CJ, Zhong P, Arnott HJ, et al. Stone damage modes during piezoelectric shock wave lithotripsy, in Shock Wave Lithotripsy II: Urinary and Billiary, edited by Lingeman JE and Newman DM (Plenum, New York, 1989)：103－106.

[92] Chuong CJ, Zhong P, Preminger GM. A comparison of stone damage caused by different modes of shock wave generation. J Urol, 1992,148(1):200–205.

[93] Church CC, Crum LA. A theoretical study of cavitation generated by four commercially available extracorporeal shock wave lithotripters, frontiers of nonlinear acoustics. Proceedings of the 12th ISNA Elsevier, London, 1990: 433－438.

[94] Church CC. A theoretical study of cavitation generated by an extracorporeal shock wave lithotripter. J Acoust Soc Am, 1989,86(1):215－227.

[95] Cleveland RO, Lifshitz DA, Connors BA, et al. In vivo pressure measurements of lithotripsy shock waves in pigs. Ultrasound Med Biol, 1998,24(2):293－306.

[96] Coleman AJ, Saunders JE. A review of physical properties and biological effects of the high amplitude acoustic field used in extracorporeal shock wave lithotripsy. Ultrasonics, 1993,31(2): 75－89.

[97] Coleman AJ, Saunders JE. A survey of the acoustic output of commercial extracorporeal shock wave lithotripters. Ultrasound in Med & Biol,1989,15(3): 213－227.

[98] Cope RM, Middleton RG, Smith JA. A 2-year experience with the Wolf piezoelectric lithograph: Impact of repeat treatment on results and complications. J Urol, 1991,145(6):1141–1144.

[99] Crum LA. Cavitation microjets as a contributory mechanism for renal calculi disintegra-tion in ESWL. J Urol, 1988,140(6): 1587－1590.

[100] Dawson C, Corry DA, Bowsher WG, et al. Use of image enhancement during lithotripsy. J Endourol, 1996,10（4）:335－339.

[101] Folbert W, Staniewski T, Schätzle U. Pressure distributions and energy flow in the focal region of two different electromagnetical shock wave sources. J Stone Dis, 1992, 4（1）:1－7.

[102] Goethuys H, Winnepenninckx B, van Baert PH. The new generation Siemens Multiline lithotripter tube "M": early results in ureteral calculi. J Endourol, 1996,10(5):403－406.

[103] Graff J, Schmidt A, Pastor J, et al. New generator for low pressure lithotripsy with the Dornier HM3: Preliminary experience of two centers. J Urol, 1988,139(5): 904 – 907.

[104] Grenabo L, Hedelin H, Mohsenvand C, et al. Stone fragmentation pattern of piezoelectric shockwave lithotripsy in vitro. J Endourol, 1998,12(3):247 – 249.

[105] Haag U, Gschwend JE, Kleinschmidt K, et al. A multi-function lithotripter for ESWL and endourology: initial clinical experiences. Urol, 1997,36(5):452 – 455.

[106] Köhrmann KU, Rassweiler JJ, Manning M, et al. The clinical introduction of a third generation lithotriptor: Modulith SL 20. J Urol, 1995,153(5):1379 – 1383.

[107] Huber P, Jochle K, Debus J. Influence of shock wave pressure amplitude and pulse repetition frequency on the lifespan, size and number of transient cavities in the field of an electromagnetic lithotripter. Phys Med Biol, 1998, 43(10):3113 – 3128.

[108] Janowitz P, Stuber M, Meier T, et al. Focal size and shock wave pressure: a comparison of three different physical shock wave generators. Dtsch Med Wochenschr , 1990,115(51–52): 1945 – 1949.

[109] Jocham D, Liedl B, Chaussy CG, et al. Preliminary clinical experience with the HM4 bath-free Dornier lithotripter. World J Urol, 1987, 5（4）: 208 – 212.

[110] Kaneko H, Watanabe H, Takahashi T, et al. Study on the application of microexplosion to medicine and biology. IV. Strength of wet and dry urinary calculi. Nippon Hinyokika Gakkai Zasshi, 1979,70(1):61–66.

[111] Fernández F, Fernández G, Loske AM.The importance of an expansion chamber during standard and tandem extracorporeal shockwave lithotripsy.J Endourol. 2009 Apr;23(4):693–697.

[112] Rassweiler J, Gumpinger R, Bub P, et al. Wolf Piezolith 2200 versus the modified Dornier HM3. Eur Urol, 1989,16(1):1–6.

[113] Rassweiler J, Gumpinger R, Mayer R, et al. Extracorporeal piezoelectric lithotripsy using the Wolf-lithotripter versus low energy lithotripsy with modified Dornier HM3: A cooperative study. World J Urol, 1987,5（4）:218 – 224.

[114] Rassweiler J, Haupt G, Lahme S, et al. Clinically insignificant residual fragments (CIRF) – Consensus report. High Energy Shockwaves in Medicine, 1997: 36 – 43.

[115] Seibold J, Rassweiler J, Schmidt A, et al. Advanced technology in extracorporeal shock wave lithotripsy: the Dornier MPL 9000 versus the upgraded Dornier HM3. J Endourol, 1988,2（2）:173 – 176.

[116] Servadio C, Livine P, Winkler H. Extracorporeal shock wave lithotripsy using a new compact and portable unit. J Urol, 1988, 139(4): 685 – 688.

[117] Tan EC, Tung KH, Foo KT. Comparative studies of extracorporeal shhock wave lithotripsy by Dornier HM3, EDAP LT01 and Sonolith 2000 devices.J Urol, 1991,146(2): 294 – 297.

[118] Teichman JM, Portis AJ, Cecconi PP, et al. In vitro comparison of shock wave lithotripsy machines. Urol, 2000,164(4):1259 – 1264.

[119] Thibault Ph, Dory J, Cotard JP, et al. Lithotripsie à impulsions ultracourtes. Etude expérimentale sur une lithiase rénale du chien. Ann Urol, 1986,20: 20–25.

[120] Westermark S, Nelson E, Kinn AC, et al. The impact of the geometry of the lithotriptor aperture on fragmentation effect at extracorporeal shock wave lithotripsy treatment. Urol Res, 1999, 27(4):262–265.

[121] Wu W, Wu H, Zhou X-M, et al. "Dry lithotripsy" by a simple modification of the Chinese lithotripter KDE-1. Urol Res, 1990,18(1): 57–58.

[122] Xi X, Zhong P. Improvement of stone fragmentation during shock wave lithotripsy using a combined EH/PEAA shock wave generator – in vitro experiments. Ultrasound Med Biol, 2000, 26(3): 457–467.

[123] Broyer P, Cathignol D, Theillere Y, et al. High-efficiency shock-wave generator for extracorporeal lithotripsy. Med Biol Eng Comput, 1996,34(5): 321–328.

[124] Cathignol D, Birer A, Nachef S, et al. Electronic beam steering of shock waves. Ultrasound Med Biol, 1995,21(3):365–377.

[125] Chuong CJ, Zhong P, Preminger GM. Acoustic and mechanical properties of renal calculi: implications in shock wave lithotripsy. J Endourol, 1993,7(6):437–44.

[126] Cleveland RO, Bailey MR, Hartennaum B, et al. Design and characterization of a research electrohydraulic lithotriptor patterned after the Dornier HM3. Rev Scientific Inst, 2000,71: 2514–2525.

[127] Sferruzza JP, Birer A, Cathignol D. Generation of very high pressure pulses at the surface of a sandwiched piezoelectric material. Ultrasonics, 2000,38(10):965–968.

[128] Huber P, Jochle K, Debus J. Influence of shock wave pressure amplitude and pulse repetition frequency on the lifespan, size, and number of transient cavities in the field of an electromagnetic lithotriptor. Phys Med Biol, 1998, 43(10):3113–3128.

[129] Loske AM, Prieto F. The influence of electrode shape on the performance of electrohydraulic lithotriptors. J Stone Dis, 1993,5(4):228–239.

[130] Prieto FE, Loske AM. Bifocal reflector for electrohydraulic lithotriptors. J Endourol, 1999,13(2):65–75.

[131] Sarica K, Isikay L, Kilic S, et al. Stone disintegration: effect of shock wave projection and electrode age on this parameter in a standard stone model. Int Urol Nephrol, 1997,29(3):281–286.

[132] Flam TA, Bourlion M, Thiounn N, et al. Electroconductive lithotripsy: principles, experimental data and first clinical results of the Sonolith 4000. J Endourol, 1994,8(4):249–55.

[133] Kaude JV, Williams CM, Millner MR, et al. Renal morphology an function immediately after extracorporeal shock wave lithotripsy. American Journal of Radiology, 1985,145(2): 305–313.

[134] Kedrinskii VK. The role of cavitation effects in the mechanism of destruction and explosive processes. Shock Waves, 1997, 7(6):63–76.

[135] Kelman CD. Phaco-emulsification and aspiration: A new technique of cataract removal, a preliminary report. American Journal of Ophthalmology, 1967,64(1), 23–35.

[136] Kerbl K, Rehman J, Landman J, et al. Current management of urolithiasis: progress or regress? The Journal of Endourology, 2002,16(5):281(5)–288.

[137] Kerfoot WW, Beshai AZ, Carson CC.The effect of isolated high-energy shock wave treatments on subsequent bacterial growth. Urological Research, 1992,20(2):183–186.

[138] Kim HG. Role of extracorporeal shockwave lithotripsy for the treatment of pancreatic duct stone. Korean Journal of Gastroenterology,2005 ,46(5): 418–422.

[139] Knapp PM, Kulb TB, Lingeman JE, et al. Extracorporeal shock wave lithotripsy induced perirenal hematomas. The Journal of Urology, 1988,139(4): 700–703.

[140] Knapp R, Frauscher F, Helweg G, et al. Blood pressure changes after extracorporeal shock wave nephrolithotripsy: Prediction by intrarenal resistive index. European Radiology, 1996,6(5): 665–669.

[141] Knapp R, Frauscher F, Helweg G, et al. Accelerated changes in resistive index following extracorporeal shock wave lithotripsy. The Journal of Urology, 1995,154（10）: 955–958.

[142] Kodama T, Tatsuno M, Sugimoto S, et al. Liquid jets, accelerated thrombolysis: a study for revascularization of cerebral embolism. Ultrasound in Medicine and Biology, 1999,25(6): 977–983.

[143] Rajash KH, James AM, Andrew PE, et al. Assessment of Renal Injury with a Clinical Dual-head Lithotripter Delivering 240 Shock Waves per Minute. J Urol, 2009, 181(2): 884–888.

[144] Alexander Greenstein MD, Mario Sofer MD, Haim Matzkin MD. Efficacy of the Duet Lithotripter Using Two Energy Sources for Stone Fragmentation by Shockwaves: An in Vitro Study.Journal of Endourology, 2004, 18(10):942–945.

[145] Khaled ZS, Tarek AE, Amani MI. Evaluation of a synchronous twin-pulse technique for shock wave lithotripsy: the first prospective clinical study. BJU Int, 2005,95(3) : 389–393.

[146] Lingeman JE. Extracorporeal shock wave lithotripsy. Development, instrumentation, and current status. Urol ClinNorth Am, 1997,24(1):185–211.

第 4 章 冲击波碎石的物理机制与理论模型

第一节　冲击波碎石的物理机制

冲击波碎石的物理机制比较复杂。与其他任何材料一样，结石具有维持其形态的内聚力。只有克服这种内聚力，才能使其破碎。根据目前的研究，粉碎结石的主要物理机制主要有应力效应、空化效应、挤压效应、疲劳效应和剪切效应（图 4-1）。结石的粉碎不是单一力学因素作用的结果，而是上述多种破坏因素共同作

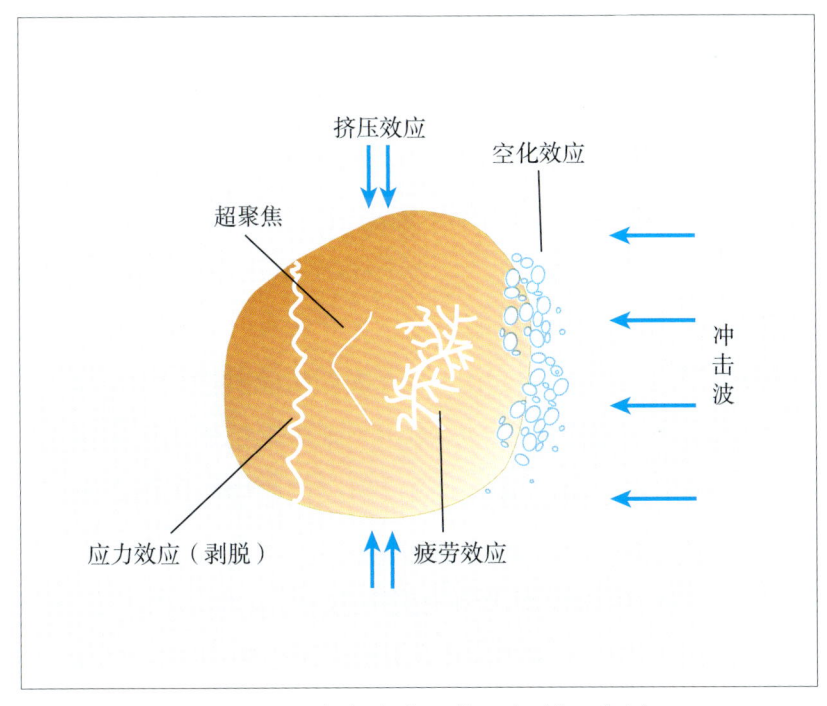

图 4-1　冲击波碎石物理机制示意图

用所致。深入了解和研究冲击波碎石的物理机制，对于研发新型冲击波碎石机，提高结石粉碎效果以及减轻组织的损伤均有重要意义。

一、应力效应

应力效应是冲击波碎石的经典物理机制。体外产生的冲击波经组织和尿液传播并聚焦至结石处，在结石内部传播过程中可产生反射、透射和衍射等现象，使结石内部出现复杂的声场变化，继而产生多种应力作用，导致结石粉碎。从应力效应的角度来看，冲击波粉碎结石的过程大致可分为 3 个阶段。

1. 入射阶段 当冲击波经组织传播到结石前界面时，75%~95% 的能量进入结石内，其余被反射。在水石界面的反射波为正压波，对粉碎结石没有作用。

进入结石内的冲击波再次被分为两部分：少部分由于结石晶体 – 基质界面的声阻抗差，朝向波源方向反射回来，形成具有拉伸作用的张力波。压力波和张力波共同作用于结石的前界面，如果作用力度超过结石的抗压强度和抗拉强度，结石的前界面附近则出现破损和开裂。研究发现，结石的抗压强度为抗拉强度的 5~10 倍，也就是说结石可以承受很高的挤压力而经不起相对低的拉伸力，所以在等力条件下，张力波对结石的破坏作用更大，但因结石前界面处的张力波的成分较少，故对实际碎石作用尚难做出定量评估。

2. 内部传播阶段 大部分冲击波在结石内部继续向前传播，根据惯性原理，冲击波到达的位置处于运动状态，而尚未到达的邻近部位仍处于相对静止状态，这样就会形成一个压力梯度。压力高的近侧就会对压力低的远侧造成碰撞和挤压，从而在结石内部产生一个拉伸内应力，使结石中原有裂隙和脆弱部分顺势扩大，直至解体或破碎。这一机制产生的裂痕垂直于冲击波的传播方向。

3. 出波阶段 最后是冲击波在结石后界面的出波阶段，也是应力效应的主要作用机制。此时冲击波从高声阻抗的结石进入低声阻抗的周围液体或组织中，一部分继续前行成为透射波，另一部分则被反射，反射强度系数 I_r 为：

$$I_r = I_i[(Z_2 - Z_1)/(Z_2 + Z_1)]^2 \quad （公式4-1）$$

由于 $Z_2 < Z_1$，这时候的反射波将反转成为负压的张力波（图 4-2）。这一负压张力波与尚未离开结石的入射波的负波共同作用于结石的后界面，一旦超过结石的抗张强度，就会造成结石后界面的剥落性破坏。结石的剥落面与冲击波的传

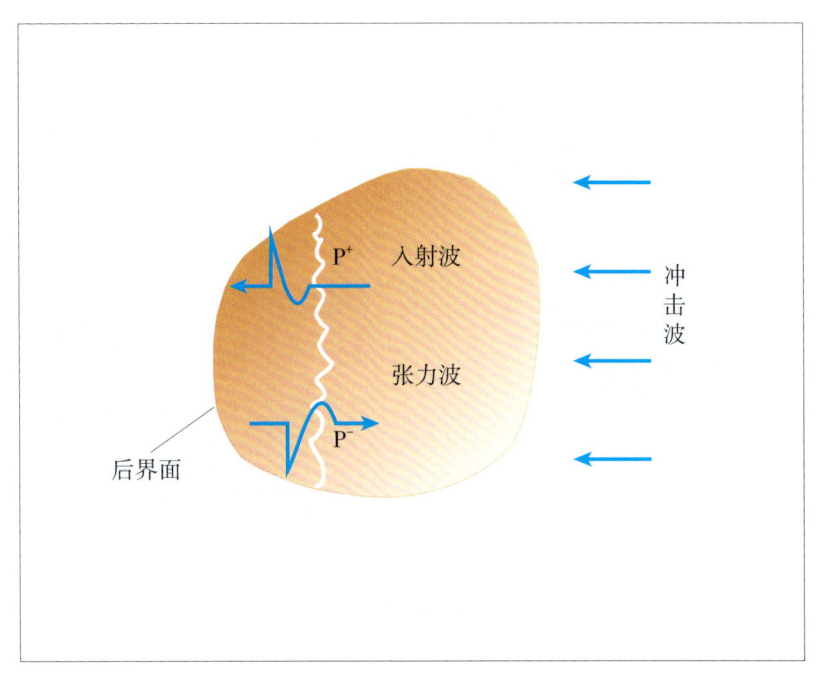

图 4-2　结石后界面的剥落性破坏

入射波在结石的后界面被反射为张力波。由于大多数结石的抗张力远小于抗压强度，因此结石的后方出现断裂，断裂线位置取决于张力波和入射波的负波的相长干涉播方向垂直，其特征是大块的圆帽状碎块从结石后界面脱落，这一现象亦被称作"霍普金森"效应。

关于剥落界面，对后界面平坦的结石来说，剥落面与结石的后界面之间的距离 ι 取决于结石内的冲击波速度和冲击持续时间，其计算公式是：

$$\iota = C_{\mathrm{l}}\Delta t/2 \qquad （公式4-2）$$

其中，C_{l} 是结石的纵向波速，Δt 是声波中正负峰之间的时间差。例如，如果 $C_{\mathrm{l}}=3\mathrm{mm}/\mu\mathrm{s}$（多数肾结石的声速），那么对于具有 $\Delta t=2\mu\mathrm{s}$ 的冲击波来说，这个公式预测 $\iota=3\mathrm{mm}$。由此推断，冲击波持续时间短则产生较小的剥落碎片（图4-3A）。随着脉冲持续时间的延长，碎片变大（图4-3B）。此外，密度较低声速较慢的结石产生的碎片较小，而密度较高声速较快的结石，则产生的碎片较大。实验中，具有平坦远界面的方形石，能够产生比球形石更大的高拉伸应力区域。这是因为，在一个平坦的后界面，反射回结石内的张力波与未离开结石的入射波的负波叠加，作用增强。对于圆形结石，剥落面的位置取决于结石表面的曲率，通过结石曲面产生的反射波的聚焦，可使作用增强以获得最大的结石碎片。结石越小，峰值拉

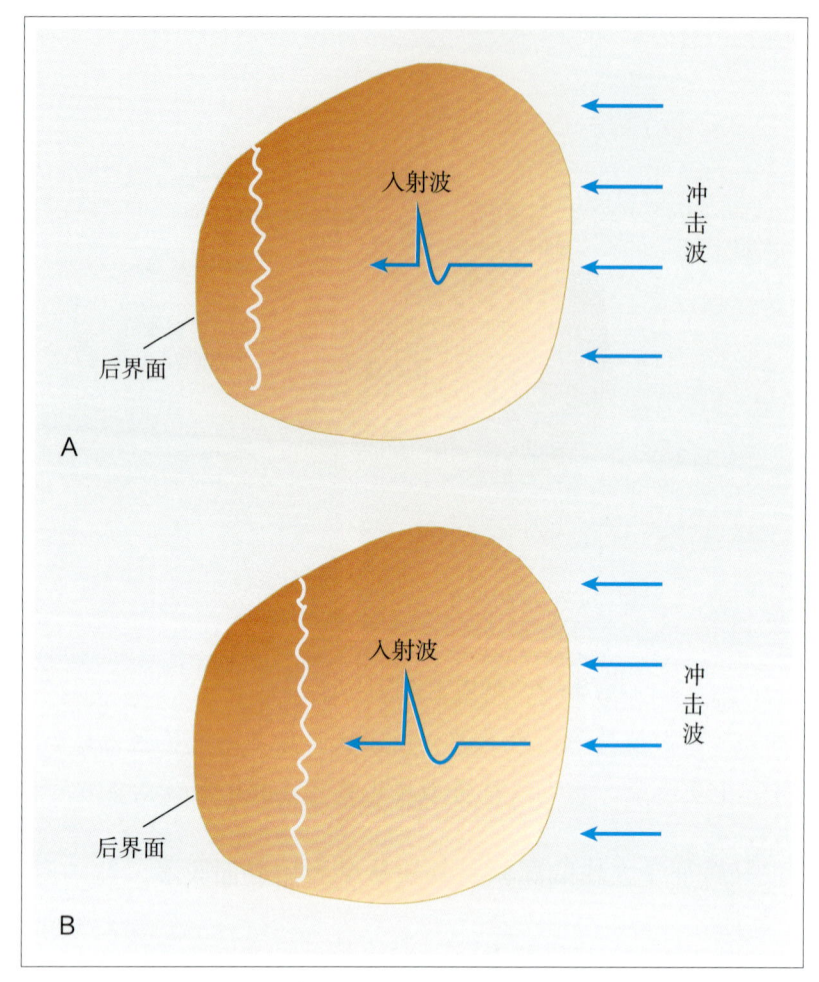

图 4-3 剥落产生的碎片大小取决于入射波的上升时间和持续时间
A. 短脉冲产生小碎片；B. 较长的脉冲产生较大的碎片

伸应力的幅度也越小。当结石碎片只有 3~4mm 时，则不能产生剥落效应。

为验证应力效应理论，Sapozhnikov 进行了系列实验，实验采用 U30 圆柱形模型石，直径 6.5mm，长度 8mm，其物理性质为密度 ρ =1700 kg/m³，纵向声速 C_l=[（λ +2μ）/ρ] 1/2=2630 m/s，剪切波速 C_s=（μ/ρ）1/2=1330 m/s。十颗模型石均在远端剥落（图 4-4），剥落面距离远界面（3.6±0.2）mm，所需的冲击波数为 45±10。这是应力效应的有力证据。然而，根据上述理论，对同一属性的冲击波和同一属性的模型石来说，其反射波产生的最大张力位置在所有不同长度的结石中都是恒定的，不同长度的结石应该在距离远界面相同的地方断裂。但 Sapozhnikov 的另一实验结果却不支持这一假设。在对不同长度的模型石的实验中，虽然这些模型

第 4 章　冲击波碎石的物理机制与理论模型

石都是以典型的层裂方式断裂，但其断裂线总是在距离远界面 1/3 处（图 4-5）。

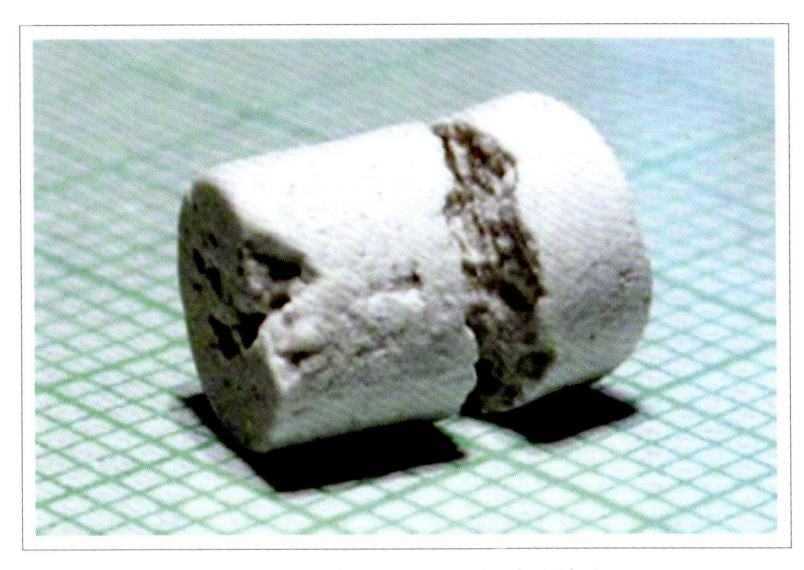

图 4-4　结石后界面的剥脱效应

结石总是在后界面的 1/3 处剥脱（网格 2mm×2mm）［引自 Sapozhnikov，A mechanistic analysis of stone fracture in lithotripsy，J. Acoust. Soc. Am，2007，121（2）.］

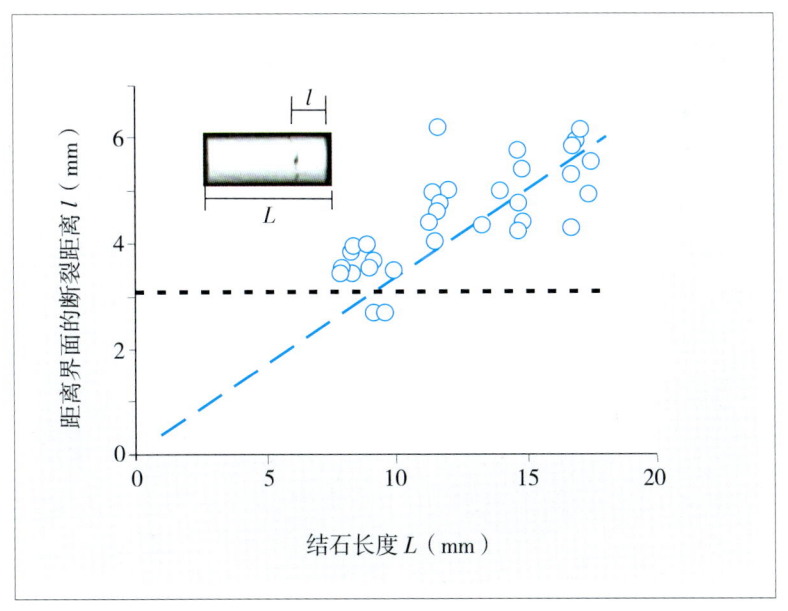

图 4-5　剥脱面与结石远界面之间的距离 l 与石块长度 L 的关系图

结石总是在后界面的 1/3 处剥脱．实线对应于距离 $l=L/3$。如果应力效应是剥脱的唯一机制，长度为 8~18mm，直径为 6.5mm 的 U30 模型石剥脱面应该取决于冲击波的波长，总是在距离远界面约 3 mm 处（虚线）

Sapozhnikov 同时用时域有限差分法（finite difference time domain method，FDTD）来计算模型石中最大应力区，结果发现峰值最大应力区位于模型石距离远界面 1/3 处，与体外剥脱实验结果一致。而纵波反射产生的最大张力发生在距离远端 1mm 以内，强度也不超过 20MPa。考虑可能是由于石块边缘的衍射缩短了纵波的波长。使用高速阴影成像对半透明模型石中的应力波进行成像，结果也发现最大应力区同样位于距离远端 1/3 处（图 4-6）。这些实验说明，应力效应并不是剥落的唯一机制。在结石发生剥落时，反射波只贡献了一小部分的张力，最大峰值所处的位置是反射波与聚焦横波相交的位置，也就是说这两个波的相长干涉产生了最大的峰值压力，导致结石的断裂。

应力效应的作用可经扫描电镜观察来证实，原先有序的结石晶体被拉得七零八落，这是张力性破坏的特征表现。此外，在 SWL 后，在同心层结石中亦可看到结石层间的晶体分离和崩解，即剥离性破坏。这种破坏方式是由于晶体层与其外周基质层之间的声阻失配，从而在层间产生反射性张力波所致。

冲击波如此一次接一次地反复冲击结石，逐步将结石由大碎小，最终使之成为能够通过尿液自行排出的细砂。

二、空化效应

(一) 空化现象

空化效应是水声学和液体动力学等工程科学中常见的现象，它可使船舶的螺

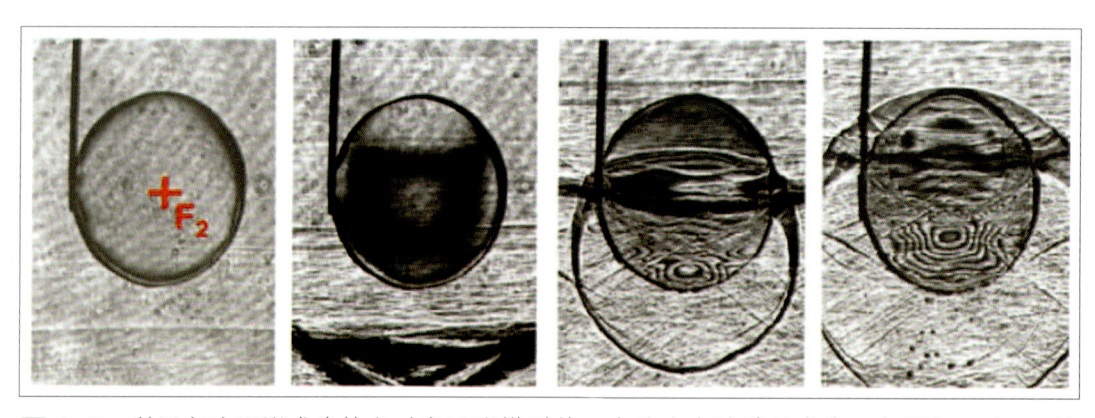

图 4-6 利用高速阴影成像技术对半透明模型结石中的应力波进行成像，在距离远端 1/3 处为最大应力区［引自 Cleveland 和 Sapozhnikov，Modeling elastic wave propagation in kidney stones with application to shock wave lithotripsy.J. Acoust. Soc. Am. 118（4），October 2005.］

旋桨、水电站的水轮机和叶片等产生严重剥蚀，以至损坏。这种空化效应是由于局部静压力骤然降低，造成液体的连续性发生断裂，从而产生大量气泡。气泡崩溃后可产生具有冲击力的喷射流或高温和声光，对气泡周围的物质造成破坏。冲击波引起的空化效应的机制隶属声波空化效应研究的范畴。产生空化有二个条件，首先是空化核的存在，这是液体空化的先决条件。游离气体或体积在 1μm~1mm 的固体颗粒，包括细胞核细胞残片都可以作为空化核；其次是冲击波的负压作用，负压（P^-）的幅度和施加时间决定液体的空化状态。在常态下，液体中往往存在着大量微细空腔和杂质性颗粒，起着空化核的作用，在张力（负压）作用下发生爆裂后，气泡的体积将会发生膨胀，但只有达到足够大时才能说明发生了空化（图 4-7）。

目前，空化作用的触发阈值已被界定，有两项标准：一是 P^-，二是空化似然指数。通常认为，当 P^- 降到 0.5MPa 以下，或空化似然指数大于 0.5 时，只要液体内存在足够的空化核，就可发生空化现象。由于冲击波具有 2~10MPa 的 P^- 及其相关的 13~512 的空化似然指数值，在 SWL 中自然会诱发强烈的瞬态空化效应。理论计算业已证明，预先存在的 1~10μm 空化核接触到 P^+/P^- 为 100/16 的典型冲击波后，它将会在短暂的时间内膨胀到原始体积的 100 倍，而后剧烈崩解。初始半径范围为 0.15~1.20mm 的气泡崩解时，崩解瞬间的最大喷射速度可达 770m/s。在崩解的气泡内的温度可达 105K，最高压力高达 2.8×10^5MPa。这种空化气泡动力学主要受冲击波负压和 P^+/P^- 比率的影响，而与正压冲击前沿 t_r 关系

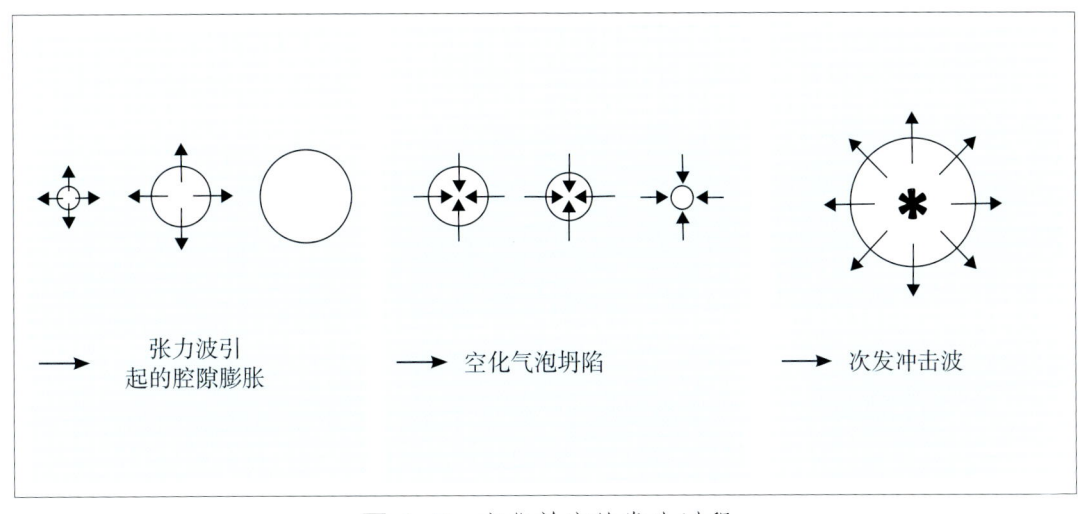

图 4-7 空化效应的发生过程

不大。液体性质和脉冲持续时间对其也有影响。在低压脉冲幅度下（$P^-=0.2\text{MPa}$），气泡动力学受不同液体物理性质的影响，如黏稠度、温度、表面张力和气体含量。然而，在高负压脉冲幅度下（$P^-=10\text{MPa}$），液体内初始气泡体积和物理性则对其几无影响。

（二）空化效应的碎石机制

在SWL中，冲击波过后约100μs，焦区即产生大量的空化气泡（图4-8），其数量随冲击波频率和强度的增加而增加。气泡在50~200μs内迅速膨胀并聚集于结石周围，形成气泡簇，气泡的体积忽大忽小，其直径不断振荡。气泡的体积和稳定时间取决于负压波的强度，负压强度低则气泡最大半径也显著缩小，稳定时间显著缩短。这些空化气泡内聚集巨大的能量，其稳定相仅为25~100μs，而后在1.60μs的瞬间崩溃，产生次级冲击波和高速喷射流，直接作用于结石界面，结石碎片随之飘逸而出。关于空化气泡崩溃产生的喷射流的方向，有两种理论：一种是冲击波导致气泡以不对等的方式爆裂，压力先上升侧首先崩溃，气泡周围的液体以喷射状的速度进入气泡内，使气泡的喷射流沿冲击波的方向作用于结石前界面。另一种理论则认为，在气泡膨胀过程中，靠近结石侧的气泡离开结石，当气泡崩溃时，周围的液体进入气泡，近结石侧的液体少，不足以与对侧大量的液体压力抗衡，导致气泡呈喷射状朝向结石侧坍塌（图4-9）。

空化效应是结石表面发生剥蚀性破坏的主要机制，以结石前界面最为明显。冲击波诱发空化气泡簇形成后，空泡首先畸变成椭球状，然后又在朝向结石的界面处率先骤然崩溃、坍塌，释放出瞬时的次发性冲击波，外部的液体随之迅速冲入负压的空腔内，形成一股高速细微射流，通过空腔的中心喷向最近的结石表面。在这种微喷射的强烈撞击下，结石的表面被逐步凿蚀。冲击波引发的空泡崩溃时，反复的"水锤"式锤击结石，使结石发生疲劳性碎裂和剥蚀。空化效应的理论研究也表明，当气泡微喷射撞击和传播到结石时，可以产生次发性冲击波，压力高达300MPa。这些冲击波在晶体的基质界面和结石后界面的反射，造成了结石的张力性破坏。

用高速摄像技术可以直接观察SWL空化效应全过程。在不同的结石界面，空化效应的作用程度明显不同。冲击波经过后，结石周围单个的气泡随即聚集形成

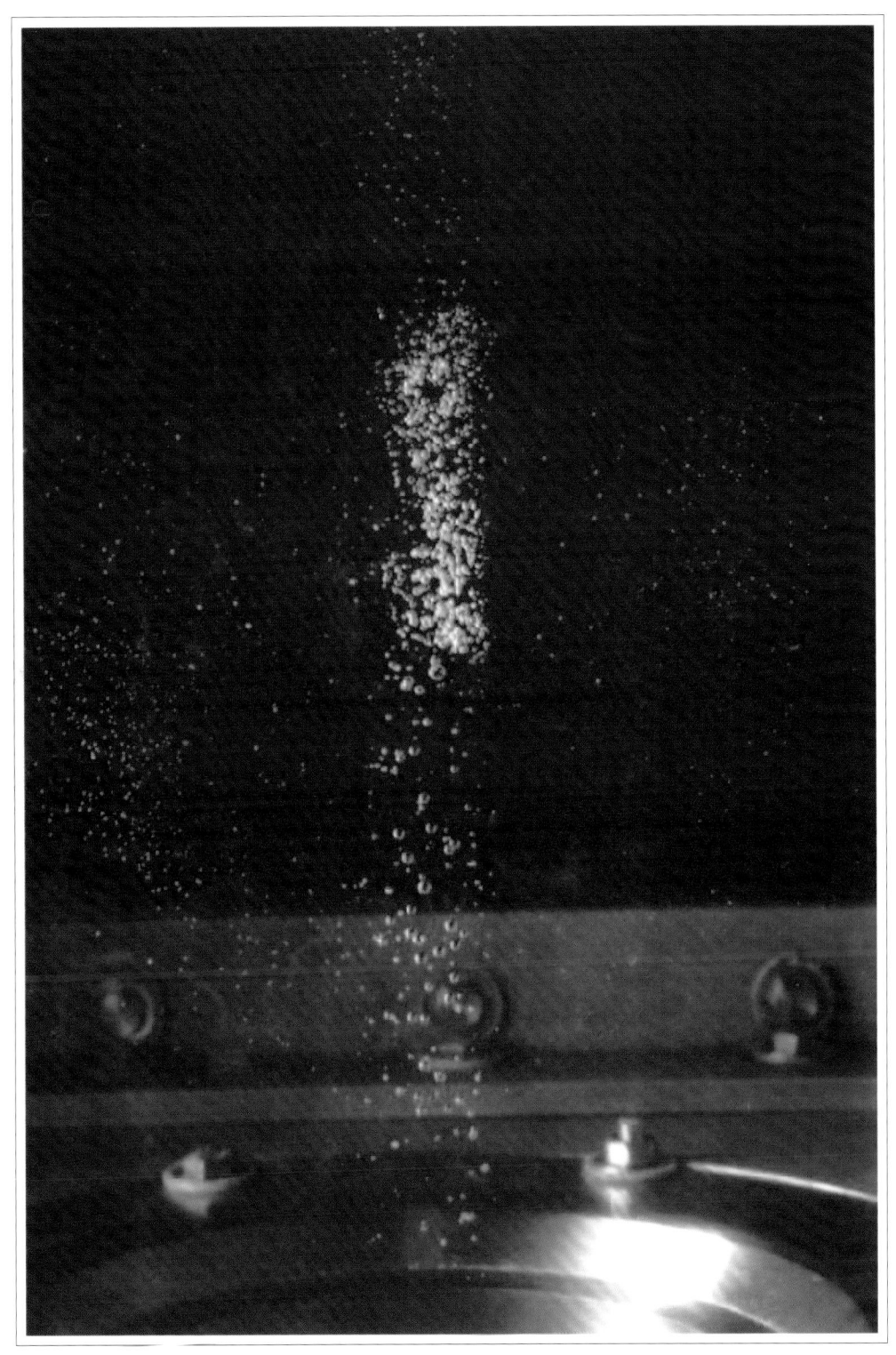

图 4-8 高速摄影拍摄的冲击波空化现象

上为轴向空化气泡簇；周围是散射的空化气泡；下为电磁式冲击波源

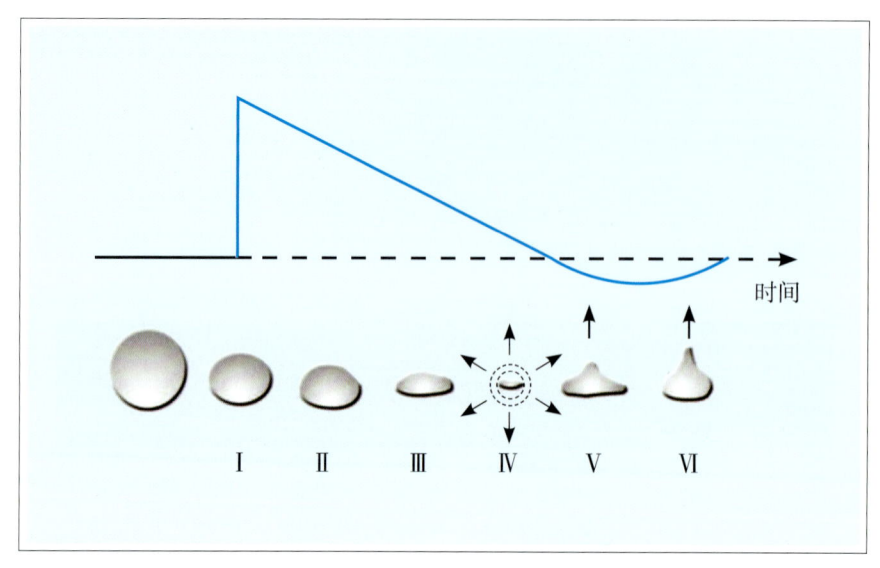

图 4-9　空化气泡的爆裂

Ⅰ~Ⅲ.气泡受到冲击波的撞击和压缩；Ⅳ.气泡爆裂并发射二次冲击波；Ⅴ~Ⅵ.水流微喷射通过气泡的中心冲向结石的表面

气泡簇，结石前界面的气泡簇最大，厚度可达 3mm，呈"蘑菇云"状（图 4-10）。该气泡簇坍塌后在结石中心附近可造成直径约 2mm 小坑，经多次冲击波冲击后，最终形成火山口或凹陷状的"弹坑"（图 4-11）。而结石后界面，气泡簇的厚度很少超过 1mm，范围也不超过几毫米，其气泡坍塌比前界面早，作用力最弱（图 4-12）。结石侧面的空化效应介乎前界面和后界面之间。这种不同界面空化作用的明显差异与周围的压力有关，前界面为水石界面，冲击波的反射增强了前界面液体的压力。

结石表面的空化气泡并不是单独发生作用，而是所形成气泡簇的共同作用。体外实验显示：①结石表面的空化气泡活动主要为空化气泡簇的形成。空化气泡簇的形成涉及了许多单个空化气泡的聚集。已形成的气泡簇显著生长和移动，可横过结石的表面，在不同的部位崩解。②不同的气泡簇在结石的不同位置形成，并以不同的方式破坏结石。在结石近端表面形成和崩解的气泡簇是最大的，可在结石的前界面引起明显的凹坑。气泡簇通常也在结石的远端和侧面形成。自然结石和人造结石一样，SWL 后也出现空化气泡簇。③结石表面的裂缝可吸引空化气泡簇的活动，沿结石裂缝的空化效应有助于裂缝的扩展。总之，高速摄影观察结果进一步支持了已经被公认的观点：空化效应通过剥蚀和产生凹坑的方式引起结石的粉碎，空化气泡簇活动参与了结石裂缝的生长和延伸。

图 4-10 结石前界面空化气泡的形成和崩解

同一颗结石两种拍摄方法，左侧图用侧灯照射，右侧图用背灯照射。使用侧灯时，结石发亮，气泡是透明的；背灯时，结石发暗，气泡是模糊的。A. 冲击波到达时。箭显示脉冲传播的方向。B~D. 结石前界面的气泡形成和生长。E. 结石前界面气泡簇膨胀厚度约 3mm，覆盖前界面并向两侧延伸。F. 气泡簇开始从结石两侧收缩，坍塌。G. 气泡簇在结石中心处坍塌。从冲击波冲击到结石前界面气泡簇开始崩溃，大约为 600μs。周围水中的单个气泡空化周期大约 300μs ［引自 Pishchalnikov.Cavitation Bubble Cluster Activity in the Breakage of Kidney Stones by Lithotripter Shock Waves.J Endourol. 2003 September；17(7): 435-446.］

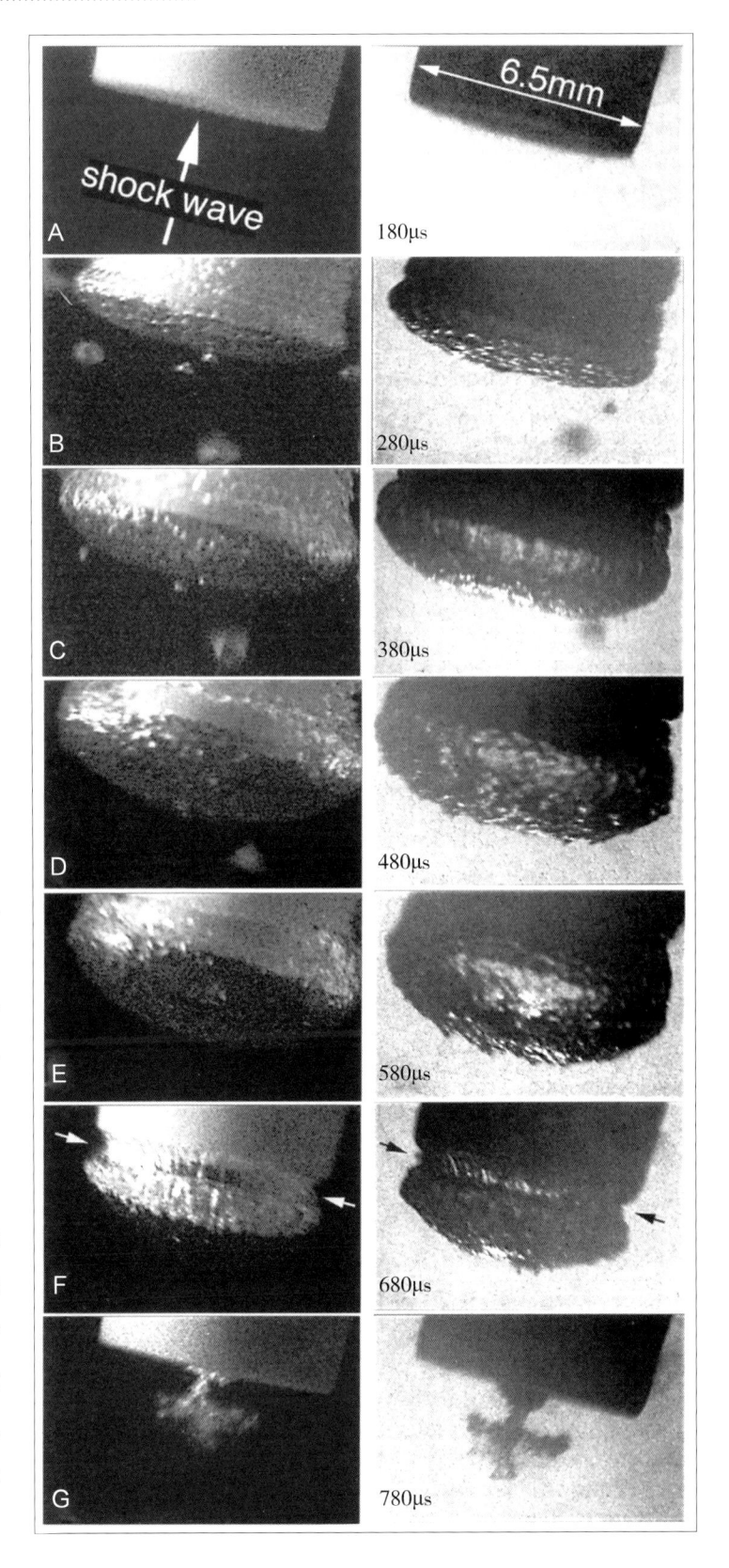

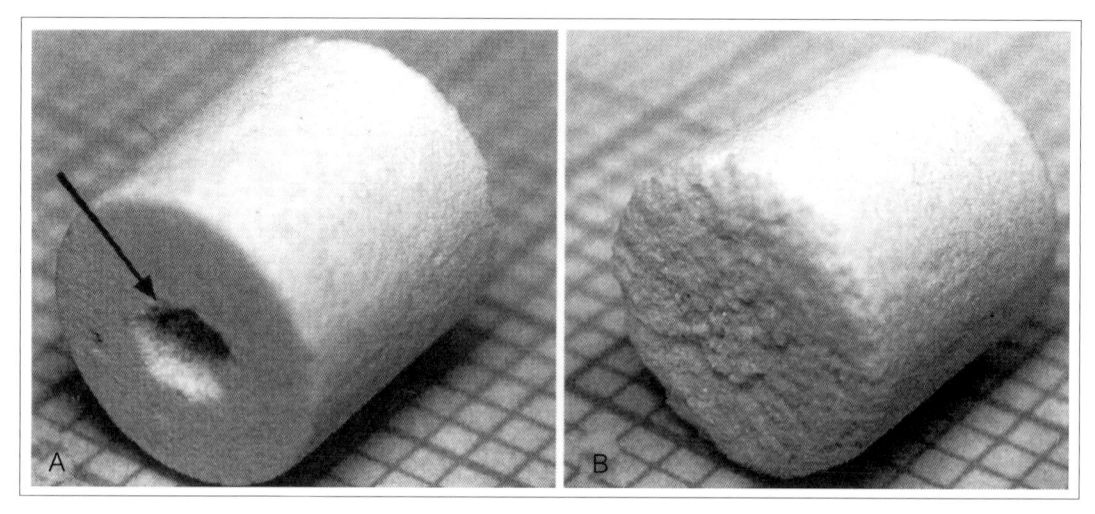

图 4-11 经多次冲击波冲击后形成"弹坑"

A. U-30 人造石前界面经 20 kV，0.5 Hz，50 个冲击波后，前界面形成直径 2mm 的"弹坑"，（背景网格 1mm）；B. 结石后界面浅表的凹痕［引自 Pishchalnikov.Cavitation Bubble Cluster Activity in the Breakage of Kidney Stones by Lithotripter Shock Waves.J Endourol. 2003 September；17(7): 435–446.］

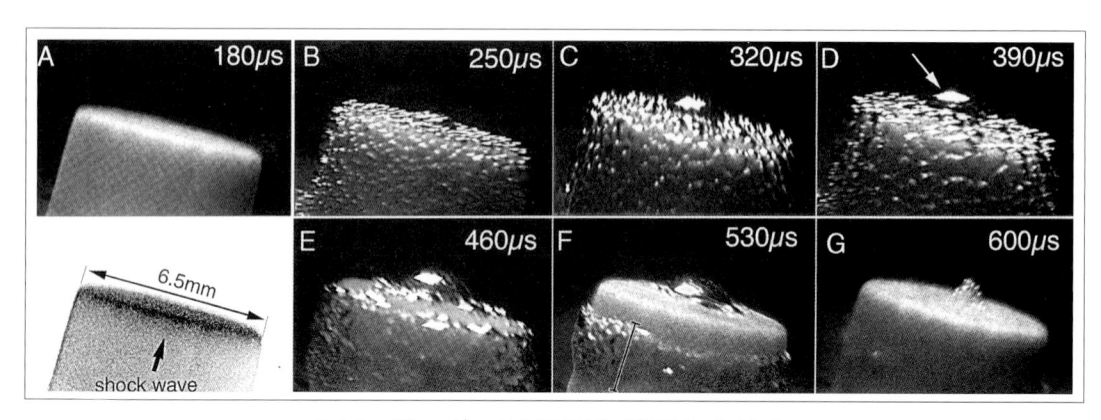

图 4-12 结石后界面和侧面空化效应

A. 空化气泡形成前；B. 冲击波经过 70μs 后，结石表面形成了许多独立的空化气泡；C~D. 气泡已经扩大并开始聚集成簇。在结石后界面中心有一个明显的气泡（箭）；E. 气泡簇的一部分已经开始从后界面移动到侧面，后界面气泡厚度 1mm；F. 后界面和侧面气泡开始崩溃；G. 侧面气泡崩溃线附近有非常微小的灰尘，提示从碎石屑从表面脱落［引自 Pishchalnikov.Cavitation Bubble Cluster Activity in the Breakage of Kidney Stones by Lithotripter Shock Waves.J Endourol. 2003 September；17(7): 435–446.］

空化效应是SWL中有效碎石的必要条件。浸于黏稠液体（如甘油）中的结石，经过冲击后其外表几乎仍然保持完好。而在同样的冲击条件下，浸入水中的结石则破坏显著。甘油的声阻抗均与水相似，却产生截然不同的碎石结果，原因在于甘油的高黏稠度导致空化作用降低。这些发现提示，SWL的空化效应是结石粉碎的重要机制。然而，由于气泡出现的时间和位置都是可变的，难以对空化效应进行定量。有人提出利用声波发射测定法监测SWL引起的体内空化效应，可作为一种非侵入式工具用于研究。国外也有学者研究一种测试体内空化的传感器，作为临床上能量应用的定量指标。利用实验方法也可间接观察SWL的空化效应，表现为铝箔、X线胶片、金属块以及结石模型上的大量细微凹坑。这些凹坑是空化效应的特征性痕迹，是由于气泡在崩解时，固体遭受空化微喷射撞击所产生的。其力度足以穿透铝箔和使金属表面变形。这些实验结果与理论推导基本一致。

三、挤压效应

挤压碎石效应只是在广焦斑 – 低压力冲击波条件下才能实现的一种特殊的碎石机制。2001年，德国斯图加特大学第一物理研究所Eisenmenger根据中国产碎石机的特点，在用广焦斑冲击波进行体外碎石实验中注意到这一现象，并提出了结石的"挤压双瓣碎裂机制"。其主要内容是：当冲击波焦区的最大截面直径大于或等于结石直径时，由于冲击波在结石中的传播速度比在水中快2~3倍，当冲击波脉冲穿过结石时，结石外周水中迟来的高压冲击波就对处于低压状态的结石形成了一个垂直于冲击波方向的环相内压（图4-13）。在其作用下，结石碎裂平面总是垂直或平行于冲击波传播方向（图4-14）。这一挤压效应在脉冲压力大幅降低至10~30MPa，负压也相应降低至-3.5MPa的条件下，也能达到满意的碎石效果。在这种低脉冲压力作用下，结石内部原有的小裂隙延伸、增大、会合，直至形成一个碎裂平面。这样的碎裂总是一分为二，二分为四，宛如细胞分裂，即所谓"双瓣破裂"。这一过程是渐进的，直至最终结石被"震碎"，而不同于狭焦斑 – 高压力式冲击波使结石表面产生弹坑样凿蚀斑而造成的结石"击碎"。

Eisenmenger将碎石结果绘图并建立了一个数学模型，说明了将结石粉碎至

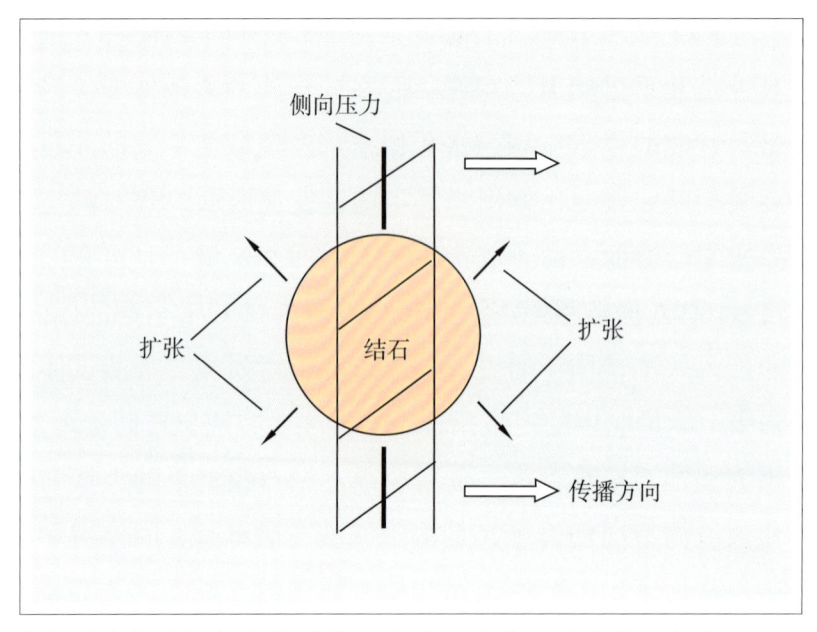

图 4-13 在周围液体或组织中传播的压力脉冲对结石形成的环相内压,即"挤压效应"

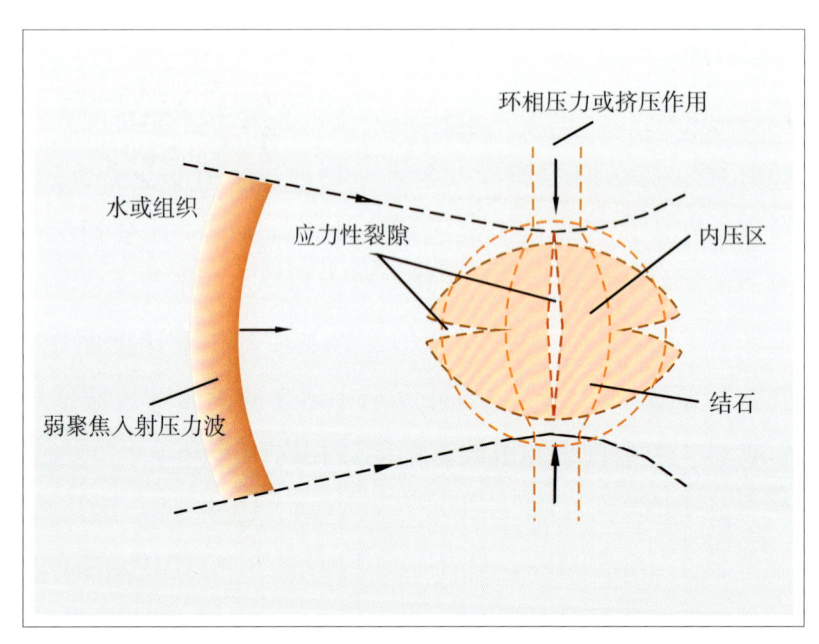

图 4-14 挤压机制造成的双瓣式结石定向破裂

在结石的前、后界面,应力所致的裂隙面是垂直于波的传播方向;而在结石内部,应力所致的裂隙则是平行于波的传播方向

半径 r_m 时,冲击波次数 $S(m)$ 与结石产生第一碎裂时的冲击次数 $n(r_0)$ 之比和原结石的半径 r_0 与最终碎石半径 r 之比是呈线性关系(图 4-15),而与冲击波在

结石内的传播、反射及空化作用关系不大。其依据是，SWL 中结石的碎裂过程是一个动态断裂或疲劳的过程，根据 Griffith 理论，结石粉碎前，其弹性体积内存储的弹性能量在粉碎过程中完全转化为结石破碎区的振动能、热量、表面能、分子势能和其他形式的能量。该定理可以直接应用于 SWL 中的压缩机制。假设石块内部和碎石内的不均匀应变分布没有显著变化，将结石粉碎至临床可接受的碎石的大小 2 mm，结石中的准静态弹性挤压能量 E_{el} 为：

$$E_{el} = \frac{p^2}{2}\kappa V\alpha \qquad （公式 4-3）$$

其中 p 为正（或负）峰值脉冲压力，κ 为压缩率，V 为体积，α 为与体积 V 中不均匀压力分布有关的形状系数。由于结石内有助于裂缝生长的弹性能量

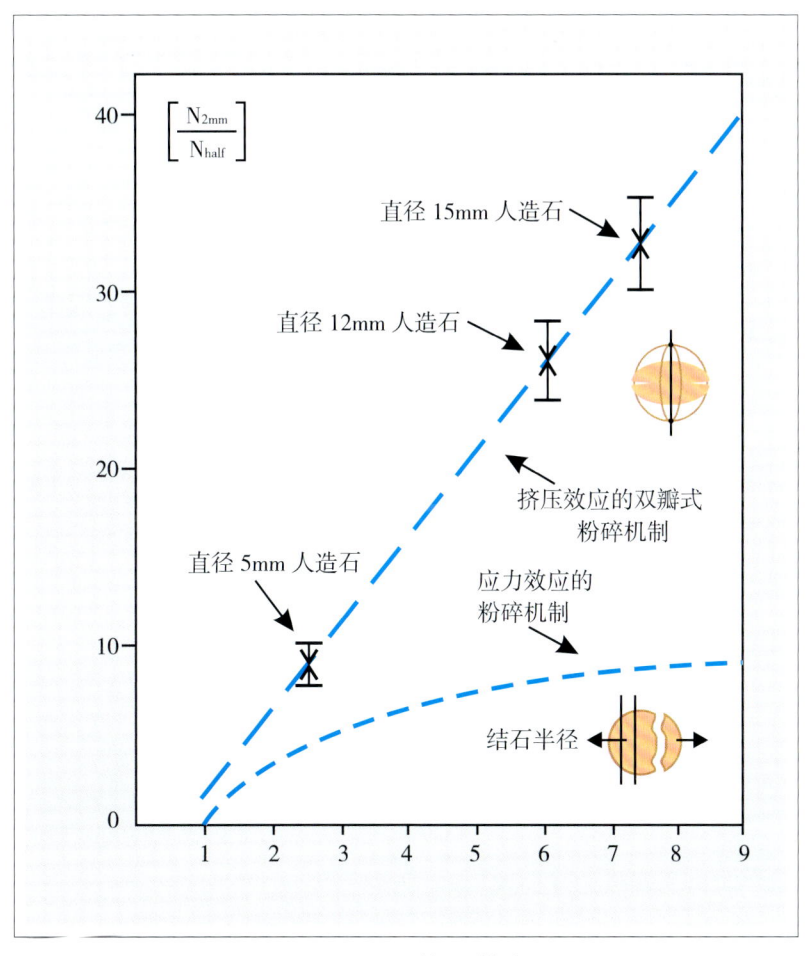

图 4-15 挤压效应

将结石粉碎至 2mm 所需的脉冲次数与第一次双瓣分裂所需的脉冲次数之比为线性关系

E_{elp} 取决于脉冲持续时间 t，因此

$$E_{elp} = \frac{p^2}{2}\kappa V\alpha \frac{t}{t_{cr}} \quad \text{（公式 4-4）}$$

其中，t_{cr} 为特定条件下微裂纹聚结的时间。对于所有的结石而言，在峰值压力不变的情况下，预计其粉碎时间是相同的，它只是取决于初始微裂纹的距离和裂纹扩展的速度。那么，结石第一次裂解成两瓣所需的弹性总能量 E_{elpn} 为：

$$E_{elpn} = \frac{p^2}{2}\kappa V\alpha \frac{t}{t_{cr}} n(r) \quad \text{（公式 4-5）}$$

$n(r)$ 表示粉碎半径为 r 的球形结石需要的脉冲数。在碎裂过程中，根据 Griffith 理论，结石中的能量将转化为碎石的表面能量 E_{fr}，$E_{fr}=A\cdot\gamma$，A 为断裂面积，γ 为特定表面生成的能量，$E_{elpn}=E_{fr}$，得出以下条件：

$$\frac{p^2}{2}\kappa V\alpha \frac{t}{t_{cr}} n(r) = A\cdot\gamma \quad \text{（公式 4-6）}$$

结石近似球形，其面积：

$$V = \frac{4\pi}{3}r^3 \quad \text{（公式 4-7）}$$

同时 $A = \pi r^2$，得出：

$$n(r) = \frac{3}{2}\cdot\frac{1}{r}\cdot\frac{t_{cr}}{t}\cdot\frac{1}{p^2}\cdot\frac{\gamma}{\kappa\cdot\alpha} \quad \text{（公式 4-8）}$$

即，将半径为 r 的结石分裂为 $1/r$ 需要的脉冲数量。在第一次断裂后，结石平均为原有体积的一半，因此，最简单的方法是将这些碎石再次作为半径 r_1 的球体处理并且确定所需的脉冲数 $n(r_1)$ 再分裂成两块。因此，

$$V_0 = \frac{4\pi}{3}r_0^3 \quad \text{（公式 4-9）}$$

以及：

$$V_1 = \frac{1}{2}V_0 \quad \text{（公式 4-10）}$$

以此类推：

$$V_m = \frac{V_0}{2^m} \quad \text{（公式 4-11）}$$

第4章 冲击波碎石的物理机制与理论模型

因此,得出:

$$r_m = r_0 \cdot 2^{-\frac{m}{3}} \quad \text{（公式4-12）}$$

或

$$m = 3\frac{\ln\dfrac{r_0}{r_m}}{\ln 2} \quad \text{（公式4-13）}$$

为了使结石可以通过网格宽度为$2r_m$的滤网,结石需要双瓣分裂m次至半径为r_m。将结石粉碎至半径r_m所需的脉冲总数S_{tot}可由下列方程算出:

$$S(m) = \sum_{k=0}^{k=m} n(r_k) \quad \text{（公式4-14）}$$

和

$$n(r_k) = n(r_0) \cdot \frac{r_0}{r_k} \quad \text{（公式4-15）}$$

以及:

$$r_k = r_0 \cdot 2^{-\frac{k}{3}} \quad \text{（公式4-16）}$$

上述的总和如下:

$$S(m) = n(r_0) \frac{\left(2^{\frac{1}{3}}\right)^{m+1} - 1}{2^{\frac{1}{3}} - 1} \quad \text{（公式4-17）}$$

结合公式4-11,我们最终得到了碎裂率:

$$\frac{S(m)}{n(r_0)} = \frac{S\left(\dfrac{r_0}{r_m}\right)}{n(r_0)} = \frac{2^{\frac{1}{3}} \cdot \dfrac{r_0}{r_m} - 1}{2^{\frac{1}{3}} - 1} \quad \text{（公式4-18）}$$

Eisenmenger通过实验对理论方程(公式4-18)进行验证,结果如图4-16所示。需要强调的是,方程(公式4-18)仅取决于结石首次分裂半径和最终碎片的半径。结石大小不一或脉冲压力幅度不相等则不适用此方程。同时,这一模型是有前提条件的,即在广焦(焦区径向长度>2cm)、低压(10~30MPa)以及脉宽>2μs的情况下实现的。与之相反,在高峰压、高负压、狭焦斑情况下,冲击波在结石内直接传播和反射所致的加压效应及空化效应可能仍为主要碎石因素,因而挤压理论并不否定以往的碎石理论。

Sapozhnikov通过计算机弹性方程模拟冲击波的应力效应，根据其研究推断，小焦区产生的压力比大焦区产生的压力低约50%，因而认为，大焦区产生的挤压效应在碎石机制中起到关键作用。多个临床研究也表明（图4-17），低压力宽焦

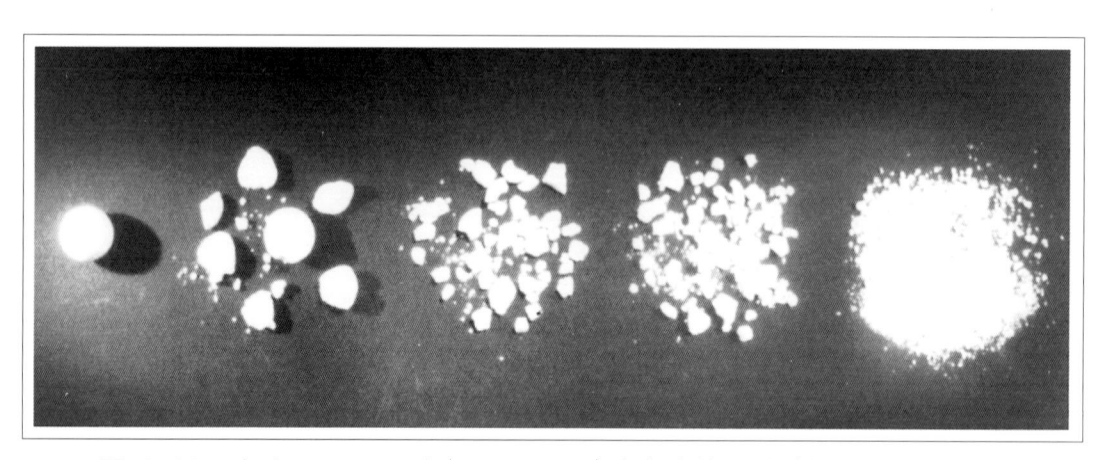

图4-16 人造石（HMT直径15mm）随冲击波数量的增加而破碎的结果

脉冲压力为25MPa，脉冲持续时间为1μm，焦区直径为-6dB，直径为22mm。该图显示，从左侧开始，首先是完整模型石，随后在7个脉冲，60个脉冲，120个脉冲和500个脉冲之后碎裂，粒度小于2mm（每个碎片使用单独的石头获得结果）（引自Eisenmenger．The mechanisms of stone fragmentation in ESWL. Ultrasound Med Biol 2001;27:683–693.）

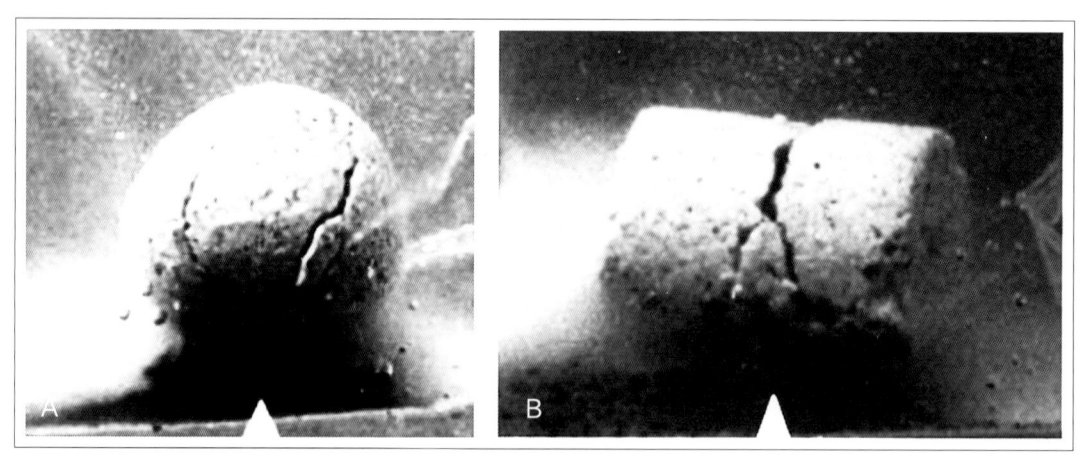

图4-17 置于碎石机焦区中暴露冲击波后的人造肾结石照片

A为球形，B为圆柱形，轴线上的纵向分裂表明挤压可能起了重要作用（照片由A.Sánchez提供）

区碎石机比高压力窄焦区碎石机有更好的临床效果,副作用更低,同时不需要麻醉,容易定位。

四、疲劳效应

疲劳损伤属于材料力学研究范畴,是指在循环应力或循环应变作用下,材料内部的微裂纹起始、生长、合并,最终导致材料的断裂。飞机、船舶、汽车、动力机械等机械以及铁路桥梁等的主要零件和构件,大多在循环变化的载荷下工作,疲劳是其主要的失效形式。冲击波碎石术中,结石的粉碎通常需要数百至数千次冲击波的循环加压作用,作为一种脆性材料,结石的断裂粉碎也属于疲劳损伤。利用冲击波粉碎结石属于正性作用,故称之为疲劳效应。

1. 脆断属于断裂力学概念 许多物质都有各自的应力-应变特性($\sigma-\varepsilon$),典型的实例可通过单轴向负荷构形法获得。最常见的应力-应变性状有两种:材料的韧性失效(图4-18A)和脆性失效(图4-18B)。其中,脆性失效是指固体物质只吸收少量能量就发生了断裂,而韧性失效则是物质经延性或塑性变形过程后发生的断裂,即在断裂前吸收了较多的能量。材料的韧性与脆性不是孤立存在的,而是材料的内在特性(例如晶体结构和内部缺陷,如裂纹、夹杂等)与外在

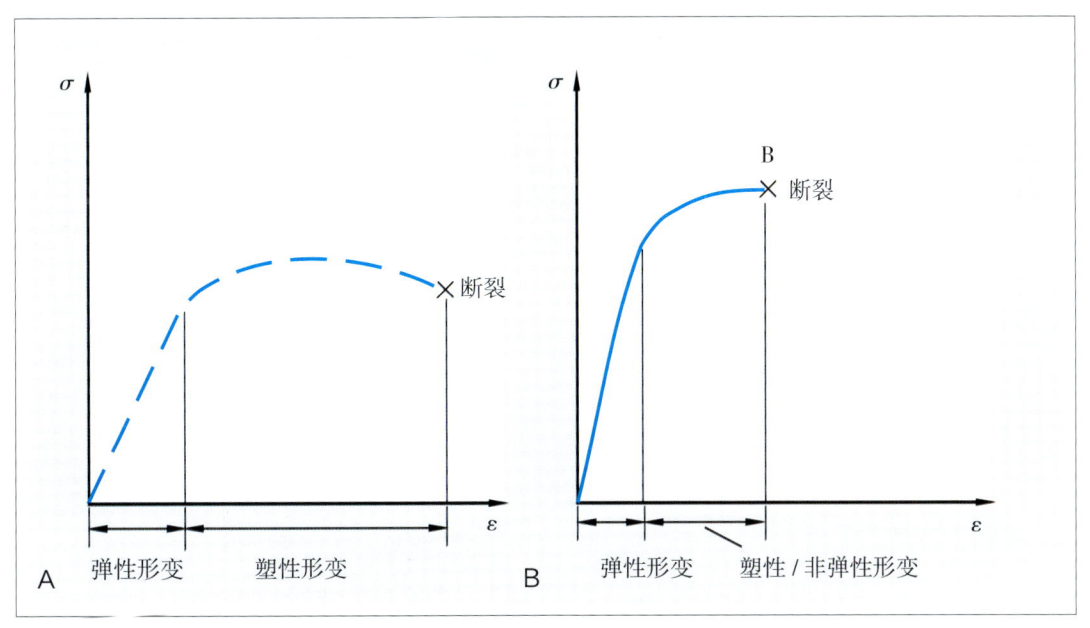

图 4-18 应力-应变特性
A. 韧性失效;B. 脆性失效

负荷条件（例如应变速率 $\dot{\varepsilon}$，温度）共同作用的结果。准静态（$\dot{\varepsilon}$：~10^{-3}/s）单轴向测试表明，典型肾结石几乎不存在塑性变形过程。因此，在碎石机的高应变速率（~10^3/s）条件下，结石总是呈现为脆断方式。

Griffith 曾假设，脆断是由于固体内部存在微小裂纹所致。根据这一理论，在足够高的应力作用下，这些微小裂纹会逐渐扩展，最后导致固体断裂。对于大多数晶体材料，可以出现两种互相竞争的趋势，一种是塑性变形；另一种是微小裂纹的扩展，致使固体物质材料破裂。只要有裂纹存在，材料最终总是表现为断裂。图 4-19 所示为一个短小的、有尖锐角度的平面裂纹。对一个无限的均质的线弹性体，就可得出裂纹尖端附近应力场的表达公式：

$$\sigma_{ij}(r,\theta) = \frac{K_I}{\sqrt{2\pi r}} f_{ij}(\theta) \quad \text{（公式 4-19）}$$

式中：i, j=1，2；(r, θ) 是作为裂纹尖端附近与某一点的极坐标；f_{ij} 是 θ 的三角函数；K_I 为应力场-强度因子，依几何形状和负荷情况而定。因此，接近裂

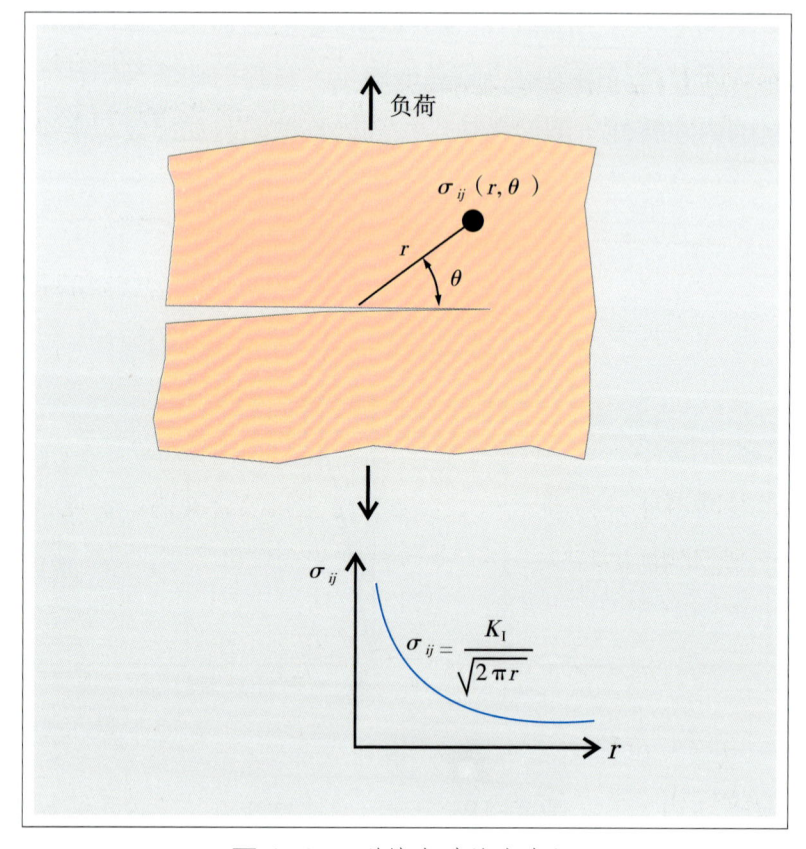

图 4-19 裂纹尖端的应力场

纹尖端时，应力值趋向无穷大。但因尖端会发生塑性变形，所以此推论永远不会成立。应力场 – 强度因子是描述裂纹周围应力场的最重要的参数。参数 K_I^2/E，用 GI 表示，称为裂纹扩展应变能释放率，表明裂纹扩展单位长度时释放的能量。式中 E 为弹性模量。当负荷增加时，K_I 增加，G_I 也随之增加，当达到临界值时，裂纹就会扩展。应力场 – 强度因子的临界值用 K_{IC} 表示，也被称为材料的断裂韧度。在临界状态下，固体物质断裂时的应变能量损失与新界面形成需要的能量刚好达到平衡。因此，可以假设，断裂的临界条件为：

$$K_I（负荷，几何学）=K_{IC}（材料） \quad （公式4-20）$$

断裂韧性是材料的内在属性，需要用实验方法测定。这是判定某类特定的结石是否适合使用 SWL 治疗的最重要指标之一。岩石、陶瓷和玻璃的韧性范围通常为 1~10 MPa/m²；肾结石的断裂韧性尚未测知，推测其范围在 1~10 MPa/m²。

2. 黏附区模型　结石破碎的过程比较复杂。天然结石存在很多的微小缺陷，如夹杂物及排列紊乱的晶体介质界面，在压力作用下，可成为裂纹生长的起始点。在裂纹尖端周围会发生许多扩展的微小裂纹（图 4-20）。这些微裂纹通常分布在主裂纹周围，不在同一平面内。但是为了研究方便，可假设其分布在同一平面内。微裂纹的合并可以加速主裂纹的扩展。

黏附区模型可以用来阐述微裂纹对主裂纹的作用。如图 4-20 设定未损伤的区域内微裂纹长度为 a_0，其间距为 l。结石可以是有机质连接的层状晶体结构，也可以是晶体和非晶体物质聚集体。在前一种情况中的裂纹是指层间裂纹，这些微裂纹位于晶体边界上。因此，l 也就相当于晶粒尺寸的大小。当受到应力时，微裂纹会由原始长度 a_0 扩展至 a，（$a_0 < a < l$），直到最后 $a=l$，微裂纹就会与主裂纹合并。当未破裂时，黏附区张开位移 $\delta=0$；微裂纹与主裂纹合并时，黏附区张开位移临界值 $\delta=\delta_{cr}$。依据物质的特性，这种临界裂纹张开位移（δ_{cr}）可表示为：

$$\frac{\delta_{cr}}{l} \approx \frac{8}{\pi}\frac{1-v^2}{E}\frac{K_{IC}}{\sqrt{\pi l}} \quad （公式4-21）$$

黏附区的应力 – 位移（$\sigma-\delta$）关系与断裂判别是一致的（图 4-21）。图中横坐标代表裂纹纵向位移 δ，由临界值 δ_{cr} 来归一化，纵坐标代表远场应力 σ，用准静态断裂强度 σ_{fr} 归一化。图 4-21 的实线是黏附定律的近似形式，表明了

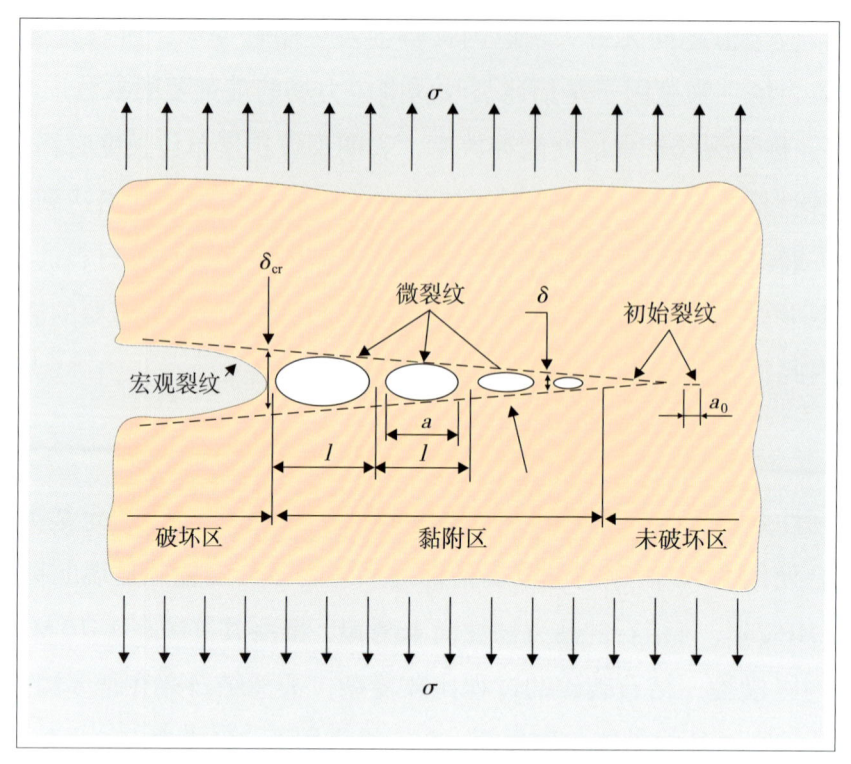

图 4-20 微裂纹与主裂纹在黏附区的合并

典型的加载-卸载循环（oabo）。当加载时，固体沿 oa 发生弹性形变，直到达到实线部分为止，这阶段变形是可逆的。此时如果卸载，会沿 ao 返回初始状态。载荷超过 a 点，引起微裂纹不可逆的扩展（沿 ab），直至下载（沿 bo）或微裂纹合并（$\delta = \delta_{cr}$）为止。在下一个循环中，物体弹性形变是沿 ob 升至 b 点。每一次超过实线的负荷都会导致弹性模量的降低与裂纹体能承受的最大应力的降低，这是脆性损伤的基本特征。

随着施加的冲击波数量的增加，结石可以抵抗的应力下降，当裂纹扩大到使残存的结石截面不足以抵抗冲击波的压力时，结石就会在某一次的冲击波后突然断裂脱落。对于冲击波碎石，需要多少次冲击波的循环作用才能使结石粉碎至 3mm 以下，属于疲劳寿命的研究内容。结石的疲劳寿命取决于结石所承受的冲击波应力的大小，即结石的疲劳性能以及冲击波的应力参数。疲劳寿命指在循环加载下，产生疲劳破坏所需应力或应变的循环次数。这是设计各类承受循环载荷的机械和结构专业的重要研究内容，可以用来进行反向研究。

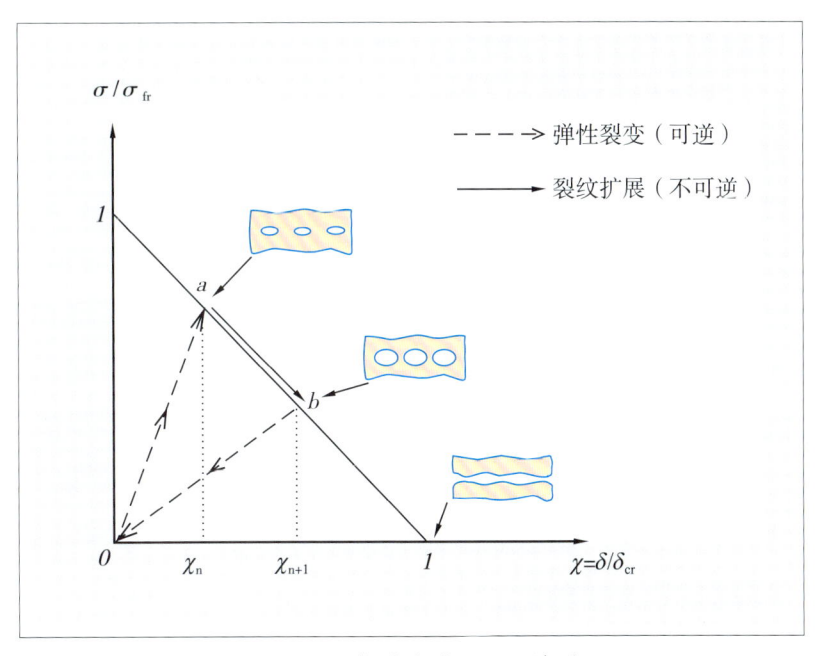

图 4-21　黏附定律：σ-δ 关系图

五、剪切效应

近年的研究表明，剪切力产生的剪切效应在碎石机制中的作用，可能超过结石后界面张力波产生的剥脱效应。

结石是弹性物体，既可传递纵波，也可以传递横波。横波继发于纵波（图4-22），在剪切力的作用下产生，故横波也称剪切波。冲击波进入结石后，纵波的速度大于横波的速度，各自以不同的速度和方向在结石内前行，由此在结石的

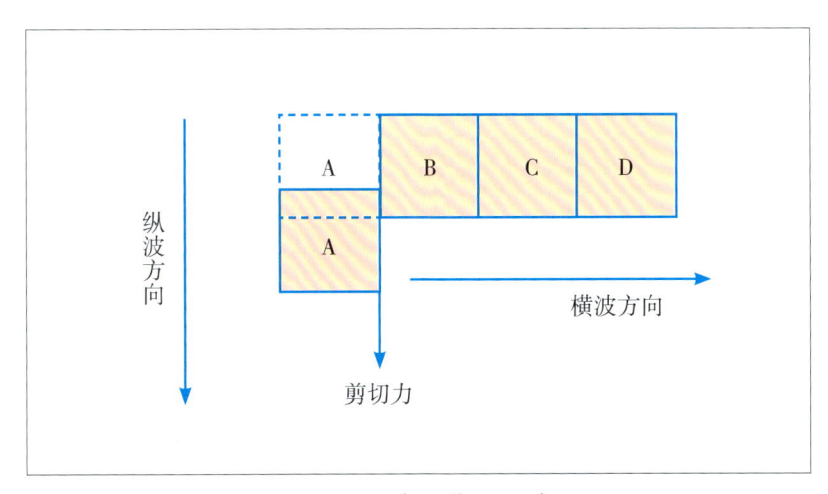

图 4-22　剪切作用示意图

内部产生拉伸应力（剪切力）。理论上，剪切力作用的大小取决于两方面，一是冲击波的特性，包括冲击波的压力强度、上升时间、焦区大小和入射角等；二是结石的特性，包括结石的形状、成分、晶体排列等。冲击波进入结石后，能量将在纵向和横向之间进行分配，分配比率取决于结石的形状和性质，以及冲击波的入射角，入射角越大，横波的能量越大。剪切效应随冲击波强度梯度的变化而变化，并沿冲击波前沿作用。从剪切力的产生原理可以推断，剪切力的作用点在于分离了结石晶体间的层状结构，且由剪切力产生的裂纹与冲击波的传播方向一致。

假设 ABCD 是弹性物体的一系列质点，当 A 在纵波作用下发生位移时，在 A、B 之间产生与纵波方向一致的剪切力，使 B 点发生位移，如此类推。只要有足够的力使 A 点发生位移，同时 AB 点之间有适度的黏合力，使 A 能带动 B 发生位移，便可产生与纵波方向垂直的横波。

Sapozhnikov 应用有限差分线性弹性模型模拟计算结石对冲击波产生的应力作用。结石是弹性介质，因此线性弹性模型是结石粉碎实验的合理模型。在此研究中，结石和外周的液体被认为是各向同性的介质。介质的动力学是由以下运动方程决定。

$$\rho \frac{\partial v_i}{\partial t} = \frac{\partial \sigma_{ij}}{\partial x_j} \qquad \text{（公式 4-22）}$$

其中 $i, j = 1, 2, 3$，ρ 为介质密度，$v_i = \partial u_i / \partial t$ 为介质速度分量（u_i 为位移矢量分量），σ_{ij} 为张应力。在线性近似中，对于小应变是有效的，弹性力由胡克定律决定。

$$\sigma_{ij} = \lambda (\nabla \cdot) \delta_{ij} + \mu \left(\frac{\partial u_i}{\partial x_j} + \frac{\partial u_j}{\partial x_i} \right) \qquad \text{（公式 4-23）}$$

公式 4-22 和公式 4-23 可以用适合实现数值的下列形式写出：

$$\frac{\partial v_r}{\partial t} = \rho^{-1} \left\{ \frac{1}{r} \frac{\partial [r(\sigma_{rr} - \sigma_{\theta\theta})]}{\partial r} + \frac{\partial \sigma_{rz}}{\partial z} + \frac{\partial \sigma_{\theta\theta}}{\partial r} \right\} \qquad \text{（公式 4-24）}$$

$$\frac{\partial v_z}{\partial t} = \rho^{-1} \left\{ \frac{1}{r} \frac{\partial (r\sigma_{rz})}{\partial r} + \frac{\partial \sigma_{zz}}{\partial z} \right\} \qquad \text{（公式 4-25）}$$

$$\frac{\partial \sigma_{rr}}{\partial t} = \lambda \left(\frac{1}{r} \frac{\partial (rv_r)}{\partial r} + \frac{\partial v_z}{\partial z} \right) + 2\mu \frac{\partial v_r}{\partial r} \qquad \text{（公式 4-26）}$$

$$\frac{\partial \sigma_{zz}}{\partial t} = \lambda \frac{1}{r}\frac{\partial (rv_r)}{\partial r} + (\lambda + 2\mu)\frac{\partial v_z}{\partial z} \qquad (公式\ 4\text{-}27)$$

$$\frac{\partial \sigma_{\theta\theta}}{\partial t} = \lambda \frac{\partial v_z}{\partial z} + (\lambda + 2\mu)\frac{1}{r}\frac{\partial (rv_r)}{\partial r} - 2\mu \frac{\partial v_r}{\partial r} \qquad (公式\ 4\text{-}28)$$

$$\frac{\partial \sigma_{rz}}{\partial t} = \mu \left(\frac{\partial v_z}{\partial r} + \frac{\partial v_r}{\partial z} \right) \qquad (公式\ 4\text{-}29)$$

液体和结石可视为非均匀介质，无须考虑水石边界，边界条件自动计算。参数 p、λ 是空间坐标的函数，水是液体，不产生剪切力：$\mu=0$，因此，所有的计算都是无损的。实验采用 U30 圆柱形模型石，直径 6.5 mm、长度 8.5 mm。其物理性质为密度 $\rho=1700\ kg/m^3$，纵向声速 $C_l=[(\lambda+2\mu)/\rho]^{1/2}=2630m/s$，剪切波速 $C_s=(\mu/\rho)^{1/2}=1330\ m/s$，对应于 $\lambda=5.8GPa$ 和 $\mu=3.9GPa$。水的 $\rho=1000\ kg/m^3$，液体中的声速为 1500 m/s，$\lambda=2.25GPa$。

实验采用 Domier HM3 型碎石机发射冲击波，低能冲击波聚焦过程可近似地看作平面波。假设冲击波从模型石左侧 5mm 的液体中开始，向右传播。对于这样的平面波：

$$\sigma_{rr} = \sigma_{zz} = \sigma_{\theta\theta} = -P[t+(z^*-z)/c_l],\ \sigma_{rz}=0,\ v_r=0 \qquad (公式\ 4\text{-}30)$$

$$v_z = (pc_l)^{-1}P[t+(z^*-z)/c_l] \qquad (公式\ 4\text{-}31)$$

压力波形 $P(t)$ 在 $z=z^*$ 的初始位置呈典型的碎石脉冲，经双曲正切函数修正后，提供了平滑的冲击波前沿：

$$P(t) = (P_0/2)[1+\tanh(t/t_s)]\exp(-t/t_L)\cos(2\pi f_L + \pi/3) \qquad (公式\ 4\text{-}32)$$

其中，P_0 为峰值压力，t_s 为冲击前沿厚度，$t_L=1.1\mu s$，和 $f_L=83.3\ kHz$。实验中 $t_s=100\ ns$，$P_0=50MPa$，此压力值相当于碎石机产生的压力振幅。

数值模拟计算区域为直径 20mm 和长度 30mm 的圆柱体，空间网格步长为 $h_z=h_r=50\mu m$，时间步长为 $h_t=0.5h_z/c_l \approx 10\ ns$，可以确保稳定性和精度。在轴对称的前提下，三个主要应力：

$$\sigma_{I,II} = (\sigma_{zz}+\sigma_{rr})/2 \pm \sqrt{[(\sigma_{zz}-\sigma_{rr})/2]^2 + \sigma_{rz}^2} \qquad (公式\ 4\text{-}33)$$

$$\sigma_{III} = \sigma_{\theta\theta} \qquad (公式\ 4\text{-}34)$$

$$\sigma_{max} = \max(\sigma_I, \sigma_{III}) \qquad (公式\ 4\text{-}35)$$

将 σ_{max} 结果按比例绘制在红蓝双色图上，用蓝色代表压缩即负值，红色代表正值，幅度从 –70MPa 至 +70MPa。图 4-23 为不同时间段实验所取得的冲击波最

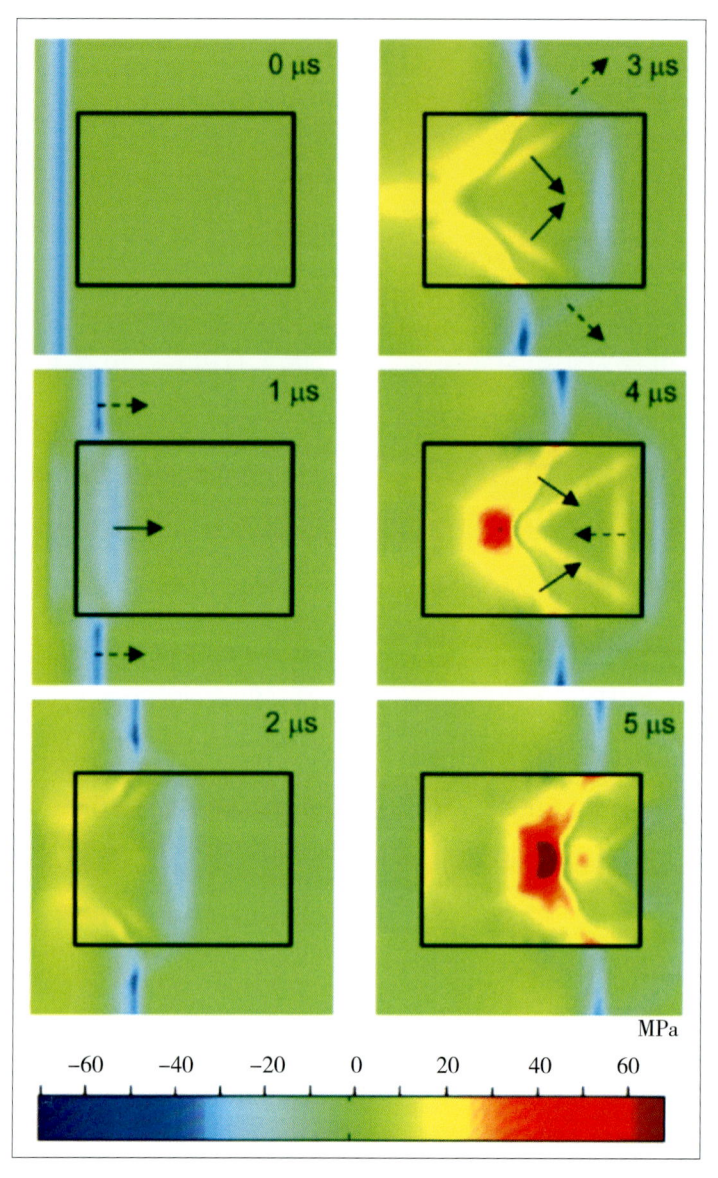

图 4-23 不同时间 U30 模型石中冲击波产生的最大应力

图解 $t=0$ 时,蓝色的纵波即将进入模型石;在 $t=1\mu s$,实线箭头所示的结石内的纵波速度比虚线箭头所示的结石外周液体中的纵波快,两者的速度差产生了动态挤压效应;在 $t=3\mu s$ 时,箭显示在结石内部传播的纵波在结石表面产生两个波:实线箭表示结石中剪切波汇聚成锥形波前沿,虚线箭表示水中压力波形成的发散锥形波前沿;在 $t=4\mu s$ 时,实线箭表示在结石边角处产生的剪切波前沿,因水中传导的纵波而增强。$t=5\mu s$ 时,结石中部高压力区域是剪切波和动态挤压波相长干涉的结果,而纵波产生的反射波(结石后界面的剥脱效应)的贡献很小[引自 Sapozhnikov, A mechanistic analysis of stone fracture in lithotripsy, J. Acoust. Soc. Am, 2007, 121(2).]

大应力图，从中可以计算剪切力的作用强度。当压力波进入结石，在结石的边角处产生剪切波。在结石外周液体中，沿结石表面传播的动态挤压波增强了此剪切波的作用，两者集中在结石远端产生最高的应力区，即剪切波与动态挤压波发生相长干涉。相长干涉对冲击上升时间很敏感，当冲击波的上升时间从25ns增加到150ns，最高应力区域的峰值拉伸应力减小了30%。这是因为，剪切波的空间范围与冲击前缘的空间范围有关。对于具有50ns上升时间的冲击波，产生的剪切波波长为0.36mm，上升时间为200ns时，剪切波波长为0.66mm。波长较长的剪切波在空间中的延伸会与结石表面的压力波相互交叉。而波长较短的剪切波沿石块的轴线更有效地聚焦，比波长较长的剪切波产生更强的聚焦和更高的应力。实验同时显示，结石远界面纵波产生的反射波在高应力区中的作用较小。因此，Sapozhnikov推断，剪切波在结石粉碎中可能起关键作用。

由于结石内有众多的晶体-基质界面，冲击波在结石晶体-基质界面间也可产生非常大的剪切力，可能有助于粉碎结石。此外，结石不规则的几何外形和内部缝隙还可使冲击波产生破坏作用，这一现象称为超聚焦。同理，在SWL中组织损伤是伴随碎石过程出现的。在平面聚合物薄膜上的试验表明，这种"剪切力"也是造成组织损伤的原因。

（孙西钊　张东方）

第二节　冲击波-结石的相互作用及其理论模型

目前尚不明确SWL的疲劳效应是由冲击波的应力效应产生，还是空化作用的结果，抑或是两者的共同作用。但可确定的是，提高拉伸应力或剪切应力有助于裂纹的生长，在高应力区域与结石内的缺陷重合的地方，疲劳效应将会增强，说明疲劳与导致高拉伸或剪切应力可能会产生协同效应。

一、动力学疲劳理论模型

（一）剥落性破坏模型

尿路结石与水的声阻抗之比（$\rho c_{结石}/\rho c_{水}$）为2~5。多种成分混合且结构疏松的结石与水声阻抗之比在上述比值范围的下部；均匀且致密的结石与水声阻抗之比，在比值范围上部。由于阻抗失配，在很多情况下，结石的内部会产生张应力。

1. 张应力是由于在结石远端表面处压力波反射而引起。这通常称为霍普金森效应（Hopkinson effect），如图 4-24A 所示，在结石模型的研究中很容易观察到。当压力波在结石表面反射时，首先在反射表面处产生断裂性应力。这样产生的张应力比下面各种情况下产生的张应力更高，但其效应仅位于结石远端表面。

2. 第一种情况，是假设一个平面界面反射的波，该界面波平行于冲击波前沿，但在更多时候结石表面与冲击波前沿是成角的。图 4-24B 所示为冲击波达到成角处时的情况，冲击波前沿垂直于角的等分线。在角的两边，分别反射产生的张力波相互发生作用，在角的等分线上产生很强的张应力。应当注意，在这种情况下断裂平面垂直于冲击波前沿。

3. 结石内多孔且不均质时也会增加张应力的反射，这些张应力出现在孔隙的附近，衰减很快。

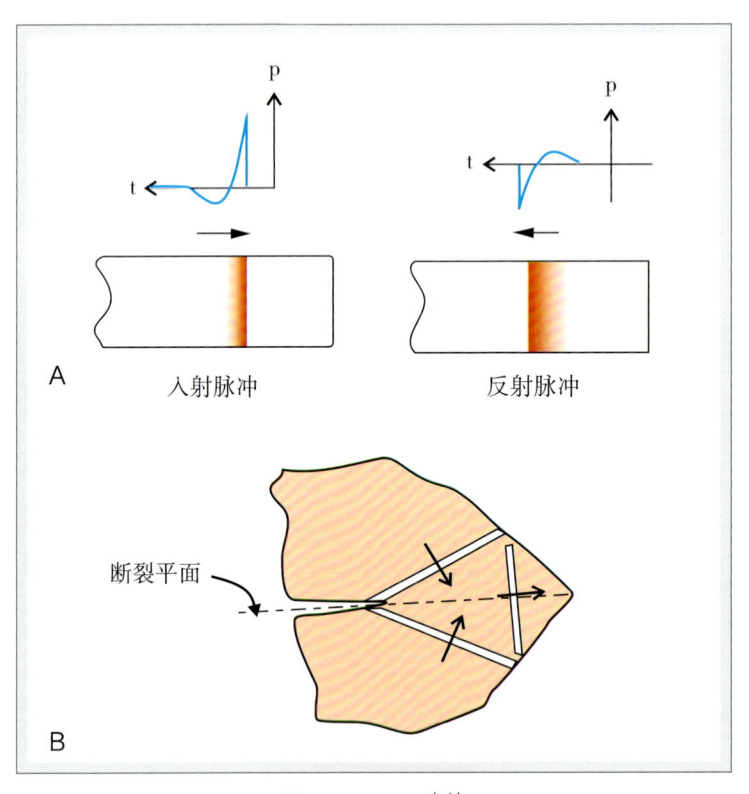

图 4-24 剥落

A. 霍普金森效应；B. 在裂纹角处发生的反射

4. 脉冲后部的负向压力波也可产生张应力。这种情况下产生的张应力弱于第一种情况中提到的反射张应力波,但它对整个结石均起作用,而并非只对局部起作用。因此,在研究中也应考虑这种负性压力波。负性压力波产生的张应力与反射波的张应力相互作用可提高碎石效率。

理想情况下,设定了固体物质内裂纹的分布情况后,根据前述张应力状况,就可以预测结石破碎时碎片的大小和数目。图 4-25A 所示为物体模型图,折线部分表示层间的裂隙,遵循黏附定律。三角部分表示相对无裂纹的晶体结构;空白部分表示物体内部的孔隙。

利用这个模型,便可以冲击波参数和冲击次数为函数计算出结石碎片的大小。然而,2D 模型的计算过于复杂。图 4-25B 所示的 1D 模型更简便,但仍需要多个线性方程去计算。目前最简单的模型如图 4-25C 所示,是一维模型,结石破裂成两部分。在物理学上,这种模型可表示为分布均匀的裂纹的直排共线阵,张应力脉冲的恒定振幅为 σ^{in},持续时间为 τ(图 4-26)。张应力脉冲来自前述情况中的某一种,(σ^{in}, τ)是冲击波压力脉冲张力部分的测值。假定的剥落平面位置 $X=0$,压力脉冲从左侧向其入射,此裂纹的直排天线阵就遵循黏附定律。因此,如果张应力超过一定值,就会使裂纹宽度超过波到达前的值 δ_n。这一研究就是

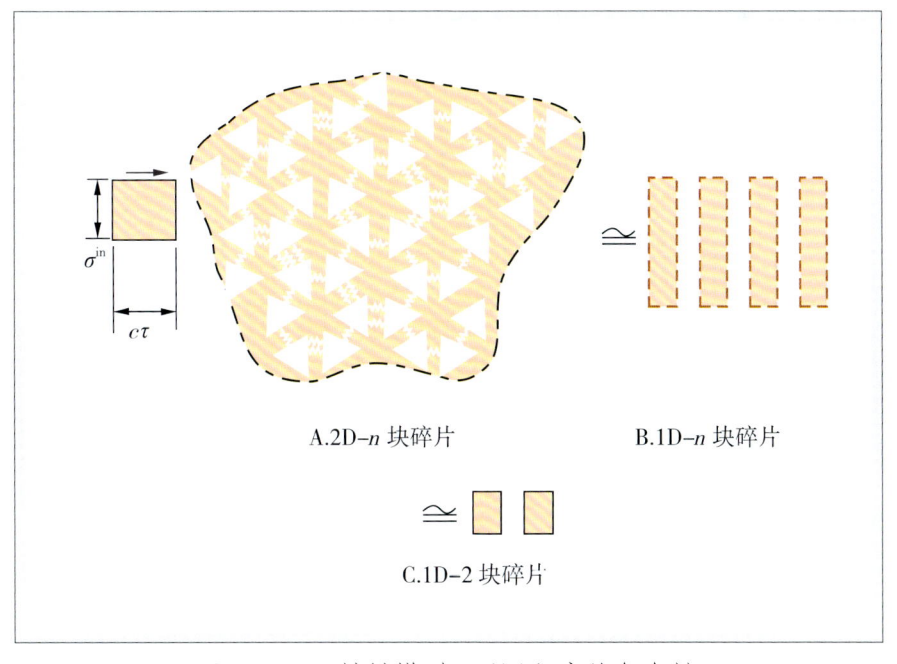

A.2D-n 块碎片

B.1D-n 块碎片

C.1D-2 块碎片

图 4-25 材料模型:不同程度的复杂性

寻找冲击波到达前的 δ_n 值与波通过后的 δ_{n+1} 值之间的关系，计算前需给定冲击波振幅、持续时间（σ^{in}，τ）和结石的物理特性。图 4-26 所示为波与裂纹线阵之间的关系。它与波—交界面相互作用的理论相同，不同点在于交界面宽度是有限的，且交界面有其自身的本构关系。声学理论上，它与应力振幅（σ）和入射波、反射波、透射波的粒子速率（v）有关：

$$\sigma^{in} = -\rho c v^{in} \quad \text{入射波} \quad \text{（公式 4-36）}$$

$$\sigma^- = \rho c v^- \quad \text{反射波} \quad \text{（公式 4-37）}$$

$$\sigma^+ = -\rho c v^+ \quad \text{透射波} \quad \text{（公式 4-38）}$$

式中，ρ 是物质密度，c 是条状波速，设定交界面为零质量，交界面上的应力与质量是平衡的：

$$\sigma^+ = \sigma^{in} + \sigma^- \quad \text{（公式 4-39）}$$

$$\dot{\delta} = v^+ - (v^{in} + v^-) \quad \text{（公式 4-40）}$$

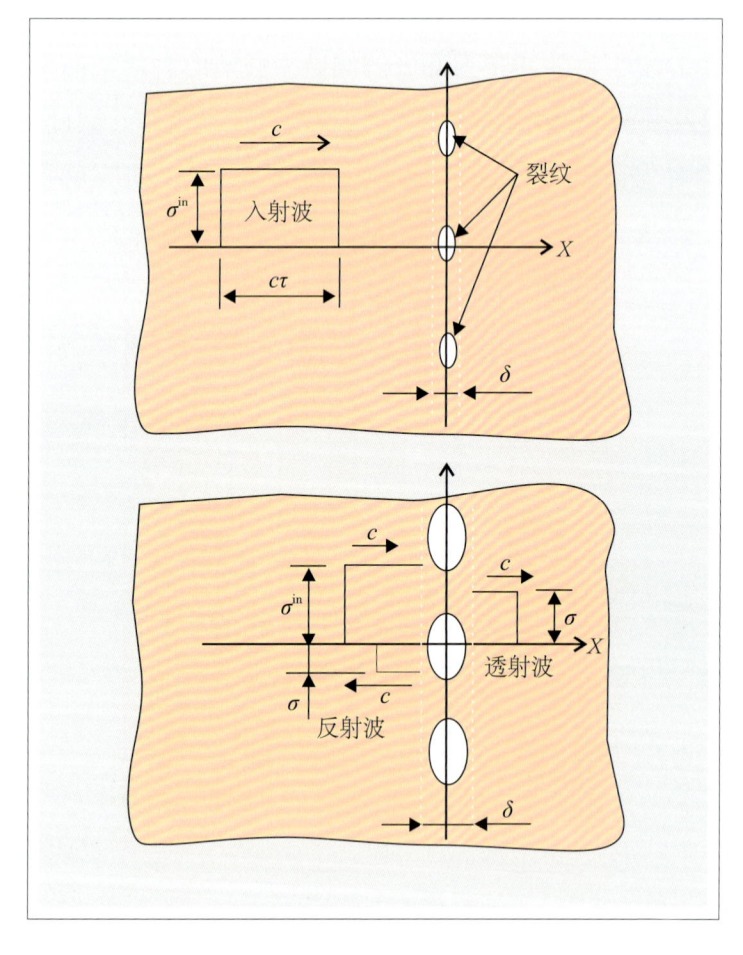

图 4-26 剥落模型

由公式 4-36 至公式 4-40，可得到：

$$\dot{\delta} = \frac{2}{\rho c}[\sigma^{in}(t) - \sigma^+(\delta)] \quad \text{当 } 0 \leq t \leq \tau \text{ 时} \quad （公式 4-41）$$

裂纹界面的本构关系也遵循黏附定律，见图 4-21。

$$\sigma^+ = \sigma_{fr}\left(1 - \frac{\delta}{\delta_{cr}}\right) \quad （公式 4-42）$$

量值 δ_{cr} 和 σ_{fr} 已如前提及。将公式 4-42 代入公式 4-41 可得：

$$\dot{\delta} - \frac{\delta(t)}{t_c} = \frac{2}{\rho c}[\sigma^{in}(t) - \sigma_{fr}] \quad （公式 4-43）$$

其中 $t_c = \rho_c \delta_{cr}/2\sigma_{fr}$ 是衡量裂纹延伸的特征性时间尺度，公式 4-43 反映了裂纹 δ 随时间的扩展情况。将以下变量归一化，即 $t' = t/t_c$，$\delta' = \delta/\delta_{cr}$，$\sigma' = \sigma/\sigma_{fr}$，并以界面条件解方程：$\delta'(0) = \delta'_n$，$\delta'(\tau') = \delta'_{n+1}$，得到：

$$\delta'_{n+1} = \delta'_n e^{\tau'} \int_0^{\tau'} e^{-t'}[\sigma'^{in}(t') - 1] dt' \quad （公式 4-44）$$

简言之，归一变量的阶是下降的。公式 4-44 可写成如下递归方程：

$$\delta_{n+1} = A\delta_n + B \quad （公式 4-45）$$

式中 $\delta_1 = 0$，$A = e^\tau$。对于振幅恒定的应力脉冲 σ^{in}，$B = (\sigma^{in} - 1)(e^\tau - 1)$。从公式 4-45 可知，经过 n 次脉冲后裂口为

$$\delta_{n+1} = \frac{A^n - 1}{A - 1}B \quad （公式 4-46）$$

当 $\delta = \delta_{cr}$，或者归一参数 $\delta_{n+1} = 1$ 时，剥落已经发生。设 N 为发生剥落时的冲击次数，在尺度变量中，

$$N = \frac{t_c}{\tau} \ln \frac{\sigma^{in}}{\sigma^{in} - \sigma_{fr}} \quad （公式 4-47）$$

如前所述，冲击波数 N 是设定将结石碎成两部分，由最简单的模型计算（图 4-25C）得到的。为了计算将结石碎成 n 片需要的总冲击数，需设计更详细的模型，考虑更详细的碎石过程。例如，如果碎石过程是线性的，经过 N 次冲击后结石破裂，冲击总数应为 nN。这是最不理想的模型条件，理想的应为对数碎石模型。即假设每当 N 次冲击后结石碎片均会加倍，则需要 $N\log_2(n)$ 次冲击才能产生 n 块碎石。但是实际情况可能比这两种假设更为复杂。

以上分析，是假设界面两侧材料性质相同而得出的。对于两侧的材料性质（用角标1，2来表示），可按以上的结果可推导出：

$$N = \frac{t_c}{\tau} \ln \frac{T\sigma^{in}}{T\sigma^{in} - \sigma_f r}$$ （公式4-48）

此处的 $t_c = T(pc)_1 \delta_{cr}/2\sigma_f r$，$T=2r/(r+1)$ 代表透射率，$r=(\rho c)_2/(\rho c)_1$ 是交界面的声阻抗率。当 $r=1$ 时，公式4-48与公式4-47是相同的。有晶体层结构的物质，例如一水草酸钙结石与尿酸结石，交界面处的 σ_{fr} 值较小，$T>1$，说明其更容易发生晶体的层间断裂，这与密度均匀的结石是不同的。

图4-27是表示脉冲持续时间与应力之间的变量关系，它以能够引起物质断裂所需要的冲击波次数作为参数。对于固定的 N 值，脉冲持续时间越短，所需的应力值就越大，反之亦然。用准稳态单轴向应力实验可测知物质的静态断裂强度 σ_{fr}，包括肾结石。图4-27中的变异清楚表明，静态断裂强度并不代表整个断裂过程的全部特征，断裂过程是在碎石时发生的动力过程。

（二）结石粉碎与组织损伤

通过探索这些过程发生方式中的差异来调整冲击波参数，可减轻组织损伤并提高碎石效率。有关结石粉碎的定量研究如前所述，在共线裂纹的线阵平面上，a/l 可用于衡量损伤。因为在 a/l 与 δ/δ_{cr} 间有关，所以后者也可作为备选参数用于衡量损伤。由此定义损伤的变量 X

$$X = \delta/\delta_{cr}$$ （公式4-49）

$X=0$ 对应无裂纹，$X=1$ 对应充分裂纹，代入公式4-45，损伤的演变公式为：

$$X_{n,sto} = A_{n,sto} X_{n-1,sto} + B_{n,sto}$$ （公式4-50）

n,sto 分别代表冲击次数和结石数目。用 n 做 A、B 的角标是考虑到很常见的负荷情况，此时（σ^{in}, τ）因每一次脉冲而异。

假定某一宽度的结石模型被破碎成许多1mm或更小的小块，总计达1000块，达到这一效果的冲击次数范围为1000~3000。表4-1所示为一水草酸钙结石（COM）的机械特性。δ_{cr} 值与断裂韧度有关。因为COM的断裂韧度尚属未知，所以表中的 δ_{cr} 为近似值（$K_{IC} \approx 10 MPa/m^2$，$v=0.3$，$l \approx 10\mu m$，$E \approx 1 GPa$）。根据以上值，时间 t_c 估计为28μs。如前所述，冲击波焦点附近自由场的负压为10MPa，时间为2μs。设定体内实验碎石时脉冲衰减为50%，由公式4-48可得

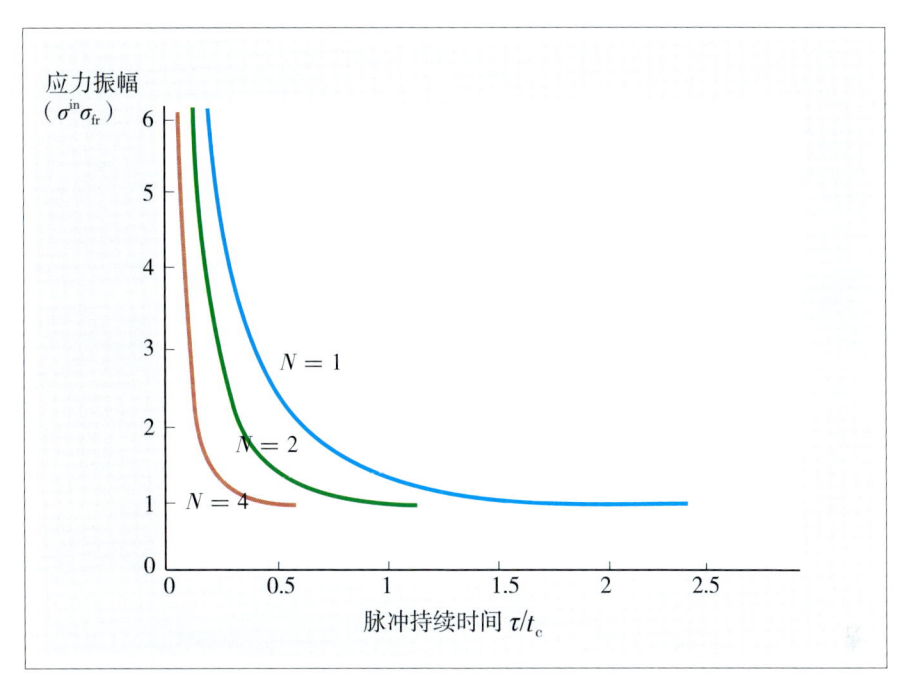

图 4-27 N 次脉冲下，能引起断裂的应力（σ^{in}/σ_{fr}）与脉冲持续时间（τ/t_c）的关系图

$$N = \frac{t_c}{\tau} \ln \frac{\sigma^{in}}{\sigma^{in} - \sigma_{fr}} = \frac{28}{2} \ln \frac{5}{5-1} \approx 3 \quad \text{（公式 4-51）}$$

如前所述，如果想将结石碎成 n 块，施用的冲击次数最大值为 nN =3000，最小值为 $\log 2(n)N$=30。在实际治疗时，冲击总数大都在这一范围。

表 4-1 一水草酸钙结石（COM）的机械特性

密度（ρ）	声速（c）	δ_{cr}	σ_{fr}
2550kg/m³	4500m/s	5μm	1MPa

目前认为，空化作用是损伤的原因。应当强调，尽管空化气泡爆裂和冲击波强度梯度变化是不同的，但是两种作用所导致的组织损伤过程与碎石过程是相同的，都属于动力性疲劳。故这两种假设均可用于描述结石破碎的过程——微裂纹的扩展、会合，继而损伤整个物体及组织损伤过程。这两种机制都可以使用方程（公式 4-50）来表述，但在两种机制中有不同的定义。A、B 的定义也与组织和结石的结构有关。组织损伤的方程如下：

$$X_{n,tis} = A_{n,tis} X_{n-1,tis} + B_{n,tis} \quad \text{（公式 4-52）}$$

tis 代表组织；As，Bs 与组织特性和（σ^{in}，τ）有关，因此不同于结石。在

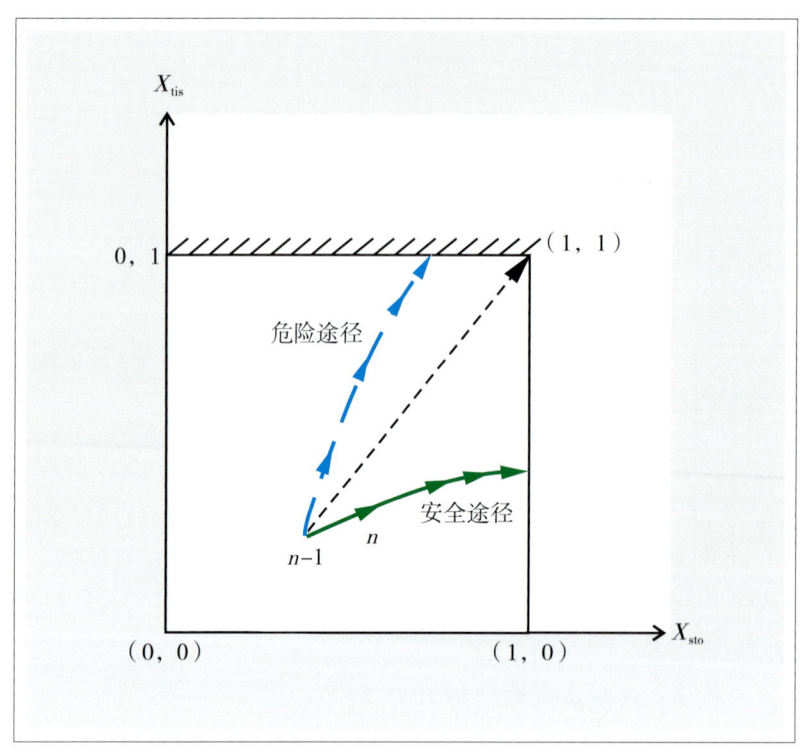

图 4-28　伴随连续脉冲的（X_{sto}，X_{tis}）的演化

SWL 中的组织损伤程度可用坐标点（X_{sto}，X_{tis}）表示。组织未发生损伤时的（X_{sto}，X_{tis}）=（0，0）。当施用冲击波时，损伤依照公式 4-50 和公式 4-52 而发生，损伤情况沿（X_{sto}，X_{tis}）的路径进展，如图 4-28 所示。在图中正方形区域中，X_{sto}=1 与 X_{tis}=1 两条线包绕着损伤方程图线。只有当 X_{sto}=1 时会发生损伤，这意味着理想的治疗程序后，X_{tis} < 1，这也称为"安全路径"。与此相反的"不安全路径"中，X_{tis}=1 时 X_{sto} 却 < 1。图中的虚线划出了安全治疗区。因此，如果想使治疗过程安全，就必须做出如下限制：

$$\frac{X_{n,tis} - X_{n-1,tis}}{X_{n,sto} - X_{n-1,sto}} < \frac{X_{n-1,tis} - 1}{X_{n-1,sto} - 1}$$

（公式 4-53）

将公式 4-50、公式 4-52 代入公式 4-53 得出：

$$\frac{(A_{n,tis}-1)X_{n-1,tis}+B_{n,tis}}{(A_{n,sto}-1)X_{n-1,sto}+B_{n,sto}} < \frac{X_{n-1,tis}-1}{X_{n-1,sto}-1}$$

（公式 4-54）

公式 4-54 结合（σ^{in}，τ），得出：

$$\frac{\sigma^{in}}{\sigma_{fr,sto}} < \frac{(X_{n-1,sto}-1)\left(\dfrac{e^{\tau/t_{c,sto}}-e^{\tau/t_{c,tis}}}{e^{\tau/t_{c,sto}}-1}\right)}{\dfrac{\sigma_{fr,sto}}{\sigma_{fr,tis}}\left(\dfrac{e^{\tau/t_{c,tis}}-1}{e^{\tau/t_{c,sto}}-1}\right)\left(\dfrac{X_{n-1,sto}-1}{X_{n-1,tis}-1}\right)} \qquad (公式4-55)$$

因此，由公式4-55可见，入射压力脉冲（σ^{in}）和脉冲持续时间（τ）的安全结合依赖于组织和结石的断裂特性（σ_{fr}，t_c），也依赖于它们的断裂状态（X_{sto}，X_{tis}）。其他的限制参数也可以加用到损伤演进的推算过程，例如，设定一个固定的脉冲数值N，使$X_{N,tis}$最小化后可得到$X_{N,sto}=1$。

总之，在关于SWL引起的结石和组织的疲劳损害的研究中，对脆性物质的断裂进行实验，可观察到断裂应力形成的碎片大小依赖于应变速率。结石的剥落可用损伤模型来研究。

1. 根据冲击波参数（脉冲幅度与持续时间）和物质特性可以计算引起剥落需要的冲击次数。除了用于预测治疗时的冲击次数，这种计算也描述了不同结石的粉碎效果与冲击波参数之间的关系。脆性相关参数都是根据需要的冲击次数和期望达到的碎石大小与分布来计算的。在设定的冲击波参数下可分析出脆性参数与结石特性之间的关系。

设f代表脆性参数，由公式4-48可得：

$$f=\frac{1/N_{stone}}{1/N_{ref}}=\frac{\left(\dfrac{t_c}{\tau}\ln\dfrac{T\sigma^{in}}{(T\sigma^{in}-\sigma_{fr})}\right)_{ref}}{\left(\dfrac{t_c}{\tau}\ln\dfrac{T\sigma^{in}}{(T\sigma^{in}-\sigma_{fr})}\right)_{stone}} \qquad (公式4-56)$$

因此，f值可以更简便地用于结石模型或结石粉碎的研究。

2. SWL的过程可以描述为组织和结石的损伤演化过程。公式4-55表明了在治疗时调控冲击波参数的方法，可用于控制组织和结石的损伤。将损伤模型进行完善后，结石损伤的模型（机械损伤特性）也可扩展用于组织损伤。SWL中的组织损伤与细胞水平的结构损伤有关。细胞损伤理论可以更好地描述组织损伤，也可为提高SWL疗效建立更好的模型。

二、空化效应与冲击波的相互作用

（一）基于单个气泡空化效应的冲击波-气泡相互作用的理论模型

为进一步理解结石粉碎的机制，有人根据几何声学原理，建立了一种空化作用的微喷射撞击结石和冲击波在结石内传播的理论模型。理论上表明，在喷射撞击的最初阶段，喷射头内部的液体受到压缩，在撞击的部位产生极高的压力，同时还形成剪切式次发性冲击波并传播到结石。利用这种理论模型可以测定界面的撞击压力分布和结石内部应力的几何分布。与早先的理论和实验模型相比，这一模型可以更完整而全面地阐明喷射撞击问题。

图 4-29 表明，厚度为 10mm 的一水草酸钙结石模块在受到速度为 150m/s 的 0.1mm 微喷射撞击后，冲击波及其内部的传播过程。选用这种块状模型是为了排除侧向反射的影响，以便明确反映出在结石前面由喷射撞击和在结石后面由反射张力波所致的结石破坏的基本特性。图中表明了由喷射撞击产生的纵波和横波及其以半圆形冲击波前沿传播到结石的过程。纵波比横波传播速度快，结果当扩展的纵波或横波前沿碰到结石的后界面时，就会产生反射性纵波和横波。在这一模型计算中，利用 100~400m/s 的喷射速度代表由 100MPa 冲击波所致的空化活动的范围，包括气泡云崩解现象。根据理论模型预测，最大撞击压力为 120~1114MPa，远远高于各种碎石机产生的原始冲击波的最大正压（60~100MPa）。在受撞击的结石表面计算的压力和剪力分别为 124~2517MPa 和 45~327MPa，与结石的压力和剪力破坏强度（分别为 2~20MPa 和 31~194MPa）相比，模型计算表明，在结石喷射撞击之处很容易碎裂。

这些模型计算证实，最大反射性张力性应力是沿喷射长轴方向在结石后界面附近产生的。由于次发性冲击波的几何性播散，最大反射性张力性应力主要取决于结石厚度。随着结石厚度从 1mm 增至 10mm，该值由 6.9MPa 降至 0.15MPa。与结石 0.1~3.4MPa 的张力性破坏强度相比，这一模型计算表明，这种剥脱状破坏最有可能发生在体积小的结石或经冲击波反复撞击后厚度大为降低的结石，而且实验也证实了这一理论性预测。对于厚度 2.5mm 的结石模型，仅需冲击 25 次就产生后界面的剥脱状破坏；对于厚度 7.8mm 的结石模型，需要冲击 200 次，在结石前界面造成一个深弹坑后才能在后界面产生剥脱状破坏。这一实验确认，在较强的反射性张力的作用下，薄形标本更易发生剥脱状破坏。

（二）结石表面空化效应特征与破坏结石的机制和方式

以上空化效应和冲击波-气泡相互作用的理论模型通常基于气泡是单个的、球状的及相对小的假定，但实验研究已经有力地表明了这种理想化条件并不总是

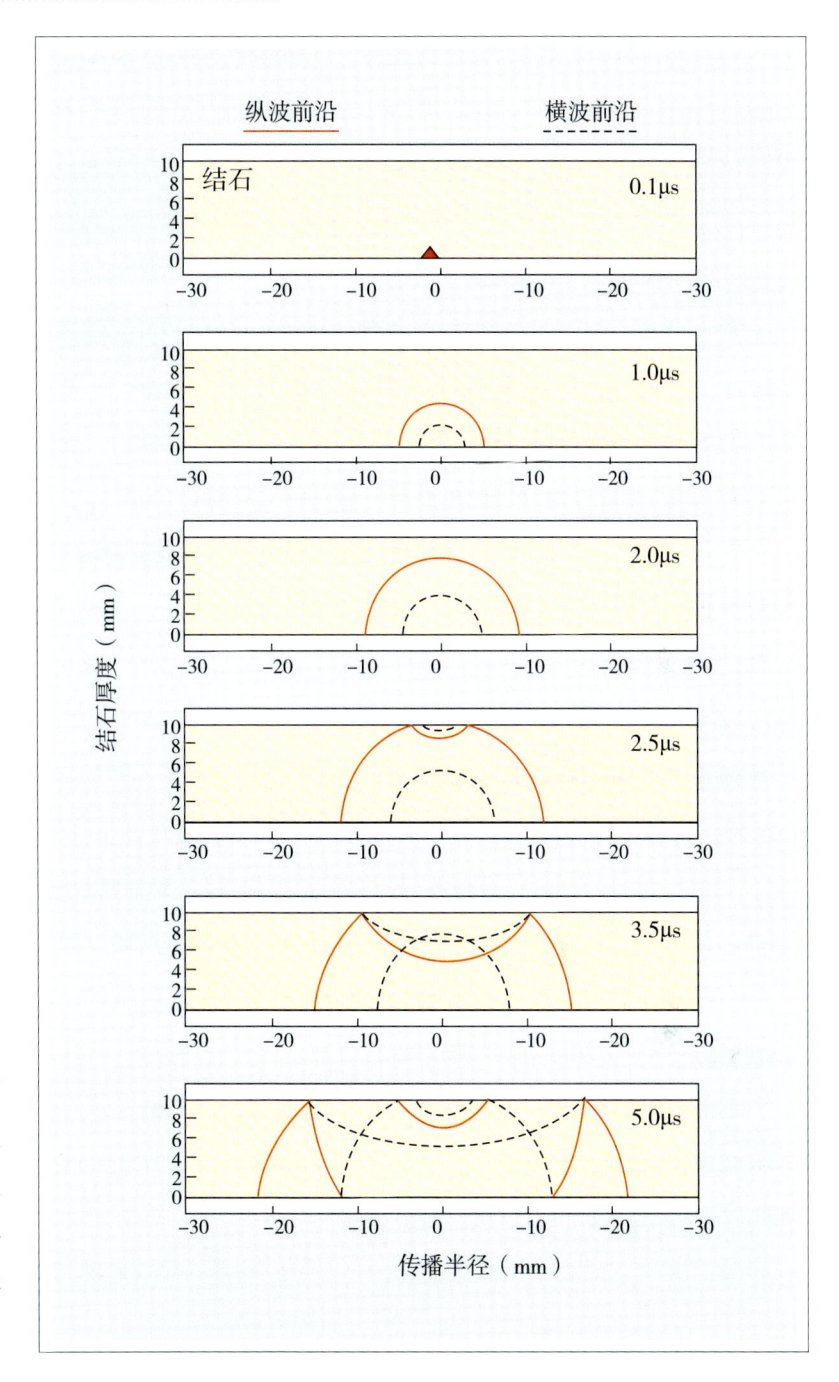

图 4-29 首次喷射撞击后,纵冲击波和横冲击波在一水草酸钙结石内 6 个不同时间段的传播过程

符合实际的。高速摄影技术更详细地显示了结石表面空化气泡活动的动力学本质:在冲击波的张力波影响下出现的空化气泡逐渐失去作为单个气泡的特质,聚集后形成空化气泡簇。换句话说,形成于结石表面的空化气泡并不以单个气泡的形式循环出现,而是变为气泡簇后相互作用。

空化效应以气泡的形成为特征，气泡覆盖结石表面的绝大部分。这些大气泡在形状上趋于不规则。通常情况下，无法判断是否存在特定外形的单个气泡，或者空化效应是否由大量小气泡造成。因为这些空化气泡的行为和以往所描述的单个、球状的空化气泡大不相同，故在名称上宜用"气泡簇"一词。一些有关空化气泡的早期研究也曾使用"空化簇"这个术语，而现在又常称为"空化云"，后者通常与大量空化气泡有关。这些气泡都是充分扩张的，以致没有产生直接的相互作用（聚集），但其作为一个整体（如气泡和液体），由于液体的均衡动力学特性的有效改变可产生大量的动力学作用。当前所用的"簇"这个术语纯属描述性的，并不提示与空化云现象或者它的分析模型之间有任何密切的关系。

气泡簇往往出现在结石表面的许多位置：近端表面、环向侧面、远端表面。结石的形状和大小可能影响气泡簇的行为，因此，当结石被粉碎成较小碎片时，气泡动力学将会发生改变。使用完整结石的研究中，最大的空化气泡簇出现在结石近端表面，这是因为，空化气泡的膨胀主要依赖于冲击波中张力波的强度，所以可以想到，在负向压力最高的区域气泡将最大。这个区域就是恰恰在结石前面的区域。压力脉冲作用于结石时，部分能量会被反射回来。因为"水－石"交界面是声阻抗的分界线，所以冲击波将发生反射，负向压力将增加60%。空化效应在结石近端可能更明显，因为该区域空化核可能更多。换言之，当结石近端表面出现剥蚀和凹坑时，这些粗糙的表面更容易吸引空化核。前一次脉冲产生的空化核将促进下一次冲击波气泡的生长。

不同部位的气泡簇破坏结石的方式也有所不同。近端气泡簇引起结石近端表面典型的剥蚀和凹坑。对于绝大多数结石，这种破坏作用是主要的。除了直接作用外，在结石近端崩解的气泡簇还能引起具有一定强度的次发冲击波。这种次发冲击波可在结石内部产生压力梯度，以其他机制（剥落效应）引起结石破坏。虽然在足以抑制空化效应的高压下，结石仍可发生剥落性粉碎，但在结石近端表面可发生空化效应的条件下，远端则更容易发生横向粉碎。高速摄影图像显示，气泡簇崩解是显著的，主要集中在结石的近端表面，说明空化效应和剥落效应相关。

与结石近端出现的剥蚀相比，结石远端的破坏较小。在结石远端表面出现的空化气泡簇极少膨胀到1mm厚度，与结石表面接触面积也极少超过几毫米。与其相比，近端气泡簇膨胀后覆盖结石表面的直径可达6.5mm。崩解时，结石两端空化气泡簇的形状是不一样的：近端气泡簇呈典型性的"蘑菇云"形状（图4-10），而远端气泡簇有时为可非对称性崩解的单个气泡。结石远端由小气泡聚集后形成的空化气泡簇（图4-12）在崩解之前似乎包含一个旋涡。以前认为，旋涡的出现是非对称性气泡崩解的一个特征，会使金属目标出现凹坑。但在高速摄影观察中，这种旋涡对结石远端表面的作用没有被认定。

结石侧面空化气泡簇的崩解可能参与加深结石裂缝。在许多情况下，环绕结石侧面的气泡簇引起的直接破坏作用并不明显，似乎只粉碎下来一小部分碎砂，在图像中可见一些微小颗粒从结石表面飘落（图4-30）。但在一些情况下，气泡簇崩解与结石裂缝的加深有关。当结石已经出现裂缝时，气泡簇几乎全在这个位置膨胀和崩解（图4-31）。一个已存在的裂缝可以通过产生一个空化核源而作为

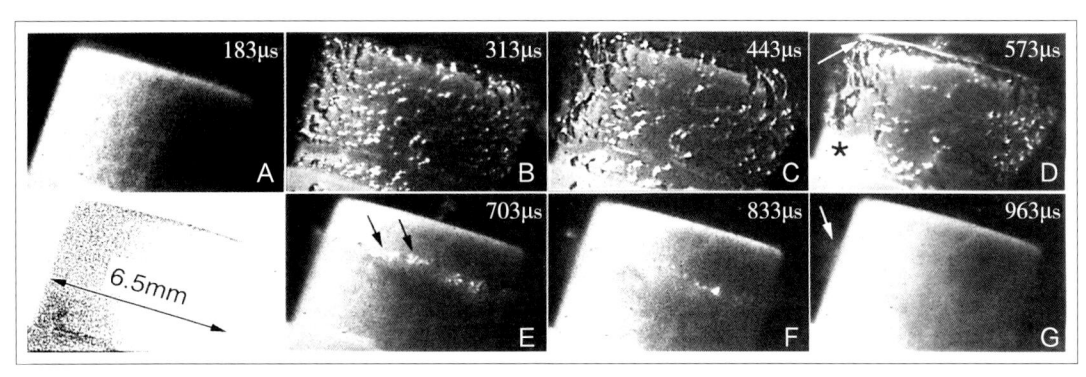

图4-30　人造结石侧面空化气泡簇的形成和崩解［引自Pishchalnikov.Cavitation Bubble Cluster Activity in the Breakage of Kidney　Stones by Lithotripter Shock Waves.J Endourol. 2003 September；17(7): 435-446.］

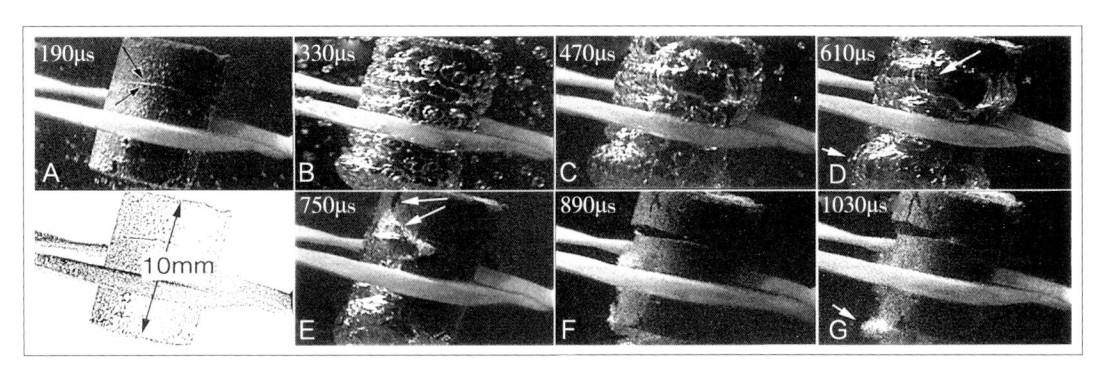

图4-31　结石用橡胶带固定，空化气泡簇沿结石远端剥落的裂缝崩解，拍摄间隔140μs［引自Pishchalnikov.Cavitation Bubble Cluster Activity in the Breakage of Kidney Stones by Lithotripter Shock Waves.J Endourol. 2003 September；17(7): 435-446.］

空化气泡簇形成的集中区域。在物理学上，裂缝具有稳固气泡簇的作用，防止其因液体流动（结石其他部位气泡活动引起的）而漂移。也可认为，与裂缝相关的空化效应在反弹时能产生较大的张力性应力，因而参与了结石裂缝的加深。高速摄片的观察结果并未排除空化效应涉及新裂缝产生的可能。有人曾将这一点看作冲击波粉碎胆结石的潜在机制。图 4-32 中这组图像显示了气泡簇崩解位置和自

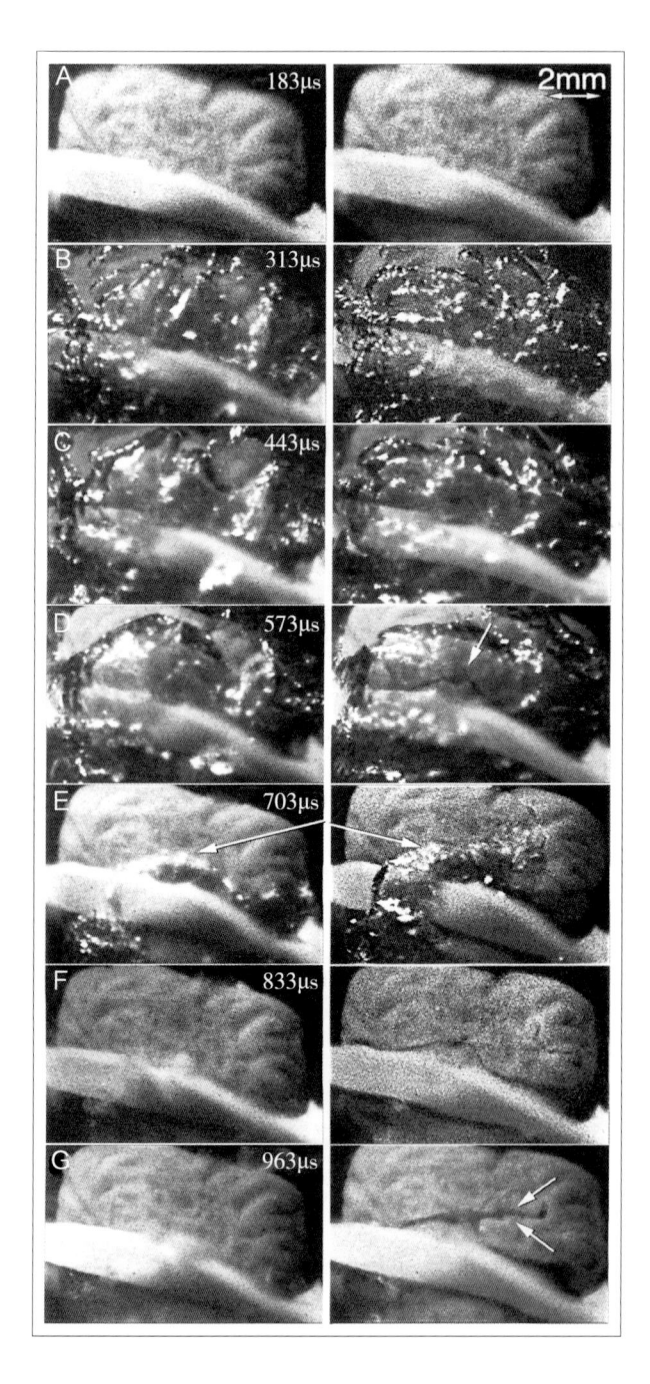

图 4-32 天然一水草酸钙肾结石表面的空化气泡簇活动［引自 Pishchalnikov.Cavitation Bubble Cluster Activity in the Breakage of Kidney Stones by Lithotripter Shock Waves.J Endourol. 2003 September；17(7): 435–446.］

然结石裂缝形成之间的紧密关系,裂缝在下一次冲击波之前并不明显。在第一次冲击波之前可能已经存在微观的裂缝,在下次冲击波到来之前并没有生长到可视的大小。最合理的结论似乎是,这些图像显示了空化气泡簇与结石的裂缝有关,沿结石裂缝线的气泡簇崩解可加深结石的裂缝。

(孙西钊 张东方)

参考文献

[1] 孙西钊.冲击波碎石的物理机制//孙西钊.医用冲击波.北京:中国科学技术出版社,2006:231-282.

[2] 孙西钊,钟培,叶章群.冲击波碎石的物理机制(上).临床泌尿外科杂志,1999,14:323.

[3] 孙西钊,钟培,叶章群.冲击波碎石的物理机制(中).临床泌尿外科杂志,1999,14:369.

[4] 孙西钊,钟培,叶章群.冲击波碎石的物理机制(下).临床泌尿外科杂志,1999,14:410.

[5] Loske AM. Lithotripter shock waves //Loske AM .Shock wave physics for urologists. UniversidadNacional Autónoma de México; Mexico (ISBHN: 978‐970-32-4377-8), 2007:vol 4, pp 55‐76.

[6] Loske AM. Basic physics//Loske AM .Shock wave physics for urologists. UniversidadNacional Autónoma de México; Mexico (ISBHN: 978‐970-32-4377-8), 2007:vol 4, pp 31‐54.

[7] Loske AM. Shock wave comminution mechanisms //Loske AM .Shock wave physics for urologists. UniversidadNacional Autónoma de México; Mexico (ISBHN: 978‐970-32-4377-8), 2007:vol 4, pp 77-86.

[8] Cleveland RO, Sapozhnikov OA.Modelingelastic wave propagation in kidney stones with application to shock wave lithotripsy.J Acoust Soc Am,2005 ,118(4):2667-2676.

[9] Sapozhnikov OA, Maxwell AD, Mac Conaghy B, et al. A mechanistic analysis of stone fracture in lithotripsy. The Journal of the Acoustical Society of America,2007,121(2):1190-1202.

[10] Lingeman JE,McAteer JA, Gnessin E, et al.Shock wave lithotripsy: Advances in technology and technique. Nat Rev Urol,2009 ,6(12):660-670.

[11] Smith N, Zhong P. Stone comminution correlates with theaverage peak pressure incident on a stone during shockwave lithotripsy. J Biomech, 2012,45(15):2520‐2525.

[12] Eisenmenger W. The mechanisms of stone fragmentation in ESWL. Ultrasound Med Biol,2001,27(5):683‐693.

[13] Cleveland RO, McAteer JA. The physics of shock wave lithotripsy. Oxford, UK: Wiley-Blackwell, 2007:529‐558.

[14] Gracewski SM, Dahake G, Ding Z, et al. Internal stress wave measurements in solids subjected to lithotripter pulses. J Acoust Soc Am,1993,94(2 Pt 1):652‐661.

[15] Sankin N, Zhou Y, Zhong P. Focusing of shock waves induced by optical breakdown in water. J Acoust Soc Am,2008,123(6): 4071-4081.

[16] Egilmez T,Tekin MI, Gonen M, et al. Efficacy and safety of a new-generation shockwave lithotripsy machinein the treatment of single renal or ureteral stones: Experience with 2670patients.J Endourol,2007,21(1):23-27.

[17] Arora M, Ohl CD, Lohse D. Effect of nuclei concentration on cavitation cluster dynamics. J Acoust Soc Am,2007,121(6):3432-3436.

[18] Liebler M, Dreyer T, Riedlinger RE. Modeling of interaction between therapeutic ultrasound propagation and cavitation bubbles.Ultrasonics,2006,44(1):319-324.

[19] Mancini JG, Neisius A, Smith N, et al. Assessment of a modified acoustic lens for electromagnetic shock wave lithotripters in aswine model.J Urol,2013,190(3):1096-1101.

[20] Yuriy AP, Oleg AS, Michael RB,et al. Cavitation Bubble Cluster Activity in the Breakage of KidneyStones by Lithotripter Shock Waves. J Endourol,2003,17(7): 435 – 446.

[21] Korenchenko AE, Beskachko VP. Determining the shear modulus of water in experiments with a floating disk. J Appl Mech Tech Phys,2008,49(1):80 – 83.

[22] McAteer J, Williams J, Cleveland R, et al. Ultracal-30 gypsum artificial stones for research on the mechanisms of stone breakage in shock wave lithotripsy. Urol Res,2005,33(6):429-434.

[23] LeVeque RJ. Wave propagation algorithms for multidimensional hyperbolicsystems. J Comput Phys, 1997,131(2):327 – 353.

[24] Miller NL,Lingeman JE. Treatment of kidney stones: Current lithotripsy devices are proving less effective in some cases.Nat Clin Pract Urol,2006 ,3(5):236-237.

[25] Howard D, Sturtevant B. In vitro study of the mechanical effects of shock-wave lithotripsy. Ultrasound Med Biol,1997,23(7):1107 – 1122.

[26] Freund JB, Colonius T, Evan AP. A cumulative shearmechanism for tissue damage initiation in shock-wavelithotripsy. Ultrasound Med Biol,2007,33(9):1495 – 1503.

[27] Delius M, Scheffczyk C, Vogel A, et al.Interaction of lithotripter-generated shock waves withair bubbles. J Acoust Soc Am,1993,93(5):2496 – 2509.

[28] Sankin G, Simmons W, Zhu S, et al.Shock wave interaction with laser-generated single bubbles. Phys Rev Lett,2005,95(3):034501.

[29] LeVeque RJ. Wave propagation algorithms for multidimensional hyperbolicsystems. J Comput Phys,1997,131(2):327 – 353.

[30] Fovargue DE, et al. Experimentally validated multiphysics computationalmodel of focusing and shock wave formation in an electromagnetic lithotripter. JAcoust Soc Am ,2013,134(2):1598 – 1609.

[31] Qin J, Simmons WN, Sankin G,et al.Effect of lithotripter focal width on stone comminution in shock wave lithotripsy. J Acoust Soc Am,2010,127(4):2635 – 2645.

[32] Eisenmenger W.The mechanisms of stone fragmentation in ESWL. Ultrasound Med Biol, 2001,27(5):683 - 693.

[33] Eisenmenger W, Du XX, Tang C, et al. The first clinical results of wide-focus and low-pressure ESWL. Ultrasound in Medicine and Biology,2002,28(6): 769-774.

[34] Pishchalnikov YA, Sapozhnikov OA, Bailey MR,et al. Cavitation Bubble Cluster Activity in the Breakage of KidneyStones by Lithotripter Shock Waves. J Endourol,2003,17(7): 435 - 446.

[35] Alavi Tamaddoni H, Roberts WW, Duryea AP, et al.Enhanced High-Rate Shock wave Lithotripsy Stone Comminution in an In Vivo Porcine Model Using Acoustic Bubble Coalescence.J Endourol, 2016 ,30(12):1321-1325.

[36] Zhu S, Cocks FH, Preminger GM, et al. The role of stress waves and cavitation in stone comminution in shock wave lithotripsy. Ultrasound Med Biol, 2002,28(5):661 - 671.

[37] Zhong P. Shock wave lithotripsy. Bubble Dynamics and Shock Waves, ed DelaleCF (Springer, Berlin), 2013:pp 291 - 338.

[38] Smith N, et al. A comparison of light spot hydrophone and fiber optic probehydrophone for lithotripter field characterization. Rev Sci Instrum, 2012, 83(1):014301.

[39] Qin J, Simmons WN, Sankin G, et al. Effect of lithotripter focal width on stone comminution in shock wave lithotripsy. J Acoust Soc Am,2010,127(4):2635 - 2645.

[40] Arora M, Junge L, Ohl CD. Cavitation cluster dynamics in shock-wave lithotripsy:part 1. Free field. Ultrasound Med Biol ,2005,31(6):827 - 839.

[41] Sokolov DL, Bailey MR, Crum LA. Use of a dual-pulse lithotripter to generatea localized and intensified cavitation field. J Acoust Soc Am, 2001,110(3 Pt 1):1685 - 1695.

[42] Sapozhnikov OA, Maxwell AD, MacConaghy B,et al.A mechanistic analysis of stone fracture in lithotripsy. J Acoust Soc Am ,2007,121(2):1190 - 1202.

[43] Graber SF, Danuser H, Hochreiter WW, et al. A prospective randomized trial comparing 2 lithotriptorsforstone disintegration and induced renal trauma. J Urol,2003,169(1):54 - 57.

[44] Lingeman JE, Kim SC, Kuo RL, et al. Shockwave lithotripsy: Anecdotes and insights. J Endourol,2003 ,17(9):687-693.

[45] Zhong P, Lin H, Xi X, et al. Shock wave-inertial microbubble interaction: methodology, physical characterization, and bioeffect study. J Acoust Soc Am, 1999, 105(3):1997 - 2009.

[46] Pishchalnikov YA, Williams JC, McAteer JA. Bubble proliferation in the cavitation field of a shock wave lithotripter. J Acoust Soc Am,2011,130(2):87 - 93.

[47] Eisenmenger W. The mechanisms of stone fragmentation in ESWL. Ultrasound Med Biol, 2001,27(5):683 - 693.

[48] Neisius A, Smith NB, Sankin G, et al. Improving the lens design and performance of a contemporary electromagnetic shock wave lithotripter. Proc Natl Acad Sci USA,2014,111(13):1167 - 1175.

[49] Sokolov DL, Bailey MR, Crum LA. Use of a dual - pulse lithotripter to generate a localized and

intensified cavitation field. J Acoust Soc Am,2001,110(3 Pt 1):1685 – 1695.

[50] Sheir KZ, El – Diasty TA, Ismail AM. Evaluation of a synchronous twin – pulse technique for shock wave lithotripsy: the first prospective clinical study. BJU Int, 2005,95(3):389 – 393.

[51] Crum L. Cavitation microjets as a contributory mechanism for renal calculi disintegration in ESWL. J Urol, 1988, 140(6):1587 – 1590.

[52] Moran ME, Hynynen K, Bottaccini MR, et al. Cavitation and thermal phenomena associated with high-enery shocks waves :in vitro and in vivo measurements. J Urol, 1990, 142(4):388–392.

[53] Howard D, Sturtevant B. In vitro study of the mechanical effects of shock-wave lithotripsy. Ultrasound Med Biol, 1997, 23(7):1108 – 1122.

[54] Sass W, Bräunlich M, Dreyer HP, et al. The mechanisms of stone disintegration by shock waves. Ultrasound In Medicine And Biology, 1991, 17(3):239 – 243.

[55] Zeman RK, Davros WJ, Garra BS, et al. Cavitation effects during lithotripsy. Part 1. Results of an in vitro experiment. Radiology, 1990, 177(1):157 – 161.

[56] Zhong P, Chuong CJ, Preminger GM. Propagation of shock waves in elastic solids caused by cavitation microjet impact. II. Application of extracorporeal shock wave lithotripsy. J Acoust Soc Am, 1993, 94(1):29 – 36.

[57] Zhong P, Cionta I, Cocks FH, et al. Inertial cavitation and associated acoustic emission produced during electrohydraulic shock wave lithotripsy. J Acoust Soc Am, 1997, 101(5 Pt 1):2940 – 2950.

[58] Bombolakis EG. Photoelastic study of initial stages of Brtlefracture in compression. Techonophysics, 1968, 6(6): 461 – 473.

[59] Brace WF, Bombolakis EG. A note on Brtle crack growth in compression. J Geophysics Res, 1963, 68(15): 3709 – 3713.

[60] Choi MJ, Coleman AJ, Saunders JE.The influence of fluid properties and pulse amplitude on bubble dynamics in the field of a shock wave lithotripter. Phys Med Biol, 1993,38(11): 1561 – 1573.

[61] Chuong CJ, Zhong P, Arnott HJ, et al. Stone damage modes during piezoelectric shock wave lithotripsy. in Shock Wave Lithotripsy II: Urinary and Billiary, edited by Lingeman JE and Newman DM (Plenum, New York),1989:103 – 106.

[62] Türk C(Chair), Knoll T(Vice-chair), Petrik A, et al. Guidelines on urolithiasis european association of urology guidelines. 2017 edition. EAU Guidelines (978-90-79754-98-4) available to all members of the European Association of Urology at their website, http://www.uroweb.org. 258–289.

[63] Chuong CJ, Zhong P, Preminger GM. Acomparison of stone damage caused by different modes of shock wave generation. J Urol, 1992, 148(1):200 – 205.

[64] Church CC, Crum LA. A theoretical study of cavitation generated by four commercially available extracorporeal shock wave lithotripters, frontiers of nonlinear acoustics. Proceedings of the 12th ISNA Elsevier, London, 1990: 433 – 438.

[65] Church CC. A theoretical study of cavitation generated by an extracorporeal shock wave lithotripter. J Acoust Soc Am, 1989, 86(1):215–227.

[66] Clayman RV, McClennan B, Garvin TD, et al. Lithostar: An electromagnetic acoustic shock wave unit for extracorporeal lithotripsy. J Endourol, 1989, 3(3): 307–313.

[67] Cleveland RO, Lifshitz DA, Connors BA, et al. In vivo pressure measurements of lithotripsy shock waves in pigs. Ultrasound Med Biol, 1998, 24(2):293–306.

[68] Coleman AJ, Saunders JE. A review of physical properties and biological effects of the high amplitude acoustic field used in extracorporeal shock wave lithotripsy. Ultrasonics, 1993,31(2): 75–89.

[69] Coleman AJ, Saunders JE. A survey of the acoustic output of commercial extracorporeal shock wave lithotripters. Ultrasound Med Biol,1989,15(3): 213–227.

[70] Eisenmenger W. The mechanisms of stone fragmentation in ESWL. Ultrasound In Medicine And Biology, 2001, 27(5):683–693.

[71] Grenabo L, Hedelin H, Mohsenvand C, et al. Stone fragmentation pattern of piezoelectric shockwave lithotripsy in vitro. J Endourol, 1998, 12(3):247–249.

[72] Cope RM, Middleton RG, Smith JA. A 2-year experience with the Wolf piezoelectric lithotriptor: Impact of repeat treatment on results and complications. J Urol, 1991,145(6):1141–1145.

[73] Crum LA. Cavitation microjets as a contributory mechanism for renal calculi disintegration in ESWL. J Urol, 1988,140(6): 1587–1590.

[74] Dawson C, Corry DA, Bowsher WG, et al. Use of image enhancement during lithotripsy. J Endourol, 1996, 10(4):335–339.

[75] Folbert W, Staniewski T, Schtzle U. Pressure distributions and energy flow in the focal region of two different electromagnetical shock wave sources. J Stone Dis, 1992,4(1):1–7.

[76] Gracewski SM, Dahake G, Ding Z, et al. Internal stress wave measurements in solids subjected to lithotripter pulses. J Acous Soc Am, 1993, 94(2 Pt 1): 652–661.

[77] Graff J, Schmidt A, Pastor J, et al. New generator for low pressure lithotripsy with the Dornier HM3: Preliminary experience of two centers. J Urol, 1988, 139(5): 904–907.

[78] Grenabo L, Hedelin H, Mohsenvand C, et al. Stone fragmentation pattern of piezoelectric shockwave lithotripsy in vitro. J Endourol, 1998, 12(3):247–249.

[79] Heimbach D, Munver R, Zhong P, et al. Acoustic and mechanical properties of artificial stones in comparison to natural kidney stones. J Urol, 2000, 164(2):537–544.

[80] Huber P, Jochle K, Debus J. Influence of shock wave pressure amplitude and pulse repetition frequency on the lifespan, size and number of transient cavities in the field of an electromagnetic lithotripter. Phys Med Biol, 1998, 43(10):3113–3128.

[81] Lokhandwalla M, Sturtevant B. Fracture mechanics model of stone comminution in ESWL and implications for tissue damage. Phys Med Biol, 2000,45(7): 1923–1940.

[82] Platte M. A polyvinyliden fluoride needle hydrophone for ultrasonic applications. Ultrasonics, 1985, 23(3): 113 - 118.

[83] Rassweiler J, K'hrmann KU, Marlinghaus EH, et al. The value of various in-vitro stone models for characterization of different shock wave sources. Invest Urol, 1991, 4(1):198 - 204.

[84] Rassweiler J, Köhrmann KU, Back W, et al.Experimental basis of shockwave-induced renal trauma in the model of the canine kidney. World J Urol, 1993,11(1):43-53.

[85] Sass W, Braunlich WM, Dreyer HP, et al. The mechanisms of stone disintegration by shock waves. Ultrasound Med Biol, 1991,7(3): 239 - 243.

[86] Sass W, Dreyer HP, Kettermann S, et al. The role of cavitational activity in fragmentation processes by lithotripters. J Stone Disease, 1992,4(3): 193 - 198.

[87] Muschter R, Hofsss S, Schmeller NT, et al. Measuring of the shock wave pressure used in vivo for the ESWL. Dornier User Letter, 1988, 3(1): 42 - 43.

[88] Weir MJ, Tariq N, Honey RJ. Shockwave frequency affects fragmentation in a kidney stone model. J Endourol, 2000, 14(7):547 - 550.

[89] Whelan JP, Finlayson B. An experimental model for the systematic investigation of stone fracture by extracorporeal shock wave lithotripsy. J Urol, 1988,140(2): 395 - 400.

[90] Xi X ,Zhong P. Dynamic photo elastic study of the transient stress field in solids during shock wave lithotripsy. J Acoust Soc Am, 2001,109(3): 1226 - 1239.

[91] Zanetti G, Seveso M, Montanari E, et al. Renal stone fragments following shock wave lithotripsy. J Urol, 1997, 158(2): 352 - 355.

[92] Zhong P, Chuong CJ, Preminger GM.Characterization of fracture toughness of renal calculi using a microindentation technique. J Endourol, 1993, 12(18): 1460-1462.

[93] Zhong P, Chuong CJ, Preminger GM. Propagation of shock waves in elastic solids caused by the impact of cavitation microjets. Part II . application to extracorporeal shock wave lithotripsy. J Acoust Soc Am, 1993, 94(1): 29 - 36.

[94] Zhong P, Cioanta I, Cocks FH, et al. Inertial cavitation and associated acoustic emission produced during electrohydraulic shock wave lithotripsy. J Acoust Soc Am, 1997, 101(5 Pt 1): 2940 - 2950.

[95] Zhong P, Cioanta I, Zhu SL, et al. Effects of tissue constraint on shock wave-induced bubble expansion in vivo. J Acoust Soc Am, 1998,104(5):3126 - 3129.

[96] Zhong P, Cocks FH, Cioanta I, et al. Controlled, forced collapse of cavitation bubbles for improved stone fragmentation during shock wave lithotripsy. J Urol, 1997, 158(6):2323 - 2328.

[97] Zhong P, Lin H, Xi X,et al. Shock waveinertial microbubble interaction: Methodology, physical characterization, and bioeffect study. J Acoust Soc Am, 1999, 105(3): 1997 - 2009.

[98] Zhong P, Preminger GM. Mechanisms of differing stone fragility in extracorporeal shockwave lithotripsy. J Endourol, 1994 ,8(4):263-268.

[99] Zhong P, Zhou YF, Zhu SL. Dynamic of bubble oscillation in constrained media and mechanisms

of vessel rupture in SWL. Ultrasound in Med Biol, 2001, 27(1): 119 - 134.

[100] Coleman AJ, Choi MJ, Saunders JE. Theoretical predictions of the acoustic pressure generated by a shock wave lithotripter. Ultrasound Med Biol, 1991, 17(3):245-255.

[101] Krimmel J, Colonius T, Tanguay M. Simulation of the effects of cavitation and anatomy in the shock path of model lithotripters. in 3rd International Urolithiasis Research Symposium, 2010, 38(6):505-518.

[102] Chuong CJ, Zhong P, Preminger GM. Acoustic and mechanical properties of renal calculi: implications in shock wave lithotripsy. J Endourol, 1993, 7(6): 437-444.

[103] Zhu SL, Zhong P. Shock wave-inertial microbubble interaction: A theoretical study based on the Gilmore formulation for bubble dynamics. J Acoust Soc Am, 1999, 106(5): 3024 - 3033.

[104] Lokhandwalla M, Sturtevant B. Fracture mechanics model of stone comminution in ESWL and implications for tissue damage. Phys Med Biol, 2000:45(7):1923 - 1940.

[105] Cleveland RO, Müller R, Williams JC, et al. Time-lapse nondestructive assessment of shock wave damage to kidney stones in vitro using micro-computed tomography. J Acoust Soc Am, 2001 Oct, 110(4):1733-1736.

[106] Iloreta JI, Zhou Y, Sankin GN, et al. Assessment of shock wave lithotripters via cavitation potential. Phys Fluids(1994), 2007, 19(8):86-103.

第 5 章

冲击波的生物学效应

任何一种医疗技术的应用，首先要遵循安全第一的原则。在利用冲击波进行击碎结石的实验研究之初，冲击波的生物学效应就已经备受关注。早在 20 世纪 70 年代中后期，Dr. Christian Chaussy 就开始在实验室用不同类型的 Dornier 液电式实验碎石机研究高能冲击波对组织器官的不良影响。在其系列实验中，最初采用 X 线定位，以 I 型实验机冲击 I 组小鼠胸廓（无泡沫塑料保护、27kV、1~10SW、F2 区最大压力 200~350MPa），结果全部小鼠因大量静脉及肺泡破裂而死亡；冲击 II 组小鼠肾脏、肝脏、小肠、大肠及脊索（完全暴露、5~10SW），冲击后分别在第 1 天、第 14 天于光镜下观察，均未见到明显损伤；冲击 III 组小鼠大肠与肝脏（置于石油胶体中、10SW），SWL 后第 1 天发现局部淤血，14 天内基本愈合。后来引入超声定位，用外科方法将结石植入犬肾内，使焦区（F2）对准肾盂进行冲击（1~10SW、完全暴露），于 SWL 后 4h 取肺、肾、肝、脾、胰、小肠等标本做病理检查，结果发现，除少数动物肺下极有轻度出血外，其他脏器均无损伤。

在上述冲击波安全性实验成果的激励下，Chaussy 等在 1980—1983 年，先后对 1000 例尿石病患者进行了 SWL（HM1/HM2、20kV、500~2000SW），成功率高达 90%，而且 B 超检查很少发现肾血肿与肾周积液。当时，Chaussy 等认为，高能冲击波对活体器官的损害是比较轻微的。但现在看来，其实验有许多不足之处：一是在 SWL 后 14 天甚至 1 年后才行病理检查，损伤可因早已修复而不能检出；二是在动物实验中，所用剂量比临床参数明显偏低；三是在临床实验中，用 KUB 或 B 超评价形态学变化并不可靠。1984 年，美国学者报道，SWL 后 30% 的患者肾血流量迅速降低，63%~85% 的受治肾脏有形态学改变，其后许多实验都支持这一结论。可见，Chaussy 的结论未能充分反映 SW 对人体损伤的严重程度。

在此后的几十年里，人们对冲击波生物学效应的研究不断深入，从动物实验过渡到临床实验，从器官、组织水平深入到细胞、亚细胞水平，研究范围涉及全身各大系统，甚至扩展到肿瘤组织。实验表明，冲击波对人体的生物学效应，既有有利的一面，也有有害的一面。因此充分了解冲击波的生物学效应，对于正确运用SWL、提高临床疗效、开发研制新机型，以及拓展在医学领域的应用范围都有重要意义。

第一节 肾脏的生物学效应

一、肾结构损伤

动物实验和临床观察表明，SW对肾脏的生物学效应在人与动物之间有许多相似之处，都可造成肾单位和肾血管不同程度的损伤改变。

（一）肾单位损伤

一般而言，SWL后肾单位损伤比较轻微，但在焦区附近要略为严重。光镜下，损伤可表现为含铁血黄素颗粒聚集，Bowmans囊内出现红细胞、血小板、纤维状物，肾小管内产生红细胞管型或蛋白管型，小管上皮或基底膜可发生溶解。电镜下，常可见到核固缩、线粒体肿胀、微绒毛丧失及胞质空泡化等。尿生化检查，可见多种肾小管标志性酶增多，如碱性磷酸酶、谷丙转氨酶、N-乙酰-β-氨基葡萄糖苷酶、乳酸脱氢酶等，提示肾小管受到损害。由于SWL后肾单位损伤大多数为可逆性改变，所以成人多在1周内恢复正常，儿童需要2周或稍长时间。

在SWL后的损伤中，有些是SW引起的原发性损伤，有些则是SW或结石引起的继发性损伤，有时很难区分。Shao Y等对前者进行了认真研究，他们选择6头幼猪，其中3头为实验组，用SW冲击下极肾盏（未改进的HM3碎石机、24 kV、1000SW），其余为对照组。用光镜和透射电镜等观察后发现，肾小管细胞坏死、质膜空泡化等可能属于SW引起的原发性损伤，而顶端微绒毛脱落等可能是细胞缺氧引起的继发性改变。值得注意的是，由SW引起的继发性损伤还可表现为全身免疫学改变。Banner等用SW建立了幼猪"膜性增生性肾小球肾病"模型，并发现C3和IgG在肾小球膜上沉积。也有人在SWL后发生肾衰的部分患者中，检出了肾小球基底膜抗体。

(二) 肾血管损伤

肾脏血管受 SW 作用后会出现不同程度的损伤，损伤主要发生在毛细血管与薄壁小静脉（尤其是肾叶间静脉和弓形静脉），而动脉损伤一般较轻。当冲击能量与次数超过一定范围时，较大血管也可发生破裂。用微型摄像机可拍摄到 SW 对微血管的损伤过程：微动脉首先发生痉挛，20~30s 后达到高峰并持续 4~10min，其后逐渐扩张。小静脉可发生出血，导致血细胞及大分子物质漏出。微血管造影显示，损伤以焦区附近最为严重。光镜下，损伤表现为血管扩张、血栓形成及多形核细胞增多。电镜下，损伤表现为肾小球旁毛细血管细胞基底膜完全断裂和线粒体肿胀等，前者可能是 SW 独有的损伤。SWL 后最典型的微血管损伤出现在肾小管旁毛细血管，其细胞和基底膜可完全断裂，这种变化未见于其他类型的肾损伤，是 SWL 后肾损伤的典型特征。

SW 引起的出血可发生在肾实质内或肾包膜下，前者一般成楔形，可从肾乳头处伸展到包膜下，直径可达 5cm。轻微出血仅表现为局部淤血，严重出血可表现为"弥散性出血"和"血肿"。其中，弥散性出血范围较大，易在肾周脂肪内播散，光镜下尚能分辨损伤处的组织结构；而血肿范围局限，单发或多发，光镜下基本组织结构常难辨别。肾血肿较大时可压迫周围组织，造成肾萎缩和功能衰退。此外，严重的出血可能导致伴有高血压的"Page 肾"。

血尿是血管损伤后的主要临床表现，也是临床上最常见的 SWL 并发症，发生率几乎达 100%。无论接受何种碎石机治疗，都会出现血尿。现已证明，血尿是 SW 对肾实质和血管直接损伤的结果，其严重程度与 SW 的电压、数量、机型及动物种属有关。例如，用 HM3 碎石机对患者肾脏冲击 200 次，即出现肉眼血尿，而用 DornierXL-1 型机对猴肾冲击 500 次以上，或用 Northgate SD$_3$ 型机对兔肾冲击 1500 次以上，才能观察到肉眼血尿。Chaussy 认为血尿源于碎石片刮擦尿路上皮，但经 SW 处理的无石动物也可出现持续性血尿，这说明 SW 对尿路的直接损伤与血尿的关系更为密切。

SWL 后的肾脏组织学改变可分为急性改变和慢性改变两类。这种分类方法虽然强调了时间因素，但未能区别 SW 诱发肾脏损伤的严重程度和后果，因为有些慢性损伤在一定时间内仍可完全恢复，而部分急性损伤则可能造成肾脏结构和功能的永久性伤害（表 5-1）。

表 5-1　SW 处理后犬和猪肾脏的组织学改变

急性组织学改变	慢性组织学改变
静脉内血栓形成	肾单位损失
轻度肾小管坏死	静脉扩张
肾小管扩张和管型形成	弥漫性间质纤维化
静脉和小动脉破坏	含铁血黄素和钙沉积
肾小球和肾小管周围毛细血管破裂	皮质到髓质玻璃样变性和瘢痕化

二、肾功能损害

SW 对肾结构的损伤是导致肾功能下降的根本原因。其中，肾结构的可逆性改变一般只引起肾功能的一过性损害，而不可逆性改变往往造成肾功能的永久性损害。肾功能的检测方法有多种，如通过菊粉清除率、肌酐清除率测量肾小球滤过率（GFR），通过彩色多普勒超声测量肾血管收缩情况，通过对氨基马尿酸（PAH）清除率测量肾有效血浆流量（ERPF）等。但严格地说，上述检测技术都不够准确。

（一）可逆性损害

多数研究中所述的急性损伤属于可逆性损害（表 5-2），在短期内可以恢复。Karlsen 等发现，犬肾的对氨基马尿酸（PAH）清除率在 SWL 后先是迅速下降，再逐渐恢复正常。在 Gazi 大学碎石中心，Atahan O 等进行的类似研究中，对 42 例单侧肾结石患者在 SWL 前后分别行血、尿生化免疫检查，发现尿蛋白、尿酸性黏多糖（GAGs）、血 IgG 在术后 1 天明显升高，而肌酐清除率和尿中表皮生长因子（EGF）则明显下降，但上述指标在 1 个月后基本恢复正常。C 反应蛋白（CRP）是一种急性期反应蛋白，当机体处于创伤、感染等应激状态时由肝细胞大量合成。研究发现 SWL 后仅当天有 CRP 轻度升高，说明就整个机体而言，SW 对肾脏的损伤程度有限。

Khaled Z 等研究了 100 例单侧肾结石患者 SWL 后肾功能的情况，经检查，全部患者在 SWL 前输尿管正常，无尿路感染。将患者分成两组，A 组 SWL 前肾功能正常，SWL 后无梗阻，B 组 SWL 前肾正常，SWL 1 周后出现梗阻。通过在术前几天、术后第 1 周、第 3 个月检测肾小球滤过率、有效肾血浆流量、肾阻抗指数，结果发现，SWL 后 3 个月，A 组患者 GFR 明显升高，达术前的 110%，肾功能则达到术前的 114%；B 组患者在 SWL 1 周后 GFR 与肾有效血浆流量明显下降，分别为术前的 45.8% 与 50.5%，3 个月后逐渐恢复正常。两组患者肾阻抗指数都无明显变化。作者认为，患者在 SWL 后若发生肾梗阻，将对肾功能将产生严重损害，应紧急处理。

表 5-2 SWL 后患者的急性肾功能改变

期限（d）	肾（个）	肾功能改变	侧数	资料来源
1	2	无变化	单侧	Karlsen&Berg, 1991B
1	1	ERPF ↓	单侧	Karlsen&Berg, 1991A
1~7	2	无变化（<1500SW）	单侧	Thomas et al, 1988
1~7	2	ERPF ↓（>1600SW）	单侧	Thomas et al, 1988
1~2	2	ERPF ↓（10/30）	单/双侧	Kaude et al, 1985
1	2	可逆性急性肾衰	双侧	Littleton et al 1989; Kleinknecht et al, 1994; Tuteja et al, 1997
1	2	肌酐清除率↓	单侧	Alkibay et al, 1992
7	2	不可逆性急性肾衰	双侧	Treglia & Moscoloni, 1999
2	1	不可逆性急性肾衰	单侧	Diaz-Tejeiro et al, 1993
2~3	2	被冲击肾 ERPF ↓	单侧	Bomanji et al, 1987
2~3	2	双肾 PTTI ↑（>1000SW）	单侧	Bomanji et al, 1987
7	2	双肾 PTTI ↑，未冲击肾 GFR ↓	单侧	Eterovic et al, 1999
7	2	双肾 PTTI ↑ GFR（>2500SW）	单侧	Orestano et al, 1989
1~28	2	尿β-微球蛋白↑，N/C GFR & 肌酐	单侧	Rutz-Danielczak et al, 1998
1~14	2	GFR ↓，血肌酐↑	单侧	Saxby et al, 1997
1~7	2	RI ↑	单侧	Kataka et al, 1993
1~7	2	RI ↑（与年龄相关）	单侧	Knapp et al, 1995
1~7	2	RI 中 N/C	单侧	Beduk et al, 1993; Aoki et al, 1999

RI. 在叶间小动脉测量的肾阻抗指数；PTTI. 实质内转运时间指数；ERPF. 有效肾血浆流量

与有效肾血浆流量（ERPF）相比，肾小球滤过率（GRF）在 SWL 后一般只轻度下降并很快恢复正常，这也说明 SW 对肾小球功能的影响要比肾小管轻。此外，孤立肾和正常双肾对冲击波的耐受性不同，前者在术后肾小球滤过率和 PAH 清除率虽然也下降，但恢复比后者快得多，可能是孤立肾代偿性肥大，血流增加，抵消了部分冲击波的损伤作用。

（二）不可逆性损害

多数慢性肾功能损害属于不可逆性损害。Orestano 等对患者行单肾 SWL（冲击次数 ≥ 2500 次），发现 30d 后肌酐清除率下降，^{131}I- 马尿酸排泄时间延长。Williamss 等对患者行双肾 SWL，发现部分患者的 ERPF 在 17~21 个月内持续下降。实验表明，临床剂量的 SW 即可引起动物肾组织瘢痕化。Lechevalleir 等利用单光子发射断层扫描（single photon emission computed tomography，SPECT）技术发现，12 位接受 SWL 治疗的肾结石患者，SWL 后在 F2 区附近检出多处瘢痕，肾功能也明显下降。肾瘢痕形成既是对损伤的修复方式之一，同时又会造成功能性肾组织减少。后者能刺激剩余肾单位增长，这虽在短期内有代偿意义，但长期则会导致肾性高血压甚至肾衰竭。一般来说，SW 剂量越大，则瘢痕形成越多，肾组织损失越快，肾功能损害也越重（图 5-1）。

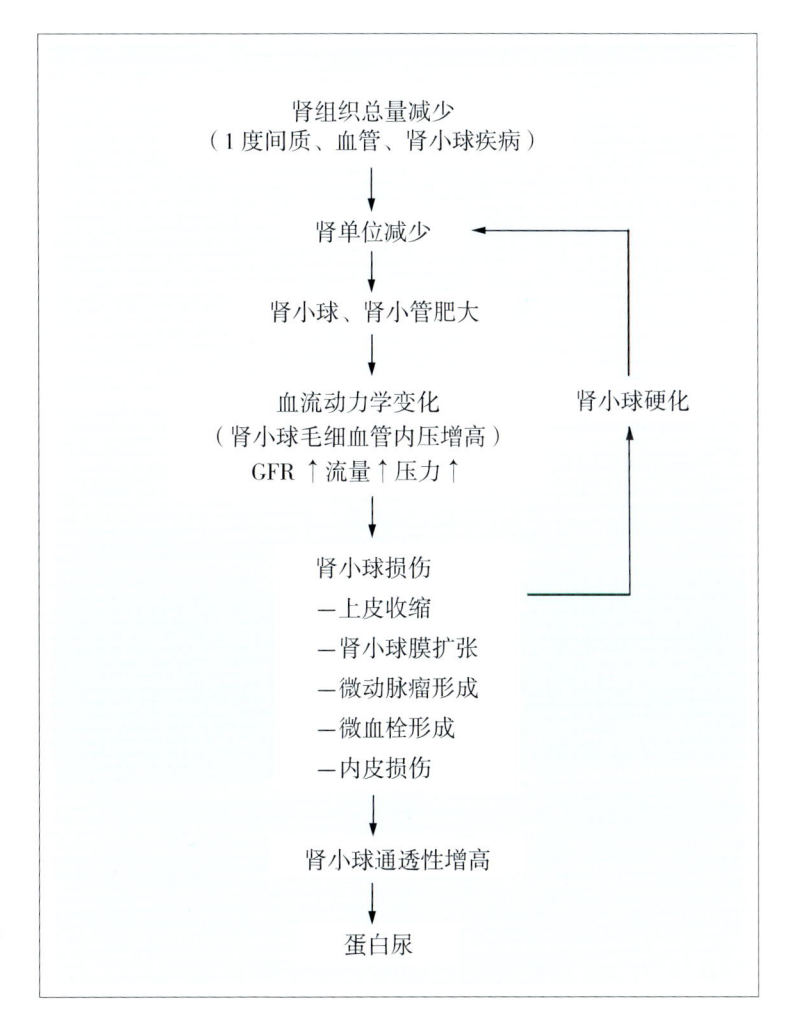

图 5-1 肾组织减少导致肾病进展的机制

```
肾组织总量减少
（1度间质、血管、肾小球疾病）
        ↓
    肾单位减少 ←──────┐
        ↓              │
  肾小球、肾小管肥大    │
        ↓              │
    血流动力学变化      │
（肾小球毛细血管内压增高）│ 肾小球硬化
  GFR↑ 流量↑ 压力↑    │
        ↓              │
     肾小球损伤 ────────┘
     — 上皮收缩
     — 肾小球膜扩张
     — 微动脉瘤形成
     — 微血栓形成
     — 内皮损伤
        ↓
   肾小球通透性增高
        ↓
      蛋白尿
```

有人试图用"肾量百分比"作为定量研究功能性肾组织损失的指标。"肾量"是指 SWL 后发生损伤并形成瘢痕的那部分肾组织的量，一般介于 0.01%~20% 之间。"肾量百分比"越大，说明瘢痕形成越多，不可逆损伤越严重。图 5-2 总结了肾的冲击波生物学效应的转归过程。

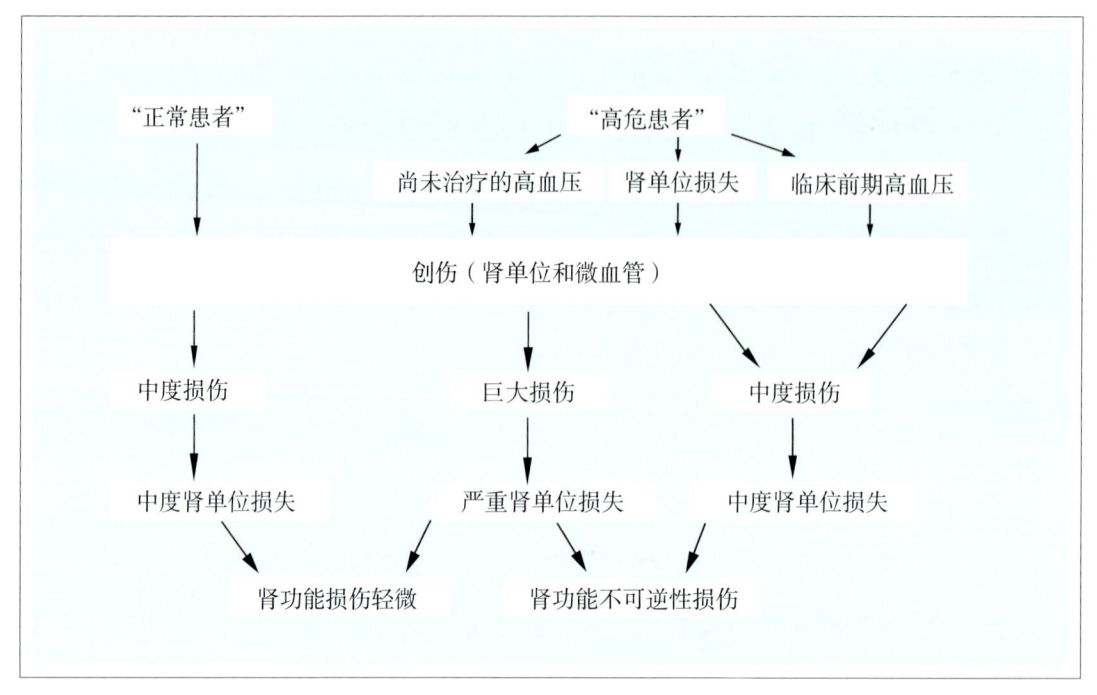

图 5-2 肾脏冲击波生物学效应的转归

1992 年国内一组资料报道，肾结石患者在 SWL 后 31 个月镜检，肾组织仍有小管细胞浊肿、变性及间质炎性细胞渗出等病变，而未行 SWL 的结石患者无此改变，提示 SW 损伤很可能是不可逆的。Ererovic 等则报道无论受冲击肾还是对侧非冲击肾，血流量均长期低于正常水平，推测可能是结石表面和脂肪、软组织界面将部分 SW 反射到对侧肾脏所致。

SWL 对儿童肾脏发育是否有潜在影响，至今尚无定论。早期研究认为 SWL 不影响儿童肾脏的生长发育，但 1998 年 Lifshitz 等报道了相反的观点。通过对 29 例儿童碎石患者进行长期碎石（平均 9 年），结果发现无论是受治疗肾还是非治疗肾，都比正常同龄人的肾脏小。作者认为除了结石本身的影响外，不能排除 SW 对肾脏生长发育的负面作用。但是最新的研究认为 SWL 对儿童的影响是非常小的，可以将该技术作为治疗儿童尿路结石保守治疗外的首选方案，这可能与人们对冲击波的认识不断深入以及诊疗水平的日趋提高有关。

（孙西钊　赵济全）

第二节　肾外脏器的生物学效应

一、输尿管

目前，SWL 已广泛应用于输尿管结石的治疗。理论上，输尿管系肌性组织，对 SW 的耐受性较强，但实际上，SW 对输尿管并非绝对安全。Kirkall 等用 SW 冲击兔输尿管（电磁式碎石机、14.2kV、2000 次），并于冲击后第 1 天、第 3 天行病理活检，发现输尿管出现肌层及浆膜层水肿；肌细胞空泡化、线粒体肿胀及线粒体嵴破坏等改变。冲击后的第 5 天检查，上述变化已消失。输尿管收缩性也在冲击后第 1 天明显下降，3 天后逐渐恢复正常。SW 对输尿管的损伤是否有累积效应尚不甚清楚。临床治疗中发现，某些反复冲击无效改用开放手术的患者，输尿管壁已发生纤维化甚至瘢痕化，周围粘连严重。如果在短时间内对输尿管的同一部位反复、超剂量冲击，则可能造成 SWL 后输尿管狭窄等不可逆性损伤。输尿管是肌性管道，依靠其收缩功能将尿液输入膀胱。输尿管发生上述改变后蠕动能力将明显降低。因此，治疗中为单纯追求碎石效果而一味增加冲击次数及电压的做法是有害的。

二、消化系脏器

（一）胃、肠

胃肠道出血可能是 SWL 后肾外器官最常见的并发症之一，轻度损伤仅粪隐血实验呈阳性，稍重者可见柏油样便，更重时可发生肠穿孔。这是因为胃肠道系空腔器官，往往含有大量气体，气-液声阻差较大，致使 SWL 时空化效应较强，故易发生损伤。已有输尿管 SWL 并发肠穿孔的报道。俯卧位 SWL 可能是导致损伤的危险因素。

（二）肝、胆

在治疗肝胆系结石时，SW 必须通过肝胆组织才能到达结石表面，因而常常对其造成损伤。用压电式碎石机治疗时，损伤直径可达 20mm。肝包膜下血肿比较常见，但很少发生播散性出血，其原因尚不清楚。在用 SWL 治疗胆结石时，胆囊壁有时可发生播散性出血。如果胆囊壁经反复冲击，可能发生完全坏死，变成一个无功能的纤维囊。超声学研究发现，SW 可在肝胆中产生气泡形成的高回声区，说明 SW 可能通过空化效应而引起肝胆损伤。此外，也有 SW 导致门静脉血栓的报道。

（三）胰

在利用 SWL 治疗肾结石时，部分患者出现急性胰腺炎，伴血淀粉酶及血脂酶增高。因此，Deliveliotis 等认为有胰腺炎病史的患者应慎用 SWL。慢性胰腺炎患者的胰导管内往往有胰石形成。1986 年，国外学者联合使用 SWL 和内腔镜技术治疗胰腺结石取得成功，但关于 SW 诱发术中、术后不良反应的资料还有待于进一步积累。

三、心血管

（一）心律失常

动物实验和临床实验均已表明，SW 可以诱发各种心律失常，如室性早搏、窦性心动过缓、窦性心动过速等，但临床并不多见。研究发现，空化作用可能是 SW 诱发心律失常的重要原因之一。也有文献认为心律失常的发生主要是心理因素、自主神经兴奋、药物作用等所致，而 SW 对心肌的直接作用意义不大，因为左右上尿路 SWL 后心律失常的发生率无明显区别。但是对有心脏病史的患者，心电监护还是必需的。采用 R 波触发的方法，使 SW 出现在心动周期的不应期内，可以显著降低心律失常的发生率。

（二）高血压

国内外对 SWL 与高血压之间的关系做了大量的研究，但目前还未得出一个明确的结论。经鼠模型实验证实，如鼠具有高血压的基因倾向，在术后就容易发生高血压。David、Feagins 等分别用不同的方法在兔身上建立了 "SW 诱导式高血压模型"，说明 SW 在一定条件下有可能诱发高血压。奥地利 Innsbruck 大学的一项前瞻性研究则表明，高龄患者在 SWL 后发生高血压的危险性较大。在该研究中，SWL 后 20 位老年（≥60 岁）患者中有 15 位的"肾内阻抗指数"高于正常，其中 9 位在 26 个月内持续增高，并被确诊为高血压。有趣的是，其中 4 位新发高血压者的血浆肾素活性未见异常，这使人们对肾素-血管紧张素系统（RASS）在 SW 相关性高血压病程中的重要性产生了怀疑，但这还有待于其他实验的重复和验证。Montgomery、Claro 等先后对 SWL 后患者的血压资料进行了回顾性研究，发现 SWL 后舒张压确有上升，但高血压发病率并不增高。Lingeman 做了一项大样本前瞻性研究，在长达 4 年的随访中，和对照组相比，760 例实验组患者的舒张压在 SWL 后有明显增高的趋势，但高血压年发病率在两组间并无明显差别。近期的一些实验研究结果也认为 SWL 引发高血压的可能性不大。其实在临床中 SWL 后出现继发性高血压的情况并不多见，但对于已确诊为高血压的患者治疗前控制好血压是十分重要的，否则治疗后出现并发症的概率将明显增高。

四、肺

SW 极易引起肺损伤，这在一百多年前对战伤及爆炸的研究中已有所认识。损伤主要表现为肺出血，病变主要位于肺泡间隔，范围从几毫米到几厘米不等。肺和其他的器官不同，是对 SW 最为敏感的脏器。实验证实，即使冲击犬的胆囊，远离 F2 区域的肺也有损伤。这是因为肺是含气组织，SW 的正性压力脉冲可以直接和肺泡相互作用产生空化效应，无须靠张力波制造气泡，因而更易对它造成损伤。不同种属动物对 SW 的耐受性不同，若压力 ≤ 2~3MPa，SW 不能引起犬肺出血，但对鼠则是致命的。胚肺在发育出含气的肺泡结构之前，即使暴露在 20MPa 的 SW 下也无损伤，说明空化效应和肺损伤关系密切。但在临床上进行 SWL 时患者出现肺损伤临床表现的概率很低，这可能与冲击波的作用范围和肺之间的距离有关。在利用 SW 治疗肾上盏结石的时候可能会造成肺下极的损伤，因此要注意做好防护。

五、运动系统

动物实验证明，SW 能引起骨膜出血、骨小梁移位及生长板破坏，严重时甚至造成骨髓逸出并释入血循环。还有人报道，SW 可引起骨骼肌 I 型肌纤维变性等不可逆损伤。一般来说，SW 对关节影响不大，因为关节缺乏血液等流动液体，无法产生空化效应。除负面的破坏作用外，SW 对运动系统还有正面的建设性效应。目前，随着应用范围的不断扩展，SW 已用于治疗骨不连、股骨头缺血性坏死等多种运动系统疾病，其机制还不完全清楚。有人认为，由于骨组织和软组织在成分和密度上差异较大,故当SW在其中传播时,可在界面产生不同程度的机械应力和空化效应,后者可能通过下列机制发挥治疗作用:①通过促毛细血管增生效应而改善局部微循环;②引发骨组织内微损伤而诱导新骨形成;③导致细胞活化增殖、组织间松解和弹性变形。

六、生殖器

(一)女性生殖器

Ohmoiy等研究发现,随着冲击数量的增加,怀孕后期胎鼠的存活率呈下降趋势。但另有实验显示,用SW冲击实验鼠卵巢表面,卵母细胞的生长并不受影响,也未发现后代畸形,说明SW对人卵巢没有致畸和致突变效应。1999年,Asgari回访了824位女性碎石患者,发现其中6位在碎石时已怀孕1个月,在医患双方都不知的情况下,她们(19—44岁,平均32岁)因肾结石接受了SWL治疗(Dornier HM3, B超定位, 18~26kV, 平均22kV, 800~6300次, 平均2850次)。随访发现6位女性都产下足月健康婴儿。新生儿评分及染色体检查均正常,说明冲击波对子宫和胚胎都无影响。另一组资料报道了67例因输尿管远端结石而行SWL的女性患者,其中6例已怀孕生产,新生儿一切正常。但作者认为怀孕的结石患者应首选保守治疗,以避免SWL可能产生的长期影响。

(二)男性生殖器

SW能造成睾丸的弥散性出血。高能量SW能抑制大鼠初级精母细胞的形成、分化,促使睾丸细胞凋亡增加,导致生精细胞和精子数量减少,其影响直到冲击后1个月才逐渐消除。Hellstrom等使用Dornier XL-1实验机冲击动物睾丸,经DNA流式分析后发现,睾丸抽吸细胞的DNA直方图变化较大,但9个月后都恢复正常。该实验同时显示,SW对血浆睾酮、滤泡刺激素等影响轻微。柏林一个研究小组对10名健康志愿者的精液进行了冲击波研究,发现SWL后实验组精子密度从8.12×10^7/ml降到3.85×10^7/ml,精子活动力从100%降低到55%。该小组对8名远端输尿管结石患者在SWL后第1天、第3天做精液常规检查,发现术后血精的发生率为25%。尽管目前大多数实验数据并不支持SW对生殖系统有长期副作用,但在SWL时仍应对其做好保护。

(孙西钊 赵济全)

第三节 其他生物学效应

一、疼痛

在 SWL 中，患者常可感到不同程度的疼痛，不少碎石治疗因此而中止。SW 的致痛机制比较复杂。SW 压力在皮肤上的分布情况可能是引起皮肤浅表痛的主要原因，当波源口径大于 20cm 时，患者的皮肤可无痛觉。碎石机的峰压、焦斑、冲击次数及机型等都与疼痛有密切的关系。随着冲击次数的增加，痛感也加重，证明疼痛具有剂量依赖性。目前认为，空化作用可通过刺激神经末梢而致痛，这在 SW 的致痛机制中可能占有更重要的地位。体外实验显示，SW 可刺激蛙闭孔神经产生动作电位，若在神经周围池内种上气泡，动作电位可得到加强，若用聚乙烯醇（一种高黏的液体）抑制空化效应，动作电位则不再出现。Becker 发现，用凡士林胶作耦合剂时，可减轻碎石时皮肤的痛感，推测可能是凡士林减轻了神经周围的空化效应所致。

二、肿瘤

目前，SW 已被用于治疗前列腺癌、膀胱癌、肝癌等肿瘤，并且取得了一定效果。体外实验表明，不同的瘤细胞悬液经 SW 处理后，瘤细胞出现剂量依赖性损伤。大鼠肿瘤模型经 SW 处理后，瘤体也出现持续性生长延迟现象，其中慢生性肿瘤比速生性肿瘤对 SW 更敏感。实验显示，SW 可在瘤体后产生液-气界面，由此产生的空化效应可通过破坏瘤体微循环使其缺血坏死，该效应可被肿瘤坏死因子（TNF）加强。SW 的上述效应对良恶性肿瘤相似。Delius M 等发现，SW 能通过增强细胞通透性，使核糖灭活蛋白（ribosome inactivating proteins）进入肿瘤细胞，从而抑制肿瘤生长。其他类似实验也显示，经 SW 预处理后，原来的药物耐受性肿瘤可转变为药物敏感性肿瘤，这可能是 SW 通过增强瘤细胞膜通透性而促进药物入胞的缘故。该效应对于提高肿瘤的药物治疗的疗效有特殊意义。但国内一组资料认为，SWL 有促进肿瘤生长和转移的作用，应将结石伴发肿瘤的患者列为 SWL 的禁忌证。国外也有类似的报道。因此 SW 对肿瘤的确切作用仍有待进一步研究。

三、细胞

SW 通过细胞悬液时，大多数细胞能够幸存并继续正常增生，说明 SW 在治疗剂量下对细胞的影响一般是可逆的。但随着冲击次数增多和剂量增大，可有 5%~95% 的细胞完全变为碎屑，这被称为"SW 的杀细胞效应"。实验发现，红细胞悬液经 SW 处理后出现溶血现象，悬液中血红蛋白量随 SW 功率增高呈线形上升。SW 的杀细胞效应对单细胞非常明显，但对细胞团内部细胞影响不大。Prat 等研究了空化作用对 HT-29 结肠癌细胞的影响：保留 SW 对实验组癌细胞的空化效应，用聚乙烯醇抑制对照组的空化效应，再用 Sonolith3000 型液电碎石机，以每秒 2 次的速率冲击实验标本，结果显示，实验组癌细胞比对照组活力减弱，生长延迟。这证明空化作用可能参与了对细胞的损伤作用。此外，SW 作用于组织时产生的自由基对细胞也可能有非特异性杀伤作用。

细胞经 SW 处理后，在电镜下可见明显的亚细胞结构损伤，包括质膜缺陷、胞质空泡化及线粒体肿胀等。对不同细胞器，SW 的破坏阈有所不同，其中线粒体、细胞支架、核膜的破坏阈高达 $0.5\ mJ/mm^2$，而对于细胞膜，即使 $0.12mJ/mm^2$ 的能量也会影响其完整性。在一定范围内，细胞膜通透性的改变是可逆的，但过度增高则可导致细胞死亡。但 SW 提高质膜通透性亦有积极意义。实验发现，细胞经 SW 处理后，相对分子量为 200 万的物质也能进入细胞，这使细胞毒性药物或基因等大分子物质跨膜入胞成为可能，但尚需进一步的研究。实验表明，在样本瓶中注射气泡能增强 SW 对细胞的损伤效应，说明空化效应可能和亚细胞结构损伤有关，但具体过程还不清楚。

Kemal Sarica 研究发现，SW 可引起尿中亚硝酸盐浓度明显升高。利用格雷斯反应（Griess reaction）和高效液相色谱（HPLC）法测试，可见在 SWL 后患者体内一氧化氮（NO）和肾上腺素（AM）水平都升高，两者在尿中的稳定代谢产物亚硝酸盐也明显升高。作者认为，SW 作用于肾脏后，可能激活了肾脏细胞的 NO-cGMP 信号传导途径，产生 NO，后者对维持肾脏血流动力学状态的稳定非常重要，可能是一种重要的代偿性保护机制。

四、神经在 SW 介导的肾血管反应中的作用

正常情况下，当用 SW 冲击患者单侧肾时，对侧肾脏的血流量也同时下降。

Bret A 等认为，肾神经可能在此过程中起了重要作用。首先，作者建立了去肾神经动物模型，方法是将 20 头幼猪分成 3 组，一侧肾脏保留肾神经，另一侧肾脏沿肾动脉分离和离断肾神经，并用石炭酸标记，然后，均以临床剂量（Dornier HM3，24 kV，2000 SW）的 SW 进行冲击。其中，A 组作为对照组（Sham-SWL），B 组只对有神经肾脏行 SWL，C 组只对去神经肾脏行 SWL。结果发现，B 组接受冲击的保留神经肾脏和 C 组接受冲击的去神经肾脏，在 SWL 后肾血流量都明显下降，而在 B 组中未接受 SWL 的去神经肾脏，肾血浆流量并不下降。这可能是由于 B 组肾脏在失去神经支配后，免除了来自于对侧肾脏，由肾神经介导的不良影响所致。

五、尿葡氨聚糖

实验发现，犬接受 SW 冲击（改进的 HM3，18~20kV，1500 次；或未改进的 HM3，18~20kV，2000 次）后，尿葡氨聚糖水平在 4~5h 有明显升高。葡氨聚糖具有防止细菌、蛋白及结晶黏附到尿路上皮的作用。由此可以推测，SW 引起的尿路葡氨聚糖丢失可能会促使成晶核物质黏附至尿路上皮，从而增加结石复发的危险性。

（孙西钊　赵济全）

第四节　引发冲击波生物学效应的理化机制

冲击波导致组织、细胞损伤的机制目前还不明确，可能与以下几个因素有关。

一、空化效应

空化效应是目前已知的结石破碎的主要机制，也是 SW 发挥生物学效应的主要因素。它是指在液体中由热、声或机械机制所致的气泡形成过程及其活性作用，所以它的产生有赖于气泡的存在以及气泡间的相互作用。空化效应可以增加细胞膜的通透性,这样可使得化疗药物更容易进入细胞内,从而提高肿瘤组织对药物的易感性。细胞膜通透性的改变也可能导致细胞的即刻溶解或延迟性死亡。实验发现,超声检查在胆汁或肝、肾等实质器官的组织中可见 SW 产生的短暂的、表示气泡形成的高回声区,当冲击波的发生频率或电压升高时,回声增强更为明显,表明空化效应强度增加。有人曾在冲击的同时向体内注射气泡,以验证气泡在冲击波损伤中的作用。结果发现,注射气泡后组织损伤明显加重,损伤范围从冲击波中轴区扩展到远处器官,说明空化效应是冲击波致损伤的主要因素。

二、应力效应

SW 在非均一性物体中传播时,因介质声学特性和机械特性的差异,SW 会产生压应力和张应力梯度,在物体内部产生剪切力,从而导致细胞和组织的破坏。这可能是 SW 引起组织损伤的机制之一。然而目前尚无直接证据证明这种应力效应产生的生物学效应的存在。

三、自由基

自由基是一组具有单个不配对电子的原子、原子团或分子,具有很强的脂质氧化作用,能和细胞的各种成分发生反应,造成细胞损伤和死亡。自由基或其他活性氧分子具有非特异性损伤作用,可能参与 SW 对细胞的损伤过程。Suhr 等先用维生素 E(有抗氧化作用)对人膀胱癌细胞(MGH-U$_1$)及鼠淋巴细胞(L$_{1210}$)进行预处理,再用液电式 XL-1 机冲击后发现,存活细胞的数量比对照组增多。荧光探针检测也发现 MGH-U$_1$ 细胞内荧光含量呈剂量依赖性增高,证明组织经 SW 冲击后可能产生自由基。但 Gambihler 等认为,虽然空化效应可能产生自由基,但无法区分究竟是自由基的细胞毒效应还是空化效应导致了损伤。Spencer A 在雌性幼猪肾区造一瘘道,并放置引流管,将微分析探针放入右肾实质下极,在 SWL 中通过引流管不断输入和收集透析液,检测透析液中的共轭二烯发现,脂过氧化反应十分明显,这也间接说明 SW 可能诱发自由基产生。一般认为自由基是由空化气泡崩解引起,但详细机制尚不清楚。

(孙西钊 赵济全)

第五节 影响SW生物学效应的因素

一、临床危险因素

研究发现，许多临床因素可能增加患者在SWL后出现不良反应的危险性（表5-3）。Zanetti等研究发现，血小板减少、凝血时间延长及服用抗血小板凝集药是引起SWL后肾周血肿的危险因素。即使患者在SWL前1~2周不连续服用阿司匹林，SWL后发生出血的可能性也比对照组高。Knapp及其同事发现，若患者在SWL前合并高血压，尤其是血压控制不佳时，SWL后肾周血肿的发生率很高。Karlsen和Berg报道，孤立肾患者的GFR在SWL 3个月后明显降低。另有报道，60岁以上患者在SWL后发生高血压的危险性较大。此外，胰腺炎、糖尿病、冠心病、肥胖等也是引起冲击波不良反应的临床危险因素。

表5-3 引发SW不良反应的临床危险因素

肥胖
老年
儿童
胰腺炎
凝血病
孤立肾
糖尿病
冠心病
高血压
血小板减少
凝血时间延长

二、物理因素

（一）波源类型

根据SW源的不同，临床上使用的碎石机可分为液电式、压电式和电磁式三种。液电式能量输出最高，F2体积最大，因而对组织造成的损伤最大；电磁式次之；压电式对组织的损伤最轻。Morris等观察到，液电式和电磁式碎石机都能引起兔肾包膜下出血，但压电式碎石机引起的损伤很轻。新型冲击波波源可在相同电压下输出不同能量,更有利于减轻组织损伤。Rassweiler 等最近提出了"碎石性能"(disintegration)和"致创性"(traumatisative)两个概念,前者指在给定电压下能将实验结石完全粉碎时所需冲击次数的倒数,后者是指能导致显微镜下 I 度损伤的冲击次数的倒数。通过碎石效率和致创性可以确定"D-T 系数"(disintegration-trauma coefficient)。"D-T 系数"用以解释波源类型对碎石效果和组织损伤程度的影响,该值越高,说明波源条件越有利于粉碎结石,同时导致组织创伤的危险也越大。但该系数是利用标准结石模型和犬模型获得的,在临床上推广应用似有一定难度。研究发现,Lithostar Plus 型碎石机的碎石效率在低能量条件下较高,而 Modulith 型碎石机的碎石效率在高能量条件下较高,但两者的致创力相近。这说明"D-T 系数"似乎更能准确反映波源对组织的损伤大小。

(二)脉冲能量

Delius 发现低数量的高能脉冲和高数量的低能脉冲能产生相同的破碎力,但前者造成的组织损伤更大。因此,进入 20 世纪 90 年代以来,人们逐渐倾向于降低脉冲能量、增加脉冲次数来治疗结石。这样做不良反应虽然减少了,但是单期无石率也相应降低了。所以,如何在不降低碎石成功率的前提下尽量减少组织损伤还有待在实践中进一步的探索。

(三)脉冲频率

SWL 损伤的严重程度和 SW 发生频率之间的正相关早已得到证实。同样数量的冲击波,以较高频率发射时,引起的组织损伤比低频发射时重。Delius 等的实验表明,与慢速率冲击(1SW/s)相比,快速率冲击(15~100SW/s)时肾小管损伤较重。这种损伤与冲击波的热效应无关,因为理论上认为,当频率控制在每秒 100 次时,组织内温度仅上升 2K。另外,临床所用 SW 进入组织的瞬间平均声能很低,不足以产生明显热效应。研究认为,这种损伤可能是因为随着频率增加,空化效应相应增强所致。因此,SWL 时适当控制频率可减轻空化效应引起的组织损伤。

(四)脉冲峰压

峰压值大小似与组织损伤程度关系不大。Mayer 等的早期研究发现,随着峰压值增高,鼠肾出血范围可由髓质扩展到皮质,最后波及全肾,但实验中的峰压值比临床大多数机型(一般为 60~100MPa)都低。若将峰压提高到 40MPa(实际上碎石机的峰压大于 40MPa），而保持其他数据不变，发现损伤并未加重。所以 Mayer 等认为峰压不是组织损伤的主要决定因素。

（五）脉冲次数

Delius 等用 SW 冲击犬肾后观察到，随着冲击次数增加，肾实质内和包膜下出血的发生率也相应增高。Morris 等研究了冲击次数和瘢痕的关系，随着冲击次数从 1000 增至 2000，瘢痕发生率也从 1.37% 增到 12.76%。Neuerburg 等的实验得到类似的结论。但在这些实验中尚未研究瘢痕面积随时间皱缩的动力学关系。

（六）治疗间隔和期数

由于 SWL 后肾脏形态和功能多在治疗后 5~7 天恢复，目前临床上多以 2 周作为治疗间隔。EAU 指南上建议以 3 周作为肾结石的治疗间隔，以 2 周作为输尿管结石的治疗间隔。通常 SWL 治疗期数不超过 4 期。有研究表明，多期小剂量治疗可能比单期全剂量治疗造成的损伤小。也有人对幼猪肾连续冲击 8 周，共 20 000 次，未发现肾功能、血压有明显改变。但该实验缺乏长期观察，冲击波伤是否有积累效应还需进一步研究。

（孙西钊　赵济全）

参考文献

［1］孙西钊，田晶. 冲击波的生物学效应 // 孙西钊. 医用冲击波. 北京：中国科学技术出版社，2006:211-230

［2］Murad Basar M, Murat Samli M, Erbil M, Ozergin O, Basar R, Atan A. Early effects of extracorporeal shock-wave lithotripsy exposure on testicular sperm morphology. Scandinavian Journal of Urology and Nephrology, 2004, 38(1):38–41.

［3］Ohmori K, Matsuda T, Horii Y, Yoshida O. Effects of shock waves on the mouse fetus. The Journal of Urology, 1994, 151(1):255–258.

［4］Coleman AJ, Saunders JE. A review of the physical properties and biological effects of the high amplitude acoustic fields used in extracorporeal lithotripsy. Ultrasonics, 1993, 31(2):75–89.

［5］Basar MM, Samli MM, Erbil M, et al. Early effects of extracorporeal shock-wave lithotripsy exposure on testicular sperm morphology. Scand J Urol Nephrol, 2004,38(1):38–41.

［6］Suhr D. Cavitation-generated free radicals during shock wave exposure: investigations with cell-free solutions and suspended cells. Ultrasound Med Biol, 1991, 17(8):761–768.

［7］Willis LR. Effects of extracorporeal shock wave lithotripsy to one kidney on bilateral glomerular

[8] Yeaman LD. Effects of shock waves on the structure and growth of the immature rat epiphysis. J Urol, 1989Mar, 141(3): 670–674.

[9] Bailey MR, Dalecki D, Child SZ, et al. Bioeffects of positive and negative acoustic pressures in vivo. J Acoust Soc Am, 1996Dec, 100(6):3941–3946.

[10] Baumgartner BR, Dickey KW, Ambrose SS, et al. Kidney changes after extracorporeal shock wave lithotripsy: Appearance on MR imaging. Radiology, 1987 May,163(2) : 531–534.

[11] 罗晓辉,陈兴发,薛玉泉,等. 不同冲击波源及次数致家兔肾损伤的比较研究. 现代泌尿外科杂志, 2007,12(4):219-221.

[12] 陈兴发,盛斌武,贺大林,等. 高能冲击波致肾损伤的实验研究. 西安交通大学学报:医学版,2003,24(2): 133-135.

[13] Evan AP, Mcateer JA, Connors BA,et al. Renal injury during shock wave lithotripsy is significantly reduced by slowing the rate of shock wave delivery. BJU Int,2007,100(3):624–627.

[14] Ohmori, K., et al. Effects of shock waves on the mouse fetus. J Urol, 1994. 151: 255.

[15] McCullough DL, Yeaman LD, Bo WJ, et al. Effects of shock waves on the rat ovary. J Urol. 1989,141(3):666–669.

[16] Bex A, Goepel M, Mollhoff S. Extensive retroperitoneal hematoma following extracorporeal shock wave lithotripsy with second-generation lithotriptor. Urol Int, 1992, 48（1）:111–114.

[17] Nishida T, et al. Extracorporeal Cardiac Shock Wave Therapy Markedly Ameliorates Ischemia-Induced Myocardial Dysfunction inPigs in Vivo . Circulation. 2004 Nov 9,110(19):3055–3061.

[18] Wang C, et al. Treatment of diabetic foot ulcers: A comparative study of extracorporeal shockwave therapy and hyperbaricoxygen therapy, Diab Res Clin Pract. 2011 May,92(2):187–93. doi; 10.1016/j.diabres, 2011.01.019.

[19] Torricelli FC, Marchini GS, Yamauchi FI, Danilovic A, Vicentini FC, Srougi M, Monga , Mazzucchi E. Impact of repeated extracorporeal shock wave lithotripsy on prepubertal rat kidney. Urolithiasis, 2018 Nov,46(6):549–558.

[20] Wang C, et al. Treatment of diabetic foot ulcers: A comparative study of extracorporeal shockwave therapy and hyperbaricoxygen therapy, Diab Res Clin Pract, 2011May, 92(2):187–193.doi; 10.1016/j.diabres, 2011.01.019.

[21] Palmieri A, Imbimbo C, Longo N, Fusco F, Verze P, Mangiapia F, et al. A first prospective, randomized, double-blind, placebo-controlled clinical trial evaluating extracorporeal shock wave therapy for the treatment of Peyronie's disease. Eur Urol, 2009,56(2):363–369.

[22] Li B, Zhou W, Li P. Protective effects of nifedipine andallopurinol on high energy shock wave induced acute changes ofrenal function. J Urol, 1995Mar,153(3 Pt 1):596–598.

[23] Serel T, Ozguner F, Soyupek S . Prevention of shock wave-induced renal oxidative stress by melatonin: an experimentalstudy. Urol Res, 2004 Feb,32(1):69–71.

［24］Sarica K, Yencilek F. Prevention of shockwave inducedfunctional and morphological alterations: an overview. Arch ItalUrol Androl 2008 Mar,80(1):27-33.

［25］Al-Awadi KA, Kehinde EO, Loutfi I, et al. Treatment of renal calculi by lithotripsy: minimizingshort-term shock wave induced renal damage by using antioxi-dants. Urol Res, 2008 Feb,36(1):51-60.

［26］Kehinde E, Al-Awadi K, Al-Hunayan A, et al. Antioxidant therapy is associated with a reduction in the serum levels of mediators of renal injury following lithotripsy for renal calculi. J Endourol, 2008 Nov,22(11):2537–2545.

［27］Beduk Y, Erden I, Gogus O, et al. Evaluation of renal morphology and vascular function by color flow Doppler sonography immediately after extracorporeal shock wave lithotripsy. J Endourol, 1993 Dec, 7(6):457–460.

［28］Yu C, Longfei L, Long W, et al. A systematic review and meta-analysis of new onset hypertension after extracorporeal shock wave lithotripsy. Int Urol Nephrol, 2014 Apr,46(4):719–725.

［29］Chew BH, Zavaglia B, Sutton C, et al. Twenty-year prevalence of diabetes mellitus and hypertension in patients receiving shock-wave lithotripsy for urolithiasis. BJU Int, 2012 Feb,109(3):444–449.

［30］Weinberg AE, Patel CJ, Chertow GM, et al.Diabetic severity and risk of kidney stone disease. Eur Urol,2014 Jan,65(1):242–247.

［31］Erturk E, Ptak AM, Monaghan J.Fertility measures inwomen after extracorporeal shockwave lithotripsy of distal ure-teral stones. J Endourol, 1997 Oct, 11(5):315–317.

［32］Hellstrom WJ, Kaack MB, Harrison RM, et al. Absence of long-term gonadotoxicity in primates receiving extracorporeal shock wave application. J Endourol，1993 Feb,7(1):17–21.

［33］Nishida T, Shimokawa H, Oi K, Tatewaki H, Uwatoku T, Abe K, et al. Extracorporeal cardiac shock wave therapy markedly ameliorates ischemia-induced myocardial dysfunction in pigs invivo. Circulation, 2004 Nov 9,110(19):3055–3061.

［34］Aicher A, Heeschen C, Sasaki K, Urbich C, Zeiher AM, Dimmeler S. Low-energy shock wave for enhancing recruitment of endothelial progenitor cells: A new modality to increase efficacy of cell therapy in chronic hind limb ischemia. Circulation, 2006 Dec 19,114(25):2823–2830.

［35］Kikuchi Y, Ito K, Ito Y, Shiroto T, Tsuburaya R, Aizawa K, et al. Double-blind and placebo-controlled study of the effectiveness and safety of extracorporeal cardiac shock wave therapy for severe angina pectoris. Circ J, 2010 Mar,74(3):589–591.

［36］Dumfarth J, Zimpfer D, Vögele-Kadletz M, Holfeld J, Sihorsch F, Schaden W, et al. Prophylactic low-energy shock wave therapy improves wound healing after vein harvesting for coronary artery bypass graft surgery: A prospective, randomized trial. Ann Thorac Surg, 2008 Dec,86(6):1909–1913.

［37］Mariotto S, Cavalieri E, Amelio E, Ciampa AR, de Prati AC, Marlinghaus E, et al. Extracorporeal shock waves: From lithotripsy to anti-inflammatory action by NO production. Nitric Oxide, 2005 Mar,12(2):89 - 96.

[38] Ciampa AR, de Prati AC, Amelio E, Cavalieri E, Persichini T, Colasanti M, et al. Nitric oxide mediates anti-inflammatory action of extracorporeal shock waves. FEBS Lett, 2005 Dec 19, 579(30):6839 - 6845.

[39] Wang CJ, Wang FS, Yang KD, Weng LH, Hsu CC, Huang CS, et al. Shock wave therapy induces neovascularization at the tendon-bone junction. A study in rabbits. J Orthop Res, 2003 Nov,21(6):984 - 989.

[40] Delius M, Enders G, Heine G, et al. Biological effects of shock waves: lung hemorrhage by shock waves in dogs - pressure ependence. Ultrasound Med Bio, 1987 Feb, 13(2): 61 - 67.

[41] Cohen TD, Durrani AF, Brown SA, et al. Lipid peroxidation induced by shock wave lithotripsy. J Endourol, 1998, 12(3):229 - 232.

[42] Colombo PR, Francesca F, DiGirolamo V, et al. Histological and ultrastructural evaluation of extracorporeal shock wave lithotriptorinduced acute renal lesions: preliminary report. Eur Urol, 1989,16(3):207 - 211.

[43] Connors BA, Evan AP, Willis LR. The effect of discharge voltage on renal injury and impairment caused by lithotripsy in the pig. J Am Soc Nephrol, 2000 Feb, 11(2): 310 - 318.

[44] Delius M, Draenert K, et al. Biological effects of shock waves : in vivo effect of high energy pulses on rabbit bone. Ultrasound Med Biol, 1995,21(9):1219 - 1225.

[45] Delius M. Minimal static excess pressure minimizes the effect of extracorporeal shock waves on cells and reduces it on gallstones. Ultrasound Med Biol, 1997, 23(4):611 - 617.

[46] Eterovic D, Juretic-Kuscic L, Capkun V, et al. Pyleolithotomy improves while extracorporeal shock wave lithotripsy impairs kidney function. J Urol, 1999Jan, 161(1): 39 - 44.

[47] Etzkorn KP, Mihalov M, Brown RD, et al. Colonic injury after ESWL of renal calculi. Gastrointest Endosc, 1996 Oct, 44(4):511 - 512.

[48] Evan AP, Connors BA, Pennington DJ, et al. Renal disease potentiates the injury caused by SWL. J Endourol, 1999,13:619 - 628.

[49] Evan AP, Willis LR, Connors BA, et al. Shock wave lithotripsy-induced renal injury. Am J Kidney Dis, 1991, 17(4):445 - 450.

[50] Baumgartner BR, Dickey KW, Ambrose SS, et al. Kidney changes after extracorporeal shock wave lithotripsy: appearance on MR imaging. Radiology, 1987 May, 163(2):531 - 534.

[51] Barak M, Ginesin Y, Hornstein L, et al. Excretion of urinary protein induced by extracorporeal piezo-electric lithotripsy. Br J Urol, 1990 Dec, 66(6):575 - 580.

[52] Banner B, Ziesmer D, Collins LA. Proliferative glomerulopathy following extracorporeal shock wave lithotripsy in the pig. J Urol, 1991 Nov, 146(5):1425 - 1428.

[53] Fugita OE, Trigo-Rocha F, Mitre AI, et al. Splenic rupture and abscess after extracorporeal shock

wave lithotripsy. Urol, 1998 Aug, 52（2）:322-323.

[54] Gambihler S, Delius M. Transient increase in membrane permeability of L1210 cells upon exposure to lithotriptor shock waves in vitro. Naturwissenschaften, 1992 Jul, 79（7）:328-329.

[55] Geh JL, Curley P, Mayfield MP. Small bowel perforation after extracorporeal shock wave lithotripsy. Br J Urol, 1997 Apr, 79（4）:648-649.

[56] Bailey MR, Crum LA, Miller N, et al. Localized detection of cavitation in vivo. J Acoust Soc Am, 2001, 109(5):2481.

[57] Goel MC, Baserge NS, Ramesh Babu RV, et al. Pediatric kidney: functional outcome after extracorporeal shock wave lithotripsy. J Urol,1996 Jun,155(6):2044-2046.

[58] Hasegawa S, Kato K, Takashi M, et al. Increased levels of calbindin-D in serum and urine from patients treated by extracorporeal shock wave lithotripsy. J Urol, 1993 Jun,149(6):1414-1418.

[59] Hidalgo PF, Conte VA, Rebassa LM, et al. Rectorrhage as an unusual extrarenal complication after ESWL. Actas Urol Esp, 1998 Apr, 22(4):366-368.

[60] Hung SY, Chen HM, Jan YY, et al. Common bile duct and pancreatic injury after extracorporeal shock wave lithotripsy for renal stone. Heptogastroenterology, 2000 Jul-Aug, 47(34):1162-1163.

[61] Ilyckyj A, Hosking DH, Pettigrew NM, et al. Extracorporeal shock wave lithotripsy causing colonic injury. Dig Dis Sci, 1999 Dec, 44(12):2485-2487.

[62] Kaji DM, Xie HW, Hardy BE, et al. The effects of extracorporeal shock wave lithotripsy on renal growth function and arterial blood pressure in an animal model. J Urol, 1991 Aug, 146（Pt 2）:544-547.

[63] Karawi MA, Mohamed AR, El-Etaibi KE. Extracorporeal shock wave lithotripsy induced erosions in upper gastrointestinal tract. Urol, 1987 Sep, 30(3):224-227.

[64] Karlin GS, Urivetsky M, Smith AD. Side effects of extracorporeal shock wave lithotripsy: assessment of urinary excretion of renal enzymes as evidence of tubular injury. In: Lingeman JE, Newman DM, eds.Shock Wave Lithotripsy 11: Urinary and Biliary Lithotripsy. New York: Plenum Press, 1989: 3-6.

[65] Karlsen SJ, Berg K. Acute changes in renal function following extracorporeal shock wave lithotripsy in patients with a solitary kidney. J Urol, 1991 Feb, 145(2):253-256.

[66] Karlsen SJ, Smevik B, Stenstrom J, et al. Acute physiological changes in canine kidneys following exposure to extracorporeal shock waves. J Urol, 1990 Jun, 143(6):1280-1283.

[67] Kataoka T, Kasahara T, Kobashikawa K, et al. Changes in renal blood flow after treatment with ESWL in patients with renal stones: studies using ultrasound color Doppler method. J Urol, 1993 May, 84(5):851-856.

[68] Kaude JV, Williams JL, Wright PG, et al. Sonographic evaluation of the kidney following extracorporeal shock wave lithotripsy. J Ultrasound Med, 1987 Jun, 6(6):299-306.

[69] Kaude JV, Williams MC, Millner MR, et al. Renal morphology and function immediately after

extracorporeal shock wave lithotripsy. AJR, 1985 Aug, 145(2):305 - 314.

[70] Kaver I, Koontz WW, Wilson JD, et al. Effects of lithotriptor- generated high-energy shock waves on mammalian cells in vitro. J Urol, 1991, 47(17):215 - 219.

[71] Kaye MC, Streem SB, Yost A. Scrotal hematoma resulting from extracorporeal shock wave lithotripsy for a distal ureteral calculi. J Urol, 1993 Aug, 150(2 Pt 1):481 - 482.

[72] Kishimoto T, Senju M, Sugimoto t, et al. Effects of high energy shock wave exposure on renal function during extracorporeal shock wave lithotripsy for kidney stones. Eur Urol, 1990,18(4):290 - 298.

[73] Kishimoto T, Yamamoto K, Sugimoto T, et al. Side effects of extracorporeal shock wave exposure in patients treated by extracorporeal shock wave lithotripsy for upper urinary tract stone. Eur Urol, 1986, 12(5):308 - 313.

[74] KrishnamurthiV, Streem B. Long-term radiographic and functional outcome of ESWL induced perirenal hematomas. J Urol, 1995 Nov,154(5):1673 - 1675.

[75] Laudone VP, Morgan TR, Huruk RF, et al. Cytotoxicity of high-energy shock waves: methodological consideration. J Urol, 1989 Apr,141(4):965 - 968.

[76] Morgan TR, Laudone VP, Heston WDW, et al. Free radical production by high-energy shock waves: comparison with ionizing radiation. J Urol, 1988 Jan, 139(1): 186 - 189.

[77] Morris JS, Husmann DA, Wilson WT, et al. Piezoelectric v electrohydraulic lithotripsy: a comparison of morphologic alterations. In: Lingeman JE, Newman DM, eds, Shock Wave Lithotripsy 11: Urinary and Biliary Lithotripsy. New York: Plenum Press, 1989: 29 - 33.

[78] Mullen KD, Hoofnagle JH, Jones EA. Shock wave induced pancreatic trauma. Am J Gastroenterol, 1991 May, 86(5):630 - 632.

[79] Assimos DG, Boyce WH, Furr EG, et al. Selective elevation of urinary enzyme levels after extracorporeal shock wave lithotripsy. J Urol, 1989 Sep, 142(3):687-690.

[80] Newman R, Hackett R, Senior D, et al. Pathologic effects of ESWL on canine renal tissue. Urol, 1987 Feb, 29(2):194 - 200.

[81] Olsson LE, Anderson KR, Foster HE, et al. Small bowel perforation after extracorporeal shock wave lithotripsy. J Urol, 2000 Sep, 164(3 Pt 1):775.

[82] Apostolov I, Minkov N, Koycheva M, et al. Acute changes of serum markers for tissue damage after ESWL of kidney stones. Int UrolNephrol, 1991, 23(3):215 - 220.

[83] Parr KL, Lingeman JE, Jordan M, et al. Creatinine kinase concentrations and electrocardiographic changes in extracorporeal shock wave lithotripsy. Urol, 1988 Jul, 32(1):21 - 23.

[84] Rashid P, Steele D, Hunt J. Splenic rupture after extracorporeal shock wave lithotripsy. J Urol, 1996 Nov, 156(5): 1756 - 1757.

[85] Roessler W, Steinbach P, Nicolai H, et al. Effects of high-energy shock waves on the viable human kidney. Urol Res, 1993, 21(4):273 - 277.

[86] Roessler W, Wieland WF, Steinbach P, et al. Side effects of high-energy shock waves in the human kidney: first experience with model comparing two shockwave sources. J Endourol, 1996 Dec, 10(6):507-511.

[87] Rubin JI, Arger PH, Pollack HM, et al. Kidney changes after extracorporeal shock wave lithotripsy: CT evaluation. Radiology, 1987 Jan, 162(1 Pt 1):21-24.

[88] Ruiz-Marcellan FJ, Ibarz-Servio L. Evaluation of renal damage in extracorporeal lithotripsy by shock waves. Eur Urol, 1986, 12(2):73-75.

[89] Rutz-Danielczak A, Musialik DP, Raszeja-Wanic B. Effects of extracorporeal shock wave lithotripsy on renal function in patients with kidney stone disease. Nephron, 1998, 79(2):162-166.

[90] Sarica K, Kosar A, Yaman O, et al. Evaluation of ischemia after ESWL: detection of free oxygen radical scavenger enzymes in renal parenchyma subjected to high-energy shock waves. Urol Int, 1996, 57(4):221-223.

[91] Seitz G, Pletzer K, Neisius D, et al. Pathologic-anatomic alterations in human kidneys after extracorporeal piezoelectric shock wave lithotripsy. J Endourol, 1991, 5(1):17-20.

[92] Stonehill MA, Williams JC, Bailey MR, et al. An acoustically matched high-pressure chamber for control of cavitation in shock wave lithotripsy: mechanisms of shock wave damage in vitro. Methods Cell Sci, 1998, 19(4):303-310.

[93] Treglia A, Moscoloni M. Irreversible acute renal failure after extracorporeal shock wave lithotripsy. J Nephrol, 1999 May-Jun,12(3):190-192.

[94] Trinchieri A, Zanetti G, Tombolini P, et al. Urinary NAG excretion after anesthesia free extracorporeal lithotripsy of renal stones: a marker of early tubular damage. Urol Res, 1990,18(4):259-262.

[95] Aoki Y, Ishitoya S, Okubo K, et al. Changes in resistive index following extracorporeal shock wave lithotripsy. Intl J Urol, 1999 Oct, 6(10):483-492.

[96] Antoniou NK, Karanastasis D, Stenos JL. Severe perinephric hemorrhage after shockwave lithotripsy. J Endourol, 1995 Jun, 9(3):239-241.

[97] Umekawa T, Kohri K, Yashioka K, et al. Production of anti-glomerular basement membrane antibody after extracorporeal shock wave lithotripsy. Urol Int, 1994, 52(2):106-108.

[98] Umekawa T, Yamate T, Amasaki N, et al. Continuous evaluation for retroperitoneal hematoma following ESWL. Urol Int, 1993,51(2):114-116.

[99] Orestona F, Caronia N, Gallo G, et al. Functional aspects of the kidney after shock wave lithotripsy. In: Lingeman JE, Newman DM, eds. Shock Wave Lithotripsy 11: Urinary and Biliary Lithotripsy. New York: Plenum Press, 1989: 15-17.

[100] Parr KL, Lingeman JE, Jordan M, et al. Creatinine kinase concentrations and electrocardiographic changes in extracorporeal shock wave lithotripsy. Urol, 1988 Jul, 32(1):21-23.

[101] Weber C, Moran ME, Braun EJ, et al. Injury of rat vessels following extracorporeal shock wave

treatment. J Urol, 1992 Feb, 147(2):476－478.

[102] Williams CM, Thomas WC. Permanently decreased renal blood flow and hypertension after lithotripsy. N Engl J Med, 1989 Nov 2, 321(18):1269－1270.

[103] Williams JC, et al. Effect of macroscopic air bubbles on cell lysis by shock wave lithotripsy in vitro. Ultrasound in Med and Biol, 1999 Mar,25(3):473－479.

[104] Williams JC, Woodward JF, Stonehill MA, et al. Cell damage by lithotriptor shock waves at high pressure to preclude cavitation. Ultrasound In Medicine And Biology, 1999 Nov, 25(9):1445－1449.

[105] Willis LR, Evan AP, Connors BA, et al. Effects of extracorporeal shock wave lithotripsy to one kidney on bilateral glomerular filtration rate and PAH clearance in minipigs. J Urol, 1996 Oct, 156(4):1502－1506.

[106] Willis LR, Evan AP, Connors BA, et al. Relationship between kidney size, renal injury, and renal impairment induced by shock wave lithotripsy. J Am Soc Nephrol, 1999 Aug, 10(8):1753－1762.

[107] Willis LR, Evan AP, et al. Effects of extracorporeal shock wave lithotripsy to one kidney on bilateral glomerular filtration rate and PAH clearance in minpigs. J Urol, 1996 Oct,156(4):1502－1506.

[108] Morgan TR, Laudone VP, Heston DW, et al. Free radical production by high energy shock waves-comparison with ionizing irradiation. J Urol, 1988 Jan,139(1):186–189.

[109] Morris JS. A comparison of renal damage induced by varying modes of shock wave generation. J Urol, 1991 Apr, 145(4):864－867.

[110] Mostafavi MR, Chavez DR, Cannillo J, et al. Redistribution of renal blood flow after ESWL: evaluated by Gd-DTPA-enhanced magnetic resonance imaging. J Endourol, 1998 Feb,12(1):9–12.

[111] Alkibay T, Karaoglan U, Gundogdu S, et al. An unusual complication of extracorporeal shock wave lithotripsy: urinoma due to rupture of the renal pelvis. Int UrolNephrol, 1992, 24(1):11－14.

[112] Akdas A, Turkeri LN, Ilker Y, et al. Short-term bioeffects of extracorporeal shock wave lithotripsy. J Endourol, 1994 Jun, 8(3):187－190.

[113] Delius M. Biological effects of shock waves: cavitation by shock waves in piglet liver. Ultrasound Med Biol, 1990, 16(5):467－472.

[114] Delius M. Biological effects of shock waves: effect of shock waves on the liver and gallbladder wall of dogs - administration rate dependence. Ultrasound Med Biol, 1990, 16 (5):459－466.

[115] Delius M. Biological effects of shock waves: kidney haemorrhage by shock waves in dogs - administration rate dependence. Ultrasound Med Biol, 1988, 14(8): 689－694.

[116] Delius M. Medical applications and bioeffects of extracorporeal shock waves, Shock waves, 1994, 4(2):55－72.

[117] Deliveliotis C, Giftopoulos A, Koutsokalis G, et al. The necessity of prophylactic antibiotics during extracorporeal shock wave lithotripsy. Int Urol Nephrol, 1997, 29(5):517－521.

[118] Claro JA, Lima A, Ferreira U. Blood pressure changes after extracorporeal shock wave lithotripsy

in normotensive patients. J Urol, 1993,150(6):1765 – 1767.

[119] Brendel W. Effect of shock waves on canine kidney. In: GravensteinJS, Peter K, eds, Assimos DG, Boyce WH, Furr EG, et al. Selective elevation of urinary enzyme levels after extracorporeal shock wave lithotripsy. J Urol, 1989 Sep, 142(3): 687 – 690.

[120] Krysiewicz S. Complications of renal extracorporeal shock wave lithotripsy reviewed. Urol Radiol, 1992, 13(3):139 – 145.

[121] Kurtz V, Muller-Sorg M, Federmann G. Perforation of the small intestine after nephroureterolithotripsy by ESWL – a rare complication. Chirurg, 1999 Mar, 70(3): 306 – 307.

[122] Laudone VP, Morgan TR, Huruk RF, et al. Cytotoxicity of high-energy shock waves: methodological consideration. J Urol, 1989 Apr,141(4):965 – 968.

[123] Ackaert KS, Schroder F. Effects of extracorporeal shock wave lithotripsy on renal tissue: a review. Urol Res, 1989, 17(1):3 – 7.

[124] Lazarides MK, Drista H, Arvanitis DP, et al. Aortic aneurysm rupture after extracorporeal shock wave lithotripsy. Surgery, 1997 Jul, 122(1):112 – 113.

[125] Lechevallier E, Siles S, Ortega JC, et al. Comparison by SPECT of renal scars after extracorporeal shock wave lithotripsy and percutaneous nephrolithotomy. J Endourol, 1993 Dec, 7(6):465 – 467.

[126] Kleinknecht D, Pallot JL, Chauveau P. Bilateral acute tubular necrosis after unilateral extracorporeal shockwave lithotripsy. Nephron, 1994, 66(3):360 – 361.

[127] Knapp PM, Kulb TB, Lingeman JE, et al. Extracorporeal shock wave lithotripsy induced perirenal hematomas. J Urol, 1988 Apr, 139(4):700 – 703.

[128] Abecassis JP, Delaitre B, Morel MP, et al. Portal vein thrombosis after extracorporeal shock wave lithotripsy. Lancet, 1991 Aug 3, 338(8762):316 – 317.

[129] Jaeger P, Constantinides C. Canine kidneys: changes in blood and urine chemistry after exposure to extracorporeal shock waves. In: Lingeman JE, Newman DM, eds.Shock Wave Lithotripsy 11: Urinary and Biliary Lithotripsy. New York: Plenum Press, 1989: 7 – 10.

[130] Jaeger P, Redha, Uhlschmid G, et al. Morphological changes in canine kidneys following extracorporeal shock wave treatment. Urol Res, 1988, 16(3):161 – 166.

[131] Janetschek GJ, Frauscher F, Knapp R, et al. New-onset hypertension after extracorporeal shock wave lithotripsy: age-related incidence and prediction by intrarenal resistive index. J Urol, 1997 Aug, 158(2):346 – 351.

[132] Jewett MAS, Bombardier C, Logan AG, et al. A randomized controlled trial to assess the incidence of new onset hypertension in patients after shock wave lithotripsy for symptomatic renal calculi. J Urol, 1998, 160(4): 1241 – 1243.

[133] Jung K, Kirschner P, Wille A, et al. Excretion of urinary enzymes after extracorporeal shock wave lithotripsy: A critical reevaluation. J Urol, 1993Jun, 149(6):1409 – 1413.

[134] Delius M, Enders G, Xuan Z, et al. Biological effects of shock waves: Kidney damage by shock

waves in dogs –dose dependence. Ultrasound in Med & Biol, 1988,14(2): 117 – 122.7

[135] Delius M. Medical applications and bioeffects of extracorporeal shock waves. Shock waves, 1994,4: 55 – 72.

[136] Abe H, Nisimura T, Osawa S, et al. Acute pancreatitis caused by extracorporeal shock wave lithotripsy for bilateral renal pelvic calculi. Int J Urol, 2000 Feb, 7(2):65 – 68.

[137] Jaeger P, Redha F, Marquardt K, et al. Morphological and functional changes in canine kidneys following extracorporeal shock-wave treatment. Urol Int, 1995, 54(1):48 – 58.

[138] Zhong P, Zhou YF, Zhu SL. Dynamic of bubble oscillation in constrained media and mechanisms of vessel rupture in SWL. Ultrasound in Med Biol, 2001 Jan, 27(1): 119 – 134.

[139] Koehrmann KU, Back W, Bensemann J, et al. The isolated perfused kidney of the pig: New model to evaluate shock-wave induced lesions. J Endourol, 1994 Apr, 8(2):105 – 110.

[140] Lemann JR, Taylor AJ, Collier BD, et al. Kidney hematoma due to extra-corporeal shock wave lithotripsy causing transient rennin mediated hypertension. J Urol, 1991, 145(6):1238 – 1241.

[141] Williams JC Jr, Woodward JF, Stonehill MA, et al. Cell damage by lithotripter shock waves at high pressure to preclude cavitation. Ultrasound Med Biol, 1999 Nov,25(9):1445 – 1449.

[142] Rassweiler J, Köhrmann KU, Back W, et al. Experimental basis of shockwave- induced renal trauma in the model of the canine kidney. World J Urol, 1993, 11(1): 43 – 53.

[143] Vallancien G, Chartier-Kastler E, Chopin D, et al. Focused extracorporeal pyrotherapy. Experimental results. Eur Urol, 1993,23 Suppl 1:48–52.

[144] van Dongen JJW, Grossi FS, Bosman FT, et al. Quantitative and qualitative evaluation of renal injury induced by shock waves delivered with the Siemens C generator. J Endourol, 1993 Oct,7(5):379–381.

[145] Vieweg J, Weber HM, Miller K, Hautmann R. Female fertility following extracorporeal shock wave lithotripsy of distal ureteral calculi. The Journal of Urology. 1992, 148(3):1007 – 1010.

第6章 冲击波物理实验

在冲击波碎石技术中，现有的实验技术主要涉及四大方面：冲击波测试、模型石实验、生物学研究和临床验证。冲击波的时空特性对治疗的效果和安全性有着明显影响。通过实验研究，可以在定量水平上阐明冲击波特性、冲击波物理效应、冲击波生物效应与临床疗效四者之间的相互关系。国内冲击波碎石机的一些关键参数特别是焦区的大小和压力通常不够准确，也不够标准，甚至误差较大，原因是缺乏标准使用结石模型与仪器的方法。

第一节 冲击波测试

冲击波的测试是通过声学原理和方法测定冲击波的各项物理参数，可为优化医用冲击波的临床疗效提供定量数据，同时它也可用来对不同的冲击波设备进行宏观比较。

一、压敏水听器

压敏水听器是利用传感器测定冲击波物理参数的重要工具，主要工作原理是把冲击波机械能转换为可视性电信号。这种能量转换器最初是用电气石制成的，但因电气石探头缺乏足够的带宽，而且物理体积过大，容易导致波形的时域异变和空域均化，所以测试结果不够准确。目前，换能器已改用压电材料或声光材料进行制作。

换能器产生的压力-时间波形，显示在数字式荧屏上（图6-1），表示冲击

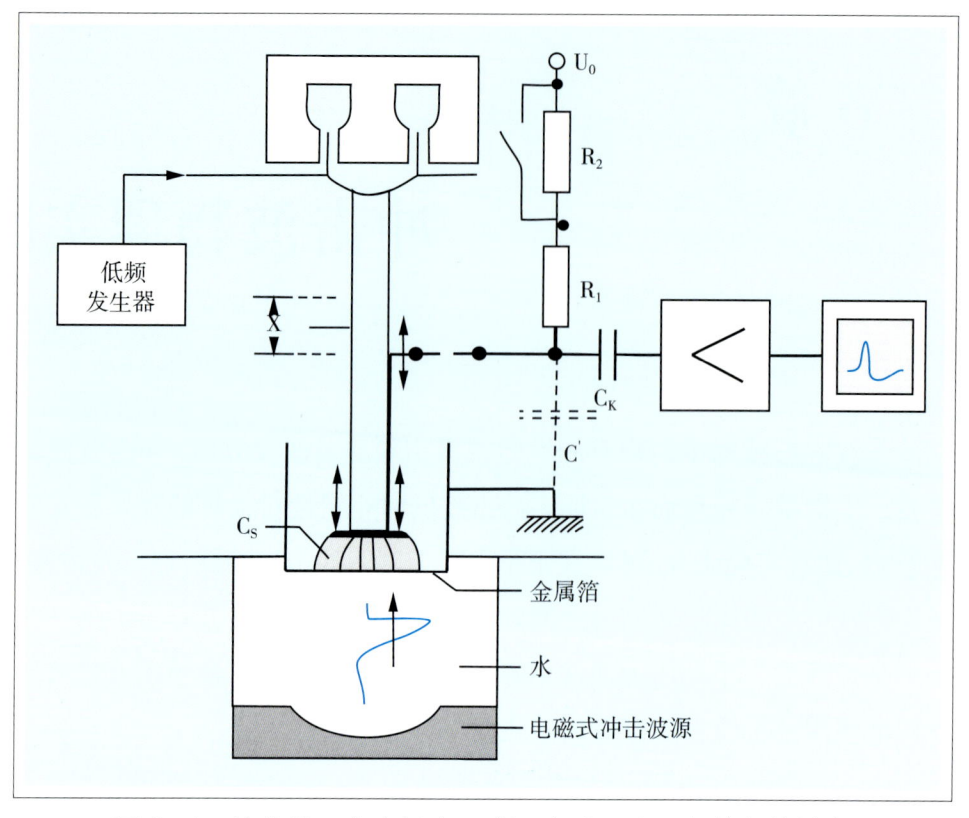

图 6-1 换能器可产生压力 - 时间波形，显示在数字荧屏上

波随时间变化的函数关系，理想的冲击波传感器的基本要求可概括如下。

（1）频率响应（带宽）：理论上，冲击波上升时间是 0s，因此对应无限宽的频谱，真实复原压力 – 时间波形，就要求水听器的探头具备无限宽的频带。虽然冲击波的上升前沿很陡，但不为 0，测量表明，上升时间最短也要 10ns。实验证明，100MHz 的带宽足以满足冲击波的测量，但偶尔也可能需要更宽的频带（1GHz）。

（2）电压灵敏度：电压灵敏度是指在特定压强下传感器产生的电压，用 nV/Pa 表示。通常测量冲击波的聚焦区所用的 PVDF 传感器具有足够的灵敏度，一般不必提高信号的电增益。

（3）指向性：指向性是水听器灵敏度中角定位的函数变量，可定义为水听器以标准入射角进入波场后的灵敏度。角灵敏度是传感器几何参数的函数，随频率不同而异。传感器的尺寸愈小，指向性就愈均匀，空间平均效应也就愈低。理论上，当传感器的直径为声场中最短波长的 1/2 时，空间平均效应就可忽略不计，此时的峰压测量误差将低于 15%。为保证仪器的均匀性和可靠性，换能器的直径最小为 0.2mm。

（4）线性：由于冲击波均具有极高的瞬态峰压振幅，因而换能器的线性特性就尤为重要。实验表明，压电聚合物材料在极高的压力振幅下（100MPa）的反应是线性的，可用作 SWL 焦区内参数的测试。

现有的测试工具有以下几种。

（1）压电式水听器：这种压敏探头是由大小不同的压电晶体装配而成的，通常很耐用。因其有效直径的灵敏区面积往往大于碎石机波源焦区的面积，所以它的输出信号只是冲击波各部分的均值，有时还会与传感器外套处的反射波和表面波相互重叠。因此，这种输出信号本身不能反映出一个单独的压力脉冲参数，难以萃取压力强度和上升时间之间的特定参数。通常，压力水听器主要用于控制碎石机的质量以及报告检测有无总体恒定的冲击波输出，而非检测具体冲击波参数。

（2）PVDF 式水听器：其探头是利用一种叫作聚偏二氟乙烯（PVDF）的压电聚合物制成的。它的测压敏感点极小，能够从点到点地测出和表述波场内的时空特性，频带较宽而且线性良好，压力信号准确度和灵敏度高；所测的压力—时间波形易于理解。

PVDF 式水听器从结构上分为膜式和针式两种。膜式探头的 PVDF 薄膜厚度只有 9μm，约与 110Hz 的谱振频率相对应。薄膜的声阻抗约为 4MPaG/s，与水的声阻抗（1.5MPaG/s）相接近。传感器的前后均为同种物质（水），由于水黏合到这层塑料膜上，从而限制了冲击波负波部分的表达。如果负波带来的负压超过其黏合力，随后发生的空化效应还会将水从膜上分离下来，并在薄膜上产生坑凹。这种探头的主要缺点是使用寿命较短而价格较高。

为克服膜式探头的"短寿"问题，人们又设计了一种带有金属尖针的针式水听器。针尖部有薄层压电聚合物（PVDF），与膜式探头相比，由于透声性的缘故，用膜式探头似乎好些，但针式探头体积要小得多。用这种水听器所测的正压波是可靠的，但负压波的表达易受空化效应、反射作用以及探头处主要压力部分的表面波所干扰。虽然针式探头的使用寿命也不算长，但已能达到 100 次左右。这是由于冲击波空化效应破坏了 PVDF 外膜的银质涂层所致。

（3）电容探头式水听器：这种水听器是用于测定液面在冲击波传播过程中的运

动情况。为此，测试时，须将液面与发生器的间距调整到位，电容探头式水听器的优点是机械校正比较容易，探针膜不易被空化作用破坏，使用寿命较长（图6-2）。

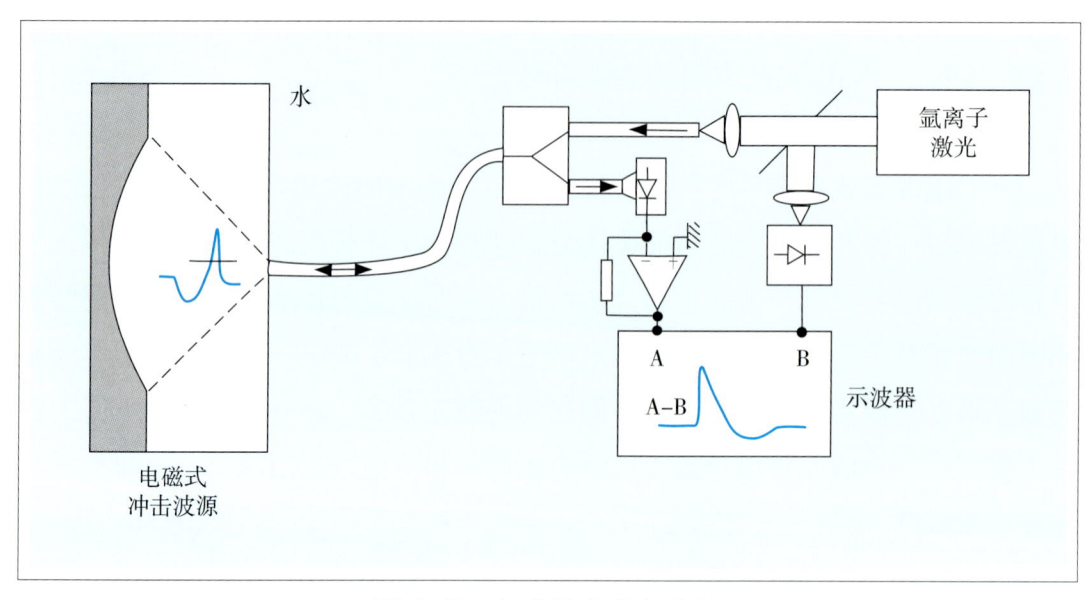

图6-2　电容探头式水听器

（4）激光式水听器：是新近研制成功的，是用玻璃纤维传输氩激光，冲击波前沿的激光反射可由光电法测出。其具体工作原理是：将稳定性激光光源耦合到一根玻璃纤维内，纤维尖端浸没于冲击波源上方水箱内的声场之中，因为水和玻璃纤维的声学密度互不相同，所以约有2%裸露在纤维尖端的激光被反射回纤维。冲击波改变了水的密度，而水密度的变化又改变了被反射的激光的强度，从而被光电二极管探及，电压波形呈现在示波器上（图6-3）。激光探头与PVDF针式水听器同样好用，且可准确测出冲击波的正向和负向部分。因为水对玻璃的黏合力大于对塑料的黏合力，所以激光式水听器测出的负压部分更为可靠。玻璃纤维的价格低廉，寿命很长。如果纤维尖端被折断，几分钟内即可修好，且不影响校准。此外，石英纤维很细，仅600μm，可经输尿管镜或肾镜插入尿路系统内部，直接在体内测试冲击波前沿。因此，它已成为测试冲击波物理参数的"金标准"。

二、冲击波参数

最近几年，冲击波不再局限于碎石治疗领域中，已经逐渐被应用到假关节、

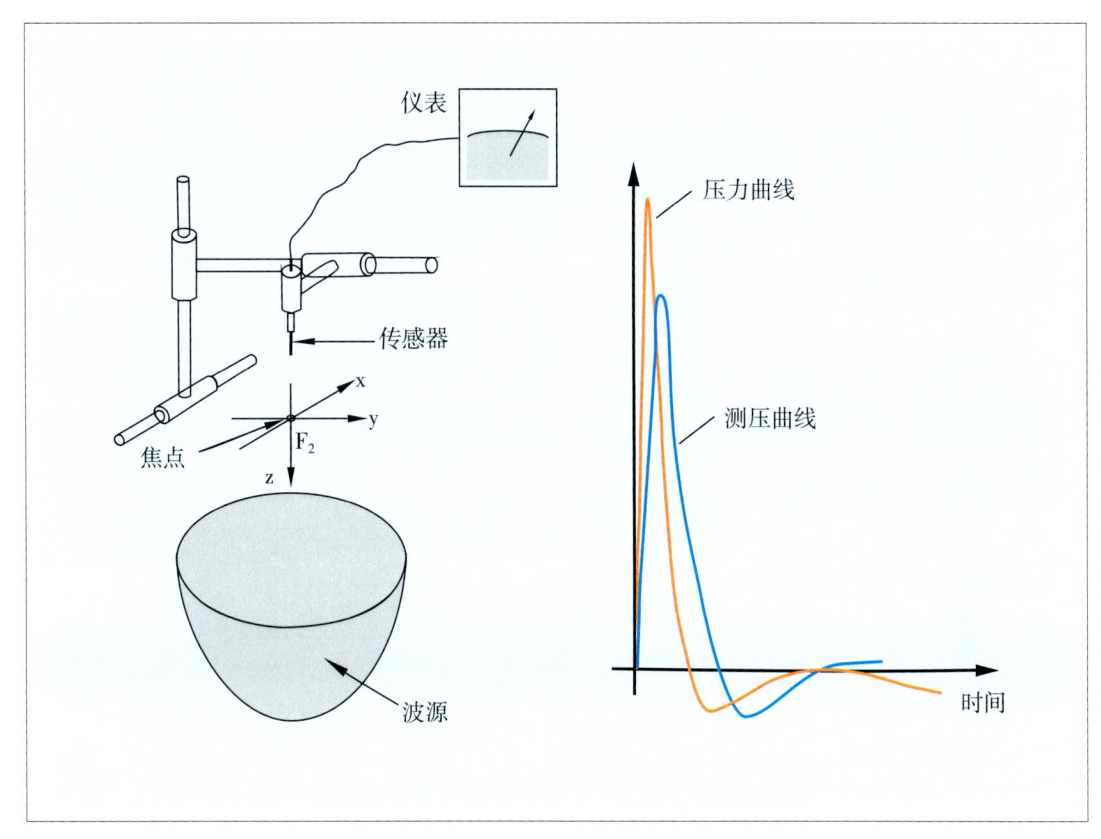

图 6-3　冲击波改变了水的密度,而水密度的变化又改变了被反射的激光的强度,从而被光电二极管探及,电压波形呈现在示波器上

肩部钙性肌腱炎及其他多种肌腱性疾病如网球肘、足跟刺等疾病的治疗中。对于这些新的应用领域,使用人造结石作为材料进行碎石实验研究,已经远远不够了。目前,冲击波在这些新领域的治疗原理尚未完全搞清。为了能够在各个领域安全、有效、合理地使用冲击波进行治疗,需要对冲击波治疗参数做出明确的规定。

(一)正向峰压(P^+)

正向峰压(P^+)(图 6-4)是由最大压力减去周围环境压力所得,可在声场内任何位置内测出。P^+代表声波作用于靶目标表面的压力。目前,冲击波源的焦点压力从 20MPa 到 120MPa 以上不等。焦点压力的"动力范围",就是最高能量设计下的 P^+ 减去最低能量设计时的 P^+。其大小与聚焦系统的设计有关,因此,对于不同的冲击波源其值也不同。虽然在早期 SWL 中,用高 P^+ 值可达到良好的碎石效果,但是最新的资料表明,压力峰值与碎石效果并无明显相关性。根

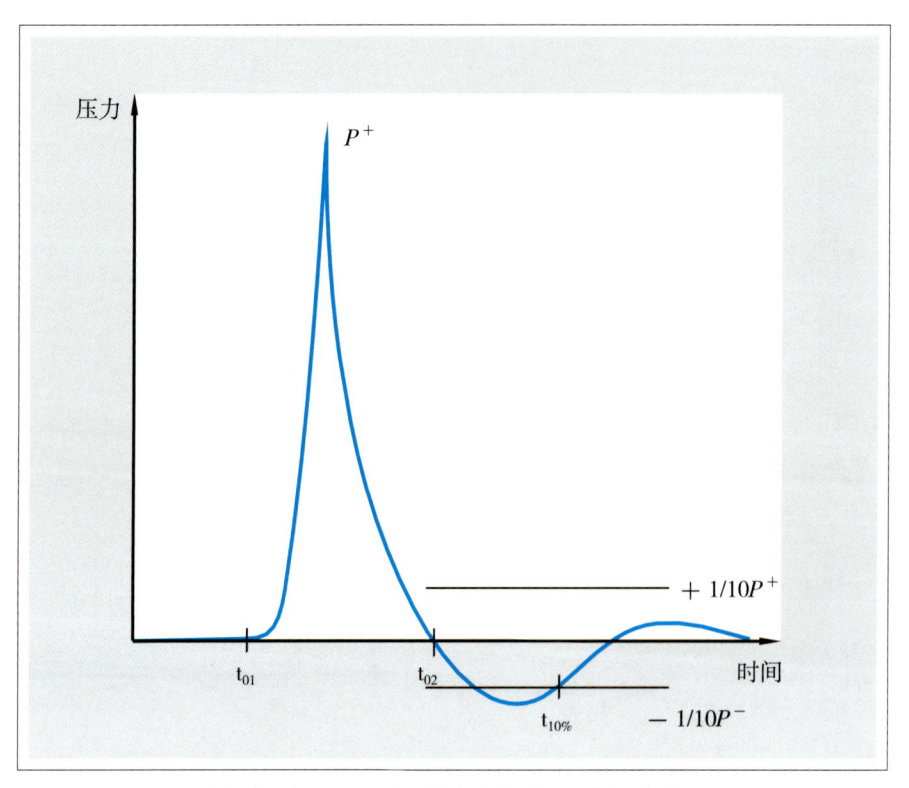

图 6-4 P60 典型压力信号 - 时间曲线

据结石粉碎机制可知，只要当冲击波压力超过压力阈值时，就会开始碎石过程。实际上，在焦区外几毫米处，冲击波压力就可达到压力阈值了，人工结石碎石实验也证实了这一点。

P^+ 是用来描述压力场的第一个参数。压力从初始值（周围环境压力）迅速升至峰值，形成所谓的正向峰压。随后，压力降至零，继而转为负值，并发生能量衰减，能量围绕基线振荡。压力－时间曲线是以点阵的形式来描述压力场内的冲击波。P^+ 随冲击波源的能量设计的不同而改变的。因为有三种不同的能级设计，分别为最低级、最高级和常用的中等级，所以正向峰压也需要分类。为了获得整个冲击波区的空间信息，需对每个感兴趣区域收集大量的实验样本。P^+ 值的三维图线可以表示冲击波压力区内的压力分布。X–Z 平面内的压力分布见图 6–5。根据空间压力分布情况，"焦点"被定义为最大的正向峰压的作用位置。

（二）–6dB 焦区 ［fx（–6dB）、fy（–6dB）和 fz（–6dB）］

–6dB 焦区是第二个参数，与 P^+ 有关，即压力峰值一半（$P^+/2$）的区域就是焦区的大小。它在 X、Y 两方向上的焦区宽度以 fx（–6dB）、fy（–6dB）来表示，

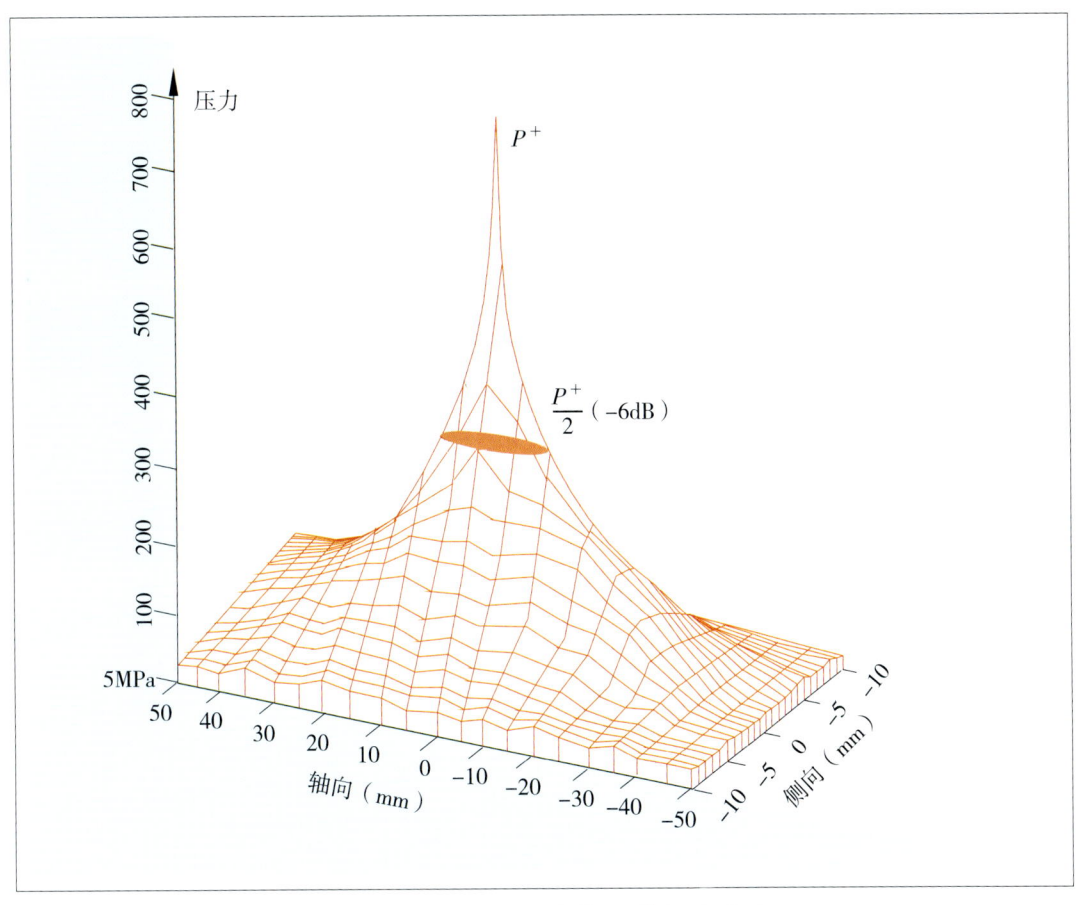

图 6-5　X-Z 平面内的三维压力分布

在 Z 方向上的焦区长度以 fz(-6dB) 来表示。图 6-6 所示即为典型的冲击波焦区。fx(-6dB)、fy(-6dB) 和 fz(-6dB) 值必须通过以下方法求出：先求出正向压力第一次和最后一次达到 P^+ 值的 50% 的关位，再计算点间的距离即可。

根据定义，-6dB 就是焦区的压力 P^+ 的一半的区域。P^+ 在碎石中并非具有最重要的作用，但焦区大小主要根据 P^+ 值而定，也就是依赖于波源在焦点处的特性而定。如果不改变冲击力和主要的声能，而只改变透镜角度，那么具有宽聚集角的强烈聚焦波源将产生更高的 P^+ 值，形成很小的焦区（图 6-7）。在能量设计相同的前提下，聚焦程度越低，P^+ 就越小，焦区也就越大。人造结石粉碎试验表明，虽然石块上弹坑的外形可以改变，但被粉碎掉的石块体积却无太大改变。此外，焦区宽度也随冲击波源能量设计的不同而变化。因此，它也要根据所选用的能量水平进行分类。

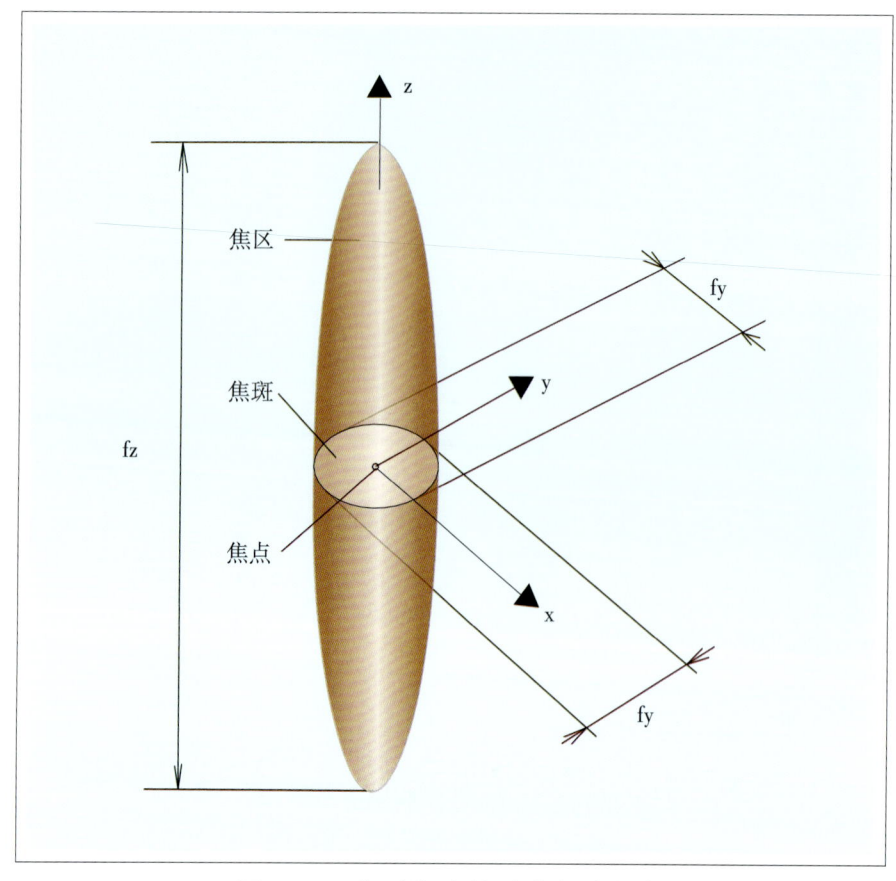

图 6-6　典型的雪茄型冲击波焦点

（三）5MPa 焦区 [fx（5MPa）和 fy（5MPa）]

目前已知发生皮肤损害和肠道出血时的压力阈值。皮肤损害的压力阈值为 P^+=0.6~1.6MPa，肠出血的压力阈值为 P^+=1.6~4MPa，P^-=1.4~3.5MPa。为了描述超过此压力阈值的焦区大小，又引入了一个新的焦区概念 5MPa 焦区 [fx（5MPa）和 fy（5MPa）]。由于诸如压力探针的敏感性之类的实际问题的缘故，通常使用的压力阈值是 P^+=5MPa。

三维的焦区确定了其空间界限（−6dB 等压线），在其外部，压力低于压力峰值的一半，而在其内部，压力高于压力峰值的一半。但这并不意味着只在焦区内产生治疗效果。目前尚不知道产生治疗效果的冲击波压力阈值的大小。在许多不同的界限内部都能产生治疗效应，包括在压力峰值附近，甚至在焦区之外（在更高的能量设计下）。低能量设计时，冲击波作用区明显小于高能量设计时。而 −6dB 焦区的概念并没有反映这个事实。5MPa 焦区体现的是"绝对"的压力值，而不是"相

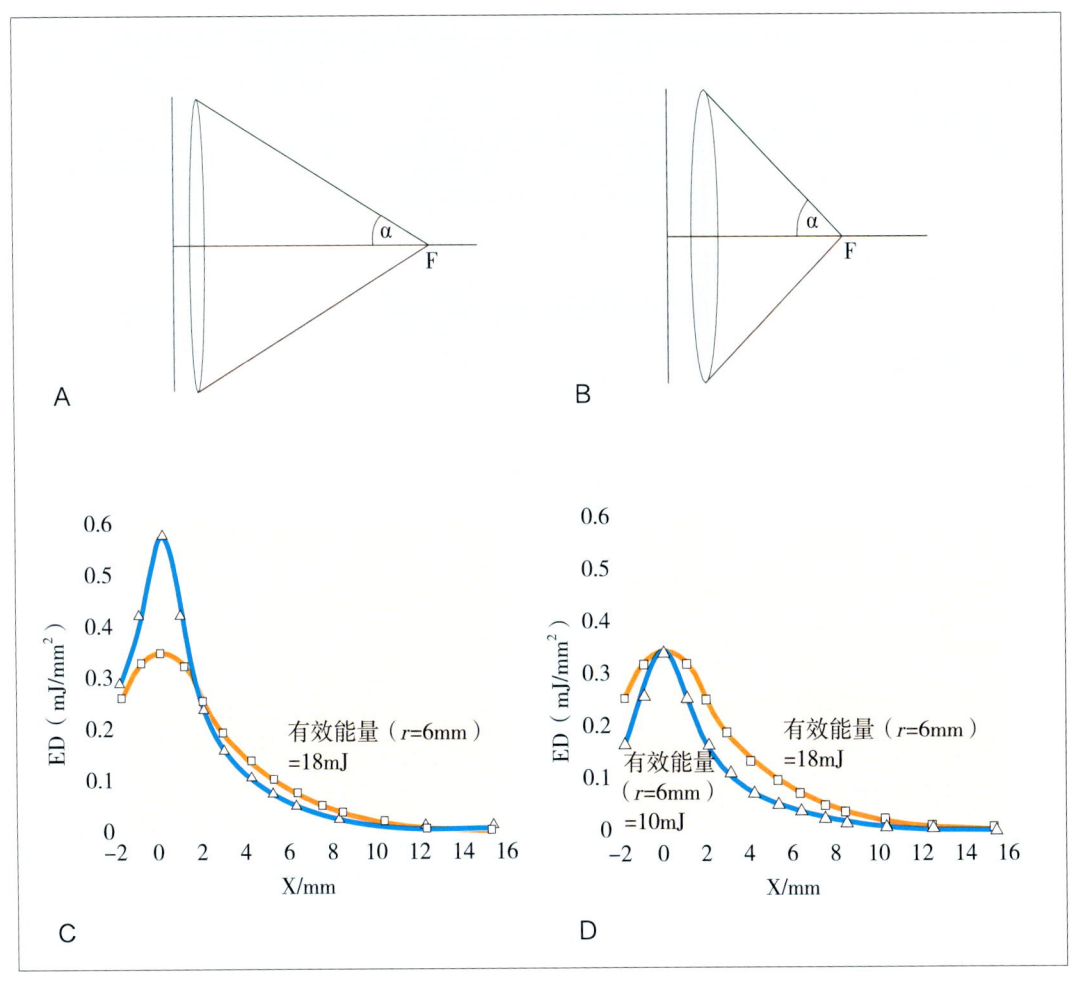

图 6-7 使用相同的主声能，聚焦角度越大则正向峰压 P^+ 越高，焦区的能流密度 ED 越高，-6dB 焦区 [fx（-6dB）、fy（-6dB）和 fz（-6dB）] 越小

相同波源，但是聚焦角度不同：A. 小角度；B. 大角度；C. 峰强度值相同时，侧方强度分布决定碎石能力的波源的有效能量的比较：大角度的有效能量低于小角度。D. 有效能量（和碎石能力）相同时则侧方强度分布。如果两种系统的有效能量相同，角度越大则局部压力和局部强度越高

对"的压力值（涉及 P^+），这样能更好地满足研究医用冲击波对活体组织潜在治疗效果的需要。

尽管 5MPa 的等压线是人为设定的，但它却可以说明冲击波作用的面积。在 X、Y 两个方向上的 5MPa 焦区宽度分别用 fx（5MPa）和 fy（5MPa）来表示。在 5MPa 焦区，将压力值超过 5MPa 的中央区与压力值低于 5MPa 的周围区区

分开。低能量设计时的中央区面积小于高能量设计时。即使5MPa焦区不能正确描述冲击波与组织的相互作用区，也说明了作用区面积是随能量设计的变化而异。

（四）5mm焦区［fx（5mm）和fy（5mm）］

由于医疗应用方面的一些实际问题，直径为5mm的区域往往更为重要。因为超声和X线设备均可识别直径为5mm的区域，所以5mm区域成为另外一个观察能量和能流密度的参数。

图6-8是X-Y平面上低压力值引起的典型环形对称压力分布图。如图所示，焦区不会发生明显变化。事实上，因为-6dB焦区包含一些能量并不完全集中的区域，故其要比5mm焦区大一些。

图6-9所示的是一个四倍于上述峰值压力的例子。其中-6dB焦区（几乎就是5mm焦区）基本无变化。而5MPa焦区明显扩大了。这说明冲击波与组织间的相互作用区明显扩大。

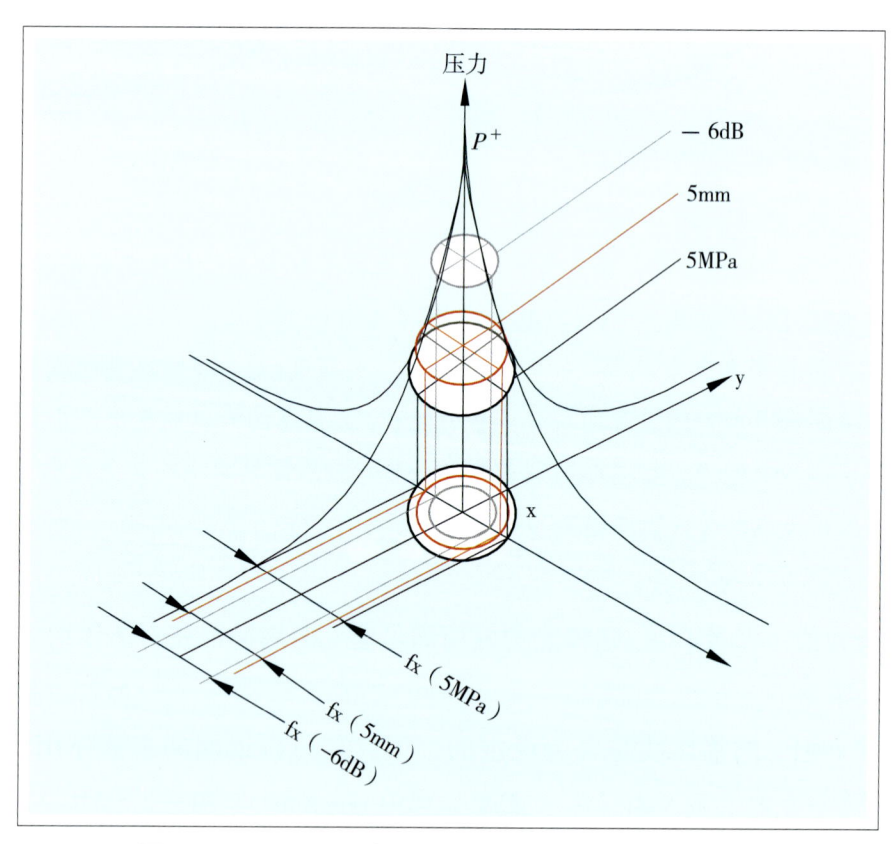

图6-8 X-Y平面上，低能量设计下外侧压力分布

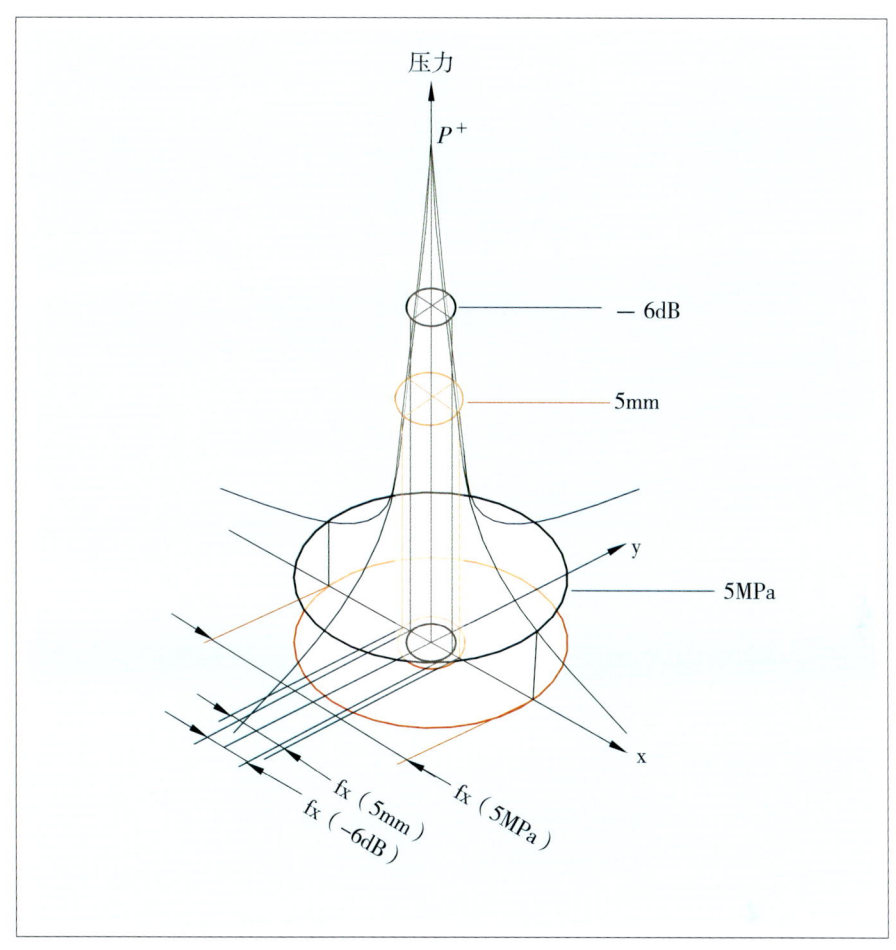

图 6-9　X-Y 平面上，中和高级能量设计下外侧压力分布

（五）上升时间（Tr）

压力脉冲上升时间 Tr 是压力从 P^+ 值的 10% 增至 90% 所需的时间。声路上介质的非线性传播使脉冲波形的正向部分变得非常陡峭。因此，上升时间极短，仅为几纳秒。如果压力脉冲前沿变得很陡峭，也可以称其为冲击波前沿。

上升时间可被转换成环境压力点与 P^+ 位置之间的空间距离（环境压力是冲击波到达之前的压力）。在人体组织内，声波的传播速度为 1500m/s，那么 30ns 的上升时间意味着 45μm 的空间距离。因此，当具有 20MPa 的 P^+ 和 30ns 的 Tr 的压力脉冲通过人体组织时，细胞的后部处于环境压力之中，而前部则要承受 20MPa 的压力，如同浸入 2000m 深的海面下。

典型碎石机焦点脉冲的上升时间从 < 20ns 到 500ns 不等。在焦点外的区域，脉冲的上升时间变得更长（图 6-10）。

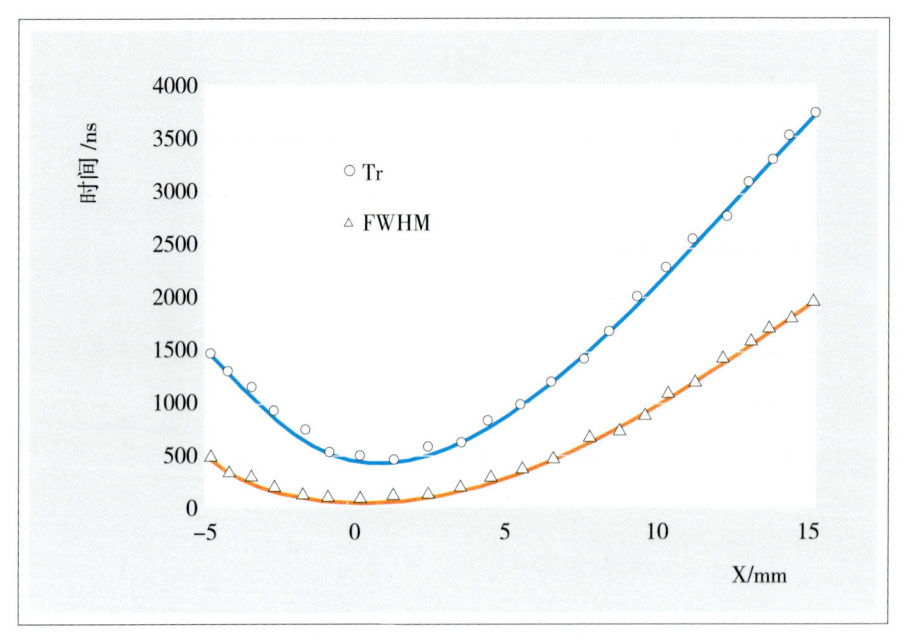

图 6-10　典型的上升时间 Tr 和脉宽 Tw（FWHM）

（六）脉宽（Tw）

脉宽 Tw（图 6-10，图 6-11）是代表压力脉冲的持续时间。它表示压力首次超过 P^+ 值 50% 时与压力最终降至 P^+ 值的 50% 以下时的时间差，有时也称其为 FWHM 值（半峰值波宽，或半高宽）。典型的 Tw 值在 200~500ns 之间。

在物理学领域，Tw 是影响脉冲强度和能量值（见下面）的主要参数之一，因为它决定了全部时间间期的积分。但 Tw 在医学领域的重要性尚未完全明了。

（七）压力脉冲衰减期和稀疏期

达到 P^+ 以后，典型的聚焦冲击波随之发生衰减。压力先降至环境压力，然后再降为负值（图 6-4）。尾波部分的最小值称为 P^-，即负向峰压。因为负向波不存在使其变得陡峭的非线性因素，所以从环境压力至 P^- 的曲线光滑。

P^- 与空化效应有关，表现为液体内出现大量气泡。空化效应的界限不但取决于液体性质，还取决于液体内的空化核和压力脉冲稀疏期的 P^- 值。空化效应是多种组织效应的原因，如组织瘀斑、肾损害以及压力脉冲波对神经细胞的作用等。

（八）冲击波能量（E）

许多物理效应都依靠能量来实现，因而冲击波能量必然是冲击波应用中的一种重要参数。计算冲击波区域内的能量要在已知压力/时间函数的条件下，求出

第 6 章　冲击波物理实验

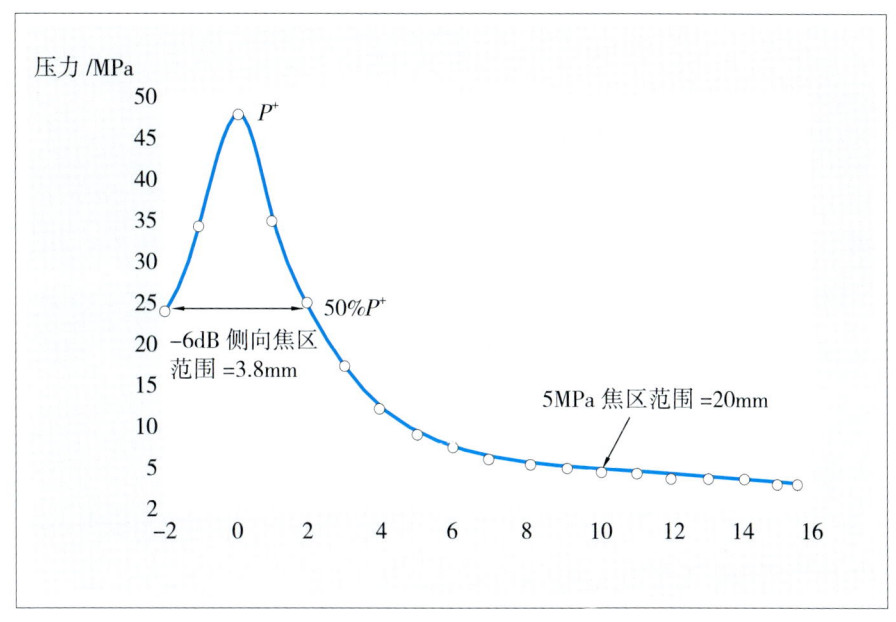

图 6-11　从聚焦平面压力分布图中得出的 FWHM 值
fx（−6dB）=3.8mm　fx（MPa）=20mm

时间的积分后才能得出压力区内某一部位的能量值。求出时间积分后还要求出所要计算的区域内面积的积分。

$$E = 1/\rho \int [\int P^2(t,A)\, dt] dA \quad （公式 6-1）$$

式中，E 为冲击波能量；A 为冲击波作用区；ρ 为介质密度；P 为压力；t 为时间。

根据不同的时间界限，可得出两种不同的能量值 E_+ 和 E。E_+ 的计算只用正向压力值的积分法求出，E_+ 的时间间隔为压力曲线超过基线时的 t_{01} 至压力曲线再次经过基线时的 t_{02}。而 E 则为任意值，E 的计算是将冲击波曲线的负值部分积分后求出计入 E_+，其时间上限延长至压力曲线最后一次通过 $10\%P^+$ 时。

（九）能流密度（ED）

冲击波的能量可以分布在更大或更小的区域里。目前所有已知的冲击波装置均可将声能聚集到小的焦点区，以增强对靶区域的治疗效果，同时也保证对周围组织不产生不良反应。单位面积上汇聚的冲击波能量也是一个重要参数，物理学上使用"能流密度"来说明冲击波能量通过一个垂直于传播方向的面积的情况。能流密度 (ED，单位 mJ/mm^2) 可由公式 6-1 求出：

$$ED = dE/dA = 1/\rho c \int P^2(t)dt \qquad \text{（公式 6-2）}$$

由公式 6-2 可求出：

$$E = \int ED(A)dA \qquad \text{（公式 6-3）}$$

根据积分法的时间界限，可以分别求出压力信号的正向部分 ED^+ 和总的能流密度 ED，ED 也包括延长曲线部分。

ED_+：只表示正向冲击波压力的能流密度。

ED：表示正向和负向的冲击波压力的能流密度。

（十）焦区能量

除了能流密度外，还需弄清作用在某组织局部总的冲击波能量 E（A）。冲击波作用区包括不同的焦区（上面已经定义过），可以根据公式 6-3 进行计算，将 ED_+ 值空间积分后，再求出焦区的总面积即可得出焦区能量 E_+，单位用 mJ 表示。用相同的方法也可以求出 E（mJ）。

1. −6dB 焦区能量 [$E_{+(-6dB)}$ 和 $E_{(-6dB)}$] −6dB 焦区能量与 −6dB 焦区 $fx_{(-6dB)}$、$fy_{(-6dB)}$ 有关，用 $E_{(-6dB)}$ 表示。它表示冲击波能量通过相应的面积，即超过 $1/2P^+$ 至 P^+ 的区域，也就是前面定义的 −6dB 焦区。低于 $1/2P^+$ 区域不计入 $E_{(-6dB)}$，其不属于绝对压力值。

−6dB 焦区能量的表示可以用 $E_{+(-6dB)}$ 表示正向压力的能量，用 $E_{(-6dB)}$ 表示冲击波正向和负向压力能量。

因为 −6dB 焦区能量是取决于 P^+ 的侧方衰减，所以不应使用 −6dB 焦区能量来对比不同的压力脉冲波源间的效率。如果波源间的 −6dB 焦区能量相等，那么只有给出可信的 −6dB 焦区能量值结果，才能进行波源间的对比。

2. 5MPa 焦区能量 [$E_{+(5MPa)}$ 和 $E_{(5MPa)}$] 通过生物学实验可得出其他的积分界限。诱发产生应力纤维的强度阈值是 $0.1mJ/mm^2$，诱发产生内皮损伤的强度阈值是 $0.3\ mJ/mm^2$。

通过计算这些阈值间的聚焦面积以及这些面积内的能流，可以估算冲击波每次发射所产生的生物学效应大小，因为生物学效应的大小依赖于冲击次数和焦区内的能量分布。

为了估算波源总的聚焦能量，应计算压力超过 5MPa 区域内的聚焦能量。由于目前水听器的准确性所限，$E_{+(5MPa)}$ 和 $E_{(5MPa)}$ 可较好反映总的聚焦能量。

5MPa 焦区能量与 5MPa 焦区 $fx_{(5MPa)}$ 和 $fy_{(5MPa)}$ 有关。在 5MPa 焦区内可行空间积分。$E_{+(5MPa)}$ 和 $E_{(5MPa)}$ 可随能量设计的变化而发生明显变化。即使 5MPa 焦区与冲击波/组织作用区并不完全吻合，但 E+（5MPa）和 E（5MPa）能量值至少可用来估算接受能量的面积大小。$E_{+(5MPa)}$ 和 $E_{(5MPa)}$ 包含了全部超过 5MPa 的压力的能量。与 –6dB 焦区不同的是，其空间积分的界限不依赖于 P^+。可使用 5PMa 焦区能量对不同能量设计下的冲击波能量和冲击波装置进行比较。

3. 5mm 焦区能量[$E_{+(5mm)}$ 和 $E_{(5mm)}$] 在碎石术中，典型的结石直径常为 10~12mm；在疼痛治疗中，典型的痛点直径常为 5mm。因而，从冲击波疗法的角度来看，冲击波治疗区只是直径为 5mm 的环形面积。组织、肌腱、钙沉积灶和骨不连都可以用冲击波治疗，治疗区的直径都能精确至几个毫米。因此，冲击波实际上只通过直径为 5mm 的区域。此区域内的焦区能量 $E_{+(5mm)}$ 和 $E_{(5mm)}$ 可由上述的积分法求出，包括负向波部分。结石区域的焦区能量积分与不同波源的碎石效果有关，因此，要对比不同的压力脉冲源，就必须给出相同面积内的能值。

（十一）能流密度 - 脉冲强度积分

为了求出压力脉冲源的能值，首先要测算出焦区平面脉冲强度积分 PII 的分布情况（图 6-12A），然后再将这些值在预设的积分区内积分（图 6-12B）。通常需预设两类积分区。此外，如果只用到正向压力部分，能值就可用"+"号表示，该值通常比源于全部压力信号的能值低 20%~30%。

PII 表示声野内某部位内波的能量总和（对于单一脉冲来说，就称为能流密度，单位 mJ/mm^2）。在压力波形曲线上先求出其面积（图 6-13A、B），然后，再计入时间就得到 PII 值。目前，这种计算过程可由计算机或数码存贮示波器完成。

积分的时间间期很重要。为对比不同类型探针的效果，须定义两种标准的时间间期。因为许多压力传感器都可很好地显示波的正向压力部分，所以将第一个时间间期定义为压力首次超过 P^+ 值的 10% 到降至 P^+ 值的 10% 以下的正向压力曲线部分的时间段。该 PII 标以"+"，表示着有限的时间积分。第二个时间间期包括所有波形部分，也包括波的稀疏期。将它定义为压力首次超过 P^+ 值的 10% 至最后降至 P^+ 值的 10% 以下（无论正向波或者负向波）的时间段。该 PII 标以"tot"。

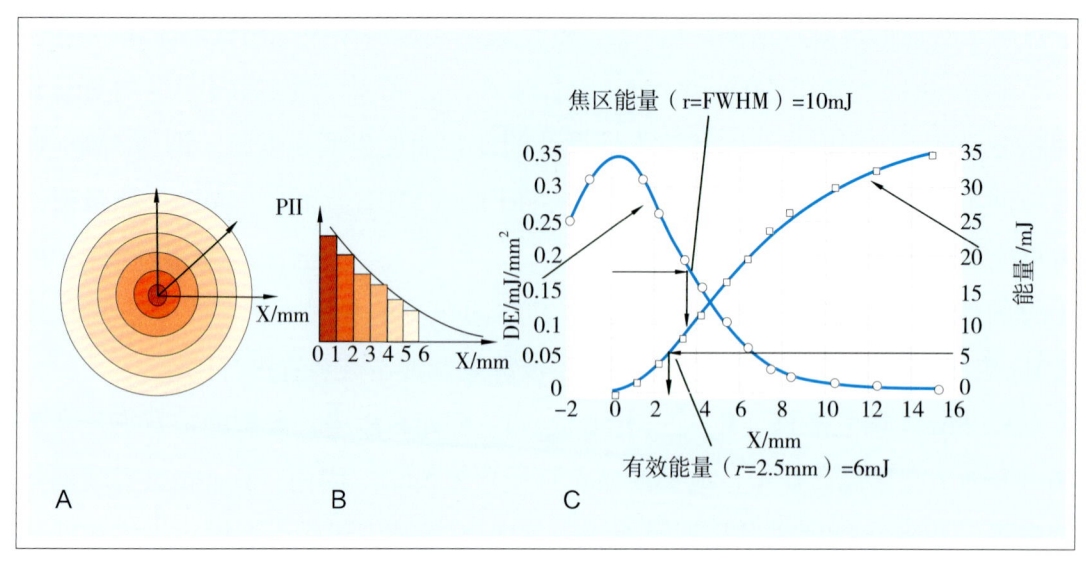

图 6-12 典型环状对称压力波源的不同的能量值

A. 由聚焦平面内压力测量值得出的能流密度（PII）分布。这个分布近似于焦点环内 PII 离散面值的分布；B. 为得出通过半径为 r 的靶面积的声能流值，可将所有更小的环内声能流值相加；C. 对于很大的半径来说，能量曲线显得很平坦，这说明＞25~30mm 的面积外不存在能量流

碎石机焦区内典型的 PII^+ 值可由 $0.02mJ/mm^2$ 至 $1mJ/mm^2$ 不等。对于典型的陡峭冲击波而言，其 $PII\ tot$ 值比 PII^+ 高 20%；对于典型正弦波形而言，例如低振幅时压电式探头的线性输出曲线，不但其 $PIItot$ 值是 PII^+ 的 2 倍，而且波形的振幅和持续时间也如此，所以其负向信号部分内的能量与正向信号部分内的能量相等。

PII 与压力脉冲波在模型结石上撞击而成的弹坑的深度相关。与 PII 有关的生物学效应可由脐带模型（umbilical cord model）确定。PII 值超过 $0.1mJ/mm^2$ 时会引起一些细胞的应力纤维形成，超过 $0.3mJ/mm^2$ 时会引起细胞崩解和内皮破坏。虽然这些生物学效应已为人所知，但其在医学领域内的重要性仍不明确。

通常，只有知道焦区处的 PII 值，该值才能代表 PII 的峰值，就像 P^+ 代表峰值压力一样。除此之外，PII 的衰减情况也与 P^+ 相同（图 6-14）。

（十二）治疗剂量的确定

具体见表 6-1。

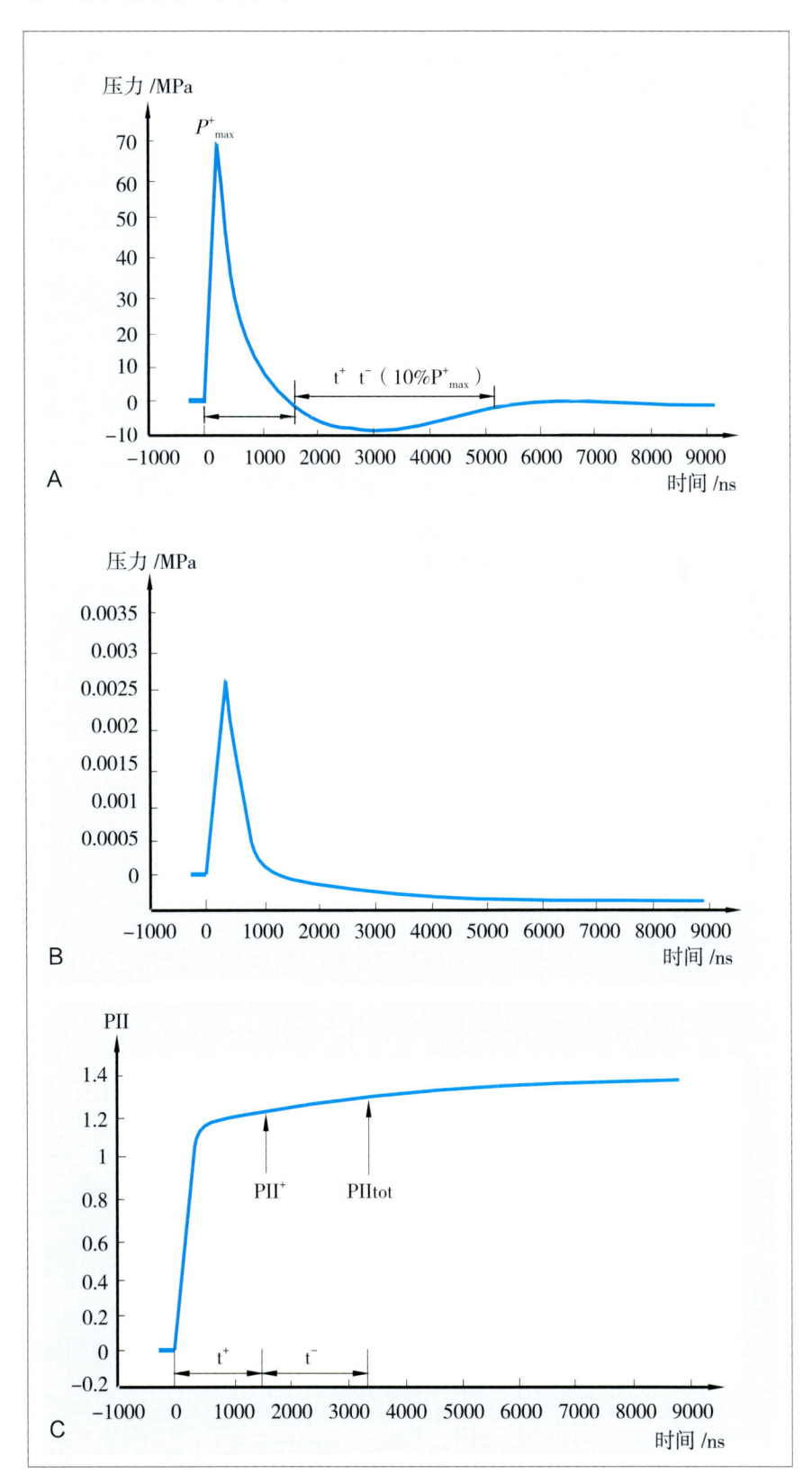

图 6-13 从典型的局部压力脉冲曲线上得出脉冲强度积分值 PII⁺ 和 PIItot 值

A. 典型的压力脉冲信号；B. 计算压力脉冲信号区面积；C. 对各区面积值积分。正向压力部分的 PII⁺ 和全部信号的 PIItot 值可在各时间段的曲线上读出来

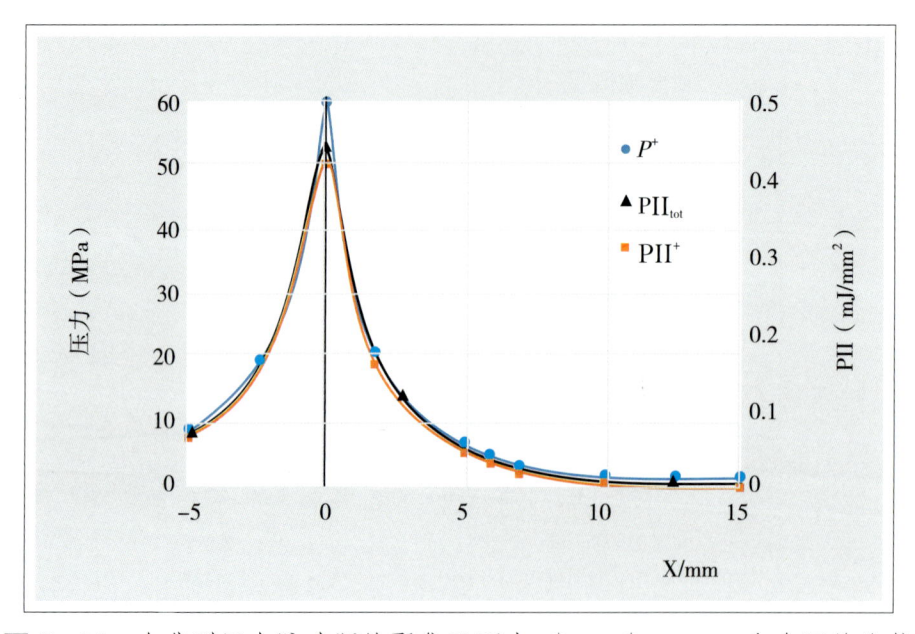

图 6-14　在典型压力脉冲源的聚焦平面内 P^+、PII^+、$PII\ tot$ 分布间的比较

表 6-1　在碎石术与疼痛治疗中使用的压力脉冲源的声学参数

能量设置	冲击次数 S_z	有效能量 E_{01}（mJ）	$S_z \times E_{01}$（mJ）	有效能量 E_{03}（mJ）	$S_z \times E_{01}$（mJ）	有效能量 E_{5mm}（mJ）	$S_z \times E_{5mm}$（mJ）
"1"	500	3	1500	0.1	50	1.5	75
"2"	200	6	1200	2	400	4	800
"3"	1000	10	10 000	7	7000	8	8000
"4"	500	8	4000	4	2000	6	3000
总数	2200		16 700		9 450		12 550

假设治疗效果取决于压力波作用于靶组织如肌腱后所产生的生物学效应（也可能是部分损害），那么，在 0.1mJ/mm² 阈值所划定的区域内，细胞最有可能形成应力纤维。在冲击波作用区，每次冲击的有效能量被称为 E_{01}；每次治疗总的有效能量可通过某一能量设置下的冲击次数乘以相应的 E_{01} 后求出；E_{03} 是指在发生严重内皮损伤的区域测出的能量。

以下介绍的是如何使用上述假设得出总的治疗剂量：在模拟治疗中，2200 次脉冲用 4 个能级释放。超过阈值 0.1mJ/mm² 的总能量为 16 700mJ；超过阈值 0.3mJ/mm² 的总能量为 9450mJ；分布于直径为 5mm 的区域内的能量为 12 550mJ。

此外，当计算 SWL 中治疗剂量时，可计算结石所占面积内的有效能量（面积可依据术前 X 线片测量出）。

为取得最佳治疗效果和最小的不良反应，必须强调的是，阈值及其相关的压力波参数（例如，P^+、P^- 和 PII）仍需进一步修正。况且，获得理想治疗效果的生物学效应，还需进一步研究。然而，令人遗憾的是，虽然目前已能精确测量冲击波压力的各项参数，但至今仍未阐明压力测量与临床效果之间的联系，特定的声学参数对组织生物效应的相应影响也不清楚。

（孙西钊）

第二节 模型石实验

在冲击波碎石的各种物理实验中，在体外通过透明容器观测冲击波粉碎结石的过程是研究冲击波碎石机制和判断碎石机效能的重要方法。但由于人体结石是高度非均质性的，在成分上，结石晶体成分近 20 种，每个结石含有一至数种成分，而且各种成分所占比率也不一样；在结构上，各种结石的形状、密度、质地和体积大不相同；在物理性质上，结石的密度、声阻、脆性、抗拉和抗张强度等也有较大区别。显然，如用天然的人体结石作为冲击波碎石的物理实验模型，价值有限，因此，确定结石的粉碎机制必须采用人造结石（模型石）和仿真结石。

一、模型石的制作要求

至今国际上尚无标准的模型石。不同原理波源的碎石机产生的冲击波各不相同，而且即使波源相同碎石机的碎石特点也大不相同。例如，在碎石机的功能上，国外的高压脉冲与焦点紧凑式碎石机与国产的低压—广焦式碎石机就有很大不同。正因不同碎石机产生不同的声波输出，所以不能期望所有的碎石机用完全相同的方式来粉碎结石。有鉴于此，目前很难用一种"标准"的模型石来测试和评价所有的碎石机，而且至今对不同模型石与不同冲击波的相应关系了解甚少。因此，只有采用各种模型石来研究冲击波碎石技术，才能得到较为客观的结论。在

2000年，首届国际尿石病咨询会提出，为深入了解冲击波的碎石机制和评估碎石时冲击波的参数，仍有必要建立一个"优质"的模型石，并对其特性有以下五点要求：①均质性高；②重复性好；③灵敏度宽；④能表示出剂量—反应；⑤破碎程度可定量。

二、模型石的制作方法

根据实验原则，模型石在性质上应尽量接近天然结石。目前所研制出的模型石有两类，一类只在物理性质上接近天然结石；另一类在物理和化学性质上均酷似天然结石。

Bon（n）结石是新近研制出的系列模型石，经对比性测试，在物理和化学性质上均似天然结石（表6-2，表6-3，图6-15，图6-16）。Bon（n）一词来源于德文"Bon（n）"，其命名有两层含义，其一，表明这种模型石出自德国的波恩大学；其二，在法文中，Bon有"好"或"优质"的意思。

由于Bon（n）结石是用类似天然结石成分的化学物质制成的，它不仅可用于进行冲击波碎石实验研究，而且也是化学溶石实验的理想模型。制作Bon（n）结石所需的基本材料是一水草酸钙、磷酸氢钙、羟基磷灰石、尿酸和胱氨酸等晶体物质。经标准式药物制剂法（成粒、压片和包被）分步制成结石（图6-17），具体制作过程如下。

表6-2 天然结石和人造结石的声学特性

结石成分 （重量百分比,%）	密度 （kg/m³）	纵向波速 （m/s）	横向波速 （m/s）	纵向声阻 [10^3kg/(m²·s)]	横向声阻 [10^3kg/(m²·s)]
一水草酸钙（100）	2038±34	4535±58	2132±25	9242±274	4345±124
一水草酸钙（人工）	1174±80	2903±66	1634±33	5037±113	2047±376
胱氨酸（100）	1624±73	4651±138	2125±9	7553±574	3451±170
胱氨酸（人工）	1369±45	3929±168	1613±56	5380±230	2208±77
磷酸氢钙（95）/ 一水草酸钙（5）	2157±16	3932±134	1820±22	8481±354	3926±78
磷酸氢钙（人工）	1701±50	3659±180	1976±90	6230±307	3362±154
尿酸（100）	1546±12	3471±62	1464±12	5366±138	2263±36
尿酸（人工）	1482±60	3318±179	1759±139	4919±266	2608±206

续表

结石成分 （重量百分比,%）	密度 （kg/m³）	纵向波速 （m/s）	横向波速 （m/s）	纵向声阻 [10³kg/(m²·s)]	横向声阻 [10³kg/(m²·s)]
碳酸磷灰石（95）/ 二水草酸钙（5）	1732±116	2724±75	1313±20	4178±455	2274±189
碳酸磷灰石（人工）	1745±74	2772±130	1641±87	4838±227	2817±151
磷酸铵镁（90）/ 碳酸磷灰石（10）	1587±68	2798±82	1634±25	4440±326	2593±152
磷酸铵镁（人工）	1371±41	2603±77	1409±72	3570±106	1932±99
Storz（人工）	1170±625	3195±60	1293±64	3738±70	1933±73
Dornier（人工）	1111±135	3086±154	1522±57	3428±170	1691±64
HMT（人工）	1146±42	2096±55	1189±59	2404±64	1363±68

表 6-3 天然结石和人造结石的机械特性

结石成分（重量百分比，%）	体积弹性模量 （GPa）	杨氏模量 （GPa）	剪切模量 （GPa）	泊松比率	韦氏硬度 （kg/mm²）
一水草酸钙（100）	24.269	24.51	9.20	0.33	104.6
一水草酸钙（人工）	11.3	6.917	2.50	0.40	86.0
胱氨酸（100）	25.36	20.07	7.33	0.37	23.8
胱氨酸（人工）	16.42	9.95	3.57	0.40	N/A
磷酸氢钙（95）/一水草酸钙（5）	23.80	19.5	7.20	0.36	72.7
磷酸氢钙（人工）	13.96	17.12	6.66	0.29	75.7
尿酸（100）	14.2	9.20	3.30	0.39	31.2
尿酸（人工）	10.21	11.89	4.62	0.29	46.3
碳酸磷灰石（95）/二水草酸钙（5）	8.87	8.05	2.99	0.35	55.6
碳酸磷灰石（人工）	7.37	11.16	4.56	0.23	55.9
磷酸铵镁（90）/碳酸磷灰石（10）	6.78	10.52	4.24	0.24	25.7
磷酸铵镁（人工）	5.66	7.00	2.73	0.29	33.5
Storz（人工）	7.68	8.41	3.20	0.32	32.1
Dornier（人工）	7.17	6.88	2.58	0.34	20.4
HMT（人工）	2.88	4.10	1.63	0.26	18.8
Sun（人工，中国南京）	4.5	6.20	—	—	26.0

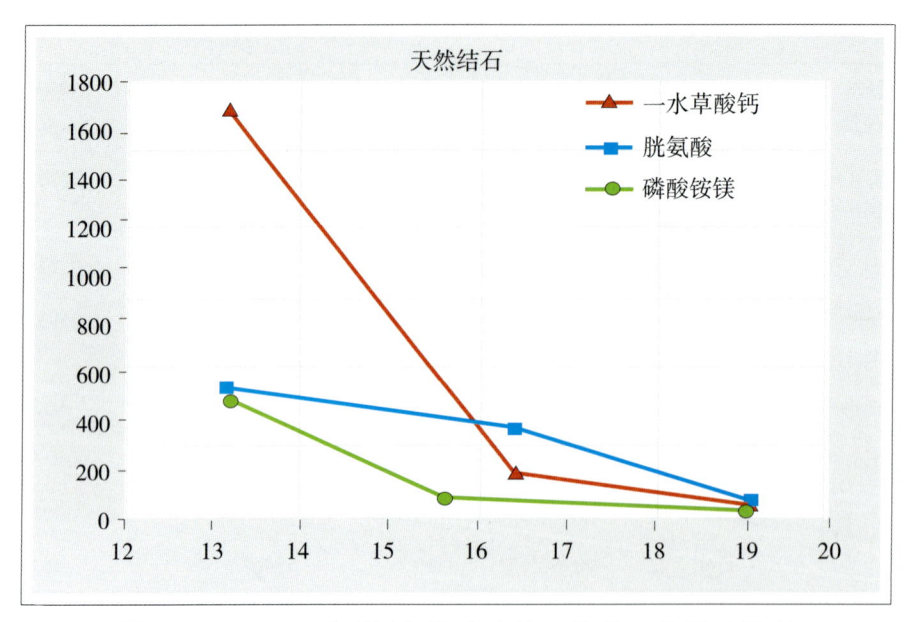

图 6-15　SWL 对不同化学成分的天然结石的粉碎情况

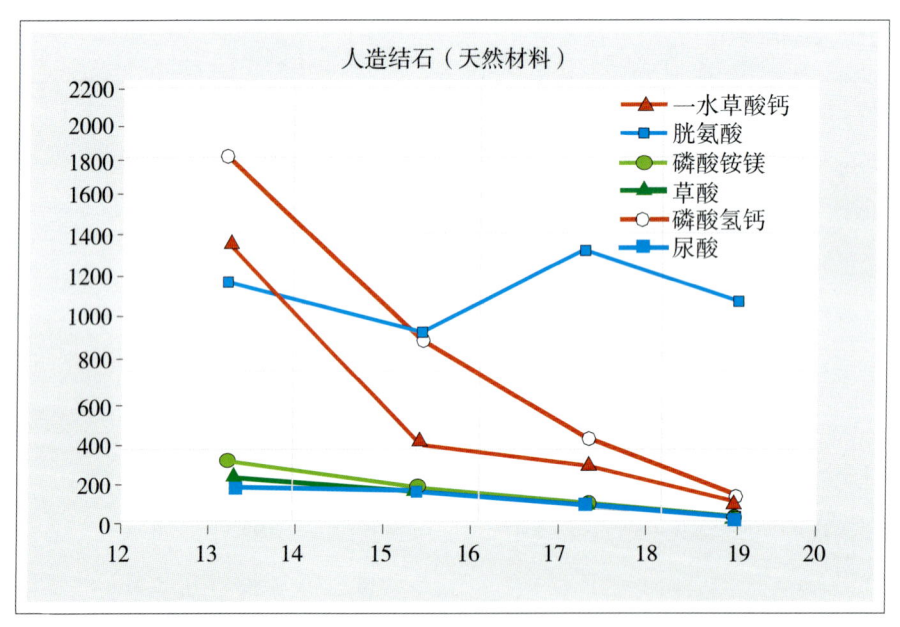

图 6-16　SWL 对不同化学成分的人造结石的粉碎情况

第一步，用明胶作为基质，把成石材料制成颗粒状，将 150g 成石材料逐步加入 5% 的明胶溶液，混匀后，形成一次性团块，明胶作为黏合剂起着类似天然结石中的基质作用，约占结石总重的 4%。用网孔为 0.8mm 的网筛将软性团块筛出，并预干 3h。形成粒状物后，再用该网筛筛过，并干燥 24h。待颗粒完

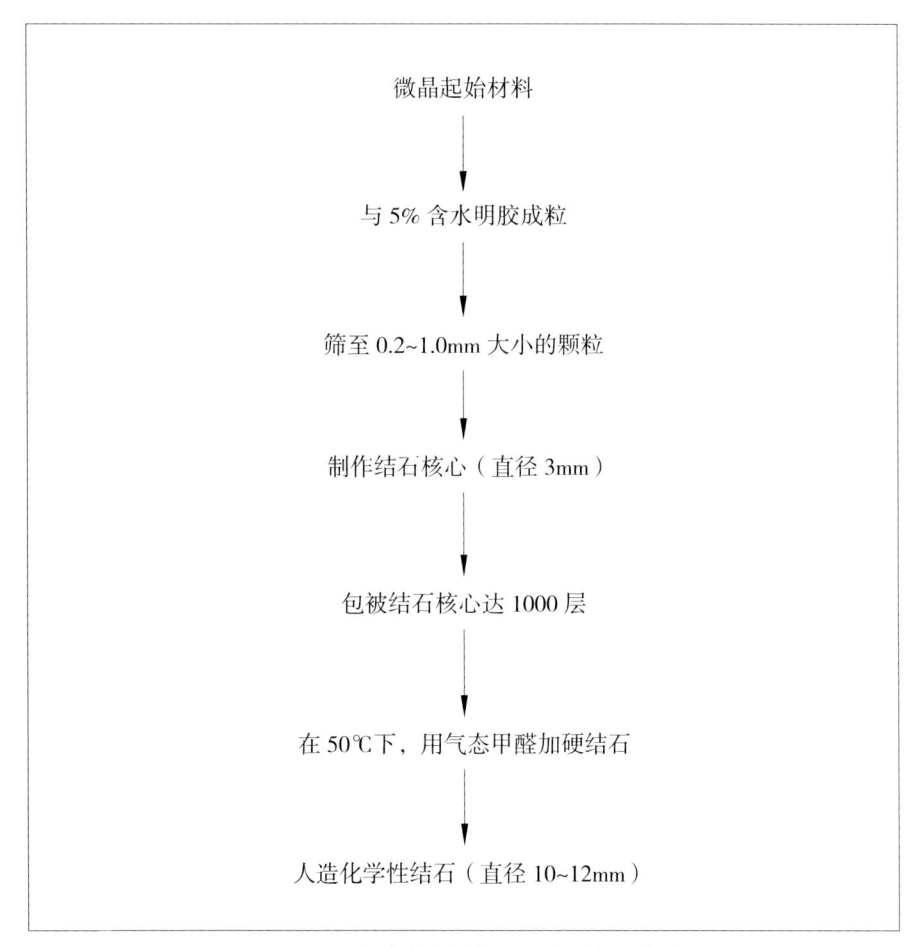

```
            微晶起始材料
                ↓
        与 5% 含水明胶成粒
                ↓
        筛至 0.2~1.0mm 大小的颗粒
                ↓
        制作结石核心（直径 3mm）
                ↓
        包被结石核心达 1000 层
                ↓
        在 50℃下，用气态甲醛加硬结石
                ↓
        人造化学性结石（直径 10~12mm）
```

图 6-17　人造化学性结石的制作流程图

全干燥之后，先用 1mm 网孔的网筛筛除大颗粒，再用 0.2mm 的网筛筛除细灰。

第二步，用压片法制作结石核心。将 1% 的微晶纤维素和 0.5% 的硬脂酸镁加入颗粒中，混匀后经一次性压片法制成 3.0mm×3.0mm 的结石核心。

第三步，用包被技术制作结石。将 25g 固体物（成石材料和明胶）加入 120ml 水中，制备包被液。在盘内放入 1000 粒结石核心（大约 30g），向内逐步加入包被用混悬液，直至这些核心相互黏着为止。随后用木匙加以搅拌，并放在 50℃的暖气流中干燥，终使相互黏合的核心分开。待其彻底干燥后，在室温下冷却。重复这些步骤，使之包被近 1000 层才能达到设定的体积（直径 1.0~1.2cm）。

最后一步是将结石加硬。将人造结石（胱氨酸结石除外）置于甲醛溶液的气相中，在加硬过程中，形成交联键，以使结石中的明胶在水中难以溶解。这样，人造结石与相同化学成分的天然结石在质与量上就具有了可比性。

三、模型石的物理测试

制成模型石后，应将其与通过外科手术取出的天然结石进行物理性质上的对比。

1. 密度的测量 标本的密度（ρ）是根据 Archimede 原理使用比重计来确定的。公式如下：

$$\rho_s = W_{s(w)} \times \rho_w / [W_{s(w)} + W_w - W_{(s+w)}]$$

式中，ρ_s 表示在湿状态中结石的密度，ρ_w 指水的密度，$W_{s(w)}$ 指在湿态下结石的重量，W_w 指充满水的比重计的重量，$W_{(s+w)}$ 指充满结石碎片和水的比重计的重量。

2. 波速的测定 波速是运用超声脉冲传播技术来测量的。平面波在一种介质中传播有两种方式，纵波是指物质颗粒振动的方向与波传播的方向平行；横波是指物质颗粒振动的方向与波传播的方向垂直。这两种波速的测定都是很重要的。

测量波传播速度前，首先将结石标本用树脂进行自然式固定。并使用低速钻锯把它切割成薄片（厚度为 2.0mm）。在研磨机上，使用系列碳化硅纸把这些薄片的两面磨圆抛光。

将一对超声传感器置于每个标本的两个相对面，一个作为发射器，另一个作为接收器。当对发射器施以高电压的电子脉冲时，发射器将以共振频率发出一个超声脉冲。经过一段传播时间（Δt）之后，这个穿过结石标本的超声波便被对面的接收器检出，并显示在示波器上。波速用以下公式计算：

$$c = H/\Delta t$$

式中，c 是波速，H 是标本的厚度（用精度为 0.001mm 的测径器测出）。测定纵波和横波时，为确保传感器和结石标本之间的耦联，应分别使用导声胶和一个黏性的联合器。每个标本至少应测试四次，每次沿着波的传播轴将标本旋转 90° 后进行。

3. 波阻抗的计算 波速结合密度测量的结果可算出波阻，它是在两种不同物质界面间决定波能在传播和反射程度上的一个重要声学参数。

$$Z = \rho c$$

式中，Z 和 c 可以是 Z_L、c_L 或 Z_T、c_T，这取决于纵波或横波。

4. 机械特性的计算 已知纵波和横波，如果结石同质同模，那么对于每个结石的机械特性［体积弹性模量（K）、杨氏模量（E）和剪切模量（G）］就可以从下面的公式中计算出来：

$$K = \rho c_L^2 \left[1 - \frac{4}{3}(c_T/c_L)^2 \right]$$

$$E = \rho c_T^2 \left[\frac{3 - 4(c_T/c_L)^2}{1 - (c_T/c_L)^2} \right]$$

$$G = \rho c_T^2$$

式中，c_L 是纵波波速；c_T 是横波波速；ρ 是结石密度。

5. 显微硬度测量 测量每个标本的显微硬度时，用磨平的结石表面承载100g韦氏硬度压痕计，这样就在结石表面均质区域产生两条正交等长对角线的齿痕压迹。当这个齿痕负载除以压痕区面积时，便可得出结石压力单位中的硬度，亦即结石阻抗穿透力的指数。韦氏硬度计的硬度计算方法如下：

$$HV = 1.854 \times (P/d^2)$$

式中，HV 是以 kg/mm^2 为单位，P 是压痕器负载，单位是 g，d 是韦氏硬度计压痕的平均对角线长度，单位是 μm。

四、模型石的实验步骤

模型石碎石实验有两个基本用途：一是通过观察结石粉碎过程来探索结石粉碎的机制；二是用于检测碎石机的工作状态和碎石效能。模型石碎石实验是将结石置于冲击波碎石机上的透明容器中进行的。现以检测冲击波源的碎石效能为例，介绍整套实验步骤：

1. 事先将三个模型石浸泡在水中 20~40min。
2. 将1.5L蒸馏水煮沸约5min，盖好容器，使水温冷却至大约21℃。
3. 开启冲击波碎石机。
4. 测定循环水内残余氧量。
5. 测定沸水内残余氧量。

6. 将以上的测定结果记录在预先设计的表格内。

7. 用中挡能级空打 50 次。

8. 将耦合剂涂于水囊表面。

9. 在治疗头上安装透明实验容器。

10. 将实验容器内充满已冷却的沸水。

11. 调整最大耦合压。

12. 清除水囊耦合剂和实验容器中的气泡。

13. 设置碎石触发频率，例如 70 次冲击波 / 分钟。

14. 以中挡能级对第一个模型石进行碎石，直到所有的结石碎片被碎至通过网袋为止。

15. 在数据表格内记录冲击次数。

16. 拆下模型石支持器，倒空实验容器。

17. 重复步骤 9~12。

18. 以临床常用能级挡位对第二个模型石进行碎石，直到所有的结石碎片通过网袋为止。

19. 在数据表内记录冲击次数。

20. 拆下模型石支持器，倒空实验容器。

21. 重复步骤 9~12。

22. 以临床常用能级挡位对第三个模型石进行碎石，直到所有的结石碎片通过网袋为止。

23. 在数据表内记录冲击次数。

24. 拆下模型石支持器，倒空实验容器。

根据以上三个模型石的碎石效果，可以判断出冲击波源此时的工作状态和现存的碎石效能。

五、实验结果的判定方法

参见第 9 章第三节。

（孙西钊）

第三节　人造组织实验模型

建立组织模型的构想始于1993年，是由德国的一个叫技术发展的研究小组在 Weitenburg 的一次研讨会上提出的。其目的就是用组织模型来模拟冲击波穿过活体组织的过程，并借此比较不同类型碎石机的碎石效果，甚至取代各种动物实验模型。当年研究小组就提出三种不同组织模型的设计方案，随后综合了这三种设计方案并在此基础上建立了如今世界上第一个组织模型，并利用该模型进行了冲击波压力测试和人造结石碎石测试。

一、人造组织模型的意义

自从运用体外冲击波治疗肾结石以来，一直试图通过准确的冲击波参数来评价碎石机的疗效。起初认为，发生器电压是决定碎石功能级的重要参数。然而，随着各种不同产生冲击波原理的新型设备的出现，已经不可能用单一的电压参数来评估碎石机的碎石效果。此外，其他的参数（如峰值压力）也难以测算，而且压力上升时间、持续时间，以及冲击波曲线上压力部分与张力部分间的比值等指标也不适合单独用来评价碎石机的质量。因此，目前普遍采用的方法是将这些冲击波参数与标准人造结石粉碎之间的关系进行联合测试。

各种碎石机的效能除了可用发生器电压、峰值压力、压力上升时间等参数比较，也通过体外碎石试验来进行比较。随着对冲击波的应力效应和空化效应在碎石中的作用的了解，现在逐渐认识到，声能和能流密度是最重要的碎石参数，因为作用于结石表面的声能和能流密度可以决定能量聚焦的特性，实际上也就决定了冲击波作用区的聚焦情况。

尽管体外试验能更准确地用来对比碎石机之间的性能，但在临床治疗效果与具体设备参数方面，体外与体内试验之间仍有一定的差异。典型肾结石的体内碎石过程的冲击波次数约为体外实验的冲击次数的5~20倍。这个事实说明，体外实验结果不能直接应用推测体内碎石的结果，尽管有人认为这是因呼吸运动使结石移位，使部分压力到达靶区外所致。事实上，呼吸触发碎石实验表明，虽然作用于靶区的冲击波次数增加了，但碎石效果并未因此而提高。

由此可以假设，一方面，聚焦的冲击波在通过人体组织时发生了明显的变化，这些变化削弱了其对人体的作用效果；另一方面，人体组织内的碎石条件也和体外试验时确有很大不同。对超声波在人体内传播的研究支持了这假设。在做了大量的工作研究超声波精确定位后发现，在治疗深度为7~8cm的典型肾结石患者时，超声波靶区约有平均5mm的偏差，同时，患者之间的耐受性也不同，并且不能被量化。如果以上结果也适用于压力或冲击波的传导，那么可以推算出，体内冲击波焦区也发生 ±5mm 的偏差。这使得碎石过程中冲击波在体内的能量密度明显下降，从而降低了碎石效果。另一个影响碎石效果的因素是压力或冲击波在通过组织时有衰减效应。因此，只有研制理想的组织模型，最大限度地反映体内碎石过程中的实况，才能用体外实验方式来评估碎石机的实际临床碎石效果。

二、人造组织模型的研究步骤

（一）科学的研究步骤

首先是系统方面的研究步骤。应采取最可靠的测试方法，采集每一台碎石机全部的压力波或者冲击波的物理参数，例如，压力的时间分布与空间分布参数，包括压力上升时间、脉冲宽度、张力曲线部分等；第二步，应确定每一个参数对碎石效果的影响；第三步，应确定组织在治疗过程中产生的作用以及不同的碎石机产生的压力区域对不同的人产生的不同作用。

虽然通过以上步骤得出的结果可以用来制订SWL的临床应用标准，但是具体实施以上三个步骤需要大量的时间和经费，只要原则上没有违背以上研究步骤，也可以采用较为实用的简化式研究步骤。

（二）实用的研究步骤

本研究步骤源于3个基本假设：①碎石效果是问题焦点，可以作为总的效果来测试，而不必考虑其他所有的物理参数，因而也没必要做复杂的波场测试；②尽管人体结石在物理性质上都有宽谱，不同的结石有不同的脆性，但是人造结石（按标准方法制造的并具有恰当特性的结石）可以模拟人体结石；③在临床条件下的测试方法必须酷似组织产生的效果。前两种假设已被广泛接受，并且已被用于各种碎石机的人造结石粉碎试验。

三、人造组织模型的要求

对模型的一般要求：①要能够反映肾结石裂解的情况；②要考虑组织引起的压力波衰减的情况；③应考虑组织应变引起的冲击波聚焦不良；④可以测试冲击波的疗效；⑤也可不必要求用模型来观察生物医学方面的副作用。

对模型的特殊要求：①组织层的厚度要达到7.5cm；②波的平均衰减值为0.5dB/（cm·MHz）；③充分考虑由于组织应变而产生的反射和折射效应；④模型应是恒定的和可以复制的，并可维持较长时间（如几个月）；⑤应该能够从不同的方向将模型接入不同的碎石机；⑥孔的角度应该是可以调整的，甚至可以超过120℃的视野来观察目标；⑦模型的设计要达到可以进行压力测试和人造结石裂解测试的目的。

四、人造组织模型的建立

（一）模型Ⅰ（图6-18）

模型Ⅰ是一个相对简单的设计，其特点：①模型底部的耦合面是水平的，可以耦合到不同的碎石机上；②通过一种非常坚硬的材料来模拟组织的衰减作用；③通过充满不同液体的硅管来模拟组织的应变作用；④不具备冲洗系统，因此，当碎石机的治疗头从下面耦合到模型时，人造结石裂解后的碎片从网袋掉下后便阻挡向上传播的冲击波，对其产生衰减作用，这与许多碎石机的治疗过程相似。该设计的缺点是：①碎石机的治疗头只能耦合到模型底面，不能从顶部耦合到模型；②水平的耦合面局部可能产生一定的扭曲作用；③当焦区内的水槽充满不含气的液体时，可观察到比体内实验更为陡峭的冲击波前沿。

（二）模型Ⅱ（图6-19）

模型Ⅱ是采用合适的液体来模拟组织的衰减作用，避免像固体一样，产生不可逆的空化损害导致模拟失真，从而保持衰减特性长期稳定，其特点：①其半球形的耦合面允许治疗头从各个方向（包括顶部）耦合到模型；②具有一套相对复杂的冲洗系统，可循环使用液体和去除结石碎片；③构成模型的部件都是经过精心设计的，可快速构成模型。

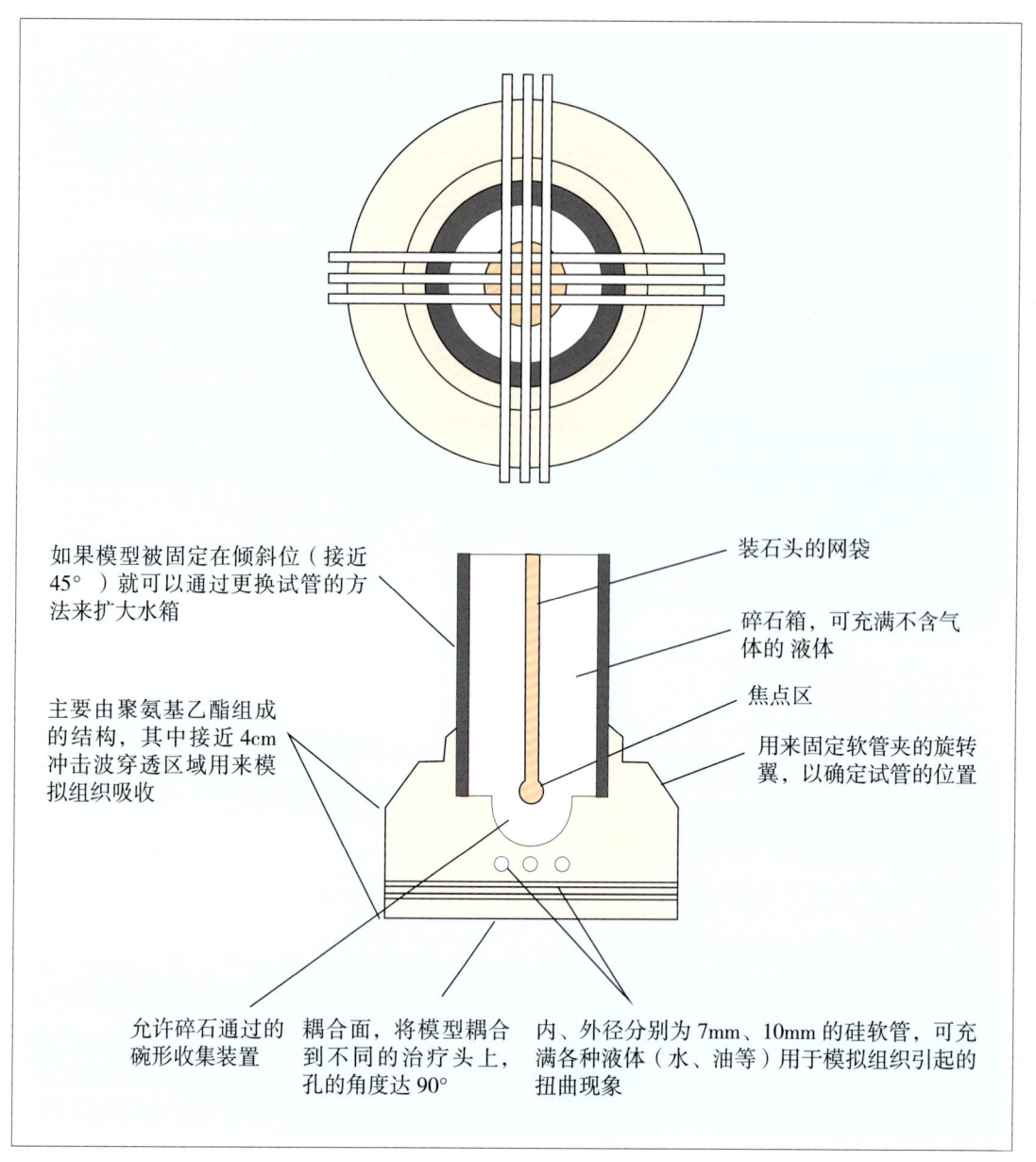

图 6-18 组织模型 I

（三）模型Ⅲ（图 6-20）

模型Ⅲ体现了模型 I 和模型Ⅲ的兼和体，其特点：①模型由一个圆柱体构成，允许治疗头从各个方向耦合到模型；②通过模型壁厚度的细微变化，来模拟耦合的不均一性；③模拟组织应变的结构是可以整合的；④从网袋掉下的碎石将因重力的作用离开冲击波通路，不会影响治疗过程。

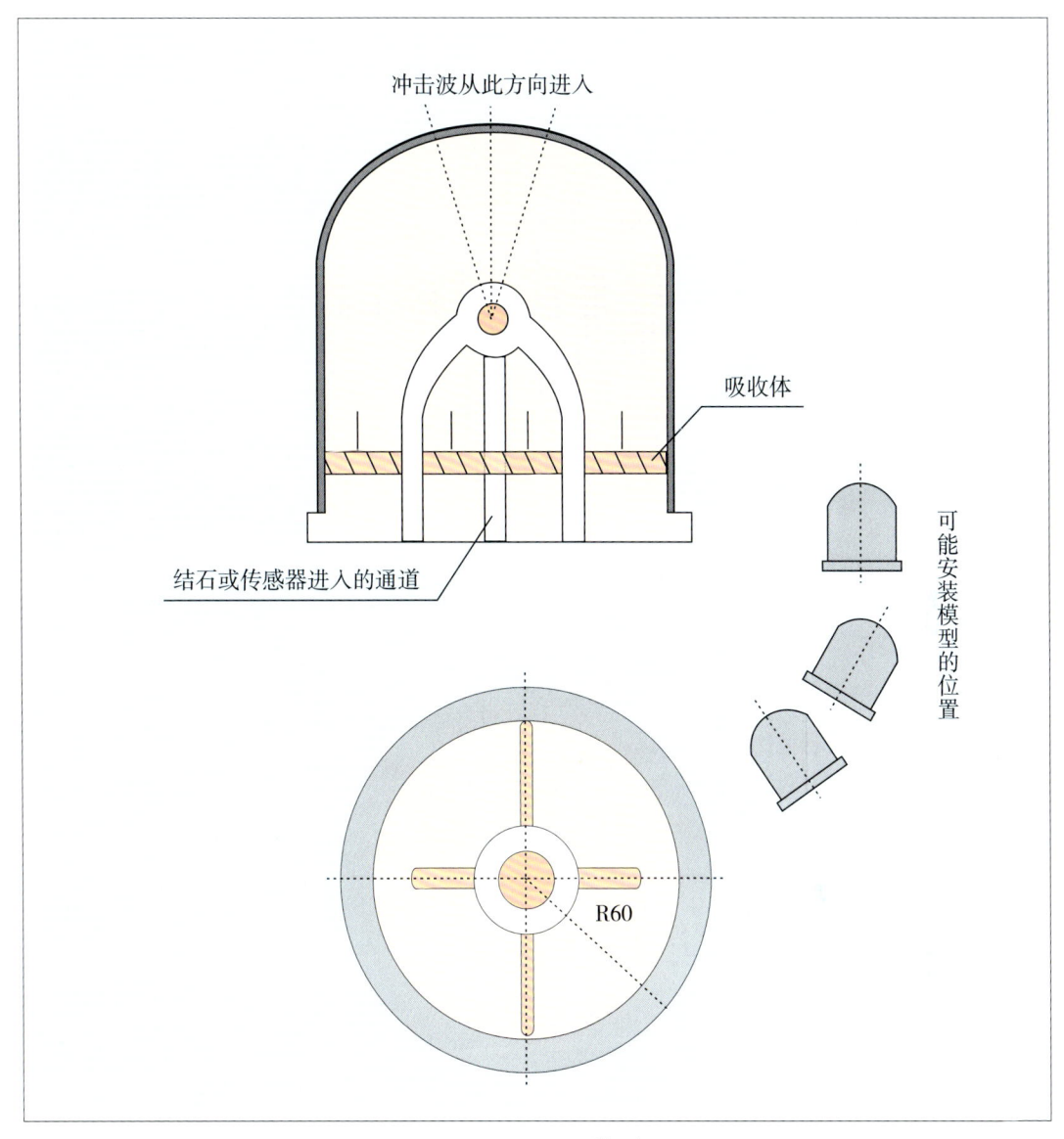

图 6-19　组织模型 Ⅱ

（四）用于碎石实验的组织模型（图 6-21）

以上三种模型均为设计方案，新近，研究小组综合以上三种方案建立了世界上第一个组织模型，其特点：①模型由一个圆柱体和一个可以耦合到治疗头的球形底面构成；②可通过调整耦合窗的厚度和耦合窗、去耦合窗之间液柱的厚度来获得理想的总衰减值；③固定在液体腔内的结构可模拟组织应变引起的衍射、反射和散射；④液体腔内充满特种液体（变压器油、其他类型的油、甘油等）来模拟造成冲击波衰减的生物组织，避免空化效应对模拟组织衰减材料的损害，保持

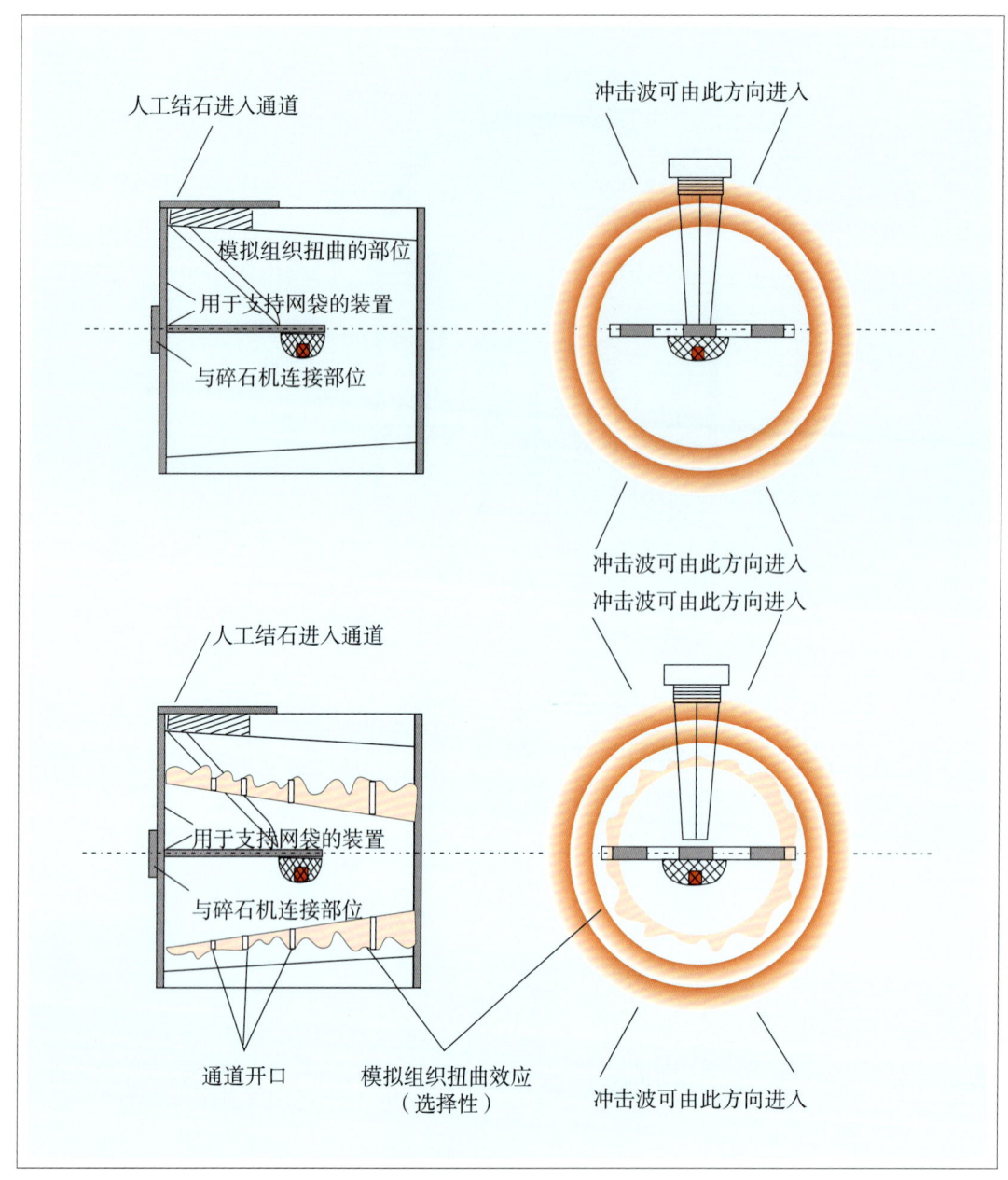

图 6-20 组织模型 Ⅲ

这种衰减的特性稳定。通过循环使用液体，可清除冲击波传播通路中暂存的空化气泡；⑤模型材料的声学特性在 20~40℃ 范围内保持稳定；⑥对人造结石碎片的去留设计成两种可能的方式，结石碎片可以留在去耦合窗上的中央槽，也可以通过在中央槽持续冲洗以去除这些碎片。

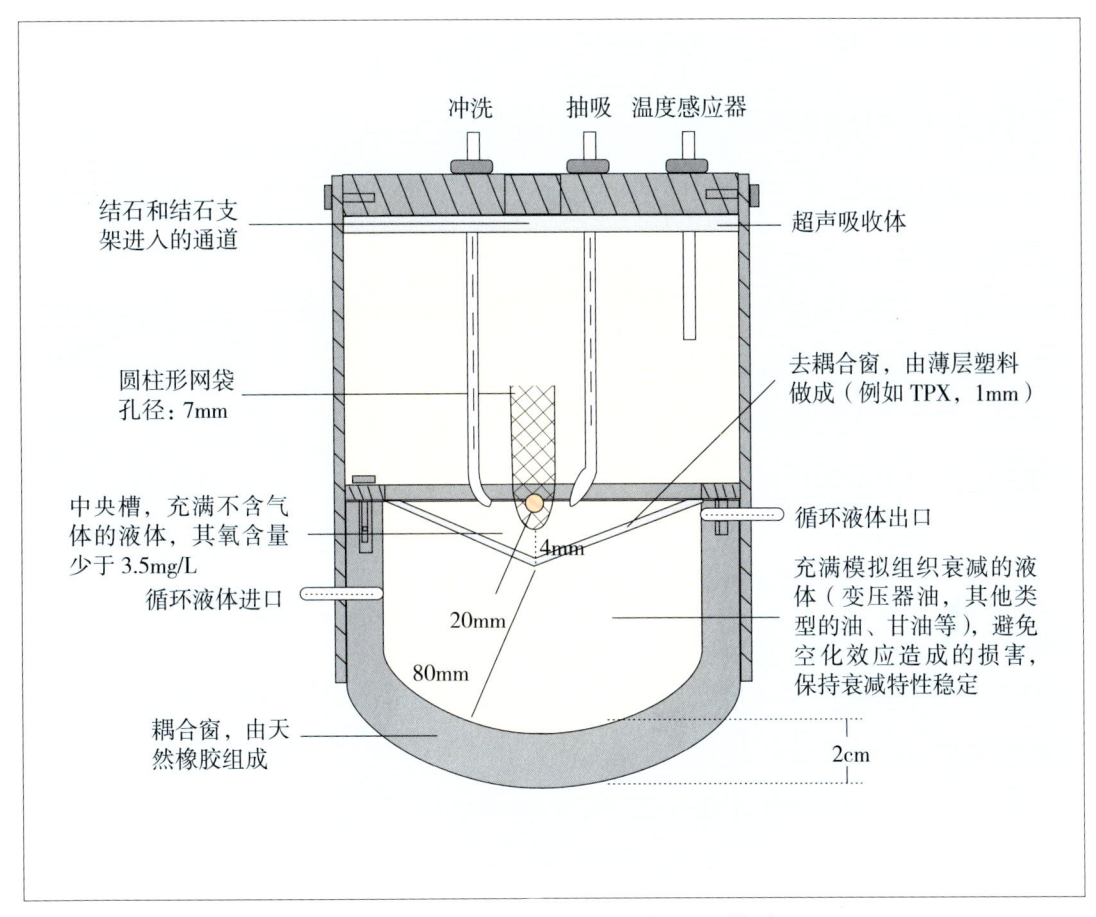

图 6-21　用于碎石实验的组织模型

五、人造组织模型的应用效果

第一个组织模型建立以后，研究小组分别使用液电式、电磁式和压电式碎石机（制造商为多尼尔、飞利浦、西门子、Storz 和沃尔夫）对组织模型进行的人造结石粉碎实验显示：①粉碎人造结石需要增加冲击次数，如果结石粉碎后留在去耦合窗的冲击波传播通路上，那么，与持续冲洗这些结石碎片的方法相比，需要增加更多的冲击次数；②结石模型的超声图像和超声定位没有因组织模型的存在而发生改变。然而，模型还存在以下一些问题：①粉碎人造结石所需要的冲击次数并未达到预想的临床值，不冲洗冲击波通路上的结石碎片，才更接近实际的碎石过程；②未找到适合所有碎石机的耦合角度，因为不可能为适应组织模型的外形而改变所有碎石机耦合垫的外形；③很难通过肉眼观察冲击波通路，来调控空化气泡和焦点位置；④只有实验用的所有人造结石都是同一来源的、标准化的，碎石机碎石效果的比较才是有价值的。

六、人造组织模型的改进和发展趋势

为使模型更加理想、更加接近活体组织，研究小组对第二种组织模型做了如下改进：①加强了冲击波通路的可视性，考虑了液体循环的流变量问题，使大网袋、结石和传感器有理想的开口；②冲击波源的孔角将达到90°，从耦合面到焦区的轴向距离保持在80mm，液柱的厚度也保持恒定；③将设计两根新型的天然橡胶耦合柱，一根厚2mm，耦合面和背面都是平坦的，另一根则前面凸、后面平，中部厚20mm，边缘厚14mm；④网袋由一个十面体构成，网孔的宽度为1~10mm不等，可以放入液体腔内。

随着对组织模型研究的深入，使组织模型的碎石实验更接近临床实际情况，要做到以下几点：①将结石放在弹性套袋内，例如安全套，但其缺点是难于评估某些效果，例如难于滤过和称量碎石；②建立根据波形变化的应变作用；③在液体腔设立障碍物；④必要时设立干扰结构以增加衍射；⑤增强低频声波的衰减效应可能很重要；⑥可以通过调节模拟组织衰减的液体和（或）耦合窗厚度，来接近活体组织；⑦必要时，可用其他结构来模拟应变作用，例如直径10mm、充满液体的硅管，可通过充满不同密度、不同声速的液体的方法来模拟体内组织应变情况；⑧最终取代各种复杂的动物实验。

第四节　冲击波实验机

许多冲击波的物理学实验和生物学实验可经冲击波实验机来完成。与冲击波碎石机和治疗机的用法有所不同，在用冲击波实验机做各种体外实验时，通常是通过透明容器进行直观下定位，一般无须X线或B超进行定位，因此，实验过程比较简便、快捷和直观，实验条件易于调整和控制。

一、实验机的基本工作原理

通常的冲击波实验机除无X线和B超定位外，在机电工作原理上，与医用

冲击波碎石机大同小异。由南京大学附属鼓楼医院和深圳慧康公司研制的 HK 型冲击波实验机是一种典型的实验设备，它由控制台和实验台组成（图 6-22）。实验台又包括冲击波源和呼吸动作模拟装置两个部分，其中，冲击波源有液电式和电磁式两种，该实验机特点是共用一套电路系统来分别控制这两种波源（图 6-23）。此实验样机所采用液电式冲击波发生源的等效电路如图 6-24 所示。

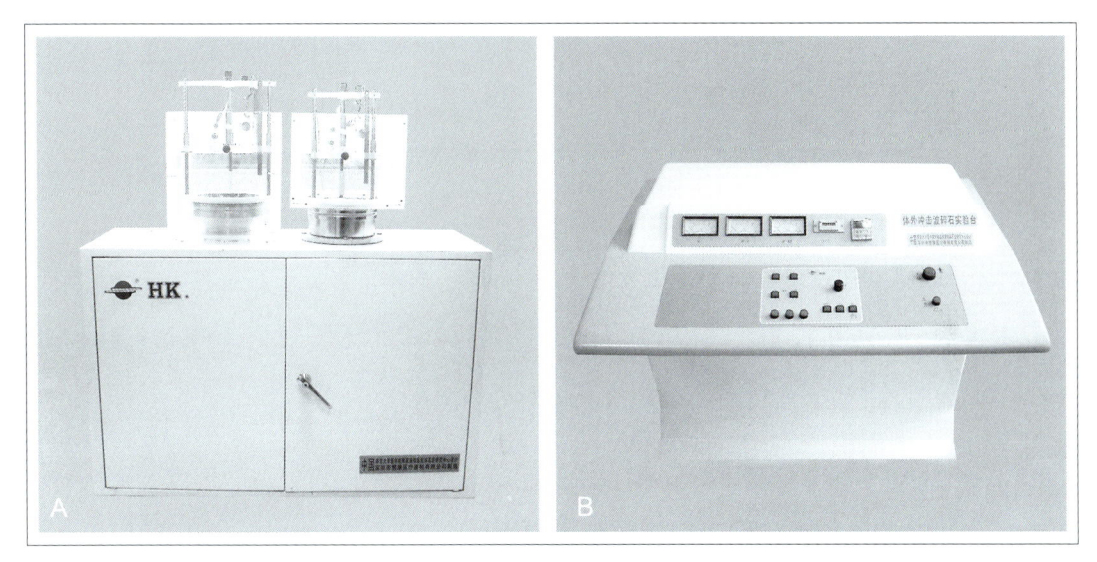

图 6-22 深圳冲击波碎石研究所使用的单路双波源冲击波实验机
A. 主机，上为呼吸模拟装置及波源（左为液电波源，右为电磁波源）；B. 控制台

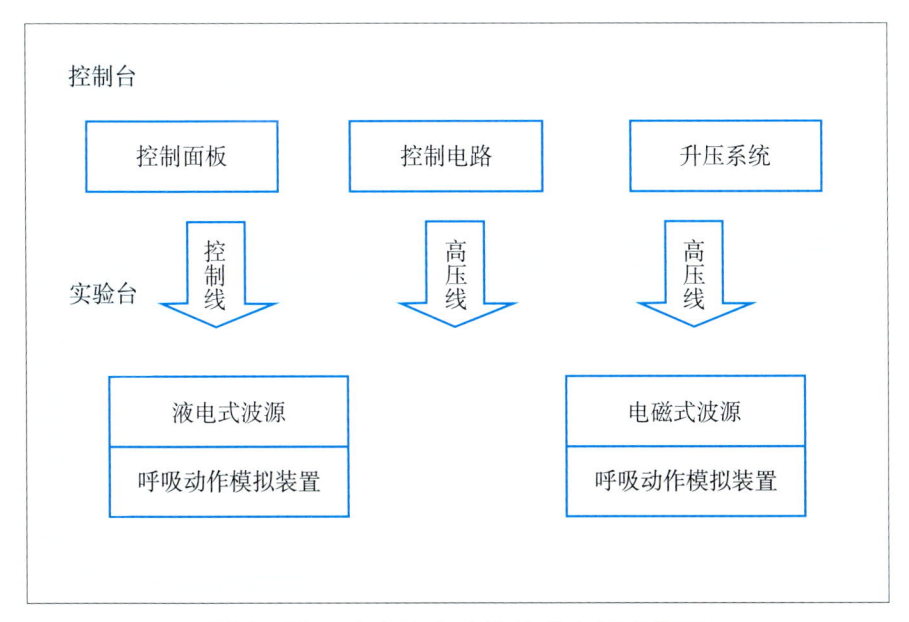

图 6-23 冲击波实验机的基本原理框图

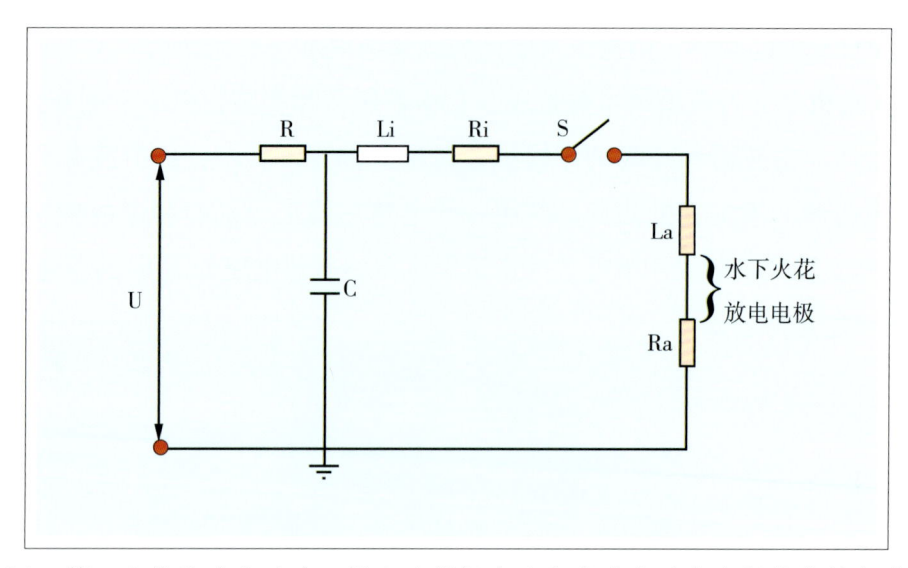

图 6-24 第一台体外冲击波碎石机实验样机中液电式冲击波发生源的等效电路图
U. 充电电压；R. 充电电阻；C. 储能电容；Li. 内电感；Ri. 内电阻；La. 外电感；Ra. 负载电阻；S. 火花隙

二、实验机的基本构造和使用方法

（一）冲击波源及其控制系统

冲击波源是实验台的核心部分，主要由高压变压器、高压充电电容箱、触发系统、电极（电磁盘）、聚焦系统和水槽等组成。

控制系统主要是功能控制系统，由微电子线路、继电器板及指示仪表电路组成（详见第 9 章）。其操作面板如图 6-25 所示。具体操作方法如下。

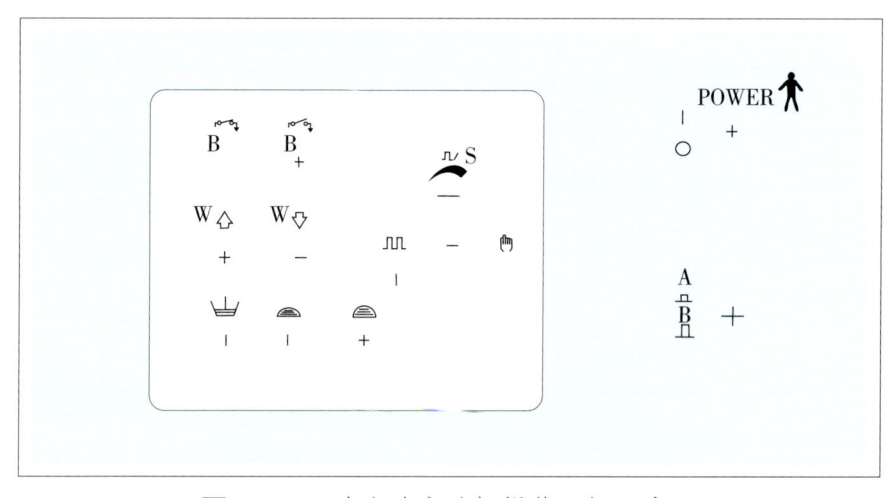

图 6-25 冲击波实验机操作面板示意图

1. 开机操作

（1） 电源按键：按下此键开机与关机，"1"电源开，"0"电源关。

（2） 功能切换按钮：按下此键，可以在电磁和液电两种工作方式之间转换。A 为电磁式。B 为液电式。

注意：只有当W-V和W-kV两支电压表指针同时归零以后才能使用此键进行实验功能的切换！

（3） 启动按键：进行碎石操作时，启动各功能。

（4） 停止按键：按下时，设备不能启动，且自动降压，高压接地，电容箱不带电。

（5） 升压：选择升高电容储能电压（选择碎石能量）。

（6） 降压：选择降低电容储能电压。

（7） 手动单次触发：每按一下，触发放电一次（特殊情况下使用）。

（8） 连续触发：按下此键，则自动连续间歇地产生冲击波。（调节旋钮可选择间歇触发频率）

（9） 触发频率选择：调整旋钮，可触发时间间隔由每次 0.3~2s 选择。

（10） 总进水键：按下此键，实验台水箱加水。

注意：本设备水箱已经安装了水位限位开关，当水位达到水箱指定高度时，进水开关会自行关段。

（11） 实验箱工作面水位高：按下此键，水箱进水，水位增高。

（12） 实验箱工作面水位高：按下此键，水箱进水，水位降低。

（13） 排水开关：用于排泄实验后的污水。此时，水不经过水箱直接排放到实验台以外的其他地方。

（14） 触发计数：本计数器为6位机械式计数器，带有复位与锁定功能。

（15） 触发计数次数设置器：可能根据实验要求设定触发次数，当达到设定次数后，触发会自行停止，以确保实验的精确性。

（16）■■■ 指针表（电容箱高压指示；充电变压器初级电压指示；电源电压指示）

2．关机操作

碎石实验完毕后，关机必须按以下程序进行：

（1）按 ● 键，使充电变压器初级电压指示为零。

（2）按 ● 或 ● 键，使电容箱放电。

（3）按 ● 键，使高压接地，高压输出为零，停止工作。

（4）按 ● 键，关闭总电源开关。

（二）呼吸动作模拟装置

1．装置的功能

（1）该装置具有模拟人体肾脏随呼吸动作来回摆动的功能，并可调节结石模块来回移动的频率和幅度。

（2）该装置具有调节焦距的功能，可以通过升降旋钮调节结石模块在焦区 Z 轴上的位置。

2．装置的组成

（1）丝杠丝母升降调焦机构。

（2）电机、曲柄、连杆、摇杆、模块移动架、支座等模拟肾移动装置机构。

（3）金属座圈、支撑导杆、升降滑槽板、上层操作板等支架装置。

3．装置的性能

（1）适用范围：波源碎石焦区 Z 轴长度在 60~160mm。

（2）移动频率：0~18/min。

（3）通过焦点：0~36/min。

（4）移动距离：10~30mm。

（5）工作电压：DC12V（可从控制台引出）。

4．装置的操作

（1）调节移动频率：可先按下在上层操作板上的蓝色电源开关，开关上的指示灯亮，表示电源接通，然后调节在升降旋钮旁边的调频旋钮，使之达到所需的移动频率为止。

（2）调节移动幅度：可通过调节摇杆支撑轴的上下位置或调曲柄轴到电机轴心的位置来达到目的。松开摇杆支轴后面的旋钮即可调节摇杆支撑轴的上下位置，从而可调节结石移动距离。确定摇杆支撑轴的位置后，应锁紧摇杆支撑轴后面的旋钮。当曲柄轴靠近电机轴心的位置时，摇杆支撑轴处在下位时，移动距离为20mm；在上位时移动距离为25mm。当曲柄轴远离电机轴心的位置时，摇杆支撑轴处在下位时，移动距离为25mm；在上位时移动距离为30mm。

（3）调节焦点距离：可通过调节位于上层操作板中间的升降旋钮来达到目的。顺时针旋转升降旋钮时模块向上运动；逆时针旋转升降旋钮时模块向下运动。碎石焦点是由波源所决定的，由该装置中间的升降滑槽板上的标尺标出（距离的长度单位是mm）。当不需要进行移动性结石模块碎石实验时，为避免模块篮随冲击波跳动，应锁紧升降滑槽板侧面的黑色旋钮。应当注意，如需移动模块滑动篮时，务必松开这个按钮，以防烧毁电机或其他电器元件。

（孙西钊）

参 考 文 献

[1] 孙西钊. 冲击波碎石物理实验// 孙西钊. 医用冲击波. 北京：中国科学技术出版社，2006.133-169.

[2] Mohammad A. Alibakhshi and Jonathan M. Kracht. Single-shot measurements of the acoustic field of anelectrohydraulic lithotripter using a hydrophone array.J. Acoust. Soc. Am, 2013,133（5）:3176-3185.

[3] Platte M. A polyvinyliden fluoride needle hydrophone for ultrasonic applications. Ultrasonics ,1985, 23: 113-118.

[4] J. McAteer, J. Williams, R. Cleveland, et al. Ultracal-30 gypsum artificial stones for researchon the mechanisms of stone breakage in shock wave lithotripsy. Urol Res. 2005 Dec,33（6）:429-34.

[5] Pishchalnikov YA, McAteer R, VonderHaar J, et al. Detection of significant variation in acoustic output of an electromagnetic lithotripter. J Urol. 2006Nov,176（5）:2294-2298.

[6] Smith N, Sankin GN, Simmons WN, Nanke R, Fehre J,Zhong P. A comparison of light spot hydrophone and fiberoptic probe hydrophone for lithotripter field characterization. Rev Sci Instrum, 2012 Jan,83（1）:014301.

[7] Cleveland RO, Sapozhnikov OA.Modelingelastic wavepropagation in kidney stones with application to shockwavelithotripsy.J Acoust Soc Am. 2005 Oct,118（4）:2667-76.

[8] Sapozhnikov OA, Maxwell AD, MacConaghy B, Bailey MR. A mechanistic analysis of stone fracture in lithotripsy. The Journal of the Acoustical Society of America. 2007 Feb,121（2）:1190-1202.

[9] Mancini JG, Neisius A, Smith N, Sankin G, Astroza GM, Lipkin ME, Simmons WN, Preminger GM, Zhong P. Assessment ofa modified acoustic lens for electromagnetic shock wave lithotripters in aswine model.J Urol. 2013 Sep,190（3）:1096-101.

[10] R. O. Cleveland and O. A. Sapozhnikov,.Modeling elastic wave propagation in kidney stones with application to shock wave lithotripsy. Acoust Soc Am. 2005 Oct,118（4）:2667-2676.

[11] Gracewski SM, Dahake G, Ding Z, Burns SJ, Everbach EC.Internal stress wave measurements in solids subjected tolithotripter pulses. J Acoust Soc Am 1993Aug,94（2 Pt 1）:652－661.

[12] Xi X, Zhong P. Dynamic photoelastic study of the transientstress field in solids during shock wave lithotripsy. J AcoustSoc Am 2001Mar,109（3）:1226－1239.

[13] Carey RI, Kyle CC, Carey DL, Leveillee RJ. Preparation ofartificial kidney stones of reproducible size, shape, andmass by precision injection molding. J Endourol，2008 Jan,22（1）:127－132.

[14] J. Krimmel, T. Colonius, and M. Tanguay.Simulation of the effects ofcavitation and anatomy in the shock path of model lithotripters. in 3rdInternational Urolithiasis Research Symposium, 2010 Dec,38（6）:505-518.

[15] Liu Y, Zhong P. BegoStone—A new stone phantom forshock wave lithotripsy research. J Acoust Soc Am 2002Oct,112（4）:1265－1268.

[16] Esch E, et al. A simple method for fabricating artificial kidney stones of different physical properties. Urol Res, 2010,38（4）:315－319.

[17] Cleveland RO, Sapozhnikov OA, Bailey MR, Crum LA. A dual passive cavitation detector for localized detection of lithotripsy-induced cavitation in vitro. J Acoust SocAm 2000,107(3):1745－1758.

[18] Zhu SL, Zhong P. Shock wave-inertial microbubble interaction: A theoretical study based on the Gilmore formulation for bubble dynamics. J Acoust Soc Am, 1999Nov, 106（5）: 3024－3033.

[19] Smith NB, Zhong P. A heuristic model of stone comminution in shock wave lithotripsy. J Acoust Soc Am 2013Aug,134（2）:1548－1558.

[20] Chuong CJ, Zhong P, Preminger GM. A comparison ofstone damage caused by different modes of shock wavegeneration. J Urol 1992Jul,148（1）:200－205.

[21] Heimbach D, Munver R, Zhong P,et al. Acoustic and mechanical properties of artificial stones in comparison to natural kidney stones. J Urol, 2000Aug, 164（2）: 273.

[22] Chaussy C, Schmiedt E, Jocham D, et al. Extracorporeal shock wave lithotripsy. Technical concept. Experimental research and clinical application. Karger, Basel, 1986.

[23] Zhong P, Preminger GM. Mechanisms of differing stone fragility in extracorporeal shockwave

lithotripsy. J Endourol, 1994Aug, 8（4）: 163-168.

[24] Smith N, et al. A comparison of light spot hydrophone and fiber optic probehydrophone for lithotripter field characterization. Rev Sci Instrum ,2012Jan,83（1）:014301.

[25] M. Liebler, T. Dreyer, and R. E. Riedlinger. Modeling of interaction between therapeutic ultrasound propagation and cavitation bubbles. Ultrasonics. 2006 Dec 22,44Suppl（1）:e319-24.

[26] Rassweiler J, K'hrmann KU, Marlinghaus EH, et al. The value of various in-vitro stone models for characterization of different shock wave sources. Invest Urol, 1991, 4:198-204.

[27] Whelan JP and Finlayson B. An experimental model for the systematic investigation of stone fracture by extracorporeal shock wave lithotripsy. J Urol, 1988 Aug,140（2）: 395-400.

[28] Gracewski SM, Dahake G, Ding Z, et al. Internal stress wave measurements in solids subjected to lithotriptor pulses. J Acoust Soc Am, 1993Aug, 94（2 Pt 1）:652-661.

[29] Fovargue DE, et al. Experimentally validated multiphysics computationalmodel of focusing and shock wave formation in an electromagnetic lithotripter.J Acoust Soc Am, 2013 Aug,134（2）:1598-1609.

[30] Rassweiler J. Acoustic and mechanical properties of artificial stones in comparison to natural kidney stones. J Urol, 2000 Aug, 164（2）:273-284.

[31] Xi X, Zhong P. Improvement of stone fragmentation during shock wave lithotripsy using a combined EH/PEAA shock wave generator – in vitro experiments. Ultrasound Med Biol, 2000Mar,26（3）: 457-467.

[32] Fovargue DE, et al. Experimentally validated multiphysics computationalmodel of focusing and shock wave formation in an electromagnetic lithotripter.J Acoust Soc Am 2013 Aug,134（2）:1598-1609.

[33] Xi XF and Zhong P. Dynamic photoelastic study of the transient stress field in solids during shock wave lithotripsy. J Acoust Soc Am, 2001 Mar,109（3）: 1226-1239.

[34] Zanetti G, Seveso M, Montanari E, et al. Renal stone fragments following shock wave lithotripsy. J Urol, 1997Aug, 158（2）: 352-355.

[35] Zhong P, Chuong CJ, Preminger GM.Characterization of fracture toughness of renal calculi using a microindentation technique. J Endourol, 1993, 7: 437-444.

[36] Zhong P, Chuong CJ, Preminger GM. Propagation of shock waves in elastic solids caused by the impact of cavitation microjets. Part II. application to extracorporeal shock wave lithotripsy. J Acoust Soc Am, 1993 Jul, 94（1）: 29-36.

[37] Coleman AJ, Draguioti E, Tiptaf R, et al. Acoustic performance and clinical use of a fiberoptic hydrophone. Ultrasound Med Biol, 1998 Jan, 24（1）:143-151.

[38] Zhong P, Cioanta I, Cocks FH, et al. Inertial cavitation and associated acoustic emission produced during electrohydraulic shock wave lithotripsy. J Acoust Soc Am, 1997May, 101（5 Pt 1）: 2940-2950.

[39] Smith N, et al. A comparison of light spot hydrophone and fiber optic probehydrophone for lithotripter field characterization. Rev Sci Instrum,2012 Jan,83（1）:014301.

[40] Pishchalnikov YA, McAteer R, VonderHaar J, et al. Detection of significant variation in acoustic output of an electromagnetic lithotripter. J Urol. 2006 Nov;176（5）:2294-2298.

[41] Zhong P, Cocks FH, Cioanta I, et al. Controlled, forced collapse of cavitation bubbles for improved stone fragmentation during shock wave lithotripsy. J Urol, 1997 Dec, 158（6）:2323-2328.

[42] Zhong P, Lin HF, Xi XF, et al. Shock waveinertial microbubble interaction: Methodology, physical characterization, and bioeffect study. J Acoust Soc Am, 1999Mar, 105（3）: 1997-2009.

第7章 冲击波生物学实验模型

通过建立医用冲击波实验模型，研究冲击波与人体组织相互作用的机制，可以达到以下3个目的：①寻找减少不良生物反应和降低临床并发症的措施；②拓宽冲击波的临床应用范围；③指导高效能低损伤冲击波设备的研制。然而，自第一代冲击波碎石机诞生以来，在冲击波碎石技术（SWL）方面并未取得实质性进展。近年来，国际泌尿界在审视以往的经验和不足的同时，正在重新寻找改进措施和突破方向。建立一套有效、实用和系统的冲击波实验模型是达到这些目标的前提条件。

第一节　细胞悬液模型

冲击波损伤细胞的机制尚未完全明了，这可能与应力效应、热力和空化效应以及自由基形成等因素有关。在这一领域的研究中,细胞悬液模型具有显著的优势：实验方法比较简便；能够控制和统一冲击波的实验条件，多次重复评价冲击波的细胞效应。这在动物模型中是很难实现的。以下介绍几种较常用的细胞悬液模型。

一、肾小管上皮细胞模型

SWL可引起肾小管功能的改变。例如，在SWL后，尿中的β_2和α_1微球蛋白以及NAG等小分子蛋白升高，而尿中的TH蛋白则降低。在SWL前后测定细胞酶浓度的改变，也可以反映SWL所致的肾小管损伤程度。根据这一原理，体外建立肾小管上皮细胞悬液模型，可用来观察高能冲击波（HESW）对肾小管上皮细胞的直接损伤作用，研究冲击波产生生物学效应的机制。同时，利用该模型亦可研究防止冲击波损伤肾小管的方法，例如，加入维拉帕米（苯烷胺类钙拮抗药）、磷霉素（肾保护性抗体）以及硒（自由基清除剂）均能有效降低SWL所致肾小管损伤的程度。

方法：将马-达犬肾（MDCK）细胞放在含有伊格尔（Eagle）培养基和胎儿牛血清（FCS）的培养瓶中生长。5~6天后，当它们形成"穹隆"时，加入胰蛋白酶，由此获得细胞悬液。将MDCK细胞悬液（细胞浓度3×10^7/ml）放置在体积1.1ml的容器内接受冲击波实验。为避免产生声学气-液界面，容器内必须充满细胞悬液。在接受冲击波实验之前和之后，分别测定培养基内细胞酶浓度的变化，包括乳酸脱氢酶（LDH）和N-乙酰-β-氨基葡萄糖苷酶（NAG）等细胞膜酶和细胞质酶，以及谷草转氨酶（GOT）和谷氨酸脱氢酶（GlDH）等线粒体酶。

实验发现，细胞膜酶和细胞质酶的变化大于线粒体酶的变化，这可能由于细胞膜酶和细胞质酶变化先于细胞膜通透性发生轻微改变的缘故。形态学观察（台盼蓝染色）显示，低剂量冲击（16次和18次）时，细胞破碎率低（8%和10%），高剂量冲击128次和256次时，细胞破碎率显著增加（20%和24%）。

二、红细胞模型

通过观察SWL引起的瞬时细胞溶解作用，可以推测SWL对人体活性细胞的生物学效应及损伤细胞的关键因素。因为红细胞只由细胞膜和血红蛋白组成，缺乏细胞内的器官和细胞膜修复能力，所以当红细胞暴露于冲击波后，其释放出的血红蛋白量就能直接反映细胞损伤的程度。

实验方法：取自人的新鲜全血被肝素化后，将红细胞放入磷酸盐缓冲液中（PBS，150mmol/L NaCl,10mmol/L 磷酸钠，pH=7.4，同渗重摩290mOsm）离心后（1000g，10min）洗涤3次。测量离心后的细胞体积，将细胞重新悬浮在PBS中，浓度为3.1%。将制成的细胞悬液放进2ml聚丙烯冷冻瓶中。

把聚丙烯瓶置于碎石机的焦点处，让冲击波通过瓶底进入细胞悬液，这样可以减少聚丙烯瓶对冲击波的应变效应。工作电压24kV（HM3型冲击波碎石机），冲击125次。接受冲击波实验后，细胞悬液在1000g离心10min，取上清液，再通过分光光度计测定上清液血红蛋白浓度。为了评价细胞运动对冲击波所致细胞损伤程度的影响，可以使用未肝素化的新鲜全血接受冲击波实验并进行对照。

红细胞悬液模型是测试冲击波对细胞损伤程度的敏感指标。未完全充盈的样品瓶内红细胞几乎完全溶解（15mg/dl 游离血红蛋白，而可以获得的总血红蛋白仅为 16.7mg/dl）；与之相比，完全充盈的样品瓶内（消除气-液界面）红细胞溶解减少了 80%；红细胞凝固的样品瓶内细胞溶解减少了 87%。显然，样品瓶内肉眼可视气泡可影响冲击波的细胞溶解作用，因为直径 1~3mm 的微小气泡就能导致红细胞溶解增加，并且损伤程度与气泡直径成正比。

通常，高压对冲击波造成的细胞溶解具有抑制作用，静水压 >80atm 时红细胞受损程度大大降低，但当环境压力过高（静水压 > 120atm）时，空化效应完全受抑制，红细胞溶解反而达到 97%。这提示，在空化效应完全被抑制时，非空化效应参与了红细胞的损伤作用，可能与应力效应有关。冲击波在非均一性物体中传播时产生的剪切力（应力），足以引起细胞和组织的损伤。即使在那些冲击波不能产生空化效应的组织内，组织损伤仍然存在。因此推断，空化效应并非是冲击波致细胞损伤的唯一机制。

三、肿瘤细胞模型

肿瘤细胞具有很强的繁殖能力，当肿瘤细胞受到损伤甚至破裂时，其繁殖能力也随之减弱。通过研究 HESW 对肿瘤细胞的杀伤作用，可以探索治疗肿瘤的新途径。

实验举例：将 RT_4 细胞（膀胱乳头状癌细胞）连续接种在 RPMI-1640 培养基上单层培养。该培养基由 10%FCS、1% 丙酮酸钠以及 1% 左谷氨酸提供营养，加用 1% 青霉素/链霉素，用来抑制细菌生长。该培养瓶内的细胞在含有 5%CO_2 潮湿空气下保持 37℃，当成长为亚融合（subconfluence）的细胞后，用 0.1% 胰岛素/0.04%EDTA 处理 3min，采集到 PBS（磷酸盐缓冲液）液中，用 PBS 液冲洗。经过离心后，细胞重新被悬浮在培养基中，然后，接受电磁式碎石机冲击波实验，冲击次数 1000 次，焦区的能量密度 0.3~0.6mJ/mm^2，频率 1Hz。2 周后，通过瘤落（至少含 50 个细胞）计数和细胞周期分析来评定冲击波对肿瘤细胞杀伤作用。

HESW 致肿瘤细胞损伤的程度与冲击波类型、冲击波频率和肿瘤细胞类型有关。如果盛放细胞悬液的样品瓶内出现气-液交界面，则可显著增加 HESW 的细胞毒性作用。这为探索肿瘤治疗的新方法提供了线索。此外，离子化放射线、

ATX-70、顺铂和细胞素可以增强冲击波对肿瘤细胞的杀伤作用。

四、模型评价和注意事项

为体现细胞悬液模型的优势，实验设计中一些关键因素必须加以考虑和统一：①由于气-液界面会增加冲击波的细胞毒性作用，进行冲击波实验时，必须完全充满样品瓶；②气泡可作为空化核，增强冲击波空化效应的细胞毒性作用，故应清除样品瓶内一切肉眼可见的气泡；③悬液中的细胞浓度和细胞培养时间是冲击波所致细胞损伤程度的影响因素；④冲击波实验时，如果细胞被固定于凝胶中，则冲击波损伤细胞的程度大为降低，这提示基质支持细胞是一个重要的保护因子，能使组织构成细胞轻于悬液中的细胞损伤；⑤冲击波治疗参数，如工作电压、脉冲次数和频率以及样品在冲击波通路中的位置等，也是影响细胞损伤程度的一个关键因素；⑥盛放细胞悬液的样品瓶一般由聚丙烯制成，其声学特性与水接近，容积要接近F_2最大能量分布区的体积。样品瓶外形也是冲击波细胞损伤模型中的一个重要因素，在相同实验条件下，平底瓶内冲击波细胞损伤程度高于圆底瓶；⑦冲击波所致细胞损伤程度与细胞类型有关，例如，样品瓶内肉眼可视气泡可增强冲击波溶解红细胞的作用，但在相同条件下，对肾上皮细胞影响不大；⑧通过外接适当装置，调整样品瓶内大气压，可以满足不同的实验要求（图7-1，图7-2）；⑨冲击波所致生物学目标的损伤程度还与目标的形状有关，例如，在标准大气压下，直径100nm的磷脂膜囊接受冲击波实验时，所受的冲击波损伤和对照组没有显著差异；⑩模型实验需要设立适当的对照组，以做比较。在细胞悬液研究中，必须阐述以下参数：细胞类型、细胞通道数（number of cell passage）、细胞培养时间、细胞悬液浓度和体积、容器类型和充盈状况。

总之，虽然可以利用细胞悬液或固定细胞模型研究冲击波对细胞的直接作用及其基本作用机制，但是间接作用于肾小管细胞的肾血流也是影响冲击波作用的一个重要因素。因此，细胞模型不能完全满足研究冲击波生物学效应所有方面的要求，其实验结果也未必和体内试验完全一致。例如，冲击波体内试验时，并未出现明显的红细胞溶解现象。因此，体外细胞研究并不能代替体内研究对碎石机性能的评价。

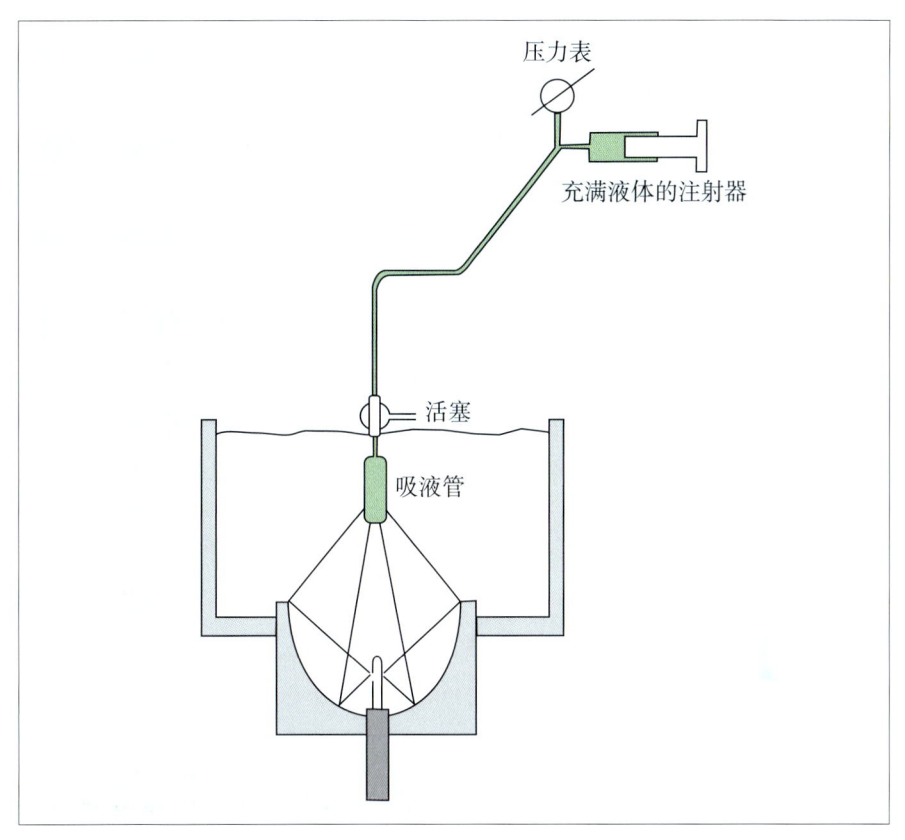

图 7-1 可将吸液管内压力加至 400kPa 的实验装置

把聚丙烯吸液管开口与活塞相连，用于清除残留气体。注射器的活塞可以调整管内压力并可用压力表显示。用于结石实验，必须在吸液管顶部切开，然后用坚硬塑料接合器封闭起来

（孙西钊　孙　璇）

第二节　离体器官模型

1993 年，人们首次运用离体器官模型来研究冲击波的生物效应。当时采用的离体器官是因肾脏肿瘤而切除的人体肾脏。人体肿瘤肾含有部分正常的肾脏组织，只是离体的肾脏缺乏血流灌注。后来，又采用动物肾脏作为离体器官模型。其中，猪肾具有与人体肾脏相似的解剖结构。因此，冲击波对这些离体肾脏造成的损伤，可以直接反映冲击波在体内的生物学效应，也可以比较不同波源冲击波对肾脏产生的副作用。

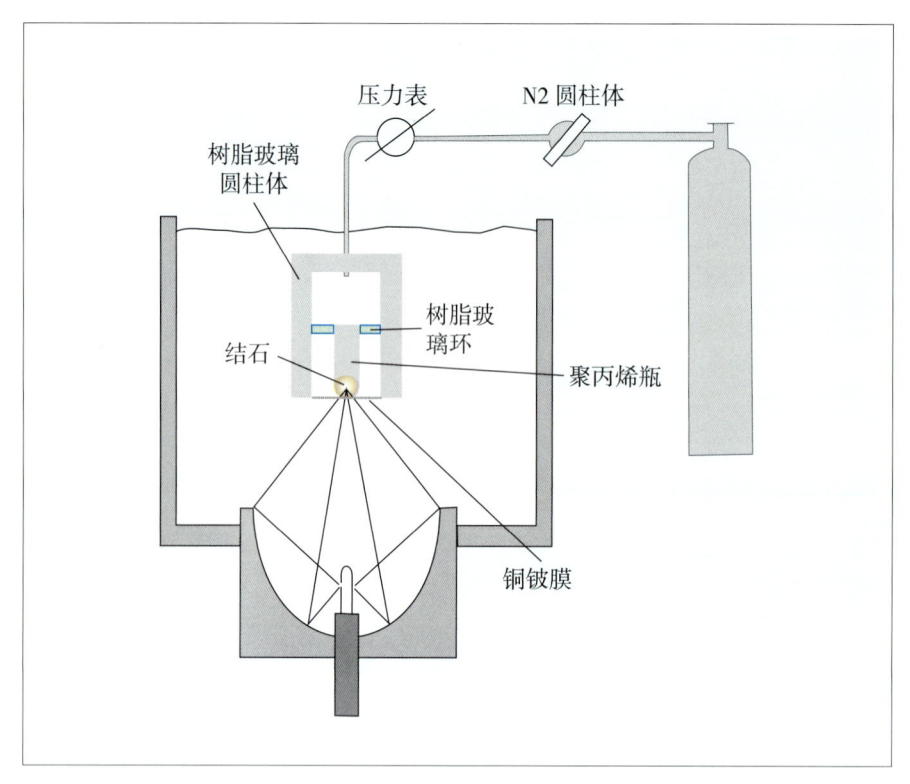

图 7-2 可加压至 1MPa 的实验装置

该圆柱体完全渗于水中,底面用一铜铍膜封闭。实验样品被放进处于中轴、直径 12mm 的开口薄瓶内。系统通过压缩的氮气加压

一、实验方法

经手术切除的人体肿瘤肾和取自猪的肾脏都可用于建立离体器官模型。在肾切除术后,立即用冷 HTK 溶液灌注。肾脏热缺血的时间必须少于 1min。灌注之后,当肾脏无血和冷却时,就放在 8℃的 HTK 溶液中保存 4h。然后将存放着离体肾脏的袋子盛满 HTK 溶液,再把袋子置于专用透明充水容器中,接受冲击波实验。

可以采用不同类型的碎石机进行冲击波实验。冲击波的焦点都必须对准离体肾脏的上极或下极,距离肿瘤至少 2mm 以上。冲击波碎石机的工作参数视不同机型而定。如果采用 MFL5000 液电式碎石机,冲击次数为 2000 次,工作电压 24 kV,频率 2 Hz,-6dB 焦区体积 335mm^3;如果采用电磁式实验用碎石机,则冲击次数 2000 次,工作电压 21 kV,频率 1 Hz,-6dB 焦区体积 460mm^3。实验后,用 10% 福尔马林溶液固定标本。随后进行组织学检查,观察肾小管和血管的改变。

对于猪肾离体模型，则改用35℃的泰洛溶液（tyrode solution）灌注肾脏，并且在冲击波实验时，要保持110~150cmH$_2$O的生理压力。其余步骤和人体肾脏模型的实验相同。

冲击波实验后可立即进行病理学检查。离体肾脏中典型的组织学改变是肾小管和血管的损伤。损伤可以只出现在焦点区域，也可以比较广泛，这与冲击波源的类型有关。当使用液电式碎石机实验时，还可以出现肾小球的损伤。此外，冲击波致肾脏损伤的程度还与工作电压和冲击次数有关。

二、模型评价

离体模型的冲击波实验可通过对人体肾脏的病理检查来了解其实验后出现的形态学改变，研究冲击波治疗肾结石时产生的副作用，以及解释SWL后出现的血尿、蛋白尿等现象。这在细胞悬液模型和动物模型中都是不可能实现的。但它本身也存在一些缺陷：①离体肾脏是放在水袋中接受冲击波实验的。它缺乏一层包含皮肤、脂肪以及肌肉组织的体壁，而这层体壁与冲击波碎石和生物学效应都有关，因为它削弱了冲击波对人体的作用效果；②肾血流在冲击波致肾脏损伤中起重要作用，虽然离体肾脏是浸没在HTK溶液中接受冲击波实验的，但它并无血供，因此，该模型并不适合于研究冲击波的空化效应；③氧自由基和热休克蛋白的产生，或者其他的炎性改变，都与组织损伤和修复有关，而该模型并不具备这些因素；④温度是另外一个关键因素，在8℃时，并不能出现改变血液灌注所致的组织水肿或者肿胀，对细胞悬液的研究也发现，在10℃时，冲击波损伤细胞的程度比生理温度时轻。

总之，离体器官模型的这些缺陷，影响判定冲击波致组织损伤的真实程度，单靠这一实验，还不足以评价新型碎石机的临床应用价值。

（孙西钊　孙　璇）

第三节　活体动物模型

在研究冲击波产生的生物学效应时，体内动物模型是必不可少的，因为只有采用动物模型才能完成各种冲击波损伤和应用实验,包括泌尿系和肝胆系统的冲击波碎石实验和用于运动系的冲击波疗法实验。

一、肾直接损伤模型

利用冲击波直接作用于动物肾脏的实验模型,可了解冲击波对人体的生物学效应。应选取合适的动物作为研究对象,例如犬、大鼠、荷兰猪、新西兰兔等。给动物经静脉系统注入造影剂,X线充分显示肾盂轮廓后,将冲击波焦点对准肾盂发射。实验后,可以通过大体观察、功能性检查和组织学检查等手段,判定SWL对肾脏的生物学效应,包括形态和功能的改变。

(一)实验方法

采用来自同一蓄养场、体重相似和性别相同的同类动物作为实验对象。在苯巴比妥麻醉后,用泛影葡胺造影定位肾盂。为了更好显示肾盂,在定位之前,应暂时用腹带加压输尿管。动物在搁置架上取俯卧位,胸部和骨盆固定。后肢置于搁置架的左边,以便冲击波通过腹壁直接进入右肾。在头部前面绑住前肢,防止前肢向后滑动。应将动物固定在某一角度,以便冲击波可以完全通过肢体。除了对冲击波进入区域使用化学方法去毛外,胸、腹壁上的其他部位都用物理方法刮毛。实验时,将冲击波焦点对准右肾肾盂,在实验过程中仍需不断调整焦点位置,确保定位准确。

冲击波实验后24~30h,再次麻醉动物,并对动物肾脏进行影像学检查。随后,在腹中线做切口,打开动物腹腔。先肉眼观察,再进行肾动脉插管,灌注2%戊二醛缓冲盐溶液(350 mOsmol)。肾灌注后,处死动物。取出肾脏,切成连续的薄片,做大体观察和组织学检查。如要判定肾功能改变,就在冲击波实验前,经膀胱镜放置双侧输尿管导管。在冲击波实验前45min和实验后1h、4h、24h,通过输尿管导管分别测定双侧肾脏的尿流量、菊粉清除率(肾小球滤过率)和对氨基马尿酸清除率(肾血浆流量)。

总之,在这些动物模型中,一般阐述以下参数:组织形态(电子显微镜、CT、MRI),肾功能(肾血流量、肾小球和肾小管功能),血压。

(二)评价与注意事项

应考虑以下因素选择动物模型:①动物的大小(特别是肾脏的大小);②肾脏和输尿管的解剖结构;③肾功能的特点;④能否在同一动物模型中同时研究肾形

态学和功能学改变。目前，虽然尚未建立广泛认同的标准动物模型来观察冲击波在体内的生物学效应。犬、大鼠、荷兰猪、新西兰兔都可作为动物模型，但猪模型是最佳选择。

只有动物的大小合适，才能便于临床上使用的碎石机进行动物实验，才有可能模拟治疗患者时的物理条件。当然，也应该考虑肾脏的大小、焦区的大小以及焦区的位置。小的动物，例如鼠、兔，并不能满足以上的要求，因为它们的肾脏远远小于人肾脏。鼠的肾脏可能比焦区还小，尤其当使用 Dornier HM3 型碎石机或国产的各种碎石机时。如果焦区按人类肾脏实验设定，那么冲击波对小肾脏将产生比大肾脏更大的损伤。最近的一项研究显示，肾脏的大小是冲击波致肾结构和肾功能改变的一个影响因素。焦区的位置也很关键，直接影响冲击波实验的准确性。动物实验时，焦区对准的肾脏位置应该和肾结石患者碎石治疗时一致。治疗肾结石时，通常将焦区对准肾小盏。但在鼠模型里，这是不可能实现的。

动物肾集合系统的结构应尽可能与人体肾脏相似。人体肾脏是一个多肾乳头的结构，具有数量众多的肾小盏和肾大盏。只有猪肾具有与其相似的结构。实验动物的每个肾脏含有的肾单位数量应尽可能接近人体肾脏，因为肾单位的数量代表潜在的肾功能储备能力。人和猪的每个肾脏大约含有 100 万个肾单位，而鼠和狗的每个肾脏分别只含有 3 万个和 50 万个肾单位。在动物模型中，肾功能应具有与人体肾脏相同的特点和调控机制，才有可比性。

猪能够满足以上所有条件，可作为动物模型用于研究 SWL 对肾脏的生物学作用。成年人和成年猪的肾脏重量（115~150g）及大小（长 11.25cm，宽 5~7.5cm，厚 3.0cm）接近，含有相同数量的肾单位，具有类似的功能特点。此外，猪也可作为研究冲击波引起的实验性高血压的动物模型。

受冲击波作用后，肾脏最主要的形态学改变是出血。肾出血有两种形式：弥漫性出血和血肿。出血的程度与冲击次数、冲击频率有关。当冲击次数从 500 次增加到 1500 次或 3000 次时，肾脏弥漫性出血更广泛，血肿更大；当冲击频率从每秒 1 次增加到每秒 100 次时，肾实质出血更明显。SWL 后，不但受冲击肾的尿流量、菊粉清除率和对氨基马尿酸清除率急剧下降，而且对侧肾脏（未受冲击）对氨基马尿酸清除率也显著下降。

此外，以下因素和参数也会对实验结果产生影响，包括：动物的性别、动物的体位、碎石机/冲击波源的类型、焦区大小、冲击次数、工作电压/能级、冲击频率。在细胞悬液模型中，通过外接适当装置调整样品瓶内大气压，可研究高压与冲击波生物学效应之间的关系。然而，动物很难承受像100atm这样的高压，所以不能采用动物模型进行这方面的研究。

二、肾外科埋石模型

通过外科方式建立酷似人体器官结石环境的动物模型，是用来揭示SWL作用机制的最佳途径。其主要的方法和步骤是：运用内镜技术或者传统的开放性手术，把人造结石或者人体结石植入动物肾脏集合系统，模拟冲击波碎石的实际临床条件，在之后在X线定位下，将冲击波对准已植入动物体内的结石进行碎石实验。实验后，收集所有结石碎片进一步分析，评价冲击波碎石效率。

（一）经皮肾镜结石植入模型

把母猪用氯胺酮（15~20mg/kg）和塞拉嗪（2mg/kg）诱导麻醉后，再予以吸入1%~3%异氟烷维持麻醉。麻醉过程中不必使用肌松药。经耳静脉推入无菌盐溶液。麻醉后取截石位，经膀胱镜放置5F输尿管导管。再经输尿管导管逆行注入造影剂，进一步确保导管位置准确。接着放置16F导尿管。重新把动物置于半俯卧位。在输尿管导管逆行造影引导下，持18号肾穿刺针行经皮肾上盏穿刺，建立一条微小通道，再用30F Nephromax球囊和Amplatz鞘扩张该通道，使之能容肾镜及其外套管通过。

用24F硬性肾镜观察肾集合系统，寻找合适的肾小盏放置结石。找到合适的肾小盏后，使用盐溶液冲洗肾集合系统，清除动物本身存在的结石或者残石。随后，让Amplatz鞘进入选定的肾小盏，同时取出肾镜。这时，将一枚人造结石（直径约7mm）放入Amplatz鞘，结石在冲洗作用推动下，沿鞘壁滑动。在夹钳的帮助下，结石到达选定的肾小盏。植入人造结石后，保留输尿管内支架作为内引流，以防肾集尿系统压力过高，而使尿液经肾造瘘口溢出。最后，用0号线缝合皮肤切口。

术后，立即经静脉注射20mg速尿，并记录实验期间（3~4h）的尿量。继续给动物吸入1%~3%异氟烷维持麻醉。术后需要2h的恢复才能进行冲击波实验。在这期间，用X线定位结石和输尿管支架，同时用肾脏B超来判断动物是否符合实验条件。如出现以下3种情况，则不能继续实验：①肾集合系统出现气体；

②肾周积液；③肾积水。

经过术后评价，符合实验要求的动物取仰卧位接受冲击波碎石实验，冲击次数 400 次，工作电压 20kV，冲击频率 2Hz。实验过程中，仍给动物吸入异氟烷维持麻醉。SWL 实验后，经腹中线切开腹壁，打开动物腹腔，肉眼观察整个排尿管（肾盂、输尿管、膀胱、尿道）是否穿孔、肾周是否积液。再用肝素化的生理盐水灌洗肾脏，清除肾脏上的血迹，使手术视野更加清晰。然后，整体切除排尿管，检查腹膜后是否存在结石碎片。最后，切开肾盂，收集所有结石碎片做进一步分析。

（二）开放手术结石植入模型（图 7-3）

分为二期实行。第一期是诱发犬肾积水。将犬全身麻醉后，放在手术台上。切开盆腔，进入膀胱。将事先准备好的一根直径 2mm 的火柴棒，塞入右侧输尿管，末端留在膀胱内。然后，在输尿管远端、距离膀胱输尿管口约 4cm 处，结扎输尿管和火柴棒，松紧适宜，再从膀胱内抽出火柴棒，造成输尿管"通而不畅"。1 个月后，B 超检查如果发现输尿管扩张，即集合系统内径达 2cm，便可对动物进行第二期手术，以建立犬肾结石模型。切开右侧肾盂，将一枚直径为 1.2cm 的

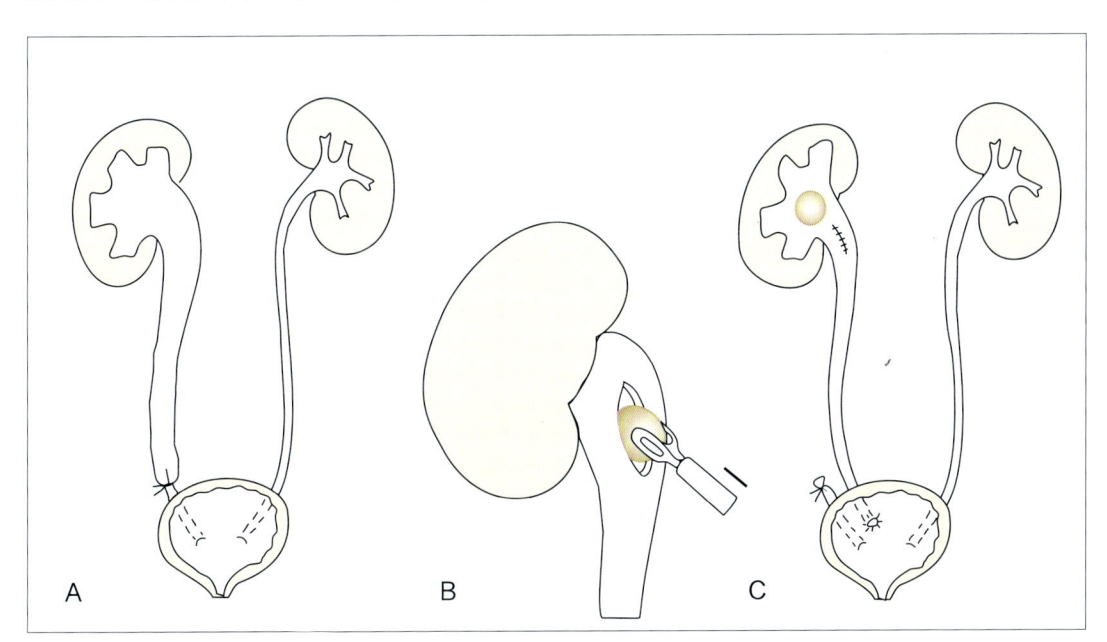

图 7-3 用于 SWL 实验研究的犬肾结石外科手术模型
A. 部分结扎近膀胱处输尿管，诱发输尿管扩张；B. 向扩张的肾盂内置入人体结石模型；C. 输尿管再植（Politano-Leadbetter 技术）

人体结石或者人造结石放入肾盂内,缝合切口。最后,在离输尿管结扎处上方1cm,切断输尿管。结扎远端输尿管,防止尿瘘;将近端输尿管植入膀胱。术后,如果动物未出现尿瘘,并且B超检查证实结石在位,就可以接受冲击波实验。

(三)评价和注意事项

经皮肾镜结石植入模型是一种新兴的、采用腔内技术建立的动物模型,它用于冲击波实验研究时具有以下优点:①它是一种微创手术;②可以使用大小与临床相似的结石;③可以选择结石材料,包括人体结石;④具有灵活性,既可双肾都植入结石,也可单肾植入多枚结石;⑤实验能在一天之内完成;⑥结石碎片能被收集和定量;⑦只要选择适当的结石材料,长期实验也是可行的。但它也存在一些缺点:①模型较复杂,技术含量和设备要求较高,不能普遍推广;②常会遇到一些技术难题,比如,如何顺利植入结石而不引起肾小盏的额外损伤,特别是在肾小盏畸形的情况下;③肾集合系统常出现出血现象,但是出血的原因并不明显,冲击波实验、经皮肾穿刺以及结石植入都有可能引起肾集合系统出血。但实验使用的冲击波剂量较常规肾脏冲击波实验的剂量少,因此它引起的肾损伤可能性不大;④因为猪肾结构和功能都与人体肾脏相似,所以猪是比较适合冲击波实验研究的动物模型。然而,猪的特殊解剖结构给结石植入手术增加了难度。首先,猪缺乏肾周脂肪,肾脏活动性增加,不利于经皮肾穿刺和结石植入;其次,猪的肾盂肾盏可能出现解剖异常,增加结石植入的难度;最后,猪的大小也是影响手术难易的一个因素。

开放手术结石植入模型是经典的外科埋石模型,具有成本低、取材方便、手术简单等特点。但是,该模型的创伤较大,故动物恢复的时间较长;建立该模型,前后需要两次手术,耗时较长;由于肾盂积水和输尿管扩张,结石容易移位,甚至坠入输尿管。上述这些缺点在一定程度上限制了该模型的应用。

三、肿瘤植入模型

利用肿瘤植入模型,观察冲击波对肿瘤细胞的正面和负面作用(杀伤肿瘤细胞和促进肿瘤细胞转移),可探索冲击波治疗肿瘤的可行性。肿瘤细胞的倍增时间是反映肿瘤细胞生长速度和繁殖能力的重要指标。当植入动物体内的肿瘤细胞暴露于冲击波之后,测定它们的倍增时间,并与未暴露于冲击波的肿瘤细胞的倍增时间相比较，就可以评价冲击波是否具有杀伤肿瘤细胞的作用。如果不测肿瘤细胞的倍增时间，而是在一段时期后进行尸检，可判断肿瘤是否发生肺转移，借此评价冲击波是否具有促进肿瘤转移的作用。

（一）实验举例

1. 正面作用的观察 将 10^5 个具有繁殖能力的 AT-3 Dunning R3327 鼠前列腺癌细胞植入雄性哥本哈根（Copenhagen）鼠的双腿腹侧。10 天后，当肿瘤生长到可触及（0.3ml）时，刮净覆盖于肿瘤上面的皮毛，用精确的测径器测量肿瘤的长、宽、高等三条径线，并计算肿瘤体积。然后把动物置于特制的动物架上，接受冲击波实验。为减少动物死亡率，采用塑料泡沫声学垫覆盖肿瘤表面之外的所有动物体表。随后，向腹腔内注射水合氯醛（300mg/kg），麻醉动物。用皮肤金属弯夹夹住肿瘤，辅助 X 线准确定位。取治疗组动物任一侧大腿的肿瘤接受冲击波实验，剂量 1000 次，工作电压 24kV，频率 100/min。位于治疗组动物另一侧大腿和非治疗组动物双侧大腿的肿瘤作为对照。在实验当天和实验后 2 天、4 天、6 天、8 天，分别测量肿瘤体积、动物体重以及水摄入量。

2. 负面作用的观察 为了观察冲击波对肿瘤细胞的负面作用，应采用具有高转移能力的 AT-6 Dunning R3327 鼠前列腺癌细胞。当肿瘤生长到体积为 175~225mm³ 时，接受冲击波实验，冲击次数 6000 次。24h 后，截去已植入肿瘤细胞的大腿。12 周后，处死实验组（暴露于冲击波）和对照组（未暴露于冲击波）动物，进行尸检，判断是否发生肿瘤肺转移，并对两组实验结果进行比较。

观察冲击波对肿瘤细胞正面作用的实验发现，治疗组和非治疗组动物的体重变化和水摄入量并无明显差别；治疗组肿瘤和非治疗组肿瘤相比，肿瘤倍增时间也无明显差别。在观察负面作用的实验发现，82% 实验组动物和 25% 对照组动物发生肿瘤肺转移，但两组之间，有肿瘤转移肺的重量无显著差异。

（二）评价和注意事项

通过该模型发现冲击波具有促进肿瘤转移的作用，却不具有抑制肿瘤细胞繁殖的作用。这可能与以下几个因素有关：①可能只有当动物完全暴露于冲击波并受到全身细胞毒性作用时，才能抑制肿瘤细胞繁殖。②该模型中，为了 X 线准确定位，接受冲击波实验时肿瘤体积较大，超过冲击波所能抑制的肿瘤繁殖的最大限度。采用 B 超定位，将能解决较小肿瘤的准确定位问题。③也许 AT3 肿瘤模型本身就不适合用于冲击波体内实验。因为动物体内的 AT-3 肿瘤并未建立自身的供血或基质系统，具有同质性。一旦周围的营养供给不能满足它们的快速增长，肿瘤就发生广泛性的中央坏死。高能冲击波可能对不同质性肿瘤的毒性作用更强。接受冲击波实验的体内 AT-3 肿瘤组织的病理学也显示，绝大多数损伤出现在周围的肌肉和脂肪，并非在同质的无血管的肿瘤。建立该模型需特别注意，只有当动物双侧大腿的肿瘤具有足够大的体积和处于适当的位置，并能满足准确定位和治疗的需要时，才能作为研究对象。

四、动物骨模型

通过在体内建立动物骨模型，研究冲击波对骨组织的短、长期作用，有助于探索冲击波治疗假关节和无菌性骨坏死等骨科疾病的新途径。例如，选取动物体内正常的骨组织，例如股骨，接受体外冲击波实验，实验后，通过 X 线检查和荧光标记法，判定冲击波对体内正常的骨组织的短、长期的生物学效应。

（一）实验举例

把来自同一蓄养场的兔分组（表 7-1），每个组只是冲击波实验和解剖的时间间隔不同。麻醉后，剃光动物右腿的皮毛。把动物固定在一种小型的支架上，取俯卧位，用聚苯乙烯泡沫塑料垫保护动物的腹部（图 7-4）。让动物的右腿以最大限度屈曲着进入支架上的裂孔。在 X 线台上，倾斜动物架 8~23℃，尽量让动物右侧股骨的长轴处于垂直的位置。然后，把动物支架移到实验用冲击波治疗机的水槽中。水槽中充满无气温水（34~36℃），完全隐没动物右腿。应让动物右侧股骨垂直，使冲击波通过膝关节进入股骨。冲击波的焦点对准股骨上距离膝关节 1cm 的位置。工作电压 27.5kV，电容 80nF，频率 1 Hz，冲击次数 1500 次。

表 7-1 每组兔子数量和实验间隔

组 号	兔 数	时间间隔（d）
1	3	6
2	4	11
3	4	41
4	4	59
5	4	85

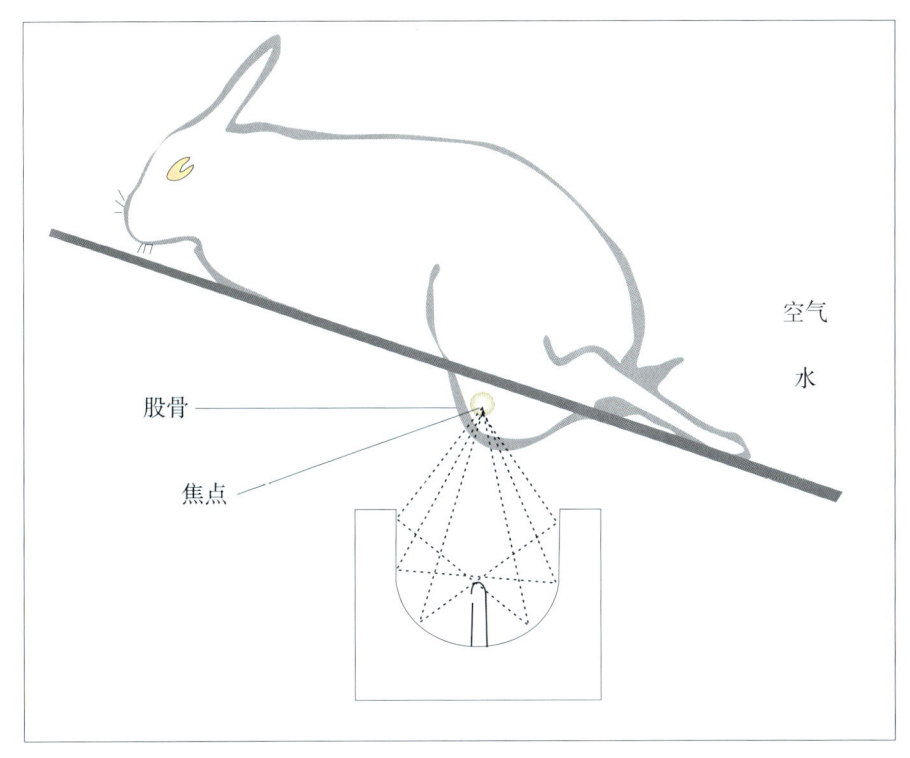

图 7-4 兔子在碎石机水槽中的位置

冲击波实验 4 天后，第 1 组动物不接受荧光染色标记，在第 2~5 组（共 4 组）动物右腿背侧，经皮下注射给予四种不同的荧光染料染色，为期 7 天。这四种荧光染料分别是土霉素（Oxytetracycline）、钙黄绿素蓝（Calcein Blue）、茜素（Alizarine Complexone）和钙黄绿素绿（Calcein Green）。染色日期和剂量见表 7-2。这些染料事先都由 2%NaHCO$_3$ 溶液处理过。第 2 组动物给予为期 6 天的土霉素；而第 3~5 组给满 7 天的荧光染料，前 3~6 天，额外给予为期 3 天土霉素，并且在实验结束即锯骨观察（冲击波实验后 41 天、59 天、85 天）。完成最后的荧光标记，就可通过荧光显微镜观察到正在进行的骨组织重构。

表 7-2 荧光染料类型、颜色以及染色的剂量和日期（实验后天数）

染 料	颜 色	剂量（mg/kg）	实验后天数（d）
土霉素	黄	25	5~11
钙黄绿素蓝	蓝	30	12~18
茜素	红	30	19~25
钙黄绿素绿	绿	20	26~32

在冲击波实验后 6 天、11 天、41 天、59 天、85 天，分别麻醉第 1~5 组动物。先行 X 线检查，再按图 7-5 所示，用同轴锯把股骨上髁平行锯开，锯成大约 10 块、厚度 500pm 的连续切片。在人工磨光切片切面后，分别用宽带荧光照明进行分析。第 1 组动物的切片还要接受可见光分析。

冲击波实验后，骨组织的短期改变是骨膜下出血、骨膜分离和骨髓组织从骨髓腔流出等改变。骨髓腔内出现弥漫性出血、血肿以及骨小梁断裂和移位。骨皮质和膝关节无异常改变。长期改变是新骨皮质出现和积聚，使得骨皮质明显增厚，而骨髓腔内小梁的重构则不明显。骨组织的这些改变可能与冲击波的空化效应有关。

（二）评价和注意事项

该模型适合于研究冲击波对体内骨组织的形态学改变及其作用机制。但是，它也未能完全模拟冲击波作用于人体骨组织的临床条件，因为兔子的骨组织比人体骨组织薄，使得冲击波可以更多地进入骨髓腔，不会出现像人体骨皮质对冲击

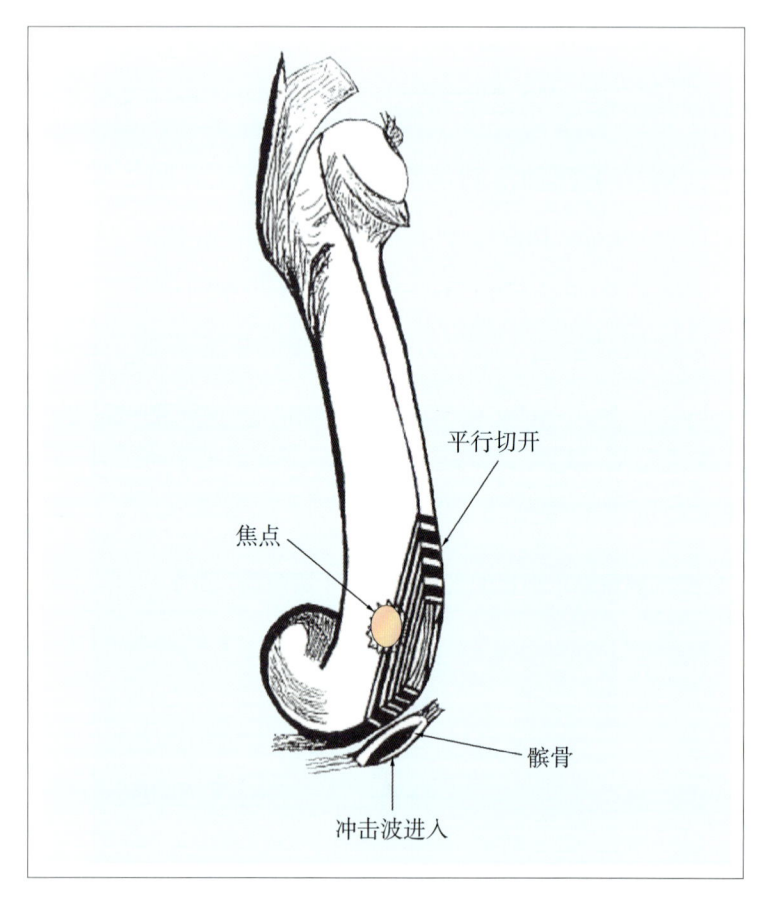

图 7-5 切开右侧股骨示意图

波那样明显的衰减作用。用该模型实验时，可出现右侧股骨中、上 1/3 发生骨折，这不能用冲击波损伤来解释，可能是在右侧股骨被固定的情况下，动物出现突然的运动造成的。但是，真正的原因需要进一步的实验确认。

（孙西钊　孙　璇）

参 考 文 献

[1] 孙西钊．冲击波生物学实验模型//孙西钊．医用冲击波．北京：中国科学技术出版社，2006:170-186.

[2] Alavi Tamaddoni H, Roberts WW, Duryea AP, et al. Enhanced High-Rate Shockwave Lithotripsy Stone Comminution in an In Vivo Porcine Model Using Acoustic Bubble Coalescence. 2016,30（12）:1321-1325.

[3] Connors BA, McAteer JA, Evan AP, et al. Evaluation ofshock wave lithotripsy injury in the pig using a narrowfocal zone lithotriptor. BJU Int,2012,110（9）:1376-1385.

[4] Bergsdorf T, Thüroff S, Chaussy Ch.The Isolated Perfused Kidney: An in Vitro Test System forEvaluation of Renal Tissue Damage Induced by High-Energy.J Endourol,2005,19（7）:883-888.

[5] Pishchalnikov YA, McAteer JA, Williams JC Jr, et al.Evaluation of the LithoGold LG-380 lithotripter: In vitroacoustic characterization and assessment of renal injury inthe pig model. J Endourol, 2013,27（5）:631-639.

[6] Connors B, Evan A, Willis L,et al.The effect of discharge voltage on renal injury and impairment causedby lithotripsy in the pig. J Am Soc Nephrol,2000,11（2）:310-318.

[7] Delius M, Enders G, Xuan Z, et al. Biological effects of shock waves: Kidney damage by shock waves indogs—Dose dependence. Ultrasound Med Biol,1988,14（8）:117-122.

[8] Donovan JM. The effects of ESWL on rabbit and rat microvasculature. J Endourol, 1988,9(Suppl):76.

[9] El-Damanhoury H, Schaub T, Stadtbäumer M, et al. Parameters influencing renal damage in extracorporeal shock wave lithotripsy: An experimental study in pigs. J Endourol, 1991,5(1):35-40.

[10] Neisius D, Seitz G, Gebhardt T, et al. Dose-dependent influence on canine renal morphology after application of extracorporeal shock waves with Wolf Piezolith. J Endourol,1989,3（3）:337-345.

[11] Preminger G. In vivo effects of extracorporeal shock wave lithotripsy: Animal studies. J Endourol,1993,7（5）:375-378.

[12] Roessler W, Steinbach P, Nicolai H, et al. Effects of high-energy shock waves on the viable human kidney. Urol Res,1993,121（4）:273-277.

[13] van Dongen J, Grossi F, Bosman F, et al. Quantitative and qualitative evaluation of renal injury induced by shock waves de-livered with the Siemens C generator. J Endourol ,1993,7（5）:379-391.

[14] Köhrmann KU, Kahmann F, Weber A, et al. Shock wave induced vascular lesions evaluated on theisolated perfused kidney of the pig. Urol Res,1993,21（8）:162.

[15] Blomgren P, Connors B, Lingeman J, et al. Quantitation of shock wave lithotripsy-induced lesion in small and large pig kidneys. Anat Rec,1997,249（3）:341-348.

[16] Recker F, Ruebben H, Neuerburg J, et al. Magnetic resonance imaging of acute and long-term alterations following extracorporeal shock wave lithotripsy in rats. Urol Int,1990,45（1）:28-33.

[17] Rubin J, Arger P, Pollack H, et al. Kidney changes after extracorporeal shock wave lithotripsy: CT evaluation. Radiology,1987,162（1 Pt 1）:21-24.

[18] Rassweiler J, Köhrmann K, Back W, et al. Experimental basis of shock wave-induced renal trauma in the model of the canine kidney. World J Urol,1993,11（1）:43-53.

[19] Teichman JM, Portis AJ, Cecconi PP, et al. In vitro comparison of shock wave lithotripsy machines. J Urol,2000,164（4）:1259-1264.

[20] Rassweiler J, et al. Experimental basis of shockwave-induced renal trauma in the model of the canine kidney. World J Urol,1993,11（1）:43-53.

[21] Connors BA, et al. Evaluation of shock wave lithotripsy injury in the pig using a narrow focal zone lithotriptor. BJU Int,2012,110（9）:1376-1385.

[22] Handa RK, et al. Assessment of renal injury with a clinical dual head lithotripter delivering 240 shock waves per minute. J Urol, 2009,181（2）:884-889.

[23] Pishchalnikov YA, et al. Evaluation of the Litho Gold LG-380 lithotripter: In vitroacoustic characterization and assessment of renal injury in the pig model. J Endouro,2013,l27(5):631-639.

[24] Smith NB, Zhong P. A heuristic model of stone comminution in shock wave lithotripsy. J Acoust Soc Am,2013,134（2）:1548-1558.

[25] Zhong P, Cioanta I, Zhu SL, et al. Effects of tissue constraint on shock wave-induced bubble expansion in vivo. J Acoust Soc Am, 1998,104（5）:3126-3129.

[26] Bailey MR, Crum LA, Miller N, et al. Localized detection of cavitation in vivo. J Acoust Soc Am, 2001, 109（5）:2481.

[27] Kohrmann KU, Back W, Bensemann J, et al. The isolated perfused kidney of the pig: new model to evaluate shock wave-induced lesions. J Endourol, 1994, 8（2）:105-110.

[28] Chaussy C, Schmiedt E, Jocham D, et al. Extracorporeal shock wave lithotripsy. Technical concept. Experimental research and clinical application. Karger, Basel, 1986.

[29] Rassweiler J, Khrmann KU, Back W, et al. Experimental basis of shockwave- induced renal trauma in the model of the canine kidney. World J Urol, 1993, 11（1）: 43-53.

[30] Endle E, Steinbach P, Hofstudter F. Flow cytometric analysis of cell suspensions exposed to shock waves in the presence of the radical sensitive dye hydroethidine. Ultrasound Med Biol, 1995, 21（4）:569-577.

[31] Strohmaier WL, Bichler KH, Deetjen P, et al. Damaging effects of high enery shock waves on

cultured Madin Darby Canine kidney cells. Urol Res, 1990, 18（4）:255-258.

[32] Cleveland RO, Anglade R, Babayan RK. Effect of stonemotion on in vitro comminution efficiency of Storz Modulith SLX. J Endourol, 2004, 18（7）:629-633.

[33] Clayman R. Relationship between kidney size, renal injury, and renal impairment induced by shock wave lithotripsy. J Urol, 2000, 164（5）:1860.

[34] Suhr D, Brummer T, Hulser DF. Cavitation-generated free radicals during shocks wave exposure: investigations with cell-free solutions and suspended cells. Ultrasound Med Biol, 1991, 17:761-768.

[35] Pye SD, Dineley JA. Characterization of cavitational activity in lithotripsy fields using a robust electromagnetic probe. Ultrasound Med Biol, 1999, 25（3）: 451-471.

[36] Neal DE, Harmon E, Hlavinka T, et al. Effects of multiple sequential extracorporeal shock wave treatments on renal function: a primate model. J Endourol, 1991, 5（11）:217-221.

[37] Rassweiler J. Experimental basis of shockwave-induced renal trauma in the model of the canine kidney. World J Urol, 1993, 11（1）: 43-53.

[38] Bergsdorf T, ThŸroff S, Chaussy C. The isolated perfused kidney: an in vitro test system for evaluation of renal tissue by high-energy shockwave sources. J Endourol, 2005, 19(7):883-888.

[39] Duryea AP, Hall TL, Maxwell AD, et al. Histotripsy erosion of model urinary calculi. J Endourol, 2011, 25（2）:341-344.

[40] Vallancien G, Chartier-Kastler E, Chopin D, et al. Focused extracorporeal pyrotherapy. Experimental results. Eur Urol, 1991, 1（1）:149-153.

[41] Dongen JJW, Grossi FS, Bosman FT, et al. Quantitative and qualitative evaluation of renal injury induced by shock waves delivered with the Siemens C generator. J Endourol, 1993, 7（5）:379-381.

[42] Vergunst H, Terpstra OT, Schröder FH, et al. In vivo assessment of shock wave pressures. Implication for biliary lithotripsy. Gastroenterology, 1990, 99（5）:1467-74.

[43] Weber A, Kahrmann KU, Kahmann FU, et al. Comparison of different lithotripters according to "disintegrative efficacy" and "disintegrative range" using an in vitro stone model// In Thüroff J, Jocham D, Miller K, eds. Investigative Urology Vol. 5, Heidelberg-Berlin-New York, Springer, 1993:209-213.

[44] Weir MJ, Tariq N, Honey RJ. Shockwave frequency affects fragmentation in a kidney stone model. J Endourol, 2000, 14（7）:547-550.

[45] Zhong P, Zhou YF, Zhu SL. Dynamic of bubble oscillation in constrained media and mechanisms of vessel rupture in SWL. Ultrasound in Med Biol, 2001, 27（1）: 119-134.

[46] Brümmer F, Brenner J, Brauner T, et al. Effect of shock waves on suspended and immobilized L1210 cells. Ultrasound Med Biol, 1988, 15（3）:229-239.

[47] Evan AP, McAteer JA, Steidle CP, et al. The mini-pig:an ideal large animal model for studies of renal injury in ESWL research. In:Lingeman JE, Newman DM, eds. Shocks Wave Lithotripsy11:

Urinary and Biliary Lithotripsy. New York: Plenum Press, 1989:35 – 40.

[48] Paterson RF, Lingeman JE, et al. Percutaneous stone implantation in the pig kidney: a new animal model for lithotripsy research. J Endorol, 2002, 16（8）: 543 – 547.

[49] Cleveland RO, Müller R, Williams JC, et al. Time-lapsed nondestructive assessment of shock wave damage to kidney stones in vitro using micro-computed tomography. Journal of the Acoustical Society of America, 2001, 110（4）: 1733–1736.

[50] Connors BA, et al. Evaluation of shock wave lithotripsy injury in the pig usinga narrow focal zone lithotriptor. BJU Int, 2012, 110（9）:1376 – 1385.

[51] Huber P, Jochle K, Debus J. Influence of shock wave pressure amplitude and pulse repetition frequency on the lifespan, size, and number of transient cavities in the field of an electromagnetic lithotriptor. Phys Med Biol, 1998, 43（10）:3113 – 3128.

[52] Lifshitz DA, Williams JC Jr, Sturtevant B, et al. Quantitation of shock wave cavitation damage in vitro. Ultrasound Med Biol, 1997, 23（3）:461 – 471.

[53] Lokhard WM, Sturte DB. Fracture mechanisms model of stone comminution in ESWL and implications for tissue damage. Phys Med Biol, 2000, 45（7）:1923 – 1942.

[54] Hagen KP, Zambraski EJ. Kidney function in deoxycorticosterone a cetate（DOCA）treated hypertensive Yucatan miniature swine. In:Tumbleson ME, ed. Swine in Biomedical Research. New York:plenum, 1986: 1779 – 1787.

第8章 冲击波碎石的人体临床验证

虽然细胞悬液模型、离体肾脏模型、动物模型和结石模型在一定程度上能满足冲击波实验研究的需要，但是它们毕竟未能完全模拟冲击波治疗时体内的真实条件，只有临床试验才能客观评估其正面的治疗效果和负面的不良反应。

第一节 临床验证基本方法

一、碎石效能评估法

（一）判定标准

腹部X线片（KUB）是判定SWL后结石粉碎程度的可靠方法。因为95%的结石含有钙元素，而且在KUB平片上一般均能显示出结石粉碎后的状况，所以KUB可作为SWL后疗效判定的首要方法。目前认为，若将KUB结合B超联用，其准确性大于静脉尿路造影检查。疗效判定标准如下。

（1）结石排净：KUB显示体内无碎石颗粒。

（2）完全粉碎：KUB显示残石长径＜4mm。

（3）部分粉碎：KUB显示残石长径≥4mm。

（4）未粉碎：KUB显示结石主体变化不大。

关于结石完全粉碎的标准，美国FDA和AUA（美国泌尿学会）定义为残石长径＜5mm；欧洲定义为残石长径＜3mm；当今大多数文献多以残石长径＜4mm为准。成功率是指结石排净率（无石率）与完全粉碎率的总和，失败率是指结石部分粉碎率与未粉碎率的总和。

（二）效率商

1. 原始效率商　为了全面客观评估和对比各种碎石机之间的疗效，Preminger 和 Clayman 提出效率商（EQ）的概念，他们最初定义效率商的目的是通过一个特殊的数值来评价任何一台碎石机的临床效率，公式为：

$$EQ_A = \frac{无石率}{初震率+复震率+SWL后辅治率} \times 100\% \quad （公式8-1）$$

该效率商主要基于这样一个假设：通过开放手术或者 PCNL 后，每个患者都应该是无石的（无石率=100%），并不需要进一步的治疗措施（辅治率=0%），因此，此时效率商为理想的 1.0。式中，初震率为 100%；复震率是指接受二期以上（含二期）碎石患者的百分比；辅治率是指使用除 SWL 外的各种辅助疗法的百分率，这些辅助疗法主要包括输尿管镜碎石、输尿管内支架植入、结石归位术等。

2. 扩展式效率商　Preminger 和 Clayman 定义的原始效率商只纳入了 SWL 后的辅助治疗，而未考虑到 SWL 之前的辅助治疗。因为 SWL 之前的辅助治疗也有助于改善治疗结果，所以后来 Tailly 在计算效率商时也将其纳入在内。效率商的公式扩展为：

$$EQ = \frac{无石率}{初震率+复震率+SWL前辅治率+SWL后辅治率} \times 100\% \quad （公式8-2）$$

此外，在计算效率商时还应注意，大量"隐"性的参数也在 EQ 中起重要作用，如影像诊断、治疗方略、镇痛方法、术者经验、定位设备等（表 8-1）。

表 8-1　效率商的缺陷及其影响因素

◆ 影像诊断（病例选择的严格程度）
◆ 治疗方略（包括各种辅助治疗操作者的技术水平）
◆ 镇痛方法（痛感愈低，复震率愈高）
◆ 操作经验（操作者使用超声、数字化与标准 X 线定位的技术水平）
◆ 定位设备（X 线定位与超声定位的分辨力）

3. 改进式效率商　设计改进式效率商的目的在于更加精确地评价碎石机的效率。虽然在美国第一项关于 Dornier HM3 型碎石机研究中，SWL 之前并未采取辅助措施，但目前在 SWL 之前辅助治疗的比率已达 30%~40%，主要是放置输尿管内支架，用于治疗大结石（>2cm）、减轻患者疼痛或防止石巷引起的梗阻。此外，在该效率商公式中，也无法区分SWL后用的是补救性还是治疗性辅助措施，无法确定是否通过输尿管镜、PCNL、甚至开放手术等治疗性辅助措施取得无石状态。因此，又将效率商进一步做了如下改进：

$$EQ_B = \frac{无石率 - SWL后治疗性辅治率}{初震率 + 复震率 + SWL前辅治率 + SWL后补救性辅治率} \times 100\% \quad (公式8-3)$$

4. 效率商的缺陷 改进式效率商无疑是评价一台碎石机全部效能或一种碎石技术比较合理的重要参数。然而，以往与EQ相关的参数却大都是按照老式Dornier HM3型碎石机特定的治疗标准进行计算和设定的，这是因为当时所有患者都须使用全身麻醉或硬膜外麻醉，所以往往迫使SWL治疗在单期内完成，而且无石率必须在3个月后确定。当时，SWL治疗难度较大的输尿管结石只占治疗总数的15%。这些也是SWL发展中的一个特点。

当今，碎石治疗的方略已经发生了很大的改变。在新型的碎石机上，大部分治疗都是在没有麻醉或者只是静脉使用镇痛药下完成的。但这直接导致了较高的复震率，同时也促进新的治疗理念的发展，比如搅动式SWL、低压式碎石或结石归位技术等。这些治疗理念的目的是在尽量减少肾脏损伤，改善结石粉碎的效果，提高患者的无石率。近年来，输尿管结石SWL的增加（接近40%）已经导致了SWL之前放置输尿管内支架的增加，这并不是碎石的需要，而是为减轻患者治疗时的痛感。

然而，目前没有一个效率商能充分反映这些细节和变化。如果能在没有麻醉的条件下完成治疗，特别当碎石结果（例如疼痛减轻，并发症减少，长期的无石率增加）优于单期治疗时，那么，就不必把复震率的问题看得过重。一度有些SWL结果的回顾性分析也曾表明了新型碎石机发展过程中的某些趋势和理念，例如，第二代碎石机较高的复震率被称为"多期碎石哲理"。

（三）临床对比研究

尽管体外结石模型实验与临床实践具有相关性（例如冲击次数和复震率对应粉碎模型结石所需的冲击波次数），但任何一台碎石机确切的效能最终只能通过临床试验来评估（表8-2）。前瞻性多中心随机Ⅲ期研究无疑是在临床上比较不同碎石机的最佳方法，但同时拥有两台以上碎石机的SWL中心很少。在每次

SWL治疗中，由于结石参数及治疗方略不同，即使对一些简单的临床结果也难以做出客观比较。因此，直接比较不同碎石机的前瞻性研究很少。

表 8-2 碎石机的不同比较方法

◆ 通过声学研究、结石模型和临床应用，对碎石机不同的特性进行体外研究和技术比较
◆ 根据某一重要的参数，对文献中 SWL 结果进行回顾性研究分析
◆ 基于相同治疗观点，进行单中心或多中心前瞻性研究
◆ 单中心随机Ⅲ期研究（患者在特定的碎石机上接受治疗）

1. 回顾性研究 1988 年，Rassweiler 等最早完成了一项对比碎石机的研究，但只是对文献数据进行了总结，而不是直接比较不同碎石机（表 8-3A），从中可以看出回顾性研究的缺陷。研究结果不但依赖碎石机的质量，而且还有赖于患者的选择，例如输尿管结石的比率、结石的平均体积、冲击次数及辅助措施等，表 8-3B 归纳了文献报道中不同变量的变化范围。后来，另外一项由 Clayman 和 Preminger 调查的 SWL 治疗结果中，当计算 EQ 值时，也存在上述变化（表 8-4），这样就直接影响了冲击波碎石机疗效对比的可靠性和准确度。虽然不同碎石机特定的优点和缺陷只能通过前瞻性单中心或多中心试验来判定，并且这些试验必须基于相同的治疗理念和结石分布。

表 8-3 SWL 的临床结果

A. 患者数据和第二代碎石机的研究结果（Rassweiler 1988）

	Dornier HM3	Dornier HM3+	Dornier HM4	Dornier MPL9000	Technomed Sonolith	Siemens Lithostar	Wolf Piezolith	Edap LT01
结石部位 (%)								
肾盏	50	40	55	69	61	52	57	64
肾盂	28	27	19	24	34	26	16	37
UPJ	5	2	4	3	2	1	4	−
输尿管	17	31	29	2	3	21	23	10
上段	14	20	26	1	3	14	11	5
中段			6				5	
下段	3	4	3	1		147	7	7
平均体积 (mm)	13	12	11	12	13		13	13
治疗结果								
脉冲次数	1268	1997	1117	1500	1750	1260	2855	3300

续表

	Dornier				Technomed Sonolith	Siemens Lithostar	Wolf Piezolith	Edap LT01
	HM3	HM3+	HM4	MPL9000				
治疗时间（min）	33	30	45	45	40	60	49	44
粉碎率（%）	97	99	99	91	95	97	94	87
辅治率（%）								
SWL 前	10	22	6	11	15	27	15	4
SWL 后	14	5	10	3	7	7	14	4
复震率	14	14	8	18	13	11	45	13
3个月无石率(%)	73	75	60	75	81	69	72	61
原始 EQ	0.57	0.63	0.51	0.61	0.67	0.85/0.45	052	
扩展式 EQ	0.53	0.53	0.48	0.57	0.60	0.48/0.41	0.50	

B. SWL 临床研究中患者数据和治疗结果的变异范围

变量	变化范围
患者数据	
肾结石（%）	59~98
输尿管结石（%）	2~48
结石体积（%）	
≤ 10mm	42~64
10~20mm	21~75
≥ 20mm	3~14
治疗结果	
治疗时间（min）	28~56
脉冲次数	700~7000
复震率（%）	6~68
辅治率（%）	2~69
无石率（%）	28~95
效率商（EQ）	0.21~0.72

表 8-4 关于不同碎石机临床研究结果的对比（Preminger 和 Clayman 1989）

A. 结石体积 <1cm

碎石机	无石率（%）	复震率（%）	辅治率（%）	EQ
第一代				
Dornier HM3	77	5	12	0.66

续表

碎石机	无石率（%）	复震率（%）	辅治率（%）	EQ
第二代				
Dornier HM4	85	38	4	0.60
Direx	75	24	7	0.57
EDAP LT01	72	29	2	0.55
Lithostar	74	7	16	0.60
Sonolith	81	13	7	0.68
Piezolith	86	16	4	0.72

B. 结石体积在 1~2cm 之间

碎石机	无石率（%）	复震率（%）	辅治率（%）	EQ
第一代				
Dornier HM3	75	10	11	0.62
第二代				
EDAP LT01	64	68	6	0.37
Lithostar	65	12	12	0.52
Piezolith	69	27	2	0.53

2. 单中心研究 在以往的文献中，鲜有直接比较不同碎石机的前瞻性研究。一般来讲，这些研究都是按照单中心和多中心的模式，同时进行 SWL 治疗，但也可以按照一定顺序连续进行 SWL 治疗。

Tan 做了一项连续性单中心研究，比较 Dornier HM3 型、Edap LT01 型和 Sonolith 3000 型三种碎石机的临床效率。在 26 个月期间，同一个泌尿外科小组治疗所有的患者，每期 SWL 只用其中的一台碎石机，每期 SWL 治疗的结石分布基本相似（表 8-5），治疗方略相同。对比结果表明，两台第二代碎石机和第一代 Dornier HM3 型碎石机的结石粉碎率相同，但 EQ 值却不同，其中 Edap LT01 型碎石机的复震率较高。但需强调的是，代表 SWL 最终结果的无石率并无差异。

在另一项类似的研究中，Tailly 比较了 Dornier HM4 型碎石机和 Dornier MPL 9000 型碎石机（表 8-5B）。两种碎石机在结石粉碎率、3 个月后无石率（85%）以及复震率方面结果相似。除了 SWL 前辅助治疗（主要为输尿管结石归位术）的比率高出 10% 外，双 X 线（HM4）和双超声（MPL 9000）定位系统之间并无显著差异。因此，这两种碎石机的改进式效率商都很高，均为 0.59。

1988年,Seibold做了一项同时性单中心研究,比较改进型Dornier HM3₊型碎石机和Dornier MPL 9000型碎石机。在用Dornier MPL 9000型碎石机治疗的患者中,绝大多数治疗无须麻醉。然而,尽管用这台碎石机治疗的输尿管结石较少,但结石粉碎率却变低,复震率显著增高。遗憾的是,在此未统计无石率,也就无法计算EQ。患者的选择主要依靠定位系统,例如,透X线结石用Dornier MPL 9000;输尿管结石用HM3₊型。显然,其数据并不足以最终比较这两种受测的碎石机。不过研究结果也暴露出Dornier MPL 9000的某些劣势,例如,18%患者从Dornier MPL 9000型碎石机转至HM3₊型碎石机上接受治疗,而只有3%患者从HM3₊型碎石机转至Dornier MPL 9000型碎石机上接受治疗。

表8-5 连续性单中心研究结果

A. 3种不同碎石机临床效能对比 (Tan 1991)

	Edap LT01	Dornier HM3	Sonolith 2000
肾结石(%)	82	75	74
输尿管结石(%)	18	25	26
粉碎率(%)	79	82	79
复震率(%)	42	4	21
辅治率(%)	13	12	9
无石率(3个月)	67	66	68
效率商(EQ)	0.43	0.57	0.52

B. 2种不同碎石机临床效能对比 (Tailly 1990)

	Dornier MPL 9000	Dornier HM4
肾结石(%)	81	75
输尿管结石(%)	19	25
复震率(%)	11	17
辅治率(%)		
SWL前	33	23
SWL后		
补救性	1	1
治疗性	–	3
无石率(%)	85	85
效率商(EQ)*	0.59	0.59

*包括SWL之前和SWL之后辅助治疗

1999 年，Tailly 又介绍了连续使用四种 Dornier 型号碎石机的经验：HM4、MPL 9000、Compact 和 U/50（表 8-6）。在这四种碎石机中，无石率稍有增加：HM4 为 85%，MPL 9000 和 Compact 均为 88.8%，U/50 为 88.7%；复治率呈下降趋势，从 HM4 的 27.6% 到 U/50 的 10.8%；EQ 值从 HM4 的 0.55 增加到 U/50 的 0.69，结论是：虽然无法再提高碎石机的效能，但可提高 SWL 技术，来达到更好的治疗效果。

表 8-6 比较 HM4、MPL 9000、Compact 和 U/50 4 种碎石机的连续性研究结果（Taily 1999）

A. 采用不同碎石机治疗的结石分布情况（结石的数量和百分比 %）

部位	HM4（N=319）	MPL 9000X（N=752）	Compact 1992（N=175）	Compact 1996（N=471）	U/50（N=427）
肾盂	162（33.5）	196（26.1）	42（1a）（24.0）	89（1a）（18.9）	54（12.6）
上盏	55（11.4）	63（8.4）	26（5a）（14.9）	55（5a）b（11.7）	36（8.4）
中盏	27（5.6）	31（4.1）	15（2a）（8.6）	34（2a）b（7.2）	32（7.5）
下盏	118（24.4）	195（25.9）	63（4a）（36.0）	123（4a）（26.0）	103（24.1）
UPJ		28（3.7）	12（6.9）	59（2a）（12.5）	51（11.9）
L1		1a（0.1）	0	0	0
L2	22（4.6）	24a（3.2）	0	5（1a）（12.5）	1（0.2）
L3		57a（7.6）	6a（3.4）	30（15a）（6.4）	32（7.5）
L4		40a（5.3）	3a（1.7）	19（17a）（4.0）	29（6.8）
L5	52（10.8）	12a（1.6）	0a	4（3a）（0.8）	8（1.9）
SU		20a（2.7）	0	6（5a）（1.3）	8（1.9）
远端		21a（2.8）	2a（1.1）	7（6a）（1.5）	21（4.9）
壁段	47（9.7）	64（8.5）	6（3.4）	53（2a）（11.2）	52（12.2）
总数	483	752	175	472	427

B. 在单个碎石中心连续使用的 4 种碎石机的临床结果（1987—1996）

	HM4	MPL 9000X	Compact 1992 Series	Compact 1996 Series	U/50
期数	1.17	1.3	1.3	1.22	1.24
复震率（%）	18.3	20.7	20.7	17.6	17.7
辅治率（%）					
SWL 前	23.2	14.3	12.5	9.3	4.7
SWL 后	4.4	8.8	3.5	7.8	6.1
3 个月无石率（%）	85	88.8	88.8	86.4	88.7

	HM4	MPL 9000X	Compact 1992 Series	Compact 1996 Series	U/50
EQ					
A	0.65	0.69	0.70	0.69	0.72
B	0.55	0.62	0.64	0.64	0.69

A. 使用 X 线定位；B. 具有 2 枚结石的患者

3. 多中心研究 在美国，第一次也是最重要的多中心 SWL 试验是由 Drach 主持的，并成为 FDA 认证 SWL 的基础。他总结了美国前 2501 个接受 Dornier HM3 型碎石机治疗患者的研究结果。这些图表和分析结果是进行对比性研究的前提。其结论是，SWL 是治疗上尿路结石安全而有效的方法，复震率 16%，辅治率 8%，3 个月无石率 66%。因为治疗模式特殊，所以只在 SWL 之后接受辅助治疗。研究还表明，SWL 治疗的成败主要依赖于结石的体积（表 8-4）。

在 1988 年的一项连续多中心研究中，Graff 在 Dornier HM3 型碎石机上对比了低压式碎石（电容 40nF）和高压式碎石（电容 80nF，当时的标准）的效果。他们分析了使用新电容器后的结果，并将它们与使用旧电容器的结果相比较。结果表明，低压式碎石会影响麻醉类型、冲击次数和复震率。需特别注意的是，两者的结石粉碎率依旧相同。但因冲击波发生器要在某一时刻被更换，所以无法进行随机性研究。

关于 Dornier HM3$_+$ 与 Piezolith 2200 两种碎石机，在一项同时性多中心研究中，尽管两个治疗中心均采用相同的治疗方略来使用其中一种碎石机，但因不同部位的结石要求不同的定位方式，所以结石的治疗分配受到了每台机器定位系统的影响，结果采用 X 线定位方式的 Dornier HM3$_+$ 型碎石机治疗的输尿管结石占了 31%，而采用 B 超定位的 Piezolith 2200 型碎石机治疗的输尿管结石只占 23%（表 8-7A）。另外，体积＞2cm 的结石数量相当，各为 15% 和 17%，而且有两个中心采取辅助治疗的患者总数也相当，各为 27% 和 29%，但因其在 SWL 之前与 SWL 之后的分布相差较大，故在计算 EQ 时均纳为辅治患者的总数。结石分布上的差异可以通过分别计算各个位置 SWL 治疗的成功率来弥补，结果提示，两种碎石机治疗肾结石的效率相同，但 Piezolith 2200 型碎石机治疗输尿管结石的效率显著降低（表 8-7B）。

表 8-7 比较 Piezolith 2200 和 Dornier HM3₊ 型碎石机的同时性多中心研究结果（Rassweiler 1989）

A. 结石分布和治疗数据

	Piezolith	Dornier HM3₊
肾结石（%）	77	69
输尿管结石（%）	23	51
无麻醉率（%）	92	2
静脉性镇痛药（%）	4	92
硬膜外/全身麻醉（%）	4	6
粉碎率（%）	94	95
复震率（%）	45	16
辅治率（%）		
SWL 前	15	22
SWL 后	14	5
无石率（%）	72	75
效率商*	0.41	0.52

B. 原位治疗的成功率

部　位	Piezolith	Dornier HM3₊
肾盏（%）		
上盏	84	90
中盏	86	90
下盏	91	100
肾盂（%）	91	96
输尿管（%）		
上段	38	71
中段	-	82
下段	64	71

*包括 SWL 之前和 SWL 之后辅助治疗

荷兰的 Bierkens 在一项大型多中心研究中对比了几种第二代碎石机（表 8-8）并评论了各种碎石机的优劣。该试验受到两条编辑述评强烈支持，述评中强调了该试验患者的数量巨大（N=1822，治疗期数 =2206）。但另有评论说，这项研究存在缺陷，主要体现在以下几个方面：①这几种碎石机治疗的结石分布（肾与输尿管）相差较大，而且还有赖于定位系统，其中采用 Lithostar 型碎石机治疗的输尿管结石比率最高。②尽管治疗中心使用的碎石机相同，但各自的无石率差异却较大（30%~67%），这对计算 EQ 值有重要影响。需要注意的是，输尿管结石通常在 SWL 后完全排出的可能性较大，但采用 Lithostar 治疗的输尿管结石（38%）无石率却较低（49%）。此外，虽然设计相近的 Tripter 和 Breakstone 两种碎石机辅治率和复震率几乎相同，但无石率却相差较大（51%/60%）。③复震率的差异明显与麻醉方式相关，例如，Tripter 和 Breakstone 两种碎石机的复震率分别为 9% 和 6%，主要使用硬膜外或全身麻醉。令人费解的是，采用 Dornier HM4 治疗的患者中，90% 无须麻醉，而只有 10% 患者需要复震治疗。④各治疗组需要辅治的患者总数相当一致，但辅助治疗在 SWL 之前和之后的分布差异明显。其中，压电式碎石机的辅治率最高。

表 8-8　第二代碎石机的同时性多中心研究结果的比较（Bierkens 1992）

	Lithostar (n=876)	Dornier HM4 (n=361)	Piezolith 2300 (n=600)	Tripter X (n=432)	Breakstone (n=78)
肾结石（%）	62	77	95	83	81
输尿管结石（%）	38	23	5	17	19
麻醉（%）					
无	38	90	97	—	—
静脉麻醉	56	10	2	45	11
硬膜外/全身	6	—	1	55	89
脉冲次数	3546	2019	2959	1898	1287
治疗时间（min）	45	56	39	45	31
复震率（%）	25	10	34	9	6
辅治率（%）					
SWL 前	25	18	25	33	23
SWL 后	9	3	4	7	10
无石率（%）	49	53	44	51	60
效率商*	0.31	0.38	0.28	0.32	0.43

*. 包括 SWL 之前和 SWL 之后辅助治疗

综上所述，所有这些非随机性研究都可能在碎石机临床效能方面提供重要信息。然而，研究结果受病例选择（与碎石机的定位系统有关）和治疗方案（与SWL之前和之后辅治的指征有关）的影响。这些因素强烈地影响了SWL研究的主要指标——无石率。所以，对比冲击波碎石机效能的理想方法是前瞻性单中心对照性Ⅲ期临床研究。

4. 两种第三代碎石机的Ⅲ期对照性临床研究 目前，在文献上只发现一项对比两种第三代碎石机临床效能的随机性试验。试验中，一台是Modulith电磁式碎石机，另一台是Lithostar 2电磁式碎石机。在13个月期间，将545例患者（共有765枚尿路结石）随机用其中一台碎石机治疗。所治患者中，输尿管结石分别占34%和36%。绝大部分结石体积＜10mm，超过一半结石为草酸钙结石。治疗方略为：①结石体积＞20mm者，需要放置输尿管内支架。②如果输尿管结石部分粉碎，需二期原位SWL治疗；如果一期SWL治疗无效，需做结石归位术后碎石和(或)输尿管镜取石。③如果肾积水已经损害肾功能，在SWL之前先行肾造瘘。④肾集尿系统不扩张的鹿角性结石单用SWL治疗。⑤肾集尿系统扩张的鹿角性结石采用PCNL和SWL联合治疗。

经统计，受测的两型第三代碎石机之间并无显著性差异，经过整体分析也没发现哪台碎石机有明显的优势（表8-9B和C）。按照上述的治疗方略，两种机型在SWL之前需要采取辅助措施的患者数量相当大（Lithostar 33%，Modulith 31%），在SWL之后需要辅助措施的患者数量相当低（9% vs 7%）。术后肾绞痛的发生率也低（10% vs 19%），特别是使用Modulith型碎石机治疗者。另外，美国的Drach在一项Dornier HM3型碎石机临床研究中，报道了肾绞痛的发生率为64%。若按12个月计算无石率，这两种碎石机均可达到Dornier HM3的EQ水平，若按改进式EQ值计算，则更为明显。

现在的碎石机，特别是电磁技术，都是同样有效的（表8-10）。至今尚未证明任何一种碎石机或者一项碎石技术具有显著优势。这意味着，尽管历经30多年的发展，但与第一代碎石机相比，现有的多种碎石机的碎石效能还是没能被显著改进和提高。实际上，所谓的"进展"，只是在设备的简化（例如耦合、定位和操作）、无须麻醉和功能方面取得较大的改进。

（四）实际标准

毫无疑问，早期第一代 Dornier HM3 型碎石机已在 SWL 的临床效率方面建立一个很高的标准，而且并非每台第二代碎石机都能达到这个"金标准"。不过，今天的冲击波碎石的技术和临床已经取得了较大发展，而且 SWL 的治疗理念也随之发生了较大的改变。

1. SWL 之前采取辅助措施的数量显著增加，从 0%~10% 增至 20%~30%，同时 SWL 后并发症的发生率也显著下降，这主要归功于输尿管内支架的应用，一方面它可防止在治疗体积较大的结石时形成石巷，另一方面可在 SWL 之前减轻输尿管结石引起的肾积水。只有 1% 患者需要肾造瘘。输尿管结石原位 SWL 治疗的失败率降至 5%。需要经输尿管镜取石的比率仅为 8%（表 8-9）。

表 8-9 比较 Modulith SL20 与 Lithostar Plus 型碎石机的 III 期研究结果（Rassweiler 1996）

	Modulith SL 20	Lithostar Plus
A. 患者数据		
患者例数	287	258
结石枚数（%）	406	359
结石体积		
＜1cm	61	55
＜2cm	33	36
＞2cm	6	9
结石部位（%）		
肾盏	49	44
肾盂	16	19
输尿管上段	23	24
输尿管中段	4	3
输尿管下段	8	10
B. 治疗数据		
SW 次数 / 期	3288	3457
工作电压（kV）	18.1	18.1
治疗时间 / 期（min）	39	43
定位方式（%）		
超声	17	14

续表

	Modulith SL 20	Lithostar Plus
X线	40	80
两者兼有	43	6
定位时间（min）	6	6
C. 治疗结果		
复震率（%）	28	27
平均期数	1.41	1.39
麻醉（%）		
静脉性镇痛药	80	77
全身麻醉	0	6
无麻醉	20	17
辅治率（%）		
SWL 前	31*	33*
归位术	2	1.5
放置内支架	26	29
肾造瘘	3	4.5
SWL 后	7*	9*
补助性（内支架、肾造瘘）	1.5	2
治疗性（输尿管镜、PCNL）	6	9
并发症（%）		
较轻（肾绞痛、梗阻）	10	19
肾周血肿	1.4	2.3
无石率（%）		
出院时	17	19
3 个月后	68	70
12 个月后	85	84
EQ_A	0.62	0.63
EQ_B*	0.50	0.48

*. 包括 SWL 之前和 SWL 之后辅助治疗

2.存在效率/疼痛比的问题。在较小、甚至无麻醉下完成的 SWL 治疗，其复震率也增加。虽然 Dornier HM3 型碎石机的复震率低（5%~14%），但它是在硬膜外麻醉条件下完成的；而用新型碎石机治疗时，只采用静脉性镇痛药，复震率在20%~30%之间，尽管压电式碎石机复震率达45%~65%，但无须麻醉（表8-10）。然而，在应用新的治疗方略后，例如搅动式SWL、低压式SWL，或puigvert技术，无麻醉或者较小麻醉下碎石治疗的舒适度也显著提高（表8-10）。所有应用这些技术的目的都是为在取得理想的结石粉碎的同时，又尽量降低痛感和减轻周围组织的损伤。这就是当今SWL治疗的新理念。

表8-10 第一、二和三代碎石机的比较——原始EQ值（EQ_A）和改进式EQ值（EQ_B）

碎石机	输尿管结石（%）	结石>2cm	复震率（%）	辅治率（%）SWL前	辅治率（%）SWL后	辅治率（%）治疗性	无石率（%）	效率商 EQ_A	效率商 EQ_B
第一代									
Dornier HM3									
美国	13	14	16	–	8	5	66	0.53	0.51
斯图加特	17	13	14	10	14	3	73	0.57	0.52
第二代									
Dornier HM3+	31	15	16	22	5	1	75	0.61	0.52
Piezolith 2000	23	17	45	15	14	3	72	0.45	0.40
第三代									
Lithostar Plus	37	9	27	33	9	6	85	0.63	0.49
Modulith SL 20	34	6	28	31	7	3	84	0.62	0.50

这些治疗理念的变化可能会对碎石机的选择产生重要的影响。首先，对于EQ值，不能按先前Clayman和Preminger提出的那种旧式EQ值计算。因此，应当加入SWL之前的辅助措施，并且应当区分补助性辅助措施和治疗性辅助措施，建立这种较为完善的改进式EQ值无疑是非常有帮助的。应当注意，改进式EQ值清楚地说明，第三代碎石机总体的临床效能与Dornier HM3碎石机并无完全不同，况且还具有以下两条优点：①患者可在使用静脉性镇痛药的条件下接受治疗；②泌尿外科医生可用同一台碎石机完成辅助治疗。再者，既然无石率在计算EQ值时作用很大，那么就应该标明EQ值的平均随访时间（例如EQ_{3m}）。其实，12个月后随访，无石率仍然在增加。最后，按结石体积计算EQ值也是有用的，可以区分不同碎石机临床效能的一些差异。

尽管有以上这些改进，但因各方面的差异，EQ值仍然不是完善的计算方法，例如，在计算时并不能将结石分布和治疗方略充分纳入。显然，运用循证医学的方法大规模评估冲击波碎石机和冲击波碎石技术，建立一套客观而确实的标准还需时日。

二、不良反应观察法

由于人体血管对冲击波敏感，SWL最常引起的组织形态学改变是组织和器官出血。在症状上，表现为肉眼血尿；检查时，有时可发现患者出现肾包膜下、肾周单发或多发性血肿。肾脏出血程度与冲击波脉冲能量和次数直接相关。

肾功能、影像学以及血压（但高血压属于冲击波的远期生物学效应，需长期大量的随访才能确定）是临床上反映SWL后并发症的三类指标。在对结石患者进行SWL之后，通过测定或者观察这些指标的变化，就可以判定SWL对人体产生的不良反应，以及评估和对比不同碎石机的质量。

（一）肾功能检查

测尿蛋白含量，提示肾小球受损情况；测β_2-微球蛋白，反映近曲小管的受损情况；测TH蛋白，了解远曲小管的受损情况。冲击波还可以引起患者的肾小球滤过率和肾有效血浆流量短暂下降，1~2周后恢复正常。

（二）影像学检查

1. 静脉尿路造影 静脉尿路造影（IVU）可用于SWL后肾功能和肾形态的监测，对比术前IVU、显影浓淡、排净时间及尿路扩张程度，就可了解肾功的恢复情况。

美国在最初开展SWL时，FDA曾经要求把IVU作为SWL后的一种常规检查。通常在SWL后第三个月做IVU，如果造影片上尿路扩张，显影迟缓，则应在24h之内做俯卧位或站立位摄片检查，进一步了解输尿管梗阻情况。输尿管梗阻程度可分为3度：Ⅰ度，碎石远端有造影剂，但肾集尿系统形态正常；Ⅱ度，碎石远端仅有少量造影剂，而且肾盂开始失去正常肾乳头形态；Ⅲ度，碎石远端无造影剂，肾盂显影迟缓，肾盏扩张呈杵状。

2. B超 B超的主要用途在于检查SWL之后肾实质广泛水肿所致的肾脏均匀性肿大、肾包膜下血肿、肾周积液和肾积水变化。B超也可用来测定碎石颗粒的体积，但其客观性不如X线检查，故一般只用作X线透光性结石碎石效果的参考性判断。

3. CT 和磁共振 由于 KUB 和 B 超是无创、经济、有效的随访方法,可多次反复检查,故只有这些检查方法不能确认病情时,才应考虑应用 CT 或磁共振(MRT)检查。SWL 后,肾脏的 MRT 和 CT 表现为:肾包膜下出血、肾皮髓质界线消失、肾周积液或肾体积增大。一般而言,在发现肾实质内改变方面,MRT 比 CT 和超声优越;但对肾周改变,CT 则易于发现(表 8-11)。

表 8-11 MRT、CT 和超声对肾结石 SWL 后肾脏改变的检出率

	MRT(%)	CT(%)	超声(%)
肾内改变($n = 14$)	100	71	78
肾周改变($n = 15$)	73	100	40

4. 同位素肾图 目前,定量放射性同位素肾图(QR)已不作为验证 SWL 的常规指标。因为在多数情况下,QR 并不能反映出 SWL 前后的明显差别。但 QR 对碘过敏者是有用的。此外,在 SWL 前,患者如有肾功不良,采用这一检查来对比 SWL 前后的病情变化仍有一定帮助。

虽然已对冲击波的生物学效应做了大量的研究,但这些研究在冲击波参数的设定和冲击波生物学效应指标的选择上存在很大的差异,得出的结论也不一样。因此,对于每一项研究还须阐述以下参数:碎石机/冲击波源类型,焦区体积,波源口径,冲击次数,工作电压/能级,能流密度,冲击频率,冲击期数,辅助手段,治疗间期。显然,现在的临床研究并没有达到这一要求。人体临床验证在研究冲击波生物学效应中的作用是不言而喻的,但尚需具有良好对照的前瞻性临床实验来加以量化评估。更具有临床实用意义的是关于碎石效率与组织效应之间的相对平衡,但这一课题还有待于进一步研究。

(孙西钊)

第二节 临床实验设计方案

一、病例选择

1. 实验例数 连续性治疗上尿路结石(肾和输尿管)患者,共_____例。

2. 入选标准 结合典型症状和体征，经 KUB、IVU、B 超检查后确诊为上尿路结石。其中，肾结石长径 5~20mm；输尿管结石长径 5~10mm。

3. 入选条件

（1）年龄 18—55 岁，男女不限。

（2）有受试治疗意愿，能主动配合医师进行碎石治疗。

（3）实验前及实验期间未服用任何排石或溶石药物，包括中草药。

（4）妊娠期妇女为绝对禁忌证。

（5）结石远端尿路无梗阻。

（6）无急性尿路感染。

（7）无出、凝血功能障碍性疾病，未服用抗凝药物。

（8）无严重的心脏病、肾脏病和高血压等。

4. 中止标准

（1）治疗期间发生严重的不良反应，如严重尿路感染等。

（2）治疗期间发现其他情况，如妊娠等。

（3）患者自行加用排石或溶石药物。

（4）SWL 之后到期未能到医生处检查的病例，超过 3 个月者按丢失处理，不计入统计。

二、观察指标

实验采用前瞻性、随机性、对照性研究。接受冲击波治疗的患者分为实验组和对照组。观察指标如下。

1. 冲击波参数 包括冲击能量（J）和冲击次数（表 8-12）。

表 8-12 SWL 治疗中的主要冲击波参数表

冲击波参数	实验组	对照组
平均冲击次数（范围）		
平均单次脉冲能量（范围）		
平均单期脉冲能量（范围）		
平均累加脉冲能量（范围）		

2. 碎石效果 随访期限为 SWL 之后 3 天、3 周、3 个月、必要时 6 个月。

（1）判定标准（以 KUB 平片为准）

①结石排净：碎石颗粒完全排出体外。

②完全粉碎：残石长径 < 4mm。

③部分粉碎：残石长径 ≥ 4mm。

④未粉碎：结石主体变化不大。

（2）效率商：总有效率用效率商（EQ）来表达，计算公式如下。

①原始效率商（EQ_A）

$$EQ_A = \frac{无石率}{初震率 + 复震率 + SWL 后辅治率} \times 100\% \quad （公式 8-3）$$

②改进效率商（EQ_B）

$$EQ_B = \frac{无石率 - SWL 后治疗性辅治率}{初震率 + 复震率 + SWL 前辅治率 + SWL 后补救性辅治率} \times 100\% \quad （公式 8-4）$$

式中，成功率是指结石排净率（无石率）与完全粉碎率的总和；初震率为100%；复震率是指接受二期以上（含二期）碎石患者的百分比；辅治率是指使用除 SWL 外的各种辅助疗法的百分率，这些辅助疗法主要包括输尿管镜碎石、输尿管内支架植入、结石归位术等。

（3）结果统计：主要包括国际上通用的各项指标（表 8-13）。

表 8-13 SWL 治疗结果表

治疗结果	实验组	对照组
患者例数		
结石平均大小（范围）(mm)		
成功率（%）		
3 天		
3 周		
3 个月		
3 个月无石率（%）		
复震率（%）		

续表

治疗结果	实验组	对照组
辅治率（%）		
效率商		
EQ$_A$		
EQ$_B$		
平均碎石期数（范围）		

注：结石大小以 KUB 平片测量为准

3. 不良反应

（1）术中震区痛感：可用以下 3 种疼痛评分法的任何一种进行测评（图 8-1）。

（2）术后并发症：包括血尿、血便、皮下出血、肾血肿、肾包膜下出血、尿路感染、肾绞痛、石街等（表 8-14）。

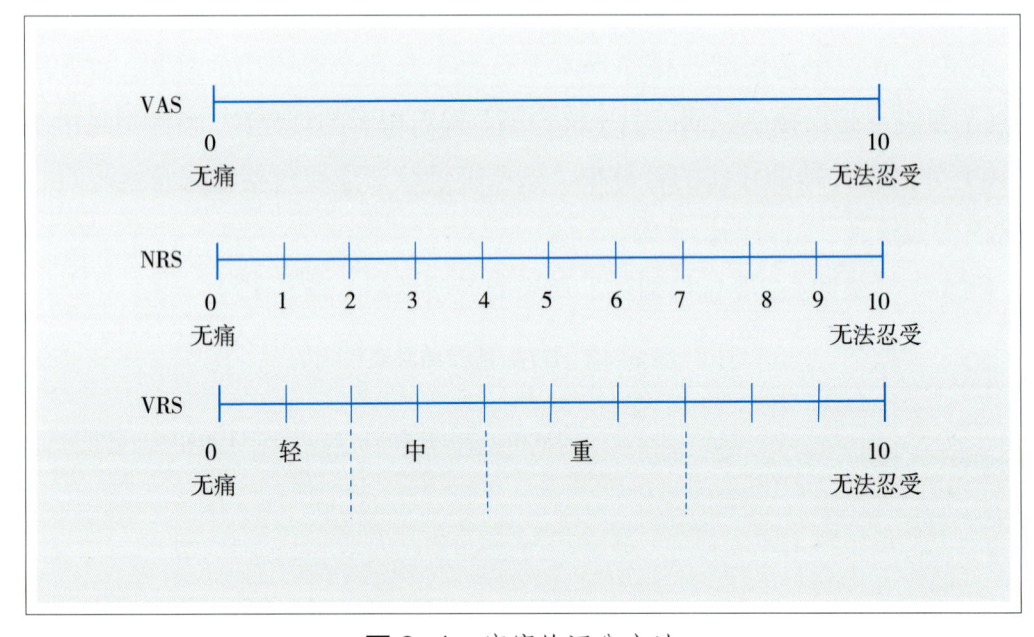

图 8-1 疼痛的评分方法

VAS. 视觉模拟评分法；NRS. 数字评分法；VRS. 口述评分法

表 8-14　不良反应发生率

不良反应	实验组	对照组
血尿程度		
首次血尿（天数）		
血便（%）		
皮下出血（%）		
肾绞痛（%）		
尿路感染（%）		
石巷（%）		
肾血肿（%）		
肾包膜下出血（%）		

（孙西钊）

第三节　临床验证病例报告表

一、患者入选标准　　　　　　　　　　　　　　　　　　是　否

1. 年龄 18—55 岁，男女不限。　　　　　　　　　　　　　□　□

2. 结合典型症状和体征，经 KUB、IVU、B 超检查后确诊为上尿路（肾和输尿管）结石。其中，肾结石长径 5~20mm；输尿管结石长径 5~10mm。　□　□

3. 有治疗意愿，能主动配合医师进行碎石治疗。　　　　　□　□

4. 实验前及实验期间未服用任何排石或溶石药物，包括中草药。□　□

5. 妊娠期妇女患者为绝对禁忌证。　　　　　　　　　　　□　□

6. 结石远端尿路无梗阻。　　　　　　　　　　　　　　　□　□

7. 无急性尿路感染。　　　　　　　　　　　　　　　　　□　□

8. 无出、凝血功能障碍性疾病，未服用抗凝药物。　　　　□　□

9. 无严重的心脏病、肾脏病和高血压等。　　　　　　　　□　□

二、患者一般资料

姓名：　　　　年龄：　　　　性别：　　　　体重：
身高：　　　　体温：　　　　心率：　　　　血压：
单位：　　　　　　　　　　　电话：　　　　邮编：
家庭地址：

三、病史简介

_____
_____
_____
_____

四、体格检查（只记录阳性体征）

_____
_____
_____
_____

五、实验室检查（只记录异常值）

尿常规

尿培养+药敏

血生化

电解质

肝功能

肾功能

出凝血功能

六、特殊检查

B 超

IVU

CT（必要时）

七、确定诊断

_____
_____
_____
_____
_____

1. 部位（必要时可用连线指明）

肾结石□	左□	上盏□
	右□	中盏□
		下盏□
		肾盂□
输尿管结石□	左□	上段□
	右□	中段□
		下段□
		UPJ □

2. 枚数　　　枚

3. 体积　①　　×　　mm；②　　×　　mm；③　　×　　mm。

4. 肾积水　无□　　轻□　　中□　　重□

5. 泌尿系畸形

重复肾□　多囊肾□　马蹄肾□　海绵肾□　异位肾□　孤立肾□

八、治疗过程

见附表。

九、实验结果

1. 第一期（session）

（1）SWL前后结石大小变化与排出情况评价（碎石日期：　　年　月　日）

观察指标	碎石前（mm）	碎石后3天（mm）	碎石后3周（mm）	碎石后3个月（mm）
KUB				
B超				

注：①B超只用于X线透光结石；②结石大小变化是指最大残石的现存长径；③结石排净者可填写为0mm

（2）术后不良反应

皮下出血：　　　×　　　mm

血尿：无□　　轻□　　　中□　　　重□

腰腹痛：无□　　轻□　　　中□　　　重□

发热：　　　~　　　℃

石巷：　　　mm

特检所见（B超□　　　CT□　　　IVU□）：

2. 第二期

（1）SWL前后结石大小变化与排出情况评价（碎石日期：　　年　月　日）

观察指标	碎石前（mm）	碎石后3天（mm）	碎石后3周（mm）	碎石后3个月（mm）
KUB				
B超				

注：①B超只用于X线透光结石；②结石大小变化是指最大残石的现存长径；③结石排净者可填写为0mm

（2）术后不良反应

皮下出血：　　　×　　　mm

血尿：无□　　轻□　　　中□　　　重□

腰腹痛：无□　　轻□　　　中□　　　重□

发热：　　　~　　　℃

石巷：　　　mm

特检所见（B超□　　　CT□　　　IVU□）：

3. 第三期

（1）SWL前后结石大小变化与排出情况评价（碎石日期：　　年　月　日）

观察指标	碎石前（mm）	碎石后3天（mm）	碎石后3周（mm）	碎石后3个月（mm）
KUB				
B超				

注：①B超只用于X线透光结石；②结石大小变化是指最大残石的现存长径；③结石排净者可填写为0mm

（2）术后不良反应

皮下出血：　　　×　　　mm

血尿：无□　　轻□　　　中□　　　重□

腰腹痛：无□　　轻□　　　中□　　　重□

发热：　　　~　　　℃

石巷：　　　mm

特检所见（B超□　　CT□　　IVU□）：

十、中止实验

是否中止实验：是□　　　否□

中止实验日期：

中止实验原因：

十一、治疗过程简评

_____

_____

_____

_____

_____

_____

实验记录者：_____

十二、化验单和体检单粘贴处

（孙西钊）

参 考 文 献

[1] 孙西钊. 冲击波碎石的人体验证//孙西钊. 医用冲击波. 北京：中国科学技术出版社，2006:187-210

[2] Zhou Y, Cocks FH, Preminger GM, et al. Innovations in shock wave lithotripsy technology: updates in experimental studies. J Urol, 2004,172（5 Pt 1）:1892－1898.

[3] Türk C（Chair）, Knoll T（Vice-chair）,Petrik A ,et al. Guidelines on urolithiasis european association of urology guidelines. 2017 edition.EAU Guidelines（978-90-79754-98-4）available to all members of the European Association of Urology at their website, http://www.uroweb.org. 258-289.

[4] Zhang Y, Nault I, Mitran S, Iversen ES,et al. Effects of Stone Size on the Comminution Process and Efficiency in Shock Wave Lithotripsy. Ultrasound Med Biol,2016,42（11）: 2662－2675.

[5] Egilmez T, Tekin MI, Gonen M, et al. Efficacy and safety of a new-generation shockwave lithotripsy machinein the treatment of single renal or ureteral stones: Experience with 2670 patients.J Endourol, 2007 ,21（1）:23-27.

[6] Miller L, Lingeman JE. Treatment of kidney stones: Current lithotripsy devices are proving less

effective in some cases. Nat Clin Pract Urol, 2006, 3（5）:236-237.

[7] Iloreta JI, Zhou Y, Sankin GN,et al. Assessment of shock wave lithotripters via cavitation potential. Phys Fluids（1994）. 2007,19（8）:86-103.

[8] Lingeman JE, McAteer JA, Gnessin E, et al.Shock wave lithotripsy: Advances in technology and technique. Nat Rev Urol, 2009 ,6（12）:660-670.

[9] Chaussy C, Schmiedt E, Jocham D, et al. Extracorporeal shock wave lithotripsy. Technical concept. Experimental research and clinical application. Karger, Basel,1986.

[10] Chaussy C, Schmiedt E, Jokham D, et al.Technical Concept, Experomental Research, and Clinical Application//Edited by Chaussy C, Extracorporeal Shock Wave Lithotripsy.2nd revised and enlarged edition, Karger ,Basel-Munchen-paris, 1986.

[11] Christian C, Geert T, et al. Extracorporeal Shock Wave Lithotripsyin a Nutshell. 2nd.Printed by Dinauer GmbH, Munich, Germany, 2016.

[12] Yamashita S, Kohjimoto Y, Iguchi T, et al.Variation Coefficient of Stone Density: A Novel Predictor of the Outcome of Extracorporeal Shockwave Lithotripsy. J Endourol, 2017,31（4）:384-390.

[13] Vallancien G, Aviles J, Munoz R, et al. Piezoelectric extracorporeal lithotripsy by ultrashort waves with the EDAP LT01 device. J Urol, 1988, 139（4）: 689 - 694.

[14] Xi X, Zhong P. Improvement of stone fragmentation during shock wave lithotripsy using a combined EH/PEAA shock wave generator - in vitro experiments. Ultrasound Med Biol, 2000 ,26（3）: 457 - 467.

[15] Brown SA, Munver R, Delvecchio FC, et al. Microdialysis assessment of shock wave lithotripsy-induced renal injury. Urol, 2000, 56（3）:364 - 486.

[16] Cope RM, Middleton RG, Smith JA. A 2-year experience with the Wolf piezoelectric lithotriptor: Impact of repeat treatment on results and complications. J Urol, 1991,145（6）:1141-1144.

[17] Rassweiler J, Westhauser A, Bub P, et al. Second generatin lithotripters: a comparative study. J Endourol, 1988,2:192 - 203.

[18] Tailly GG. Consecutive experience with four Dornier lithotripters:HM4, MPL9000, Compact and U/50. J Endourol, 1999,13（5）:329 - 338.

[19] Kerbl K, Rehman J, Landman J, et al. Current management of urolithiasis: progress or regress? J Endourol , 2002,16（5）: 281 - 288.

[20] Pearle MS, Calhoun EA, Curhan GC. Urologic Disease of America Project（2005a）Urologic diseases in America project: urolithiasis. J Urol,2005,173（3）: 848 - 857.

[21] Gerber R, Studer UE, Danuser H. Is newer always better? Acomparative study of 3 lithotriptor generations. J Urol, 2005 ,173（6）:2013-2016.

[22] Miller NL, Lingeman JE.Treatment of kidney stones: Currentlithotripsy devices are proving less effective in some cases. Nat Clin Pract Urol,2006 May,3（5）:236-237.

[23] Scales CD Jr, Krupski TL, Curtis LH, et al. Practice variation the surgical management of urinary

lithiasis. J Urol, 2011,186（1）:146－150.

[24] Christian GC，Hans-Göran T. How can and should we optimize extracorporeal shockwave lithotripsy? Urolithiasis,2018,46（1）:3-17.

[25] Khalil MM. Which is more important in predicting the outcome of extracorporeal shockwave lithotripsy of solitary renal stones: stone location or stone burden? J Endourol ,2012,26:535－539.

[26] Alsaikhan B, Andonian S . Shock wave lithotripsy in patients requiring anticoagulation or antiplatelet agents. Can Urol Assoc J,2011,5（1）:53－57.

[27] Bourdoumis A, Stasinou T, Kachrilas S, Papatsoris A, Buchholz N, Masood J, Thromboprophylaxis and bleeding diathesis in minimally invasive stone surgery. Nat Rev Urol, 2014,11（1）:51－58.

第9章 冲击波碎石机的选型原则与机房建设

冲击波碎石术诞生以来，泌尿系结石的治疗方式发生了根本的变化。由于这一技术能够经得起时间的考验，从而使冲击波碎石机的研制和生产得到了持续稳定的发展。迄今为止，先后有超过100种机型投入临床使用。国外生产商达16家，国内主要生产商曾达19家。根据有据可查的不完全统计，截至2018年6月底，国内制造商向国内售出的碎石机约20 000台，引进的进口碎石机约300台。目前仍在临床使用的碎石机估计12 000台。国产机占国内碎石机销售总数的98.5%。这也是在我国的各种大型医疗设备中（如CT、MRI、PET），国产货占绝对优势的唯一产品。本章介绍碎石机的性能检测方法和选型原则。

第一节 冲击波碎石机的分类

冲击波碎石机的分类方法有多种，包括冲击波源、定位方式、冲击方式、结构、发展水平、波源数目、产地等。

一、按冲击波源分类

按冲击波源分类具体见图9-1。

1. 液电式冲击波碎石机 亦称电火花隙式冲击波碎石机。是最早问世的碎石机，目前较少企业生产。由于电极容易损耗且存在能量饱和效应，每治疗一个患者需要更换一个电极。法国EDAP公司研发了电导式电极，电导式电极不存在

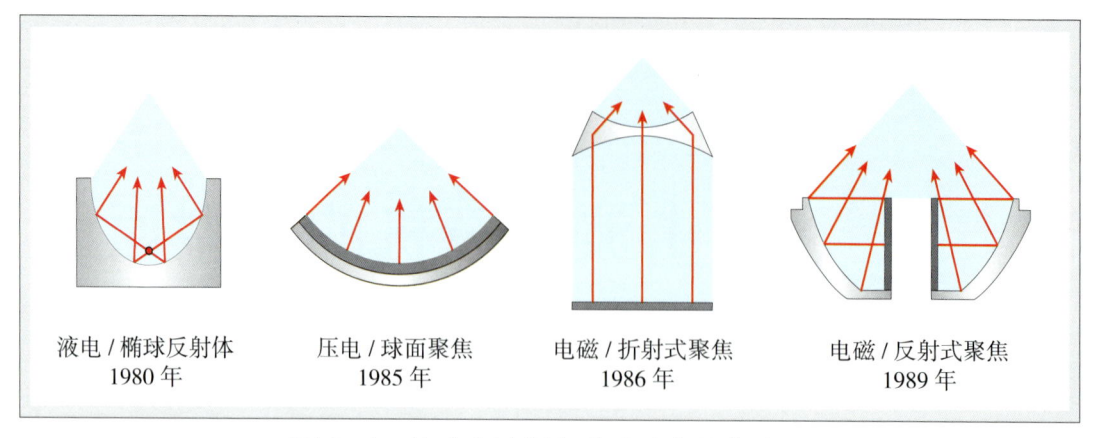

| 液电/椭球反射体 | 压电/球面聚焦 | 电磁/折射式聚焦 | 电磁/反射式聚焦 |
| 1980年 | 1985年 | 1986年 | 1989年 |

图 9-1　按冲击波源分类以及产品化时间

能量饱和效应，其产生的冲击波也更为精确和稳定。

2. 电磁式冲击波碎石机　是目前"流行"的碎石机，其冲击波源的聚焦方式有三种：经声透镜聚焦、经抛物面聚焦和自聚焦。

3. 压电式冲击波碎石机　亦称作压电晶体式冲击波碎石机，其生产工艺要求较高，焦点较为精细。我国尚无企业生产。

二、按定位方式分类

1. X线定位冲击波碎石机　是利用X线-电视系统进行结石定位的，主要有C形臂旋转式、单束旋转式和双束交叉式三种。

2. B超定位冲击波碎石机　是利用B超诊断仪进行结石定位的。如果超声探头固定于波源内部，超声束与波源的出波窗口相同，称为内置式超声定位系统；如果超声探头位于波源之外的人造臂上，以焦点为中心移动，则称为外置式超声定位系统。

3. X线/B超双定位冲击波碎石机　是一种联合X线系统和B超系统进行结石定位的碎石机。

4. 自动定位碎石机　自动定位功能可在X线定位和B超定位碎石机上实现，如台湾宝健、深圳慧康自动定位碎石机（X线/B超），深圳海德B超自动定位碎石机（图9-2）。自动定位对于初学者可节省定位时间，减少X线透射剂量。一般自动定位碎石机也同时开发了自动跟踪触发功能，对于呼吸幅度大的患者，当结石移动至焦点时，触发冲击波，提高命中率。

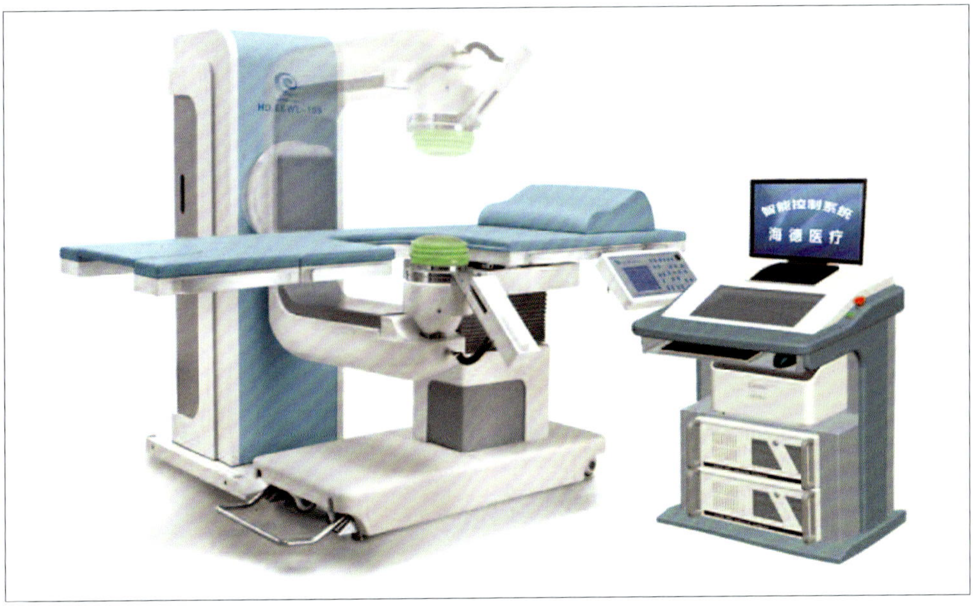

图9-2　深圳海德B超自动定位碎石机

三、按冲击方式分类

1. 单脉冲冲击波碎石机　最为常用，每次只发射一个冲击波脉冲。

2. 双脉冲冲击波碎石机　每次连发两个冲击波脉冲，这两个脉冲的能量相等，脉冲间隔约100ms（图9-3）。设计这种双脉冲功能的初衷只是为了减少更换电极所耽搁的时间。至今，国外只有多尼尔MFL5000型液电式冲击波碎石机具有双脉冲功能。但美国FDA认为，双脉冲冲击波碎石会加重组织损伤，因而对其不予认证。目前，国内也有厂家在仿制这种双脉冲冲击波碎石机。

3. 复式脉冲冲击波碎石机　每次连发两个冲击波脉冲，与双脉冲的区别在于：前一个脉冲为主脉冲，而紧随其后的是一个能量弱小的次脉冲，主次脉冲的时间间隔大约是300μs（图9-4）。次脉冲的压力相当于主脉冲的1/8，仅起定向和强化作用，而其本身达不到碎石的力度。复式脉冲采用的是液电式波源。

四、按结构分类

1. 普通型碎石机　一般为标准结构和配置，临床使用最为普遍。

2. 便移型碎石机　结构简单，移动方便，可安装在汽车内，用于巡回碎石治疗（图9-5）。

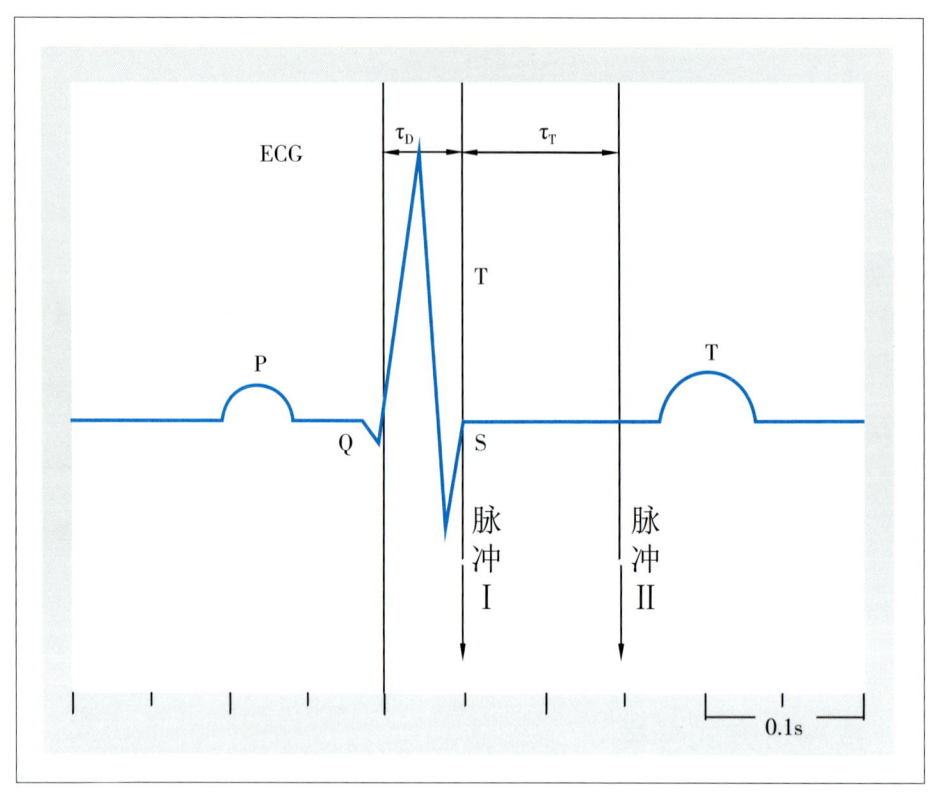

图 9-3　由心电触发的 SWL 双脉冲技术，延时大约 100ms

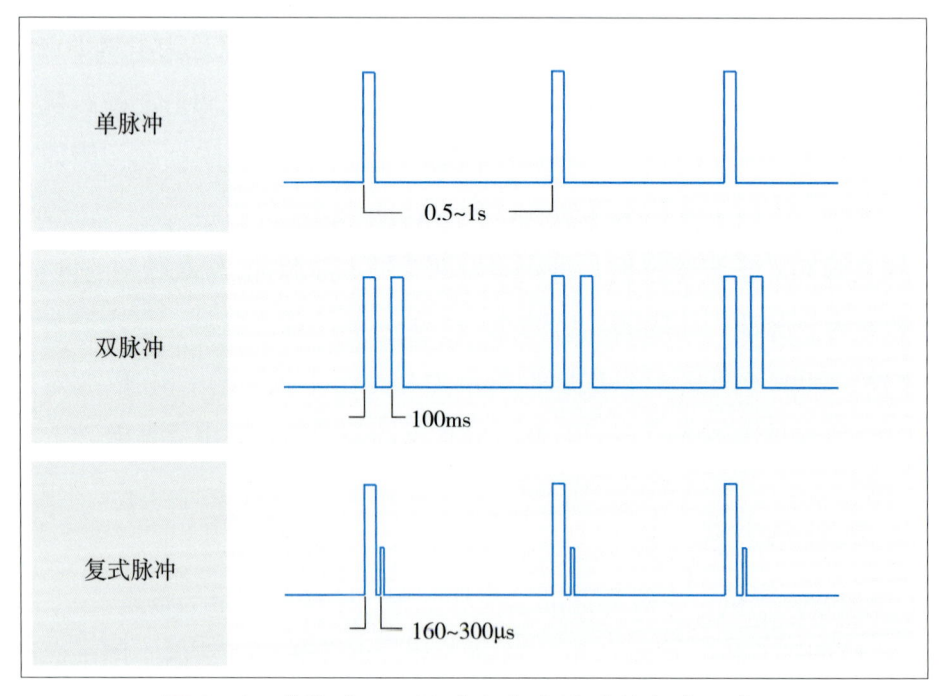

图 9-4　单脉冲、双脉冲和复式脉冲的频率示意图

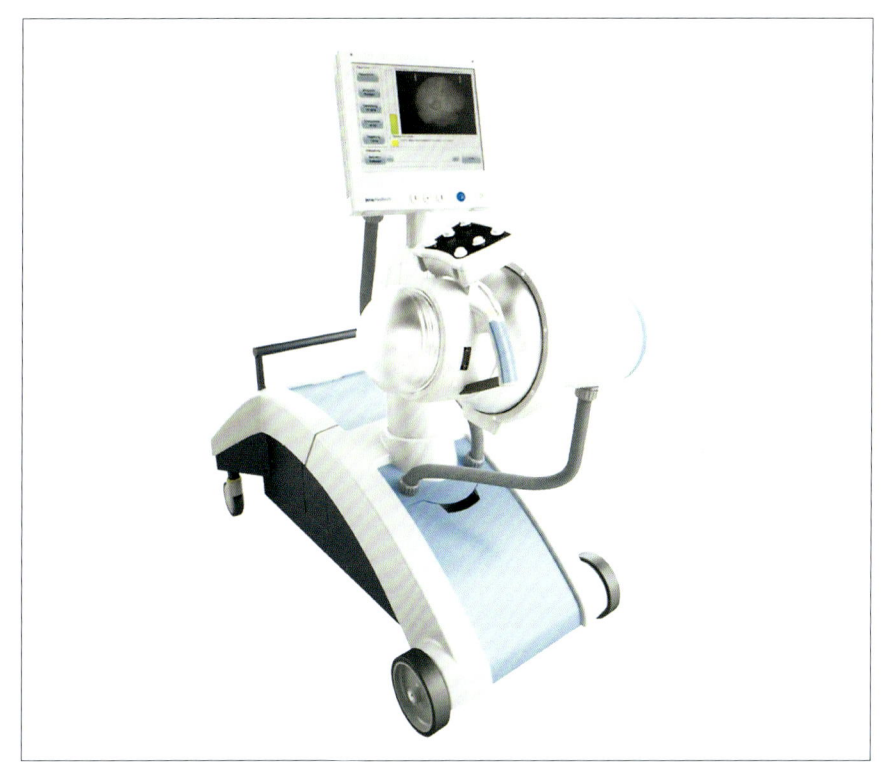

图 9-5 便移型碎石机，可以在 5min 内包装搬运

（引自德国 Jena Med Tech GmbH 产品彩色展示宣传）

3. 豪华型碎石机 一种大型碎石机，带有多功能治疗床，配置齐全而完备。

五、按发展水平分类

1. 第一代冲击波碎石机 特指多尼尔 HM3 型冲击波碎石机，其耦合方式为水槽式（图 9-6A）。虽然该机目前已不再生产，但其碎石效率较高，至今仍被誉为冲击波碎石的"金标准"。

2. 第二代冲击波碎石机 其耦合方式为水囊式和水盆式（图 9-6B,C），特点是治疗头和治疗床融为一体，碎石时无须麻醉。

3. 第三代冲击波碎石机 碎石机与多功能治疗床合而为一，除用作 SWL 外，还能用来进行各种腔内泌尿外科手术。在欧洲使用较为普遍。

六、按波源数目分类

1. 单波源碎石机 绝大部分商品化碎石机均为单波源碎石机。

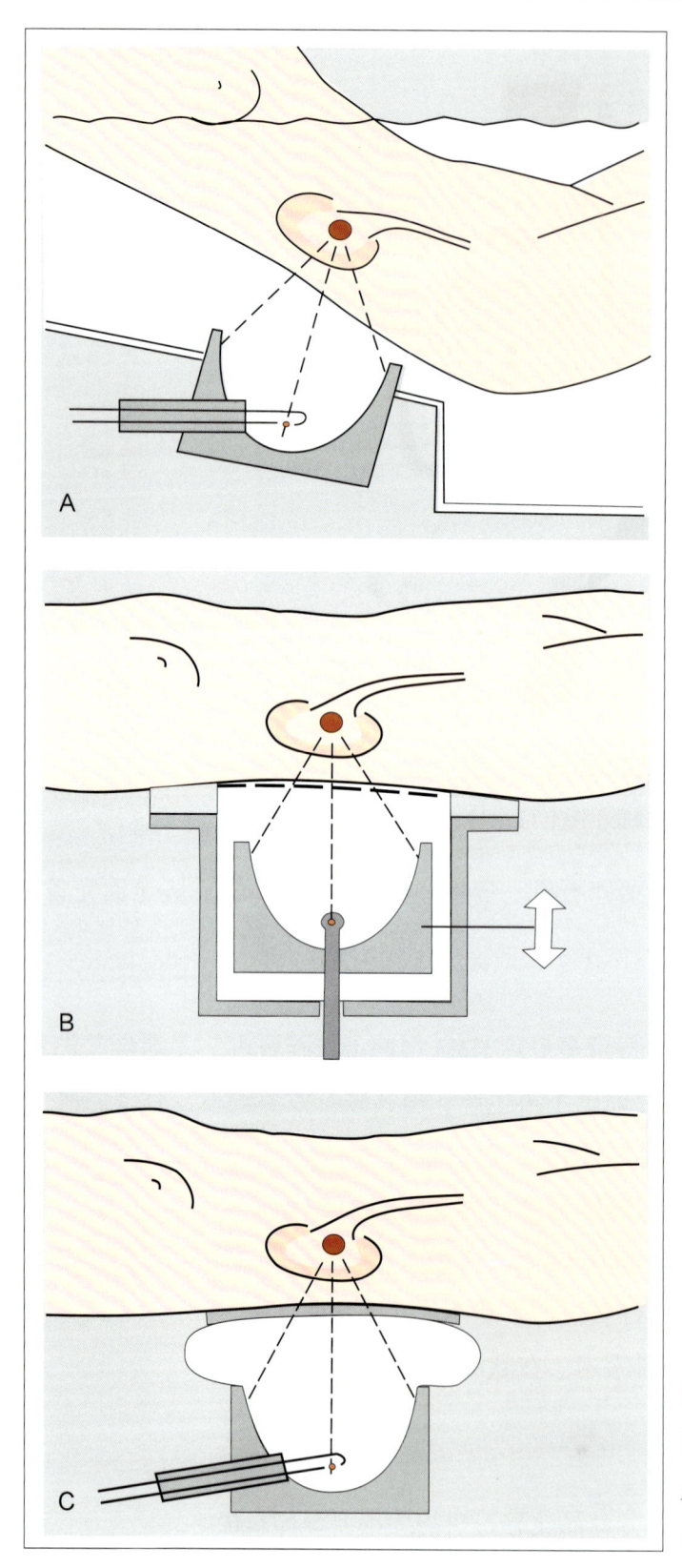

图 9-6 冲击波碎石机的不同耦合方式
A 水槽式；B 水盆式；C 水囊式

2. 双波源碎石机 碎石机上装有两个互成角度的冲击波源，使用时，可同时对准靶位进行冲击。两个波源的脉冲时间间隔是可调的（图9-7）。

3. 波源互换式碎石机 可在同一台冲击波碎石机上实现两种波源互换（液电式和电磁式）。但需同时更换电容和高压开关（图9-8）。

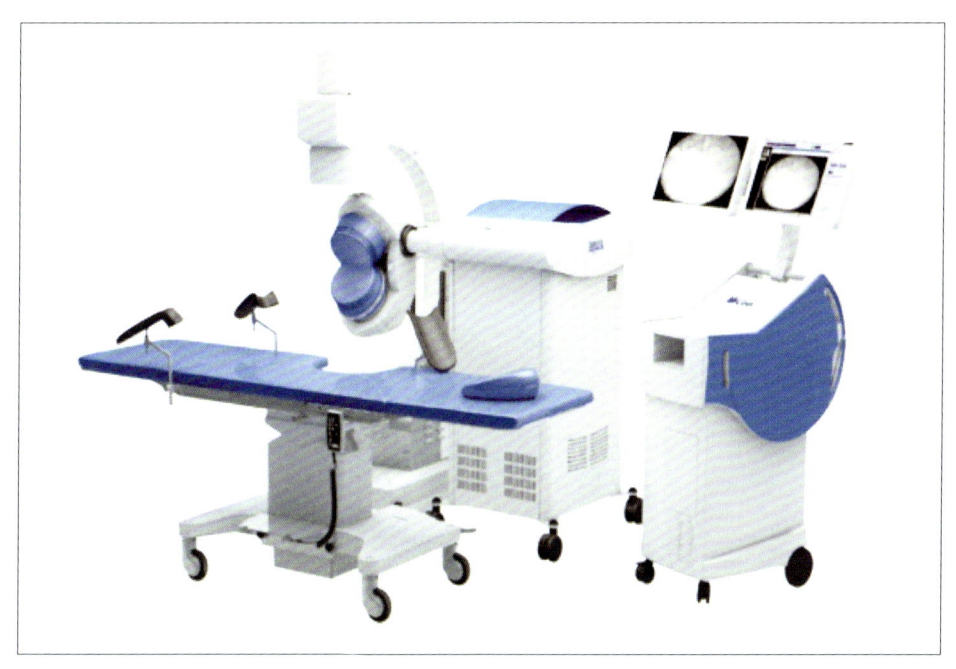

图9-7 Duet Magna型电磁式双波源体外冲击波碎石机

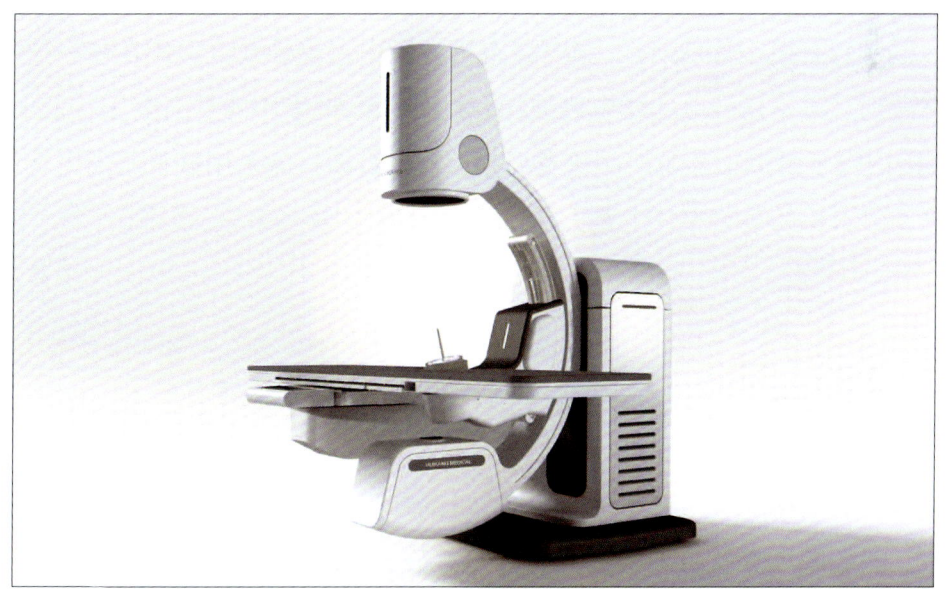

图9-8 HK-Vm型电磁-液电兼容式体外冲击波碎石机

七、按产地分类

1. 进口碎石机　目前我国进口碎石机的总量约300台,大部分为多尼尔公司的产品,近几年,Direx公司的双波源碎石机国内销售量约15台。Wolf Piezolith 3000 puls(压电式碎石机,图9-9)也于2016年取得国内的销售许可。

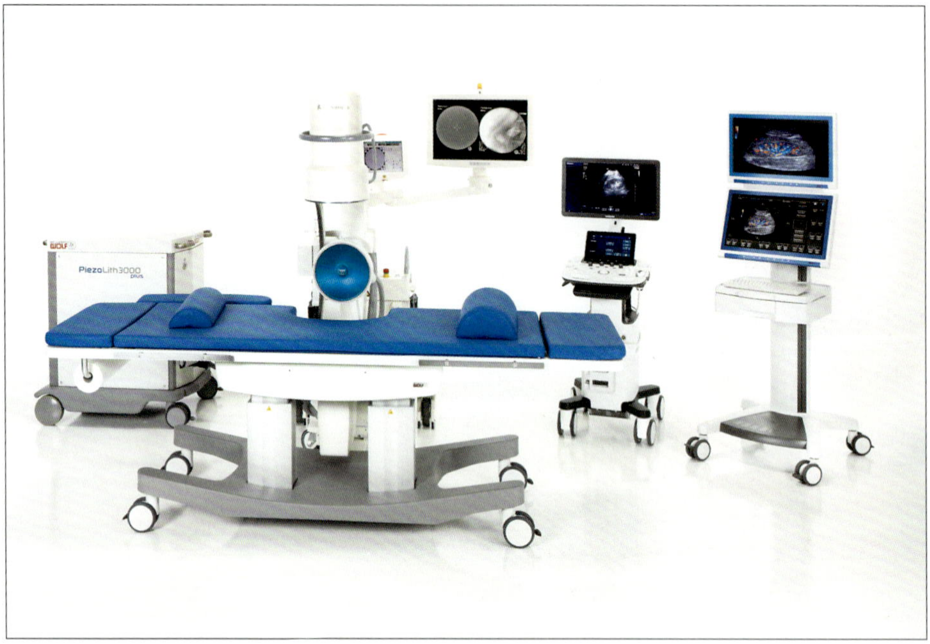

图9-9　2016年取得国内销售许可的Wolf Piezolith 3000puls碎石机

2. 国产碎石机　如前所述,国产碎石机在国内占主导地位。但在核心技术上,两者有区别。无论是液电还是电磁波源,国外碎石机采用的是高电压-低电容技术,而国内限于制造工艺及产品研发力量不足,目前只能采用低电压高电容技术。这使国产碎石机的焦斑整体上都大于进口碎石机。

(张东方)

第二节　冲击波碎石机核心参数的行业标准

从临床应用角度来说,冲击波碎石机的测试项目主要应包括冲击波形、碎石效率、组织损伤和定位效果这四大方面,但国内现有的检测水平还远不能满足起码的检测要求。国内有关部门1990年曾对液电式冲击波碎石机的行业标准作出规定（YY0001-1990），并于2008年进行了更新（体外引发碎石设备技术要求YY0001-2008），由于体外冲击波碎石机同属电气设备，因此，体外冲击波碎石机同时需要遵守医用电气设备的要求。技术说明书至少必须包括的关键内容：①目标标记相对于目标位置的定位精度；②聚焦体相对于目标位置的位置及大小；③压缩和膨胀声压峰值；④每一脉冲的能量。现将其中与临床应用密切相关的核心指标摘录如下，这对选购设备具有一定参考价值。

一、技术要求

（1）第二焦点（实际焦点，下同）的峰值 1990年体外冲击波碎石机均为液电式，其要求为20~50MPa（200~500Bar）。由于电磁波碎石机的发展，2008年此内容更改为：制造商应按GB 9706.22—2003医用电气设备第2部分：体外引发碎石设备安全专用要求给出压缩和膨胀声压峰值。但GB 9706.22—2003并没有明确给出压缩和膨胀声压峰值的测定方法。

（2）第二焦点压力脉冲宽度应不大于1μs。

（3）第二焦点压力脉冲上升时间（冲击波前沿）不大于0.5μs。

（4）第二焦点聚焦范围：YY0001-1990对液电碎石机定为径向半径小于等于±7mm。轴向半径小于等于±12.5mm。YY0001-2008此项目修改为制造商应按GB 9706.22—2003的要求给出聚焦体的大小。

（5）第二焦点至压力脉冲发生器端口距离不小于110mm。

（6）实际焦点与监控器标记的对应点的空间距离（偏差）小于等于3mm。

（7）X线图像分辨力应符合表9-1规定。

表9-1 X线图像分辨力规定

图像增强器输入屏尺寸（mm）	350	310	230	150
分辨力（水平中心）不小于（LP/cm）	8	10	12	14

（8）X线图像低对比度分辨率应不大于4%。

（9）超声图像分辨力：轴向分辨率≤2mm，侧向分辨率≤3mm。

（10）液电式设备至少经过连续2000次压力脉冲释放后，其性能仍能满足上述（1）（3）的要求。

（11）对模拟结石粉碎后最大颗粒小于等于3mm。

二、实验模块

实验模块的总质量为1.71g，按82.5%、10%和7.5%的质量比例，分别取磷酸氢钙，水杨酸苯酯和硬脂酸镁这三种粉状物质，这些粉均匀混合后，再压制成1cm×1cm×1cm的块状物。

在此应特别指出以下几点。

（1）冲击波第二焦点（严格讲是焦区）的波形和峰压值是表明碎石机功率的两项重要参数。目前，国外一般采用聚偏二氟乙烯（PVDF）宽带压力传感器或纤维激光传感器测定焦区波形和峰压，但这种仪器昂贵而又易损。而国内的多数厂家和鉴定部门采用的是窄带压力传感器，测试结果欠准确。

（2）在前述的第二焦点体积应是用压力传感器测量得出的。在许多国内厂商碎石机说明书中所列出的焦点体积与美国FDA认证的同类机型相比，国内机型的焦点体积普遍都比国外机型精细得多（表3-1和表3-2）。但实际上，国内任何一家碎石机的焦点体积就连国内行业标准都达不到。

（3）在技术要求第11条中，模拟结石的物理参数未加标定，因而不同碎石机粉碎模拟结石的效果也就无法比较和确定。

此外还应引起注意的是，有些企业产品的技术指标特别是一些治疗性参数，缺乏真实性。

（何媚英　张东方）

第三节　碎石机的性能

一、碎石效能

冲击波的碎石性能（disintegration capacity）是指单发冲击波脉冲粉碎下来的结石容量，可通过一枚结石被彻底粉碎至<2mm的颗粒时所需的脉冲次数进行计算，公式为：

$$碎石性能 = \frac{结石容量}{脉冲次数} \qquad (公式9-1)$$

式中，碎石性能的单位是微升/次（μl/SW）。结石容量是指结石完全浸入水中时所排开的水容量。单位是毫升（ml）。碎石性能随冲击波强度的提高而递增（图9-10），但不同类型碎石机的碎石性能一般是不同的。

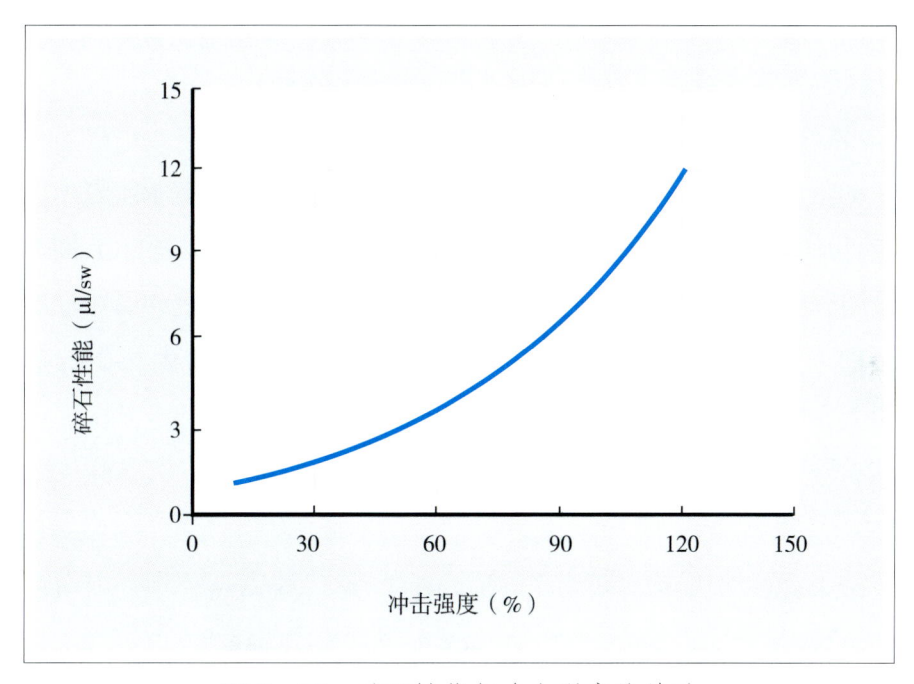

图9-10　碎石性能与冲击强度的关系

二、不同冲击波源的碎石特点

利用人工模拟结石可以比较不同波源碎石机造成的结石破坏特点。这种人工结石的材料具有与人体结石相似的声学和机械性质，而且结构和材料均一，可以用来模拟SWL中冲击波与结石的相互作用，是体外实验的理想模型。

在相同的冲击次数和可比的能量强度下，结石粉碎的效率依次为液电＞电磁＞压电。这三种波源产生的弹坑形状也截然不同：液电的为阔而浅，压电的为狭而深，电磁的为圆锥形。这些差异与不同碎石机压力区的体积形状、能量分布以及空化作用有关。液电式和电磁式碎石机的焦区大，定焦精确度的要求不如焦点精细的压电式碎石机高。实验表明，人工结石的弹性模量和声阻较高，较难粉碎，与临床上一水草酸结石和胱氨酸结石的特点相似。此外，有人利用安装在电磁式碎石机上的不同透声镜研究了冲击波焦点角度对结石粉碎效率的影响，结果证实，在相同能量水平，直角比钝角冲击波的碎石效率高。改变液电机的反射缸形状也会使碎石效率有明显不同，这种差异归因于焦区内能量分布不同。

三、碎石机效能的检测方法

碎石机的内在品质主要取决于冲击波源和定位图像，这可通过临床医师所熟悉的体外试验和体内试验（临床应用）进行测评和鉴定。

（一）体外试验

这一试验方法是将人工模拟结石（模型石）装置于透明盛水容器中，体外观察 SWL 的粉碎过程和效果。这一方法简便、准确、实用，是国际上推荐的标准的首要检测手段，检测效果优于波形检测。南京大学鼓楼医院碎石中心参照国际标准研制的人工模拟结石的物理参数与人体结石基本相似（表 9-2）。模型石的形状有如下 3 种。

表 9-2 肾结石和模型石的物理性质

	纵向波速（m/s）	密度（kg/m^3）	声阻[10^{3}kg/(m^2·s)]	压力破碎强度（MPa）	张力破碎强度（MPa）
肾结石	2724~4651	1546~2157	4178~9242	2.0~17.6	0.1~3.4
模型石	2646	1521	4020	14.3	2.3

1. 圆形 结石直径 12mm（国际上人体尿路结石的平均大小），可用来测定碎石机将其粉碎的粒度以及完全粉碎（颗粒≤2mm）所需的放电次数。

2. 柱形 12mm×15mm，放电 300 次后计算结石的损失率。

$$损失率 = \frac{碎石前体积 - 碎石后体积（\geqslant 2mm）}{结石的体积} \times 100\% \quad （公式 9-2）$$

3. 方形 35mm×35mm×20mm，用来测定焦斑面积、焦区弹坑形状和焦点偏移度。

这些人工模拟结石的结构特点是内含大量微孔，使用时置于水中 30min，浸透后使结石内气泡完全释出。试验时，将结石放在盛水的透明容器中，高度距容器底约 50mm，定焦后可按预设的电压和次数进行冲击，现场观察整个碎石过程。这一试验方法简便，而且重复性好，对选购机型很有帮助，而且对于泌外医师了解结石粉碎的过程有着更为直观的感性认识。

（二）临床观察

性能优良的冲击波碎石机应当具备影像质量好、碎石效率高和人体损伤轻这三项基本要求。通过短期临床观察就可做出大致判断。

1. X线影像的判断　理想的X线定位影像的分辨率和清晰度应当基本达到KUB平片的水平。具体而言，在一张正确曝光的尿石患者KUB平片中（以肾轮廓或腰大肌阴影清晰为准），即使结石钙化影很淡，它照样可以在碎石机监视屏上显现。

2. 碎石效能的判断　临床碎石效果可以真实反映机型的性能。在即时X线定位图像上，可观察结石粉碎的程度。≤15mm的肾盂"阳性"结石，用电磁冲击波3000次或液电冲击波2000次左右，一般应当场完全粉碎，即最大颗粒≤3~4mm；≤10mm的输尿管结石在受冲击2400次后，完全粉碎的概率为60%~80%，但有时由于输尿管结石往往存在不同程度的嵌顿，有时术后次日至3周才能散开或排净。

B超定位时可通过以下现象粗略估计碎石程度。肾盂结石粉碎后结石粉末的强回声区扩散，呈现为"云雾现象"；输尿管结石粉碎后，粉末沿输尿管腔分布拉长，超声图像为"喷气流（Jet-stream）现象"；下段输尿管结石在被粉碎时，可见结石碎片缓缓坠入膀胱的过程，出现所谓"飘雪现象"。应当注意，在判断结石粉碎程度时，B超不如X线准确，因此，SWL术后复查应以KUB平片为准。

3. 不良反应的观察　冲击波对人体的损伤与碎石机的质量和能量有直接关系。潜在的不良反应需经过组织学或生化方法检查，但亦可通过临床表现来粗略估计冲击波的能量和质量。

（1）震区疼痛：在临床上，SWL所致的疼痛是造成碎石治疗中断的常见原因或唯一原因。因此，在选型时必须重视不同冲击波碎石机所致的痛感。按照德国的标准，痛感分为五度：1度，绝对无痛；2度，体表有感觉，但无不适；3度，体表微痛，超过100次冲击后将难以忍受；4度，内脏轻度痛感，超过10次冲击则难以忍受；5度，痛感严重，无法忍受。

SWL引起痛感的因素很多，也不可单凭痛感来作为选型的唯一根据。第二代碎石机引起的痛感通常不超过4度。一般而言，治疗大约15mm大小的肾盂结石时，在额定的单期冲击剂量之内，如果使用哌替啶后仍因疼痛而无法坚持治疗，以致结石不能完全粉碎，提示冲击波源质量不佳。

（2）皮肤损伤：表现为红晕、瘀点和瘀斑，甚至皮肤破损。虽然有时可能与患者的凝血机制有关，但如在常规剂量冲击时，患者的瘀斑过大甚至皮肤破损，则可能是冲击波焦区错位或过长所致。

（3）血尿：现已证明，SWL术后的血尿程度直接反映组织的损伤程度。使用品质优良的冲击波碎石机治疗肾结石，术后的肉眼血尿多在当日转清，较少持续2天以上。如果血尿较重，带大量血块，持续时间较长，如排除凝血机制异常，就说明冲击波源存在问题。

总之，如果碎石效率高，但人体损伤重，说明波源功率过大，可适当降低电压后再行观察；如碎石效率低而组织损伤轻，说明波源功率不足；如碎石效率低而组织损伤重，则无疑是劣质冲击波所致。在此亦应指出，只有在同等剂量能量下对比时，结论才是相对可靠的。但由于各类碎石机的工作原理不同、波源不同和设计不同等，有时难以对其做出客观评比。

（张东方）

第四节　冲击波碎石机的选型原则

冲击波碎石（SWL）的疗效在很大程度上取决于碎石设备。"理想的"冲击波碎石机首先应能达到高效、安全、无痛、快捷的治疗目标。其次，它还应具备价格合理、运行成本低、具有多功能、占地面积小等额外优点。

一、价格/效能比选择法

目前，国产冲击波碎石机经过三十多年的发展，在技术和工艺上已基本成熟。优质的国产碎石机与档次相同的进口碎石机相比，在临床疗效上差别不大。如果两者择一，就取决于效价比。现今同等档位的国产碎石机价格仅有进口碎石机的1/10，因而其效价比远远优于进口机，这已是不争事实。况且，进口的冲击波碎石机也是良莠不齐，故在选择时可能面临两种风险：一是设备风险，国内曾有多家医院早期进口的碎石机因品质太差而无法回收成本或买回后根本就无法使用；二是经济风险，购置进口碎石机后，主要是靠患者支付的医疗费来回收成本和支付消耗件费、保险费和各种维修费等，早期进口碎石机收费比国产碎石机高，现阶段价格一致，且目前冲击波碎石收费低廉，大部分医院不能靠碎石收入支撑碎石机的维护费用。此外，进口机的售后服务和能否长期而及时地供应维修性配件也是令人头痛的问题。

二、定位系统选择法

泌尿外科的 SWL，应当首选 X 线定位系统。理由如下。

1. 含钙结石占 90%，用 X 线定位远比 B 超定位迅速、准确。分辨率高的 X 线定位系统甚至可以准确找出与骨盆骶髂关节重叠的中段输尿管结石，几乎没有透视盲区和死角。

2. 可以利用 X 线系统进行各种必需的尿石病常规检查和治疗，如腹部平片、静脉泌尿系造影、逆行泌尿系造影及各种体内碎石术等。

选购时应注意以下几点。

（1）X 线定位系统应为 C 形臂旋转式，而且球管在下，接收器在上，这可避免 X 线直射患者的眼球晶状体、甲状腺和男女生殖腺造成的物理性损伤，如白内障、甲状腺功能减退和胎儿致畸等。

（2）发射缸体（治疗头）应呈倾斜式，这可避免水囊的 X 线阴影与结石影相互重叠，造成结石识别困难。

（3）目前，国内的许多机型配有 X 线 B 超双定位系统，联合应用可相互取长补短。此外，X 线定位系统可配影像处理系统，单独为泌尿外科做造影使用。有条件可以配置双定位系统。

我国大部分基层医院往往单配 B 超定位，三十多年的临床实践，这批临床医师也掌握了丰富的定位经验，实现定位无盲区。但对初学者而言，超声技术较难掌握，尤其对中段输尿管及其附近的结石的定位难度较高，效果不能令人满意。尽管超声技术不容易掌握，作为随访的重要检查工具，碎石中心购置一台超声设备是非常有必要的。

三、冲击波源选择法

近二十年来，国外应用最广的波源已由液电式逐步趋向为电磁式。由于压电式波源功率太低，一般不在备选范围之内。经过多年发展和技术进步，国产电磁式波源的应用已很普遍。国产电磁式波源性能比较可靠，由于采用的是"广焦－低压"技术，碎石效率高且患者的痛感低。此外，电磁式波源的能级范围很宽，由低到高可达9级以上，可用来治疗一些骨科疾病如跟骨刺、网球肘、骨不连和扁平髋等。虽然我国有液电和电磁互换碎石机，但更换波源的工作需要由工程师完成，使用并不方便。国外双波源碎石机理论和临床试验均提示安全性更高，但对中下段结石采用双波源定位比较困难。

冲击波的焦距代表治疗深度，以130~140mm为宜。根据国人的体型，无论采用何种波源，焦点距离不宜低于130mm。如果焦距太短，治疗肥胖型患者结石和下段输尿管结石（因需充盈膀胱而致结石位置后移）时，焦点达不到靶位；反之，如果焦距过长，在治疗瘦型患者结石和儿童结石时，焦点则超越靶位，况且治疗深度过长会造成冲击波径路之处组织的多余损伤。但我国部分碎石机治疗深度只能做到110cm。此外，治疗头最好安装在半环式轨道上，有助于从多角度发射冲击波，同时，治疗头应设计为斜缸式，因为传统的直缸式治疗头的水囊会遮挡X线，影响结石的定位。

X线、B超结石定位的比较见图9-11。

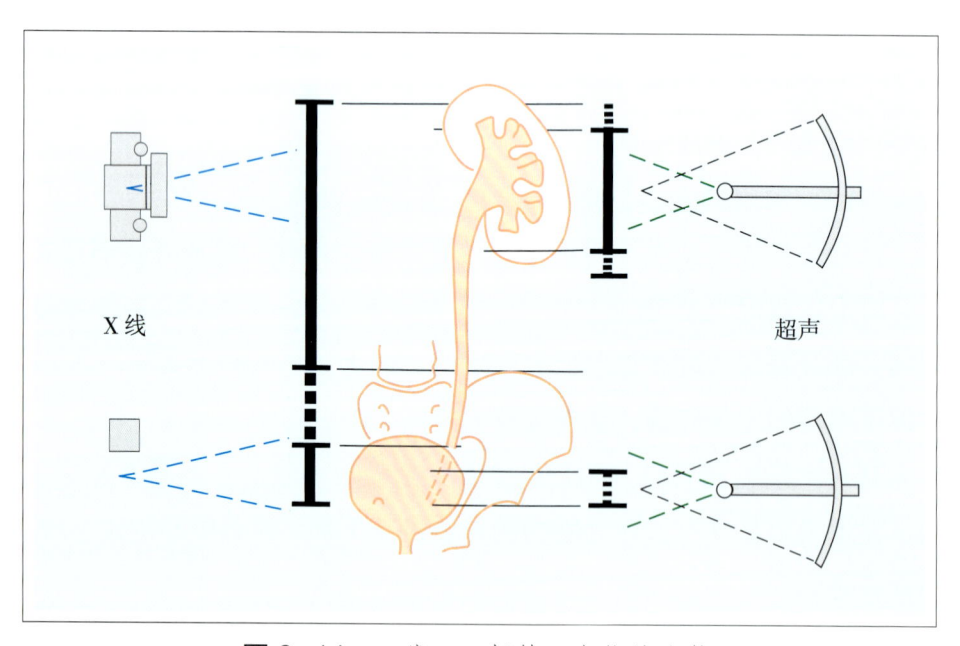

图9-11　X线、B超结石定位的比较

X线能清楚地观察到除中段输尿管以外的其余上尿路不透X线结石；B超对大部分肾结石能显示清楚，肾两极和输尿管末端次之，其余部位则较难显示

四、机型与配置选择法

这主要取决于泌尿外科的规模、腔道技术操作水平以及科室发展前景。第二代碎石机一般只是单纯用于SWL，有些带有X线影像系统和摄片装置的机型也可用来做逆行尿路造影等X线特殊检查，可以作为基层医院首选；第三代碎石机的特点是较第二代碎石机多一套多功能泌尿外科专用手术台，除了可做SWL，还可用来做各种腔内泌尿外科手术。其C形臂式成像系统能够沿头脚位移动，无透视死角和盲区，而且还可侧向水平摆动，离开手术床体，便于腔内手术操作。在泌尿外科装备了第三代碎石机后也就相当于在科内建立了自己的腔道手术室和X线特殊检查室，可为医生和患者提供极大的方便。

在此也应特别指出，目前有一些作坊式的小厂仍在生产简陋的碎石机，大都以赊账的方式销往县级以下的医院，包括乡镇卫生院或个体诊所，这种碎石机均采用B超定位系统，电路设计采用低电压、高电容，用低电压冒充低能量。因其技术工艺水平极为粗糙，故碎石效果极差且损伤较重。它不但损害了患者的利益，而且也损害了冲击波碎石的声誉。应用这些劣质产品的区域（尤其是文化和经济落后的地区），结石患者甚至医生往往不相信冲击波碎石术。因此，在选择机型时不可贪图便宜，以免上当受骗。

复式脉冲碎石机是第四代冲击波碎石机，曾是国际上研发的热点。自2001年南京鼓楼医院与北京市科学技术委员会索迪公司研制出首台复式脉冲碎石机以来，国内许多厂商对其竞相仿制，但因其对冲击波碎石机的物理机制不甚了解，误将"双脉冲"理解为"复式脉冲"，所以制造的几乎都是"双脉冲"碎石机（详见本书第1章）。其实，双脉冲碎石机早在20世纪90年代初期已在德国问世，因其组织损伤较重，美国FDA不予认证，随后不久便不再生产。在2003年，德国、以色列和美国几乎同时推出了双头式复式脉冲碎石机。

综上所述，优选冲击波碎石机的大致方法如下。

（1）优质的国产碎石机与进口碎石机的总体效果接近，如果不考虑效价比，选型倾向则取决于院方的经济实力和市场的认同度。

（2）首选带有C形臂式X线和B超的双定位机型，次选单一B超定位的碎石机。

（3）电磁式波源技术相当成熟，压电式波源技术也有了长足的进步，而传统液电波源因需频繁更换电极且存在能量饱和效应，已成为非主流产品。电导式电极在我国尚无产品。

（4）近来国内推出的所谓复式脉冲碎石机实际上大都是"双脉冲"碎石机。对此，在选型时应当慎重行事。

选型时，不仅应考察使用单位，而且应考察制造厂家。考察使用单位的目的是了解设备的临床应用情况、售后服务以及厂商的信誉度。但由于临床医师技术水平参差不齐，或其对碎石疗效的期望值不一等因素，有时难以得出可靠的结论。因此，更应重视对制造厂商的考察，目的在于实地了解制造厂家的研制实力和企业规模以及体外测试结果。

冲击波碎石机是一种大型治疗性设备，专业性特殊，属三类医疗产品，不同于医院一般熟知的各种大型诊断性仪器。因此，在选择机型时最好有泌尿外科医师参与论证。初次选购的单位最好先向附近有经验、有信誉的碎石中心进行咨询，不可轻信厂商的广告宣传。一般说来，备选机型至少应列三种，这可充分利用厂商的竞争意识取得质量上的保证和价格上的优惠。参照以上几项选购原则，优中选优，最终总能获得满意的结果。

（周　越）

第五节　国产冲击波碎石机的技术特点

从技术体系上来讲，国产碎石机与国外碎石机确有很大的不同。这突出体现在核心技术——冲击波源上，国外液电式冲击波发生器采用的是高电压－低电容技术，工作电压范围在 14~30V，而储能电容仅为 0.04~0.08μF。这种高电压－低电容冲击波发生器的特点是，F2 处的等离子体比较集中，焦斑较小，峰压较高。例如，多尼尔系列液电式碎石机的焦斑直径为 3~15mm；而国产液电式冲击波发生器恰好与其相反。1992 年以来，国内设计的工作电压范围为 8~18kV，并且临床应用的平均电压还有进一步降低的趋势，约在 10kV 以下。但其电容则比国外大得多，为 0.42~1.0μF。国内采用这种设计方案的主要原因是，研制之初，受技术与工艺水平的制约，国产碎石机只得采用低电压 – 高电容式冲击波发生器，其结果是 F2 处的等离子体不够集中，造成峰压较低，焦斑较大，直径一般为 20~30mm。目前，在国内不少文献中，误将这种"低电压"称为"低能量"。其实，低电压并不完全等同于低能量。输入电能公式如下：

$$输入电能 = 1/2（电容 \times 电压^2）\qquad （公式 9-3）$$

从公式中可以看出，除了参数电压外，还应计入参数电容。将"金标准"的多尼尔 HM3 型碎石机常用的相应参数代入这一公式，可以算出，每次脉冲的平均能量为 16J，而国产碎石机一般约为 30J，说明后者的冲击能量不低。然而，尽管国内所谓"低能量"提法是片面的，但国产碎石机的临床疗效却是肯定的。大量临床实践和经验证明，与国外一流的冲击波碎石机相比，虽然国产冲击波碎石机的峰压值较低，但在碎石效率上与其相当。最近国外的研究也表明，焦区的峰压值与碎石效率关系不大，并非愈高愈好。此外，国产碎石机造成的震区痛感较轻，对成人患者可以实现完全无麻醉化治疗，而且很少引起严重并发症。此外，低电压碎石机的电路允许在一台碎石机上互换使用液电式波源和电磁式波源，从而在国际上首次实现了单机液电 – 电磁兼容技术。

1997 年，中国台湾成功大学医学院泌尿外科实验室在台湾科学院 87 万美元的资助下，研究历时三年，结论也是低电压（6~9kV）的碎石效率明显优于高电压。而且组织损伤的风险较小，并且也指出，液电式冲击波碎石机的发展趋势应是设置和应用低电压、高效能发生器。

在 2000 年，德国物理学家、电磁式冲击波源发明人 Eisenmenger 教授用模型石对这种低电压冲击波源的碎石效果进行了体外实验研究。结论是，低电压发生器可产生大焦斑。在 2001 年，他撰文提出了冲击波碎石机制的新学说——"低压力 – 广焦斑"（low pressure–wide focus）所致的"挤压双瓣碎裂"机制，即当冲击波焦斑的面积大于结石的径向面积时，结石外周的冲击波产生一个环形的内向性挤压作用，将结石粉碎。其实，这一学说在本质上就是国内"低能量"概念的翻版。不过，这一学说并不能囊括结石粉碎的全部机制，而且它也不可能是结石粉碎的主导机制。理由是，在面积上大于焦斑的结石照样可被有效粉碎，并不必依赖焦斑对结石产生的周向压力。另外，Eisenmenger 教授用模型石所做的体外实验是在静态下进行的，在临床上，结石可随呼吸动作产生2~3cm的上下摆动，即使宽焦斑也难以在结石周围造成一个像体外实验那样一个理想的环向压力区。看来，全面阐明国产碎石机碎石的物理机制还有待于深入研究。

1999年5月，南京大学附属鼓楼医院与北京市科学技术委员会开始联合研制复式脉冲碎石机，于2001年4月终于试制出第一台样机（图9-12），这些年来国内至少有1200台复式脉冲碎石机在临床使用。大量实验表明，与国内外传统的单脉冲碎石波源相比，复式脉冲碎石机随电压的升高，可提高碎石效率20%~46%，而且组织损伤较轻。

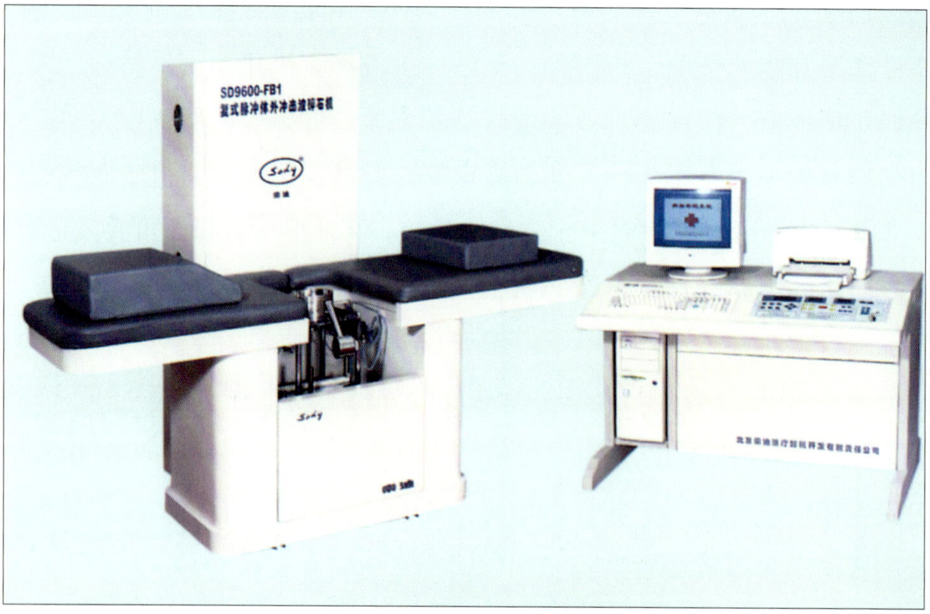

图9-12 B超定位的复式脉冲冲击波碎石机（SD9600型）

（周　越）

第六节　冲击波碎石中心的规划与建设

一、建筑要求

对于体外冲击波碎石机安装场地的建筑要求，不同厂家的碎石机之间和同一厂家不同型号的碎石机之间都有较大的差异。本文所述的对体外冲击波碎石机安装场地的建筑要求具有一般的通用意义。

（一）面积和空间

在条件允许的情况下，碎石机房的空间应该以大为宜，力求给人宽阔舒畅的感觉。除了安装碎石机所需的空间外，室内还应留出放置药品柜、急救器材等设施的地方。若条件所限，机房的最小面积亦应保证当治疗床在各个方向移动到极限时，碎石机与四壁的间隙能供人自由通过（图9-13）。

操纵室除了摆放操作台和座椅之外，还须考虑放置写字台，X线观片灯，有的还要放置电脑等，空间亦尽可能大些。

机房与操纵室应有门相通，以便进出，其门宽度一般要求大于90cm，高度200cm。采用X线定位系统的碎石机机房与操纵室之间安装铅玻璃观察窗，一般为120cm（长）×60cm（宽）×1.5cm（厚）。若经济条件许可，铅玻璃可适当加大。安装铅玻璃时应注意，在将其装入墙内前，必须先用木框包好。装入墙内后，再用铅皮包封墙与木框的过渡缝隙（图9-14）。切忌铅玻璃直接装入砖墙中，以免铅玻璃因温度变化发生冷缩热胀而破裂。

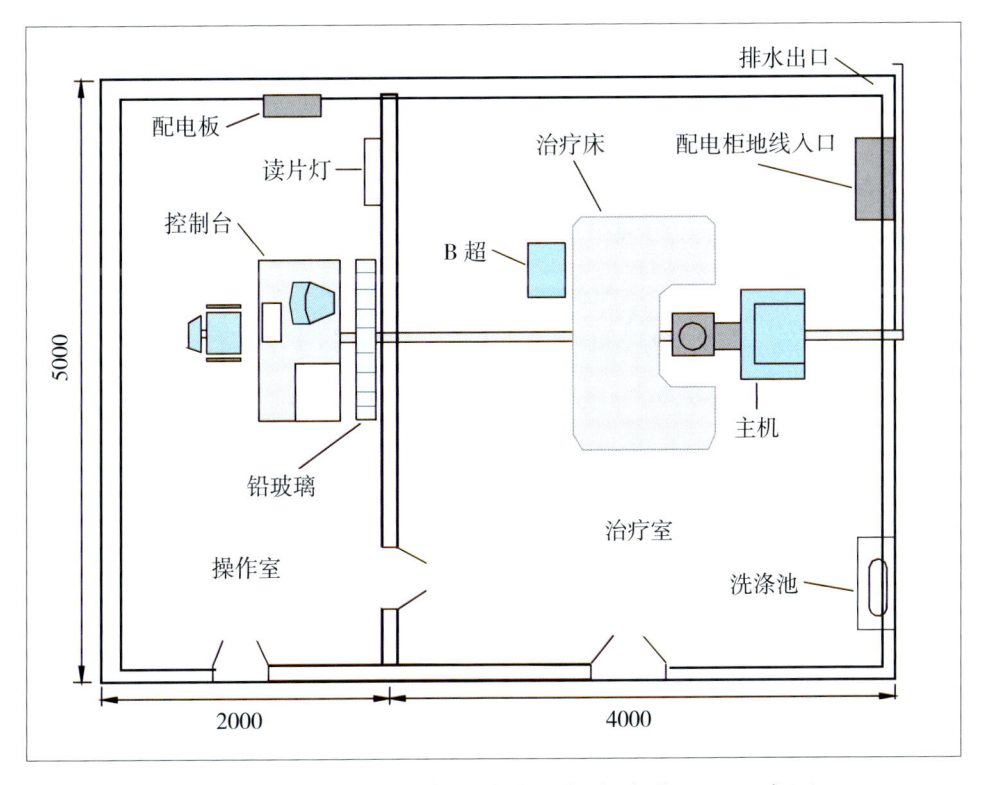

图9-13　X线定位冲击波碎石机房建筑平面示意图

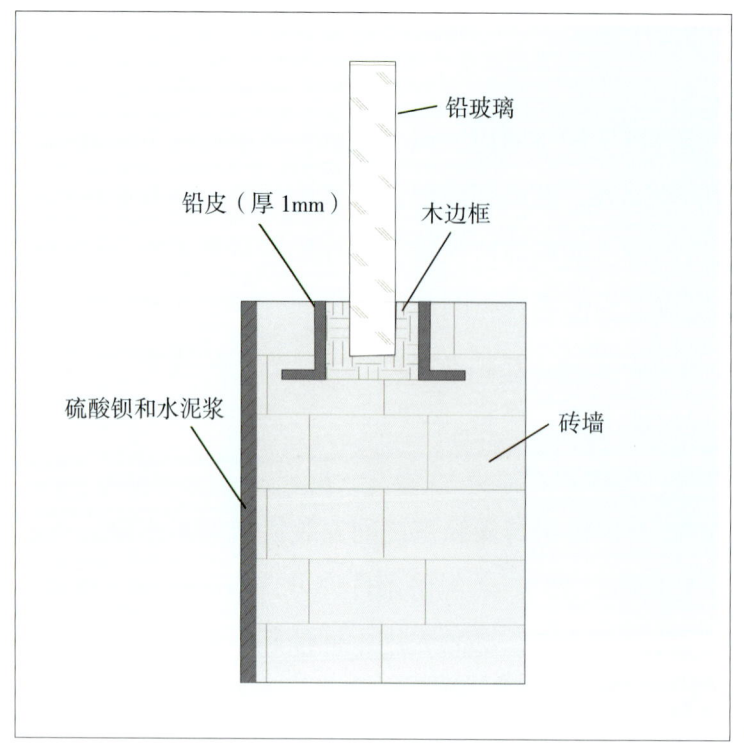

图9-14 铅玻璃安装方案

（二）机房承重

如果机房选择在二楼以上楼层，则必须考虑机房及过道的承重能力。假如碎石机主机重量600kg左右，而楼面承重少于每平方米500kg，则可能会使楼面负荷过重，形成危害。特别是一些老式预制件结构的楼层，承重一般只有每平方米200kg左右，若不加处理就作为机房使用则极不安全。

如果确实需要将机器安放在承重不达标的楼面时，应对机房进行加固处理，一般的加固方法是在地面上用钢型材或木方平铺在楼面上，上面再铺上厚木板作地板（图9-15）。本方案仅供参考，具体操作时应根据楼面实际承重能力和碎石机重量实施安全可靠的加固方案。

（三）电源和供水

碎石机一般要求工业用电，大多数采用三相电源供电，如果不带X线拍片装置，功率通常小于5kW。

国产碎石机要求的电源条件是：①电压：3×380V 三相四线 ±10%；②功率：≤5kW；③频率：50Hz±1Hz。

如果电压经常不稳定，应加装稳压器。现代碎石机用水量很少，可以接驳水

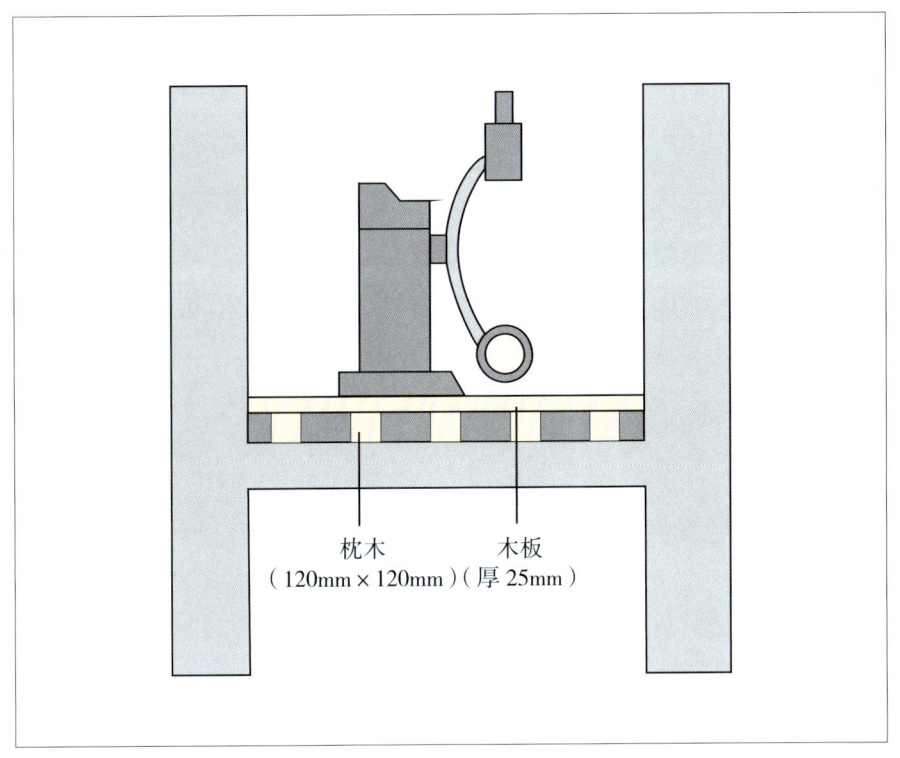

图 9-15 增加机房地板承重方案

管，也可以不接，对水的要求不是很严格，一般软化自来水就可以，但含气量很高的水，碎石效果会受到影响，应进行除气处理再用于碎石机。

（四）X线防护

尽管X线定位碎石机使用的X线剂量很低（通常少于100kV，几毫安），但长期接触放射工作，应当考虑足够的X线安全防护措施。

一般X线定位碎石机机房的X线防护参照放射科X线机200mA拍片的机房建造。常见的X线防护标准要求如下。

GB8279-87 医用诊断X线卫生防护标准

GB9706.3-92 医用电气设备：诊断X线发生装置的高压发生器专用安全要求

YY/70106-93 医用诊断X线机通用技术条件

（五）环境要求

降低碎石机使用过程中的噪声以及为患者和操作医生创造一个舒适环境非常必要。

如果有条件，应对碎石机房的墙壁和天花板作降噪处理，装修机房时应使用吸音墙壁材料贴挂墙壁；天花板力避纯平形式而改用多折面形式；窗帘可用厚重天鹅绒布料等，以利降噪。

为了保证机器的使用环境和治疗环境，碎石机房内必须安装空调。使用碎石机对患者治疗时，要求患者裸露腰腹部，身着单衣，机房内如无空调会造成患者身体冷热不适，引起情绪不稳，影响治疗效果。再者碎石机在稳定的温度和湿度环境中运行和工作会更加可靠。

碎石机正常工作的环境条件要求是：①温度：15~35℃；②相对湿度：45%~85%；③大气压强：86~106kPa。

（六）地线设置

碎石机要求有两条相距5m以上且接地良好的独立地线。需要强调的是，由于碎石机工作时产生高压，所以不仅要求有接地良好的地线，更要保证地线本身的高可靠性。

地线的施工视气候、土壤环境条件及工程条件不同而有多种方法。图9-16是一种碎石机常用的地线施工示意图，可供参考。应由合格的电工人员埋设，埋设完毕后，应用地阻表测量接地电阻，确认符合高压用电器安全保护接地的安装要求。如果不合要求，则应降低接地电阻阻值，达到要求后方能使用。

（七）B超定位碎石机的设置

B超定位碎石机的机房要求比X线定位碎石机简单得多，通常一间工作室即可，条件允许宜另设一间办公室（图9-17）。

B超定位碎石机无须X线防护，但要注意噪声污染。B超定位碎石机重量较轻，一般无须考虑地面承重问题（特殊型号的碎石机例外）。地线要求与X线定位碎石机相同。

二、机房设置

（一）碎石室

碎石室是放置碎石机并对患者施以体外碎石治疗的主要场所，内部设计和环境要求相对较高，其基本要求是：布局要合理，便于操作；宁静的治疗环境，具有防噪声、防射线、防尘设施；空气的温度和湿度保持在正常范围内。

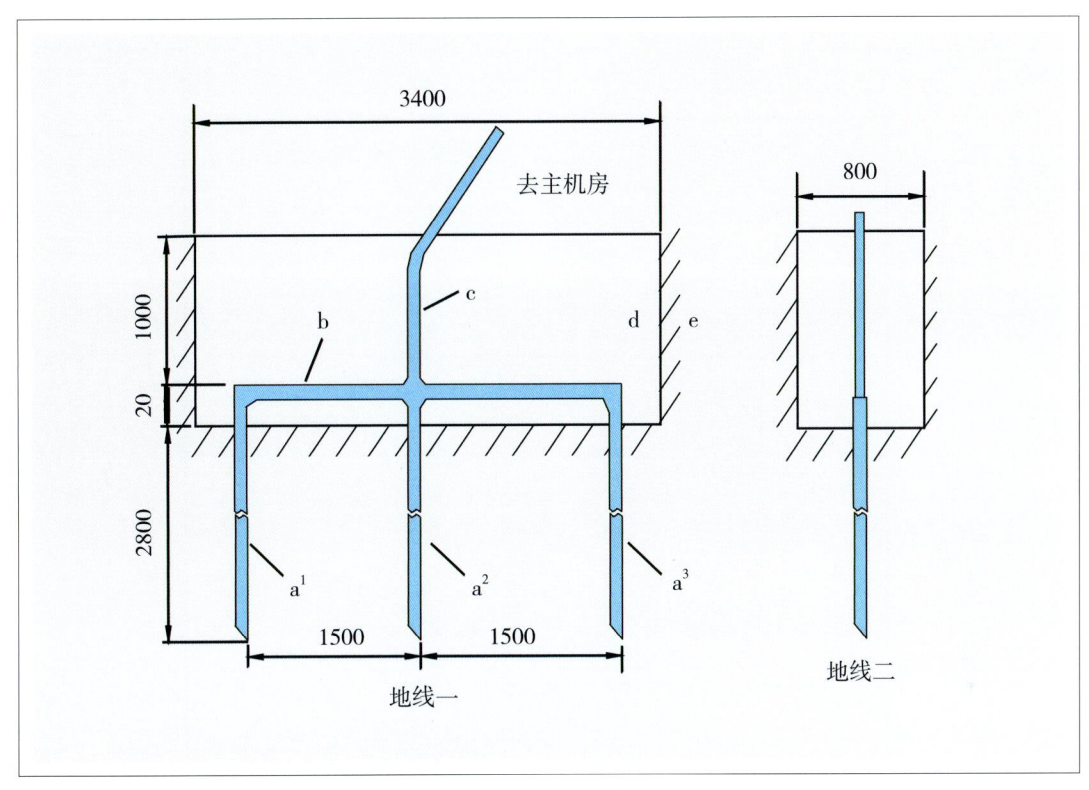

图 9-16 碎石机常用的地线施工示意图

说明：① a^1、a^2、a^3 地极：用 $\phi \geqslant 50mm$、$L=2800\sim3000mm$ 镀锌水管；② b 地极连接铜板：用 $S=60\sim100mm^2$、$L=3200mm$ 紫铜板；③ c 室外引入铜排：用 $S=60mm^2$ 紫铜排；④ d 回填土：黏土；⑤ e 环境：导电较好之土壤。施工要求：① a^1、a^2、a^3 打入地下；② a^1、a^2、a^3 与 b，b 与 c 之间用铜焊接；③ 地线 1 与地线 2 间距应大于 5m；④ 地线埋设位置应靠近机房。技术要求：地线对地电阻 $\leqslant 4\Omega$

碎石机的治疗床和附属机柜按上节基本要求安放，除此之外，还应放置专用的医疗器械药品柜架，各种应急的器械及药品放置有序，方便取用。

采用 X 线定位的碎石机房必须符合 X 线防护要求，对墙壁和屋顶加装铅板，监视窗口加装铅化玻璃。

碎石室内灯光光线应柔和，视感舒适，色调以素雅为好。应当选具有减噪功能的材料装修墙壁及房顶，地面铺设地毯，以降减碎石治疗过程中所产生的噪声，减少患者的恐惧心理。室内也可装设对讲联络系统，使医患者之间建立沟通渠道，了解患者在治疗过程中的反应，及时采取应对的治疗措施。

碎石机的供电电路通常采用双回路不停电系统，目的在于防止突然停电时高

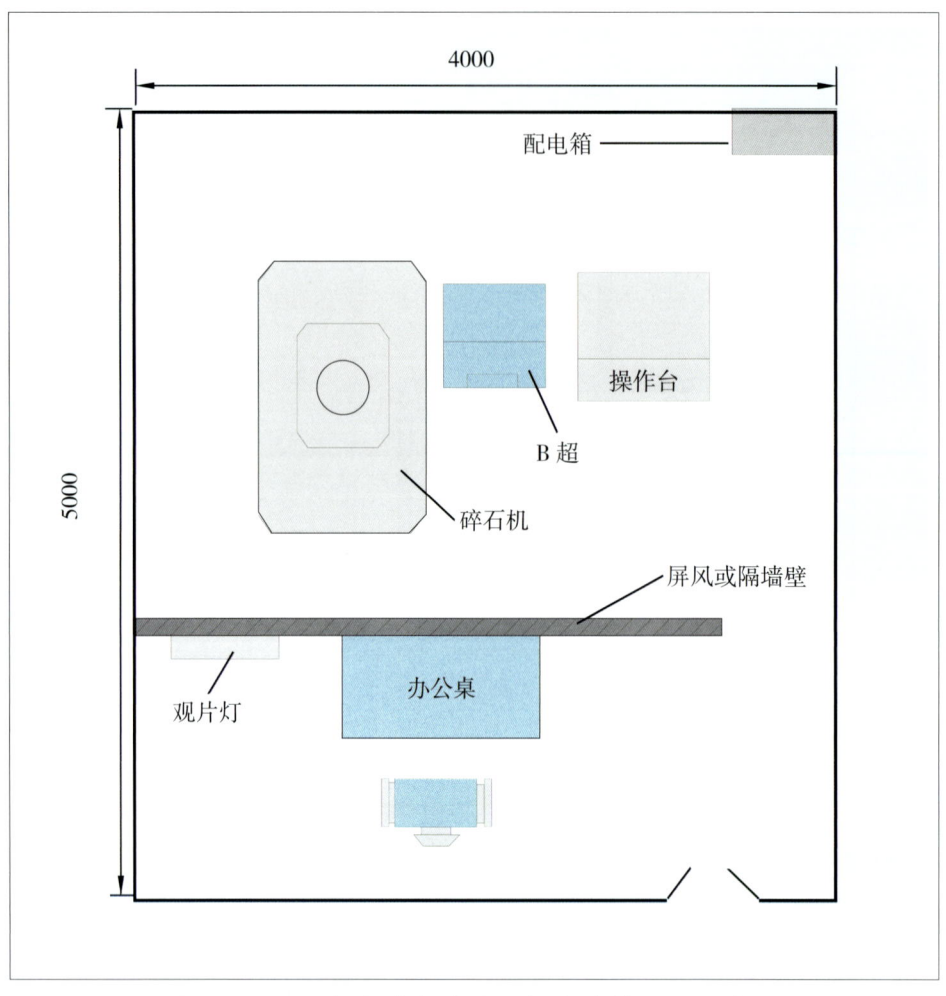

图9-17 B超式冲击波碎石机房建筑平面示意图

压瞬间接地，使碎石机触发系统受损。切记电路不得与邻近大型电器及高频医疗仪器共用一路。

碎石室内除配有空调系统，保持恒定的温度与湿度外，工作人员和患者进入碎石室时应穿着清洁拖鞋。

（二）操纵室

操纵室为安放控制台的房间，与碎石室分隔开来且有边门相通，采用B超定位系统的碎石室与操纵室之间的隔墙可装配普通厚玻璃，既可以防噪声，也便于两侧的观察。采用X线定位系统的碎石室与操纵室之间隔墙应装配铅玻璃观察窗，从操纵室隔窗向碎石室通视效果要好，无观察盲区。

为了便于观察病人体位、治疗过程和机器运转情况，控制台应与机器的治疗床平行放置。

（三）诊断室

诊断室属碎石常规治疗工作的辅助用房，用于医师进行碎石前问诊、检查、诊断和术前签字。室内应配有专用电脑、检查床、观片灯、血压计、听诊器和办公桌椅等。

（四）护理室

护理室用于护士登记资料、药物、病人留观等。配设有注射车、注射高凳、注射器、办公桌椅、观察床、护理推车等。倘有条件还可另设一内室，以供患者更换衣裤用。少数病人治疗后可能有较重的副反应，应留护理室观察，根据患者情况作必要的处理。

（五）腔内手术室

碎石的设备水平与碎石中心的规模相关。一个完整的碎石中心不应只设单一的体外冲击波碎石机部分，而且须包括腔内泌尿外科部分，尤其是体内碎石，主要包括经皮肾镜碎石和输尿管碎石。只有在体外碎石和体内碎石密切合作下才能安全而有效地治疗各种复杂的尿石。因此，体内碎石组也是碎石中心的一个重要组成部分，其主要设备如下。

1. 内镜 体内碎石术所用的内镜分为肾镜、输尿管硬镜软镜和膀胱碎石镜三种。肾镜主要用于治疗肾内巨大结石和鹿角石，有时亦可治疗输尿管上段结石；输尿管硬镜主要用于治疗输尿管的各种难治性结石，软镜用于治疗体积较小的肾结石；膀胱碎石镜用来治疗膀胱结石。

2. 体内碎石器 体内碎石器有多种，可分为两大类：一类是机械性碎石，包括手工式、超声波式和气动式（气压弹道）；另一类是冲击波碎石，包括液电式和激光式，其中的激光式又分为五种。

实际上，碎石中心一般备有其中一至两种体内碎石器即可。例如，粉碎上尿路结石所需的气动式碎石器和治疗下尿路结石的冲压式碎石器。此外，还应备有取石钳、套石篮、输尿管气囊扩张器和各种输尿管内支架等除石工具辅助器械。

3. 腔内手术台 腔内手术台分为两种：一种是多功能腔内手术台，具有透视、摄片、便于移动等多种功能，可用于泌尿系的各种检查和腔内手术；另一种是单功能腔内手术台，通常为液压式控制，但须另配标准式 C 形臂式 X 线检查机做透视检查，这种组合的优点是便于施行各种体内碎石手术，缺点是其不能摄片而无法做逆行尿路造影检查。

（六）结石分析室

随着冲击波碎石技术的普遍开展，考虑到结石患者术后就诊和随访的方便，国外许多碎石中心已将结石分析和代谢评估纳入到碎石中心的常规工作中。目前，在我国的许多碎石中心也附设结石分析室，有些碎石中心也开展代谢评估工作。在临床上，用作结石分析的常规方法主要有以下四种：①红外光谱法；②偏光显微镜法；③X线衍射分析法；④化学分析法。相对应的仪器分别是：①红外分光光度计及其所附带的溴化钾片压片机、红外线烤灯和玛瑙乳钵等，自动红外光谱分析仪器（图9-18）；②偏光显微镜（图9-19）及其所附带的制片工具和材料；③X线衍射仪（图9-20）；④化学分析法所用的各种试剂等。

三、医械、药品与人员的配备

（一）医械和药品

碎石室应配备有常用的肌内注射及静脉输液用品以及急救时使用的医疗器械，供氧设备，尤其是开展儿童碎石的碎石中心，需要麻醉配合。碎石室应备有常用的药品如下：各种输液制剂；止血凝血药；镇静催眠药；镇痛药；平滑肌解痉药；抗心律失常药及强心、升压、中枢兴奋药等。

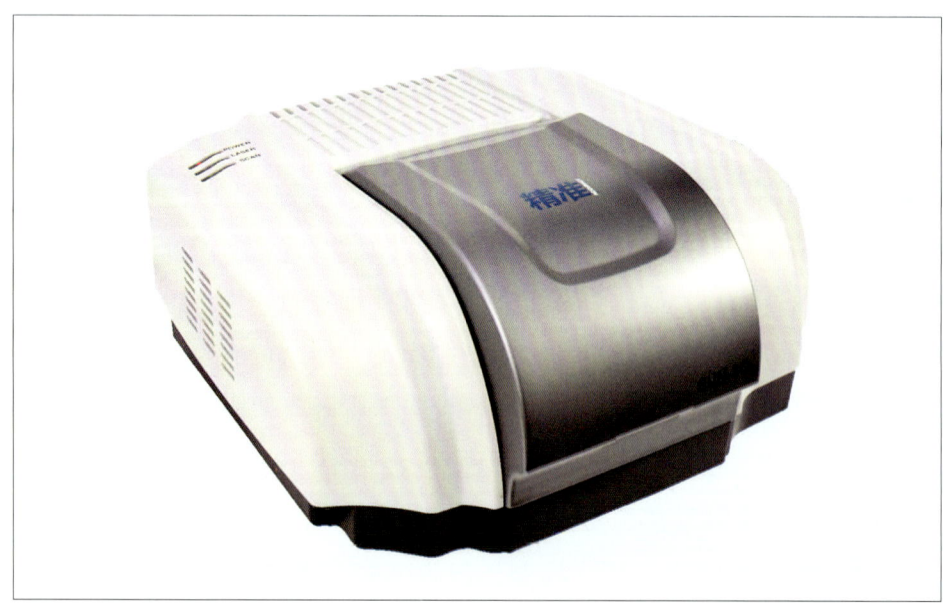

图9-18 SUN-3G第二代红外光谱智能结石成分分析仪

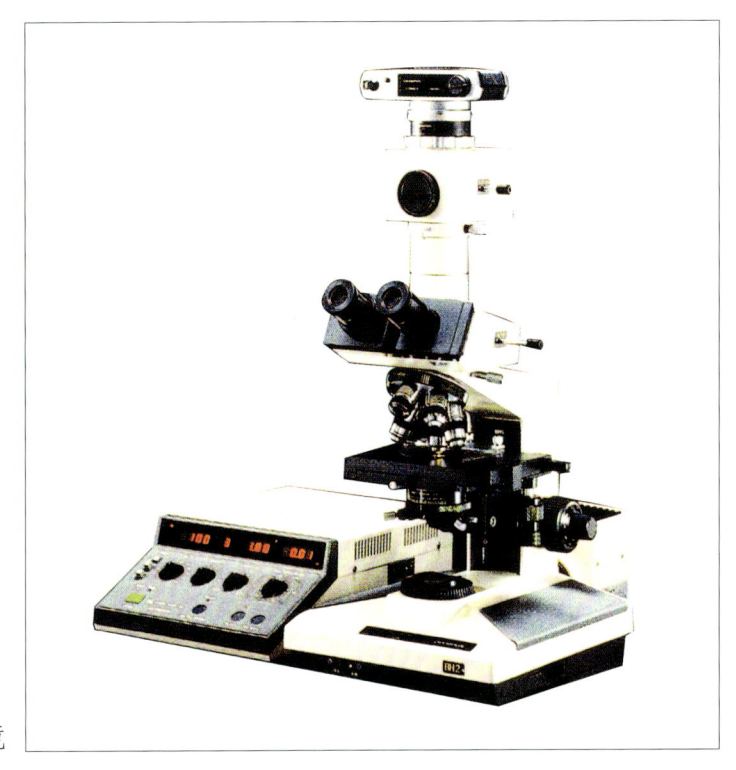

图 9-19 偏光显微镜

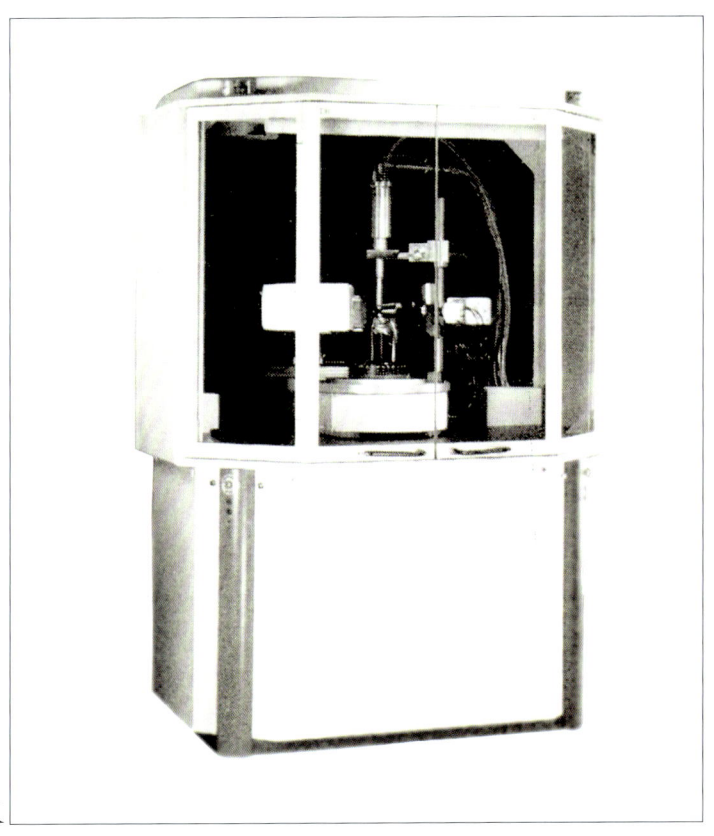

图 9-20 D8X 线衍射仪

（二）人员编制

体外冲击波碎石室应配有专科医师 1~2 名，X 线或 B 超诊断医师 1 名，护士 1~2 名，护理员或护工 1 名。

（何娟英　张东方）

参 考 文 献

[1] 体外引发碎石设备技术要求.YY0001-2008.中国国家食品药品监督管理局 2008.04.25 发布.

[2] 中华人民共和国国家标准.医用电气设备.第 1 部分：安全通用要求.GB9706.1-200X/IEC60601-1:1988+A1:1991+A2:1995.

[3] 孙西钊.冲击波碎石机的选型原则和方法//孙西钊.医用冲击波.北京:中国科学技术出版社，2006:105-120.

[4] 孙西钊.体外冲击波碎石机的选购原则.中国医院采购指南杂志，1999,3:88.

[5] 陈明，陈文韬，孙西钊.冲击波中心的规划与建设//孙西钊.医用冲击波.北京：中国科学技术出版社，2006:121-132.

[6] Christian GC, Hans-Göran T. How can and should we optimize extracorporeal shockwave lithotripsy? Urolithiasis,2018,46(1):3-17.

[7] Gerber R, Studer UE, Danuser H. Is newer always better? A comparative study of 3 lithotriptor generations. J Urol, 2005, 173(6):2013–2016.

[8] Yamashita S, Kohjimoto Y, Iguchi T,et al.Variation Coefficient of Stone: A Novel Predictor of the Outcome of Extracorporeal Shockwave Lithotripsy.J Endourol,2017,31(4):384-390.

[9] Cleveland RO, Sapozhnikov OA.Modeling elastic wave propagation in kidney stones with application to shock wave lithotripsy. Acoust Soc Am,2005,118(4):2667-2676.

[10] Rassweiler JJ, Knoll T, Köhrmann KU, et al.Shock wave technology and application: an update. Eur Urol ,2011 ,59(5):784–796.

[11] Elkoushy MA, Hassan JA, Morehouse DD, et al. Factors determining stone-free rate in shock wavelithotripsy using standard focus of Storz Modulith SLX-F2lithotripter. Urology, 2011, 78(4):759–763.

[12] LeVeque RJ. Wave propagation algorithms for multidimensional hyperbolic systems. J Comput Phys,1997,131(2):327–353.

[13] Miller NL, Lingeman JE.Treatment of kidney stones: Current lithotripsy devices are proving less effective in some cases. Nat Clin Pract Urol, 2006,3(5):236-237.

[14] Qin J, Simmons WN, Sankin G,et al. Effect of lithotripter focal width on stone comminution in shock wave lithotripsy. J Acoust Soc Am,2010,127(4):2635–2645.

[15] Lingeman JE, Kim SC, Kuo RL,et al. Shockwave lithotripsy: Anecdotes and insights. J Endourol,2003 ,17(9):687-693.

[16] Zehnder P, Roth B, Birkhäuser F, et al. A prospective randomised trial comparing the modified HM3 with the MODULITH ® SLX-F2lithotripter. Eur Urol ,2011,59(4):637 - 644.

[17] Egilmez T, Tekin MI, Gonen M, et al. Efficacy and safety of a new-generation shockwave lithotripsy machinein the treatment of single renal or ureteral stones: Experience with 2670 patients. J Endourol, 2007,21(1):23-27.

[18] Hochreiter WW, Danuser H, Perrig M, Studer UE. Extra-corporeal shock wave lithotripsy for distal ureteral calculi: what a powerful machine can achieve. J Urol,2003, 169(3):878 - 880.

[19] Janowitz P, Stuber M, Meier T, et al. Focal size and shock wave pressure: a comparison of three different physical shock wave generators. Dtsch Med Wochenschr , 1990,115(51-52): 1945-1949.

[20] Jocham D, Liedl B, Chaussy CG, et al. Preliminary clinical experience with the HM4 bath-free Dornier lithotripter. World J Urol, 1987, 5(2): 208 - 212.

[21] Karlin G, Marino C, Badlani G, et al. Benefits of an ultrasound-guided ESWL unit. Arch Esp Urol, 1990, 43(5):579 - 581.

[22] Mishriki SF, Cohen NP, Baker AC, et al. Choosing a powerful lithotriptor. Br J Urol, 1993, 71(6):653 - 660.

[23] Rassweiler J, Westhauser A, Bub P, et al. Second generation lithotripters: a comparative study. J Endourol, 1988,2(2): 192 - 203.

[24] Seibold J, Rassweiler J, Schmidt A, et al. Advanced technology in extracorporeal shock wave lithotripsy: the Dornier MPL 9000 versus the upgraded Dornier HM3. J Endourol, 1988, 2(2): 173 - 176.

[25] Servadio C, Livine P, Winkler H. Extracorporeal shock wave lithotripsy using a new compact and portable unit. J Urol, 1988 , 139(4): 685 - 688.

[26] Tailly GG. Consecutive experience with 4 Dornier lithotripters : HM4, MPL9000, Compact, and U/50. J Endourol, 1999(5), 13:329.

[27] Tan EC, Tung KH, Foo KT. Comparative studies of extracorporeal shock wave lithotripsy by Dornier HM3, EDAP LT01 and Sonolith 2000 devices. J Urol, 1991, 146(2): 294 - 297.

[28] Teichman JM, Portis AJ, Cecconi PP, et al. In vitro comparison of shock wave lithotripsy machines. Urol, 2000, 164(4):1259 - 1264.

[29] Thibault Ph, Dory J, Cotard JP, et al. Lithotripsie à impulsions ultracourtes. Etude expérimentale sur une lithiase rénale du chien. Ann Urol, 1986, 20(1): 20 - 25.

[30] Ugarte RR, Cass AS. Radiation awareness program for extracorporeal shockwave lithotripsy using Medstone lithotripters. J Endourol,1998,12(3):223-227.

[31] Bierkens AF, Hendrikx AJM, DeKort WJW, et al. Efficacy of second generation lithotriptors: a multicenter comparative study of 2206 extracorporeal shock wave lithotripsy treatments with

the Siemens Lithostar, Dornier HM4, Wolf Piezolith 2300, Direx Tripter XI, and Breakstone lithotriptors. J Urol, 1992, 148(3 Pt 2):1052-1056.

[32] Cathignol D, Birer A, Nachef S, et al. Electronic beam steering of shock waves. Ultrasound Med Biol, 1995, 21(3):365–377.

下篇 临床应用研究

第10章

泌尿系结石的常识与诊疗原则

第一节 泌尿系的应用解剖概要

人体的泌尿系是由肾、输尿管、膀胱及尿道组成。正常情况下，人体的泌尿系在出生时已初步形成，只是随着身体的生长发育，在大小、形状及位置上有所改变。

一、肾脏

肾为人体重要的实质性器官，主要功能是形成尿液，维持人体水、电解质及酸碱平衡，同时也具备一定的内分泌功能参与血压的调节。

（一）肾的形态

肾为成对的蚕豆状实质性器官，活体肾呈红褐色，表面光滑。平均9~12cm长，4~6cm宽，重量120~150g。

肾的外侧缘较狭窄，向外隆凸；内侧缘中部凹陷，称为肾门，肾的血管、淋巴管、神经及输尿管于此出入。出入肾门的上述结构合称为肾蒂，在肾蒂内其排列顺序：由前而后依次为：肾静脉、肾动脉和输尿管；由上而下依次为肾动脉、肾静脉和输尿管（图10-1）。由肾实质在肾门内围成的腔隙，称为肾窦。窦内有肾小盏、肾大盏、肾盂、肾血管的主要分支、淋巴管、神经及脂肪组织等。肾窦边缘为肾唇。

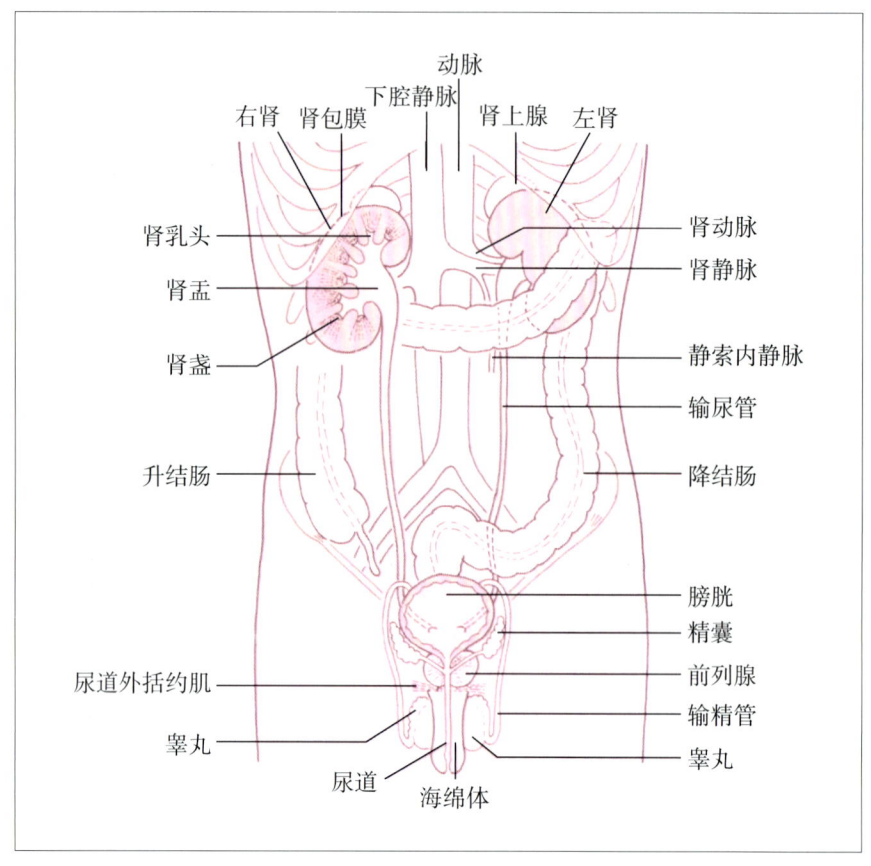

图 10-1　肾脏的形态

（二）肾的构造

在肾的额状断面上，肾实质可分为两部分（图 10-2）：①皮质，较薄，厚度约为 0.5cm，约占肾实质的 1/3。皮质内血管丰富，呈红褐色。皮质主要由肾小球和肾小管构成。皮质包绕髓质并伸入肾锥体之间，形成肾柱，内含叶间动脉和静脉。②髓质，较厚，约占肾实质的 2/3，血管较少，呈淡红色。髓质由 15~20 个锥体构成，肾锥体的尖端圆钝，突入肾小盏内，名为肾乳头，是肾结石的发源地。每个肾有 7~12 个肾乳头，一般认为肾乳头是结石的原发部位。乳头上有 10~30 个小孔，称为乳头孔。肾内产生的尿液经乳头孔进入肾小盏，每侧肾有肾小盏 7~8 条。肾小盏是多数尿路结石的最初停留部位。相邻的肾小盏合并成一个肾大盏，最后由 2~3 个肾大盏再合并成肾盂。肾盂的容量，在成人为 3~10ml（平均为 8ml）。肾盂尖端在肾门外或肾门处移行为输尿管。两者的结合点称为肾盂输尿管结合部（UPJ）。这些解剖结构对理解各种影像检查非常重要。静脉尿路造影表现的影像

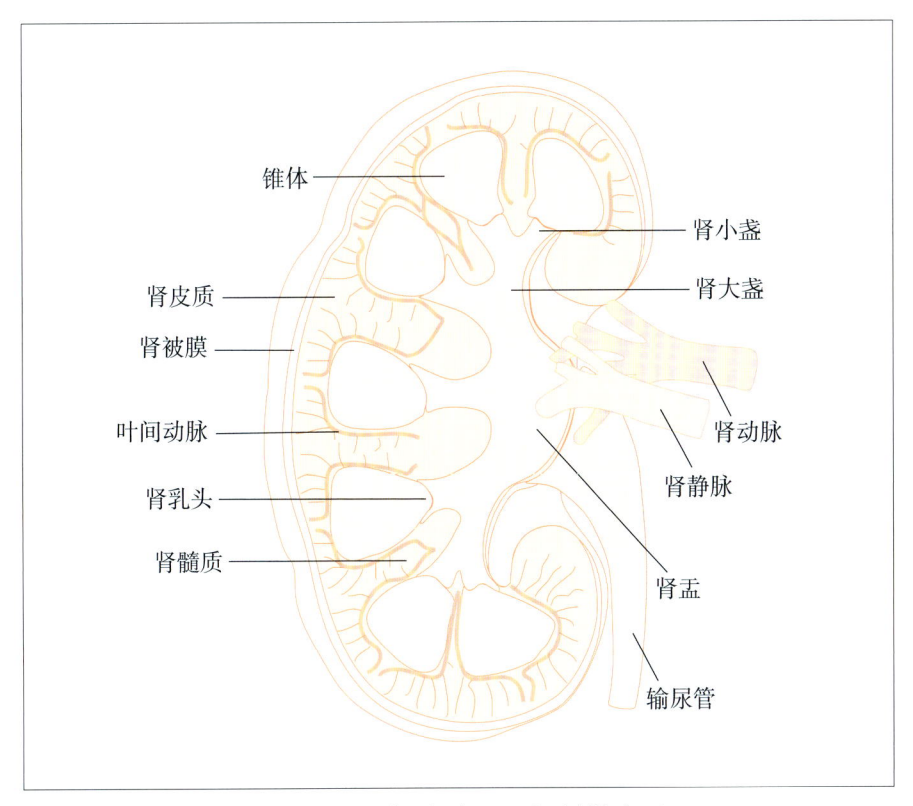

图 10-2　肾脏纵切面解剖模式图

与实际解剖结构一致。B超一般不能清晰分辨正常肾脏内的肾盂和肾盏，因而将其统称为"集合系统"。

肾门是肾窦的开口。以肾门为标志，可将肾窦内的肾盂分为：①肾内型：肾盂几乎完全位于肾窦内；②肾外型：肾盂和肾大盏都在肾门之外，仅见肾小盏位于肾窦内；③肾内、外结合型：较多见，即部分肾盂在肾门之外。以上解剖特点对于体外碎石和体内碎石均有重要意义。

肾盂和肾盏的形态亦可分为3种类型：①壶腹型：无大盏，各小盏直接开口于肾盂；②分支型：无肾盂，大盏直接移行为输尿管，此型最为少见；③中间型：有肾小盏、肾大盏和肾盂，为常见型。这些不同的形态将肾结石塑为相应的形状，如外周型和中间型鹿角形结石。

（三）肾的位置

1. 肾的部位　肾位于腹腔后上腰部脊柱两侧。左肾上端可达第12胸椎横突；下端相当于第3腰椎横突平面。右肾因受肝的影响，一般比左肾低1~2cm。右肾上端位于第 12 胸椎横突;下端平第 4 腰椎体上缘。肾下端距两侧髂嵴连线的距离:左肾平均为 6.3cm;右肾平均为 5.7cm。一般女性肾的位置较男性低半个椎体;儿童肾低于成人肾;新生儿肾的位置更低。肾的位置可随呼吸运动轻度上下移动,平均移动幅度为 1.1cm,这是导致 SWL 中难以跟踪目标的主要原因。

肾在腹膜后间隙内的自然位置是肾门朝向内前方。两肾上端向内倾斜,其最高点至正中线的距离平均为 3.8cm;下端向外张开,至正中线距离较上端长 3.4cm。肾内侧缘至正中线的距离(肾上、下最突出点之间连线的中点至正中线的距离)平均为 4.1cm。左、右两肾平均值相等。两肾纵轴之连线形成一个向下的锐角,一般为 32.4°~36°,因此,肾随呼吸的上下移动不是垂直的。理解这些解剖特点对 SWL 中的体位设置很有帮助。

2. 肾的体表投影 在后正中线外侧 2.5cm 和 8.5cm 处各做一条垂线,在第 11 胸椎棘突和第 3 腰椎棘突处分别做一条水平线,此两条垂线和两条水平线与后正中线所组成的两个四边形,即为两侧肾脏之体表投影,临床上称为肾区。肾门约平第 1 腰椎间隙。肾门在腹前壁的体表投影位置一般位于第 9 肋软骨尖的稍内侧,距正中线约 5cm 处,名为肾前点。这一标志对于 SWL 时的定位有重要价值。肾门在腰背部的体表投影位于骶棘肌外缘与第 12 肋所成夹角处,名为肾后点,临床上称为肋腰角。在患肾结石时,上述两点可出现疼痛或叩击痛。

(四)肾的毗邻

肾脏的后面有第 12 肋斜向下外,越过右肾的上部和左肾的中部。左肾后 1/3 以及右肾后的 1/4 相当于第 11、第 12 肋间区,与膈肌相邻。膈肌的后面为胸膜窦的膈肋窦。此窦的下界正对两侧第 12 肋中点之连线。在 SWL 时,尤其是儿童,要注意这一解剖关系,避免冲击波直接伤及肺底。肾下面 2/3 自内向外,依次贴邻腰大肌、腰方肌及腹横肌。

左、右肾脏的前毗邻不同(图 10-3)。左肾前面的上 1/3 与胃底相邻;中 1/3 有胰尾横越;下 1/3 有空肠襻覆盖。其外侧缘的上 2/3 与脾相邻;下 1/3 与结肠和脾相邻。其内侧缘距腹主动脉约 2.5cm。因此,在用 SWL 治疗左肾结石伴钙化性腹主动脉瘤时,应倍加慎重,以免造成动脉瘤破裂。左肾结石 SWL 时,冲击胰尾会造成血中胰酶上升。右肾前面上 2/3 与肝右叶相邻;下 1/3 与结肠肝曲相邻。其内侧近肾门处与十二指肠降部相邻。肠腔系含气器官,肠气与周围软组织声阻

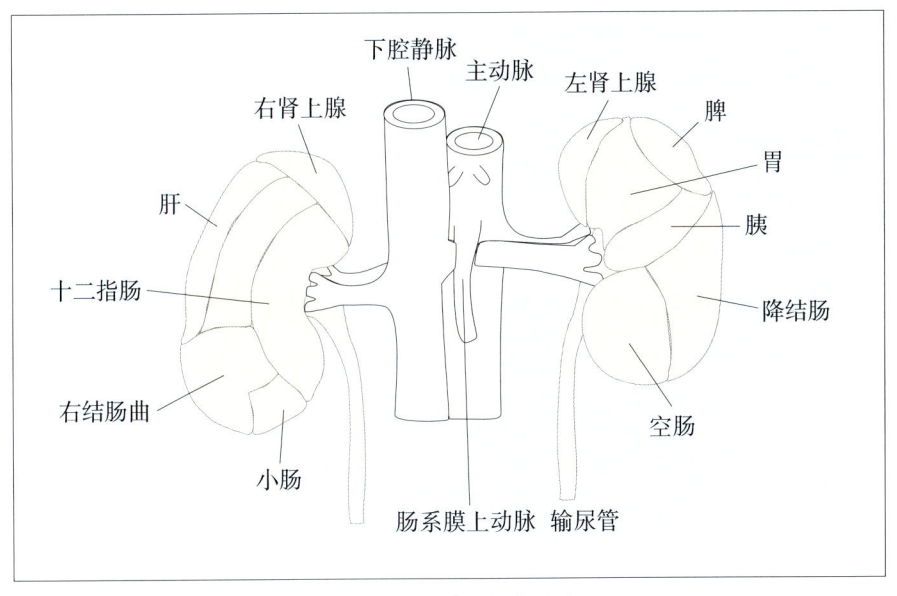

图 10-3　肾脏的毗邻

抗大不相同，因而在 SWL 时易发生肠壁血管破裂，导致术后便血。右肾内侧缘紧靠下腔静脉。两肾之上端内侧均由肾上腺覆盖。

(五) 肾的被膜

肾的被膜由外向内依次为肾旁脂肪、肾筋膜、肾脂肪囊、肾纤维膜及肌织膜。

1. 肾旁筋膜　又名肾旁体，是位于肾后筋膜后方、腰方肌筋膜和腹横筋膜前方的脂肪组织，是腹膜外脂肪的一部分，在肾下极与外侧较多，对肾的固定有一定作用。

2. 肾筋膜　或称 Gerota 筋膜，包于肾与肾上腺之周围。肾前面者，称为肾前筋膜。其向内盖于肾血管表面，与腹主动脉和下腔静脉周围的结缔组织以及对侧的肾筋膜相连续；肾后的称肾后筋膜，与腰筋膜及腰方肌筋膜相合，向内经肾血管和输尿管的后方，附着于椎体和椎间盘。肾前、后筋膜上端于肾上方相附着，并与膈下筋膜相连接。在肾的下方，肾前筋膜向下消失于腹膜外组织中；肾后筋膜向下至髂嵴与髂筋膜愈着。由于肾筋膜下端开放，当腹壁肌肉萎缩，肾周围脂肪减少时，易发生肾下垂。下垂肾往往伴有输尿管纡曲，尿流不畅，也是成石原因之一。

3. 肾脂肪囊　又称肾床，为纤维膜外面的囊状脂肪层。SWL 后的囊内血管破裂，可形成囊内出血，即肾周围血肿。

4. 肾纤维膜　为肾的固有膜，薄而坚韧，紧贴于肾实质的表面，具有保护肾实质和固定肾脏及肾蒂的作用。SWL致肾内血肿时，由于肾纤维膜弹性差，压迫作用可使肾缺血加重。有时需剥离此膜以减压。

5．肌织膜 由平滑肌纤维和结缔组织构成，紧密附着于肾实质表面，不易剥离。

（六）肾的血管、淋巴与神经

1．动脉 肾动脉粗大，于肠系膜上动脉起始部或第1腰椎的稍下方起于腹主动脉两侧，横向外行，分为4~5支入肾门。右侧略长且较低于左侧。肾动脉入肾以前尚发出肾上腺下动脉和输尿管动脉支，分布于肾上腺和输尿管上部。SWL时，冲击波损伤肾动脉后，偶可发生肾动脉内血栓形成，肾脏发生一过性缺血而致肾萎缩。

肾动脉至肾门前通常分为前、后两干。由前干分出尖、上、中及下段动脉；后干延续为后段动脉。其分布情况如下：①尖段动脉分布于肾上极前、后部的肾组织；②上段动脉分布于肾前面中上部的肾组织；③中段动脉常与下段动脉共干，由前干发出后经肾盂前面向外入肾实质，分布于肾前面中下部；④下段动脉分布于肾下极前后部肾组织；⑤后段动脉分布于肾后面的中间部分，相当于尖段与下段之间的区域。

2．静脉 在肾门的内侧由2~3个属支会合而成，位于肾动脉前方并与之伴行。向内以直角注入下腔静脉。由于下腔静脉位于腹主动脉的右侧，故左肾静脉长，右肾静脉短，两者长度比约为2:1。SWL所致的血管损伤主要发生在叶间静脉和弓形静脉。

3．淋巴 肾的淋巴管分深、浅两组淋巴管丛。深组收集肾实质的淋巴，在肾蒂处汇成较粗的淋巴管；浅组收集肾脂肪囊及肾被膜的淋巴。两组之间有吻合支，均注入肾盂后方的肾门淋巴结。当乳糜池以上淋巴管梗阻时，肾周围淋巴管可增粗，曲张，甚至破入肾盂而发生乳糜尿。一些临床现象表明，在用SWL治疗肾结石合并乳糜尿时，尿中乳糜有转清现象。理论上可以认为，冲击波的空化效应可使肾门淋巴管发生损伤破裂，而后逐渐闭合，但其确切作用及机制还有待于进一步研究。

4．神经 肾有肾神经丛分布，是来自腹腔丛的副丛之一，由交感神经和副交感神经共同组成。交感神经由腹腔神经结和主动脉肾神经结发出；副交感神经来自迷走神经。

腹腔神经结成对，形状不规则，位于围绕腹腔动脉和肠系膜上动脉根部的腹腔丛内，接受第6~9胸交感神经结发出的内脏大神经（节前纤维）；主动脉肾神经节成对，每侧又分上、下两部，位于腹腔神经节的外下方以及肾血管的上下，接受第10~12胸交感神经节发出的内侧小神经（节前纤维）。由腹腔神经节、主动脉肾神经节发出纤维和迷走神经后干发出的腹腔支共同组成腹腔丛。在SWL中，当冲击波发射到腹腔丛时，患者可出现迷走神经反应，表现为恐惧不安、心慌、多汗、脉率降低、血压下降。腹腔丛分出肾丛。肾丛随肾血管入肾。肾丛除达肾脏外，也分支到肾上腺、肾脂肪囊、输尿管，并以交通支与肠系膜上、下丛及腹主动脉丛相连。右肾丛与肝丛之间以及左肾丛与脾丛之间存在着不恒定的联系。

二、输尿管

（一）输尿管的形态

输尿管为一对细长富有弹性的肌管，呈扁圆柱状，位于腹膜后，左右各一。输尿管上端起自肾盂，下端开口于膀胱。全长20~30cm，平均为26cm，管径粗细不一致，平均在4~7mm，最细之处仅有1~2mm。由于输尿管的塑形作用，结石多呈枣核状，常能够自行排出。由于右肾比左肾低1cm，故右输尿管比左侧短约1cm。

输尿管全程并非直线向下，而是呈柔和的S形，有三个弯曲：第一个弯曲称"肾曲"，位于肾盂输尿管连接部；第二个弯曲称"界面"，位于骨盆上口部位，输尿管在此处转向内侧，经骨盆上口再转向下方；第三个弯曲称"盆曲"，输尿管越过骶髂关节，转向外侧抵坐骨棘，再由坐骨棘转向内侧形成弯曲。输尿管走向的这些自然弯曲对于体内碎石很重要。

（二）输尿管的分段

在解剖学上，输尿管依据所在部位可分为3段：①腰段，自肾盂输尿管连接处至跨越髂动脉处；②盆段，自跨越髂动脉处至膀胱壁；③壁段，斜行于膀胱壁内，长约1.5cm。应当注意，输尿管的解剖学分段与超声学分段一致。

然而，泌尿外科和放射科的分段与前两者不同。输尿管的全长大致分为三等分：上段输尿管起自UPJ，终至第5腰椎横突上缘水平线；中段输尿管起自第5腰椎横突，终至骶髂关节下缘；下段输尿管起自骶髂关节下缘，终至膀胱的输尿管开口。这样分段的实用价值是：①估计结石下降的可能性：在 SWL 问世之前，有人统计了各段输尿管结石病人最终开放式手术率，上 1/3 为 75%，中 1/3 为 40%，下 1/3 为 58%，可见上段结石下降的可能性最低，中段结石下降的可能性最高。②决定手术入路：上段输尿管结石用侧卧位，腰部斜切口；中段用仰卧位下腹斜切口；下段用仰卧位下腹弧形切口。③SWL 时，输尿管各段结石的术前准备、采用的体位及冲击方法皆不一样（图 10-4）。

（三）输尿管的位置与毗邻

输尿管位于腹膜的后方，输尿管腰段沿腰大肌前面下降。了解这一解剖特点，对于判断 CT 影像输尿管的走行非常重要，能为常规不易诊断的细小输尿管结石提供线索。左侧输尿管的前方与十二指肠空肠曲、左结肠血管、左侧睾丸（卵巢）血管、乙状结肠及其系膜相邻，经左髂总动脉下端的前面入盆腔；右侧输尿管的前方与十二指肠降部、右结肠血管、回结肠血管、小肠系膜根、右侧睾丸（卵巢）血管、回盲部及阑尾等相邻，经髂外动脉的前方入盆腔。因此，髂窝脓肿、盲肠后位的阑尾炎时，炎症可波及输尿管。此时，尿中可出现红细胞和脓细胞，有时

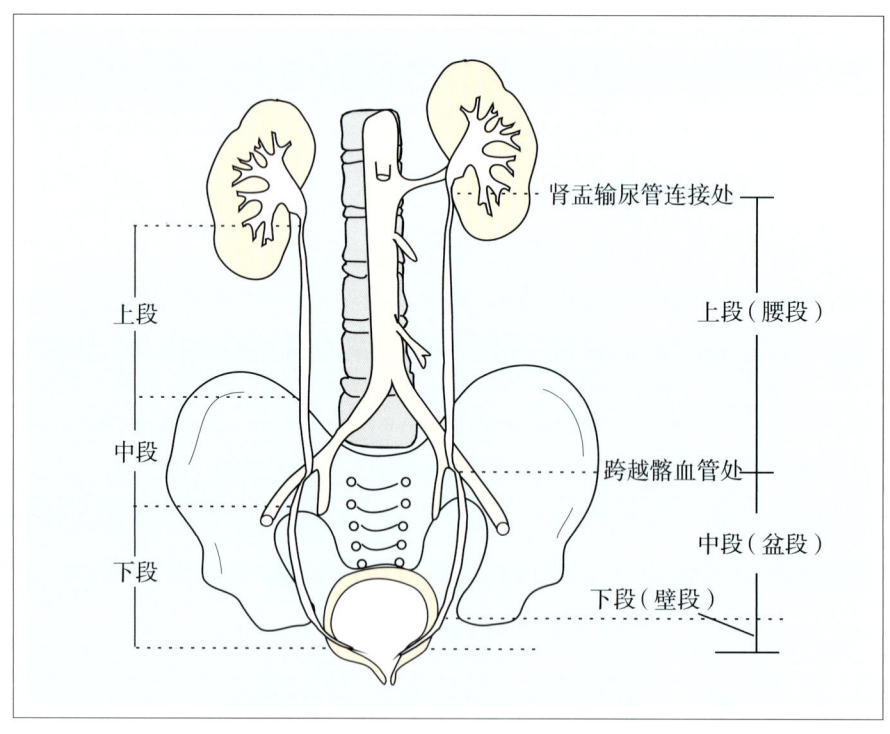

图 10-4　输尿管分段及生理狭窄

左为解剖和超声分段；右为临床和放射分段

会误诊为右侧输尿管结石。同理，右侧输尿管结石有时亦会误诊为阑尾炎。左、右输尿管盆段沿盆腔侧壁，先向下后向外方走行，至坐骨棘平面转向前内方，经盆底上方的结缔组织直达膀胱底。在 KUB 上，大部分输尿管下段结石停留在坐骨棘内侧 2cm 处，即后内段，可与膀胱结石和静脉结石相鉴别。

从背侧看，上段输尿管部分受横突外侧遮挡，中段输尿管受骨盆遮挡，因此，在 SWL 时，应注意调整患者的体位或治疗头，使冲击波入路避开这些骨骼的阻挡（图 10-5）。

（四）输尿管的生理狭窄

正常的输尿管有三个生理性狭窄，又名峡。①肾盂输尿管连接部，又名上峡，直径 2mm 左右；②输尿管跨越髂血管部，名为下峡，直径 4mm 左右；③输尿管膀胱连接部，在膀胱壁内，名壁内峡，直径 1~2mm。三个生理狭窄之间形成两个输尿管扩张段：第一与第二狭窄之间的扩张段称为"腰部扩张段"，直径 10mm 左右；第二与第三狭窄之间的扩张段，称为"盆部扩张段"，直径 4~6mm 左右。在 Campbell 泌尿外科学中，根据输尿管结石的常见部位，将输尿管的生理狭窄分得更细，包括：①肾盂输尿管交界处；②输尿管与髂血管交叉处；③女性子宫阔韧带、男性输精管跨越输尿管处；④输尿管膀胱壁间段；⑤输尿管膀胱开口处。以往普遍认为，这些狭窄都是最常见的结石嵌塞部位。

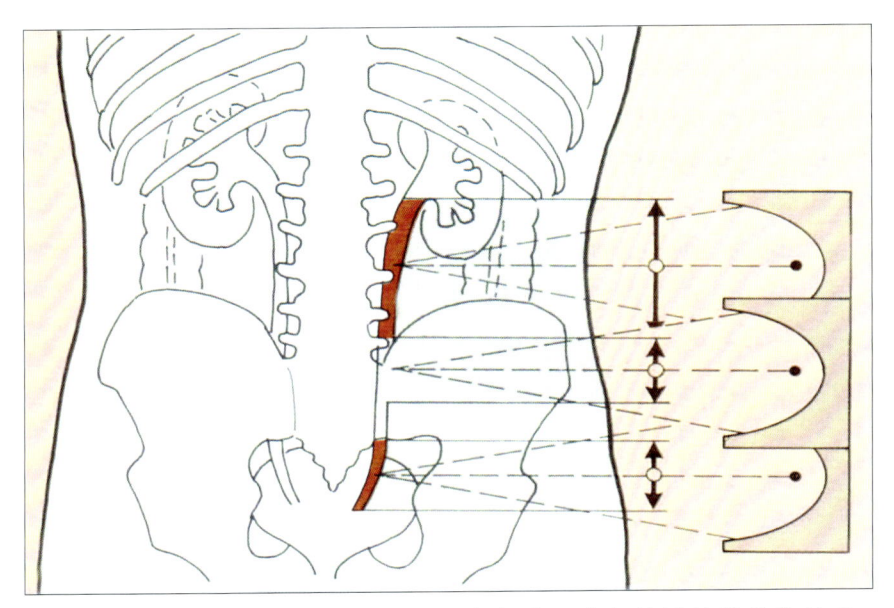

图 10-5　输尿管走行的背面观，冲击波入路与输尿管段位的关系

三、膀胱

(一) 膀胱的形态

膀胱是储存尿液的囊状器官，其大小、形状、位置及壁的厚度均随尿液充满的程度而异。正常成人膀胱的平均容量，为 300~500ml；儿童容量较成人小；老年人由于膀胱肌紧张力减低，则容量增大；女性的容量较男性小。由于结石在膀胱内有足够的生长空间，而且可来回滚动，因而膀胱结石大而圆。

空虚的膀胱呈锥体形，顶端细小，朝向前上方，称膀胱顶。底部朝向后下方，呈三角形，称膀胱底。顶和底之间的大部分称膀胱体。膀胱底的下端在男性与前列腺紧密相连，称膀胱颈。颈为膀胱的最低点，有尿道内口与尿道相通。

(二) 膀胱的位置与毗邻

空虚的膀胱全部位于小骨盆腔内，充满时则有不同程度的上升，在极度充满时，可能高出耻骨上缘以上，甚至与前腹壁最下部接触。

膀胱的前下壁与耻骨联合后面接触；外下壁男性接触输精管的末端，女性则有子宫圆韧带通过；后下壁男性与精囊腺、输精管及输精管壶部接触，稍上与直肠邻接，女性与阴道和子宫颈相邻接（图10-6）；膀胱的下壁，男性与前列腺接触，女性邻接尿生殖膈。膀胱下壁的最低点即尿道口。膀胱的上面被腹膜覆盖，男性与回肠和乙状结肠襻相邻近，女性则被子宫体遮盖。腹膜在膀胱底的后上方向后反折，在男性形成直肠膀胱陷凹，女性则形成膀胱子宫陷凹。

四、尿道

(一) 男性尿道

男性尿道自膀胱颈部至尿道口，长 16~22cm，平均 18cm，可分为前、后两个部分。后尿道包括前列腺部和膜部；前尿道即海绵体部。

前列腺部长约 2.5cm，贯穿整个腺体，此部尿道管径最宽阔。膜部长约 1.2cm，为尿道穿经尿生殖膈的部分，是尿道各部中最狭窄的部位。尿道结石易在此停留，造成排尿困难或急性尿潴留。海绵体部是三部中最长的一段，成人长约 15cm，后接尿道膜部，前端终止于尿道外口，全部穿行在尿道海绵体内。该部后端内腔扩大，因其位置在尿道球内，亦名尿道球部。前端到阴茎头时，管径又扩大，称尿道舟状窝。

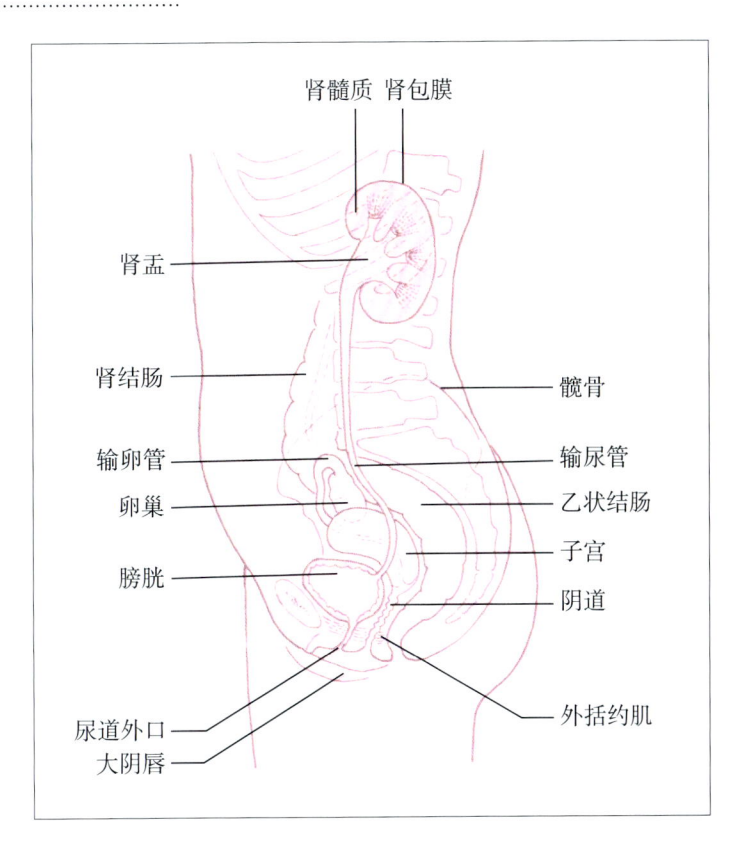

图 10-6　女性泌尿系解剖图

总之，男性尿道有三处扩大：前列腺部、尿道球部和舟状窝。有三个狭窄：尿道内口、尿道膜部和尿道外口。三个狭窄处常是尿道结石易于停滞的位置。

（二）女性尿道

女性尿道短而直，长为 3~5cm。尿道斜向前下方，穿过尿生殖膈，开口于阴道前庭。由于女性尿道短直，故尿路易发生上行性感染。

（赵济全　孙西钊）

第二节　泌尿系结石概论

泌尿系结石包括上尿路结石和下尿路结石，前者是指肾和输尿管结石；后者是指膀胱和尿道结石（图 10-7）。

尿石病是泌尿外科的常见病。20 世纪末，尿石病的病因学研究和临床治疗都取得了突破性进展。这体现在三个方面：①体外碎石，即冲击波碎石（shock

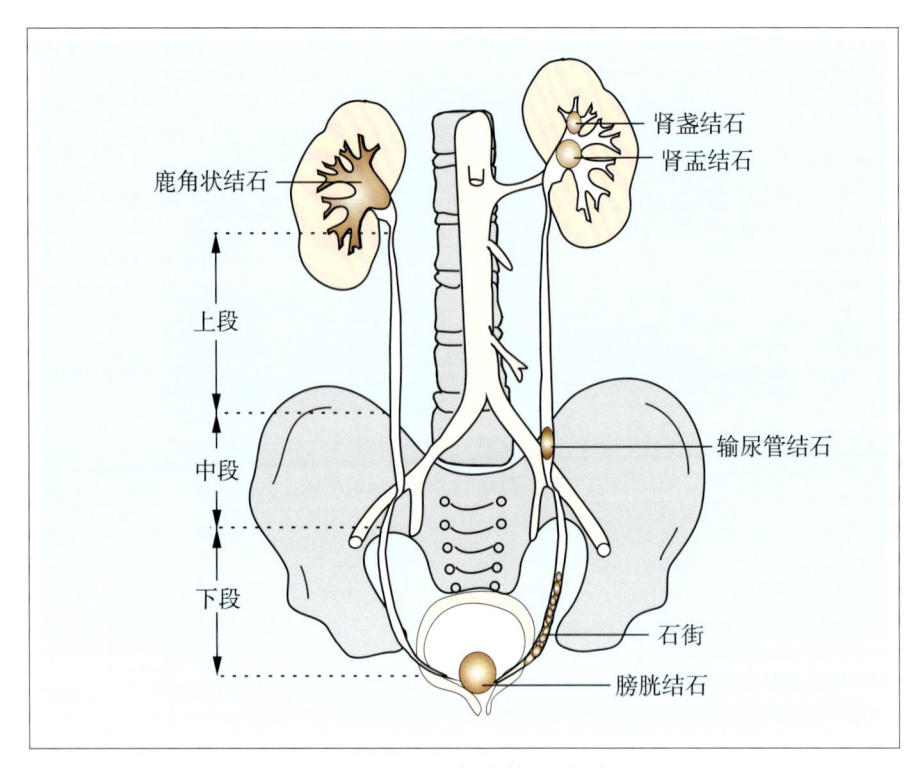

图 10-7　泌尿系结石分布图

wave lithotripsy，SWL）于 1980 年 2 月问世，由于该项技术操作简单，对机体损伤小，恢复时间短，所以很快成为治疗上尿路结石的主要方法之一；②体内碎石，包括经皮肾镜碎石和输尿管镜碎石，这种微创技术为治疗复杂性尿路结石开辟了新途径；③代谢评估，是揭示和诊断尿石病病因的一种生化方法，现已成为评估成石危险因素的金标准。在史学上，石器时代代表着人类文化的起源；在医学上，鉴于当今的这一系列非凡成就，这一时期被誉为泌尿外科的"现代化石器时代"。

一、流行病学

患病率是指该疾病在特定时间点上特定人群中的病例数与该人群同期平均人口之比。尿石病患病率的评估包括至少发生过一次尿路结石的所有患者。据统计，发达国家的尿石病患病率为 8%~24%，国外的统计资料见表 10-1；而我国尿石病的患病率为 6.4%，见表 10-2。世界范围的尿石病的发病率形成了一条延伸到世界各地的"结石带"（图 10-8）。尿石病的患病率作为人群年龄的函数，是随年龄增长而增长的，因而也可用"年龄相关性患病率"进行统计。

尿石病的发病率通常是在特定时间段内，在具有人群代表性的医院中，对住院的尿石病患者的总数进行统计得出的。在发达国家，尿石病年发病率为0.04%~0.30%，我国的年发病率为0.015%~0.02%。

表 10-1 不同国家尿石病的人群患病率

调查年份	国　家	患病率（%）
1962	丹麦	4.5
1963	捷克	2.0
1971	以色列	24.0
1978	荷兰	4.4
1979	瑞典	9.0
1979	意大利	13.0
1980	奥地利	4.8
1984	英国	3.8
1996	日本	7.0
1991	土耳其	14.8
2000	加拿大	12.0
2000	沙特	20.4
2002	韩国	3.5
2007	伊朗	5.7
2014	中国	6.4
2014	美国	12.0
2015	德国	5.0

表 10-2 我国不同地区人群患病率

地　区	患病率（%）
广东	11.63
重庆	11.29
黑龙江	8.13
湖南	5.95
上海	4.78
甘肃	1.86
山西	0.14

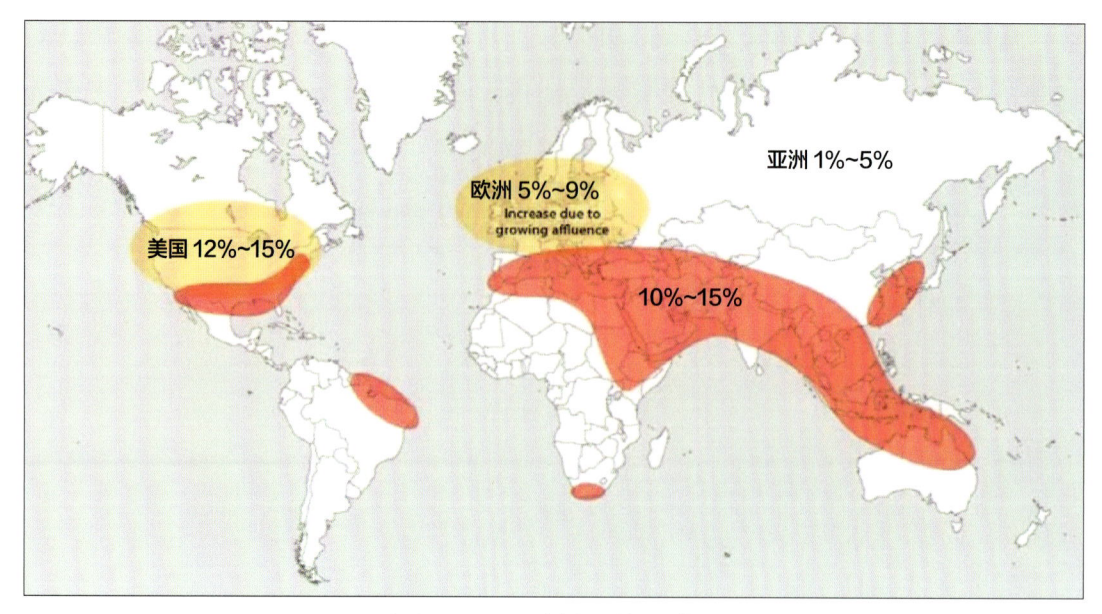

图 10-8 世界"结石带"

［引自 Christian Fisang, Ralf Anding,et al. Urolithiasis—an Interdisciplinary Diagnostic, Therapeutic and Secondary Preventive Challenge.Dtsch Arztebl Int. 2015 Feb; 112(6): 83–91］

尿石病是一种终身性疾病，不仅发病率高，复发率也很高，10年内复发率约为50%，两次发病间期平均为9年，10%~20%的患者甚至会反复发作。尿石病的好发年龄在30—50岁，男女之比约2.3∶1，25%的患者有Ⅰ级亲属家族史，而且复发率也比普通人群高得多。

在冲击波碎石术问世以前，尿石病在泌尿外科住院病例中的构成比很高，可达30%~50%。泌尿系分为上尿路（肾和输尿管）和下尿路（膀胱和尿道）两个部分，上尿路结石在富裕地区比较常见，而下尿路结石在贫穷地区居多。这与饮食结构、营养状况和卫生条件有关。随着时间的推移、社会经济条件的改善以及随后饮食习惯的变化，半个世纪以来，这两者的构成比在我国已经发生了很大的逆转，上尿路结石的比率远远高于下尿路结石。而且由于现代营养模式和生活方式改变，在高热量饮食结构和低水平运动，外加吸烟，酗酒，慢性压力以及药物滥用等情况下，导致了在新兴经济体中富裕相关性泌尿系结石所占比率不断增加。

尿石病的发病具有明显的地理分布特征，热带和亚热带是其好发地区，在我国的南方比北方更为多见。气候可以直接或间接诱发结石形成。在热带和亚热带以及其他地区的夏季,结石的发生率较高。其首要原因是气温高、湿度大,人体通过出汗和呼吸丢失的水分大为增加,结果导致尿液浓缩,使成石物质浓度增高。其次是由于日照时间长,人体合成 1,25-双羟维生素 D_3 增加,促进了肠道对钙的吸收,尿钙的排泄也随之增高。水分摄入不足可致尿液浓缩。如果尿量<1000ml/d,结晶形成的机会明显增加;尿量<500ml/d,结石形成的概率增加。但尿石病的发病与水质的硬度似无明显关系。

二、尿石性质

尿石性质与结石成分有关(表10-3)。结石由晶体和基质组成。晶体成分约占 97%,多数结石含两种以上的晶体成分,以其中的一种为结石的主体;基质约占结石干重的 3%,是一种类似尿黏蛋白的物质,其化学成分主要是氨基己糖,其次是结合水。基质与尿石的因果关系尚未确定。有人认为,基质源于近曲小管,可能是结石形成的基础物质。在上尿路结石中,含钙结石,包括草酸钙结石、磷酸钙结石以及草酸钙与磷酸钙混合性结石,占 90% 以上。在下尿路结石中,磷酸铵镁和尿酸铵结石的比率高于上尿路结石。

表 10-3 尿石的一般特征

类型	比率(%)	晶体	性状	pH 对溶解度的影响	X 线密度(骨骼=1.0)	力学特性
草酸钙类	86.7	一水草酸钙、二水草酸钙	前者呈褐色,铸形或桑椹状,质地坚硬;后者呈白色,表面有晶莹的刺状突起,质地松脆	影响不大	0.50	脆性
磷酸钙类	5.0	羟基磷灰石、碳酸磷灰石、二水磷酸氢钙、磷酸三钙	浅灰色,坚硬,可有同心层	<5.5 时升高	1.0	脆性
磷酸铵镁	3.0	六水磷酸铵镁	深灰色,鹿角形,松散易碎	<5.5 时升高	0.20	脆性
尿酸类	5.1	无水尿酸、二水尿酸、尿酸铵、一水尿酸钠	黄色或砖红色,圆形光滑,结构致密,稍硬	>6.8 时升高	0.05	脆性
胱氨酸	0.2	胱氨酸	土黄色,蜡样外观,表面光滑,可呈鹿角形	>7.5 时升高	0.15	韧性

三、成石机制

尿液是一个非常复杂的物理化学体系,尿路结石的形成也是一个复杂的物理化学过程。从总体上讲,尿路结石的形成是尿液中液态物质转变为固态物质的过程。这一过程需要一定的能量,尿中成石物质含量过高所致的尿过饱和是驱动结石形成的能量来源。换言之,结石的形成取决于液相与固相之间的化学势差,当尿过饱和时,液相趋于向固相转变。过饱和(SS)是指溶液中溶质的浓度超过其溶解度(溶度积)。尿中的各种成石成分属难溶性物质,而且人体尿液大多是过饱和的。例如,正常人尿中草酸钙的浓度较溶解度高4倍,但只在尿过饱和高于其溶解度的8倍时,才会发生沉淀现象。因此,从理论上讲,所有的人都应发生草酸钙结石,但事实却是只有少数人罹患草酸钙结石。由此看来,问题不仅在于为何人类会发生结石,而且还在于为何大多数人不会发生结石。在20世纪60年代,人们曾注意到,正常人的尿液能够防止波特兰水泥凝固,而结石患者的尿则不能。当时推测,尿液可能具有结晶抑制作用。随后人们相继发现尿中的确存在各种结晶抑制因子。至今已发现的尿中重要的结石抑制因子有枸橼酸盐、镁、焦磷酸盐、TH蛋白、降钙素、尿桥蛋白和葡胺聚糖等,其中以枸橼酸盐和镁对尿过饱和水平的影响最大。这些结晶抑制因子主要是针对临床上最常见的草酸钙和磷酸钙结石而言的。对于那些少见的尿酸结石和胱氨酸结石来说,尿中尿酸和胱氨酸的过饱和水平主要是受尿pH的影响,目前尚未发现其结晶抑制因子。结晶抑制因子能够吸附在晶体表面的生长点上,阻止其成核、生长和聚集。另外,有的结晶抑制因子还能络和尿中某些成石物质,降低其尿饱和水平。归根结底,在正常人体内,尿过饱和与尿抑制因子这对矛盾始终维持着动态平衡而不致成石。

结石的形成主要是由于尿过饱和与抑制因子这对相反的作用失衡所致。饱和度常用溶质与其溶解度的比值来表示,对于恰好饱和的水溶液来说,其饱和度为1,而尿液的过饱和程度可随成石分的不同升至2~8之间,这一范围称为"亚稳区"。在亚稳区内,虽然尿液是过饱和的,但多无新的固相形成,即使有的正常人尿中亦可出现晶体,但一般不会形成结石。这正是由于尿中各种结晶抑制因子的拮抗作用所致。然而,如果尿过饱和程度超过了亚稳区的上限(生成积),使之处于超饱和状态,尿中就会自发形成大量晶体,成为启动结石形成的关键因素。尿中某种结晶抑制因子浓度降低,也是成石的重要条件(图10-9)。在上述两大相反因素的作用下,加上结晶促进因子和基质等因素的参与,结石的形成大致经过以

经过以下几个步骤：晶核形成→结晶生长→结晶聚集→结晶滞留→结石形成

饱和区范围	过饱和值（SS）	效应	
超饱和区（不稳态区）	草酸钙＞8 磷酸氢钙＞2.5 尿酸＞2	晶核形成、结晶生长和聚集，抑制因子对其无效	生成积
亚稳态区 ↑上限为平衡点	草酸钙＜8 磷酸氢钙＜2.5 尿酸＜2 SS=1	无自发性晶核形成，但原有的结晶仍可生长和聚集，可有异质性成核 抑制因子可防止和阻遏结晶形成 既无晶形成，亦无结晶溶解	容度积
不饱和区	SS＜1	不会形成新结晶，已有的结石可被溶解	

（浓度积↑）

图 10-9 尿液相对过饱和对晶体/结石形成的影响

下几个步骤：晶核形成→结晶生长→结晶聚集→结晶滞留→结石形成。

（一）晶核形成

在形成结晶之前，必须先形成晶核，这是从过饱和溶液中形成固相的第一步。晶核的体积极小，为纳米级。在纯溶液中自发形成的晶核，称为同质性成核。尿液中的成核方式一般是由外来颗粒作为界面来诱发晶核形成，即异质性成核。这些外来颗粒多为上皮细胞碎片、各种管形、红细胞、基质等。异质性成核的特点是在现有的异质界面作用下，仅需较低的过饱和度就可顺利成核。另外，在某种成分的过饱和尿中存在与其不同的另一种结晶时，如果这两种晶体的晶格相似，那么，过饱和溶液中的成石成分就会在后者现有的晶面上定向生长，即取向附生，这一现象也可视为成石过程中一种特殊的异质成核，同时，也可根据这种取向附生机制来解释为何尿路结石多为混合成分所组成。

（二）结晶生长

过饱和尿液中的离子不断沉积到晶核的表面，结合到晶格中，使晶体逐渐长大，但对形成结石而言，其效率显然太低。尿液从肾集合管流至膀胱约需10min。尿石形成的部位多在肾乳头管或肾集合管，其管径50~200μm。据推算，自晶格生长至直径200μm的结晶，随尿饱和度不同，需90min至1500年，虽然结石患者尿中结晶的体积和数目都大于正常人，但是单靠结晶生长所致的体积和所需的时间还不足以造成这些管腔的阻塞，结果是这些晶体被冲入肾盂，并随尿液排至体外。因此，单靠晶体生长还难以导致结石形成。

（三）结晶聚集

尿中的晶核或结晶可借助化学或电学的驱动力相互聚合成较大的晶体颗粒簇，这一过程称为结晶聚集。结晶聚集的特点在于其发展速度较快，甚至可发生在未饱和的尿中，这种结晶聚集体的体积较大，足以阻塞肾集合管和肾乳头管的管腔。临床上也证明，较大晶体聚集体在数目上明显多于正常人。看来，尿石病患者尿中的结晶在肾内滞留是成石的必需前提。

（四）结晶滞留

通常，由于结晶聚集体比较脆弱，容易解体，即使阻塞肾集合管，一般也达不到形成临床结石所需的时限。结晶或其聚集体往往只有借助一种富含透明质酸（一种基质中主要的黏多糖）的细胞外周基质（PCM）的黏合作用附着于受损的肾小管上皮细胞，方可避免被流速较快的尿液冲走。成石物质可在这种结晶/PCM 聚合物上不断沉积。同时，这些附着的结晶可从管腔迁移至上皮细胞基底膜，造成细胞的损伤和侵蚀，直至肾乳头。这样就逐步为结石的发生提供了初始的"立足点"，进而逐渐形成临床结石。

四、致病因素

尿石的病因比较复杂，不同性质的结石可能是由于相同的病因所致；而同一性质的结石可能是由不同病因所致，甚至往往具有两种以上的致病因素。除感染性结石外，尿路结石大多是由人体代谢产物构成，因此，不同成分的结石可以反映体内相应成分的代谢异常。尿中常见的成石成分包括钙、草酸盐、尿酸、磷酸盐和胱氨酸等，任何生理系统紊乱引起这些成石物质在尿液中高度过饱和或尿中的抑制因子降低时，都有可能启动结石形成和促进结石生长。

（一）草酸钙结石

临床上大多数结石属草酸钙结石。草酸钙结石可能是一种多基因遗传性疾病。基因可通过调控钙、草酸和枸橼酸盐来影响结石的形成。导致草酸钙结石形成的直接原因有以下几种。

1. 高钙尿症 高钙尿的定义是在随机饮食下，尿中钙排泄量 > 200mg/d 或

＞4mg/（kg·d）。在草酸钙结石中，高钙尿是最常见的代谢紊乱，占30%~60%。钙主要在小肠吸收，经肾脏滤过，又从肾小管重吸收。甲状旁腺素（PTH）和1,25-二羟维生素D参与调节体内钙的平衡。其调节的器官包括肾脏、肠道、骨骼和甲状旁腺，如果这些器官的调节功能发生异常，则会导致钙的代谢紊乱。高尿钙症主要有三种类型：①吸收性高钙尿症，原因为肠道对钙的过度吸收；②肾性高钙尿症，原因是肾脏对尿钙的重吸收降低；③重吸收性高钙尿症，原因是骨骼对钙的动员增强。

（1）吸收性高钙尿症：该症的主要生理紊乱是由于肠道对钙的过度吸收，增加了肾脏对钙的滤过负荷；同时由于血钙的上升反馈性抑制了PTH的分泌，使肾小管的钙重吸收减少，从而共同导致了尿钙排出量增加，由于高尿钙抵消了肠道过度吸收的钙，从而维持了血钙平衡（图10-10）。

吸收性高钙尿症有三型：Ⅰ型最为严重，无论摄钙量多少，高钙尿持续存在；Ⅱ型只在摄钙量多时尿钙才增高，反之则降低；Ⅲ型是由于肾磷阈低而使肾漏磷，引起轻度低血磷，后者促使1,25-二羟维生素D合成，导致肠对钙吸收增加及骨骼脱钙，终使尿钙升高，故Ⅲ型又被作为失磷性高钙尿症（图10-11）。也有人认为，Ⅲ型是甲状旁腺功能亢进的早期临床表现。

（2）肾性高钙尿症：该症的生理紊乱在于原发性肾钙漏，即因肾小管的钙重吸收功能障碍导致了尿钙排泄增加。由于肾失钙过多，造成血钙降低，进而刺激

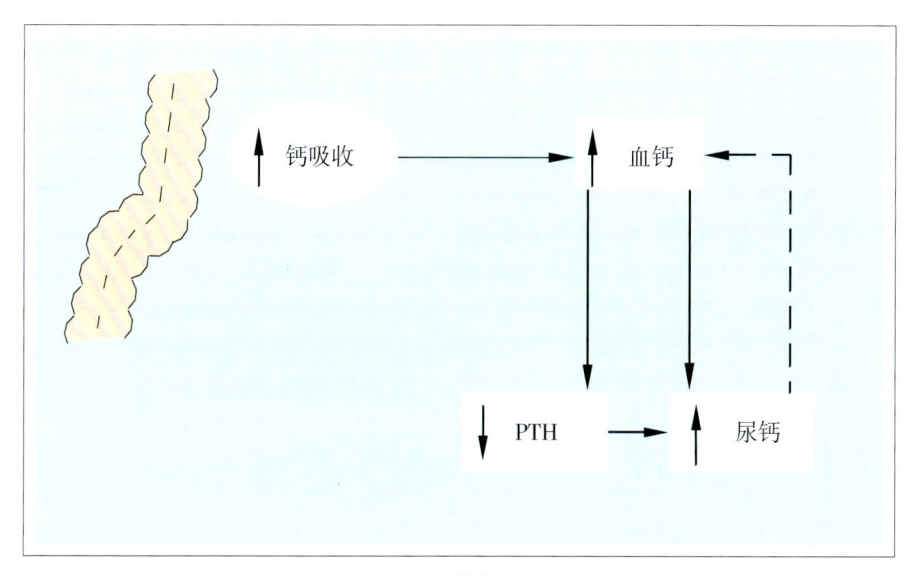

图10-10 吸收性高钙示意图

PTH继发性分泌增多,后者又使1,25-二羟维生素D合成增多,促使肠吸收增加,最终维持了血钙的平衡(图10-12)。

(3)重吸收性高钙尿症:该症主要是由甲状旁腺功能亢进所致,由于甲状旁腺分泌PTH过多,使骨吸收增加,骨质脱钙,同时PTH也刺激肾脏加强合成1,25-二羟维生素D,从而造成肠道对钙的吸收增加。这些共同的作用打乱了血钙的平衡,结果是血钙上升。虽然PTH也会加强肾小管对钙的重吸收,但都无法克服肾的钙流失,最后的净作用是高钙尿(图10-13)。

2. 高草酸尿症 高草酸尿是指尿中草酸盐排出量>45mg/d,人体大约80%的草酸是肝内合成和维生素C代谢的终末产物,其余的是来自食物中的草酸,草酸在胃、小肠和结肠吸收,经肾脏排泄。在尿中,草酸提高尿中草酸钙饱和度的

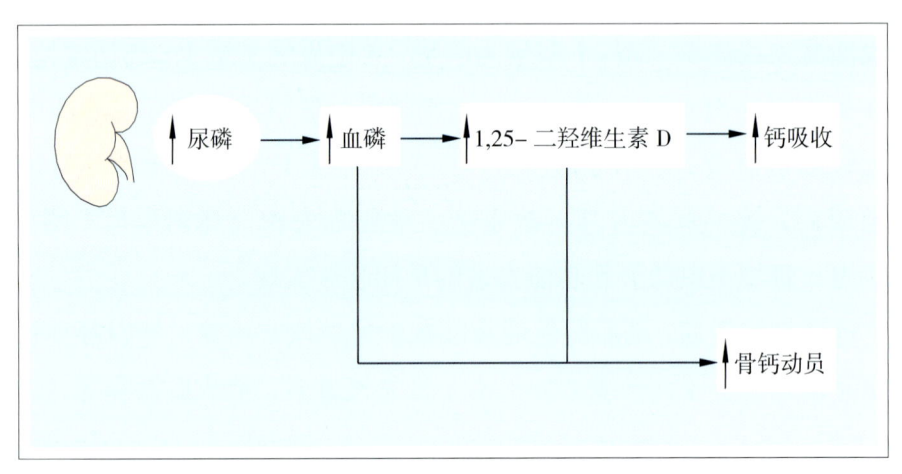

图10-11 肾失磷性高钙尿示意图

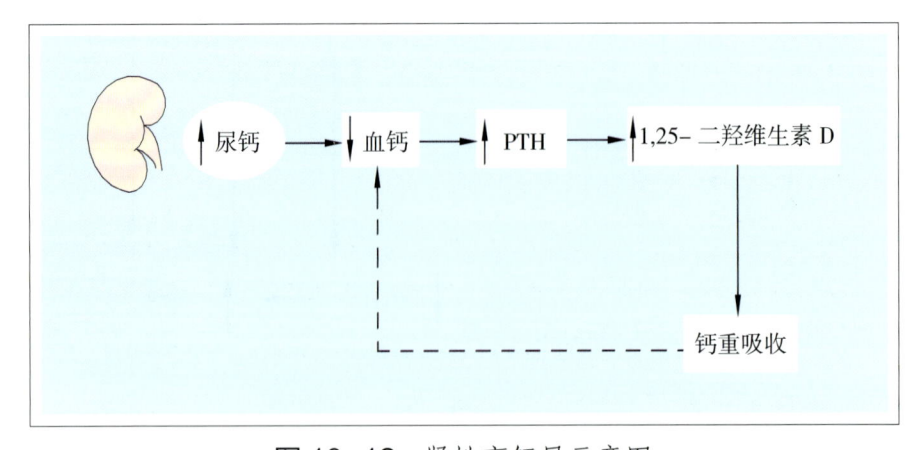

图10-12 肾性高钙尿示意图

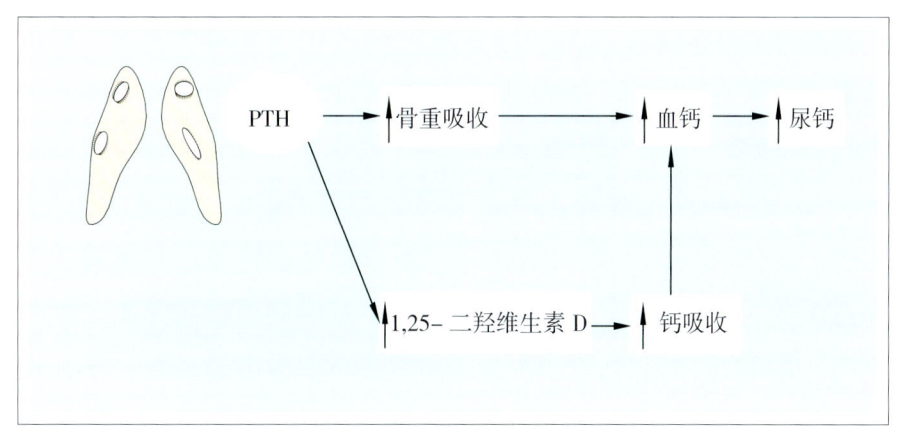

图 10-13　重吸收性高钙尿示意图

作用是钙的 10 倍。如果尿中草酸浓度由日排泄量 45mg 增加 10% 成为 49.5mg，就等于尿钙增加 100%，相当于尿钙的日排泄量从 200mg 增加至 400mg。因此，尿中草酸排泄量增高是一种更为危险的成石因素。高草酸尿症主要有三种类型：①原发性高草酸尿症，原因为内源性草酸产生过多；②肠源性高草酸尿症，原因为外源性草酸吸收过多；③特发性高草酸尿症，原因不明，可能与红细胞转运草酸的功能增强有关。

（1）原发性高草酸尿症：该症系常染色体隐性遗传性疾病，十分罕见，分为三型：Ⅰ型是由于线粒体内丙氨酸 - 乙醛酸转氨酶缺乏，阻碍了乙醛酸转化为甘氨酸，致使乙醛酸氧化成代谢终产物的草酸。大量的草酸被排入尿液造成高草酸尿症。Ⅱ型的发病机制是由于右旋甘油酸脱氢酶缺陷，不能将羟 - 丙酮酸转化成右旋甘油酸，从而转向形成草酸和左旋甘油酸，这两种物质被大量排入尿中形成高草酸尿伴左旋甘油酸尿，这两型原发性高草酸尿症的共同临床特征是多在儿童期发病，尿中草酸含量明显升高，> 100mg/d，容易形成草酸钙结石，且很快发展至肾钙化，一般早年死于肾衰竭。以往将非Ⅰ型、Ⅱ型的原发性高草酸尿定义为Ⅲ型，直到 2010 年 Belostotsky 等首次提出 HOGA1（4- 羟基 -2- 酮戊二酸醛缩酶 1）基因突变导致的高草酸尿，Ⅲ型才被重新定义。其发病机制仍不十分明确，目前认为 HOGA1 基因突变会导致线粒体内的 HOGA1 酶活性失常，使 HOGA1 大量蓄积，蓄积的 HOGA1 会被胞质内的乳酸脱氢酶氧化为草酸。此种类型的原发性高草酸尿具有发病时间早，常伴有高尿钙、高尿酸尿，不损伤肾功能等临床特点，结石成分以二水草酸钙为主的混合性结石，是三型中预后最好的一种。

（2）肠源性高草酸尿症：高草酸尿症的常见原因是肠道疾病，包括各种炎性肠道疾病和短肠综合征等。肠源性高草酸尿症一般表现为尿草酸排泄量中度升高，大约60mg/d。其发生机制与肠道脂肪吸收紊乱有关，在消化过程中产生的胆酸多在近端胃肠道重吸收，当这一功能发生障碍时，就会产生皂化作用，即胆酸与钙、镁之类的二价阳离子结合，使可溶性的钙不再与肠道内的草酸结合，这些游离的草酸被吸收后，就导致了尿中草酸的排泄量升高。此外，肠道内未被重吸收的胆盐和脂酸还会增加结肠黏膜对草酸的通透性，从而进一步增加了尿中草酸的浓度。

（3）轻度代谢性高草酸尿症：轻度代谢性高草酸尿症是指在无肠道疾病的情况下，尿中草酸含量轻度升高，为45~60mg/d。但其重要性对于结石的形成不亚于高钙尿症。轻度高草酸尿症的发病机制不明，有些该症患者的红细胞对草酸转运功能增强，推测与细胞膜的蛋白磷酸化有关。

此外，食用富含草酸的食物及服用大剂量维生素C亦可引起轻度高草酸尿，其中草酸含量最高的是菠菜。口服500mg维生素C后，尿中草酸排泄量随之增多。每次服用1000mg维生素C，尿中大约增加100mg草酸。

3. 高尿酸尿症 高尿酸尿是指尿中尿酸的排泄量＞600mg/d。临床上，大约15%的草酸钙结石是由高尿酸尿所致。造成这种高尿酸尿的主要原因是蛋白摄入过多；其次是由于体内尿酸合成过多，即使限制蛋白摄入，也不能纠正这种高尿酸尿。由高尿酸尿引起的草酸钙结石称为高尿酸尿性草酸钙结石（HUCN）。HUCN的形成过程已基本阐明，它是尿酸钠通过取向附生机制诱导了草酸钙结石的形成。当尿pH＞5.5时，过饱和尿酸在含钠的尿液中解离并形成尿酸钠，尿酸钠析出结晶后，再通过异质成核的作用来直接诱导草酸钙结晶的形成。尿中过多的尿酸钠还可与尿中某些草酸钙结晶抑制因子结合，从而间接促进了草酸钙结晶的形成。

4. 低枸橼酸尿症 在含钙结石中，低枸橼酸尿症的发生率为19%~63%。枸橼酸是体内能量代谢的重要中间产物，是在三羧酸循环过程中由草酰乙酸与乙酰辅酶A缩合而成的。肾组织含有丰富的枸橼酸代谢酶系统，因而是枸橼酸合成和分解的重要部位。在正常情况下，大约75%进入原尿的枸橼酸被肾小管重吸收，其余的25%从终尿排出。这一过程受体内酸碱平衡的影响。酸中毒时，肾小管对枸橼酸的重吸收增强,尿中枸橼酸的排泄减少;而在碱中毒时,情况则恰恰相反。枸橼酸对尿液草酸钙结晶具有抑制作用。其抑制作用与下列因素有关:①枸橼酸是一种结晶抑制因子,可直接抑制草酸钙结晶的成核、生长和聚集过程,虽然按克分子浓度计算,其抑制活性较其他抑制因子低,但由于其尿中浓度较其他抑制因子高,因而是重要的抑制因子;②枸橼酸是一种络合剂,可与尿中的钙离子络合,降低草酸钙饱和度,从而间接抑制了草酸钙结晶形成。在临床上,单纯由低枸橼酸尿引起的结石只占10%,其余的低枸橼酸尿性结石往往还会合并其他代谢紊乱,如高钙尿可合并低枸橼酸尿,这是因为尿钙浓度增加时,过多的钙与枸橼酸结合,消耗了枸橼酸所致。一般而言,重度低枸橼酸尿的原因多为慢性腹泻所致的酸中毒,尿枸橼酸含量小于100mg/d;轻度至中度低枸橼酸尿多与环境因素有关,例如,食用过量动物性蛋白和盐、饥饿等,尿中枸橼酸排泄量为100~320mg/d。

5. 低镁尿症 低尿镁是指尿中排泄的镁<50mg/d。大约3%的钙性结石患者患有低镁尿症,其中约2/3还合并低枸橼酸尿症。成人每天从食物中摄入的镁为240~400mg,其中有30%~40%被肠道吸收。肾脏是镁的主要调节器官,正常人每日从肾小球滤过的镁绝大部分被肾小管重吸收,而从尿中排出的镁只占3%~5%,50~100mg。镁是草酸钙和磷酸钙的结晶抑制因子,能够直接抑制结晶的成核、生长和聚集;镁是一种二价阳离子,可在肠道中与草酸结合,减少游离草酸的吸收;镁也是一种络合剂,可与尿中草酸形成可溶性络合物,竞争性降低尿中草酸钙饱和度。造成尿镁降低的因素大致有两类:①胃肠丢失过多,见于小肠大部切除和慢性腹泻引起镁吸收减少,脂肪泻者可因镁与肠道脂肪形成"镁皂"影响其吸收;②摄入减少,见于饥饿和长期禁食者输入不含镁的液体等。

(二)磷酸钙结石

磷酸钙是结石中的常见成分,如用红外光谱之类的灵敏仪器分析,大多数草酸钙结石的核心都含有磷酸钙。在患者自排的结石砂粒中,有人注意到,这些砂石往往是帽状,提示其从肾乳头脱落而来,扫描电镜可发现其中有肾小管的残痕,电子探针也可测到砂石的凹面含有大量的磷。因而推测,磷酸钙成分的代谢异常在含钙结石中起着重要作用,而且可能是最先沉淀的成石物质。由于至今仍未将草酸钙和磷酸钙在成石过程中的相互关系完全阐明，目前在临床上，往往将草酸钙结石和磷酸钙结石统称为钙性结石，而且这两种成分的混合结石的病因也基本归为一类。通常，磷酸钙含量较高的结石复发风险也较大。纯磷酸钙结石的发生率并不高，其病因多为肾小管性酸中毒。肾小管性酸中毒是由肾小管的酸化功能障碍所引起的一种代谢性酸中毒。肾小管性酸中毒分为四型，其中只有远端型（Ⅰ型）肾小管性酸中毒和近端型（Ⅱ型）肾小管性酸中毒会引起尿路结石。该症导致结石形成的机制是由于肾脏酸化功能减弱，使尿 pH 升高，磷酸钙在碱性环境中较易发生沉淀和析出结晶。磷酸钙亦有其相应的结晶抑制因子，但在性质和数目上不如草酸钙结石抑制因子复杂。

1. 远端型（Ⅰ型）肾小管性酸中毒 原发性者多为肾小管有先天性功能缺陷，为常染色体显性遗传；继发性者见于许多疾病，其中多继发于肾盂肾炎和海绵肾。发病机制可能是由于肾小管氢泵功能衰竭，不能泌氢，无法在管腔液和管周液之间建立和维持一个大的氢离子梯度。由于尿液酸化功能发生障碍，使尿 pH 趋于碱性。同时，由于全身性代谢酸中毒加强了线粒体内枸橼酸的转运，致使尿中枸橼酸含量降低，这种代谢因素也是成石的重要原因之一。该症可发生在任何年龄，常有阳性家族史，女性约占 80%，大约 70% 的患者并发肾结石。其临床特征是：低血钾、高血氯，虽有代谢性酸中毒，但阴离子隙正常，尿 pH 持续高于 6，典型 X 线征象是肾脏的各小盏内多发性结石，有时可见肾乳头钙化，甚至肾髓质结石。偶有肾皮质结石和肾钙化。

少数患者无全身性酸中毒表现，而只表现为肾小管不能产生酸性尿，称为不完全型肾小管性酸中毒。其特征是血 pH 与 HCO_3^- 浓度正常，尿 pH 不低于 5.5，可滴定酸减少，患者常以尿石病就诊。

2. 近端型（Ⅱ型）肾小管酸中毒 该症是由于肾小管重吸收 HCO_3^- 功能障碍而过多丢失 HCO_3^- 所致。其发病机制尚未完全阐明，可能与近端小管碳酸酐酶活性低下，影响了肾小管内碳酸的形成与 H^+ 的交换有关。该症的患者多为男童，除表现为高氯性代谢性酸中毒和低血钾外，最重要的特征是尿中 HCO_3^- 因重吸收功能障碍而大量排出，正常人尿中一般不含 HCO_3^-，而近端型肾小管性酸中毒患者能排出的 HCO_3^- 常达滤液内含量的 15% 以上。因为远端肾小管功能正常，尿 pH 仍可降至 5.5 以下，而且患者往往存在维生素 D 吸收障碍，所以较少引发肾结石与肾钙化。少数病例亦可为不完全性，即只有尿中的表现，而无全身性酸中毒。

（三）尿酸结石

尿酸结石约占结石总数的 5%，尿酸结石的形成取决于三大因素：①尿尿酸排泄量；②尿 pH；③尿量。与含钙结石不同，至今尚未发现尿酸结晶抑制因子。

1. 高尿酸尿 尿中尿酸排泄量过多是导致尿酸结石形成的主要因素。尿酸又称 2,6,8- 三氧嘌呤，是嘌呤氧化分解代谢的终末产物，主要经肾脏排泄。临床上，尿中尿酸排出量 > 600mg/d 即为高尿酸尿症。人体的尿酸有两大来源：①外源性尿酸来源于食物中的嘌呤，成人摄入嘌呤 2mg（kg·d）后，尿中大约排出尿酸 200~300mg/d，食用富含嘌呤的肉类、鱼类，尤其是动物内脏，是引起体内尿酸水平波动的重要原因；②内源性尿酸来源于体内嘌呤的重新合成和组织细胞的核酸降解，每日约为 300mg。导致内源性尿酸产生过多的常见原因是痛风症，约有 11% 的痛风症合并尿酸结石；其次是葡萄糖 -6- 磷酸酶缺乏症，该症在幼年就出现痛风症状和尿酸结石。因内源性核酸分解增加所致的尿酸排泄量增加见于淋巴增生性疾病，如淋巴瘤和白血病。由于体内核酸代谢旺盛，体内嘌呤大量增加，导致高尿酸尿。尿酸结石可以是这些疾病的最初表现。此外，肿瘤化疗和放疗后因组织坏死分解，亦可产生大量嘌呤，导致高尿酸尿。

2. 低 pH 尿 低尿 pH 也是尿酸结石形成的重要因素。尿酸的溶解度具有 pH 依赖性，在尿 pH 为 6.0 时尿酸的溶解度约为 500mg/L；而在尿 pH 为 5.0 时则降为 100mg/L。当尿 pH 大于 6.5 时，尿酸主要以离子型尿酸盐的形式存在，一般不会形成尿酸结石；反之，当尿 pH 低于 5.5 时，尿酸全部处于非解离状态，如果达到过饱和状态，便会诱发尿酸结石形成。

尿 pH 长期低于 5.5 是诊断尿酸结石的一条重要依据。正常尿 pH 在一天内反复波动于 5~7 之间，故一般不会成石，但 90% 尿酸结石患者的首次晨尿 pH < 5.7，平均 5.5。这种尿液慢性持续性酸化也可能是痛风患者容易形成尿酸结石的危险因素。尿液持续酸化的机制可能与肾氨分泌功能衰退有关。此外，多种胃肠疾病亦会引发尿酸结石，其中以慢性肠炎和肠切除最为常见。由于碳酸氢盐大量丢失，造成尿 pH 下降，从而诱发尿酸结石形成，但尿酸分泌正常。

3. 低尿量 尿酸结石是所有结石中受气温和饮水量影响最大的结石。长期暴露于烈日和高温下或生活在干燥的环境中，以及体力劳动强度较大者，往往体液丢失量大，甚至脱水，使尿量减少，尿液浓缩，从而导致尿中尿酸过饱和。另外，某些炎性肠道疾病的患者，除因碳酸氢盐丢失而致的尿液过度酸化外，慢性脱水造成的尿中尿酸浓度过高也是尿酸结石形成的重要原因。

在此应当指出，尿酸结石与前面所述的高尿酸尿性草酸钙结石（HUCN）在概念和成石的机制上有所不同。虽然两者都是在高尿酸尿状态下形成的，但区别在于前者一般是尿 pH 在 5.5 以下时，尿酸过饱和并析出结晶后形成结石；而后者是在尿 pH 大于 5.5 时，尿酸在含钠的尿液中解离后形成尿酸钠，尿酸钠再通过异质成核，以及与尿中结晶抑制因子结合，从而诱发草酸钙结石形成的。

（四）磷酸铵镁结石

磷酸铵镁结石主要是由六水磷酸铵镁和碳酸磷灰石所组成的。在各种文献中，磷酸铵镁结石有许多同物异名，其矿物学名称是鸟粪石，这是因为最初它是在蝙蝠粪便中发现的。由于这种结石是尿路感染所致，故亦称为感染石或感染性结石。在化学分析中，这种结石含有三个阳离子（Ca^{2+}、Mg^{2+}、NH_4^+）和一个阴离子（PO_4^{3-}），因此，早期亦曾被称作三价磷酸盐结石。磷酸铵镁结石是由尿路中能产生脲酶的细菌所致的疾病。这种细菌大多为变形杆菌，其次为铜绿假单胞菌和金黄色葡萄球菌等，它们所产生的脲酶可催化尿素分解为氨和二氧化碳，氨再与水化合成氢氧化铵，其方程式如下：

$$NH_2CONH_2 + H_2O \longleftrightarrow 2NH_3 + CO_2$$

$$2NH_3 + H_2O \longleftrightarrow 2NH_4^+ + OH^-$$

氢氧化铵是一种碱性物质，可使尿中的 pH 显著升高。当尿 pH 达到 7.2 时，离子铵可与尿中的镁和磷酸根结合，形成磷酸铵镁。在尿素分解时，还会产生大量的二氧化碳，二氧化碳进一步水合成碳酸后，再解离出碳酸根，化学方程式如下：

$$CO_2 + H_2O \longleftrightarrow H_2CO_3 \longleftrightarrow H^+ + HCO_3^- \longleftrightarrow H^+ + CO_3^{2-}$$

同样在碱性溶液中，钙和磷酸根化合成磷灰石，而后再与碳酸根结合成碳酸磷灰石。

当尿中的磷酸铵镁和碳酸磷灰石达到过饱和水平时，便会析出晶体。然而，这些晶体须黏附到尿路上皮后才能继续长大成石。细菌分解出的氨与保护尿路上皮的硫酸黏多糖的电荷具有亲和力，可使硫酸黏多糖的亲水性发生改变，进而铵离子吸附到硫酸黏多糖的硫酸根上，随之促使磷酸铵镁晶体黏附到尿路上皮。依赖这种成石晶体的黏附机制和相关离子的过饱和状态，结石得以迅速形成和生长。体外实验发现，变形杆菌在 4h 就能产生结石。临床上，由于这种结石生长迅速，易被肾内集合系统塑形，往往可以长成较大的鹿角形结石。在此也特别指出，鹿角形结石并非感染石的代名词。国外报道，约有 3/4 的鹿角形结石是感染石；而根据南京鼓楼医院大样本结石分析，感染石只占鹿角形结石的 1/4。

磷酸铵镁结石的病因容易查明，均继发于尿路反复感染和尿路解剖异常者。发病年龄高峰在 60 岁以上，女性多见。易感因素是尿路梗阻、神经源性膀胱以及长期留置导尿管等。在临床上，应注意在概念上将这种感染性结石与结石并发感染区别开来。前者是感染引起结石；而后者则是结石引起感染，这种感染一般为大肠埃希菌所致，而大肠埃希菌是一种不产生脲酶的细菌。

（五）胱氨酸结石

胱氨酸尿症是胱氨酸结石唯一的病因，是一种罕见的常染色体遗传性疾病。尿路结石是胱氨酸尿症最重要的临床表现。其病理基础是肾近曲小管基底膜和肠黏膜上皮细胞对包括胱氨酸在内的四种二羟氨基酸吸收和转运功能存在缺陷，导致这些二羟氨基酸在尿中排泄增加。由于只有其中的胱氨酸是相对不溶性物质，特别在生理范围的尿 pH 中，胱氨酸几乎不溶，当其达到过饱和状态时便析出结晶，最终形成结石。至今未发现胱氨酸结晶抑制因子。

正常人尿中胱氨酸的排泄量 < 20mg/d。在正常 pH 范围的尿液中，胱氨酸溶解度的上限为 300mg/L。胱氨酸的溶解度也有赖于尿 pH。当尿 pH 提高至 7.5 时，其溶解度几乎可增加一倍。但由于夜间尿偏酸性，而且尿量较日间减少，胱氨酸的溶解度大为降低，因此，胱氨酸结晶主要是在夜间形成。胱氨酸尿的定义是成人患者尿中胱氨酸排泄量大于 250mg/d；儿童患者尿中胱氨酸排泄量至少为 75mg/d。在胱氨酸尿症的患者中，只有 10%~20% 生长结石。胱氨酸结石的发病高峰在 20—40 岁之间，也可在儿童期发病，约占儿童结石总数的 6%~8%。胱氨酸结石的每年复发次数远高于其他各种成分的结石，根据一项长期随访，其复发次数平均为每人每年 1.22 次。笔者曾对一胱氨酸结石患儿进行长达 8 年的追踪随访，患儿共复发 16 次，平均每年复发 2 次。因此，对于每年复发 1 次以上的

结石,应首先考虑为胱氨酸结石。在此也顺便指出,虽然胱氨酸结石不是含钙结石,但因胱氨酸分子中含有硫原子,故在KUB平片上胱氨酸结石属中度不透光结石,典型者呈均匀的"磨砂玻璃状"影像。有些胱氨酸结石因混有草酸钙,可表现为高度不透光的结石影像。

五、代谢评估

尿石病大都是由于人体代谢紊乱所致,因此,可通过代谢方式的检查来对患者进行评估。尿石病患者的代谢评估最初是由美国的 C.Y.C.Pak 提出的,这套方法几经改良,至今仍是诊断尿石病病因的金标准。尿石病的总体复发率在10年之内高达50%以上,因此,代谢评估的意义在于针对结石病因进行个体化的预防性治疗(preventive treatment),而且重点应放在那些结石复发风险较高的患者中。虽然在临床上常难事先预测哪些患者将会复发,但一般而言,以下患者结石复发风险可能较高:①多发性结石、复发性结石、鹿角形结石、磷酸钙结石、尿酸结石、磷酸铵镁结石、胱氨酸结石和儿童肾结石;②有尿石病家族史、慢性肠炎史、肠短路手术史、骨病史、慢性尿路感染史和痛风史者。代谢评估按其复杂程度分为3种:①简化评估;②全面评估;③特殊评估。评估时间应安排在受治之前的几天之内或者受治1个月之后,以免因患者一度改变饮食方式而影响评估的准确性。评估的项目包括:①血清检查:钠、钾、氯、钙、磷、镁、碳酸氢盐、尿酸、肌酐、甲状旁腺素、1,25-二羟维生素D等;②尿液检查:尿常规、尿pH、尿培养、硝普钠试验等;③24h尿定量分析:尿量、钠、钙、磷、镁、尿酸、草酸、碳酸氢盐、枸橼酸、胱氨酸、肌酐等;④结石成分分析。

以下根据我国的实际情况,从临床实用性和方便性出发,介绍尿石患者的评估方式。

(一)简化评估

简化评估包括血清学检查、尿液检查和结石成分分析,一般只用于初次发作而且复发风险较低的结石患者。在血清学检查方面,甲状旁腺素和血钙升高是诊断甲状旁腺功能亢进的主要依据;碳酸氢盐降低、高血氯和低血钾是肾小管性酸中毒的特征表现;血磷降低见于Ⅲ型吸收性高钙尿症;高尿酸血症是痛风症的重要诊断指标。在尿液检查方面,持续性酸性尿(pH < 5.5)提

示尿酸结石；尿 pH > 7.2 见于磷酸铵镁结石；尿 pH 不能降至 5.5 以下见于肾小管性酸中毒；硝普钠试验用于筛诊胱氨酸尿症；尿培养检出含有脲酸的细菌提示磷酸铵镁结石。

结石成分分析是确定结石性质最直接的方法，可为制定结石的预防措施和选择溶石药物提供依据。取样标本来自患者自然排出、碎石后排出或手术取出的结石。常用的分析方法有物理分析和化学分析两大类。红外光谱法可分析结石的无机成分和有机成分；偏光显微镜法既可用于鉴定结石成分，亦可观察结石的结构；X 线衍射法是结石晶相检测的可靠手段。传统的化学分析法只是用来测定结石中的离子和化学基团，因其分析结果不够可靠，而且标本需要量大，尤其是冲击波碎石后排出的结石粉末量较少，往往不能满足化学分析所需要的标本量，所以该法在国外已基本淘汰。结石分析时，一般需约两种方法结合使用，取长补短，方能使鉴定结果更加准确和完整。此外，结石成分分析还有助于缩小尿石的代谢评估范围，避免一些不必要的检查，例如，只要检出结石中的胱氨酸成分，就可确诊为胱氨酸尿症；检出磷酸铵镁成分，即可推测出结石是由细菌感染所致；发现纯磷酸钙结石时，应疑诊肾小管性酸中毒；当结石核心中的磷酸盐含量较高时，结石容易复发；结石的核心为纯磷酸钙而外层为草酸钙时，亦可是由甲旁亢引起的肾结石。

总之，采用简化评估的目的只是初筛和排除一些潜在的主要病因，主要包括甲状旁腺功能亢进、肾小管性酸中毒，痛风症和失磷性高钙尿症等症，如果发现这些疾病的证据，则应进一步进行全面评估。

（二）全面评估

全面评估是在简化评估的基础上加上 24h 尿定量分析，是对结石患者更为深入的评估方式。全面评估的指征是：①复发风险较大的初发性结石患者；②全部的复发性结石患者；③经简化评估后疑有潜在成石病因者。

24h 尿定量分析是全面评估的关键内容。其特点是收集 24h 尿液，分析尿液中影响结石形成的代谢产物和危险因素。从逻辑上讲，收集尿液的天数越多结果就越可靠，但为减轻患者经济和时间上的负担，通常只做 2 次 24h 尿定量分析，隔周一次。为使分析结果准确，应事先进行必要的准备，过程如下：①尽量让患者保持平日的饮食方式，以使尿样以能够准确反映成石的环境因素；②在评估之前，应停用5天影响分析结果的药物，包括抗酸药、利尿药、钙制剂、镁制剂、维生素D、维生素C、别嘌醇和肾上腺皮质激素等；③隔周收集两天的24h尿样（即随机饮食尿样），分别做定量分析；④给患者制定特备的限制性食谱，即限食钙（<400mg/d）、钠（<200mEq/d）、草酸（<50mg/d），连续6天。收集最后一天的24h尿样（即限制性饮食尿样）进行定量分析。随机饮食后的尿样分析结果是对结石形成的代谢因素和环境因素的总体评估（表10-4），将随机饮食和限制饮食之后的分析结果进行比较，可以明确饮食对成石的影响程度。24h尿液定量分析是判定预后的主要手段，因此，每年至少须定期复查1次。

表10-4 尿石病代谢评估概览表

疾病		血清			24h尿				
		钙	磷酸	PTH	钙	尿酸	草酸	枸橼酸	胱氨酸
吸收性高钙尿	Ⅰ型	—	—	—或↓	↑	—	—	—	—
	Ⅱ型	—	—	—或↓	↑或—	—	—	—	—
	Ⅲ型	—	↓	—或↓	↑或—	—	—	—	—
肾性高钙尿		—	—	↑	↑	—	—	—	—
重吸收性高钙尿		↑	↓或—	↑	↑或—	—	—	—	—
高尿酸尿		—	—	—	—	↑	—	—	—
高草酸尿		—或↓	或↓—	—或↓	↓	—	↑	—	—
低枸橼酸尿		—	—	—	—	—	—	↓	—
肾小管性酸中毒		—	—	—	—	—	—	↓	—
胱氨酸尿		—	—	—	—	—	—	—	↑

（三）特殊评估

为进一步对尿石病的某些代谢病因进行分型，有时需做特殊性评估，包括1g钙负荷试验、氯化铵负荷试验和碳酸氢钠负荷试验等。特殊性评估一般不作为常规检查。

1. 1g钙负荷试验 该试验用于区分高钙尿的类型，具体准备方法与限制性饮食后的24h尿定量分析相似，试验程序和分析见表10-5和图10-14。

表 10-5　1g 钙负荷试验程序

第 1 天至第 6 天		第 6 天晚至第 7 天				
		9pm	12pm	7am	9am	1pm
摄食	限制性饮食	←禁食→			摄取 1g 元素钙	←禁食→
饮水取样	随意	300ml	300ml	600ml 收集钙负荷之前 2h 尿样		收集钙负荷之后 4h 尿样

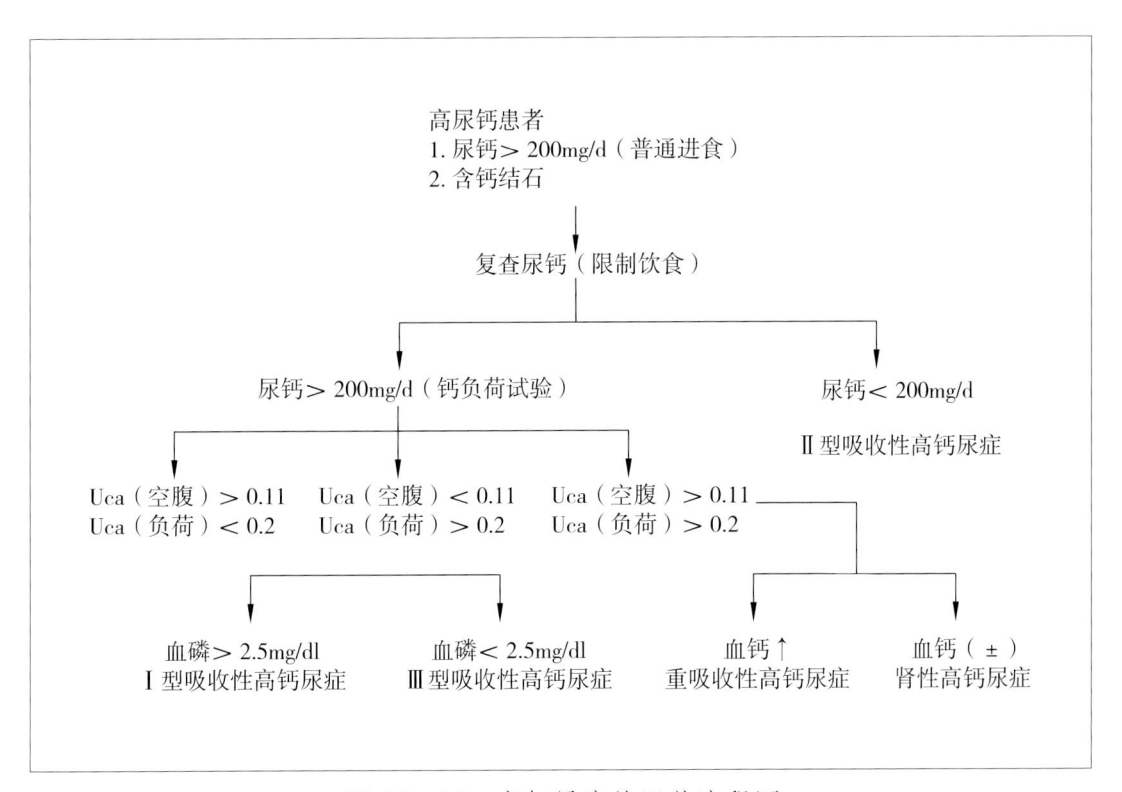

图 10-14　高钙尿症的评估流程图

因为禁食期的尿钙水平与肾小球的滤过量有关，所以可按下列公式计算：

$$\text{禁食期尿钙} \frac{\text{尿钙(mg)} \times \text{血肌酐(mg/dl)}}{\text{尿肌酐(mg)}} \qquad (\text{公式 10-1})$$

正常值应小于 0.11。

钙负荷后尿钙的计算公式：

$$\text{钙负荷后尿钙} \frac{\text{尿钙(mg)}}{\text{尿肌酐(mg)}} \qquad (\text{公式 10-2})$$

正常值应小于 0.20。

2. 氯化铵负荷试验 该试验只用于诊断不完全性远端型肾小管性酸中毒。在临床上，对于纯磷酸钙结石、每年复发超过2次的结石、双侧肾结石、海绵肾、重度低枸橼酸尿症、慢性肾盂肾炎等患者，如果尿pH持续>5.5，而无明显代谢性酸中毒表现，应行氯化铵负荷试验。其试验原理是通过酸性药物使机体产生代谢性酸中毒，然后测定肾小管的排氢制氨与HCO_3^-重吸收功能。正常人在酸中毒时肾小管的泌氢功能增加，尿pH下降。通常在血pH降至7.35以下时，尿pH应随之降至5.5以下。然而在不完全性远端型肾小管酸中毒时，由于尿液酸化能力降低，尿pH始终不能降至5.5以下。氯化铵负荷试验方法是一次性服用氯化铵0.1g/kg体重，于服后4~6h，每小时收集尿样，每小时测尿pH，同时每两小时测血清pH或HCO_3^-。如果尿pH仍维持在5.5以上，或血pH及HCO_3^-降低就可证实不完全性远端型肾小管性酸中毒。但若任何一次尿pH<5.5，则可排除这一疾病。应当注意，对已有酸中毒者不宜应用这一试验。如无氯化铵，亦可用氯化钙代替，剂量为1mmol/kg，溶于水后口服。氯化钙在小肠内的化学反应如下：

$$CaCl_2 + 2NaHCO_3 \rightarrow CaCO_3 + 2NaCl + CO_2 + H_2O$$

因此，氯化钙同样可致HCO_3^-重丢失而引起代谢性酸中毒。

3. 碳酸氢钠负荷试验 当结石患者出现碳酸氢盐尿时，应行碳酸氢盐负荷试验，用以诊断近端型肾小管性酸中毒。其原理和方法如下。

患者口服碳酸氢钠后，测其血和尿中的HCO_3^-浓度与肾小球滤过率（GFR），计算肾小管对HCO_3^-的排泄量来确定肾脏HCO_3^-阈值或滤液中HCO_3^-排出率。该试验不仅用于确定患者有无近端型肾小管性酸中毒，而且对其治疗亦有帮助。试验的具体方法是口服碳酸氢钠2~10mmol（kg·d），每日逐渐加量，直至酸中毒纠正，测定血和尿中的HCO_3^-和肌酐，并按下列公式计算：

$$\text{滤液中}HCO_3^-\text{被排出部分}(\%) = \frac{\text{尿每分钟排出的}HCO_3^-}{\text{血}HCO_3^- \times GFR} \quad （公式10-3）$$

正常人此值为0；近端型肾小管性酸中毒>15%；远端型肾小管性酸中毒<5%。

六、防治方法

结石的保守治疗包括水化疗法、食物疗法和药物疗法三大基本方法，是结石总体治疗的重要组成部分。针对结石病因采取有选择性的预防性治疗可有效地降低结石的复发率，尤其对于含钙结石，复发率降低的幅度可达85%。而且，采用药物与外科结合式治疗还有助于提高结石的疗效和降低治疗的成本。

（一）水化疗法

大量饮水是防治任何成分肾结石简单而有效的方法。它的治疗作用是缩短游离晶体颗粒在尿路中的平均滞留时间，促进较小结石自行排出；降低成石物质的尿饱和度以阻止结石继续生长；减少并发尿路感染的机会。目前公认，日摄水量的标准是将每日尿量保持在2000ml以上，至尿液清亮无色或微黄为宜。这样每日需饮水2500~4000ml。同理，大量饮水也有助于预防结石复发，如能持之以恒，可使结石复发率大约降低60%。

（二）食物疗法

大多数结石系含钙结石，调整食物结构有助于减少其成石的危险。以往从逻辑上推理，对于含钙结石，限食各种富含钙的食品可减少尿中钙的排泄，因此，国内至今仍把限钙饮食作为预防尿石病的一项基本措施。但实际上，低钙饮食反而会增加草酸钙结石形成的危险。因为在正常情况下，钙可与肠道内的草酸结合，形成不溶性草酸钙而随粪排出体外。但若低钙饮食，肠道内游离的草酸将被大量吸收，在经尿液排泄时与尿钙结合，结果促进了草酸钙结晶的形成和沉淀。根据我国营养学会推荐，正常人摄钙量应为800mg/d，但我国实际人均摄钙量仅为400mg/d。因此，这本身就是低钙饮食，如果进一步限制钙的摄入，将会扰乱体内钙的平衡，导致骨质疏松症，对于绝经期妇女尤其如此。因此，在临床上应当强调的不是限制钙的摄入，而是限制食用富含草酸的食物，如菠菜、甜菜、欧芹、土豆、巧克力、茶叶、大黄、麦麸、草莓、绿豌豆、各种坚果等。其中以菠菜中草酸含量最高，每百克菠菜所含的草酸达645mg，约为上述其他食品的10倍。因此，草酸钙结石患者尤应注意忌食菠菜。此外，患者还应限制钠盐和动物性蛋白的摄入量，因为在肾的远曲小管钠与钙的排出量呈正相关，而且如果尿钠浓度过高，会使尿中尿酸钠过饱和，从而诱发草酸钙结晶沉淀；动物性蛋白代谢后会引起人体净酸负荷增加，而酸性代谢产物会使骨吸收增加及肾对钙的重吸收减少，从而导致尿钙排出增多。因此，低钠饮食和限食动物性蛋白有助于防止结石形成。对于含钙结石患者，钠盐的食用量不宜超过2.5g/d，动物性蛋白摄入量不宜超过

1g/（kg·d）。在含钙的结石中，除了草酸钙结石，另外一种是磷酸钙结石，但研究证明，磷的摄入量并不影响这种结石的形成。

尿酸结石患者宜采取低嘌呤饮食，尤应忌食动物内脏和鱼虾类等富含嘌呤的高蛋白食物；限食各种肉类蛋白食物，每日不宜超过80g。柑橘类水果富含枸橼酸钾，每900ml鲜橘汁相当于50mmol枸橼酸钾的作用，可提高尿pH0.5个单位，对于溶解和预防尿酸结石都有明显的作用。

关于胱氨酸结石的食物疗法仍有争议。以往认为蛋氨酸是胱氨酸代谢过程的前体物质，富含蛋氨酸的食物有蛋类、奶类、肉类、花生和小麦等，故在理论上限食这类食品是有益的。但患者很难坚持这种饮食方式，依从性差，而且严格限食蛋氨酸将会影响儿童患者的体格和神经系统的发育。最近也有人提出，胱氨酸尿症并无明显的饮食依赖性，所摄取的蛋氨酸中大约96%并不以胱氨酸的形式从尿中排泄，因此，更为可行的方法是避免过多食用富含蛋氨酸的食物，而不必对其严格限制。此外，另一项研究表明，每日钠盐摄入量降至150mmol时，尿中胱氨酸的排出量平均降低580mg/d，因而推荐，钠盐摄入量应限制在2g/d以下。

（三）药物疗法

1. 含钙结石的治疗 含钙结石包括草酸钙结石和磷酸钙结石，目前尚无对其有效的溶石药物。现有药物疗法是用于防止结石复发和生长，即预防性治疗。这类药物虽有多种，但其疗效肯定的只有枸橼酸钾、噻嗪类利尿药和别嘌醇（表10-6）。药物治疗亦可用作各种外科治疗的辅助手段。最近一次研究表明，在冲击波碎石后，<0.5cm的无症状含钙残石在半年和一年的自然无石率分别为21%和32%；而枸橼酸氢钾钠治疗组在相应的时间点的无石率分别为65%和74%。

表10-6 含钙结石的药物治疗

药物	机制	适应证	剂量	副作用
枸橼酸钾	结晶抑制因子，钙络合剂	各种含钙结石，低枸橼酸尿症，可与双氢克尿噻合用防止低血钾和低枸橼酸尿	2.0~3.0g，每日3次	过度碱化 胃肠不适
双氢克尿噻	增强肾脏对钙的重吸收	Ⅰ型吸收性高钙尿，肾性高钙尿，Ⅱ型吸收性高钙尿伴骨质疏松	25mg，每日1次或2次	低血钾 低枸橼酸尿 高尿酸尿 低血压

续表

药 物	机 制	适应证	剂 量	副作用
正磷酸盐（Neutra-pHos-K）	抑制1,25-二羟维生素D合成,结晶抑制因子	Ⅲ型吸收性高钙尿	500mg,每日3次	腹泻偶有软组织钙化
别嘌醇（Zyloprim）	抑制尿酸合成	高尿酸尿	100mg,每日3次	皮疹转氨酶升高

2. 非钙性结石的治疗 这类结石包括尿酸结石、磷酸铵镁结石和胱氨酸结石。其药物疗法既可作为预防性治疗，亦可用作直接溶石治疗。其中，纯尿酸结石的溶石效果最为理想，磷酸铵镁结石和胱氨酸结石只能部分溶解（表10-7）。

表10-7 非钙性结石的药物治疗

结石成分	药 物	机 制	剂 量	用 法
尿酸	枸橼酸钾	碱化尿液	2.0g,每日3次	应将尿pH控制在6.5~7.0
	别嘌醇	抑制尿酸合成	100mg,每日3次	用于血尿酸>8mg/dl,尿酸>800mg/d者
磷酸铵镁	抗生素			应根据尿培养和药敏试验选用
	乙酰氧肟酸（Lithostat）	尿酶竞争性抑制药	250mg,每日3次	用于术后残石或不能行外科治疗者
胱氨酸	枸橼酸钾	碱化尿液	2.0g,每日3次	应将尿pH维持在7.0
	硫普罗宁（Thiola）	胱氨酸结合剂	100mg,每日3次	用于尿胱氨酸>300mg/L者

20世纪末叶，无论是在尿石病的基础研究方面，还是在临床研究方面，都取得了令人瞩目的成就。但临床上却一直片面注重结石的外科治疗，而忽视预防性治疗，这种治疗的指向只是果而不是因。为此，本文着重强调以生理生化为基础的尿石代谢评估以及预防和溶石治疗。综上所述，尿石的"成"与"因"分别是指尿石的"形成"和"病因"两个互不相同而又相互联系的概念。尿石形成的第一驱动力是尿过饱和，其次是尿饱和度与其他各种变更因素（抑制因子、促进因子、pH等）之间的平衡关系发生了紊乱；而任何导致尿过饱和以及引起各种变更因素发生紊乱的原因则是尿石的病因，如高钙尿、高草酸尿、低枸橼酸尿、胱氨酸尿等。这些代谢紊乱可经代谢分析方式加以评估，而代谢评估又可为各类结石患者的个体化治疗和溶石治疗提供有针对性的依据。

（孙西钊 孙 璇）

第三节 泌尿系结石的诊疗原则

一、肾结石

肾结石（Renal calculi）按其所在的具体部位可进一步划分为肾盂结石和肾上、中、下盏结石。肾结石约占上尿路结石的 35%，左右两侧的发生率相似，双侧肾结石约占 10%。

（一）临床表现

1. 疼痛 大多数患者腰部疼痛，其程度取决于结石的大小和位置。大结石在肾盂或肾盏内移动度小，痛感较轻，表现为钝痛或隐痛，亦可无痛；小结石在肾内移动度大，有时会突然造成肾盏颈部或肾盂输尿管连接处梗阻而致肾绞痛。肾绞痛是一种突发性严重疼痛，先从腰部或胁部开始，沿输尿管向下放射到膀胱甚至睾丸（图 10-15），这是由于肾脏和睾丸均属同一神经支配所致。疼痛多呈

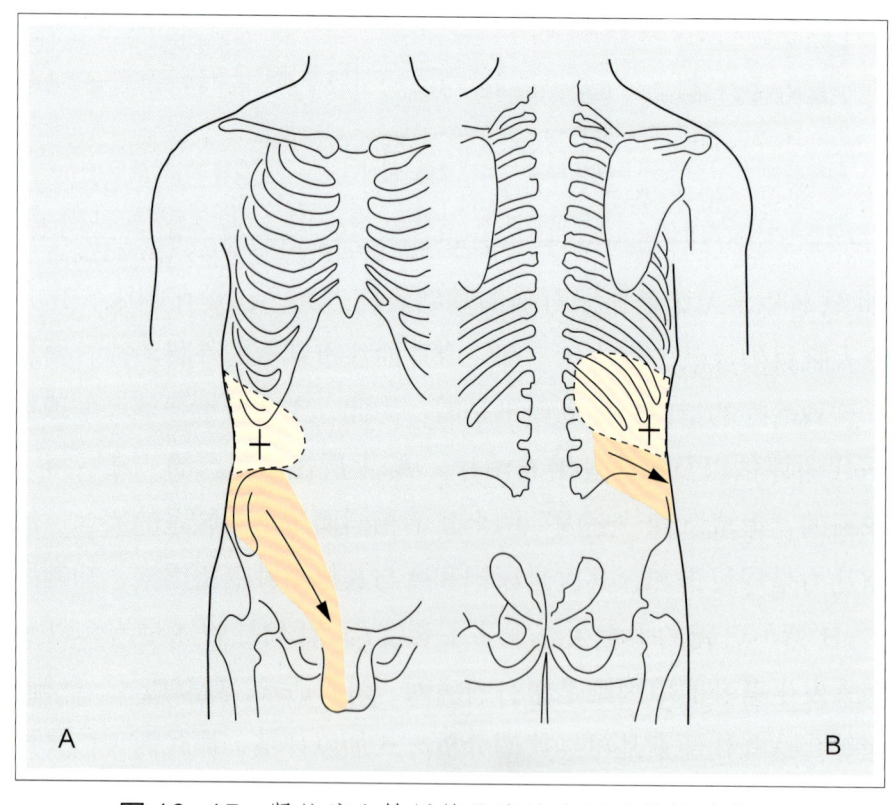

图 10-15 肾绞痛和输尿管绞痛的痛区及其放射范围
A. 腹侧；B. 背侧

阵发性，持续数分钟至数小时。发作时患者精神恐惧、面色苍白、坐卧不宁。痛极时伴恶心、呕吐。一般 8~12h 后，随着肾盂内压逐渐降低，绞痛可自行缓解。

2. 血尿　多发生在疼痛之后，有时是唯一的症状。血尿一般轻微，表现为镜下血尿，少数为肉眼血尿。在绞痛发作期间，血尿的出现是肾绞痛与其他各种急腹症相鉴别的重要佐证。

3. 排石　少数患者可能发觉自行排出细小结石，俗称尿砂，是尿石病的有力证据。

4. 感染　少数结石可能并发尿路感染或本身就是感染石。应当注意，在儿童结石患者中，继发性尿路感染可能是主要的临床表现，诊断时容易忽略结石的存在。

体格检查时，患侧肾区可有轻度叩击痛。结石并发重度积水时可触及肿大的肾脏。在肾绞痛发作期，应仔细检查腹部，以排除其他各种急腹症。个别患者的结石并不引起任何症状，只是在体检时才被发现。

（二）诊断原则

病史在诊断上极有帮助。腰痛与血尿相继出现应当首先考虑肾结石。如有排石史基本可做出定性诊断。为查明结石病因，应详细询问患者的饮食习惯、服药史、家族史、感染史和系统病史等。完整的结石诊断应涉及三个方面：①结石本身的诊断，包括其部位、体积、数目、形状和成分；②结石并发症的诊断，包括尿路感染、梗阻程度和肾功损害等；③结石病因的评估。为此，应做以下进一步检查。

1. 实验室检查　不仅可以用来辅助诊断结石，了解总肾功能，而且也是分析结石病因和评估复发风险的主要手段，包括尿液检查、血液检查、结石分析和 24h 尿定量分析。

2. 影像学检查　影像学检查是确诊肾结石的主要手段，主要包括 B 超、KUB 和 IVU，必要时可行 CTU 检查。

（三）治疗原则

主要有两个目的：一是清除结石，保护肾脏功能；二是去除病因，防止结石复发。但国内在临床上往往只重视去除结石，这只是治疗疾病的结果，必须同样重视结石病因的治疗，才能有效地防止结石复发。

结石的传统外科治疗指征是：①顽固性肾绞痛；②复发性尿路感染；③持续性尿路梗阻；④代谢活跃性结石，即在一年之内有新结石形成、结石体积增大或有尿砂排出者。然而，随着各种现代微创技术的应用，肾结石的外科治疗概念已经发生了根本的改变，这突出体现在冲击波碎石技术已成为肾结石治疗的第一线选择。根据当今的治疗观点，结石的大小和成分是制订治疗方案的主要参数和指征（图10-16），传统的指征一般只作为干预时机的参考，即当结石伴有其中任何一项指征时，应尽早采取外科治疗。

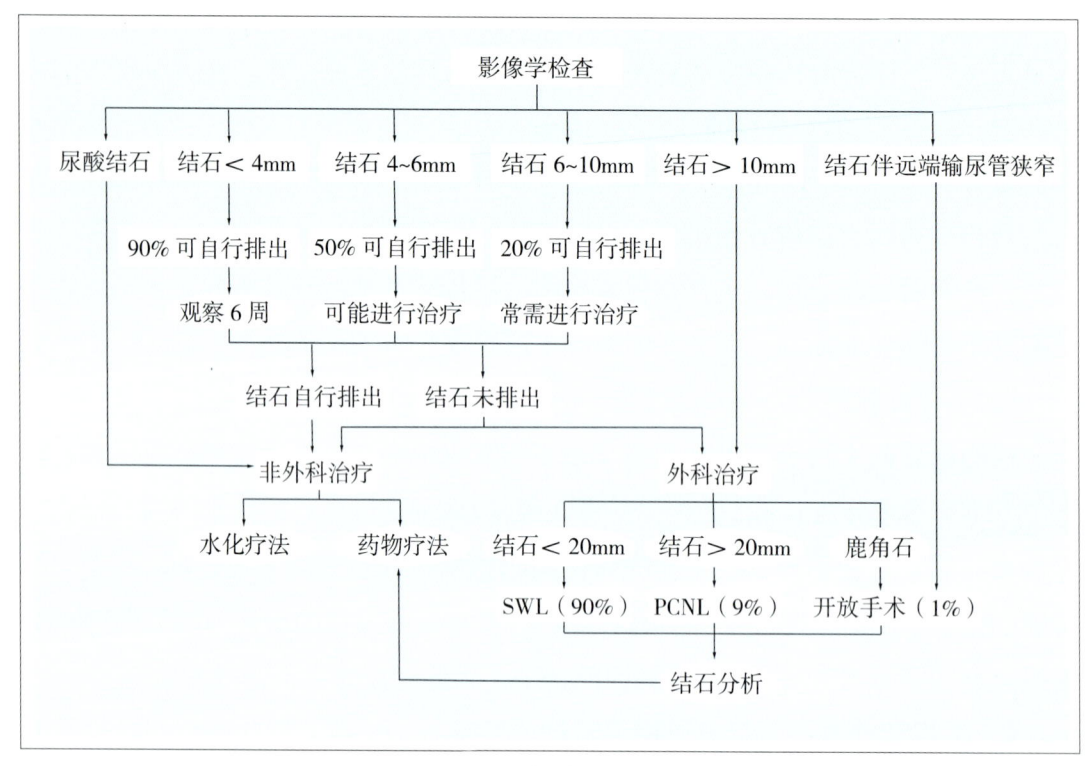

图 10-16　肾结石治疗程序

二、输尿管结石

输尿管结石（Ureteral calculi）约占上尿路结石的65%。过去一直认为，下段输尿管结石的比率最高，上段次之，中段最少，但新近临床调查发现，结石最易停留或嵌顿的部位是在上段输尿管，比率约为58%，其中以第3腰椎水平最为多见；而下段输尿管结石只占33%。

（一）临床表现

1. 疼痛　输尿管结石的典型临床表现是输尿管绞痛，这是结石在输尿管内移动所致。临床上所谓的肾绞痛实际上大都是输尿管绞痛。上段输尿管结石一般表现为胁腹部剧痛,并向下腹部放射,有时伴有恶心和呕吐;中段输尿管结石的绞痛位于中下腹部,右侧结石有时易与阑尾炎相混淆;随着结石进入下段输尿管,绞痛即位于下腹部并向腹股沟、阴囊或大阴唇放射;如果结石到达输尿管膀胱连接处则表现为耻骨上区绞痛伴膀胱刺激症状,这是因输尿管远端肌肉与膀胱三角区肌肉相连所致。在绞痛发作静止期,患者可无任何症状,或仅有肾积水引起的腰部胀痛。

2. 血尿 腹部绞痛伴血尿是输尿管结石的特征性表现。血尿通常轻微,多为镜下血尿。体检时,在绞痛发作期腹部体征与症状不成正比,往往仅有沿输尿管走行区的深在压痛,但无腹膜刺激症状。

患侧肾区往往有叩击痛。有时因绞痛刺激,患者可能出现一过性血压升高。

(二)诊断原则

出现典型输尿管绞痛并且伴有血尿时应首先考虑输尿管结石。在结石治疗前应做出定性和定位诊断,检查方法同肾结石。

(三)治疗原则

1. 自然排石 输尿管结石的保守疗法与肾结石基本相同,亦可待其自行排石。许多输尿管结石都可自然排出,尤其是体积较小的结石和位于远端输尿管的结石。Ueno总结了一组输尿管结石患者,共有结石502枚。其中,286枚结石是自然排出,平均长度为6.3mm±2.5mm,平均宽度为4.0mm±1.5mm;219枚结石经手术取除,平均长度为11.7mm±5mm,平均宽度为7.1mm±2.8mm(图10-17)。

结石的体积是决定输尿管结石自然排出的主要因素。其中,结石宽度是比结石长度更重要的参数,宽度<4mm的结石自排率至少为80%;相反,宽度>7mm的结石自排率却<30%(表10-8)。

表10-8 结石的大小与自然排石率

结石大小(mm)	自然排石率(%)	观察时间
4~6	25	2.8周(平均)
3~10(平均5.5)	35	4周
2~4	95	40天
<6	99	4个月
6~10	79	4个月
>10	25	4个月

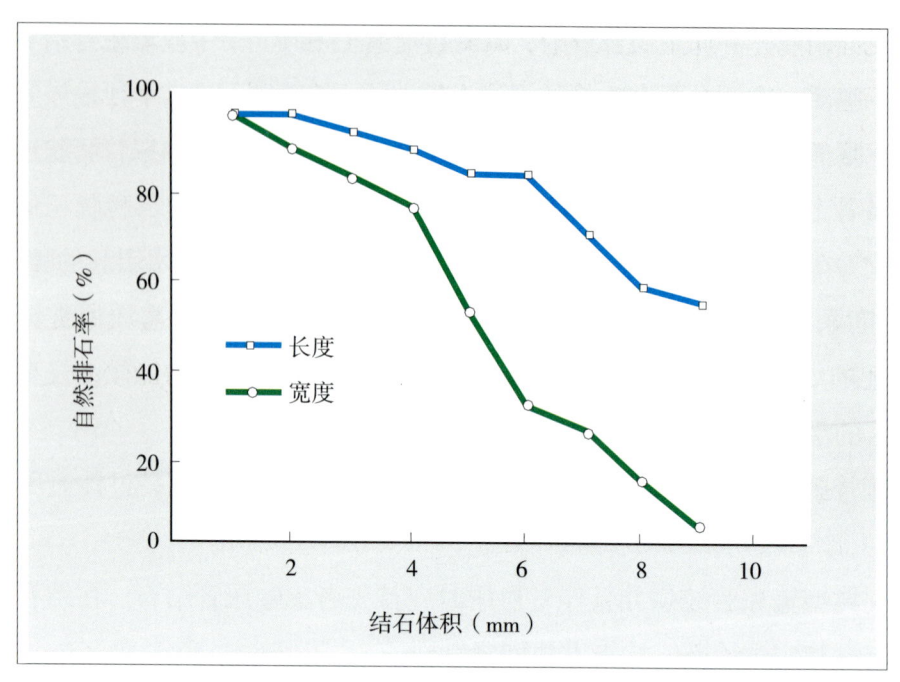

图 10-17　输尿管结石自然排出率与其宽度和长度之间的关系

结石在输尿管的部位也是影响结石自排的因素，近端输尿管结石的自排率为 22%；中段输尿管结石为 46%；远端输尿管结石为 71%。

结石的排出率与位置相关（表 10-9）。有项研究显示：在 378 例患者中，结石排出平均 17 天（范围 0~300d），结石自排率达 60%。在另一组研究中，直径 2~4mm 的远端输尿管结石，40 天内的自排率达 95%。有项研究表明，用一多组线性回归模型可以预测出结石排出时间，公式如下：

排石的天数 = 20.21 + 5.01 × 体积 − 4.23 × 部位 − 7.25 × 侧别

式中，体积是 1、2、3 或 4mm；部位在近端输尿管等于 1，在中段输尿管等于 2，在远端输尿管等于 3；左侧者为 1，右侧者为 2。

表 10-9　结石的位置与自然排石率

结石位置	结石大小（mm）	自然排石率（%）	观察时间（周）
输尿管上段	< 6	58	4
输尿管下段	< 6	92	4
输尿管上段	> 6~10	25	4
输尿管下段	6~10	59	4

2. 外科疗法 包括 SWL、输尿管镜取石术（URS）和输尿管切开取石术（图 10-18），但目前开放式手术取石只适用于以下两种情况：① SWL 和输尿管镜治疗结石失败；②结石合并远端输尿管梗阻（狭窄、瓣膜和息肉等）。

在输尿管结石中，有 5%~10% 是双侧性或合并对侧肾结石，治疗的原则和顺序是：①一侧输尿管结石合并对侧肾结石时，首先处理输尿管结石，因其对肾功影响较大；②双侧均为输尿管结石时，如果总肾功能正常，应当首先处理肾功较差一侧的结石，尽早解除梗阻，挽救肾脏功能；如果总肾功能较差，应先治疗肾功较好一侧的结石，亦可同时做对侧经皮肾穿刺造瘘，目的在于运用有限的残存肾功来迅速纠正氮质血症，改善全身状况，挽救患者生命；③双侧输尿管结石的情况相似时，应先处理自觉症状较重的或技术上容易处理的一侧，如果患者全身条件许可，亦可将双侧结石同时处理。

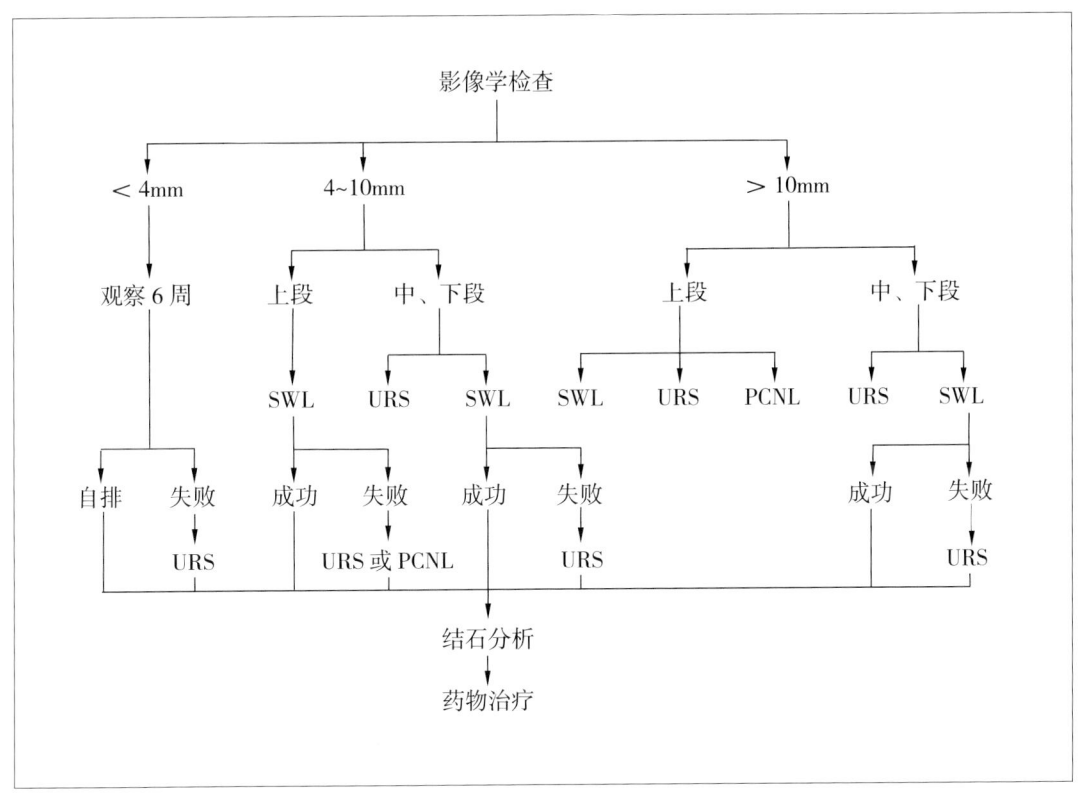

图 10-18 输尿管结石外科治疗程序

三、膀胱结石

膀胱结石与肾结石的成因有很大不同。其患病率有明显的地域、种族、年龄和性别差异。膀胱结石在西方国家约占尿路结石的 5%，目前在我国这一比率更高。

原发性膀胱结石患病率很低，多见于男童，与低蛋白、低磷酸盐饮食有关；少数发生在成人，可能与机体脱水和钙代谢异常有关。继发性膀胱结石较为多见，其病因主要是尿道狭窄、前列腺增生症、膀胱憩室和神经源性膀胱所致的慢性尿潴留，其次是膀胱内异物和感染。此外，膀胱结石也可直接来自于上尿路。一般而言，感染性结石的成分主要是磷酸铵镁、碳酸磷灰石和尿酸铵；非感染性结石成分则以草酸钙和尿酸多见。

（一）临床表现

膀胱结石的常见症状是下腹部疼痛、排尿困难和血尿。疼痛在排尿时尤为明显，并向会阴部和阴茎头部放射，常伴有终末血尿。结石可在膀胱内活动，造成排尿困难症状时轻时重。若排尿时结石落于膀胱颈会引起尿流突然中断现象，此时患者改变体位，使结石离开膀胱颈则又可排出尿液。这种现象是由于结石在膀胱颈形成"球阀"样作用所致。若结石持续嵌顿于膀胱颈，可发生急性尿潴留。膀胱结石的患儿在发病时常用手牵拉或揉搓阴茎，并试图改变体位以排出尿液及减轻痛苦。

继发于较严重的下尿路梗阻性疾病的膀胱结石，一般表现为尿频、尿急、排尿困难等症状，因而其临床表现可不甚典型。

体检时，下腹部有轻度压痛，结石较大和腹壁较薄弱时，在膀胱区偶可触及结石。

（二）诊断

因为膀胱结石多为继发性，所以在检查时不应只满足于膀胱结石的诊断，更重要的是对结石的病因做出完整评估。

1. 实验室检查 尿液分析可见红细胞。如并发感染，可见白细胞，尿培养可有细菌生长。

2. B超检查 结石在膀胱腔内呈现高回声伴声影，其位置随体位而改变，并可同时发现前列腺增生、膀胱憩室等病变。

3. X线检查 大部分膀胱结石不透 X 线，在 KUB 片上可显示高密度影。有时需拍斜位片与盆腔淋巴结钙化、卵巢钙化影等相鉴别，必要时行 IVU。

4. 膀胱镜检查 是最可靠的诊断方法，可以直接观察结石的大小、数目和形状；同时也可观察有无其他病变，如前列腺增生、膀胱颈纤维化等。但此法属侵入性检查，一般不作为常规使用。

（三）治疗原则

治疗膀胱结石不仅是取出结石，而且还应对其进行病因治疗，包括解除梗阻、控制感染等。具体方法的选择取决于患者的年龄和体质、结石的大小和硬度以及有无泌尿系其他原发性疾病。

1. 经尿道取石术 适用于直径＜4cm的单纯膀胱结石。其方法是经尿道在内镜下采用机械、超声或气动式等体内碎石器，将结石粉碎后经腔镜冲洗出。对于较小的继发性膀胱结石也可同时进行其病因治疗，如经尿道前列腺切除术（TURP）、直视下尿道狭窄内切开术（DVIU）等。

2. 冲击波碎石术（SWL） 适用于体积较小、并能一次性粉碎的结石，但治疗费用较贵，临床上较少采用。

3. 开放式手术 适用于大于4cm或较硬结石以及有膀胱镜检查禁忌证的患者。一般采用耻骨上膀胱切开取石术，亦可同时行结石病因治疗，如耻骨上前列腺切除术、膀胱憩室切除术等。

四、尿道结石

尿道结石大部分来自膀胱，极少是因尿道狭窄、尿道憩室等在尿道内直接形成，大部分结石位于前尿道。

（一）临床表现

主要症状是在会阴部剧烈疼痛后出现急性排尿困难以及不能完全排空膀胱内尿液，有时表现为点滴状排尿伴尿痛和血尿，甚至可发生急性尿潴留，患者常能指明尿流受阻的部位。

（二）诊断

男性前尿道结石在阴茎和会阴部大多可被扪及；后尿道结石可经直肠触到。女性尿道结石可经阴道触及。用金属尿道探子检查可感觉到与结石的摩擦感，检查时注意勿将结石推向尿道深处。大部分结石在X线片上可以显示，必要时可行尿道逆行造影，进一步明确其位置，同时可发现有无尿道狭窄和尿道憩室。

（三）治疗原则

尿道结石治疗的目的是尽快取出结石，迅速解除痛苦，防止尿潴留，以后再行结石的病因治疗。结石取出途径和方法的选择应符合最易于取出结石并对尿道的损伤最小的原则。取出结石的途径和方法如下。

1. 经尿道口直接取出 用于大部分前尿道结石，可用镊子将结石直接钳出，必要时切开尿道外口。小结石可用手将结石轻轻挤出尿道口，忌使用暴力。儿童患者因尿道娇嫩，不宜用此"挤奶式"手法取石，以防产生尿道狭窄。

2. 将结石推入膀胱后取出 适于后尿道及无法由尿道口取出的前尿道结石。由尿道口注入液状石蜡，用尿道探子将结石轻轻地推入膀胱，再按膀胱结石处理；如果无法及时进行手术，可先行保留导尿，防止结石再次嵌顿于尿道，结石留作下一步处理。

3. 原位处理尿道结石 适合以上两种方法无法处理的尿道结石。可在尿道内行气动式、超声式等体内碎石术或SWL。开放手术仅适用于紧嵌于尿道无法取出的结石或有尿道憩室需同时切除者。

（赵济全　孙西钊）

参 考 文 献

［1］孙西钊，张志伟，叶章群. 泌尿系结石的基础与临床//孙西钊. 医用冲击波. 北京：中国科学技术出版社，2006:231-273.

［2］Scales CD Jr, Smith AC, et al. Urologic Diseases in America Project(2012) Prevalence of kidney stones in the United States. Eur Urol,2012,62(1):160–165.

［3］Stamatelou KK, Francis ME, Jones CA, et al. Time trends inreported prevalence of kidney stones in the United States: 1976–1994. Kidney Int,2003,63(5):1817–1823.

［4］Taylor EN, Stampfer MJ, Curhan GC.Diabetes mellitus and the risk of nephrolithiasis. Kidney Int,2005, 68(3):1230–1235.

［5］Taylor EN, Stampfer MJ, Curhan GC.Obesity, weight gain, and the risk of kidney stones. JAMA,2005, 293(4):455–462.

［6］Rassweiler JJ, et al.Shock wave technology and application: An update. EurUrol ,2011,59(5):784–796.

［7］Elderwy AA, Kurkar A, Hussein A, et al.Dissolution therapy versus shock wavelithotripsy for radiolucent renal stones in children: a prospectivestudy. J Urol ,2014,191(5 Suppl):1491–1495.

[8] Pearle MS, Roehrborn CG, Pak CY.Meta-analysis of randomized trials for medical prevention of calcium oxalate neph-rolithiasis. J Endourol,1999,13(9):679-685.

[9] 叶章群，泌尿系结石的基础与临床//叶章群.泌尿系结石病.北京：人民卫生出版社，2003:57-285.

[10] Tiselius HG. Epidemiology and medical management of stone disease. BJU Int,2003, 91(8):758-767.

[11] 孙西钊，张咏裳，张春山，等.草酸钙结石成分与结构的研究.中华泌尿外科杂志，1986,7(3):115.

[12] 孙西钊.尿石的红外光谱分析.中华泌尿外科杂志，1985,6(1):236.

[13] 孙西钊.偏光显微镜在研究尿石中的应用.中华实验外科杂志，1984,1:125

[14] 孙西钊.尿路结石剖面超微结构的扫描电镜观察.同济医科大学学报，1985,16:68.

[15] Sun XZ, Zhang YS. Relation of Phosphate to Formation of Calcium Oxalate Urinary Calculi. Acta Academic Medicine,1984,4(2):100-104.

[16] Sun XZ, Zhang YS. Study on Composition and Structure of Urinary Calculi by Infrared Spectroscopy, Polarizing Microscopy and Scanning Electron Microscopy. JTMU,1986,6(2):104-108.

[17] Whalley NA, et al, Long-term effects of potassium citrate therapy on the ormation of new stones in groups of recurrent stone formers with hypocitraturia. Br J Urol, 1996, 78(1): 10-14.

[18] 曾国华，麦赞林，夏术阶，等.中国成年人群尿石病患病率横断面调查.中华泌尿外科杂志，2015，36（6）:528-532.

[19] Turk C, Knoll T, Petrik A, et al.Guidelines on urolithiasis. EAU guidelines. 2017.

[20] 叶章群.尿石病诊断治疗指南//那彦群，叶章群，孙颖浩，等.中国泌尿外科疾病诊断治疗指南.北京：人民卫生出版社，2014:129-165.

[21] Bernardo NO, Smith AD. Chemolysis of urinary calculi. Urol Clin North Am, 2000, 27(2): 355-365.

[22] Dretler SP, Polykoff G. Calcium oxalate stone morphology: fine tuning our therapeutic distinctions. J Urol, 1996, 155(3):828-833.

[23] Heimbach D, Jacobs D, Hesse A, et al. How to improve lithotripsy and chemolitholysis of brushite stones: an in vitro study. Urol Res, 1999, 27(4):266-271.

[24] Murphy BT, Pyrah LN. The composition, structure, and mechanisms of the formation of urinary calculi. Br J Urol, 1962, 34(2):129-159.

[25] Sundaram CP, Saltzman B. Urolithiasis associated with protease inhibitors. J Endourol, 1999, 13(4): 309-312.

[26] Asanuma H, Nakai H, Takeda M, et al. Clinical study of cystinuria in children- the stone management and the prevention of calculi recurrence. Nippon Hinyokika Gakkai Zashi, 1998, 89(9):758-765.

[27] Assimos DG, Holmes RP. Role of diet in the therapy of urolithiasis. Urol Clin North Am, 2000, 27(2):255-268.

[28] Tiselius HG.Chemolytic treatment of patients with urinary tract stones. In: Rao NP, Preminger GM (eds) Urinary tract stone disease 2011, Kavanagh, pp 627 - 637.

[29] Boyce WH. Organic matrix of human urinary concretions. Am J Med, 1968, 459(5):673 - 683.

[30] Auer BL, Auer D, Rodgers AL. The effects of ascorbic acid ingestion on the biochemical and physico-chemical risk factors associated with calcium oxalate kidney stone formation. Clin Chem Lab Med, 1998, 36(3): 143 - 148.

[31] Augusti M, Benezri E, Azoulai G, et al. Extracorporeal lithotripsy of ureteral calculi using the Dormier HM_3 device. A series of 176 calculi. Chirurgie, 1991, 117(4):312 - 316.

[32] Backman U, Danielson BG, Johansson G, et al. Treatment of recurrent calcium stone formation with cellulose phosphate. J Urol, 1980, 123(1): 9 - 11.

[33] Balaji KC, Menon M. Mechanism of stone formation. Urol Clin North Am, 1997, 24(1):1-11.

[34] Barbey F, Joly D, Rieu P, et al. Medical treatment of cystinuria: critical reappraisal of long term results. J Urol, 2000, 163(5): 1419 - 1423.

[35] Barcelo B, Wuhl O, Servitge E, et al. Randomized double-blind study of potassium citrate in idiopathic hypocitraturic calcium nephrolithiasis. J Urol, 1993, 150(6): 1761 - 1764.

[36] Berg C, et al. The effects of a single evening dose of alkaline citrate on urine composition and calcium stone formation. J Urol, 1992,142(3 Pt 2): 979 - 985.

[37] Berio A, Piazzi A. Prophylaxis of cystine calculi by low dose of alpha- mercaptopropionyl-glycine administered every other day. Panminerva Med, 1998, 40(3): 244 - 246.

[38] Bernardo NO, Smith AD. Chemolysis of urinary calculi. Urol Clin North Am, 2000, 27(2):355-365.

[39] Borghi L, Meschi T, Amato F, et al. Nifedipine and methylprednisolone in facilitating ureteral stone passage: a randomized, double blind, placebo controlled study. J Urol, 1994, 152(4): 1095 - 1098.

[40] Borghi L, Meschi T, Amato F, et al. Urine volume, water and recurrences in idiopathic calcium nephrolithiasis: a 5-year randomized prospective study. J Urol, 1996, 155(3): 839 - 843.

[41] Bresalu NA, Heller HJ, Reza-Albarran AA, et al. Physiological effects of slow release potassium phosphate for absorptive hypercalciuria: a randomized double-blind trial. J Urol, 1998, 160(3 Pt 1): 664 - 668.

[42] Brocks P, Dahl C, Wolf H. Do thiazides prevent recurrent idiopathic renal calcium stones? The Lancet, 1981,2(8238):124-125.

[43] Caudarella R, et al. Comparative study of the influence of 3 types of mineral water in patients with idiopathic calcium lithiasis. J Urol, 1998, 159(3): 658 - 663.

[44] Chandhoke PS, Fan J, et al. Role of the renal collecting system in initial kidney stone formation. J Endourol, 1999,13(9):601-604.

[45] Skolarikos A, et al. Metabolic evaluation and recurrence prevention for urinary stone

patients:EAUguidelines.EurUrol, 2015, 67(4): 750-763.

[46] Turk C, et al. EAU Guidelines on Diagnosis and Conservative Management of Urolithiasis. Eur Urol,2016,69(3): 468-474.

[47] Turk C, et al. EAU Guidelines on Interventional Treatment for Urolithiasis. Eur Urol, 2016,69(3): 475-482.

[48] Hollingsworth JM, et al. Alpha blockers for treatment of ureteric stones: systematic review andmeta-analysis. BMJ, 2016,355: i6112.

[49] Chow GK, Streem SB. Medical treatment of cystinuria:results of contemporary clinical practice. J Urol, 1996, 156(5):1576-1578.

[50] Chugatai MN, Khan FA, Kaleem M, et al. Management of uric acid stone. J Pak Med Assoc, 1992, 42(7):153-155.

[51] Cohen TD, Streem SB, Hall P. Clinical effect of captopril on the formation and growth of cystine calculi. J Urol, 1995, 154(1):164-166.

[52] Curhan GC, Willet WC, Rimm EB, et al. A prospective study of dietary calcium and other nutrients and the risk of symptomatic kidney stones. N eng J Med, 1993, 328(12): 833-838.

[53] Curhan GC, Willet WC, Speizer FE, et al. Beverage use and risk for kidney stones in women. Ann Intern Med, 1998, 128(7): 534-540.

[54] Curhan GC, Willett WC, Speizer FE, et al. Comparison of dietary calcium and other nutrients as factors affecting the risk of kidney stones in women. Ann Int Med, 1997, 126(7): 553-555.

[55] Ruhayel Y, et al. Tract sizes in miniaturized percutaneous nephrolithotomy: A systematic review from the European Association of Urology Urolithiasis Guidelines Panel. EurUrol,2017,72(2):220-235.

[56] Drake T. What are the benefits and harms of ureteroscopy (URS) compared with shock-wavelithotripsy (SWL) in the treatment of upper ureteral stones (UUS): A systematic review. Eur Urol,2017,72(5):772-786.

[57] Belostotsky R, Seboun E, Indlson GH, et al. Mutations in DHDPSL are responsible for primary hyperoxluria Type Ⅲ. American Journal of Human Genetics,2010,87(3):392-399.

[58] Stamatelou KK, et al. Time trends in reported prevalence of kidney stones in the United States:1976-1994. Kidney Int, 2003, 63(5): 1817-1823.

[59] Ettinger B, Citron JT, Livermore B, et al. Chlorthalidone reduces calcium oxalate calculous recurrence but magnesium hydroxide does not. J Urol, 1988, 139(4): 679-684.

[60] Ettinger B, Pak CYC, Citron JT, et al. Potassium-magnesium citrate is an effective prophylaxis against recucrrent calcium oxalate nephrolithiasis. J Urol, 1997, 158(6): 2069-2073.

[61] Ettinger B, Tang A, Citron JT, et al. Randomized trial of allopurinol in the prevention of calcium oxalate calculi. New Eng J Med, 1986, 315(22): 1386-1389.

[62] Ettinger B. Recurrent nephrolithiasis: natural history and effect of phosphate therapy. A double-

blind control study. Am J Med, 1976, 61(2): 200 - 206.

[63] Fellstrm B, Backman U, Danielson BG, et al. Allopurinol treatment of renal calcium stone disease. Br J Urol, 1985, 57(4): 375 - 379.

[64] Fellstrm B, Danielson BG, Lithell H, et al. The effect of dietary animal protein on calcium metabolism. Fortschr Urol Nephrol, 1981, 17(2824): 112 - 113.

[65] Fellstrm B, et al. Dietary history and dietary records in renal stone patients and controls. Urol Res, 1984, 12: 73–76.

[66] Fogarty AJ. The significance of sodium in renal stone formation. Br J Urol, 1971, 43(4): 403 - 405.

[67] Gettman MT, Segura JW. Struvite stones: diagnosis and current treatment concepts. J Endourol, 1999,13(9):653–658

[68] Glowacki LS, Beecroft ML, Cook RJ, et al. The natural history of asymptomatic urolithiasis. J Urol, 1992, 147(2): 319–321.

[69] Hess B, Hasler-Strub U, Ackermann D, et al. Metabolic evaluation of patients with recurrent idiopathic nephrolithiasis. Nephr Dial Transp, 1997, 12(7): 1362 - 1368.

[70] Hiatt RA, Ettinger B, Caan B, et al. Randomized controlled trial of low animal protein, high fiber diet in the prevention of recurrent calcium oxalate kidney stones. Am J Epidemiol, 1996, 144(1): 25 - 33.

[71] Hofbauer J, H?barth K, Szabo N, et al. Alkali citrate prophylaxis in idiopathic recurrent calcium oxalate nephrolithiasis - a prospective randomized study. Br J Urol, 1994, 73(4): 362 - 365.

[72] Hesse A, et al. Study on the prevalence and incidence of urolithiasis in Germany comparing theyears 1979 vs. 2000. Eur Urol, 2003,44(6): 709–713.

[73] Jendle-Bengten C, Tiselius HG. Long-term follow-up of stone formers treated with a low dose sodium potassium citrate. Scand J Urol, 2000, 34(1): 36 - 41.

[74] Kabalin JN. Surgical anatomy of the retroperitoneum, kidneys, and ureters. In Walsh PC, Retik AB, Vaughan ED, Wein AJ, eds: Campbells Urology, 7th ed, vol 1. Philadelphia WB Saunders Company, 1998.

[75] Kavanagh JP. Enlargement of a lower pole calcium oxalate stone:a theoretical examination of the role of crystal nucleation, growth,and aggregation. J Endourol, 1999,11(9):605 - 610.

[76] Knebel L, Tscpe W, Ritz E. A one day cellulose phosphate test discriminates non-absorptive from absorptive hypercalciuria. Urolithiasis and Related Clinical Research , 1985,303 - 306.

[77] Koga S, Arakaka Y, Matsuoka M, et al. Staghorn calculi—longterm results and management. Br J Urol, 1991, 68(2):122–124.

[78] Koide T, Kinoshita K, Takemoto M, et al. Conservative treatment of cystine calculi: effect of oral alphamercaptopropionylglycine on cystine stone dissolution and on prevention of stone recurrence. J Urol, 1982, 128(3):513 - 516.

[79] Kok DJ, Iestra JA, Doorenbos CJ, et al. The effects of dietary excesses in animal protein and in

sodium on the composition and the crystallization kinetics of calcium oxalate monohydrate in urines of healthy men. J Clin Endocrinol Metab, 1990,71(4):861-867.

[80] Jarrar K, Boedeker RH, Weidner W. Struvite stones: long term follow-up under metaphylaxis. Ann Urol(Paris), 1996,30(3):112-117.

[81] Sanchez-Martin FM, et al. Incidence and prevalence of published studies about urolithiasis inSpain. A review. Actas Urol Esp, 2007, 31(5): 511-520.

[82] Kursh ED, Resnick MI. Dissolution of uric acid calculi with systemic alakalization. J Urol, 1984, 132(2): 286-287.

[83] Laerum E, Larsen S. Thiazide prophylaxis of urolithiasis. A double blind study in general practice. Acta Med Scand,1984,215(4):383-389.

[84] Lifshitz DA, Shalhav AL, Lingeman JE, et al. Metabolic evaluation of stone disease patients:a practical approach. J Endourol,1999,13(9):669-678.

[85] Lindell A, Denneberg T, Hellgren E, et al. Clinical course and cystine stone formation during tiopronin treatment. Urol Res, 1995, 23(2): 111-117.

[86] Mortensen JT, Schultz A, Ostergaard AH. Thiazides in the prophylactic treatment of recurrent idiopathic kidney stones. Int Urol Nephrol, 1986, 18(3): 265-269.

[87] Norman RW, Bath SS, Robertson WG, et al. When should patients with symptomatic urinary stone disease be evaluated metabolically? J Urol, 1984, 132(6):1137-1139.

[88] Norman RW, Manette WA. Dietary restriction of sodium as a means of reducing urinary cystine. J Urol, 1990, 143(6):1193-1195.

[89] Ohkawa M, Tokunaga S, Nakashima T, et al. Thiazide treatment for calcium urolithiasis in patients with idiopathic hypercalciuria. Br J Urol, 1992, 69(6): 571-576.

[90] Pak CYC, Kaplan RA, Bone H, et al. A simple test for the diagnosis of absorptive, resorptive and renal hypercalciurias. N Engl J Med, 1975, 292(10): 497-500.

[91] Pak CYC, Peterson R, Poindexter JR. Adequacy of single stone risk analysis in the medical evaluation of urolithiasis. J Urol, 2001, 165(2):378-381.

[92] Pak CY, Resnick MI. Medical therapy and new approaches to management of urolithiasis. Urol Clin North Am, 2000 ,27(2):243-253.

[93] Pak CYC, Skurla C, Harvey J. Graphic display of urinary risk factors for renal stone formation. J Urol, 1985, 134(5):867-870.

[94] Pak CYC. A cautious use of cellulose phosphate in the management of calcium nephrolithiasis. Invest Urol, 1981, 19(3): 187-190.

[95] Pak CYC. Clinical pharmacology of sodium cellulose phosphate. J Clin Pharmacol, 1979, 19(8-9 Pt 1): 451-457.

[96] Pak CYC. Medical management of nephrolithiasis: a simplified approach for general practice. Amer J Med Sci, 1997, 313(4):215-218.

[97] Pak CYC. Role of medical prevention. J Urol, 1989, 141:798 - 801.

[98] Pattaras JG, Roehrborn CG, Pak CYC. Citrate in the management of urolithiasis. J Endourol, 1999,13(9):687-692.

[99] Yasui T, et al. 2082 Association of the loci 5q35.3, 7q14.3, and 13.q14.1 with urolithiasis: A case-control study in the Japanese population, involving genome-wide association study. J Urol, 2013,189: e854.

[100] Strohmaier WL. Course of calcium stone disease without treatment. What can we expect? Eur Urol,2000,37(3): 339-344.

[101] Keoghane S, et al. The natural history of untreated renal tract calculi. BJU Int, 2010,105(12): 1627-1629.

[102] Basiri A, et al. Familial relations and recurrence pattern in nephrolithiasis: new words about old subjects. Urol J, 2010,7(2):81-86.

[103] Rendina D, et al. Metabolic syndrome and nephrolithiasis: a systematic review and meta-analysisof the scientific evidence. J Nephrol, 2014,27(4): 371-376.

[104] Dell'Orto VG, et al. Metabolic disturbances and renal stone promotion on treatment with topiramate: a systematic review. Br J Clin Pharmacol, 2014,77(6): 958-964.

[105] Tamm EP, et al. Evaluation of the patient with flank pain and possible ureteral calculus. Radiology,2003,228(2): 319-329.

[106] Leppert A, et al. Impact of magnetic resonance urography on preoperative diagnostic workup inchildren affected by hydronephrosis: should IVU be replaced? J Pediatr Surg, 2002,37(10): 1441-1445.

[107] Phillips E, et al. Emergency room management of ureteral calculi: current practices. J Endourol,2009,23(6): 1021-1024.

[108] Engeler DS, et al. The ideal analgesic treatment for acute renal colic--theory and practice. Scand J Urol Nephrol, 2008,42(2): 137-142.

[109] Shokeir AA, et al. Resistive index in renal colic: the effect of nonsteroidal anti-inflammatory drugs.BJU Int, 1999,84(3): 249-251.

[110] Afshar K, et al. Nonsteroidal anti-inflammatory drugs (NSAIDs) and non-opioids for acute renalcolic. Cochrane Database Syst Rev, 2015,29(6):CD006027.

[111] Krum H, et al. Blood pressure and cardiovascular outcomes in patients taking nonsteroidal antiinflammatory drugs. Cardiovasc Ther, 2012,30(6): 342-350.

[112] Bhala N, et al. Vascular and upper gastrointestinal effects of non-steroidal anti-inflammatory drugs:meta-analyses of individual participant data from randomised trials. Lancet, 2013,382(9894): 769-779.

[113] Holdgate A, et al. Nonsteroidal anti-inflammatory drugs (NSAIDs) versus opioids for acute renalcolic. Cochrane Database Syst Rev, 18(2):CD004137.

[114] Holdgate A, et al. Systematic review of the relative efficacy of non-steroidal anti-inflammatory drugs and opioids in the treatment of acute renal colic. BMJ, 2004, 328(7453): 1401.

[115] Seitz C, et al. Medical therapy to facilitate the passage of stones: what is the evidence? Eur Urol, 2009, 56(3): 455-471.

[116] Lee A, et al. Effects of nonsteroidal anti-inflammatory drugs on postoperative renal function inadults with normal renal function. Cochrane Database Syst Rev, 2007, 18(2): CD002765.

[117] Laerum E, et al. Oral diclofenac in the prophylactic treatment of recurrent renal colic. A double-blind comparison with placebo. Eur Urol, 1995, 28(2): 108-111.

[118] Pickard R, et al. Medical expulsive therapy in adults with ureteric colic: a multicentre, randomised, placebo-controlled trial. Lancet, 2015, 386(9991): 341-349.

[119] Furyk JS, et al. Distal Ureteric Stones and Tamsulosin: A Double-Blind, Placebo-Controlled, Randomized, Multicenter Trial. Ann Emerg Med, 2016, 67(1): 86-95.

[120] Ramsey S, et al. Evidence-based drainage of infected hydronephrosis secondary to ureteric calculi. J Endourol, 2010, 24(2): 185-489.

[121] Lynch MF, et al. Percutaneous nephrostomy and ureteric stent insertion for acute renal deobstruction: Consensus based guidance. Brit J Med Surg Urol, 2008, 1(3): 120-125.

[122] Pearle MS, et al. Optimal method of urgent decompression of the collecting system for obstructionand infection due to ureteral calculi. J Urol, 1998, 160(4): 1260-1264.

[123] Wang CJ. et al. Percutaneous nephrostomy versus ureteroscopic management of sepsisassociated with ureteral stone impaction: a randomized controlled trial. Urolithiasis, 2016, 44(5): 415-419.

[124] ElSheemy MS, et al. Ureteric stents vs percutaneous nephrostomy for initial urinary drainagein children with obstructive anuria and acute renal failure due to ureteric calculi: a prospective, randomised study. BJU Int, 2015, 115(3): 473-479.

[125] Marien T, et al. Antimicrobial resistance patterns in cases of obstructive pyelonephritis secondary to stones. Urology, 2015, 85(1): 64-68.

[126] Lo CW, et al. Effectiveness of Prophylactic Antibiotics against Post-Ureteroscopic Lithotripsy Infections: Systematic Review and Meta-Analysis. Surg Infect (Larchmt), 2015, 16(4): 415-420.

[127] Bernardo NO, et al. Chemolysis of urinary calculi. Urol Clin North Am, 2000, 27(2): 355-365.

[128] Chugtai MN, et al. Management of uric acid stone. J Pak Med Assoc, 1992, 42(7): 153-155.

[129] Christian F, Ralf A, et al. Urolithiasis—an Interdisciplinary Diagnostic, Therapeutic and Secondary Preventive Challenge. Dtsch Arztebl Int, 2015, 112(6): 83-91.

[130] Sun X1, Shen L, Cong X, Zhu H, He L, Lu J. Infrared spectroscopic analysis of 5,248 urinary stones from Chinese patients presenting with the first stone episode. Urol Res, 2011, 39(5): 339-343.

[131] Tiselius HG, et al. Minimally invasive treatment of infection staghorn stones with shock wave lithotripsy and chemolysis. Scand J Urol Nephrol, 1999, 33(5): 286-290.

[132] Becker G. Uric acid stones. Nephrology, 2007,12(Suppl 1): S21–25.

[133] El-Gamal O, et al. Role of combined use of potassium citrate and tamsulosin in the management ofuric acid distal ureteral calculi. Urol Res, 2012,40(3): 219–224.

[134] Chugtai MN, et al. Management of uric acid stone. J Pak Med Assoc, 1992,42(7): 153–155.

[135] Fernandez-Rodriguez A, et al. The role of thiazides in the prophylaxis of recurrent calcium lithiasis. Actas Urol Esp, 2006,30(3): 305–309.

[136] Abdulhadi MH, Hall PM, Streem SB. Can citrate therapy prevent nephrolithiasis? Urol, 1993, 41(3): 221–224.

[137] Trinchieri A CG, et al.Epidemiology, in Stone Disease, Segura JW, Khoury S, Pak CY, PremingerGM, Tolley D. Eds. 2003, Health Publications: Paris.

[138] 梅骅，陈凌武．高新．泌尿外科手术学．北京：人民卫生出版社，2008：12-13，154-155，224-225．

[139] 柏树令．系统解剖学．6版．北京：人民卫生出版社，2004：314-332．

[140] 陈孝平，汪建平，赵继宗．外科学．9版．北京：人民卫生出版社，2018：557-562．

[141] 王庭槐．生理学．9版．北京：人民卫生出版社，2018：226-227．

[142] 那彦群，叶章群，孙颖浩．中国泌尿外科疾病诊断治疗指南．北京：人民卫生出版社，2013：129-214．

第11章 泌尿系结石的影像学定位技术

尿路结石的影像学定位是SWL治疗的先决条件,它包括SWL的术前定位和术中定位。术前定位是结石的诊断性定位,除可明确结石的部位,还可了解结石的体积、数量、形态和密度等参数,为制订治疗方案提供依据;术中定位是结石的治疗性定位,它以术前定位为参照,在术中通过X线电视系统或超声诊断仪,将结石显示在荧光屏上,并将结石影像调整至冲击波焦点,与诊断性定位不同的是,它侧重于治疗过程中的技术操作,目前的治疗性定位只有X线和B超定位技术,所以本章重点介绍这两种影像学定位方法。

第一节 X线检查与定位

X线检查是泌尿系结石的主要诊断和随访技术,同时也是冲击波碎石的定位方法之一。使用X线技术定位时,图像清晰直观,操作方便,容易掌握,因此是常用和首选的定位方法。

一、X线诊断基础

(一)X线成像原理

X线是一种波长很短的电磁波,波长范围为0.0006~50nm,居γ射线和紫外线之间,肉眼看不见。临床诊断常用的X线波长范围为0.008~0.031nm,工作电压在40~150kV范围内。

X线成像是基于人体组织密度和厚度的差异。在概念上，应注意区别影像密度和组织密度。前者指X线片上影像的黑白，影像愈白，密度愈高，影像愈黑，密度愈低；后者则是组织中单位体积内组织的物质量。影像密度除与组织密度成正相关外，与组织厚度也有关。当X线穿过人体时，由于人体各组织的密度和厚度不一样，所吸收的X线量不同，透过的X线量也不一样。密度高、厚度大的组织或物质如骨骼、结石，吸收的X线量多，透过的X线量少；密度低、厚度小的组织如脂肪、呼吸道，吸收的X线量少，透过的X线量就多。这样，到达荧光屏或胶片的X线量即剩余X线量就有差别，从而形成亮暗或黑白对比不同的影像。高密度物体在荧光屏上呈暗影，在胶片上呈白影；低密度物体在荧光屏上透亮，而在胶片上呈黑影。

人体组织结构和器官形态大小不同，厚度也不一样，在荧光屏或胶片上呈现出明暗或黑白的对比。这种人体自身差异形成的对比称为自然对比或天然对比。有时为了增加对比度，人为地引入密度高于或低于该组织的物质，产生人工对比，这就是造影检查。引入的物质称为对比剂，又称为造影剂。造影剂有两类：高密度（阳性）造影剂（如碘剂、钡剂等）和低密度（阴性）造影剂（如二氧化碳气体和空气等）。

随着计算机技术的发展，X线成像技术有了新的突破。20世纪80年代以后，相继出现了计算机X线摄影（computed radiography, CR）、数字化X线摄影（digital radiography, DR）及计算机断层成像（computed tomography, CT）等新技术。今天，这些技术对泌尿系结石及其并发症的诊断发挥了关键作用，其中有些技术也被应用于体外碎石机的定位系统中。这些技术的共同特点是：①图像更清晰；②患者所受照射量减少；③可进行后期图像处理。

（二）X线图像特点

X线图像由不同灰阶度的黑白影像所组成。应用人体自然对比或人工对比的方法，可以很好地反映人体组织的解剖结构和病理状态。人体组织中，以下4类组织构成了X线图像的基本对比（表11-1）。含钙泌尿系结石的密度，与骨骼密度大致相当。

X线图像有以下几个特点。

（1）X线图像是X线沿单一方向穿透某部位不同密度和厚度的组织后投影的

总和,是穿透区前后组织结构叠加在一起的图像。因此,单凭一个方位难以对病变进行准确定位,通常需要不同角度的检查,例如,在定位上段输尿管结石时,需采用正位、侧位、斜位等。

表 11-1　人体组织密度、X 线吸收比例及 X 线表现

组织	相对密度(水为 1.0)	吸收比例(以 60kV 产生的计算)	X 线密度	荧光屏	X 线片
骨骼	1.9	5.0	高	黑	白
软组织(包括液体)	1.01~1.06	1.01~1.10	中	灰黑	灰白
脂肪	0.92	0.5	低	灰白	灰黑
气体	0.0013	0.001	最低	白	黑

(2)由于 X 线光束是从球管向人体做锥形投射,故结石的 X 线图像与实际相比有一定程度的放大,而且其边缘区还有一定程度的图像变形。

(3)X 线密度和组织密度并不完全一致。前者除与组织密度呈正相关以外,还与组织厚度有关。

(三)X 线定位碎石的优缺点

1. 优点

(1)图像清晰、直观,有利于与 KUB 进行对比,而且能直观地看到结石的全貌及碎石过程中结石的粉碎程度。

(2)受肠内容物和骨骼影响较小,能显示尿路各部位结石。

(3)图像为泌尿外科医师所熟悉,操作者易于掌握。

2. 缺点

(1)由于 X 线不能显示透光结石,对这类结石需借助一些辅助措施如注射造影剂进行定位。

(2)X 线对人体有辐射危害,尤其是未婚育的女性输尿管中、下段结石和未婚育的男性输尿管下段和膀胱结石,位置靠近性腺。

(3)为减少辐射剂量,碎石过程中只能采用间断监视法,结石偏离焦点也不能及时发现,降低碎石效率,而且也可能误伤周围组织。

二、诊断性结石定位技术

（一）检查方法

1. 泌尿系平片　泌尿系平片（plain film of the kidneys, ureters and bladder, KUB）是诊断泌尿系结石的最基本方法。标准的 KUB 摄片范围应上至第 11 胸椎以覆盖肾上腺区域，下达耻骨联合下缘以纳入前列腺和后尿道，两侧止于皮下脂肪。曝光度以能清晰地显示肾脏轮廓和腰大肌阴影为准。KUB 的诊断泌尿系结石的敏感性和特异性分别为 44%~77% 和 80%~87%，检出结石的平均直径约为 4.2mm，漏诊结石的平均直径约为 3.1mm。因其检出率所限，在肾绞痛的诊断和鉴别诊断时通常首选非增强 CT（non-contrast-enhanced computed tomography, NCCT）。但对既往有不透 X 射线结石病史的肾绞痛患者，首选 KUB 仍然是合理的，术前 KUB 检查应列为 SWL 术前常规检查。SWL 时，需要对照 KUB 进行定位，还可根据 KUB 上结石的密度预判 SWL 的疗效。Krishnamurthy 的研究发现，对直径 > 10mm 的结石，当结石密度大于第 12 肋骨时，SWL 治疗后的无石率为 60%；当密度较低时，无石率为 71%。此外，KUB 是泌尿系结石疗效评定和随访的重要手段。对无症状的不透射线结石和复发性结石，每年均应通过 KUB 检查进行随访。

2. 静脉尿路造影　静脉尿路造影（intravenous urography, IVU）曾经是泌尿系结石的标准诊断方法，敏感性和特异性约为 85% 和 90%。IVU 不仅可以显示上尿路的解剖形态、确定结石的位置、大小、数目，还可以发现 KUB 不能显示的阴性结石，鉴别平片上的可疑钙化灶，特别是可以了解肾积水程度和分肾功能。与 CTU 相比，IVU 的具有以下优点：①辐射剂量低，约为 2.4mSv，仅为 CTU 辐射剂量的 1/20。②空间分辨率即显示尿路几何形态的能力优于 CTU。③费用较低。IVU 的缺点是：①对局限于肾实质的病变不敏感，不能直接显示管腔外病变；②对 X 线阴性结石有一定帮助，小的阳性结石容易被造影剂掩盖。③肾脏排泄受阻或者肾功能受损时，患侧尿路不显影。④需腹带压迫患者腹部，使患者感到不适。

IVU 需要注射造影剂，因此，严重心血管、肝脏疾病和中-重度总肾功能不全者不宜造影检查。轻度肾功能不全者可以行 IVU 检查，但应慎重，在检查前后应大量补液，以加速其排泄，即所谓的水化疗法（hydration），亦可选用肾毒性相对较低的低渗造影剂，也可减少造影剂使用量。

3．逆行尿路造影 逆行尿路造影（retrograde urography，RU）是 IVU 的补充检查，主要用于：①怀疑结石远端梗阻；②透 X 线结石的 SWL 术中定位；③ IVU 显影不良或碘过敏患者。

另有一些特殊形式的逆行尿路造影。气造影是经导管向输尿管注入 10~15ml 气体，双对比造影是先注入 3~5 ml 造影剂后再注气体。两者均是利用气体增加对比度，以显示透光结石等普通造影难以显示的病变。

4．经皮肾穿刺顺行尿路造影 经皮肾穿刺顺行尿路造影（antegrade urography，AU）是在 B 超或 X 线引导下，将穿刺针经腰部皮肤直接刺入肾盂内，注入造影剂以显示肾集尿系统。适应证有：①不宜行 IVU 或 RU 检查；② IVU 显影不良；③急性上尿路梗阻及肾盂积水。AU 操作时应先抽出一定量尿液，再注入造影剂。抽出的尿液可做细菌培养，严重肾积水患者还可留置导管以做引流。对于肾结石患者，穿刺管可做为碎石和取石通道，亦可用来灌注溶石药物。

5．非增强 CT（NCCT） 在所有影像学检查方法中，NCCT 检测泌尿系结石的敏感性最高，为 95%~98%，其特异性为 96%~98%。除了极少数的尿液中蛋白酶抑制药沉淀产生的结石外，几乎所有的结石都可以通过 NCCT 检测发现。NCCT 不仅可明确结石的位置、数量、形态、密度和体积，还可以发现阴性结石及伴随的病变，并且检查速度较快，无须造影剂。NCCT 还可以测量皮肤至结石的距离和初步判断结石成分，NCCT 的最大缺点是不能直接呈现集尿系统的形态，辐射剂量较高。普通平扫 CT 的辐射剂量为 4.5~5mSv。为减少辐射，低剂量 CT 应运而生，低剂量平扫 CT 的辐射量只有 0.97~1.9mSv，相当于两次 KUB 的辐射剂量。在 BMI < 30 的患者中，低剂量 CT 仍保持着较高的敏感性（97%）和特异性（98%）。但在 BMI > 30 的患者中，低剂量 CT 的敏感性仅为 50%，其特异性也下降到 89%。因此，对 BMI > 30 的患者应选择标准 CT。

6．CT 尿路造影 CT 尿路造影（computed tomography urography，CTU）整合了 NCCT 和 IVU 的优点。它既能像 NCCT 一样准确地显示泌尿系结石及周边脏器，又能通过三维重建肾盂尿路形态。CTU 的拍摄流程是：①常规平扫，扫描范围自肾上极至耻骨联合。②注入造影剂 30s 后扫描肾区（肾皮质期）。③ 2 分钟扫描肾区（实质期）。④ 7~10min 扫描全尿路（排泄期）。⑤进行任意层厚任意方位的三维重建。然而，CTU 的辐射剂量相当高，每次检查的辐射量为 25~35mSv，是 IVU 的 10~20 倍，此外，CTU 的空间分辨率不如 IVU，且价格昂贵。因此，应在 IVU 和 CTU 之间进行合理的选择。大部分尿石病可通过 IVU 明确诊断，我国指南也推荐首选 IVU，临床医生应该重视辐射暴露问题，并将其降低到合理可行的最低水平。以下情形宜选择 IVU 检查：①小儿、生育年龄患者宜选择 IVU；②以了解分肾功能、尿路形态为主要目的宜选择 IVU；③怀疑髓质海绵肾者首选 IVU。选择 CTU 的情况有：①以了解并发或合并肾实质病变为目的时。②尿石病合并输尿管狭窄首选 CTU 以了解狭窄处局部病变。③输尿管结石合并肾结石且需要同时处理时宜选择 CTU。

(二)泌尿系结石 X 线表现

诊断时应密切结合临床表现，对 X 线图像进行认真细致的观察和分析。观察 X 线图像时，要有一定的顺序，全面系统地进行观察。上尿路为成对器官，读片时，尤应注意左右对比，这样不至于遗漏重要的 X 线征象。应注意观察结石的部位、分布、数目、形状、大小、边缘、密度以及泌尿器官本身功能的变化等。有时还须进行 X 线透视下动态观察，可能有助于诊断。

1. 肾结石　在 KUB 平片上，结石位于肾区内（图 11-1），表现为高密度钙化影，可呈圆形、卵圆形、桑椹形或鹿角形，可单发或多发，多者可达数百枚。完全性鹿角石可充满整个肾盂和肾盏，状似造影时的肾盂，称之为"铸形"结石。典型的海绵肾结石表现为丛状分布的多发性砂粒状高密度影，而在每一丛内，结石又呈放射状排列。

在造影片上，不透 X 线结石与造影剂重叠，大结石可通过密度的改变与 KUB 比较分辨出来，但小结石可被造影剂所掩盖。透光结石则表现为肾盂或肾盏内充盈缺损。结石尚未造成尿路梗阻时，IVU 显示肾脏形态和功能正常，集尿系统无积水表现。若结石阻塞肾盏出口，相应肾盏变平或突出，表明其扩张或积水；阻塞肾盂出口，则整个肾盂、肾盏积水，同时该侧肾脏显影延迟或不显影。肾积水时，部分肾内结石可随体位移动。少数生长缓慢的结石虽然体积巨大，呈鹿角状并伸入肾盏内，但可以不引起尿路梗阻，造影片上无积水表现。

2. 输尿管结石　在 KUB 平片上，结石位于输尿管行程区（图 11-2），输尿管结石呈椭圆形或桑椹样，边缘不甚光滑，长轴方向与输尿管走行一致，多为单发。腰椎横突和骨盆遮挡结石时，可能造成诊断和定位困难，可透视下借助呼吸运动进行鉴别。由于输尿管结石基本上全部来自肾脏，因此需注意是否合并同侧肾结石。

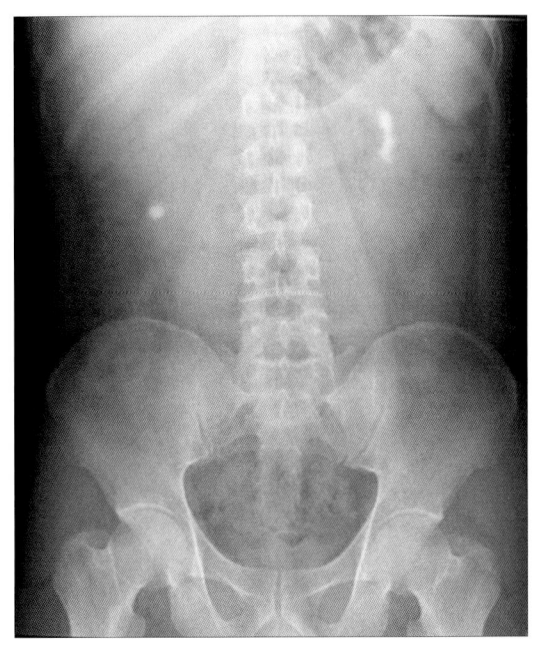

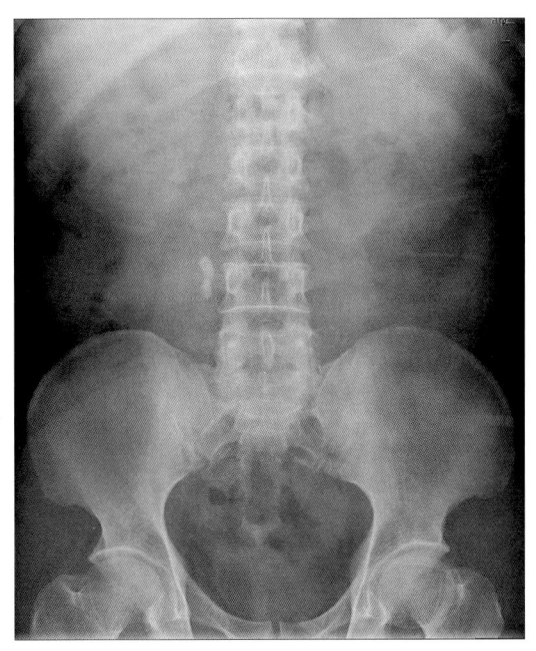

图 11-1　肾结石

图 11-2　输尿管结石

在造影片上，大多数输尿管结石能造成所在部位输尿管梗阻，梗阻以上输尿管及肾盂肾盏扩张、积水，其程度与梗阻时间呈正相关。透光结石表现为腔内充盈缺损影像并呈杯口状。若结石停留时间短，逆行插管时，导管可推动结石向上移动。

3．膀胱结石（图 11-3）　在平片上，结石位于膀胱区，呈圆形、椭圆形或桑椹形，常有同心圆或分层现象。结石小者仅几毫米，大者可超过 10 cm。膀胱充盈时，结石可随体位改变而移动位置。若结石位置不变，应考虑为憩室内结石。

4．尿道结石　在平片上，为尿道行程区致密影。后尿道结石可在 KUB 平片上显示，前尿道结石患者需摄尿道平片。结石一般为单个，小如黄豆，大至鸽蛋，外形多不规则。尿道造影可确定结石的确切部位和梗阻情况，透光结石在造影片上表现为中心性充盈缺损，可伴有近端尿道扩张和瘘管形成。尿路造影还可同时确定有无尿道瓣膜和憩室等病变。

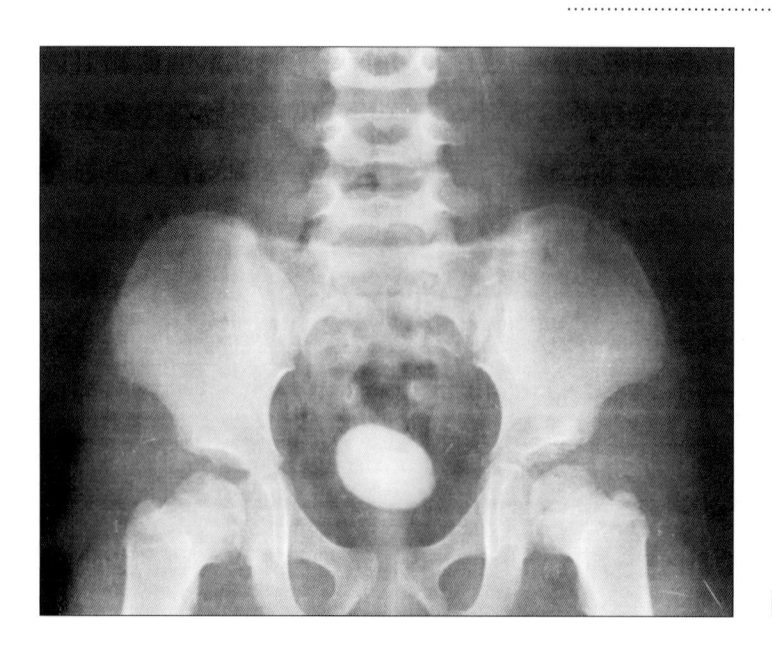

图 11-3　膀胱结石

(三) 结石成分判断

结石成分与 SWL 疗效密切相关。治疗前若能判断出结石的成分，有利于选择治疗方法和预测治疗效果。X 线片上的结石密度在一定程度上反映了结石的主要成分，这是目前判断结石成分的重要依据。当然，这种经验上的判断并不十分准确，更不能代替结石标本分析。

泌尿系结石 90% 以上不透 X 线，这一点可说明多数结石含有钙成分。在结石各种成分中，钙吸收 X 线最多，故结石含钙量越高，其影像密度就越高。在含钙结石中，一水草酸钙结石含钙最高，在 X 线片上密度最高，磷酸铵镁结石含钙最低，其影像密度也最低。胱氨酸结石虽不含钙，但其硫原子成分使得其呈中度阻光性，X 线片上呈"毛玻璃"样。透光结石主要包括纯尿酸、尿酸盐和黄嘌呤结石，其密度与正常软组织大致相似，在 X 线片上都呈现灰白色影像，缺乏明显对比，不能显示出来，故俗称为"阴性"结石，但如果结石体积很大，或含有其他成分，其影像密度将高于软组织，X 线片上也可以看到模糊的结石影。

结石的 X 线密度与结石成分有关。但由于缺乏客观、统一的定量标准，测定结石密度在实际应用中存在困难。一个简便有效的方法是将结石密度和周围骨骼进行比较。在 KUB 上，将低于或等于第 12 肋骨定为低密度，介于第 12 肋和腰椎体之间为中密度，高于腰椎体为高密度。低密度结石以磷酸盐成分较多，而高密度结石中一水草酸钙成分含量较高。低密度结石一般易被粉碎，而高密度结石则较难粉碎。

必须注意，进行结石成分判断时，所选择的 KUB 片必须清晰、清洁、曝光适度。为此，摄片前患者应做好肠道准备，最大限度地减少肠内容物的干扰。还应注意，结石的 X 线密度除与结石成分有关外，与结石体积、致密度甚至部位也有关系。一般说来，不透光结石能在 X 线片上被看到，其最大直径必须大于 2mm。因此，如果结石体积太小，则难以判断其是否为不透光的。从 X 线投照方向看，结石越厚，吸收的 X 线越多，则密度越高；反之，结石越薄，吸收的 X 线越少，则密度越低。结石结构致密，X 线穿透少，则结石影密度高；结石结构松散，则 X 线穿透多，结石影密度就低。另外，与骨骼重叠的结石不易被看到，进而影响其成分判断。

三、治疗性结石定位技术

治疗性 X 线定位是指在 SWL 中，利用 X 线透视作为监测手段，通过移动患者和治疗床，将结石定位于碎石机的焦点位置。

（一）定位前准备

1. 肠道准备　对于体积较小或密度较低的结石，特别是输尿管结石，治疗前应作肠道准备，以利于结石的显示和定位。

2. 复核诊断　碎石前认真阅读患者的各种影像学检查资料，全面了解结石的部位、大小、数目等情况，做到心中有数。由于约 90% 的结石为不透光性，在 KUB 平片上能显示，而且 KUB 能直观地显示结石的形态、密度等，因此 KUB 片应作为 X 线定位碎石前必须检查的项目。此外，碎石中心应配备超声诊断仪，在碎石前用超声复核诊断，并做好体表标记，有时，结石可能已经移动位置。

（二）定位技术操作

为缩短定位时间，同时减少 X 线辐射剂量，可于定位时在体表与结石相对应的位置用指示锤做一标记。根据 KUB 平片显示的结石部位，调整患者位置，使结石尽量靠近焦点处（大致定位），然后利用碎石机的定位系统，通过上下、左右、前后及斜形运动移动人体，最后将结石准确定位在焦点上（细致定位）。

1. 交叉式 X 线定位　有互成 90° 的双轴向 X 线定位、互成 45° 的双轴向

X线定位和可移动的45°单轴向X线定位等3种。早期碎石机几乎都采用这类定位方式。这类定位方式的原理基本相同：两个交叉的X线束的相交点与碎石机的碎石焦点重叠，只要将结石位置移到X线束的相交点上，定位即告成功。

方法：根据KUB平片显示的结石部位对患者进行大致定位后，先在一个X线方向上（互成45°的交叉式X线定位先进行垂直方向的定位）将结石移至屏幕中央（碎石机焦点位置），再换另一方向X线，将结石移至屏幕中央的焦点指示处（图11-4）。移动方式除治疗床的三维运动外，还包括水囊的充盈量。交叉式X线定位有一共同缺点，即只能在两个角度观察结石，X线影像增强器在两个角度之间移动的过程中无法观察到结石，定位难度较大，对操作者的技术和经验要求较高。

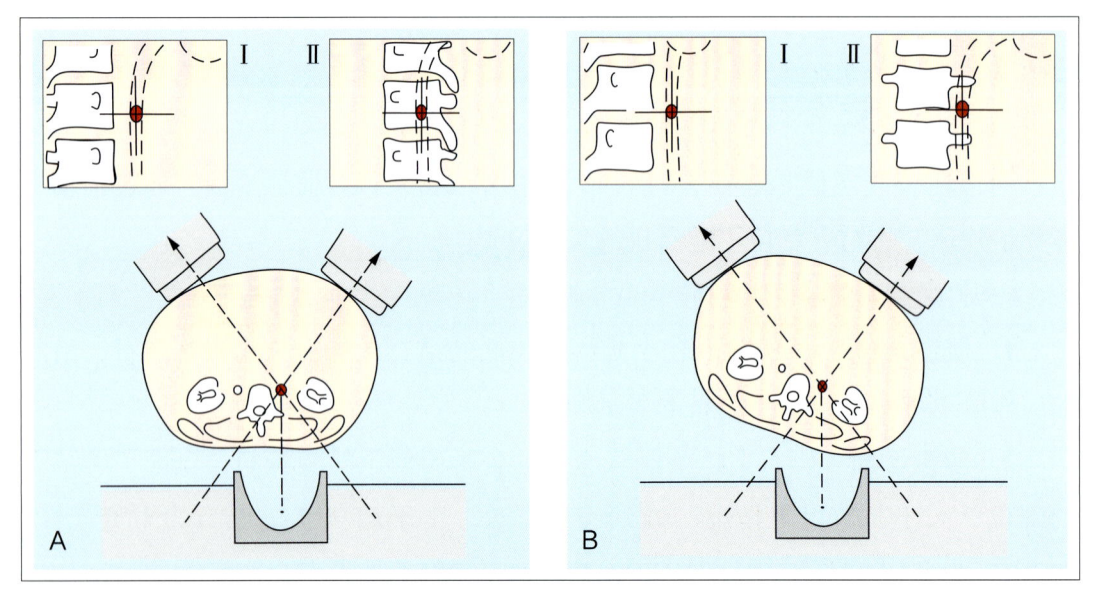

图 11-4 输尿管上段结石治疗体位示意图
A. 平卧位时，结石侧X线显示结石与脊柱重叠；B. 患侧斜卧位时，两侧X线均能清楚地观察到结石

2. C形臂旋转式X线定位 为克服交叉式X线定位的缺点，20世纪90年代开始出现C形臂旋转式X线定位。C形臂旋转式X线定位基本原理与交叉式X线定位相同，最大不同点在于前者可以连续、多角度地动态观察结石情况，因而图像更清晰，定位更加准确、迅速。C形臂旋转式X线定位现已基本取代传统交叉式X线定位，成为体外冲击波碎石机普遍采用的定位方式。

该定位系统是将X线发射球管和影像增强器固定在一个可旋转的大C形臂的两端。两个C形臂围绕同一轴心旋转，因而大C形臂的运动轴心（不同角度的X线束相交点）即为碎石焦点（焦区）。C形臂旋转式定位有多种运动方式，如头脚方向、左右方向，现在已出现球面运动方向的C形臂，定位更加方便。

对患者进行大致定位后，先从C形臂原始位置（AP位）进行观察。此时如患者采取平卧位，则屏幕所见与KUB片完全相同，操作者通过比较X线片可迅速找到结石。通过前后、左右方向移动治疗床，将结石移至显示器上的焦点位置。经过这一步骤，结石已位于焦点所在的垂直轴线上，下一步只需升降结石与焦点重叠，定位便完成。转动C形臂至另一方向，从另一角度（CC位）观察结石，通过调节治疗床的高度使结石移至焦点位置。定位完成后，转动C形臂，可见结石始终处于焦点位置。在实际操作中，要注意治疗床活动时，水囊的位置、形状及其与人体皮肤间的紧贴度均有可能改变，从而导致结石位置发生偏离，故应随时予以校正。

（三）结石的辅助定位

一些中段输尿管结石和不透光的泌尿系结石，采用常规X线透视无法定位，B超定位仍不奏效时，需进行以下辅助定位。

1. 大剂量IVU法　治疗前一日常规行肠道准备，当日禁食、禁水。碎石前5~10min静脉注射76%复方泛影葡胺或优维显40~80ml，待集尿系统显影后将冲击波焦点定位于尿路充盈缺损处进行碎石。如定位准确，在碎石过程中可见负影逐渐变形并消失，或造影剂向下通过。由于结石碎裂后负影变小或消失，但结石可能并未被彻底粉碎，为保证治疗效果，应在原充盈缺损区追加一定剂量的冲击次数，并适当扩大冲击范围。造影剂在集尿系统停留时间一般为25~30min，因此要求操作者动作娴熟，能在较短时间内完成定位、碎石。如一次未能成功，可重复造影。

实践证明，采用此法对于非急性梗阻性输尿管上中段结石的定位效果较好，而对输尿管下段结石的定位不太理想。这是因为静脉注入造影剂后，膀胱内迅速充满造影剂，影响了对下段输尿管的观察。此时应先排空膀胱尿液，快速定位，以免膀胱充盈而影响观察。对于肾结石，采用此法有一定的风险。因为肾盂空间较大，一些较大的碎石块容易在碎石过程中移向其他部位甚至输尿管，而在显示屏上无法察觉，以致造成术后肾内残留结石或输尿管石街等并发症。

除上述方法外，有些患者在常规 IVU 检查后，其透光结石可被造影剂"染色"并保持 1~2 天，在此期间结石"变"为不透光性，可利用 X 线透视进行定位碎石。笔者曾利用这一现象治疗十数例肾和输尿管结石，其中多数患者结石被粉碎。

2. 输尿管插管法 早在 20 世纪 80 年代，就有人采用输尿管插管法定位输尿管透光结石，方法是将带金属头的输尿管扩张条经膀胱镜逆行插入输尿管，受阻后即以金属头为冲击标志。但该法容易造成输尿管损伤，而且不易成功，因为扩张条头端可能不到结石处就受阻，或超过结石。现在多采用逆行造影法，通过导管向输尿管内注入造影剂，以充盈缺损来识别结石，其效果甚至优于大剂量 IVU 法。此法的优点是定位准确率高，尤其适合 IVU 显影不佳或因急性肾绞痛而致的不显影者。而且从导管注入液体可增加结石旁间隙，提高碎石效率。但它的缺点也很明显：患者痛苦较大，容易造成尿路感染和损伤，不适合小儿或尿道狭窄者。

四、结石粉碎程度的判断

1. 结石完整性的改变：结石分裂成小的碎块。
2. 结石密度的改变：表现为结石的 X 线密度不断降低。
3. 结石几何形状的改变或结石体积增大。
4. 结石位置的改变：结石击碎后有的在原位不动，或一部分碎块分布到其他部位。

结石击碎时可以同时发生上述各种变化。极少数情况是结石虽已破碎，但在 X 线透视下甚至在 X 线片上看不到任何变化，因而易被错误地判断结石未碎。遇到这种情况不应急于做出结论。有的经过一段时间拍摄 X 线片发现结石已排空（虽未见到排石），或结石破碎现象明显，或一定时日后发现排出结石。这可能是因为在碎石治疗过程中结石的晶体结构已被破坏，但是结石并未裂开，经过一段时间后才发生断裂的缘故。

（张东方　廖育苓）

第二节　B超检查与定位

B超诊断法是诸多超声诊断法的一种,简称B超。超声检查不仅是目前泌尿系结石最常用的诊断手段和首选的筛查方法,而且也是冲击波碎石中主要的定位方法。它具有无创性、无放射性、敏感性高、可重复性好等特点,而且对泌尿系结石的诊断较X线方便和敏感,尤其对肾内小结石和X线透光结石作用更大。但在检测的特异性和客观性上,B超不如X线。而且B超的诊断准确率取决于设备的性能和操作者的熟练程度及技术水平。由于B超无放射性损伤,可实时观测和跟踪目标,设备价格低廉,这些独特的优势激励着人们对B超定位技术的研究和临床应用,并且经过三十多年的积累,B超定位技术在我国基层医院得到普及。

一、超声诊断基础

超声即超声波,与冲击波一样同属于机械波,具有机械波的基本属性。

（一）超声波与B超的基本概念

超声波是振动频率大于20 000Hz的声波。临床上用于超声诊断的超声波频率在1~30MHz之间,冲击波碎石定位常用的超声频率一般为3.5MHz。若能选择频率在2.5~5.0MHz的变频探头,有利于显示不同深度和不同大小的结石。

B超属于二维超声成像。B超的字母源于英文Brightness（光点式）的缩写,它是将声波的回声信号以光点亮度的形式反映出来,回声强则光点亮,回声弱则光点暗。B超成像是以二维切面显示,由此形成组织的断层图像。根据图像显示的灰度、色彩或方式的不同,它可分为灰阶（grey scale）、彩阶（color scale）及双稳态（bi-stable）、实时（real time）和静态（static）显示等。通常,冲击波碎石定位采用的是实时灰阶显示,也就是常说的"黑白"B超。另外,俗称的彩超即彩色多普勒,是用于观察血流变化的,并不适合用于碎石定位。

（二）诊断用超声波的基本特性

1. 超声波的发生和传播　能产生超声波的物体称作声源,例如超声检查探头中的换能器（晶片）就是声源,通常采用压电陶瓷、压电有机材料或混合压电材料制成。超声检查的声波发生原理主要基于其压电效应和其转化情况。当向这些压电晶体材料施加压力或张力时,会诱发晶体表面充电,形成一个作用于此晶体的电场（正压电效应）。另一方面，如果向晶体施加一定的电压，就会使晶体的体积发生变化（逆压电效应）。当仪器的高频交流电压信号作用于超声探头的压电晶体上，其利用逆压电效应，使得晶体体积发生变化，从而推动周围介质发生振动，从而产生超声波。而当遇到物体反射回来的超声波作用于压电晶体后，其利用正压电效应产生电信号，再通过计算机分析将图像显示在显示屏上。超声波的传播必须依靠介质，因而在超声的检查和定位时均须使用耦合剂。

2. 声速、波长、频率和周期 声速是声波在介质中的传播速度。波长是指声波在介质中传播时两个相邻周期的质点之间的长度。超声波传播一个波长的时间称周期。单位时间内声源振动的次数称频率。波长、频率和声速的关系为：

$$波长 = 声速 / 频率$$

在空气中，声速通常为360m/s。在血液、脑、脂肪、肾、肝、肌肉中的声速大致在1500m/s左右，故可假定超声波在人体软组织中的声速都是一样的，这是目前各种超声设备检测脏器大小的基础。然而，实际上各种软组织的声速差异在5%左右，因此超声诊断仪测量器官大小的误差在5%左右，这是临床工作者应该了解的。

诊断用超声波的波长为0.128~1.5mm。因为超声波的纵向分辨率的极限为波长的1/2，所以，频率越高，分辨力越高；可以算出，冲击波碎石定位用的3.5MHz探头和诊断用的5MHz探头的波长分别为0.5mm和0.3mm，从理论上说，它们的最大纵向分辨力为0.25mm和0.15mm，但实际上达不到这一理论分辨力（为2~3个波长）。也就是说，对于3mm以下的结石，目前的超声分辨力还是有限的。

3. 声强和声压 声波在单位时间内，通过垂直于传播方向上的单位面积的超声能量叫作超声强度，简称声强。声压则是介质中有声波传播时与没有声波传播时的压强之差。

声强的大小对超声诊断是极为重要的。一般而言，超声诊断是无损伤的，但这是有前提的。声强超过一定限度，就会对人体产生破坏作用。国际上一般认为人体对超声的安全阈值为：非聚焦的超声强度小于$100mW/cm^2$，或聚焦的超声强度小于$1 W/cm^2$。超声波对人体的损害不仅与声强有关，也与辐照时间有关，然而这一方面仍有待于深入的研究。目前诊断用超声波的功率为$1~10 mW/cm^2$，其超声强度远低于安全声功率，对人体无创伤。

4. 超声波的物理特性

（1）反射和折射：声波入射到两种不同介质的分界面时，就可能发生反射和折射。反射使入射的超声能量大部分向一个方向折返，声波的反射同样遵循以下定律：入射和反射回声在同一平面上，入射束与反射束在法线的两侧，入射角与反射角相等。平滑大界面如入射角过大，可使反射声束偏离声源，则回声失落而在声像图上不显示此界面，例如，对重度肾积水的肾脏扫描时往往不能全面反映真实的情况。声束经过组织间的大界面时产生声束前进方向的改变称折射。反射和折射产生的各层回波给我们带来了人体内部各层的组织信息，我们就是利用这些信息进行超声成像的。

（2）衍射和散射：当声波通过一个长度为1~2个波长的障碍物时，声波会偏离原来的传播方向绕过障碍物继续传播而产生衍射。例如结石，超声波在其正面产生反射，在其边缘只发生衍射。于是，如果结石较大，正面大部分声波被阻挡，只有边缘发生衍射，结石后方留下声影；如果结石太小，则完全发生衍射，后方没有声影。超声传播过程中遇到小于波长的微小粒子时，微粒向各个方向辐射声波称散射。人体中发生超声散射的主要是脏器内的微小结构，通过接收这些散射回声可诊断脏器内部的病变。

（3）超声的衰减：声波在介质中传播时，质点振动的幅度将随传播距离的增大而减小，这种现象称为声波的衰减。衰减的原因主要是介质对声波的吸收，其次是超声波的反射、折射和散射。一般来说，超声波的频率越高，介质对其吸收越多，超声能量衰减越快。超声波衰减到一定程度后就不能产生可被接收的反射。能产生有效反射回声的传播距离，就是穿透力。超声波能量衰减后，向前传播的超声能量逐渐减低，反射的强度也逐渐减弱，故深部组织结构超声检查较为困难。B超设备的深度增益补偿（DGC）调节系统可以改善深部组织的回声信号，使图像清晰、均匀。

（4）会聚和发散：声束经过圆形的低声束区（如液性的囊肿），可产生声束会聚；经过圆形的高声束区（实质性肿块），则产生声束发散。

（三）超声诊断仪器的原理及基本构成

超声诊断仪的工作原理是将超声波发射到体内，利用不同声阻抗的各种组织所产生的反射和散射，将回声信号接收并加以处理而形成图像，根据图像进行诊断。在这里我们只介绍灰阶成像的 B 超诊断仪。B 超诊断仪有手动扫查式超声显像仪、机械扫查超声显像仪、电子扫查超声显像仪。临床上应用最广泛的是电子扫查的超声显像仪。它的基本构件包括超声换能器（又称探头）、主机和显示器。一个主机可以配备 1~4 个探头。

1. 探头的种类 探头是超声设备的一个重要组成部分。探头的分类有很多种，按其中心工作频率数目的多少分单频、宽频和多频探头；按用途分有体表检查用探头、术中探头、腔内探头和穿刺探头等。体表探头有单晶片探头、双晶片探头、机械扇型扫描探头、多晶片探头，而多晶片探头又包括线阵探头、凸阵探头和电子扇型扫描探头。尽管分类繁多，但常用的是线阵探头、凸阵探头和扇型探头，线阵探头与人体接触面大，图像从浅部到深部都有宽大的显示区，图像质量好，价格性能比优越，但又因接触面大而易受肋骨的"桥架"作用而影响图像质量，操作也不灵活；凸阵探头与人体接触面小，近场范围和图像质量不如线阵探头却优于扇型探头，而远场范围和图像质量优于线阵探头；扇型探头与皮肤接触面小，所需的透声窗小，所以近场范围小，近场图像质量差，但远场范围却很大，操作者容易透过狭窄的部位如肋间隙进行深部器官的扫查。泌尿系超声检查尤其是输尿管的探查用凸阵探头比较灵活，而用于碎石机定位用的探头则使用小凸阵比较合适。不同的探头所获得的图像质量是不一样的。因此选择仪器尤其是探头很重要。有些碎石机用线阵探头定位，困难就大得多，甚至不能达到定位的目的。

2. B 超的分辨力 可分为基本分辨力和图像分辨力。基本分辨力即分辨两个细小目标的能力，包括三方面，①纵向分辨力，即在声束轴线方向上的分辨力，分辨力的大小与超声频率成正比；②侧向分辨力，是与声束轴线垂直的平面上，在探头长轴方向的分辨力（在探头长轴方向上与声束轴线垂直的分辨力），侧向分辨力的好坏取决于探头内晶片的形状、频率、聚焦效果和目标的距离。在声束聚焦区，3.5MHz 探头的侧向分辨力应在 1.5~2mm，声束越细，侧向分辨力越好；③厚度分辨力，探头有一定的厚度，超声获得的图像实际上是探头声束宽度范围内的断面图像的叠加，因此，厚度分辨力就是探头的横向声束宽度，它与探头的曲面聚焦及距换能器的距离有关。图像分辨力是指构成整幅图像的综合分辨力，包括细微分辨力和对比分辨力，前者与接收放大器的通道数成正比，与靶距离成反比，显示强信号；后者显示弱信号。采用数字扫描变换技术可大大提高对比分辨力。

（四）碎石定位 B 超的选择

作为碎石机的眼睛，B 超首先是分辨结石，然后才是定位结石。在选用上，有其特殊的一面。一般而言，B 超分辨力与超声频率成正比；而 B 超的穿透力与超声频率成反比。作为结石定位的 B 超，采用 3.5MHz 的探头为宜。高分辨力的 B 超能清晰显示肾盏、肾盂以及肾小盏肾大盏的出口是否通畅，从中可判断肾结石的排出率。为便于碎石定位，应考虑如下几个方面：①购置两个凸阵探头，一个用于碎石前的检查和碎石后复查，另一个固定在碎石机上用于术中定位。固定在碎石机上的探头以小凸阵比较合适。②超声设备须具有各种测量功能。在 SWL 时，动态测量功能是必不可少的，如果只有静态测量功能，操作起来就很不方便。③B 超通常有多组穿刺引导线，碎石定位使用的是居中的穿刺引导线。这条穿刺引导线最好在操作面板上有直接的显示键，而且在显示屏上下均应设有标尺线，便于因操作不慎移动穿刺线时发现和纠正。有些 B 超没有居中的穿刺引导线，而只有上标尺线，当穿刺线移位时还需用垂线来纠正，使用时非常不便。目前国内一些碎石机制造企业与超声设备生产企业联合，在超声诊断仪器中增加了专用于碎石定位的动态测量线，有些产品实现了超声自动跟踪功能。④电影回放功能在常规 B 超检查时很实用，可以减少反复扫描的时间，有利于捕捉最佳的图像。⑤中高档的 B 超设备具有变频功能，对瘦小的患者以及肾结石和输尿管第二狭窄处的结石患者可以选择高频探头；而肥胖者或输尿管下段结石则选择低频探头探查。⑥动态聚焦和局部放大功能对于充分显示不典型结石无疑是有帮助的。

（五）泌尿系常见回声的描述

超声图像由像素组成，像素的亮暗反映回声的强弱，这个由亮到暗的像素变化称为灰度（gray）。将灰度分成若干等级叫灰阶（grey scale）。灰阶越高，图像越清晰。目前一般超声检查仪的灰度均在 245 级以上，灰阶一般分为 16 级，而人眼对黑色灰阶的最大分辨能力为 8~10 个灰阶。

1. 回声强弱的命名

（1）强回声：反射系数大于 50%，灰度明亮，后方常伴声影，如结石、骨骼、气体的回声。

（2）高回声：反射系数在 20%~50%，灰度较明亮，后方不伴声影，如肾集尿系统和纤维组织回声。

（3）等回声：灰阶强度中等，如肝、脾等实质脏器回声。

（4）低回声：呈灰暗水平的回声，如肾皮质等均质结构回声。

（5）弱回声：表现为透声性好的暗区，如肾锥体和淋巴结回声。

（6）无回声：均匀的液体如尿液、囊液、脓液、血液为无回声，也称为液性暗区。

2. 回声形态的命名

（1）点状回声：回声呈细小的亮点状。

（2）斑片状回声：回声呈明亮的小片状，大小在 0.5cm 以下，有清晰的边界。

（3）团状回声：回声明亮成团，边界清晰，如结石回声。

（4）带状或线状回声：回声光点排列成带状或线状。

（5）环状回声：光点均匀排列成圆环状。

（6）管状回声：两条带状回声平行，其间为无回声区，如扩张积水的输尿管回声。

3. 回声分布 实质性脏器的均匀程度常用"均匀""尚均匀""欠均匀""不均匀"来描述。病灶部位回声则可用"均质"和"非均质"来描述。

4. 病灶后方回声的描述 强回声的病变或组织（骨骼、结石）的后方超声衰减明显，因而强回声的后方一定有声影（acoustic shadow）。在超声衰减不明显的组织后方，组织回声明亮（如囊肿的后方和充盈膀胱的后方）表现为后方回声增强（acoustic enhancement）效应。在囊肿的两侧由于囊壁为致密的纤维组织从而导致超声衰减，出现侧方声影（wall shadow），即"壁影"。

（六）声像图的方位

超声检查是一个动态的过程，是由一帧帧的断面图像组合而成。在泌尿系的常规 B 超检查中，不论什么体位，纵切面的左侧是头端，右侧是脚端。在俯卧位横切面，图像的左侧是被检查者的左侧，图像的右侧是被检查者的右侧。在仰卧位时，横断面与俯卧位正好相反。在冲击波碎石的超声定位中，通常用纵切面，由于探头相对固定，体位的变化较多，定位系统的差异和使用者的习惯不同，因而声像图的方位也不同，难以统一；在阅读图片的时候应参照其使用的体位。

（七）B 超定位的优缺点

1. 优点

（1）能显示透光、半透光结石。对于这类结石，X 线定位通常无能为力。

（2）由于超声波无辐射，对人体几乎无损伤，特别适合于不宜接触放射线的患者，如青少年输尿管下段和膀胱、尿道结石。操作者亦无受X线辐射之虞。

（3）使用X线定位者，为尽量减少辐射，只能采取间断监视法，容易造成结石偏移。而B超因为无辐射危害，可以实时观察结石位置的变化并及时加以调整，实行有效的跟踪冲击，从而提高碎石效率，同时减少了冲击波对周围组织的损伤。

2．缺点

（1）B超声像图不如X线图像直观，不能显示结石的全貌及其整体的粉碎程度。

（2）B超检查需要有一定经验、受过专门训练的医师来完成，定位的精确性和成功率与操作者的经验、水平和工作态度密切相关。

（3）肠内容物和气体对超声干扰大，尤其对无扩张的中段输尿管结石，超声难于显示。

（4）泌尿系有导管时影响结石显示。

二、诊断性B超定位技术

B超作为诊断和定位尿路结石的主要工具，虽其获得的只是一个切面图像，但通过连续不同切割方位的扫描，亦可进行三维的分析，得出一个主体印象。超声检查诊断肾结石的敏感性为70%，特异性为94%。对于输尿管结石，超声检查的敏感性和特异性分别为57.3%和97.5%。它能分辨出2mm以上的结石，而且不受结石性质（X线透光和不透光）的影响。

（一）探查前准备

首先要适度充盈膀胱。绝大部分的患者不需要进行肠道准备。肠气较多影响观察时可做肠道清洁或次日复查。只有极少的患者需要肠道准备。肾功能正常的患者可注射或口服10~20mg呋塞米，有利于肾盂输尿管和膀胱的快速充盈。亦可滴注10%甘露醇200ml，通过增加肾盂的充盈度，充分利用声窗原理以便发现结石；口服20%甘露醇250ml或10%葡萄糖500ml后10~15min检查，增加肠内的液体容量来减少肠气的影响，可提高输尿管中段和下段结石的检出率。

（二）扫描方法与正常声像图

1．肾脏

（1）肾脏的背部扫描：患者取俯卧位，探头置于背部的肾区体表投影区（图

11-5），显示完整的肾脏纵切面和横切面。俯卧位是测量肾脏的标准体位。超声测值范围与解剖基本一致。肥胖和腰肌发达的患者声减较明显，这一体位获得的图像不如侧卧位清晰，扫查的时候探头从外侧（腋后线）扫描容易获得清晰的图像。测量肾的长径时要注意探头方位应上内下外，即俗称的外"八"字式扫描，这样才能与肾脏的真正长径保持一致。肾的宽径和厚径则要在肾门的横断面测量。

（2）肾脏的侧腰部扫描：采用俯卧位、侧卧位、仰卧位均可进行侧腰部的扫描（图11-6），但以侧卧位操作较为方便。这一体位可以取得多种切面，获得清晰的声像图，尤其能清晰显示肾的上极和肾盂输尿管移行处。扫描时探头应置于腋中线纵向扫描，但要注意，这一体位肾脏上极稍偏后，下极稍偏前，探头的纵轴要与肾脏的纵轴一致。如果肋骨的影响较大，可嘱患者深吸气，从第12肋下缘扫查。扫查右肾时，通过肝脏作为透声窗，常可获得清晰的肾脏声像图。

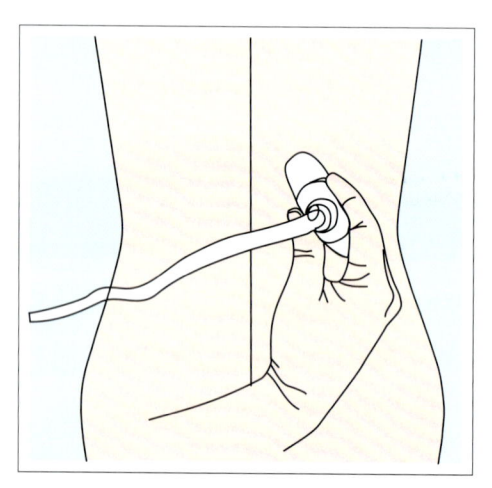

图 11-5 肾脏的背部扫描示意图 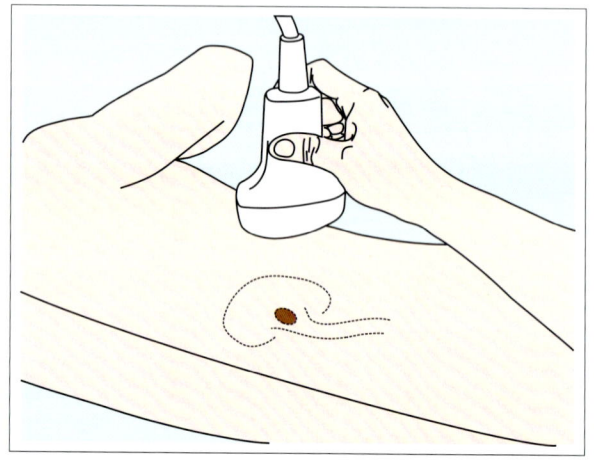　　**图 11-6** 肾脏的侧腰部扫描示意图

（3）肾的腹部扫描：仰卧位扫描肾脏常因受到肠气的影响而不能获得满意的图像，故一般只用于肾脏的血管扫查；在仰卧位扫描输尿管上段时，常需要从腹部扫描肾盂，再往下扫描输尿管或从扩张的输尿管上段往上扫描肾盂，以确定两者的关系。

虽然采用侧卧位扫查可基本满足扫查需要，但最好常规结合背部和侧腰部的扫描，即多体位多声窗扫描，才能全面客观地反映肾脏的形态。扫描时要尽量顾及所有的切面，不要满足于一个病灶的诊断。B超操作者须在解剖学的基础上建立起三维空间的构图想象力。

第 11 章　泌尿系结石的影像学定位技术

（4）肾脏的正常声像图（图 11-7）：肾脏的纵切面呈扁卵圆形或椭圆形，轮廓大小与解剖一致。肾的外围包有真假两层包膜，包膜间充填着脂肪组织，声像图表现为一条光滑清晰的较强回声带包绕整个肾脏，这是肾轮廓线。轮廓线的厚度与人的胖瘦有关，厚者可达 2mm，不同部位轮廓线的厚度有差别，这与脂肪的分布有关。在肝肾和脾肾之间的肾轮廓线往往较细，有时不明显。包膜下是肾实质，厚 1.5~2.5cm，分为外层的肾皮质和内层的肾髓质，肾皮质的回声呈均匀的中低回声，略低于肝脾回声，并有一部分伸入肾锥体回声之间。肾髓质包括 10~15 个锥体，因而肾髓质回声又称肾锥体回声，呈卵圆形或圆锥形，基底在外呈放射状整齐排列在肾集尿系统周围，回声强度低于肾皮质回声，甚至接近无回声，注意与肾囊肿鉴别。锥体尖端呈乳头状，称肾乳头，围绕肾乳头的管道称肾小盏，2~3 个肾小盏汇合成一个肾大盏，再汇合成漏斗状的肾盂。集尿系统由肾小盏、肾大盏、肾盂构成。集尿系统回声呈形态不规则的高回声，边界毛糙不整齐，位于肾的中央，一般肾集尿系统回声的宽度占肾的 1/2~2/3。肾盂位于肾窦中央的部分称肾内肾盂，其余大部分在肾外，称肾外肾盂。当切面经过肾门时肾窦回声延续至肾门并与轮廓线相连。当肾盂内有液体时，肾盂分离呈现无回声区，正常的分离一般不超过 1.5cm，为生理性肾盂分离（图 11-8），但并非不超过 1.5cm 的分离都是正常的，只要两侧有不对称的分离就应该考虑到分离明显侧有远端梗阻的可能。

2. 输尿管　B 超下输尿管分段法与泌尿外科的输尿管分段法是不同的。B 超诊断上的输尿管分段与解剖分段是一致的。在解剖学上，输尿管分为三段，上

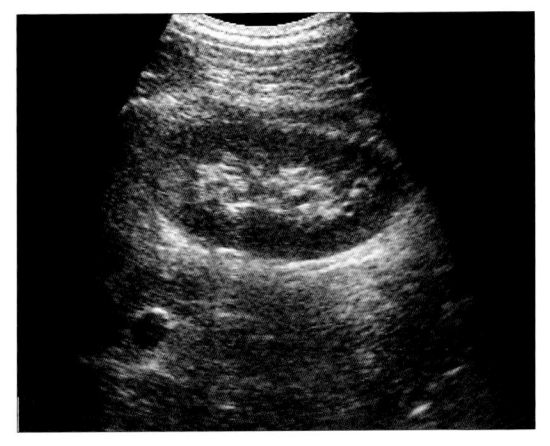

图 11-7　肾脏的正常声像图（背部扫描）　　图 11-8　肾盂的生理性分离

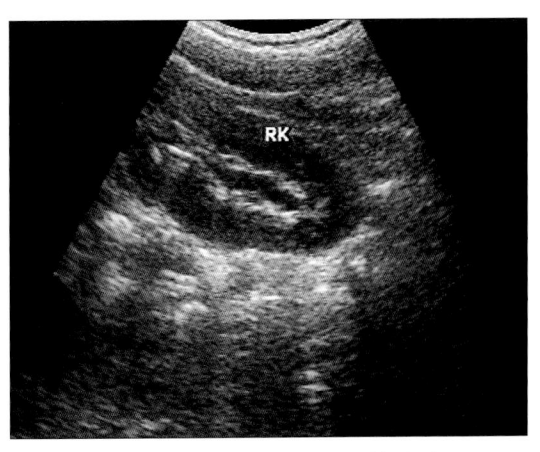

段（或腹段）由肾盂输尿管连接处至髂动脉处；中段（盆段）跨越髂动脉后至膀胱壁；下段（壁间段）自膀胱壁外层穿过膀胱壁至输尿管的膀胱内开口处，长约1.5cm。放射诊断上的输尿管分段则与临床分段一致，因为放射检查中需要通过骨骼标志进行输尿管的分段，在对比B超结果和放射检查结果的时候要注意这一区别。

（1）俯卧位背部扫查：这一体位只能扫查第一狭窄至髂嵴段的输尿管。探头从肾体表投影区显示肾盂后往下纵切追踪输尿管；一般在横突的外缘和腋后线进行扫描较易显示输尿管，并可一直追踪到髂嵴。

（2）侧卧位或斜侧卧位扫查：这一体位可扫查第一狭窄至第二狭窄的输尿管。在腋前线和腋后线之间的肾脏体表投影区扫描肾脏和肾盂，再沿肾盂追踪扫描输尿管，输尿管上段越接近第二狭窄，距腹壁就越近。扫查的时候要沿输尿管的走行灵活操纵探头。肠气少的时候可从腹部扫描，肠气多的时候只能从腋后线扫描。探查中段输尿管时采取向背部倾斜的斜侧卧位，探头从上段追踪到中段或探头于髂前上棘的前方向腹部扫描搏动的髂动脉，在动脉的前方寻找输尿管第二狭窄。

（3）仰卧位扫查（图11-9）：此体位主要用于中、下段输尿管的扫查。由于肠气的干扰大，一般很少采用这种体位进行上段输尿管的扫查。但在用上述两种体位不能找到结石部位时，可换用这种体位扫查上段输尿管，尤其是上段远端的结石。仰卧位时输尿管的体表投影一般在腹直肌的外缘，探头纵向扫查，以腹主动脉或下腔静脉为标志，在其前方外侧约2cm处寻找扩张的输尿管，可从扩张的输尿管向上追踪肾盂，也可以从肾盂追踪输尿管，用这一体位观察到的输尿管，应自肾盂起，由远场（腹膜后）逐渐靠近近场（前腹壁）。尽管输尿管为腹膜后的管道，但仰卧位扫描的上段输尿管常较俯卧位背部扫描的上段输尿管表浅，第二狭窄处距腹部皮肤仅2~3cm，然后向外下渐进入盆腔，仰卧位扫描出的上、中段输尿管近似一条柔和的抛物线。

中段输尿管可从第二狭窄向下寻找，注意探头要根据输尿管的走行适当旋转进行输尿管的纵向扫描，寻找输尿管的长轴，扫描的时候可用探头适当加压推开含有气体的肠管；也可通过充盈的膀胱作为透声窗，将探头置于耻骨联合上方腹中线处，向患侧旋转约15°斜向外下扫描下段输尿管（图11-10），再沿下段输尿管向上扫描中段输尿管。仰卧位可以进行全程输尿管的扫描，在扫描的过程中，关键是要"盯"住输尿管影像的连续性,也就是要确定所见的管状回声是上自肾盂下至膀胱的。在留置J管的患者中,通过J管回声的引导,比较容易扫描出整条输尿管。

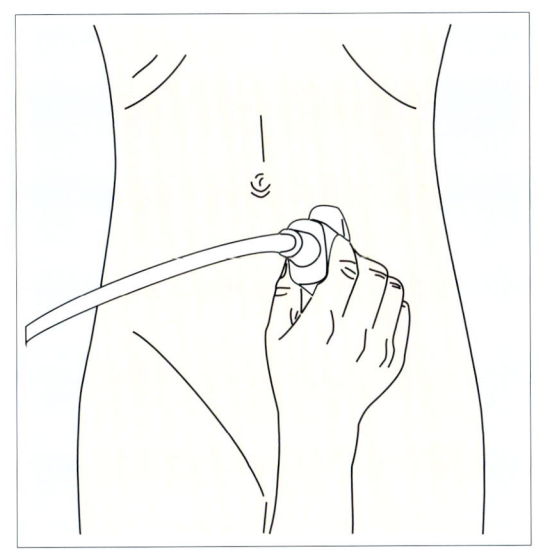

图 11-9　中段输尿管仰卧位扫描示意图 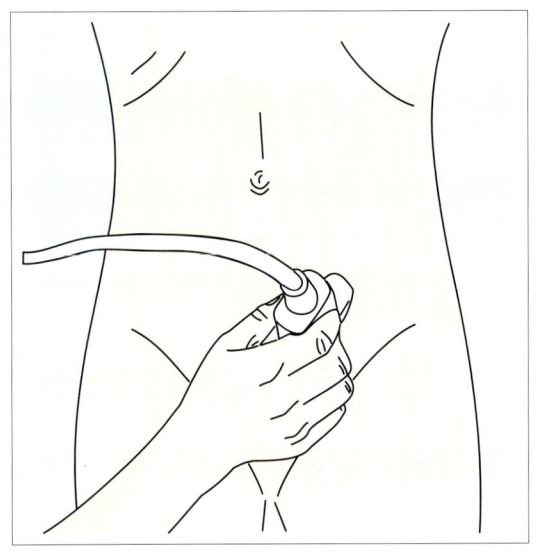　　图 11-10　下段输尿管扫描示意图

（4）输尿管的正常声像图（图 11-11）：正常的输尿管一般处于闭合状态,在声像图上无法显示。当大量饮水后,膀胱充盈时,输尿管相应扩张,可显示出其上段和下段,但中段输尿管则仍难显示。正常输尿管的回声为两条平行的强回声带中夹有无回声,即管状回声。输尿管内径不超过 7mm,一般为 2~4mm,输尿管出口处稍稍隆起,略向膀胱内突入,有时可见尿流呈强回声光束从输尿管节律性喷向膀胱。膀胱过度充盈的时候,输尿管出口处前后唇可封闭。

（5）输尿管的异常改变：输尿管的扩张（图 11-12）和狭窄是常见的,结石上方的输尿管往往是扩张的,不难判断。结石下方的输尿管狭窄则难以确认,但常规观察结石下方输尿管的形态仍有必要。若下方的输尿管也扩张提示远端可能还有梗阻;如果下方的输尿管难以显示则提示结石可能并发炎性肉芽肿或息肉;输尿管囊肿、输尿管憩室和输尿管异位开口（图 11-13）少见。此外,与碎石关系密切的是下段输尿管的形态改变,输尿管开口的狭窄、输尿管开口周围鞘膜增厚、输尿管壁间段过长、弯曲都不利于排石,但这种改变并非都是病理性的。

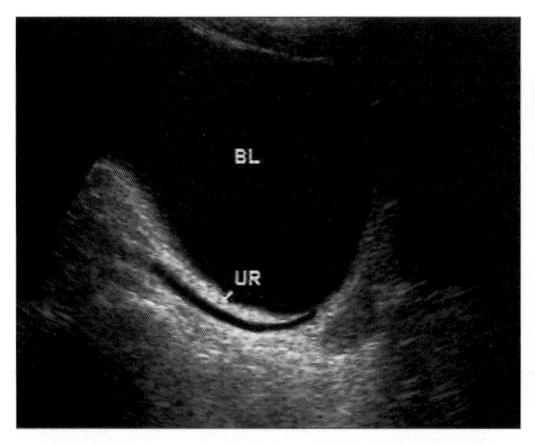

图 11-11　正常的下段输尿管声像图 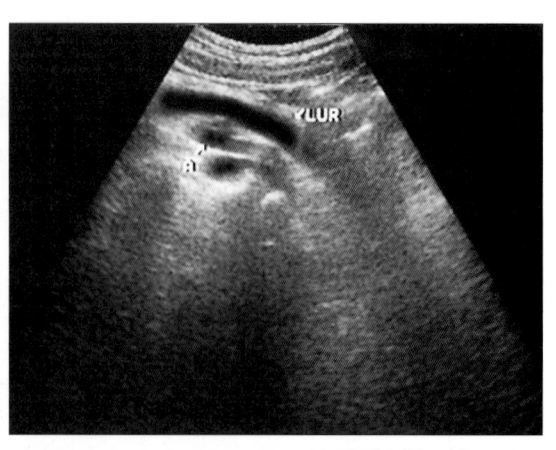　　图 11-12　扩张的中段输尿管（仰卧位）

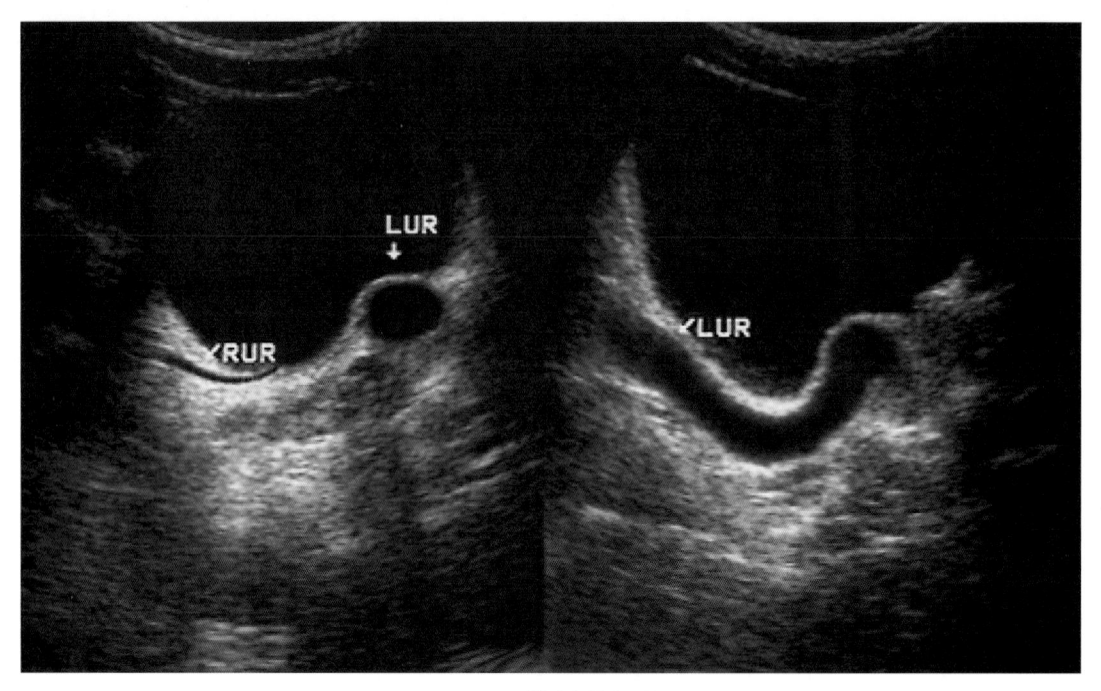

图 11-13　输尿管异位开口

3. 膀胱

（1）膀胱的扫查方法：检查前一定要适度充盈膀胱，过度充盈膀胱不利于发现膀胱小结石。探查时，先取仰卧位，在耻骨上区做一系列纵向和横向扫描，然后再变换侧式体位逐项扫描。

（2）膀胱的正常声像图：膀胱内尿液呈无回声区，膀胱壁为明亮的强回声光带，黏膜内壁与尿液的界面光滑平整，黏膜层下面的肌层为均匀的中等偏低回声。膀胱壁的厚度为 1~3mm，膀胱壁的病变描述在横断面可用时钟标记法表述，也可以用前壁、后壁、左侧壁、右侧壁、顶部和底部、三角区和膀胱颈部等解剖部位描述。

（三）泌尿系结石的探查及声像图表现

1. 肾结石（图 11-14） 肾结石的声像图表现与结石的大小、位置、结石的结构和有无伴随病变有关。典型声像图改变为点状或团块状强回声，常伴有声影。肾结石发生在肾盂或肾盏。在肾皮质部的强回声并非结石，多为钙化灶。

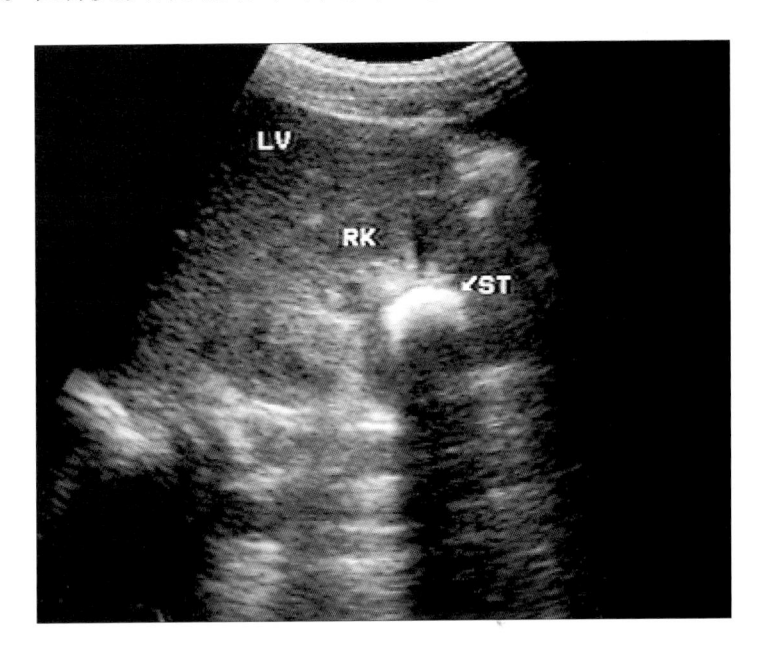

图 11-14 肾结石声像图（侧腰部扫描）

（1）肾结石的成分与声像图：表面粗糙、质地松散的结石超声可以部分穿透，如尿酸结石和磷酸盐结石，因而声像图表现为强回声，声影较淡，结石的图像比较完整，大小的测量也相对客观。表面光滑而致密的结石，如草酸钙结石，声波反射性较强，透射性较差，只在波的入射面呈弧形的强回声，伴有清晰的声影，结石后部（出波面）难于显示，结石大小的测量欠准确。

（2）肾结石的体积与声像图：小结石可表现为稍强回声的光点或小光斑，小于 3mm 的结石可无声影或有淡声影。观察小结石时应减低仪器的增益并使用动态聚焦，这有助于显示声影。采用 5.0MHz 的探头可以提高分辨力，也容易发现声影。稍大的结石表现为圆形或卵圆形的强光斑或光团并可见清晰的声影，长径在 1.5~3cm 之间的结石通常表现为一条呈弧形的强光带，伴有清晰的声影，需要多切面扫描，才能准确测量出结石的厚度。鹿角状结石的形态不规则，B 超并不能显示一个客观的全貌，只能显示为多个强回声，对此同样需要多体位、多切面扫描观察强回声是否具备连续性并根据解剖结构分析，才能判断和区别是鹿角状结石还是多发性结石。

（3）肾结石位置的判断：结石的准确定位对判断碎石的效果至关重要。肾小盏结石因其生长的空间有限，通常体积比较小，超声切面上结石一般位于肾集合系统的外周，但声像图上并不能确定集合系统回声内的结石是否为肾小盏结石，这与切面有关，所以要常规俯卧位和侧卧位检查；肾大盏的结石与肾盂的联系比较紧密，结石也较大，甚至是肾盂结石的一部分，大量喝水后肾盂充盈时，从肾盂循解剖结构扫描一般能分清肾大盏和肾盂的结石，在肾盏的出口处仔细观察，出口的粗细可估计结石粉碎后排出的可能性；肾盂的结石在集合系统的中央，循肾门查找即可定位。

（4）肾结石的伴随表现：肾结石最常并发肾积水，可表现为小结石所在肾盏的少量局部无回声区，这是肾内小结石的典型表现。对于复杂性结石，判断导致积水的结石所在的位置是体外碎石的关键，引起积水的肾结石总是在积水的远端，应根据解剖结构进行定位。部分结石患者合并有其他疾病，最常见的是肾囊肿或多囊肾。超声对囊肿的判断非常敏感，不难诊断。但对肾盏憩室合并结石则要通过静脉肾盂造影才能确诊。

（5）肾结石的鉴别诊断：B超检查中，应注意将肾结石与肾内钙化灶区别开来。导致肾内钙化最常见的原因是肾结核，其次是弓状血管钙化、肾囊肿囊壁钙化和肾肿瘤的钙化。虽然钙化的声像图表现也是伴有声影的强回声，但两者可以从发生位置的不同区分开来，钙化发生在肾实质，而结石则发生在集尿系统内。其次，根据疾病的其他表现综合分析也有助于判断。

此外，亦应将肾钙质沉积症、肾钙乳与肾结石加以区别。肾钙质沉积症（nephrocalcinosis）又称肾钙化，该病发生在肾实质内，常合并肾结石且多伴高钙血症，声像图表现为锥体完整，呈强回声，但无声影。肾钙乳（renal calcium milk）是一种特殊的尿路结石。钙乳是一种含微小钙颗粒的混悬液滞留在肾盂、肾盂源性囊肿、肾盏或憩室内，钙质沉积在囊腔的低位，表面成一平面。在声像图上，高回声表面形成一平面，声影不清晰或无声影，高回声的液面可随体位改变而改变。肾盂积水伴有泥沙样小结石时，也称为钙乳症，声像图表现为积液的肾盂内呈现强回声光点。

2. 输尿管结石

（1）输尿管结石的声像图（图11-15）：表现为在扩张积水的输尿管内呈团块状的强回声伴声影。有几点需要注意：并非所有的输尿管结石都可以导致输尿管扩张，对于可疑病例，即使没有输尿管的扩张也要常规扫描输尿管，输尿管的三个狭窄部位在不扩张的情况下通常也能探查到；小结石可以没有声影，尤其是下段输尿管的小结石，只要确定强回声位于输尿管，结合临床表现，同样可以诊断；对于输尿管中段远端和下段的结石尤其是小结石，由于膀胱的后方回声增强效应，往往需要减少增益才能显示结石。结石远端输尿管有扩张时常提示远端的输尿管可能还有结石或其他梗阻，不可只满足于结石的诊断。

（2）输尿管结石的伴随表现：输尿管结石往往合并肾积水，肾积水的严重程度在B超声像图上可描述为轻度（图11-16）、中度（图11-17）、重度（图11-18），其声像图改变为：轻度，是指集尿系统回声分离，内为液性暗区（无回声）；中度，表现为肾积水伴肾脏体积增大；重度，表现为肾盂和肾盏广泛而明显扩张，肾实质萎缩变薄。肾积水程度的分级并没有一个明确而统一的界限，以下的标准可供参考（表11-2）。

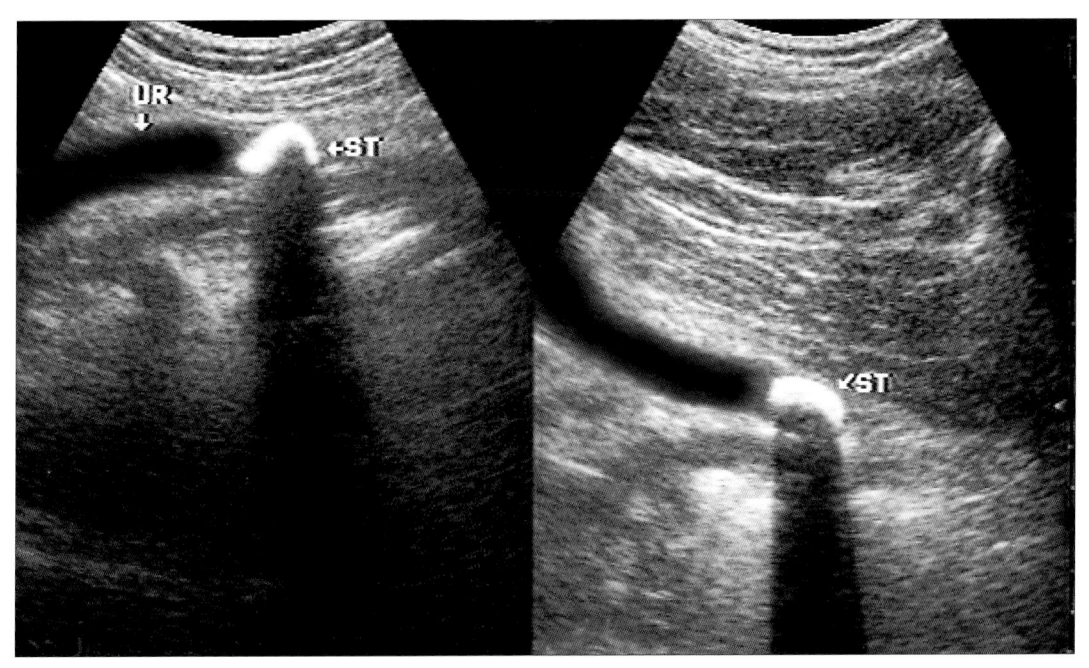

图 11-15 右输尿管上段结石
左为仰卧位扫描，右为俯卧位扫描

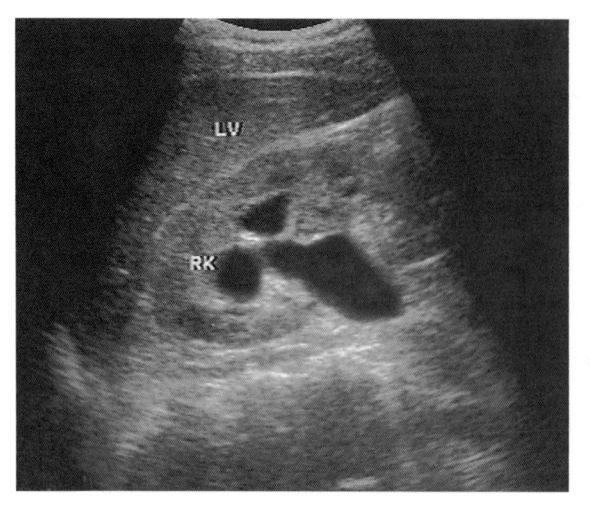

图 11-16 轻度肾积水声像图

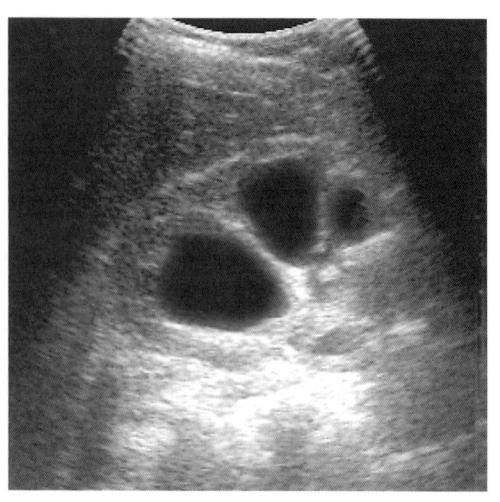

图 11-17 中度肾积水声像图

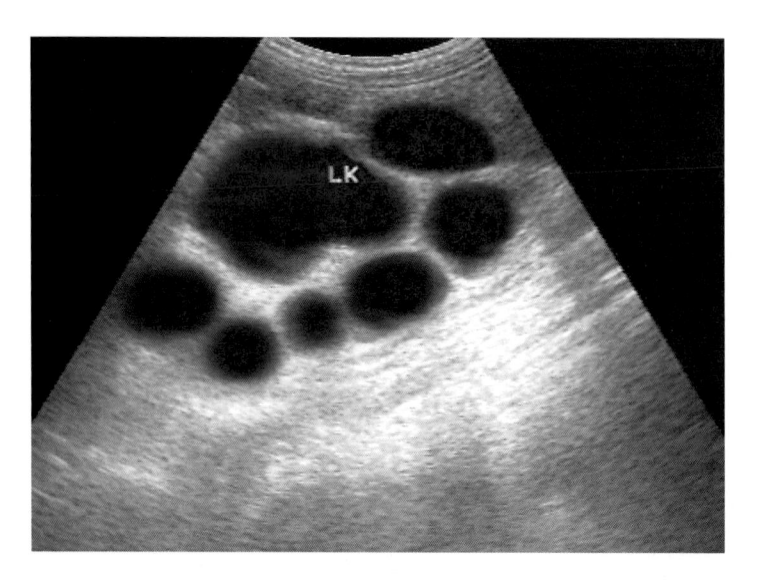

图 11-18 重度肾积水声像图

表 11-2 肾积水程度的 B 超分度法

	肾脏大小形态改变	肾集尿系统分离（前后径）	肾实质改变
轻度	无	20~30mm	无
中度	有	30~40mm	轻度受压
重度	失常	≥ 40mm	萎缩、变薄

肾集尿系统回声分离程度是以前后径为测量标准，并应在膀胱排空后测量。肾集尿系统呈平行带状，正常的分离一般不超过 15mm，但小于 15mm 并非就一定是生理性的。两侧肾脏对比观察有助判断。一般而言，病理性分离最小测值可

为 8mm，故低于 6mm 可认为是生理性的，在 8mm 以上尤其是两侧不对称时就应仔细探查输尿管。正常肾脏在大量饮水后、膀胱过度充盈时、妊娠期、使用解痉药和利尿药后可以出现肾集尿系统回声分离征。从形态特征划分，肾积水可分为五型：①菱角型：肾内肾盂仅上下两个肾大盏轻度积水，小盏无明显扩张，肾实质未受损害；②烟斗型：肾外肾盂轻度或中度积水，扩张的肾盂和输尿管相连，形同烟斗；③花朵型：是轻度肾积水的一种，各肾盏和肾盂普遍均匀积水，形同花朵，肾实质受累不明显；④调色碟型：肾盂和肾盏普遍均匀积水，肾实质受压变薄，各肾盏呈放射状排列在肾盂周围，形同调色碟，此为重度肾积水的表现；⑤巨大囊肿型：是肾外肾盂的重度积水的表现，肾实质菲薄，形同一巨大的囊腔。

（3）输尿管囊肿合并结石（图 11-19）：输尿管囊肿又称输尿管膨出，是指膀胱内黏膜下输尿管的囊性扩张，往往合并输尿管全程扩张和肾积水，部分合并结石。超声表现为输尿管下段的囊性肿物向膀胱内膨出，内见结石的强回声伴声影。

3. 膀胱结石 膀胱结石可单发也可多发，结石表面光滑，多为扁圆形，大结石直径可达数厘米，结构致密。膀胱结石的声像图表现为膀胱内可随体位改变而移动的强回声伴声影（图 11-20）。若为刚从输尿管排下来的小结石，可表现为强回声但无声影，如果膀胱充盈过度或增益太高，也不易发现小结石。结石嵌顿于尿道内口或缝线结石可不随体位移动。膀胱憩室合并结石，结石可在憩室和膀胱之间来回移动，若憩室口太小，结石可滞留在憩室内。

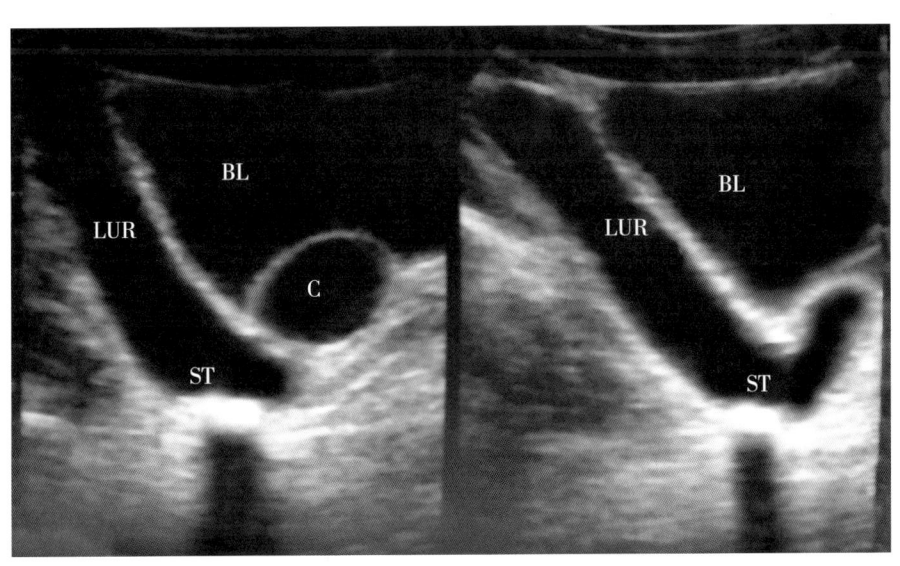

图 11-19 输尿管囊肿合并结石

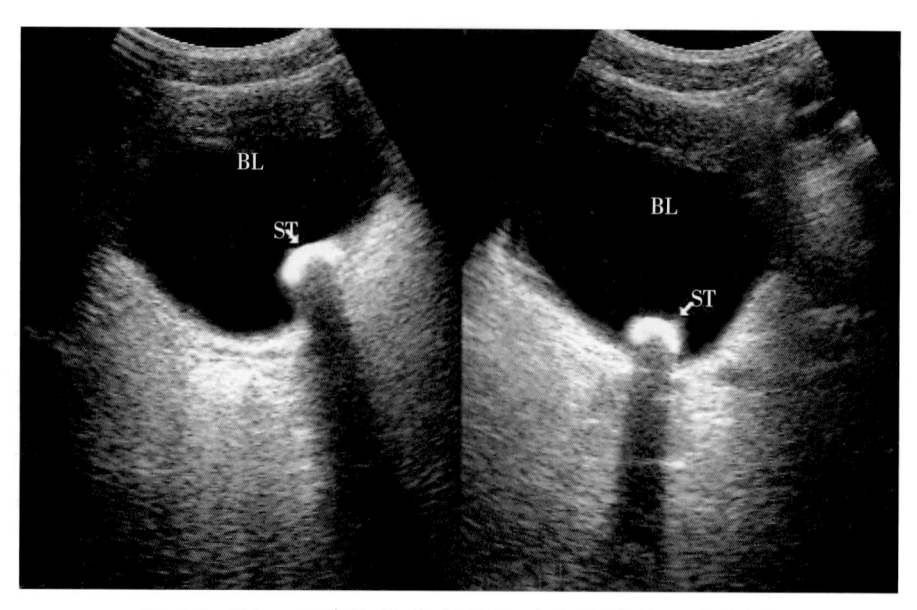

图 11-20　可随体位改变而移动的膀胱结石声像图

（四）泌尿系结石 B 超扫查中的常见伪像

在超声检查中，病灶的结构、形态和位置与真实的解剖或病理结构不一致的现象称伪像。声影、侧后声影、后方回声增强、声速差异导致测量的偏差均会导致伪像。有些伪像可以帮助诊断，有些则影响图像质量。后方回声增强效应影响深部结构的探查。对于囊肿或积水内部的回声首先要排除伪像。在泌尿系结石探查中，对诊断影响较大的常见伪像如下：

1. 多重反射（multiple reflection）　超声垂直入射到平整的界面，声波在探头和界面之间来回反射会导致多条等距离的回波，回声强度逐渐减少的现象称多重反射。声波的多次反射或散射可使回声延续，从而产生混响效应（reverberation effect）。膀胱前壁常与来自腹壁的混响伪像重叠，使边界影像模糊不清。严重积水的肾脏和巨大肾囊肿也存在混响效应，侧动探头可以减少这种伪像。

2. 镜面伪像（mirror artifact）　在大界面附近靠近探头一侧的病灶或组织可同时在该界面另一侧出现一个对称性的相似虚像，这种倒影或双像就是镜面伪像。

3. 部分容积效应（partial volume effect）或切片厚度伪像（slice artifact）　探头有一定的厚度，声束也有一定的厚度，超声获得的图像实际上是这个厚度范围内图像的叠加。受声束的纵向、横向和侧向分辨力的影响，声像图常显示为病灶的回波和病灶区周围的回波所叠加的图像，例如小囊肿内部的细小回声。

4. 旁瓣伪像（side lobe artifact） 声源有一束主瓣，主瓣周围具有对称性分布的数对旁瓣，主瓣成像时，旁瓣也同时成像。旁瓣的图像重叠在主瓣图像上，形成各种虚线或虚图。旁瓣伪像通常是指第一旁瓣效应导致的伪像。肠气产生的旁瓣效应伪像，表现为膀胱顶部或充盈的膀胱两侧有一条明亮的弧形强回声带，有时会掩盖膀胱壁段内输尿管结石的声像表现；女性在膀胱后壁，因子宫前突，在声像图中子宫两侧可出现"纱状披肩"样图像；结石和肠气等强回声两侧"狗耳"（dog ear）征，也都是旁瓣伪像造成的。

5. 其他 当尿液中含有大量的尿盐时，可使膀胱的透声性减低，形成众多的散在回声使图像模糊，这亦是一种常见的伪像。

对于各种伪像，唯一的处理方法就是去伪存真。当看到失真的图像时，首先要改变探头的位置和扫描角度，采用多角度、多方位探查。其次是适当调节增益。如果增益太低，实质性的肿块也可表现为囊性，如果增益太高，液性结构内也可充满回声。适当地加压探头可排除腹腔内气体的干扰，减少伪像。

三、治疗性 B 超定位技术

冲击波碎石术中通过超声定位系统将结石定位于冲击波的治疗焦点处进行体外碎石并实行全程跟踪监控的操作技术称超声定位技术。

（一）定位前准备

1. 充盈膀胱 术前 40min 让患者饮水 500ml 是必要的，既有利于超声的定位，也有利于扩张结石周围间隙，从而更有效地粉碎结石。尿量的增加还可以促使碎石排泄。

2. 肠道准备 肠道准备不必作为 B 超定位的常规要求，这也是 B 超定位的一条重要优点。但若肠道内的气体确实影响定位和冲击波的传导时，肠道的准备是必要的，因为气体的存在不仅影响定位观察也导致冲击波能量的衰减，此外，充气的肠管易发生伪空化效应，加重消化道的损伤。

3. B 超核查 体外碎石前，操作者须对患者再次进行常规泌尿系 B 超核查。其目的在于复核先前的诊断结论。同时，可在不同切面的扫描中选择一个最清晰的切面进行术中定位。再者，活动性的结石容易发生移位，术前的定位可避免治疗时的盲目性。B 超检查完成后，画一体表标志，有助于术中定位。

4. 药物应用 肾绞痛的患者术前可用解痉药，缓解输尿管的痉挛，扩张的输尿管可提供一个利于结石粉碎的空间。治疗输尿管下段结石时，如果膀胱充盈不理想，口服20mg呋塞米，可迅速收到良好效果。但剂量不宜过大，短期内的尿量增加往往使患者不能坚持治疗。

（二）定位的主要步骤

1. 根据结石的部位预调水囊的充盈度和探头的上升距离，在水囊和探头表面涂上耦合剂。

2. 将患者扶上治疗床，选择合适的碎石体位，将B超探头和治疗头贴近冲击部位。

3. 用控制按钮操控探头和治疗床的三维运动，寻找结石。

4. 结石清晰显示后，移动治疗头将结石定位于焦点，准备碎石治疗。

（三）体位选择

碎石术的体位取决于结石的部位、体型、肠道的状态。术中的疼痛程度也可因体位的不同而异，碎石体位的适当与否有3个标准：①结石清晰显示并易于在焦点处精确定位；②冲击波能量损耗最小，使冲击波能准确聚焦于结石并尽量减少因入路障碍导致的能量衰减（肠气和骨骼的影响）；③患者感觉舒适，避免疼痛及减少迷走神经反射。通常可根据术前B超的扫描方向选择合适的体位使之能清晰显示结石。

此外，体位常随机型不同而异。目前临床上使用的绝大部分国产B超定位碎石机为侧轴外置式定位装置，其B超探头和冲击波源安装在碎石床下，为此，术中的体位与常规B超检查正好相反，因而被称为反常规体位。有些机型的B超探头可以在冲击波源的外周做360°的旋转，有些超声探头和冲击波源可随C形臂上下移动，定位更方便。在此，列举国内普遍采用的床下侧轴外置式定位系统碎石机来说明超声的定位技术。

1. 同侧仰卧位 患者取仰卧位，探头在结石的同侧，由外向内对肾和输尿管上段结石进行扫描定位。这一体位对大部分肾和输尿管上段结石的定位效果比较理想。但其缺点是容易受肋骨遮挡，而且对输尿管上段远端的结石和肥胖患者，这一体位的定位效果难以令人满意（图11-21，图11-22）。

2. 对侧仰卧位 患者取仰卧位，探头在碎石床下越过患者的脊椎至患侧，在患侧肋脊角处贴紧皮肤后由内向外扫描肾区。使用"对侧"这一术语只为区别同侧仰卧位。虽然从体位上说,同侧肾结石在SWL时,同侧仰卧位和对侧仰卧位的体位正好相反,但实际上,超声波和冲击波的入路依然在结石侧。该体位主要用于治疗肾结石,尤其是肾盏结石。这一体位图像不受肋骨影响,且冲击波不通过脊椎及内脏器官(图11-23,图11-24)。

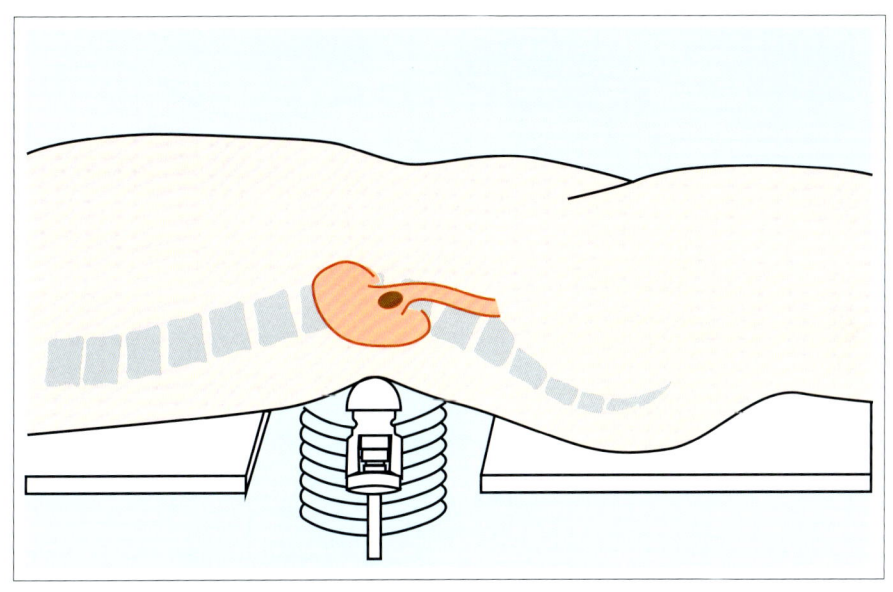

图 11-21 右肾结石同侧仰卧位示意图

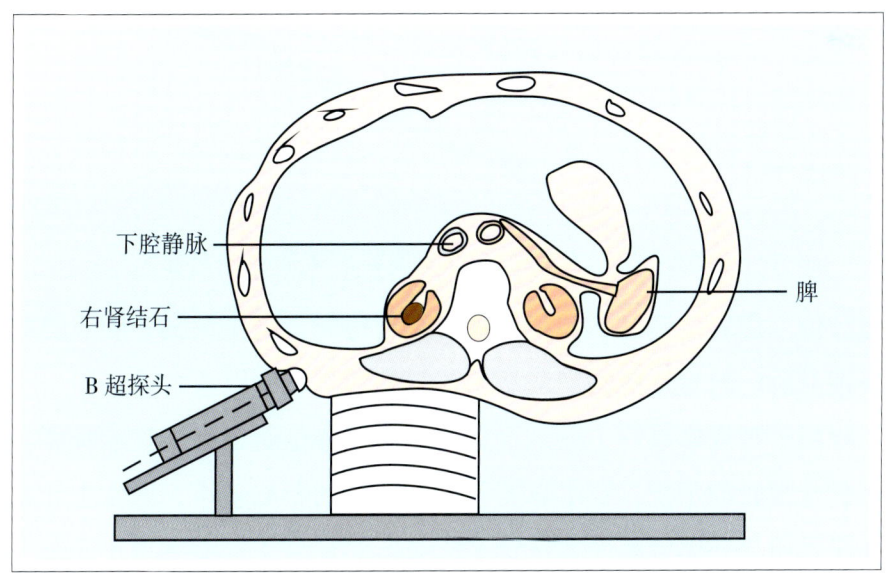

图 11-22 右肾结石同侧仰卧位横断面示意图

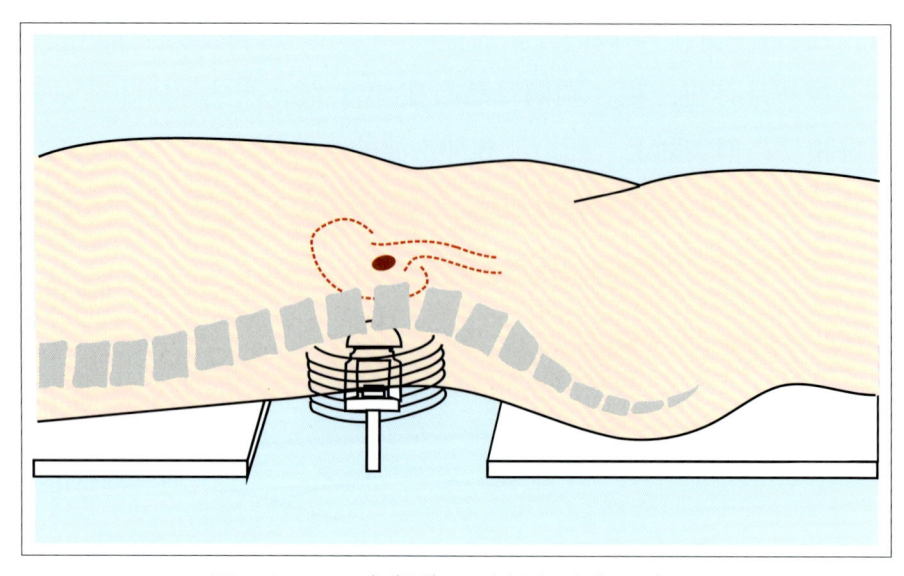

图 11-23　左肾结石对侧仰卧位示意图

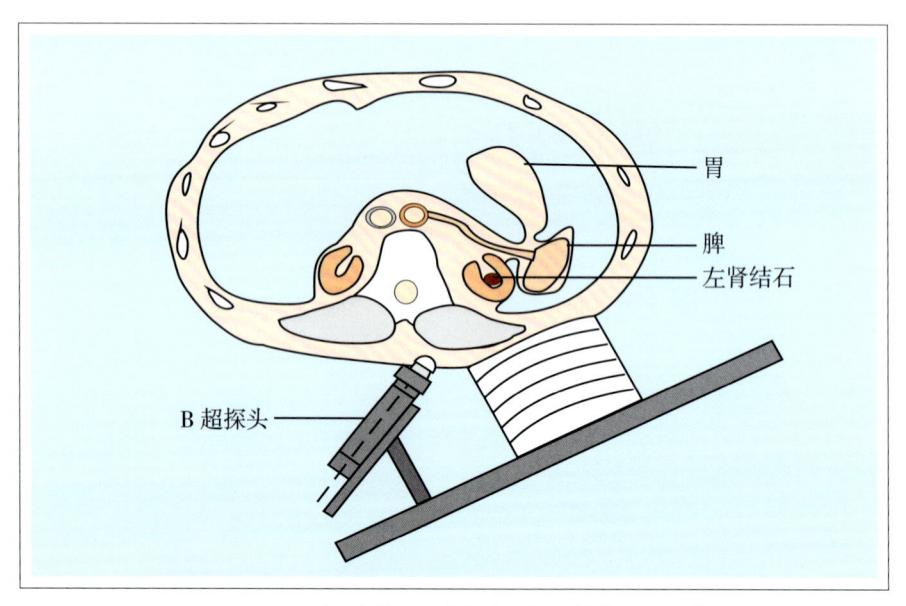

图 11-24　左肾结石对侧仰卧位横断面示意图

3. 侧卧位　患者取侧卧位，患侧在下。定位时，探头从腰背侧或腰腹侧扫描肾和输尿管上段。因为腰腹侧定位易受肠气的影响，所以通常多采用从腰背侧定位。它主要用于肾或输尿管上段结石定位。这一体位能很好地显示肾盂和输尿管上段，可避开腰肌的干扰，且水囊的上升对图像的影响较小，因而肥胖者或腰肌发达者往往可用这一体位解决输尿管上段结石的定位，其痛感也比同侧仰卧位要轻（图 11-25，图 11-26）。

第 11 章 泌尿系结石的影像学定位技术

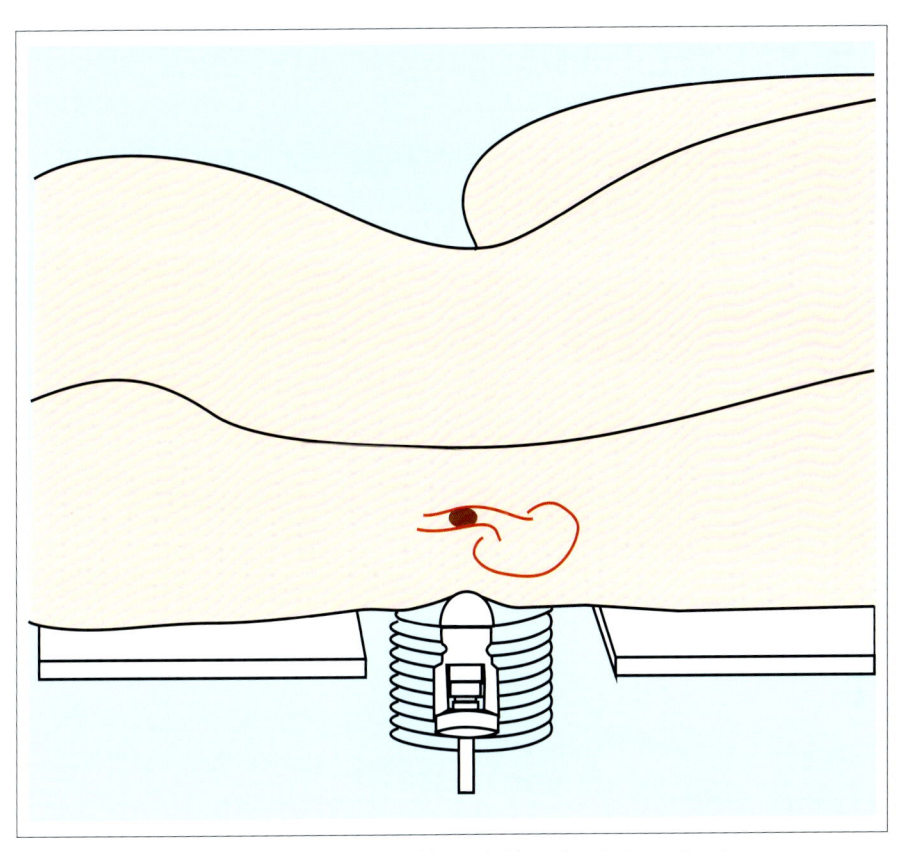

图 11-25 右上段输尿管结石侧卧位示意图

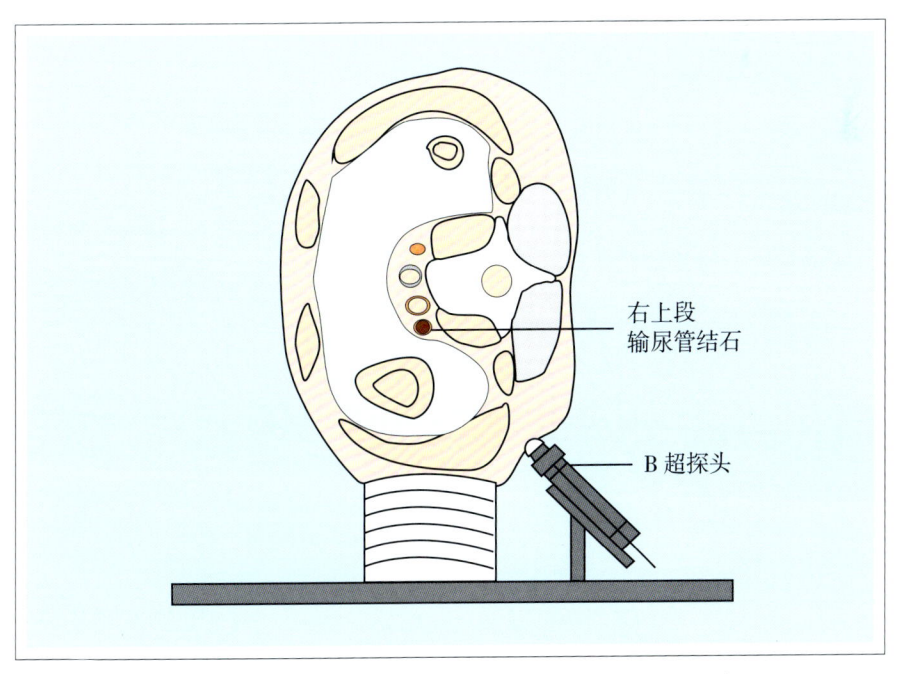

图 11-26 右上段输尿管结石侧卧位横断面示意图

4. 同侧俯卧位 患者取俯卧位，患侧与探头在同一侧，探头置于患侧腹部，从输尿管或肾脏的外侧由外向内扫描定位。这一方法主要用于定位输尿管上段和中段结石，偶尔用于肾结石。用同侧俯卧位法定位输尿管上中段结石时，通常比对侧俯卧位定位要容易，因为扫描的位置和方向与常规B超检查一致，且探头在患者腹部的外侧，操作者容易看见探头的具体位置，便于进行调整（图11-27，图11-28，图11-29）。

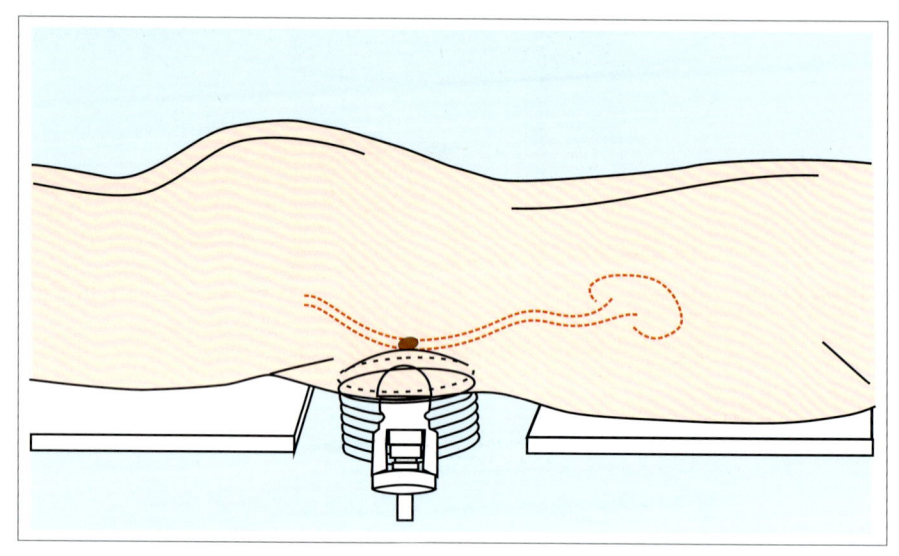

图 11-27　右输尿管中段结石同侧俯卧位示意图

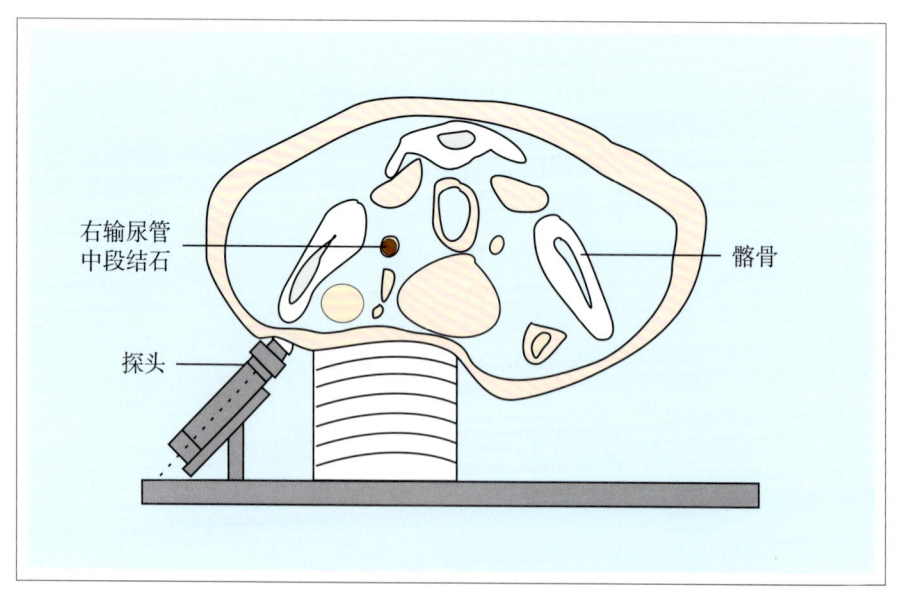

图 11-28　右输尿管中段结石同侧俯卧位横断面示意图

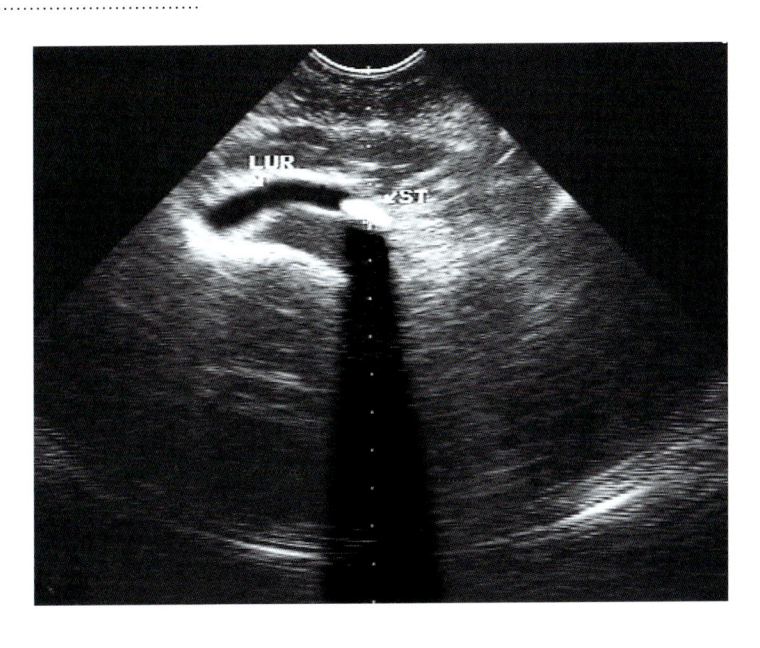

图 11-29 左输尿管中段结石 SWL 定位声像图

5. 对侧俯卧位 患者取俯卧位，探头在结石的对侧。定位时，将探头移过腹中线，在输尿管的内侧由内向外扫描输尿管结石。它主要用于定位输尿管下段结石和少部分的输尿管上、中段结石。用该体位时，探头在腹部下方，操作者难以看清探头的具体位置，单凭声像图判断容易失去方位，故在操作时较同侧俯卧位困难。因此，最好在术前的超声检查后做一个体表标志，术中沿下腔静脉的外前方找到搏动的髂血管，再在其前方找出输尿管，定位就容易多了（图 11-30，图 11-31）。

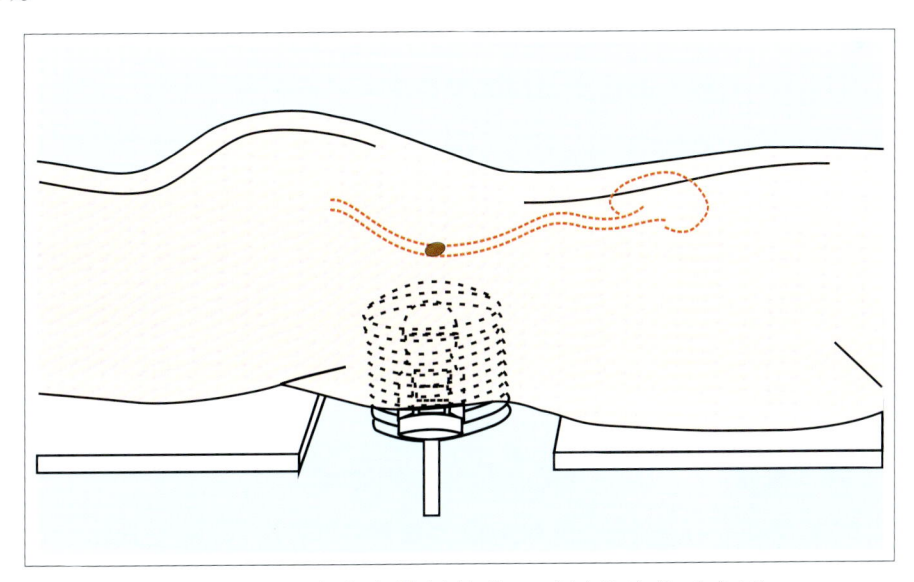

图 11-30 左中段输尿管结石对侧俯卧位示意图

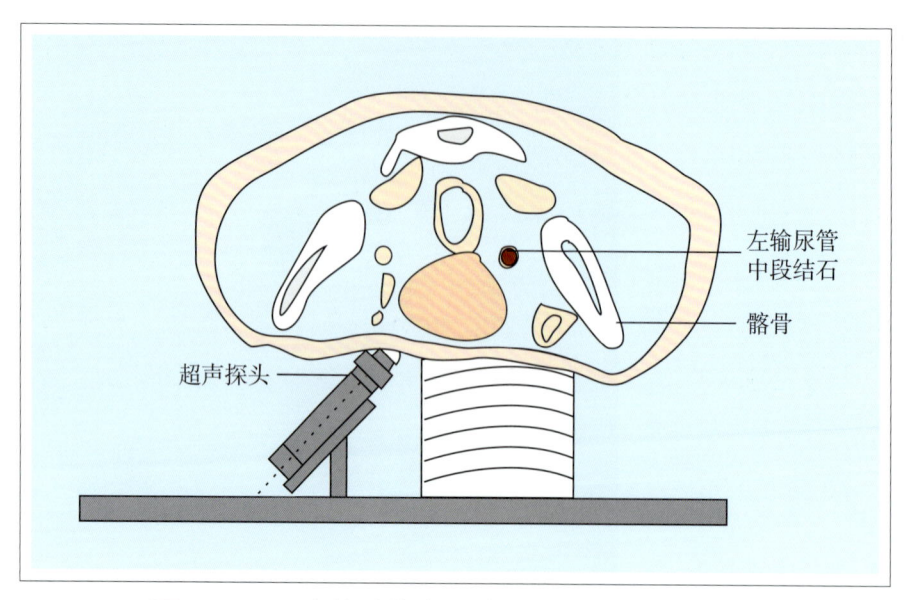

图 11-31　左输尿管中段结石对侧俯卧位横断面

同一结石可以有两种以上的体位选择，择优用之。离腰椎较远的肾结石（如肾中盏结石）首选对侧仰卧位；较近的结石（如肾盂结石）选同侧仰卧位；两种体位均不理想时考虑侧卧位；瘦的患者上段输尿管结石首选同侧仰卧位；腰肌发达的肥胖患者以及离肾盂较远的结石首选侧卧位；输尿管上、中段交界处结石选同侧或对侧俯卧位；中段输尿管结石大部分选同侧俯卧位，对侧扫描清晰的时候选对侧俯卧位；下段输尿管结石只用对侧俯卧位。也有学者报道用坐位治疗下段输尿管结石，探头和冲击波源经坐骨大孔进行定位。

在碎石过程中有时可能需要使用两种体位。结石显示不清晰，疼痛明显，或为减少某一入射路径之内组织的损伤，都可以改变体位，如膀胱结石可以通过改变体位使结石移动，从而减少同一处黏膜的累积损伤。上述体位只是常用体位，部分患者需要在上述体位的基础上加以变化，如侧卧位向腹部倾斜可清晰显示肾盂；俯卧位向健侧倾斜可减少肠道的干扰；下段出口处结石受耻骨影响时可取头低足高的俯卧位等。只要定位时以解剖为依据，就能灵活地应用各种体位，使定位更加准确。

（四）技术要领

SWL 的关键在于结石的寻找和定位。虽然不同碎石设备的具体定位方法可能有所不同，但其基本定位原理是相似的。与通常手动式超声检查比较，碎石定位的难度要大一些，因为手动探头毕竟可以灵活地扫描各个切面，而固定在仪器上的探头要靠机械调整系统进行定位。

1. 肾结石的定位 常用同侧仰卧位，其次是侧卧位或对侧仰卧位。肾结石一般距体表 4~8cm，定位时要上升探头，充盈水囊。如果结石影像被肋骨遮挡，可以调整探头及治疗头与皮肤之间的贴紧度，必要时可更换体位。由于切割式成像的局限性，超声对鹿角形结石和多发性结石的显示效果不及 X 线，因而选择 X 线定位比较合适。没有双定位的情况下，术前只好参照 X 线片检查结果，用 B 超找出对应的冲击部位。

2. 上段输尿管结石的定位 同侧仰卧位时上段输尿管结石一般距体表 6~10cm，往往要上升水囊，但水囊不宜过度充盈，只要保证能紧贴皮肤即可，否则图像不清晰；若结石比较靠近髂骨可将患者体位向患侧倾斜 30°，或于下腹部加压沙袋，如果仍不满意可采用俯卧位。若结石在输尿管近 UPJ 处，沙袋宜放在中腹部。侧卧位时皮肤的弧度较小，因而水囊的充盈度和升降对图像影响较小，定位容易。输尿管上段走行个体差异较大，部分患者输尿管自第 3 腰椎开始向前下行，这种情况采用俯卧位往往容易获得清晰的图像和良好的碎石效果。俯卧位时宜在腹主动脉和下腔静脉的外前方寻找上段输尿管。定位时可用探头从肾盂沿输尿管行径向下扫描，寻找结石。对于上段输尿管远端的结石，可直接从结石近端循扩张的输尿管形成的"水路"（water way）寻找结石。

3. 中段输尿管结石的定位 常用同侧俯卧位。如无输尿管扩张，定位中段输尿管结石几乎是不可能的。但只要输尿管有扩张，中段的定位并非困难。术前的 B 超检查定位后，操作时将治疗头和探头对准结石所在区域来回进行纵切面的扫描，在搏动的髂动脉的前方寻找扩张的中段输尿管，再循扩张的输尿管向下寻找结石。对于中段输尿管远端的结石可选择对侧俯卧位，通过充盈的膀胱作为声窗来扫描扩张的输尿管和结石。探查该段输尿管时探头可适当旋转约 15°，使之与输尿管的纵切面平行，这样容易发现扩张的输尿管。但有些碎石机的探头不能自转。中段结石受肠道气体干扰大，气体的回声同样是强回声，区别是结石的回声相对固定，而肠气的类结石回声是短暂而飘忽不定的，且回声的上方没有输尿管的回声。当不明确的时候可以等待观察或加压探头。

4. 下段输尿管结石的定位 定位下段输尿管结石可用对侧俯卧位。输尿管下段结石有膀胱作为声窗，定位不难。可将探头置于耻骨联合上缘，纵向扫描下段输尿管。下段的结石往往位置较深，有些肥胖患者结石距皮肤距离可达 11cm 以上，水囊上升幅度大，挡住部分超声，且膀胱伪像干扰大，往往在不定位时结石声像清晰，但要定位到焦点时结石声像反而显示不清。解决的办法是：少量排尿，适当降低膀胱充盈度，以缩短治疗头与结石之间的距离。水囊充水后水囊膜能紧贴皮肤即可。此外，还可在背部加一沙袋。输尿管出口处的结石影像若被耻骨遮挡，可采用头低足高位。当输尿管中下段结石定位困难时，也可于直肠内放入一水囊，注入盐水 200~500ml，使直肠抬高，这样，输尿管的结石亦随之抬高 2~3cm，有利于定位和碎石。

5. 膀胱结石的定位 膀胱结石采用俯卧位。膀胱结石可随体位移动，俯卧位治疗时，由于上升的探头和治疗头把身体的一侧抬高，结石往往滚动至膀胱顶的侧方，距体表 2~4cm，水囊必须充盈饱满才能有比较大的接触面，利于冲击波的传导。如果因结石位置表浅而难以定位者，可在治疗头和皮肤之间加一块 2cm 厚度均匀的动物肌肉（如猪肉），大小可覆盖水囊和探头，两面均涂上耦合剂，笔者曾用该法治疗 5 例患者（结石 ≤ 2cm），均一次碎石成功。膀胱的空间大，在俯卧位时结石总是停留在最低处，其跳动的范围并不大，使用 B 超定位完全可以跟踪治疗，其治疗效果是非常理想的。

（五）碎石程度的判断

通过超声的实时监测能观察到结石震动和粉碎的过程。随着结石的粉碎和扩散，定位需要调整，肾盂内结石有可能散落到各肾盏；肾盂输尿管交界部（UPJ）的结石容易反流到肾盂内；输尿管的结石冲击后部分随尿流下移；下段输尿管的结石有时在碎石中，B 超下就可看到碎石坠入膀胱的过程。可以根据回声的强弱和声影的浓淡来判断哪些结石还需要继续冲击。冲击到一定次数和能量时结石碎片脱落，结石的形态随之改变，拉长、变宽、扩散或随尿流下移，回声强度减弱，声影变淡，如细雨状或消失。60%~70% 的病例有上述典型的声像图改变，可能提示结石的粉碎。但判断结石的粉碎程度比较困难。X 线判断结石的粉碎程度要比超声准确，如果是双定位系统，可通过 X 线透视判断粉碎效果。一般粉碎得比较均匀的结石，回声比较均匀，强度减弱，声影如细雨状，较小的结石粉碎后声影可以消失。但1cm以上的结石一般粉碎后声影仍然存在，从理论上说，粉碎成功的结石，其每一颗碎石直径应＜3mm，可以没有声影，但众多的碎石堆积时，仍可形成声影，只是浓淡的差别而已。

（张东方　廖育莽）

参 考 文 献

[1] 张东方，周水根．泌尿系结石的影像学定位技术//孙西钊主编．医用冲击波．北京：中国科学技术出版社，2006:283-322.

[2] Hussein A, Anwar A, Abol-Nasr M, et al. The role of plain radiography in predicting renal stone fragmentation by shockwave lithotripsy in the era of noncontrast multidetector computed tomography. J Endourol, 2014,28（7）:850-853.

[3] Brisbane W, Bailey MR, Sorensen MD. An overview of kidney stone imaging techniques. Nat Rev Urol , 2016,13（11）: 654-662.

[4] Yen P, Baerlocher MO. Five things to know about … Imaging in urolithiasis. CMAJ, 2011,183(18): 2133.

[5] Kanno T, Kubota M, Funada S, et al.The Utility of the Kidneys-ureters-bladder Radiograph as the Sole Imaging Modality and Its Combination With Ultrasonography for the Detection of Renal Stones. Urology,2017,104（3）:40-44.

[6] May PC, Haider Y, Dunmire B, et al. Stone-Mode Ultrasound for Determining Renal Stone Size.J Endourol,2016,30（9）:958-962.

[7] Peres LA, Ferreira JR, Beppu AP, et al. Anatomical alterations in patients with nephrolithiasis. J Bras Nefrol, 2010,32（1）:33-36.

[8] Dunmire B, Harper JD, Cunitz BW, et al. Use of the Acoustic Shadow Width to Determine Kidney Stone Size with Ultrasound. J Urol, 2016,195（1）: 171-177.

[9] Szopiński T, Keller E, Záťura F. Kidney ultrasound-what is important for a urologist?J Ultrason, 2016,16（67）: 371-377.

[10] Dhar M, Denstedt JD. Imaging in diagnosis, treatment, and followup of stone patients. Adv Chronic Kidney Dis,2009,16（1）:39-47.

[11] Lin N, Xie L, Zhang P, et al. Computed tomography urography for diagnosis of calyceal diverticulum complicated by urolithiasis: the accuracy and the effect of abdominal compression and prolongation of acquisition delay. Urology,2013, 82（4）: 786-790.

[12] Williams JC Jr, McAteer JA, Evan AP, et al. Micro-computed tomography for analysis of urinary calculi. Urological research,2010, 38（6）: 477-484.

[13] Türk C, Petřík A, Sarica K, et al. EAU Guidelines on Diagnosis and Conservative Management of

Urolithiasis. European urology,2016, 69（3）: 468-474.

[14] Ray AA, et al. Limitations to ultrasound in the detection and measurement of urinary tract calculi. Urology, 2010,76（2）: 295-300.

[15] Smith-Bindman R, Aubin C, Bailitz J, et al. Ultrasonography versus computed tomography for suspected nephrolithiasis. N Engl J Med,2014,371（12）:1100-10

[16] Heidenreich A, et al. Modern approach of diagnosis and management of acute flank pain: review of all imaging modalities. Eur Urol, 2002, 41（4）:351-362.

[17] Kennish SJ, et al. Is the KUB radiograph redundant for investigating acute ureteric colic in tenon-contrast enhanced computed tomography era? Clin Radiol, 2008, 63（10）: 1131-1135.

[18] Worster A, et al. The accuracy of noncontrast helical computed tomography versus electroencephalography in the diagnosis of suspected acute urolithiasis: a meta-analysis. Ann Emerg Med,2002, 40（3）: 280-286.

[19] Wu DS, Stoller ML, et al. Indinavir urolithiasis. Curr Opin Urol,2000, 10（6）:557-561.

[20] El-Nahas AR, et al. A prospective multivariate analysis of factors predicting stone disintegration by extracorporeal shock wave lithotripsy: the value of high-resolution noncontrast computed tomography. Eur Urol, 2007, 51（6）: 1688-1693.

[21] Kluner C, et al. Does ultra-low-dose CT with a radiation dose equivalent to that of KUB suffice todetect renal and ureteral calculi? J Comput Assist Tomogr, 2006,30（1）: 44-50.

[22] Caoili EM, Cohan RH, Korobkin M,et al. Urinary tract abnormalities: initial experience with multi-detector row CT urography. Radiology, 2002,222（2）: 353-360.

[23] Van Der Molen AJ, et al. CT urography: definition, indications and techniques. A guideline forclinical practice. Eur Radiol, 2008,18（1）: 4-17.

[24] Thomson JM, et al. Computed tomography versus intravenous urography in diagnosis of acuteflank pain from urolithiasis: a randomized study comparing imaging costs and radiation dose. AustralasRadiol, 2001,45（3）: 291-297.

[25] Smith-Bindman R, et al. Computed Tomography Radiation Dose in Patients With Suspected Urolithiasis. JAMA Intern Med, 2015,175（8）: 1413-1416.

[26] Jellison FC, Smith JC, Heldt JP, et al. Effect of low dose radiation computerized tomography protocols on distalureteral calculus detection. J Urol,2009,182（6）:2762-2767.

[27] Poletti PA, et al. Low-dose versus standard-dose CT protocol in patients with clinically suspectedrenal colic. AJR Am J Roentgenol, 2007,188（4）: 927-933.

[28] Niemann T, et al. Diagnostic performance of low-dose CT for the detection of urolithiasis: a meta-analysis. AJR Am J Roentgenol, 2008,191（2）: 396-401.

[29] Zheng X, et al. Dual-energy computed tomography for characterizing urinary calcified calculi anduric acid calculi: A meta-analysis. Eur J Radiol, 2016,85（10）: 1843-1848.

[30] El-Wahab OA, et al. Multislice computed tomography vs. intravenous urography for

planningsupine percutaneous nephrolithotomy: A randomised clinical trial. Arab J Urol, 2014,12（2）: 162-167.

[31] Martin X, Mestas JL, Cathignol D, et al. Ultrasound stone location for extracorporeal shock wave lithotripsy. Br J Urol, 1986,58（4）: 349-352.

[32] Pareja Vilchez M, Moreno-Torres Herrera C, Mijan Ortiz JL, et al.Examination of Doppler color ultrasound in patients with ESWL. Arch EspUrol, 1993,46（8）:707-710.

[33] Sampaio FJ, Aragao AH. Inferior pole collecting system anatomy: it's probable role in extracorporeal shock wave lithotripsy. J Urol, 1992,147（2）:322-324.

[34] Aeberli D, Muller S, Schmutz R, et al. Predictive value of radiological criteria for disintegration rates of extracorporeal shock wave lithotripsy. Urol Int, 2001,66（3）:127-130.

[35] Pearle MS, et al, Medical management of urolithiasis. 2nd International consultation on Stone Disease, ed. K.S. Denstedt J,2008.

[36] Bonkat G, et al, EAU Guidelines on Urological Infections, in EAU Guidelines, Edn. published as the 32nd EAU Annual Meeting, London: E.A.O.U.G. Office, 2017

[37] Passerotti C, et al. Ultrasound versus computerized tomography for evaluating urolithiasis. J Urol,2009,182（4）: 1829-1834.

[38] Pepe P, et al. Functional evaluation of the urinary tract by color-Doppler ultrasonography（CDU）in100 patients with renal colic. Eur J Radiol, 2005, 53（1）: 131-135.

[39] Gupta AD, et al. Coronary stent management in elective genitourinary surgery. BJU Int, 2012,110（4）:480-484.

[40] Coptcoat MJ, et al. The steinstrasse: a legacy of extracorporeal lithotripsy? Eur Urol, 1988, 14（2）: 93-95.

[41] Ather MH, et al. Does ureteral stenting prior to shock wave lithotripsy influence the need forintervention in steinstrasse and related complications? Urol Int, 2009, 83（2）: 222-225.

[42] Lucio J 2nd, Korkes F, Lopes-Neto AC, Silva EG, Mattos MH, Pompeo AC., et al. Steinstrasse predictive factors and outcomes after extracorporeal shockwavelithotripsy. Int Braz J Urol, 2011,37（4）: 477-482.

[43] Musa AA. Use of double-J stents prior to extracorporeal shock wave lithotripsy is not beneficial:results of a prospective randomized study. Int Urol Nephrol, 2008,40（1）: 19-22.

[44] Dhar M, Denstedt J. Imaging in diagnosis, treatment, and followup of stone patients. Adv Chronic Kidney Dis,2009,16（1）: 39-47.

[45] Ordon M, Ghiculete D, Pace KT, Honey RJ. Does the radiologic technologist or the fluoroscopy time affect treatmentsuccess with shockwave lithotripsy?J Endourol,2012,26（8）:1065-1069.

[46] Dunmire B, Lee FC, Hsi RS, et al. Tools to improve the accuracy of kidney stone sizing with ultrasound. J Endourol, 2015, 29（2）:147-152.

[47] Saw KC, McAteer JA, Fineberg NS, et al. Calcium stone fragility is predicted by helical CT

attenuation values. J Endourol, 2000,14（6）:471-474.

[48] Joseph P, Mandal AK, Singh SK, et al. Computerized tomography attenuation value of renal calculus: can it predict successful fragmentation of the calculus by extracorporeal shock wave lithotripsy. A preliminary study. J Urol, 2002,167（5）:1968-1971.

[49] Gupta NP, Ansari MS, Kesarvani P, et al. Role of computed tomography with no contrast medium enhancement in predicting the outcome of extracorporeal shock wave lithotripsy for urinary calculi. BJU Int, 2005,95（9）:1285-1288.

[50] Tran TY, McGillen K, Cone EB, et al. Triple D Score is a reportable predictor of shockwave lithotripsy stone – free rates. J Endourol, 2015,29（2）:226-30.

[51] Beduk Y, Erden I, Gogus O, et al. Evaluation of renal morphology and vascular function by color flow Doppler sonography immediately after extracorporeal shock wave lithotripsy. J Endourol, 1993,7（6）:457–460.

[52] Kataoka T, Kasahara T, Kobashikawa K, et al. Changes in renal blood flow after treatment with ESWL in patients with renal stones: studies using ultrasound color Doppler method. J Urol, 1993,84（5）:851–856.

[53] SScales CD Jr, Smith AC, Hanley JM, et al. Urologic Diseases in America Project. Prevalence of kidney stones in the United States. Eur Urol, 2012,62（1）:160–165.

[54] Fwu CW, Eggers PW, Kimmel PL, et al. Emergency department visits, use of imaging, and drugs for urolithiasis have increased in the United States. Kidney Int, 2013,83（3）:479–486.

[55] Scales CD Jr, Tasian GE, Schwaderer AL, et al. Urinary stone disease: advancing knowledge, patient care, and population health. Clin J Am Soc Nephrol, 2016,11（7）:1305–1312.

[56] Ordon M, Schuler TD, Ghiculete D, et al. Stones lodge at three sites of anatomic narrowing in the ureter: clinical fact or fiction? J Endourol, 2013,27（3）:270–276.

[57] Coursey CA, Casalino DD, Remer EM, et al. ACR Appropriateness Criteria（R）acute onset flank pain-suspicion of stonedisease. Ultrasound Q, 2012,28（3）:227–233.

[58] Kim SC, Burns EK, Lingeman JE, et al. Cystine calculi: correlation of CT-visible structure, CT number, and stonemorphology with fragmentation by shock wave lithotripsy. Urol Res, 2007,35（6）:319–324.

[59] Qu M, Ramirez-Giraldo JC, Leng S, et al. Dual-energy dual-source CT with additional spectral filtration can improve the differentiation of non-uric acid renal stones: an ex-vivo phantom study. AJR Am J Roentgenol, 2011,196（6）:1279–1287.

[60] Vujovic A, Keoghane S. Management of renal stone disease in obese patients. Nat Clin Pract Urol, 2007,4（12）:671–676.

[61] Dunmire B, et al. Use of the acoustic shadow width to determine kidney stone size with ultrasound. J Urol, 2016,195（1）:171–177.

[62] Cunitz B, et al. Improved detection of kidney stones using an optimized doppler imaging sequence.

IEEE Int Ultrason Symp,2014,2014（3）:452-455.

[63] Dunmire B, et al. Tools to improve the accuracy of kidney stone sizing with ultrasound. J Endourol,2015,29（2）:147-152.

[64] Sorensen MD, et al. Focused ultrasonic propulsion of kidney stones: review and update ofpreclinical technology. J Endourol,2013,27（10）:1183-1186.

[65] Sanders JL, Noble VE, Raja AS, et al. Access to and use of point-of-careultrasound in the emergency department West. J Emerg Med,2015,16（5）:747-752.

[66] Talley BE, et al. Variable access to immediate bedside ultrasound in the emergency department. West J Emerg Med,2011,12（1）:96-99.

[67] Worster A, Preyra I, Weaver B,et al. The accuracy of noncontrast helical computed tomography versus intravenous pyelography in the diagnosis of suspected acute urolithiasis: ametaanalysis. Ann Emerg Med, 2002, 40（3）:280-286.

[68] Thomson JM, Glocer J, Abbott C, et al.Computed tomography versus intravenous urography in diagnosis of acute flank pain from urolithiasis: a randomized study comparing imaging costs and radiation dose. Australas Radiol,2001,45（3）:291-297.

[69] Johnston R, Lin A, Du J, et al. Comparison of kidney-ureter-bladder abdominal radiography and computed tomography scout films for identifying renal calculi. BJU Int,2009, 104（5）:670-673.

[70] Svahn TM, Macaskill P, Houssami N. Radiologists' interpretive efficiency and variability in true- and false-positive detection when screen-reading with tomosynthesis（3D-mammography）relativeto standard mammography in population screening. Breast,2015, 24（6）:687-693.

[71] Neisius A, et al. Digital tomosynthesis: a new technique for imaging nephrolithiasis. Specific organdoses and effective doses compared with renal stone protocol noncontrast computed tomography.Urology, 2014,83（2）:282-287.

[72] Mermuys K, et al. Digital tomosynthesis in the detection of urolithiasis: diagnostic performanceand dosimetry compared with digital radiography with MDCT as the reference standard. AJR AmJ Roentgenol,2010,195（1）:161-167.

[73] Karabacakoglu A, Karakose S, Ince O, et al.Diagnostic value of diuretic-enhanced excretory MR urography in patients with obstructive uropathy. Eur J Radiol,2004,52（3）:320-327.

[74] Robson MD, Gatehouse PD, Bydder M, et al. Magnetic resonance: an introduction toultrashort TE（UTE）imaging. J Comput Assist Tomogr,2003,27（6）:825-846.

[75] Yassin A, et al. In vitro MR imaging of renal stones with an ultra-short echo time magnetic resonance imaging sequence. Acad Radiol,2012,19（12）:1566-1572.

[76] Mullins JK, Semins MJ, Hyams ES, et al. Half Fourier single-shot turbospin-echo magnetic resonance urography for the evaluation of suspected renal colic in pregnancy.Urology,2012,79（6）:1252-1255.

[77] Hiorns MP. Imaging of urinary tract lithiasis: Who, when and how? Pediatr Radiol ,2008,38（Suppl

3）：497-500.

[78] Kanno T, Kubota M, Sakamoto H.The efficacy of ultrasonography for the detection of renal stone. Urology. 2014 Aug;84（2）:285-8.

[79] MOE O W.Kidney stones: pathophysiology and medical management. Lancet（London,England）,2006, 367（9507）：333-344.

[80] Wimpissinger F, Türk C, Kheyfets O, et al.The silence of the stones: asymptomatic ureteral calculi. The Journal of urology,2007, 178（4 Pt 1）：1341-1344.

[81] Yilmaz S, Sindel T, Arslan G,et al.Renal colic: comparison of spiral CT, US and IVU in the detection of ureteral calculi. European radiology,1998, 8（2）：212-217.

[82] Sheafor DH, Hertzberg BS, Freed KS, et al.Nonenhanced helical CT and US in the emergency evaluation of patients with renal colic: prospective comparison. Radiology,2000, 217（3）：792-797.

[83] Ather MH, Jafri AH, Sulaiman MN.Diagnostic accuracy of ultrasonography compared to unenhanced CT for stone and obstruction in patients with renal failure. BMC medical imaging,2004, 4（1）：2.

[84] Heidenreich A, Desgrandschamps F, Terrier F. Modern approach of diagnosis and management of acute flank pain: review of all imaging modalities. European urology,2002, 41（4）：351-362.

[85] Masselli G, Derme M, Bernieri MG.et al.Stone disease in pregnancy: imaging-guided therapy. Insights into imaging,2014, 5（6）：691-696.

[86] Mutgi A, Williams JW, Nettleman M.Renal colic. Utility of the plain abdominal roentgenogram. Archives of internal medicine,1991, 151（8）：1589-1592.

[87] Pfister SA, Deckart A, Laschke S, et al.Unenhanced helical computed tomography vs intravenous urography in patients with acute flank pain: accuracy and economic impact in a randomized prospective trial. European radiology,2003, 13（11）：2513-2520.

[88] Mermuys K, De Geeter F, Bacher K, et al. Digital tomosynthesis: a new technique for imaging nephrolithiasis. Specific organ doses and effective doses compared with renal stone protocol noncontrast computed tomography. Urology,2014, 83（2）：282-287.

[89] Segal AJ, Spataro RF，Linke CA，et al.Diagnosis of nonopaque calculi by computed tomography. Radiology,1978, 129（2）：447-450.

[90] Antonio C，Westphalen, Renee Y. et al.Radiological imaging of patients with suspected urinary tract stones: national trends, diagnoses, and predictors. Academic emergency medicine : official journal of the Society for Academic Emergency Medicine,2011, 18（7）：699-707.

[91] Dalrymple NC, Verga M, Anderson KR，et al.The value of unenhanced helical computerized tomography in the management of acute flank pain. The Journal of urology,1998, 159（3）：735-740.

[92] Smith RC,Verga M，Mccarthy S，et al.Diagnosis of acute flank pain: value of unenhanced helical CT. American journal of roentgenology,1996, 166（1）：97-101.

[93] Vieweg J, Teh C, Freed K，et al.Unenhanced helical computerized tomography for the evaluation of patients with acute flank pain. The Journal of urology,1998, 160（3 Pt 1）：679-684.

[94] Wiesenthal JD, Ghiculete D, D'A Honey RJ, et al.Evaluating the importance of mean stone density and skin-to-stone distance in predicting successful shock wave lithotripsy of renal and ureteric calculi. Urological research,2010, 38（4）: 307-313.

[95] Patel T,Kozakowski K,Hruby G, et al.Skin to stone distance is an independent predictor of stone-free status following shockwave lithotripsy. Journal of endourology / Endourological Society,2009, 23（9）: 1383-1385.

[96] Hopper KD,Yakes WF. The posterior intercostal approach for percutaneous renal procedures: risk of puncturing the lung, spleen, and liver as determined by CT. American journal of roentgenology,1990, 154（1）: 115-117.

[97] Ng CS, Herts BR, Streem SB .Percutaneous access to upper pole renal stones: role of prone 3-dimensional computerized tomography in inspiratory and expiratory phases. The Journal of urology,2005, 173（1）: 124-126.

[98] Mostafvi MR, Ernst RD, Saltzman B.Accurate determination of chemical composition of urinary calculi by spiral computerized tomography. The Journal of urology,1998, 159（3）: 673-675.

[99] Smith RC, Rosenfield AT, Choe KA, et al. Acute flank pain: Comparison of non-contrast-enhanced CT and intravenous urography. Radiology, 1995,194（3）:789-794.

[100] Spencer BA, Wood BJ, Dretler SP. Helical CT and ureteral colic. Urol Clin North Am, 2000,27(2): 231-241.

[101] Kolbeck SC, Watson LR, Jenkins AD. Sonographic detection of ureteral calculi in patients with normal excretory urography. J Urol, 1992, 148（3）:1084-1085.

[102] Shah K, Kurien A, Mishra S, et al. Predicting effectiveness of extracorporeal shockwave lithotripsy by stone attenuation value. Journal of endourology / Endourological Society,2010, 24（7）: 1169-1173.

[103] Zilberman DE, Ferrandino MN, Preminger GM, et al. In vivo determination of urinary stone composition using dual energy computerized tomography with advanced post-acquisition processing. The Journal of urology,2010, 184（6）: 2354-2359.

[104] Poletti PA, Platon A, Rutschmann OT, et al. Low-dose versus standard-dose CT protocol in patients with clinically suspected renal colic. American journal of roentgenology,2007, 188（4）: 927-933.

[105] Thiruchelva MN, Mostafid H, Ubhayakar G. Planning percutaneous nephrolithotomy using multidetector computed tomography urography, multiplanar reconstruction and three-dimensional reformatting. BJU international,2005, 95（9）: 1280-1284.

[106] Regan F, Kuszyk B, Bohlman ME, et al. Acute ureteric calculus obstruction: unenhanced spiral CT versus HASTE MR urography and abdominal radiograph. The British journal of radiology,2005, 78（930）: 506-511.

[107] Roy C, Saussine C, LeBras Y, et al. Assessment of painful ureterohydronephrosis during

pregnancy by MR urography. European radiology,1996, 6（3）: 334-338.

[108] Rydberg J, Buckwalter KA, Caldemeyer KS, et al. Multisection CT: scanning techniques and clinical applications. Radiographics, 2000，20（6）:1787-1806.

[109] Burge HJ, Middleton WD, McClennan BL, et al. Ureteral jets in healthy subjects and in patients with unilateral ureteral calculi: Comparison with color Doppler US. Radiology, 1991，180（2）:437-442.

[110] Nakada SY, Hoff DG, Attai S. Determination of stone composition by noncontrast spiral computed tomography in the clinical setting. Urol, 2000，55（6）:816-819.

第 12 章

泌尿系冲击波碎石的围术期准备与处理

冲击波碎石在其诞生之初，就成为治疗上尿路结石的主要治疗方法。历经三十多年的临床应用，冲击波碎石技术也日臻成熟。在临床循证研究的指导下，SWL 的病例选择范围较应用初期进行了一些调整，术前准备和术后随访方案也更为完善，使冲击波碎石技术能够更加安全高效地应用于临床。

第一节　病例选择

一、适应证

在 SWL 应用之初，适应证控制相当严格，仅限于直径 < 10mm、不透 X 线的单发性肾盂或肾盏结石，而且患者必须身体状况良好，当时只有大约 20% 的泌尿系结石患者适合接受 SWL 治疗。随着设备的不断改进和经验的不断积累，SWL 的适用范围也越来越宽。到了 20 世纪 90 年代，90% 以上的尿路结石都可首选 SWL 治疗。除特殊情况外，基本上不受患者年龄、性别、结石部位及其 X 线影像性质等因素的影响。然而，进入 21 世纪后，随着腔镜技术的快速发展及一些非医疗因素的影响，SWL 的治疗选择率逐渐回落。虽然目前国际上 50%~60% 的上尿路结石采用 SWL。但这不等于适应证范围的缩小。

（一）肾结石

其适应证主要与结石的体积和位置有关。

1. 肾盂和上中盏结石 该处结石易被粉碎，也较容易排出。①直径≤20mm 的肾盂或上中盏单发结石，或在总量上与之相当的多发性结石，国内外指南均推荐 SWL 作为首选的治疗方式。多数情况下，单期治疗即可将结石完全粉碎；②直径 20~30mm 的肾盂、上中盏结石，应结合结石成分、肾功能等因素进行评估，若能在 3 期治疗内达到目的，可选择 SWL 治疗；③直径＞30mm 的巨大结石、鹿角形结石或直径＞15mm 的胱氨酸结石，应选用体内碎石或与体外碎石（PCNL+SWL）联合治疗（表 12-1）。

表 12-1　肾盂及上中盏结石的治疗选择

结石大小	SWL
≤20mm	首选
20~30mm	预计 3 期内能彻底粉碎，可选
＞30mm	不可选，或与腔镜联合治疗

2. 肾下盏结石 由于术后结石排出困难，适应证较窄。①直径≤10mm 的肾下盏结石，可首选 SWL；②对直径＞20mm 的肾下盏结石，不建议选择 SWL 治疗（表 12-2）。③直径 10~20mm 的肾下盏结石，根据欧洲五国 9 家治疗中心对直径 10~20mm 的单发肾下盏结石进行了双盲随机对照研究，RIRS 与 PCNL 的无石率较 SWL 高，且需要辅助治疗和再次手术的概率较低，因此建议对直径 10~20mm 的肾下盏结石首选腔镜治疗。但 Koo 等比较了 RIRS 和 SWL 治疗直径＜20mm 肾下盏结石的效率和成本，结果两者无石率分别为 64.9% 与 58.8%，复治率为 16.2% 与 21.6%，辅助治疗率为 21.6% 与 7.8%，两组之间并无显著差异。而 RIRS 的总体经济成本高达 2602 英镑，是 SWL（426 英镑）的 4 倍。因此作者认为，对直径＜20mm 的肾下盏结石，SWL 比 RIRS 更具成本效益。我国 SWL 成本更低，成本效益更优越。因此，直径 10~20mm 的肾下盏结石也可尝试选用 SWL。

表 12-2　肾下盏结石的治疗选择

结石大小	SWL
≤10mm	首选
10~20mm	可选
＞20mm	不建议

（二）输尿管结石

全程输尿管结石均可用 SWL 治疗。最佳适应证是结石直径 ≤ 1.0cm，停留时间不超过半年，患肾功能良好者。直径 > 10mm 的输尿管结石，也可以选择冲击波碎石，当 SWL 疗效不佳时，再改用 URS。2015 年的一项 Mata 研究显示，直径 > 10mm 的上段结石，虽然冲击波碎石比输尿管镜碎石无石率低（$P = 0.001$），且复治率比输尿管镜高（$P < 0.001$），但两种治疗方式在平均手术时间、辅助手术率和并发症发生率方面没有统计学意义。在十个纳入 Mata 分析的对比研究中，冲击波碎石的最高无石率达到 78.6%，最高 EQ 值达到 61%，也是比较理想的。

因此，在选择治疗方法时应综合分析并参考病人的意愿。作为非侵入性的治疗方法，SWL 安全简便、痛苦小、费用低、无须麻醉与住院。从总体上看，冲击波碎石优于输尿管镜，理应作为大部分输尿管结石的治疗首选（表 12-3）。

表 12-3　输尿管结石的治疗选择

结石大小	SWL
≤ 10mm	首选
> 10mm	可以选择，无效时再 URL 治疗

（三）膀胱结石与尿道结石

直径 ≤ 20~25mm 的原发性膀胱结石或来源于输尿管的结石，1 期冲击波碎石往往可将其彻底粉碎，可首选冲击波碎石；结石较大、多发或密度较高，预计 1 期 SWL 不能彻底粉碎时，术后往往导致尿道结石，产生尿潴留，故应首选膀胱镜碎石。然而对于继发性膀胱结石，如前列腺增生或尿道狭窄并发的膀胱结石，应首先针对病因治疗，而不应单纯治疗结石。

后尿道结石可通过插导尿管，将结石推回膀胱再行冲击波碎石。也可试用原位 SWL，但由于尿道结石多为"急症"，当务之急是解除急性尿潴留，而且结石周围缺少一个含水的扩张腔隙，未必能保证单期碎石成功，加之冲击波和 X 线对会阴部邻近的内生殖器有潜在的损害，一般 SWL 不作为一线治疗选择。

二、禁忌证

在早期，SWL 的禁忌证相当宽泛，如妊娠、小儿、过度肥胖、心脏起搏器植入者等。一方面是由于当时设备和技术条件的限制,另一方面是缺少临床经验。近年来,禁忌证的范围在不断缩小。目前,很多有所谓禁忌证的结石患者可以安全而成功地接受体外 SWL 治疗,甚至被认为是 SWL 绝对禁忌证的妊娠也受到了挑战。

(一) 妊娠

妊娠一直是 SWL 的绝对禁忌证,令人担心的潜在危险主要是 X 线非辐射。胎儿所受放射线剂量及其影响程度取决于设备、照相技术、曝光持续时间、摄片数目及胎龄等。KUB 对胎儿的辐射量约为 0.5 mGy,标准 IVU 检查约为 3mGy,简化 IVU 在 2mGy 左右。而 SWL 治疗的 X 线暴露量高达 100~200mGy,理论上对胎儿是危险因素,尤其是胚胎时期。放射线对胚胎组织的致死量,随胎龄的增加而增加,受孕初期为 100 mGy,12 周为 500mGy。

冲击波可能对胎儿存在潜在的影响。动物研究表明,冲击波的冲击次数大于 500 次时,会导致胎鼠死亡。妊娠期 SWL 与低出生体重、胎盘剥脱、流产有关。因此,妊娠被列为 SWL 的禁忌证。但亦有试验结果与之相矛盾,McCollough 用 Dornier 实验性碎石机 (XL-1) 产生的冲击波对怀孕母鼠的作用进行了研究。结果表明,冲击波对新生胎鼠的数量及形态学上无影响,而且鼠的卵巢似乎对冲击波有抵御作用。目前在人类的 SWL 治疗中也未发现冲击波的致畸、诱变和突变效应。据报道,妊娠早期无意中接受 SWL 治疗后孕妇未出现明显异常,新生儿也一切正常。国内曾有 B 超定位下用 SWL 治疗孕妇急性肾绞痛的报道,但由于缺少长期随访和足够病例,治疗结果不能作为定论。

(二) 凝血功能异常

出血是最常见的 SWL 并发症。出血体质者在 SWL 后可能会发生靶器官和周围组织的大出血,因此是 SWL 的禁忌证。对疑有凝血功能障碍者,碎石前必须进行详细的凝血功能检查,包括测定出、凝血时间、血小板、凝血因子等。当凝血功能异常得到纠正后,可以进行 SWL 治疗。

抗凝药物是心脑血管疾病治疗中的常用药物,其作用机制主要是抑制血小板的凝集。血小板的寿命为 7~14 天,每天约更新 1/10,因此,对于长期服用抗血小板凝集药物(如阿司匹林、氯吡格雷、吲哚美辛)者,大多数文献建议停药 4~7 天可进行 SWL。由于出血是严重的并发症,为慎重起见,建议至少停药 7 天甚至更长时间再行SWL。在停用抗凝药物前，需要评估原有基础疾病停药的安全性，对基础疾病风险较高的患者，可能需要改用肝素来抗凝血，以尽量缩短抗凝血的时间，或选择其他治疗的方案。

在临床工作中，最易忽略询问抗凝药物的用药史。特别强调，任何患者上机治疗之前，操作者必须重新查问近期有无使用抗凝药物。

（三）严重心血管疾病

严重的高血压是SWL的禁忌证。许多研究发现，高血压与出血和肾周血肿密切相关，即使患者血压控制得较好，由于术中疼痛、情绪紧张等因素的影响，使血压大幅波动，出血风险增高。一项研究表明，高血压控制良好者，肾血肿发生率为2.5%；而高血压控制不良者为3.8%，并且容易导致肾功能损害，甚至肾功丧失。故对伴有高血压的尿路结石患者应在病情稳定、血压控制良好的情况下慎行SWL。此外，脑血管意外的急性期不宜SWL，应待病情稳定后再行SWL治疗。心功能不全和严重心律失常者，因SWL有加重病情的危险，故需等待心脏病情好转后方可采行SWL。但心脏起搏器携带者不是SWL的禁忌证。

（四）尿路感染

虽然尿路感染为SWL的禁忌证，但应视情况分别对待。①急性尿路感染期行SWL，容易引起感染扩散，导致尿源性败血症，须经抗炎治疗，在症状消退，尿白细胞消失和细菌培养转阴后方可碎石。②泌尿系的慢性感染一般短期内难于彻底消除，尤其是感染石在结石去除前更不可能根治。使用抗生素后，原则上也需要在尿培养转阴，尿白细胞消失后方可行SWL。但对于感染性结石、留置引流管、糖尿病、使用免疫抑制药及年老体弱的患者，其慢性感染在尿培养转阴后，尿白细胞往往不能完全消失，参考2017EUA指南泌尿外科围术期抗菌预防原则，笔者认为：若尿培养转阴，尿白细胞在（++）以下，可在SWL术前1~2h，静脉给予单剂量抗生素治疗，同时密切观察SWL术后的病情变化，且有发生并发症的处理预案。然而，此举缺乏充分的循证研究支持。③输尿管结石梗阻所致的急性尿路感染，抗菌治疗有时难以奏效，可在使用有效抗生素的同时进行SWL。只有在碎石后解除梗阻，充分引流尿液后，才能有效地控制住尿路感染。

（五）冲击波路径上有严重病变

冲击波路径上有动脉瘤、肿瘤、结核等严重病变，是SWL的禁忌证，因为

SWL可能导致动脉瘤破裂出血，肿瘤和结核的扩散。如果动脉瘤不在冲击波的径路范围，瘤体与结石之间的距离大于5cm，肾动脉瘤和腹主动脉瘤的直径分别小于2cm和5cm，而且患者无相关症状时，SWL相对安全。但仍建议由专科医生进行全面评估，或选择其他治疗方法。

（六）肾功能不全

SWL不仅需要一个含水的环境来破碎结石，而且结石粉碎后还需在尿流的冲刷作用下方可排出。严重肾功能不全而致少尿者，碎石和排石能力必然受影响，况且SWL可加重肾功能的损害，因此，少尿期的非梗阻性肾功能不全患者不宜用SWL治疗。但结石引起突发性上尿路梗阻（尤其是体积较小的输尿管结石）所致的急性肾后性肾衰竭，在用SWL治疗后，常能迅速解除梗阻，不属于SWL禁忌证。

（七）结石远端尿路梗阻

结石远端尿路梗阻者，结石粉碎后难以排出，如先天性畸形、输尿管息肉、肿瘤等均可导致结石远端梗阻。然而，在临床工作中，经静脉尿路造影常可发现结石远端的尿路具有似是而非的狭窄，常见于紧靠输尿管结石下方的管壁处，对此须经逆行尿路造影加以证实。但据笔者观察，这种输尿管远端狭窄大多数可能是结石刺激引起的输尿管壁炎性反应，使局部发生肿胀所致，肾积水一般较轻。SWL后，随着结石的排出，这种暂时性的"假性"狭窄便自然消退。因此笔者主张，只要结石远端尿路狭窄不是恶性病变所致，或无显而易见的严重梗阻，SWL前不必采用逆行尿路造影，可试行"诊断性"SWL（diagnostic SWL）。即使SWL失败，仍有机会采用其他方法进行补救。

（孙西钊　张东方）

第二节　冲击波碎石前的准备

一、碎石前检查

国内有些基层医院，术前检查极不规范，有时仅凭超声检查结果便进行冲击波碎石治疗，曾有误将动脉钙化灶当结石治疗而致破裂出血的个案。也有术前未能发现尿路感染、尿路畸形等，导致术后出现严重并发症或治疗失败。因此，完善术前检查非常重要。SWL 术前检查的目的是：①明确结石的诊断；②评定 SWL 的适应证和禁忌证；③评估患者耐受 SWL 的条件。由于结石的部位不同，患者的体况不同，疾病的缓急不同，碎石前的检查项目也不尽相同。

（一）询问病史

除了解泌尿系和全身性情况外，重点是询问出血性疾病史、有无服用抗凝血药物，以及尿路感染史，对育龄期女性患者应注意了解月经史和妊娠史。

（二）体格检查

重点检查体温、血压、心律、有无皮下瘀斑，以及有无泌尿系异常。

（三）实验室检查

常规检查包括尿常规、血常规、出凝血时间和肝肾功能。有血液疾病者应查凝血四项。对有尿路感染者和潜在尿路感染人群应常规尿培养检查。复杂性和复发性结石病患者应当进行代谢评估检查。

（四）影像学检查

泌尿系 B 超、KUB、IVU 是常规性检查项目；螺旋 CT 平扫、CT 尿路造影、逆行尿路造影、MRU 等是选择性检查项目。

（五）相关疾病评估

对影响 SWL 治疗的相关疾病，如心脏病、高血压、糖尿病、血液系统疾病等，应进行相应的检查和评估。

（六）急诊 SWL

急性肾绞痛患者，可只检查血、尿常规和出、凝血时间，主要是了解有无尿路感染和排除严重凝血功能障碍。KUB 和 B 超结合应用可对多数结石做出定性和定位诊断，亦可行螺旋 CT 检查，而 IVU 已不再是必要的检查项目。

二、碎石前用药

（一）抗生素

术前使用抗生素的目的是避免治疗引起的感染性并发症。其指征是：①术前已经存在泌尿系感染的患者，必须使用有效的抗生素，待尿中白细胞消失和细菌转阴后，方可接受 SWL；②有潜在感染可能的患者，包括一般危险因素（如高龄，糖尿病，免疫系统受损，营养不良等）和特定的内源性危险因素（如留置导管，复杂性结石、无症状菌尿，尿中有少量白细胞的患者等），结合患者的一般健康状况，建议在术前 1h 内静脉给予第一剂抗生素，万古霉素和氟喹诺酮类药物则应在术前 2h 内给药。危险因素较低者也可术前口服抗生素 1~2 天。

抗生素的术前应用也要因人而异。Deliveliotis 等发现，SWL 前无泌尿系感染者，不给予预防性抗生素，SWL 治疗后仅 2% 的患者出现明显的菌尿症；而 SWL 治疗前已经有尿路感染并给予抗生素治疗者，SWL 后 21.1% 出现了明显的菌尿症和感染症状。作者认为，SWL 前无泌尿系感染者没有必要预防性使用抗生素，而对泌尿系感染者，SWL 前有必要给予足量有效抗生素。

（二）利尿药

有研究者认为，SWL 前使用利尿药可增加结石周围的液体量，以及冲刷即时产生的结石粉末，有利于结石的粉碎和排出，可于 SWL 前 1h 口服呋塞米 20~40mg。但急性梗阻性肾衰竭的患者不宜应用利尿药。

（三）输尿管扩张药

急性肾绞痛的患者或输尿管扩张不明显的输尿管结石患者，在 SWL 前可舌下含服硝苯地平（心痛定）10mg，该药具有解痉和扩张输尿管的作用，同时还有降压作用，尤其适用于高血压患者。

（四）护肾药物

用护肾药物来防止 SWL 引起的肾损害也是当今的重要研究课题。SWL 引起急性肾损伤的主要机制并未彻底明了。动物实验和临床研究表明，冲击波引起的物理效应和自由基作用可能是导致肾损伤的重要原因。由于冲击波引起的肾损伤大都为一过性的，常规使用护肾药物是否有效也尚有争议，但对原有肾脏功能受损和多期 SWL 的患者，使用能保护肾脏的药物可能是有益的。由于缺乏前瞻性随机大样本临床研究，这类药物尚未推广使用。

根据现有的研究，可能具有护肾作用的药物如下：①抗氧化维生素（维生素 C、维生素 E），能减轻 SWL 引起的脂质过氧化作用，减少尿内皮素（ET）的释放，改善肾血流灌注，对 SWL 所致的急性肾损伤有一定的保护作用；②钙离子阻滞药（维拉帕米、硝苯地平等），可对冲击波所致的肾损伤起保护作用，直接的作用机制为抑制钙离子内流和抑制自由基的形成；间接的作用机制是改善肾血流动力，防止肾小管缺血；③人参总皂苷，可通过调控SWL后血管活性物质的水平来扩张血管、疏通微循环，起到保护肾功能的作用；④另有一些中药提取物如芸香苷（芦丁）等也可防止SWL引起的肾功能损害。

三、尿路准备

（一）液体摄入

肾脏和上、中段输尿管结石SWL前1h，常规饮水500ml可增加尿液的分泌，在结石周围创造一个水环境，有利于结石的粉碎和碎石的移动。饮用含糖饮料可防止患者因空腹和紧张所致的术中低血糖。国外早期有研究认为，SWL过程中静脉滴注1500ml生理盐水对肾脏有保护作用。

（二）充盈膀胱

下段输尿管结石SWL之前，应通过适度"忍尿"来充盈膀胱。其作用是：①膀胱内的尿液是冲击波传播的理想介质，同时，充盈的膀胱可将含气的肠管推开，减少冲击波的声阻抗，可防止肠管损伤；②膀胱内尿液可作为超声波的"声窗"，有利于B超定位。患者若因恶心、呕吐无法喝水时可快速输液或口服呋塞米20~40mg。即使肾和上段输尿管结石，术前忍尿亦有助于提高SWL的效果。临床研究表明，膀胱充盈时，输尿管和肾集尿系统扩张程度是膀胱空虚时的1.6倍，理论上为上尿路结石创造了一个扩张的间隙。

四、肠道准备

在以下情况，SWL前可不必进行肠道准备：①B超定位的仰卧位SWL，这是因为从背侧发射的超声波和冲击波一般不受肠道影响；②下段输尿管结石，因为充盈的膀胱可把肠道推开；③体积较大而且密度较高的结石，肠道内容掩盖不住结石的X线影像；④急诊SWL时可不做肠道准备，以免增加患者的痛苦，况且肠道清理的效果也未必理想。肠道准备与患者体位、定位方法以及冲击波入路有关。

经腹部入路但术前未进行肠道准备者，肠内容不仅影响结石定位，也影响冲击波的传导。Pishchalnikov发现，耦合区域有2%的气体，可使结石的粉碎率降低20%~40%；Bohris的研究也表明，耦合区如有20%的气体，粉碎模型石所需的冲击波次数是没有气体的3倍。由此可以推断，冲击波传导径路上存在肠气，可使焦区的冲击波能量发生衰减，因此肠道准备是必要的。常用的方法是术前1晚服用泻药（表12-4）。对来不及服用泻药者，可在SWL之前一次性灌肠。

表12-4 SWL前常用泻药的选择

药物	剂型	用法及剂量	作用时间及效果	不良反应及注意事项
比沙可啶*（便塞停）	片剂 5mg/片	成人口服10～15mg/次 小儿（10岁以下）5mg/次（睡前服）	服用6h可产生软而成形的粪便，肠道清理效果尚可	少见，少数人有腹痛感，排便后自行消失，极少数患者可发生痛性肠痉挛、嗳气、恶心等
酚酞*（果导）	片剂 50mg/片，100mg/片	成人口服0.05～0.2g/次 小儿每次3mg/kg（睡前服）	服用8～10h排便，肠道清理效果较差	偶有过敏反应，出现肠炎、皮疹、出血等，幼儿、孕妇慎用
蓖麻油	油剂	成人口服10～30ml/次 小儿口服5～10mg/次 婴儿2～5mg/次（清晨空腹服用或睡前服）	服用后2～6h排稀便	大量服用可引起恶心、呕吐、腹痛、严重腹泻，妇女在月经前、孕妇不宜使用
番泻叶*	中药	成人1.5～3g（泡开水饮用）	服用6～9h排便，清洁肠道效果满意	可引起腹痛和盆腔充血、妊娠期及月经期禁用
硫酸镁	散剂	成人口服5～20g/次 小儿，每岁1.0g/次（清晨空腹服用）	口服2～3h，排出水样稀便，强泻剂，导泻速度快	浓度高可导致脱水，经期妇女、孕妇、肠道出血、急腹症患者禁用，胃肠道有溃疡的患者，易造成大量吸收而致中毒
乳果糖*（杜秘克）	15ml/包	成人口服30～45ml/次（睡前或清晨空腹服用）	肠道清理的效果颇佳	轻度胃肠胀气
甘露醇	水剂	成人20%甘露醇200ml，5%甘露醇800ml	口服后4～5h排空	消化道刺激症状、恶心、呕吐、腹痛、腹胀明显、排便次数多

*因为南京大学鼓楼医院的临床研究结果

（孙西钊　张东方）

第三节　镇静/镇痛与麻醉

无痛治疗是SWL的终极目标之一，但目前尚难实现。据国外报道，在SWL过程中，迄今仍有50%的患者感到严重疼痛，需要镇痛或麻醉处理。治疗难碎性结石（胱氨酸、一水草酸钙及磷酸氢钙结石），由于所需能量较高，患者痛感增加，也需配合一定的镇静/镇痛技术。在少数情况下，甚至需要吸入全身麻醉或区域阻滞麻醉。但自第二代冲击波碎石机诞生以来，随着冲击波源不断改进，患者对麻醉的需求在不断下降。SWL麻醉技术本身的进步也使麻醉变得更安全、高效和简易。现在，镇静/镇痛和局部麻醉技术已能满足SWL的一般需要。国产碎石机的致痛作用较轻，一般无须镇痛即可完成治疗。但应当指出，为保证患者在无痛下接受SWL，应用镇痛和麻醉仍是必要的。

一、冲击波的致痛作用

冲击波引起疼痛的原因比较复杂。研究表明，碎石机本身的技术参数与疼痛有一定关系。当波源口径大于20cm时，患者痛感非常轻微。随着冲击次数的增加，痛感也增加，证明疼痛具有剂量相关性。大量临床资料统计发现，据笔者测试，德国多尼尔电磁式碎石机（Compact S）的平均疼痛分数高达6.5分，属于重度疼痛，而国产电磁式碎石机仅3.1分，这可能与国产冲击波源焦斑较大，能流密度和峰压值较低有关。冲击波产生的空化效应和疼痛的关系也十分密切。Becker发现，用凡士林胶做耦合剂时，可减轻碎石时皮肤的痛感，推测可能是凡士林减轻了神经周围的空化效应所致。此外，患者的结石负荷及痛觉耐受性等对疼痛都有一定影响。

在SWL过程中，皮肤浅表痛占30%，内脏痛占70%。疼痛可兴奋交感神经，引起血压升高、心动过速及频发性心律不齐，对有高血压及器质性心脏病的结石患者，可诱发肾血肿形成或加重心律失常。SWL常需几十分钟，疼痛的累积效应可能导致患者焦虑烦躁，儿童哭闹不安，以致不能配合SWL。

为方便SWL的镇痛与麻醉，需对痛感程度进行评估。常用的疼痛评估法有视觉言辞评分法（visual rating scales, VRS）和视觉模拟评分法（visual analogue scales, VAS）。前者是将疼痛粗略地分成无痛、轻微疼痛、中度疼痛和剧烈疼痛4级，让患者根据感受自行评估；后者是利用一种疼痛测定尺，0端代表无痛，10端代表最剧烈的疼痛，患者根据自己的感受在尺上指出相应位置。评分越高，说明疼痛越严重，该法比前者敏感可靠。

二、镇痛/镇静

根据Vergnolles等的研究结果：年龄较小、焦虑和抑郁、曾有SWL治疗史、均质结石以及受肋骨阻挡的结石患者，其疼痛风险因素较高，因此，在必要的情况下，需要在治疗期间进行镇痛/镇静治疗。常用的镇静/镇痛药物技术分述如下。

（一）常用药物

1. **咪达唑仑** 苯二氮䓬类镇静药，因其良好的抗焦虑、镇静效果而广为应用，适用于第二、三代碎石机治疗的高痛阈患者。

2. **普鲁泊福（异丙酚）** 短效静脉麻醉药。术后苏醒快，嗜睡和遗忘的发生率低。

3. **芬太尼** 阿片类强镇痛药，SWL 镇痛的一线药。即使应用最小剂量（25~50μg），也容易引起呼吸抑制，和镇静药物联合应用时更加明显。静脉给予 50~100μg，起效时间 3~5min，达峰作用大约要 10min，作用时间 45~60min。与间断静脉给药相比，连续静脉输注不仅可以节省药物用量，而且镇痛水平稳定，术后恶心呕吐发生率也低。

4. **阿芬太尼** 芬太尼的衍生物，但起效更快、作用时间更短、对呼吸抑制更轻。常与异丙酚联合应用。

5. **雷米芬太尼** 强效阿片类镇痛药，起效快，并能快速被非特异性组织酶所代替。体内消除快，副作用持续时间很短，在 SWL 中很常用。

6. **哌替啶** 阿片类镇痛药，SWL 中的常用药。使用致痛作用很强的国外冲击波碎石机治疗时，哌替啶镇痛效果较好。副作用是引起呼吸抑制、直立性低血压等不良反应。

7. **双氯芬酸钠（双氯灭痛）** 非甾体消炎药，通过阻断前列腺素（PG）的合成而发挥镇痛作用。口服吸收迅速，排泄快，镇痛作用强于阿司匹林和吲哚美辛。可用于缓解 SWL 后的肾绞痛，因有抗血小板凝集作用，故 SWL 中应慎用。但在 Zanetti G 的一项研究中，23 例患者接受了电磁式碎石机治疗（19 例肾结石患者，4 例输尿管结石患者），SWL 后服用阿司匹林、噻氯匹定和双嘧达莫，再行 KUB、超声检查，未发现有出血和血栓形成。

8. **曲马多** 强阿片类镇痛药，SWL 中的常用药。胃肠道给药和注射给药镇痛效果相同。有恶心、呕吐、多汗、口干等副作用。不宜用于轻度疼痛，只用于中、重度疼痛。

9. **氯胺酮** 苯环己哌啶衍生物，体表镇痛作用好，对呼吸循环影响轻。临床观察，亚剂量氯胺酮就有镇痛作用。静脉应用氯胺酮的镇痛作用与输注速度、负荷剂量及是否合用阿片类药物有关。氯胺酮的副作用包括精神副反应，升压作用较明显，刺激胃液分泌，术后恶心、呕吐发生率较高等。

(二) 常用技术

1. 医师控制镇静/镇痛技术 目前最常用，有间断静脉注射给药和连续静脉输注两类。间断静脉注射给药时，应注意防止因滞后效应而造成镇静过深；连续静脉输注给药时，因血药浓度相对稳定，并能减少药量及加速清醒，故应用更加广泛。术中应根据患者的反应调整输注速率。若联合用药，应充分考虑药物之间的相互作用。然而，临床上不同患者对同一种药的敏感性不同，同一患者在不同时间或状态下的痛阈也有差别，这些个体差异使"医师控制镇静/镇痛技术"不能为每个患者事先预测合适的用药量，难以实现个体化用药。

2. 患者自控镇静（patient-controlled sedation，PCS）和患者自控镇痛（patient-controlled analgesia，PCA）技术 是计算机技术和药理学紧密结合的新型给药方法，已在镇静/镇痛治疗中得到广泛应用。其特点是由医师制订给药方案，由患者决定给药时间和次数。当患者感到不适加重时，可依其程度自行调节给药量，从而维持最佳镇静/镇痛效果。这不仅有效解决了患者对镇静/镇痛药需求的个体差异问题，而且给药及时迅速。但需要 PCA 泵等专用设备，如计算机程序设置错误或治疗中出现机器故障，可能造成不良后果。

Joho Tokumine 等认为，对于 SWL，PCS/PCA 的最佳药物组合是 PFK，即联合使用异丙酚（P）、芬太尼（F）及低剂量氯胺酮（K）。用药后患者处于闭目休息（但能被唤醒）状态，血流动力学参数稳定，很少发生心律失常与通气障碍。同时，使用 PFK 还可节约异丙酚或芬太尼的用量。与其他药物组合相比，PFK 既能达到充分的镇静/镇痛水平，又能维持较小剂量、避免发生镇静过深，完全符合 SWL 的镇静/镇痛原则。同时，他们还研究了 PFK 的最佳给药方案，将 21 例患者分成 3 组：A 组，低负荷剂量（low loading dose）+ 高剂量间断给药（high demand bolus）；B 组，高负荷剂量（high loading dose）+ 普通剂量间断给药（demand bolus）；C 组，高负荷剂量（high loading dose）+ 低剂量间断给药（low demand bolus）。结果发现，SWL 中全部患者平均镇静程度相同，但 A 组、C 组的总给药量低于 B 组，而且过度镇静发生率很低。因此，C 组方案是 PCA 中 PFK 最佳给药方案。

3. 针刺镇痛（acupuncture analgesia，AA） 国内外学者经多年研究后认为，由于 AA 是一种不完全镇痛，故在一般手术中处于辅助麻醉（acupuncture assisted anesthesia，AAA）地位。关于针刺镇痛的机制，目前还未完全清楚。根据闸门控制学说（gate control theory），针刺可通过兴奋粗纤维而活化脊髓背角的 SG 胶质细胞，抑制背角 T 细胞（投射神经元），产生"闸门关闭效应"，从而阻止痛觉沿细纤维继续上传，表现为镇痛效应；体液学说对 AA 机制的解释是，针刺可使人体内源性阿片肽（如脑啡肽、强啡肽、β-内啡肽）增多，使患者痛阈升高，达到镇痛目的。经临床验证，在 SWL 中应用 AA，不仅镇痛效果确切、并发症少，而且易于控制、价格便宜，尤其适用于年老体弱、难以承受其他麻醉者。临床也观察到，SWL 中一般只出现轻到中度疼痛，AA 对轻度疼痛的疗效优于重度疼痛。电针效果略优于手法运针。

经皮神经电刺激疗法（transcutaneous electric nerve stimulation，TENS）传统的中医循经取穴法不易为一般麻醉师所掌握。随着对 AA 研究的不断深入，出现了按现代生理学理论选点刺激的类针刺疗法（acupuncture-like therapy），其作用机制也与 AA 相似。经皮神经电刺激疗法即是其中的一种。该法采用电脉冲刺激治疗仪，在 SWL 过程中将电极板直接放在疼痛部位或附近，使低频或高频脉冲电流透过皮肤，刺激神经以达到提高痛阈和缓解疼痛的目的。

三、麻醉

（一）静脉全身麻醉

国外早期 SWL 中较常使用，具有起效快、苏醒早、操作简单、药物蓄积少等优点，但麻醉药经体内代谢，可控性差，且用药量个体差异较大。临床常选用半衰期短、体内代谢快、无蓄积的药物组合，不仅可减少每种药物的用量，而且药物之间可取长补短，发挥最佳功效。最初用间断大剂量静脉注射的方式给药，易引起呼吸抑制，现多用持续性静脉滴注法。常用药物有异丙酚、咪达唑仑、芬太尼、阿芬太尼、氯胺酮等。严格地说，SWL 中的"静脉全身麻醉"只是通过静脉内输注镇静-催眠-镇痛药物（intravenous injection of sedative-hypnotics with analgesics），使患者在一种安静无痛状态下完成碎石术，术中患者意识完全清醒，因而实际上是一种静脉内镇静-镇痛技术。

Terri G. Monk 等比较了芬太尼-异丙酚（FP）与咪达唑仑-阿芬太尼（MA）两种方案对53名上尿路结石患者的麻醉效果。碎石机选用未改进的Dornier HM$_3$型，患者麻醉前ASA评分均为1~3级。其中，26人选用芬太尼-异丙酚方案（FP组），另外27人选用咪达唑仑-阿芬太尼（MA组）方案，两组均采用静脉途径给药。结果显示，两组镇静镇痛效果都很好，术中术后不良反应少，且都能使耐受SWL的平均电压达20kV，冲击次数达2000次以上。其中，FP组比MA组术中呼吸心跳稳定性更好；但MA组比FP组的镇痛效果更强。Sá Rêgo MM等采用随机双盲的研究方法，比较了间断给药、恒速输注、恒速输注加间断给药三种给药方案后发现，在SWL中应用异丙酚镇静时，间断注射雷米芬太尼，或恒速输注加间断注射的方法，比非恒速输注更有效。

丙泊酚具有起效快、分布容积大、清除率高等特点，临床上常用于麻醉诱导和维持。既往采用丙泊酚间断静注方法给药血药浓度不稳定，易造成麻醉深度波动，不能维持麻醉平稳；而靶控输注系统能够维持稳定的血药浓度和药物效应，使静脉麻醉的控制变得简便易行。丙泊酚常用于门诊人流、胃镜、肠镜检查的麻醉，在适当的剂量下意识消失而不影响患者的呼吸与循环，常与小剂量的咪达唑仑和阿片类药配合使用，达到更好的镇痛效果，减少不良反应与并发症。

预先静注咪达唑仑1mg+芬太尼30~50μg，然后根据患者情况缓慢静注异丙酚首剂1~3mg/kg、速度2ml/10~20s进行麻醉诱导。保持患者自主呼吸，待睫毛反射消失。SWL过程中持续静注异丙酚0.5~1ml/min或靶控输注丙泊酚维持血浆浓度1~2μg/ml，可根据患者的反应调节丙泊酚输注速度，维持麻醉状态，以保证患者无知觉和体动，直至SWL结束。

氯胺酮为静脉全身麻醉药，常用于小儿基础麻醉，也常与羟基丁酸钠或普鲁卡因等合用于静脉复合麻醉。现在认识到，大剂量氯胺酮引起的全身麻醉和小剂量氯胺酮引起的镇痛效应是有区别的。使用氯胺酮时可出现麻醉分离现象。在麻醉中若辅以哌替啶或异丙嗪，还可减少氯胺酮用量并延长其作用时间。由于氯胺酮本身的副作用，以及新型高效麻醉药的不断涌现，使该药在SWL中的应用逐渐减少。

（二）局部麻醉

EmlA外敷软膏是一种新型局部麻醉技术，已经成功应用于静脉穿刺术、尖锐湿疣切除及皮瓣移植等治疗。该药是一种低共熔混合物，每克软膏分别含有利多卡因和丙胺卡因各25mg。使用时在SWL前45min~1h将其外敷于冲击波经过的皮肤部位。实验表明，有一定效果，不良反应少，同时避免了肌注和静脉注射的弊端，其简易性和非侵入性颇具优势。但诱导时间长，且须降低输出电压（14~16kV），因而可能影响碎石效果，增加复震率。

Hulya Basar等将EmlA和其他药物的麻醉效果进行了比较。他们用VAS法和OAS/S法对疼痛和镇痛水平评分，并设计了4种麻醉方案：F组患者使用芬太尼1μg/kg静脉注射；D组使用双氯芬酸钠1mg/kg肌注；T组使用曲马多1.5mg/kg肌注；E组使用EmlA30g，术前1h涂于皮肤（面积25~30cm^2）。全部患者都接受咪达唑仑2mg静脉注射，进行术前镇静，术中如有疼痛，统一追加芬太尼25μg。统计结果显示，4种方法在VAS评分、OAS/S评分和不良反应上没差别。在SWL中，EmlA与芬太尼合用还可减少后者的用量。作者建议，在任何SWL中，均可采用EmlA软膏加少量芬太尼的麻醉方法。Hans-Goran Tiselius等认为，在输尿管上段、中段结石的原位SWL治疗中，约50%的患者仅使用安定、哌替啶和EmlA软膏即可完成治疗，术中疼痛轻微，术后无石率达95%以上。McDonald等建议，对用第二代碎石机治疗者，因EmlA的镇痛效果明确，且可节约23%的芬太尼用量，故可首先选用。但也有研究表明，EmlA软膏的效果似乎并不优于静脉麻醉技术，也没有节约芬太尼剂量的作用，这可能是各研究中使用的碎石机不同所致。

利多卡因与1∶100 000肾上腺素对SWL的下（SC）浸润的镇痛效果早已得到证实。然而，在注射部位渗透相对较大的区域（200cm）并且需要额外的镇痛和镇静时使用这种方法是很不方便的。丙胺卡因具有相同的镇痛功效，与利多卡因相比起效更快速，持续时间相似，并且由于其代谢速度快，毒性较小，因此临床应用更为安全。与肌肉内给药的双氯芬酸相比，可以显示出更好的镇痛效果，从而最大限度地减少对镇痛药的需求。最近研究显示，在治疗前5min给予10ml 2%利多卡因和10ml 0.5%布比卡因皮下浸润注射，也可以在SWL治疗期间显示出足够的镇痛作用，并且仅需要很少的额外的静脉镇痛药。

（任从才）

第四节 冲击波碎石中的防护措施

SWL对人体的负面影响主要来自冲击波和X线。在治疗时应注意加以防护，尽量减少不必要的损害。

一、冲击波的防护

1. 肺脏的保护 肺脏是一含气脏器，对冲击波最敏感。冲击波的压力脉冲可以直接作用于肺泡，导致肺出血。肾上盏邻近肺底，尤其是儿童在接受SWL治疗时，常会发生肺出血。为避免冲击波可能造成的肺底损伤，在SWL治疗肾上盏的结石时，可用聚苯乙烯泡沫遮盖在肺底之处，阻挡冲击波向深部传播。

2. 男性生殖器的保护 SWL治疗下段输尿管结石或使用坐位治疗后尿道结石时，要特别注意保护睾丸。Andreessen等利用冲击波直接冲击精液标本3000次，发现精子的活动度及密度明显降低。动物实验发现，冲击波可造成睾丸弥散性出血。临床研究也表明，治疗下段输尿管结石后，患者的精子活动度及密度明显降低，可出现肉眼血精或镜下血精，具体发生率不明确，但3个月后患者精子活动度及密度恢复正常。因此，用SWL治疗下段输尿管、膀胱和后尿道结石，应注意保护生殖器，同时建议3个月内不宜受孕。

3. 骨骼的保护 高能冲击波可使骨的生长平台遭到破坏，影响骨骼的生长发育。儿童身体短小，目前没有儿童专用的碎石机，在治疗时要注意避免直接冲击脊柱和骶髂关节，可通过改变体位（如侧卧），来避开这些重要部位。

二、放射线的防护

1. 放射线及其危害性 X线是一种能量电磁波，具有很强的穿透能力，能产生荧光。同时它还可使电子从原子中释放出来，具有电离能。X线定位碎石时，患者和医生均需接触X线，故应注意防护。X线的辐射量可用吸收剂量来衡量，吸收剂量指单位质量物质接收电离辐射的平均能量。国际单位为戈瑞（Gy）和拉德（rad）。1Gy=100rad。当量剂量是吸收剂量乘以适当的修正系数，反映各种射线或粒子被吸收后引起的生物效应强弱的电离辐射量。当量剂量不仅与吸收剂量有关，也与射线种类、能量有关。但当量剂量只限于防护中应用。其国际制单位为希沃特(Sv),旧的专用单位为雷姆(rem),1Sv=100rem。放射线的主要危害如下：

(1)当剂量大于1Sv时，放射线的致癌性和剂量呈直线关系。

(2)全身接受剂量达5Sv时会致死。

(3)在人的一生中接受的放射线剂量具有累积现象。

(4)对于X线操作员和泌尿外科医生，在X线透视时危险主要源于散射的放射线。

(5)长期放射线照射会导致白内障和甲状腺功能低下。

日常生活中，平均每人每天环境背景暴露剂量是0.80~1.25mSv。在医学诊断中，X线通过人体时仅有<1%的离子辐射被阻断，而其余的99%则被吸收。在国外，职业辐射的容许极限是每年50mSv，怀孕员工每9个月是5mSv。我国现行标准规定：放射工作人员接受全身均匀照射的年有效剂量，连续5年平均每年不应超过20mSv，1年不超过50mSv；公众个人受到的年剂量连续5年平均年剂量当量应低于1mSv，1年不超过5mSv。

2. 辐射剂量 在SWL的术前检查、术中定位和术后随访中，患者经常接受X线辐射，医生必须重视患者的X线受量。

(1)泌尿外科常用X线检查的辐射剂量：见表12-5。

表12-5 一些常用典型检查中对患者的辐射吸收剂量

方　法	剂量（rad）
胸部X线片（CXR）	0.3
腹部X线片（KUB）	1
静脉尿路造影	4
逆行尿路造影	4
膀胱尿路造影	1
全身CT扫描	3
X线透视检查	1~2/min

(2)SWL时的辐射剂量：在SWL时，多种因素可以影响患者所接受的放射辐射量。例如，患者的体重、腰围、患者离球管的距离、球管的对准度、曝光条件的选择（电压、电流、时间）及操作者的技术熟练程度等。这些可变的因素中

还包括在某一特定条件下，因SWL需要而做的一些相应改变，所以在治疗时难以估计患者实际接受的辐射量。在透视时，若设定的电压为80kV、电流为1.5mA，其表面辐射量约为0.2mGy/min。有人应用以上数据来估算进入患者体内的辐射量。假定治疗的结石大小平均为19.3mm（3~64mm），平均透视时间为160s。根据透视时间（辐射量为0.2mGy/min）计算，每次治疗的平均总辐射量约为0.6mGy。为了尽量减少对患者的辐射量，一次定位中总的透视时间不应超过300s。当然，同时也应对电压（kV）做相应的调整。

一般来说，辐射量的大小取决于放射能量和照射野的大小以及照射的时间长短。全身和特殊器官的吸收量并不等于皮肤表面的辐射量。因为X线穿透组织的过程中会被吸收减弱。所谓进入皮肤的剂量是在皮肤表面测得的最大剂量，实际上进入机体的都有所降低。已知各种不同的透视有不同的表面辐射量，例如胃肠道上段钡灌肠，在应用影像增强器的情况下辐射量为0.01~0.05mGy/min，而在血管造影的过程中，由于长时间的多次透视，患者接受的辐射量也最大。经皮肾镜取石术中的辐射量，在平均透视时间为24min时，平均皮肤表面辐射量为0.25Gy。

虽然在SWL时精确测定患者所受的辐射量似乎并无必要，但是利用测得的球管输出量来估计皮肤表面辐射量，仍可作为反映患者所接受的辐射量的重要参数。SWL时影响辐射量的重要参数是结石的大小、部位、密度，以及患者的体重等。总的来说，辐射量的大小随结石的大小和患者体重的增加而增加；同时也随着结石的部位不同而改变。对肾盏、肾盂和输尿管结石进行比较发现，位于输尿管的结石，尽管体积较小，但平均接受的辐射量最大。

3．放射线的规避　在任何情况下，都应将患者的总辐射量限制在最低限度。

（1）准直器是用作控制监视器视野大小的，当对结石进行初步定位时，可将准直器完全开放，当结石定位准确后，则应将准直器尽量关小。

（2）育龄期妇女一般不宜用X线照射卵巢部位，必须使用者，应在X线检查6个月后才可妊娠。

（3）男性下段输尿管结石患者，尤其是儿童，在SWL时应用铅软板遮盖生殖腺；同时建议男性在X线照射后3个月内宜避孕。

（4）将透视时间降到最少。

（5）定位系统的X线球管应设计于治疗台下。

（6）根据负平方法则，尽量远离放射源。

（7）X线球管周围的散射也应引起注意，对经常在距碎石机1.5m以内工作的人员，如护士、技师、医师或麻醉师等，最好穿铅围裙，必要时用含铅的围裙、甲状腺盾、眼镜防护。

（张东方）

第五节　冲击波碎石术中不良反应的处理

SWL术中不良反应的发生率与设备的品质、性能以及操作者的经验和水平有很大关系。在用早期的碎石机治疗的患者中，不良反应发生率较高且较严重，随着设备性能的改进和操作技术的提高，术中不良反应的发生率已明显下降。

一、震区疼痛

如本章第三节所述，震区疼痛的程度与碎石机的种类、波源类型、冲击位置、冲击电压有关。例如，进口冲击波碎石机比国产冲击波碎石机的致痛程度明显得多。另如，液电式碎石机比压电式碎石机引起的痛感重。在临床应用中，痛感程度与脉冲能量呈正相关，使用电压越高，痛感越重。

疼痛的范围涉及整个冲击波作用区。痛感最重的部位是在焦点处，其次才是冲击波进入皮肤处。SWL的致痛机制尚未明确，似乎与空化效应关系较大。动物实验表明，冲击波对神经的作用是诱发动作电位。

震区疼痛常与个体差异有关。Vergnolles的研究结果显示：年龄较小，焦虑和抑郁患者，曾有SWL治疗史的患者，均质结石以及被肋骨阻挡的结石患者，其疼痛风险因素较高。

震区疼痛的常用处理方法如下。

（1）术前应向患者解释治疗过程，消除患者的恐惧心理。治疗从低电压开始（即能量递增技术），逐渐增加至所需电压，使患者有一个适应过程。有临床研究认为，碎石室配备音响，治疗时播放轻松的音乐，转移患者的注意力，对减轻痛感很有帮助。但Gezginci的研究却认为在体外碎石过程中，采用压力球和播放音乐对降低患者的疼痛和焦虑并无显著效果。

（2）应尽量在完全无痛下进行SWL治疗，在当今尚未从碎石机技术和工艺上彻底解决SWL的致痛问题时，常规使用麻醉性镇痛药或麻醉仍然是必要的（见本章第三节）。为了缓解术中疼痛，目前大多采用药物干预，常用的镇痛药有：双氯芬酸钠、局麻药、双氯芬酸二乙胺凝胶。研究显示，虽然三者对比没有统计学意义，但是肌注双氯芬酸钠效果要好于其他两种，且后者也可作为替代治疗。

（3）对疼痛敏感者，可在不影响碎石效果的前提下适当调低电压。对于实在因痛感无法坚持治疗者，可变换冲击波入路，有时候变换冲击波入路，疼痛可明显减轻；或暂时放弃本期SWL，待下期SWL时，患者往往可以适应治疗。

二、心律失常

心律失常，包括各种期前收缩、心动过缓等，是第一代碎石机SWL治疗中的常见不良反应。当时认为，它可能与以下因素有关：①第一代碎石机的焦斑较大，可能会作用于下腔静脉；②冲击波直接作用于心肌细胞；③全身或硬膜外麻醉的不良反应。为减少心律失常的发生，使用第一代碎石机进行SWL治疗时，应在心脏的不应期触发冲击波，即ECG触发方式。据文献报道，采用这种方法后，第一代碎石机心律失常的发生率为0.3%~1%。随着新型碎石机的出现，如压电式或电磁式碎石机，SWL时已不再需要麻醉和ECG触发。

据最初的文献报道，使用压电式碎石机进行无ECG触发的SWL治疗后，偶有患者出现心律失常。然而，最近一些学者在对患者进行动态心电图监测后发现，采用压电式碎石机治疗时，仍有2.0%~5.9%患者发生心律失常或原有的心律失常加重。SWL期间的动态心电图提示，这种波源的碎石机如同第一代碎石机，在SWL过程中也常会导致患者产生房性和室性快速心律失常。研究还发现，SWL治疗有时还会导致慢速心律失常，并且SWL产生的心律失常与患者本身存在的心律失常没有相关性。

采用电磁式碎石机进行无ECG触发的SWL治疗时，心律失常的发生率为1.4%~9.0%，其中室性心律失常更常见。但到目前为止，尚未发现任何一例患者的心律失常具有重要临床意义。不过原先患有心律失常的患者，在接受 SWL 治疗时更可能会发生室性期前收缩或心动过缓加重，需特别注意。Chaussy 对比了第一代液电式碎石机和电磁式碎石机，在无 ECG 触发条件下进行的 SWL 治疗，结果表明，为完成最后的碎石，前者仍有 11% 需要采用 ECG 触发。

目前认为，SWL 期间心律失常主要跟下面几个因素有关：①SWL 之前患者就存在的心律失常，只是在 SWL 时通过动态心电图监测才发现；②某些神经介导的反射可激发交感神经兴奋和刺激心肌细胞，这些反射来自肾小管肾脏的刺激、或冲击波和心理因素（恐惧或压力）导致的疼痛；③非生理性的体位有碍下腔静脉的回流，从而引起心血管系统的不良反应；④冲击波对心肌的直接作用，但最近研究发现，左、右上尿路 SWL 时心律失常的发生率无明显区别，似乎排除了冲击波对心肌的直接作用；⑤麻醉镇痛药的药理作用，但 Zanetti 发现，心律失常的发生率与麻醉镇痛药的使用以及冲击波的剂量和数量之间并无相关性，而心律失常几乎全发生于治疗肾结石时。

虽然使用新型碎石机患者也可发生心律失常，但未采取 ECG 触发的 SWL 仍被证实是安全而有效的，对于任何患者，一般没有必要放弃 SWL 治疗。复杂心律失常或严重心脏病患者 SWL 时需要动态心电图监测，如出现异常，可暂停治疗。必要时采取 ECG 触发 SWL，或使用药物（如阿托品）治疗。即使治疗已知的心律失常患者，ECG 触发系统也极少被采用，但在某些情况下为最终完成碎石治疗，启动这一系统仍是必要的。

三、胃肠道反应

少数患者可出现胃肠道反应，如恶心、上腹痛，伴有呕吐，多发生于肾结石、上段输尿管结石 SWL 治疗中。术前有肾绞痛的患者在 SWL 时尤其容易诱发恶心、呕吐，术中随着肾绞痛的缓解，这些症状可减轻。此外，术前使用哌替啶也是造成恶心和呕吐等不良反应的原因之一。

胃肠道反应往往使患者变得焦虑和烦躁，可暂停治疗，让患者喝少量温水，做深呼吸，或肌注阿托品。待患者症状缓解后继续治疗，但应适当降低冲击电压。有人认为，在冲击波源对侧的体表部位（如治疗肾结石时于上腹部）加一水囊，可使冲击波由此传播至体外，避免冲击波反射回体内，减少胃肠道反应。

四、低血糖反应

可能与SWL前空腹有关，最突出的临床表现是大汗淋漓、面色苍白、心慌气短、虚弱乏力、甚至虚脱。此时应停止治疗，立即静脉推注高渗葡萄糖，患者可逐渐缓解。为防止SWL中的低血糖反应，治疗前最好常规饮用含糖液体。

五、迷走神经反应

SWL过程中，偶有患者会发生迷走神经反应。通常发生于冲击500~1500次时，患者突然出现面色苍白、胸闷、血压下降、心率减慢、甚至晕厥。冲击波刺激引起迷走神经反应的机制尚不清楚。推测可能是由于肾和上段输尿管结石治疗中，冲击波刺激腹腔神经丛、胸膜或膈肌引起的迷走神经兴奋所致。低血糖或精神紧张可能是诱发因素。停止冲击波发射后患者常可自行缓解。必要时可肌注阿托品0.5mg。

SWL治疗中偶尔会引起晕厥。晕厥发生后应立即停止冲击波治疗，去枕平卧，吸氧，快速输液，并测量血压、心电监护，亦可静脉推注高渗葡萄糖溶液，多数患者可逐渐缓解。若血压不能回升、症状未能缓解，可静脉注射肾上腺素0.5mg。晕厥为一过性的反应，晕厥缓解后，部分患者仍可继续碎石治疗。少数心电图明显异常的患者应暂时终止治疗。

（张东方）

第六节 冲击波碎石后的处理

一、一般处理

SWL是一种超微创治疗，术后很少需要特殊处理。SWL后几乎所有的患者都有程度不同的血尿，大多在次日消失，不必用止血药及其他任何治疗。其他一些有限的处理措施如下。

（一）止痛

在SWL后，患者受冲击的区域常有不适和疼痛，但有时难以量化和定位。

有些表现为腰背部痛，可能为腰背肌肉罹受冲击波震荡所致，特别在体瘦患者较多见，通常在应用高电压治疗时间较长后更易出现。局部用热水浸浴两周后症状可明显减轻。肾上盏结石或多发肾盏结石患者似有更多的不适感，这可能由于冲击波焦点靠近具有神经分布的肾被膜，且当术后肾组织肿胀时，进一步压迫和牵拉肾被膜所致。

在治疗后 6~8h 内很少发生肾绞痛。如果患者在头几个小时内主诉剧烈疼痛，提示可能有肾内或肾周血肿，若有持续疼痛而无结石排出，应做超声检查或 CT 检查，以证实是否有肾内或肾周出血。

2%~4% 的患者术后可出现肾绞痛，一般发生在术后 12h 以后。肾绞痛发作时可给予止痛治疗如双氯芬酸钠栓（参考"急性肾绞痛"）。一般不提倡应用阿托品之类的解痉药物，因这类药物可以减慢输尿管的蠕动，不利于排石，而且止痛效果不佳。

当结石碎粒到达输尿管膀胱交界处时，患者易出现下腹痛伴尿频、尿急、尿痛等膀胱刺激症状。如果在碎石后 12h 内，大量被粉碎的结石已下降到下段输尿管，特别是近膀胱段，症状则更加明显。这主要是由于碎石紧塞输尿管膀胱交界处的输尿管引起痉挛和梗阻所致，可用坦索罗辛之类的 α_1 受体阻滞药。

（二）排石

SWL 后应注意观察患者的排石情况及其相应的各种不良反应。在治疗后的 12h 内，多数患者可开始排出结石碎粒，输尿管结石平均排净时间为 4.6 天，肾结石排石时间较长。一般来说，作用力越大（如年纪较轻的人），尿路的蠕动力就越强，碎石排出越快和越完全。多数大结石在治疗后 4~6 周内才间断地排出。奇怪的是，有时虽然输尿管内只有 1 枚结石或细小砂粒，却引起输尿管痉挛，而排出直径达 6mm 的结石碎块的患者却反而无任何症状。这可能是由于：①输尿管内多数大小不等的结石碎块在输尿管内形成不规则的排列，不易引起输尿管痉挛而缩紧结石；②石巷中的多数不规则结石碎块仍然保留缝隙，可让尿液顺利通过促使碎块排出，不易发生肾内高压；③大结石在 SWL 之前常事先插入输尿管支架管，可扩张和松弛结石碎块嵌顿的狭窄部位，从而大大减少了术后近期肾绞痛的发生。

SWL 后患者的活动和体位引流对排净结石是有帮助的，这取决于结石的体积、部位以及肾脏的解剖结构。对于一些较小的结石，SWL1 周后如无血尿，可鼓励患者做跳跃式活动，促使结石早日排出；对于其他较大结石或特殊部位的结石，要避免剧烈活动，以免造成石巷或加重血尿。肾结石术后多采取患侧在上的卧位；肾下盏位于肾盂出口的下方，结石难以排出，术后应做体位倒置，同时叩击肾区水平的脊柱，但老年人和有心血管疾病的患者不能采用，以免发生意外。马蹄肾的肾盂输尿管位于肾脏的前面，因此，马蹄肾结石术后多采取俯卧位有利于排石。患者应多饮水，有利于排石和防止尿路感染。

SWL 后利用排石床辅助排石也是有效的。排石床的中部装有振动器（振动幅度和频率可调）。患者根据情况可取仰卧位或俯卧位，用宽带将患者固定后，可旋转床板使患者体位倒置，同时开启振动器，借助重力加振动的作用，可促进结石排出。笔者曾用可转动式 X 线检查台观察了肾内多发性巨大结石 SWL 后碎石的排出情况，当患者体位倒置时，在 X 线透视下，可清楚看到肾盏内的结石粉末流入输尿管的过程。

似乎有令人信服的证据证实应用 α 受体阻滞药可促进结石的排出，提高无石率，并且降低镇痛的需求。Küpeli 对 48 名直径 5~16mm 的远端输尿管结石进行了一项随机试验，结果表明，SWL 术后服用 15 天坦索罗辛，其无石率为 70.3%，明显高于对照组的 33.3%。Gravina 对 130 例直径 4~20 mm 的肾结石患者，单期 SWL 后，随机给予坦索罗辛联合甲基泼尼松龙 75 mg，双氯芬酸或只用甲基泼尼松龙和双氯芬酸治疗，时间最长 12 周，坦索罗辛组的成功率明显较高（78.5% vs 60%）。Georgiev 的研究结果是：坦索罗辛不仅可以提高排石率，还可降低再住院率，且重度肾绞痛发作时间也明显较短。

另有研究表明，SWL 后服用枸橼酸盐可防止含钙结石的结晶及残石重新聚集，有利于结石的排出；作为一种碱性药物，它可使尿液碱化，有利于尿酸结石和胱氨酸结石的溶解。临床上，除磷酸铵镁结石外，其他各种成分的结石，SWL 后常规应用枸橼酸盐作为辅助治疗是必要的。然而，目前所用的中药排石药物大都是以中药八正散为组方的排石冲剂，其中一味重要的成分是木通（关木通），因含有马兜铃酸可致急性肾小管坏死和泌尿系上皮肿瘤，所以其临床应用遭受质疑。况且，这类中药缺少令人信服的前瞻性、随机性和对照性研究来证明排石效果的可靠性。

(三) 抗生素的应用

根据南京大学鼓楼医院的临床调查，输尿管结石 SWL 后很少并发尿路感染，不必常规使用抗生素。对原有感染的患者和有潜在感染因素（如畸形肾、糖尿病）的患者，应继续控制和预防感染。一般情况下，肾结石患者可于术后继续口服抗生素 3~5 天，感染严重者需要静脉滴注抗生素。

二、复治间期

难治型结石常需多期 SWL 治疗，但复震前必须明确其必要性和疗效，判定标准（见术后随访）。另外 Jendeberg 的一项研究可以作为参考，在 392 例患者中，20 周内结石的自发通过率：0~2mm 为 98%，3mm 为 98%，4mm 为 81%，5mm 为 65%，6mm 为 33%，≥6.5mm 为 9%。据此可大致评估结石排出的可能性，以决定是否需要复震。两期 SWL 之间的最佳间隔期限，应根据肾损伤的恢复时间、排石时间与梗阻性肾功损害这三者之间的关系进行权衡后确定，每期 SWL 的间隔时限以 2~3 周为宜。

首先，原则上应在前次 SWL 受创组织愈合后进行下次复震。Atif 等研究发现，SWL 后肾小球肾小管的短暂损伤，至少需 7 天才能恢复。Ryan 的实验证实，单期采用过量的冲击波，要比间隔两周多期治疗所造成的肾实质瘢痕更为严重。尿酶检测和肾核素闪烁检查是测定和衡量肾功能的手段，多项研究提示，SWL 后 1~2 周，尿酶和肾小球滤过率便可恢复至正常水平。动物实验发现，冲击波可导致输尿管出现肌层及浆膜层水肿，肌细胞空泡化、线粒体肿胀及线粒体嵴破坏等改变，输尿管收缩性也在冲击后第 1 天明显下降，但 3 天后恢复正常。临床治疗中也发现，某些反复冲击无效改用开放手术的患者，输尿管壁已发生纤维化甚至瘢痕化，周围粘连严重。

其次，应考虑结石排出的时间。根据一项临床应用性调查，SWL 后结石的排净率可随时间推移而增高。有些患者术后 3 天 X 线复查结石影像无明显改变，但等待 3 周之后，其间未经任何治疗，结石完全排净。看来，术后早期的 X 线复查并不能真实反映结石的内在变化，难免造成误判。在一项研究中，有些结石的 X 线影像在术后早期似无改变，但经放大观察，其形状和密度已发生细微改变，甚至见具有多处裂痕。这一现象在输尿管结石中尤为明显。一些先前因

SWL 疗效不佳而改行输尿管镜的病例中，镜下亦可见到结石主体已经碎裂。根据以上观察，可以推测，随着输尿管壁消肿，管腔增大，碎石颗粒松动后能够逐步排出。

因此，SWL 后的复震或者其他辅助治疗的间隔时限一般为 2~3 周。虽然 2017 年 EUA 指南指出输尿管结石可在 1 天内复震，从避免过度治疗角度出发，同一部位输尿管结石 SWL 间隔时间建议至少在一周以上，结石移动到远离前次 SWL 部位方可在 1 天内复震。为减轻组织损伤和降低治疗成本，切忌急功近利的短时间内反复冲击。治疗间期过短不利于组织的恢复，也未必有助于结石的排出；但间期过长，则梗阻的时间也会相应延长，导致肾功能的损害。

三、术后随访

所有患者 SWL 后都需要进行随访，随访分近期随访和远期随访。

（一）近期随访

近期随访的目的主要是观察结石排出情况，是否发生并发症，同时需要进行疗效评定，以对疾病的转归和 SWL 技术的应用情况进行管理。具体要点如下。

1. 随访时间　首次随访复查时间可定在术后 2~3 周，因为 SWL 引起的充血水肿一般在一周后消失，而且结石排出也需要时间。但是，如果术后出现严重的血尿和疼痛，则需要及时复查。随后的复查可根据首次随访结果进行安排。近期随访的终点是最后 1 期 SWL 术后 90 天，这是国际上公认的 SWL 近期随访终点；在这个时间内结石排尽同时没有发生并发症，可提前终止随访。

2. 随访内容　询问术后症状、收集碎石和影像学检查是近期随访的重要内容。SWL 后发生严重肾区疼痛、发热、重度血尿者，应及时进行实验室和影像学检查，并做相应处理。影像学检查主要包括 B 超和 KUB 平片检查，CT 不应作为常规的复查手段，仅在超声和 KUB 未能明确诊断的情况下选择。

观察和收集排出的结石目的是根据排石量来估计治疗效果，同时也为下一步治疗提供重要参考。具体可用纱网过滤尿液，用棉签蘸出结石，并在室温下晾干（不宜烘烤）。将标本送往结石分析中心进行成分分析。

3. 疗效评定标准　目前国际上公认的疗效判定标准如下。

（1）结石排净：KUB 显示体内无碎石颗粒。

（2）完全粉碎：KUB 显示残石长径 < 4mm。

（3）部分粉碎：KUB 显示残石长径 ≥ 4mm。

（4）未粉碎：KUB 显示结石主体变化不大。

关于结石完全粉碎的标准，美国 FDA 和 AUA（美国泌尿学会）定义为残石长径 < 5mm；欧洲定义为残石长径 < 3mm；当今大多数文献多以残石长径 < 4mm 为准。成功率是指结石排净率（无石率）与完全粉碎率的总和，失败率是指结石部分粉碎率与未粉碎率的总和。

国外以 KUB 作为疗效判断标准。在我国，B 超一般作为首次复查手段，超声可反复多次检查。笔者认为，对肾脏和输尿管上中段结石，如 KUB 和超声检查结石消失，则为无石。若为阴性结石，应至少两次超声检查提示结石消失，且无相关并发症如肾积水和输尿管扩张时，方可定义为无石。对输尿管壁间段和膀胱结石，若超声复查提示结石消失，可定义为无石。若 90 天后结石仍未排净，则为结石残留。

（二）远期随访

远期随访主要是观察残石的转归，有无远期并发症，结石有无复发。尿石病是一种终身性疾病，复发率高，因此，无论结石是否排净，都应进行远期随访。对高风险患者，应进行代谢评估，诊断结石病因并进行个体化防治。表 12-6 为欧美国家的随访建议。鉴于超声的便利性和无辐射，我们建议首选超声作为随访的主要方法，当结石复发需要治疗时，再进行 X 线检查。

表 12-6 泌尿系结石的随访方法

患者情况	随访方法	证据级别
初发的草酸钙结石或磷酸钙结石的患者，且结石已经排净，无复发风险存在时	不需要影像学检查随访	3/4 级证据，C 级建议
对于儿童、尿酸结石和胱氨酸结石患者	优先超声检查	—
对于无症状的不透 X 线结石	KUB，1 次 / 年	4 级证据，C 级建议
成年人复发性草酸钙或磷酸钙结石患者，且结石已经排净		4 级证据，C 级建议
有症状或有代谢异常的患者	需其他检查方法和更高的检查频率	4 级证据，C 级建议

（张东方）

附 碎石专用病案

SWL 相对安全，大多为门诊治疗，仅少数在病房治疗。鉴于这一技术的特殊性，其病历书写的内容应介于门诊病历与病房病历之间，既要满足医疗质量的控制（QC），又要涵盖科研工作中涉及的所有指标。最好使用数码字符式系统取代关键指标，以便计算机统计处理。在此顺便介绍结石体积的测量方法。

一、病案范例

1. 例一

SWL 病历

住院号_____ 病床号_____ X 线片号_____ 碎石号_____
姓名_____ 性别____ 年龄____ 职业____ 籍贯_____ 出生地_____
住址_____

病 史

主要症状：病程_____ 肾绞痛_____ 腰痛_____ 血尿_____ 发热_____ 尿频_____
　　　　　尿急_____ 尿痛_____ 排尿困难_____ 恶心_____ 呕吐_____
既往结石病史：_____
结石相关病史：习惯饮水量_____ml/d 痛风_____ 胃肠疾病_____ 骨病_____
　　　　　　　肾钙化_____ 慢性尿路感染_____ 长期制动_____
其他重要病史：高血压_____ 心脏病_____ 血液病_____
家族结石病史：父_____ 母_____ 兄_____ 弟_____ 姐_____ 妹_____
　　　　　　　子_____ 女_____ 夫_____ 妻_____
妊娠史：_____

体 检

主要体征：T_____ P_____ R_____ BP_____
　　　　　腹部压痛_____ 肾区叩击痛_____ 其他_____

检 验

血常规：WBC_____ RBC_____ Hb_____ PT_____
出、凝血时间：BT_____ CT_____
血生化：钾_____ 钠_____ 氯_____ 钙_____ 镁_____ 磷_____

肌酐_____ CO$_2$CP_____ 尿酸_____ 血糖_____

尿常规：WBC_____ RBC_____ pH_____ 脓细胞_____ 晶体_____

亚硝酸盐_____ 尿糖_____

24h 尿液分析：钠_____ 钙_____ 镁_____ 磷_____ 硫_____ 尿酸_____

磷酸盐_____ 草酸盐_____ 枸橼酸盐_____ 胱氨酸_____

尿培养与药敏：_____

特　检

B 超_____ KUB_____

IVP_____ 其他_____

检查结果

结石位置：_____

结石数目：_____

结石大小：_____mm×_____mm；_____mm×_____mm；_____mm×_____mm

结石形状：_____圆形_____不规则_____鹿角形_____部分鹿角形_____

结石性质：透光_____ 不透光_____ 半透光_____

结石成分：_____

辅助治疗史：_____

确定诊断：_____

代谢评估：_____

记录：_____

日期：_____年_____月_____日

2. 例二

SWL 的简化式记述系统

简化式记述系统便于 SWL 病案记载、预测碎石费用、合理制订治疗方案，尤其是便于计算机数据存储和统计学处理。尿石 SWL 图文记述系统包括图解（图 12-1）和代码两部分。

（1）图解：绘制人体、泌尿系正位解剖示意图（图 12-2）。根据 KUB 平片、静脉泌尿系造影和 B 超检查的结果，直接在图中标注结石的部位和数目。亦可将原始影像学资料的缩幅图片直接附在这一系统中。

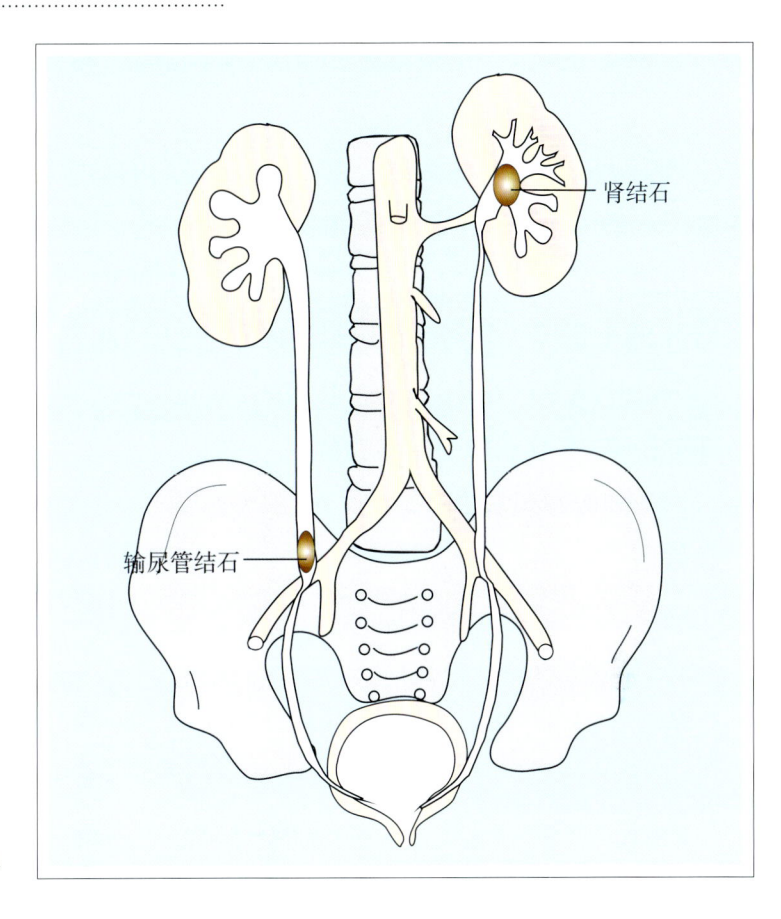

图 12-1　结石部位图解

（2）代码：用字母和数码代表各种参数，记录和描述与 SWL 有关的核心内容。

①尿石特征的代码：同样根据影像学检查所见，横向依次填写结石的三个主要参数。

　　　　　KL：N_____S_____L_____（KL 指左侧肾脏）
　　　　　KR：N_____S_____L_____（KR 指右侧肾脏）
　　　　　UL：N_____S_____L_____（UL 指左侧输尿管）
　　　　　UR：N_____S_____L_____（UR 指右侧输尿管）

式中，N 指上尿路某一具体部位的结石数目；S 是直径来代表结石的大小，单位是 mm；L 表示结石部位，总共划分为 8 个部分：肾脏包括肾盂（P）、上盏（U）、中盏（M）、下盏（L）；输尿管包括上段（U）、中段（M）、下段（L）、结合部（J）。

举例说明记述方法，KL：N1S28LPml—左肾结石一枚，直径 28mm，累及肾盂、中盏和下盏（部分鹿角形）。UR：N1S12LM—右侧输尿管结石一枚，直径 12mm，位于中段。

② SWL 的代码：用来记述 SWL 的技术参数，排列顺序如下。

    S_____M_____kV_____SW_____

式中，S 是 SWL 的治疗期数；M 代表每期的治疗时间，单位为 min；kV 是工作电压，单位为千伏；SW 是发射次数。

记述方法举例，UR：N1S12LLM → S1M50kV14SW1800，表示右侧输尿管中段结石 SWL 的第一期治疗，历时 50min。电压 14kV，共发射 1800 次。

③ 治疗结果：用字母表示：R 代表结石排净；C 代表结石完全粉碎；P 代表结石部分粉碎；N 代表结石未被粉碎。

冲击波碎石记录单

姓名（Name）_____性别（Sex）_____年龄（Age）_____序号（No.）_____

确定诊断（Definitive Diagnosis）：

碎石日期（Date of SWL）：

治疗代码（Code of Treatment）：

KL: N		S		L	→S		M		kV		SW	→ R		C		P		N
KR: N		S		L	→S		M		kV		SW	→ R		C		P		N
UL: N		S		L	→S		M		kV		SW	→ R		C		P		N
UR: N		S		L	→S		M		kV		SW	→ R		C		P		N

随访日期（Date of Follow-up）：

随访结果（Results of Follow-up）：

经治医师（Referring Doctor）：

3. 例三

SWL 治疗记录单

姓名_____性别_____年龄_____治疗序列_____治疗期_____治疗日期_____

术前诊断：_____

术前准备：_____

结石参数：_____

治疗部位_____结石大小_____治疗深度_____

冲击波参数：_____

冲击电压_____冲击次数_____频率_____

结石图像变化：① 结石散开，形态改变；② 形态略有改变；③ 形态基本无改变

疼痛指数：2，4，6，8，10
不良反应：_____
设备：_____
定位方式：B超、X线、X线+B超
透视条件：_____
KV_____ MA_____ 透视时间_____
术前、术中、术后图像
操作者：_____ 治疗日期：_____

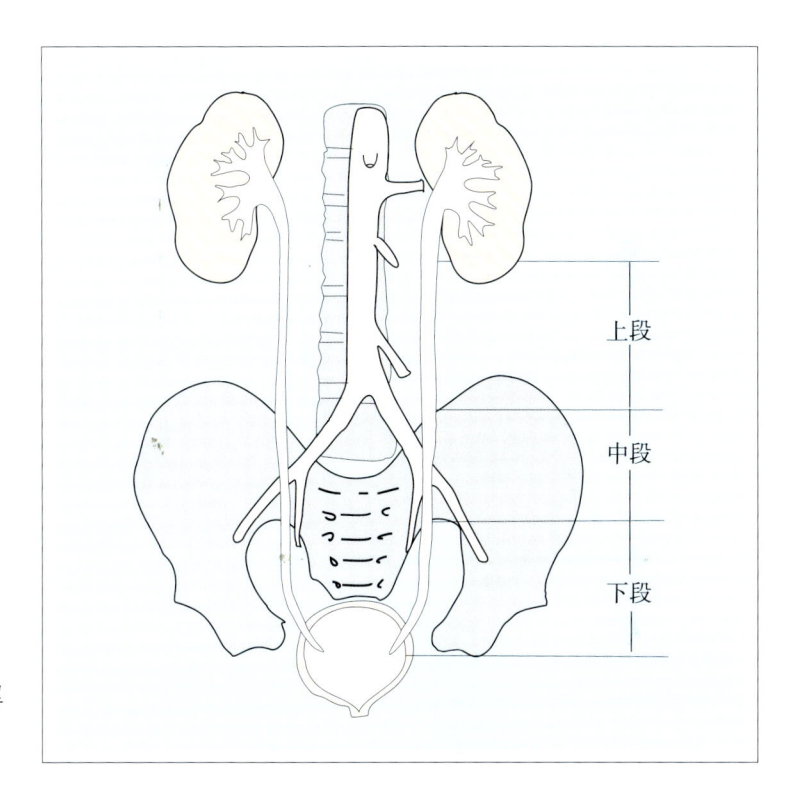

图 12-2 泌尿系正位解剖示意图

二、结石体积的测量方法

SWL 治疗方案的制订主要取决于结石的体积。但因结石的形状大都不规则，对其测定的标准至今尚难统一。目前，国际上对结石的测量手段多以 X 线片为准。虽然 X 线片对结石的面积略有放大作用，但这对 SWL 来讲是可以忽略不计的。目前，常用的测量方法如下。

1. 按结石的长径测量 该法的数据单一，容易想象，在临床上最常用。但因结石的宽径不一，所以长径与结石实际体积的比例关系往往也不太一致。不难推算，两枚长度相同但宽度不同的结石在体积上可能相差很大，例如，假定两枚输尿管结石的体积分别是 12mm×10mm×10mm 和 12mm×5mm×5mm，尽管两者长度相同，但体积约差 4 倍，这样，在理论上 SWL 时所需能量至少相差 4 倍。

2. 按结石的（长＋宽）/2 测量 在计算上较繁琐，故不常用。但它与结石的体积有较好的相关性，尤其是在输尿管结石的 SWL 时，决定疗效的往往是结石的宽径。因为结石的宽径代表结石的直径，较粗的结石往往嵌顿于输尿管腔内，所以治疗难度确比狭细的结石要大得多。

3. 按结石体量（burden）测量 为结石长、短两径之和，如图 12-3 所示。

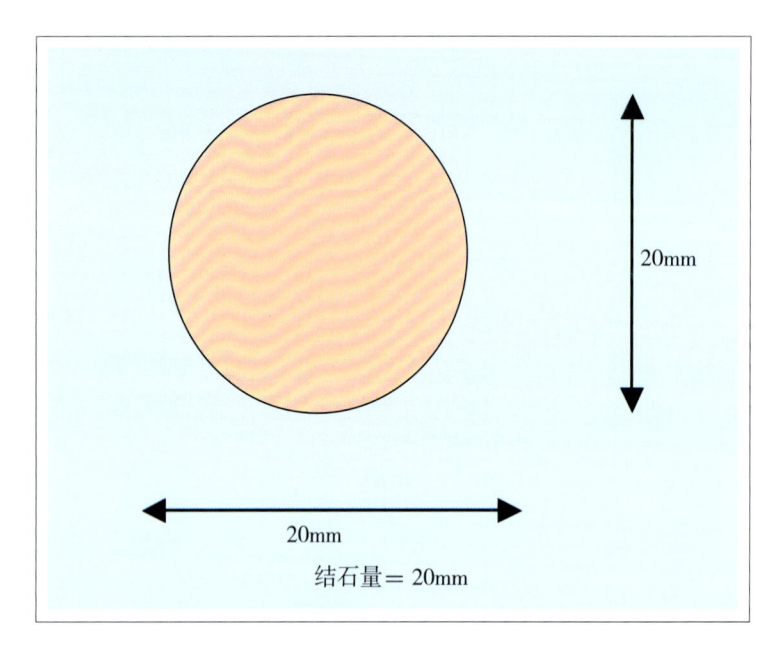

图 12-3 结石体量计算方法（若结石两个径均为 20mm，结石量则为 40mm）

4. 按结石面积测量 可用计算机测定，是一种比较准确的方法，可用来预测单位面积的冲击波受量，但其缺点是在方法上比较繁琐，使用时对具体面积的大小难以想象，故在临床上也较少使用。

5. 按结石的体积测量 多层螺旋 CT 可通过软件计算结石的体积，这一数据比较客观反映结石负荷。同时还可通过 CT 值评估结石的密度。

（张东方）

参考文献

［1］孙西钊，张东方. 泌尿系冲击波碎石的准备与处理∥孙西钊. 医用冲击波. 北京：中国科

学技术出版社，2006: 323-354.

[2] Assimos D, Krambeck A, Miller NL, Monga M, Murad MH, Nelson CP, et al. Surgical management of stones: american urological association/endourological society guideline, PART II. J Urol, 2016, 196:1161-9.

[3] Chaussy C, Brendel W, Schmiedt E. Extracorporeally induced destruction of kidney stones by shock waves. Lancet, 1980, 2:1265-8.

[4] Singh BP, Prakash J, Sankhwar SN, Dhakad U, Sankhwar PL, Goel A, et al. Retrograde intrarenal surgery vs. extracorporeal shock wave lithotripsy for intermediate size inferior polecalculi: a prospective assessment of objective and subjective outcomes. Urology, 2014, 83:1016-22.

[5] Park J, Shin DW, Chung JH, Lee SW. Shock wave lithotripsy versus ureteroscopy for ureteral calculi: a prospective assessment of patient-reported outcomes. World J Urol, 2013, 31:1569-74.

[6] Smith DP, Graham JB, Prystowsky JB, Dalkin BL, Nemcek Jr AA. The effects of ultrasound-guided shock waves during early pregnancy in Sprague-Dawley rats. J Urol, 1992, 147:231-4.

[7] Chaussy CG, Fuchs GJ. Current state and future developments of noninvasive treatment of human urinary stones with extracorporeal shock wave lithotripsy. J Urol, 1989, 141:782-9.

[8] Neri E, Capannini G, Diciolla F, Carone E, Tripodi A, Tucci E, et al. Localized dissection and delayed rupture of the abdominal aorta after extracorporeal shock wave lithotripsy. J Vasc Surg, 2000, 31:1052-5.

[9] Tse GH, Qazi HA, Halsall AK, Nalagatla SR. Shockwave litho-tripsy: arterial aneurysms and vascular complications. JEndourol, 2011, 25:403-11.

[10] Klingler HC, Kramer G, Lodde M, Dorfinger K, Hofbauer J, Marberger M. Stone treatment and coagulopathy. Eur Urol, 2003, 43:75-9.

[11] Ruiz H, Saltzman B. Aspirin-induced bilateral renal hemorrhage after extracorporeal shock wave lithotripsy therapy: implications and conclusions. J Urol, 1990, 143:791-2.

[12] Knorr PA, Woodside JR. Large perirenal hematoma after extracorporeal shock-wave lithotripsy. Urology, 1990, 35:151-3.

[13] Sare GM, Lloyd FR, Stower MJ. Life-threatening haemorrhage after extracorporeal shockwave lithotripsy in a patient taking clopidogrel. BJU Int, 2002, 90:469.

[14] Alsaikhan B, Andonian S. Shock wave lithotripsy in patients requiring anticoagulation or antiplatelet agents. Can Urol Assoc J, 2011, 5:53-7.

[15] Rechenmacher SJ, Fang JC. Bridging anticoagulation: pri-mum non nocere. J Am Coll Cardiol, 2015, 66:1392-403.

[16] Lee HY, Yang YH, Shen JT, Jang MY, Shih PM, Wu WJ, et al. Risk factors survey for extracorporeal shockwave lithotripsy-induced renal hematoma. J Endourol, 2013, 27:763-7.

[17] Knapp PM, Kulb TB, Lingeman JE, Newman DM, Mertz JH, Mosbaugh PG, et al. Extracorporeal shock wave lithotripsy-induced perirenal hematomas. J Urol, 1988, 139:700-3.

[18] Nussberger F, Roth B, Metzger T, Kiss B, Thalmann GN, Seiler R. A low or high BMI is a risk factor for renal hematoma after extracorporeal shock wave lithotripsy for kidney stones. Urolithiasis, 2017, 45:317-21.

[19] Dhar NB, Thornton J, Karafa MT, Streem SB. A multivariate analysis of risk factors associated with subcapsular hema-toma formation following electromagnetic shock wave lithotripsy. J Urol, 2004, 172:2271-4.

[20] Newman LH, Saltzman B. Identifying risk factors in development of clinically significant post-shock-wave lithotripsy subcapsular hematomas. Urology, 1991, 38:35-8.

[21] Rowe TA, Juthani-Mehta M. Diagnosis and management of urinary tract infection in older adults. Infect Dis Clin NorthAm, 2014, 28:75-89.

[22] Garibaldi RA, Burke JP, Dickman ML, Smith CB. Factors pre-disposing to bacteriuria during indwelling urethral catheterization. N Engl J Med, 1974, 291:215-9.

[23] Schwaderer AL, Wolfe AJ. The association between bacteria and urinary stones. Ann Transl Med, 2017, 5:32.

[24] Pearle MS, Roehrborn CG. Antimicrobial prophylaxis prior to shock wave lithotripsy in patients with sterile urine before treatment: a meta-analysis and cost-effectiveness analysis. Urology, 1997, 49:679-86.

[25] Mira Moreno A, Montoya Lirola MD, Garcia Tabar PJ, Galiano Baena JF, Tenza Tenza JA, Lobato Encinas JJ. Incidence of infectious complications after extracorporeal shock wave lithotripsy in patients without associated risk factors. J Urol, 2014, 192:1446-9.

[26] Honey RJ, Ordon M, Ghiculete D, Wiesenthal JD, Kodama R, Pace KT. A prospective study examining the incidence of bacteriuria and urinary tract infection after shock wave lithotripsy with targeted antibiotic prophylaxis. J Urol, 2013, 189:2112-7.

[27] Türk C, Petrik A, Sarica K, Seitz C, Skolarikos A, Straub M, et al. EAU guidelines on interventional treatment for uro-lithiasis. Eur Urol, 2016, 69:475-82.

[28] Assimos D, Krambeck A, Miller NL, Monga M, Murad MH, Nelson CP, et al. Surgical management of stones: American urological association/endourological society guideline, PART I. J Urol, 2016, 196:1153-60.

[29] Wiesenthal JD, Ghiculete D, Dah RJ, Pace KT. A comparison of treatment modalities for renal calculi between 100 and 300 mm^2: are shockwave lithotripsy, ureteroscopy, and percutaneous nephrolithotomy equivalent? J Endourol, 2011, 25:481-5.

[30] Albala DM, Assimos DG, Clayman RV, Denstedt JD, Grasso M, Gutierrez-Aceves J, et al. Lower pole I: a prospective ran-domized trial of extracorporeal shock wave lithotripsy and percutaneous nephrostolithotomy for lower polenephrolithiasis-initial results. J Urol, 2001, 166:2072-80.

[31] Yuruk E, Binbay M, Sari E, Akman T, Altinyay E, Baykal M, et al. A prospective, randomized trial of management forasymptomatic lower pole calculi. J Urol, 2010, 183:1424-8.

[32] Pace KT, Tariq N, Dyer SJ, Weir MJ, D'A Honey RJ. Mechanical percussion, inversion and diuresis for residual lower polefragments after shock wave lithotripsy: a prospective, single blind, randomized controlled trial. J Urol, 2001, 166:2065-71.

[33] Kumar A, Vasudeva P, Nanda B, Kumar N, Das MK, Jha SK. A prospective randomized comparison between shock wave lithotripsy and flexible ureterorenoscopy for lower caliceal stones ≤ 2 cm: a single-center experience. J Endourol, 2015, 29:575-9.

[34] Sener NC, Imamoglu MA, Bas O, Ozturk U, Goktug HN,Tuygun C, et al. Prospective randomized trial comparingshock wave lithotripsy and flexible ureterorenoscopy for lower pole stones smaller than 1 cm. Urolithiasis, 2014, 42:127-31.

[35] El-Nahas AR, Ibrahim HM, Youssef RF, Sheir KZ. Flexible ureterorenoscopy versus extracorporeal shock wave litho-tripsy for treatment of lower pole stones of 10-20 mm. BJU Int, 2012, 110:898-902.

[36] Pace KT, Weir MJ, Tariq N, Honey RJ. Low success rate of repeat shock wave lithotripsy for ureteral stones after failed initial treatment. J Urol, 2000, 164:1905-7.

[37] Challacombe B, Dasgupta P, Tiptaft R, Glass J, Koffman G,Goldsmith D, et al. Multimodal management of urolithiasis inrenal transplantation. BJU Int, 2005, 96:385-9.

[38] Wiesenthal JD, Ghiculete D, Ray AA, Honey RJ, Pace KT. Aclinical nomogram to predict the successful shock wave lithotripsy of renal and ureteral calculi. J Urol, 2011, 186:556-62.

[39] Patel T, Kozakowski K, Hruby G, Gupta M. Skin to stone dis-tance is an independent predictor of stone-free statusfollowing shockwave lithotripsy. J Endourol, 2009, 23:1383-5.

[40] Pareek G, Armenakas NA, Panagopoulos G, Bruno JJ, Fracchia JA. Extracorporeal shock wave lithotripsy success based on body mass index and Hounsfield units. Urology, 2005, 65:33-6.

[41] Perks AE, Schuler TD, Lee J, Ghiculete D, Chung DG, D'A Honey RJ, et al. Stone attenuation and skin-to-stone dis-tance on computed tomography predicts for stone fragmentation by shock wave lithotripsy. Urology, 2008, 72:765-9.

[42] Hatiboglu G, Popeneciu V, Kurosch M, Huber J, Pahernik S, Pfitzenmaier J, et al. Prognostic variables for shockwavelithotripsy (SWL) treatment success: no impact of body mass index (BMI) using a third generation lithotripter. BJU Int, 2011, 108:1192-7.

[43] Dretler SP. Special article: calculus breakability-fragility anddurility. J Endourol, 1994, 8:1-3.

[44] Ringden I, Tiselius HG. Composition and clinically deter-mined hardness of urinary tract stones. Scand J Urol Nephrol, 2007, 41:316-23.

[45] Williams Jr JC, Saw KC, Paterson RF, Hatt EK, McAteer JA,Lingeman JE. Variability of renal stone fragility in shock wave lithotripsy. Urology, 2003, 61:1092-7.

[46] Bhatta KM, Prien Jr EL, Dretler SP. Cystine calculi rough and smooth: a new clinical distinction. J Urol, 1989, 142:937-40.

[47] Lee TT, Elkoushy MA, Andonian S. Are stone analysis results different with repeated sampling?

Can Urol Assoc J, 2014, 8:E317-22.

[48] Krambeck AE, Handa SE, Evan AP, Lingeman JE. Brushitestone disease as a consequence of lithotripsy? Urol Res, 2010, 38:293-9.

[49] Ouzaid I, Al-qahtani S, Dominique S, Hupertan V, Fernandez P, Hermieu JF, et al. A 970 Hounsfield units (HU) threshold of kidney stone density on non-contrast computed tomography (NCCT) improves patients' selection for extra-corporeal shockwave lithotripsy (ESWL): evidence from aprospective study. BJU Int, 2012, 110:E438-42.

[50] El-Nahas AR, El-Assmy AM, Mansour O, Sheir KZ. A prospective multivariate analysis of factors predicting stone disintegration by extracorporeal shock wave lithotripsy: the valueof high-resolution noncontrast computed tomography. EurUrol, 2007, 51:1688-94.

[51] Joseph P, Mandal AK, Singh SK, Mandal P, Sankhwar SN, Sharma SK. Computerized tomography attenuation value of renal calculus: can it predict successful fragmentation of the calculus by extracorporeal shock wave lithotripsy? A preliminary study. J Urol, 2002, 167:1968-71.

[52] Abdelhamid M, Mosharafa AA, Ibrahim H, Selim HM, Hamed M, Elghoneimy MN, et al. A prospective evaluation ofhigh-resolution CT parameters in predicting extracorporeal shockwave lithotripsy success for upper urinary tract calculi.J Endourol, 2016, 30:1227-32.

[53] Ordon M, Andonian S, Blew B, Schuler T, Chew B, Pace KT.CUA Guideline: management of ureteral calculi. Can UrolAssoc J, 2015, 9:E837-51.

[54] Yamashita S, Kohjimoto Y, Iguchi T, Nishizawa S, Iba A,Kikkawa K, et al. Variation coefficient of stone density: a novel predictor of the outcome of extracorporeal shockwave lithotripsy. J Endourol, 2017, 31:384-90.

[55] Elbahnasy AM, Shalhav AL, Hoenig DM, Elashry OM, Smith DS,McDougall EM, et al. Lower caliceal stone clearance aftershock wave lithotripsy or ureteroscopy: the impact of lowerpole radiographic anatomy. J Urol, 1998, 159:676-82.

[56] Tunc L, Tokgoz H, Tan MO, Kupeli B, Karaoglan U, Bozkirli I.Stones in anomalous kidneys: results of treatment by shockwave lithotripsy in 150 patients. Int J Urol, 2004, 11:831-6.

[57] Turna B, Raza A, Moussa S, Smith G, Tolley DA. Management of calyceal diverticular stones with extracorporeal shockwave lithotripsy and percutaneous nephrolithotomy: long-term outcome. BJU Int, 2007, 100:151-6.

[58] Srivastava A, Ahlawat R, Kumar A, Kapoor R, Bhandari M. Management of impacted upper ureteric calculi: results of lithotripsy and percutaneous litholapaxy. Br J Urol, 1992, 70:252-7.

[59] Chang KD, Lee JY, Park SY, Kang DH, Lee HH, Cho KS. Impactof pretreatment hydronephrosis on the success rate of shockwave lithotripsy in patients with ureteral stone. Yonsei Med J, 2017, 58:1000-5.

[60] Pishchalnikov YA, McAteer JA, Williams Jr JC, Pishchalnikova IV, Vonderhaar RJ. Why stones break better at slow shockwave rates than at fast rates: in vitro study with are search

electrohydraulic lithotripter. J Endourol, 2006, 20:537-41.

[61] Pishchalnikov YA, McAteer JA, Williams Jr JC. Effect of firingrate on the performance of shock wave lithotriptors. BJU Int, 2008, 102:1681-6.

[62] Pace KT, Ghiculete D, Harju M, Honey RJ; University of Tor-onto Lithotripsy Associates. Shock wave lithotripsy at 60 or 120 shocks per minute: a randomized, double-blind trial. JUrol, 2005, 174:595-9.

[63] Madbouly K, El-Tiraifi AM, Seida M, El-Faqih SR, Atassi R, Talic RF. Slow versus fast shock wave lithotripsy rate for urolithiasis: a prospective randomized study. J Urol, 2005, 173:127-30.

[64] Yilmaz E, Batislam E, Basar M, Tuglu D, Mert C, Basar H. Optimal frequency in extracorporeal shock wave lithotripsy: prospective randomized study. Urology, 2005, 66:1160-4.

[65] Honey RJ, Schuler TD, Ghiculete D, Pace KT, Canadian Endourology G. A randomized, double-blind trial to compare shock wave frequencies of 60 and 120 shocks per minute for upper ureteral stones. J Urol, 2009, 182:1418-23.

[66] Kang DH, Cho KS, Ham WS, Lee H, Kwon JK, Choi YD, et al.Comparison of high, intermediate, and low frequency shockwave lithotripsy for urinary tract stone disease: systematic review and network meta-analysis. PLoS One, 2016, 11:e0158661.

[67] Delius M, Jordan M, Eizenhoefer H, Marlinghaus E, Heine G,Liebich HG, et al. Biological effects of shock waves: kidney haemorrhage by shock waves in dogs-administration rate dependence. Ultrasound Med Biol, 1988, 14:689-94.

[68] Rassweiler JJ, Knoll T, Köhrmann KU, McAteer JA, Lingeman JE, Cleveland RO, et al. Shock wave technology and application: an update. Eur Urol, 2011, 59:784-96.

[69] Willis LR, Evan AP, Connors BA, Shao Y, Blomgren PM,Pratt JH, et al. Shockwave lithotripsy: dose-related effects on renal structure, hemodynamics, and tubular function. J Endourol, 2005, 19:90-101.

[70] Mobley TB, Myers DA, Grine WB, Jenkins JM, Jordan WR. Low energy lithotripsy with the Lithostar: treatment results with19,962 renal and ureteral calculi. J Urol, 1993, 149:1419-24.

[71] Lambert EH, Walsh R, Moreno MW, Gupta M. Effect of escalating versus fixed voltage treatment on stone comminution and renal injury during extracorporeal shock wave lithotripsy: a prospective randomized trial. J Urol, 2010, 183:580-4.

[72] McAteer JA, Evan AP, Williams Jr JC, Lingeman JE. Treatment protocols to reduce renal injury during shock wave lithotripsy. Curr Opin Urol, 2009, 19:192-5.

[73] Honey RJ, Ray AA, Ghiculete D; University of Toronto Lithotripsy Associates, Pace KT. Shock wave lithotripsy: a ran-domized, double-blind trial to compare immediate versus delayed voltage escalation. Urology, 2010, 75:38-43.

[74] Handa RK, McAteer JA, Connors BA, Liu Z, Lingeman JE, Evan AP. Optimising an escalating shockwave amplitude treatment strategy to protect the kidney from injury during shockwave

lithotripsy. BJU Int, 2012, 110:E1041-7.

[75] Connors BA, Evan AP, Handa RK, Blomgren PM, Johnson CD, Liu Z,et al. Using 300 pretreatment shock waves in a voltager amping protocol can significantly reduce tissue injury during extracorporeal shock wave lithotripsy. J Endourol, 2016, 30:1004-8.

[76] Skuginna V, Nguyen DP, Seiler R, Kiss B, Thalmann GN, Roth B.Does stepwise voltage ramping protect the kidney from injury during extracorporeal shockwave lithotripsy? Results of a prospective randomized trial. Eur Urol, 2016, 69:267-73.

[77] Handa RK, Bailey MR, Paun M, Gao S, Connors BA, Willis LR, et al. Pretreatment with low-energy shock waves induces renal vasoconstriction during standard shock wave lithotripsy(SWL): a treatment protocol known to reduce SWL-induced renal injury. BJU Int, 2009, 103:1270-4.

[78] Tiselius HG. How efficient is extracorporeal shockwave lithotripsy with modern lithotripters for removal of ureteral stones? J Endourol, 2008, 22:249-55.

[79] Arrabal Polo MA, Arrabal Martin M, Mijan Ortiz JL, Zuluaga Gomez A. Perforation of ascending colon after extracorporeal shock waves lithotripsy. A review of the literature. Actas Urol Esp, 2010, 34:920-1 [Article in Spanish].

[80] Phipps S, Stephenson C, Tolley D. Extracorporeal shockwave lithotripsy to distal ureteric stones: the transgluteal approach significantly increases stone-free rates. BJU Int, 2013, 112:E129-33.

[81] Logarakis NF, Jewett MA, Luymes J, Honey RJ. Variation inclinical outcome following shock wave lithotripsy. J Urol, 2000, 163:721-5.

[82] Cleveland RO, Anglade R, Babayan RK. Effect of stone motionon in vitro comminution efficiency of Storz Modulith SLX. JEndourol, 2004, 18:629e33.

[83] Bohris C,Stief CG,Strittmatter F.Improvement of SWL efficacy:reduction of the respiration-induced kidney motion by using an abdominal compression plate. J Endourol, 2016, 30:411-6.

[84] Honey RJ, Healy M, Yeung M, Psihramis KE, Jewett MA. Theuse of an abdominal compression belt to reduce stone movement during extracorporeal shock wave lithotripsy. JUrol, 1992, 148:1034-5.

[85] Harrogate SR, Yick LM, Williams Jr JC, Cleveland RO, Turney BW. Quantification of the range of motion of kidney and ureteral stones during shockwave lithotripsy in conscious patients. J Endourol, 2016, 30:406-10.

[86] Bohris C, Bayer T, Lechner C. Hit/Miss monitoring of ESWL by spectral Doppler ultrasound. Ultrasound Med Biol, 2003, 29:705-12.

[87] Van Besien J, Uvin P, Hermie I, Tailly T, Merckx L. Ultraso-nography is not inferior to fluoroscopy to guide extracorporeal shock waves during treatment of renal and upper ureteric calculi: a randomized prospective study. Bio Med ResInt, 2017, 2017:7802672.

[88] Pishchalnikov YA, Neucks JS, VonDerHaar RJ,Pishchalnikova IV, Williams Jr JC, McAteer JA. Air pockets trapped during routine coupling in dry head lithotripsy can significantly decrease the delivery of shock wave energy. J Urol, 2006, 176:2706-10.

[89] Jain A, Shah TK. Effect of air bubbles in the coupling mediumon efficacy of extracorporeal shock wave lithotripsy. Eur Urol, 2007, 51:1680-7.

[90] Bohris C, Roosen A, Dickmann M, Hocaoglu Y, Sandner S,Bader M, et al. Monitoring the coupling of the lithotriptertherapy head with skin during routine shock wave lithotripsy with a surveillance camera. J Urol, 2012, 187:157-63.

[91] Neucks JS, Pishchalnikov YA, Zancanaro AJ, VonDerHaar JN,Williams Jr JC, McAteer JA. Improved acoustic coupling for shock wave lithotripsy. Urol Res, 2008, 36:61-6.

[92] Argyropoulos AN, Tolley DA. Uretericstents compromise stone clearance after shockwave lithotripsy for ureteric stones: results of a matched-pair analysis. BJU Int, 2009, 103:76-80.

[93] Sfoungaristos S, Polimeros N, Kavouras A, Perimenis P.Stenting or not prior to extracorporeal shockwave lithotripsy for ureteral stones? Results of a prospective randomized study. Int Urol Nephrol, 2012, 44:731-7.

[94] Kang DH, Cho KS, Ham WS, Chung DY, Kwon JK, Choi YD,et al. Ureteral stenting can be a negative predictor for successful outcome following shock wave lithotripsy in patients with ureteral stones. Investig Clin Urol, 2016, 57:408-16.

[95] Pettenati C, El Fegoun AB, Hupertan V, Dominique S, Ravery V. Double J stent reduces the efficacy of extra-corporeal shock wave lithotripsy in the treatment of lumbar ureteral stones. Cent European J Urol, 2013, 66:309-13.

[96] Pryor JL, Jenkins AD. Use of double pigtail stents in extra-corporeal shock wave lithotripsy. J Urol, 1990, 143:475-8.

[97] Shen P, Jiang M, Yang J, Li X, Li Y, Wei W, et al. Use of ureteral stent in extracorporeal shock wave lithotripsy for upper urinary calculi: a systematic review and meta-analysis. J Urol, 2011, 186:1328-35.

[98] Sharma R, Choudhary A, Das RK, Basu S, Dey RK, Gupta R, et al. Can a brief period of double J stenting improve the outcome of extracorporeal shock wave lithotripsy for renal calculi sized 1 to 2 cm? Investig Clin Urol, 2017, 58:103-8.

[99] Joshi HB, Stainthorpe A, Keeley Jr FX, MacDonagh R, Timoney AG. Indwelling ureteral stents: evaluation of quality of life to aid outcome analysis. J Endourol, 2001, 15:151-4.

[100] Chen K, Mi H, Xu G, Liu L, Sun X, Wang S, et al. The efficacy and safety of tamsulosin combined with extracorporeal shockwave lithotripsy for urolithias is: a systematic review and meta-analysis of randomized controlled trials. J Endourol, 2015, 29:1166-76.

[101] Soygur T, Akbay A, Kupeli S. Effect of potassium citrate therapy on stone recurrence and residual fragments after shockwave lithotripsy in lower caliceal calcium oxalate urolithiasis: a randomized controlled trial. J Endourol, 2002, 16:149-52.

[102] Lee JH, Woo SH, Kim ET, et al. Comparison of patient satisfaction with treatment outcomes between ureteroscopy and shockwave lithotripsy for proximal ureteral stones. Korean J Urol,

2010, 51:788 –793.

[103] Salem HK. A prospective randomized study com paring shock wave lithotripsy and semirigid ureteroscopy for the management of proximal ureteral calculi. Urology, 2009, 74:1216–1221.

[104] Pearle MS, Lingeman JE, Leveillee R, Kuo R, Preminger GM, Nadler RB, et al. Prospective, randomized trial comparing shock wave lithotripsy and ureteroscopy for lower pole caliceal calculi 1 cm or less. J Urol, 2005, 173:2005–9.

第13章

冲击波碎石及其辅助技术的操作和应用

冲击波碎石技术的关键环节是定位和选择治疗参数。不同的设备，其定位技术大同小异，而治疗参数，各碎石机间差异较大。由于目前冲击波剂量难以准确计算，因此，需要操作医生理解并掌握治疗参数的基本概念，同时结合自身设备的性能，合理有效地应用冲击波技术。

第一节 碎石技术操作

一、体位选择

选择体位是SWL的定位和治疗中的重要步骤，随着碎石机定位系统灵活性的改进，一些设备只需要仰卧位即可完成全泌尿系结石的治疗。但有部分碎石机仍需要选择适当的体位。碎石体位应符合以下4个标准：①冲击波径路上能量损耗最小；②有助于清晰显示结石并能使之定位于焦点处；③避开重要脏器和组织，尽量避开肠气的干扰；④患者感觉舒适。

SWL的体位常取决于结石的部位。对于下定位碎石机（波源在治疗床下），治疗肾脏和上段输尿管结石时，绝大部分可采用仰卧位或斜卧位治疗（图13-1，图13-2），有时为避开肋骨或横突的遮挡，更好地显示结石，亦可采用俯卧位治疗。但临床研究表明，俯卧位SWL时，由于冲击波经腹传播，肠腔气体会使冲击波能量衰减，为达到与仰卧位SWL的相同效果，需要增加冲击波次数。中段输尿管结石、下段输尿管结石以及膀胱结石，一般采用俯卧位治疗（图 13-3，图 13-4），对肥胖患者，有时可采用仰卧位治疗（图 13-5）。也可采用坐位治疗下段输尿管结石和尿道结石，冲击波经骨盆出口进入受治部位（图 13-6）。

体外实验表明，结石受到冲击后，结石粉末会使后续的冲击波发生反射和散射，阻碍冲击波的传播，同时，冲击波产生的空化效应作用于结石表面的粉末后，

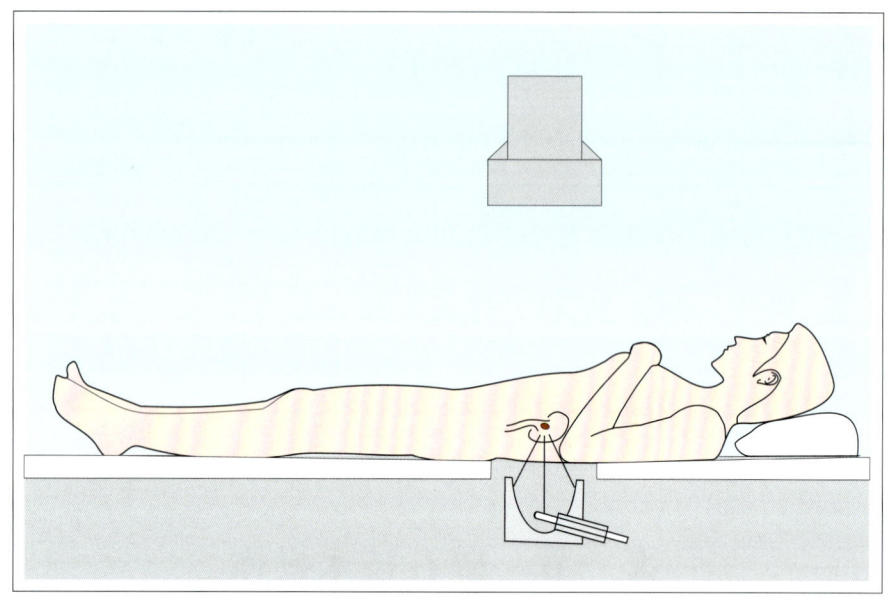

图 13-1 肾结石的仰卧位 SWL 治疗模式图

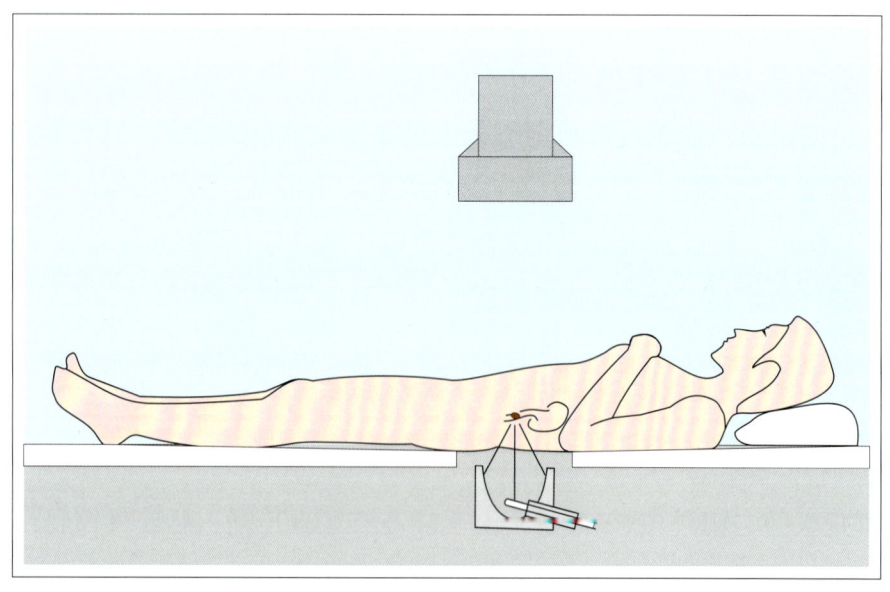

图 13-2 上段输尿管结石的仰卧位 SWL 治疗模式图

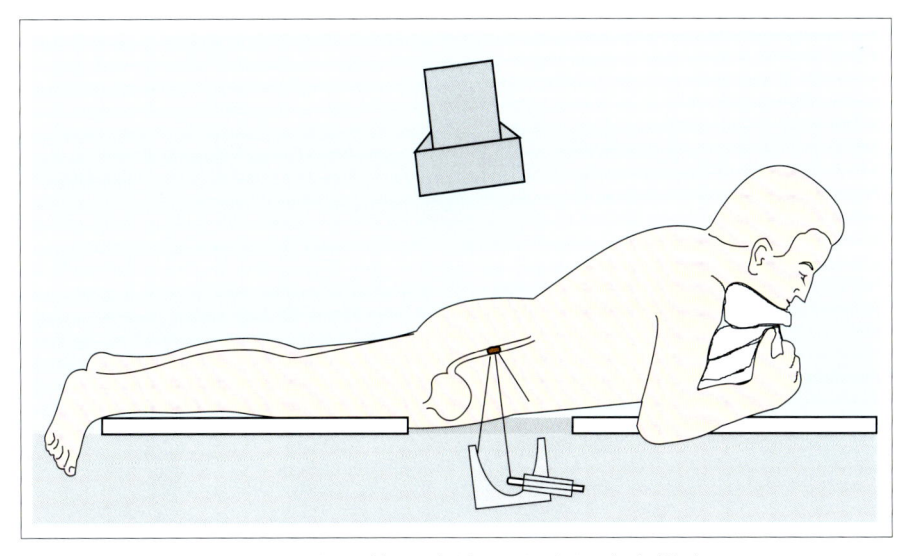

图 13-3　中段输尿管结石俯卧位治疗模式图

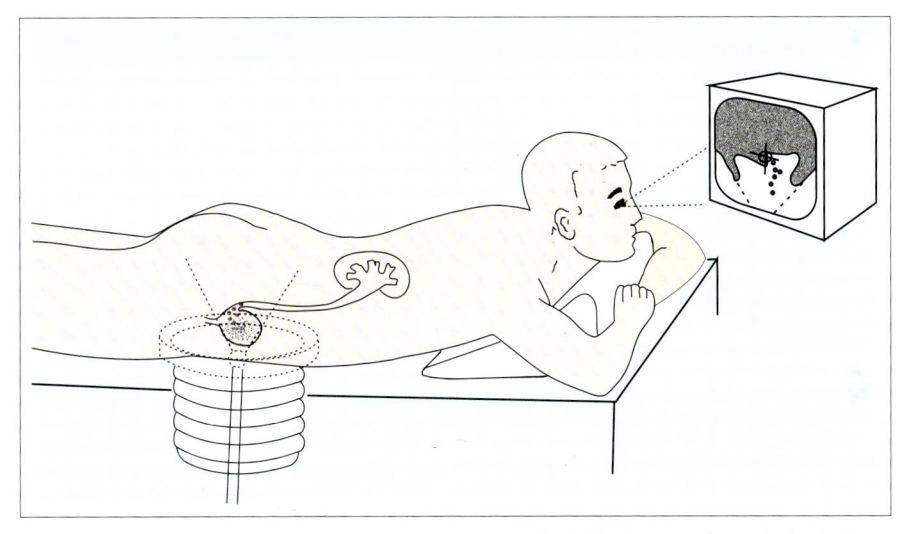

图 13-4　下段输尿管结石的俯卧位 SWL 治疗模式图（内置式超声定位）

也会导致结石粉碎效率下降。对此，在 SWL 治疗过程中，改变体位来转换冲击波在结石表面的作用部位，不仅有助于提高碎石效果，亦可分散局部组织的生物学效应。例如，治疗肾或上段输尿管结石时，可在前半时段采用仰卧位，使冲击波经腰部冲击靶位，而在后半时段再改换为俯卧位，使冲击波经腹部径路完成治疗。对于分期 SWL，亦可在前、后两期分别采用上述不同体位和冲击波路径进行治疗。为此，有些碎石机设计了转动式冲击波源，可从不同角度发射冲击波，使操作更为便捷，患者也可全程采取舒适的仰卧位。

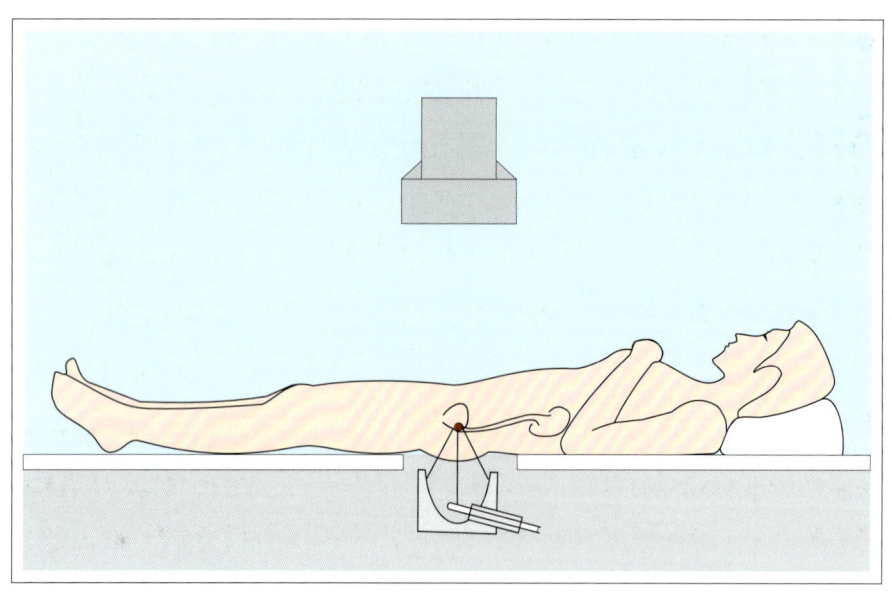

图 13-5　下段输尿管结石经骶部治疗模式图

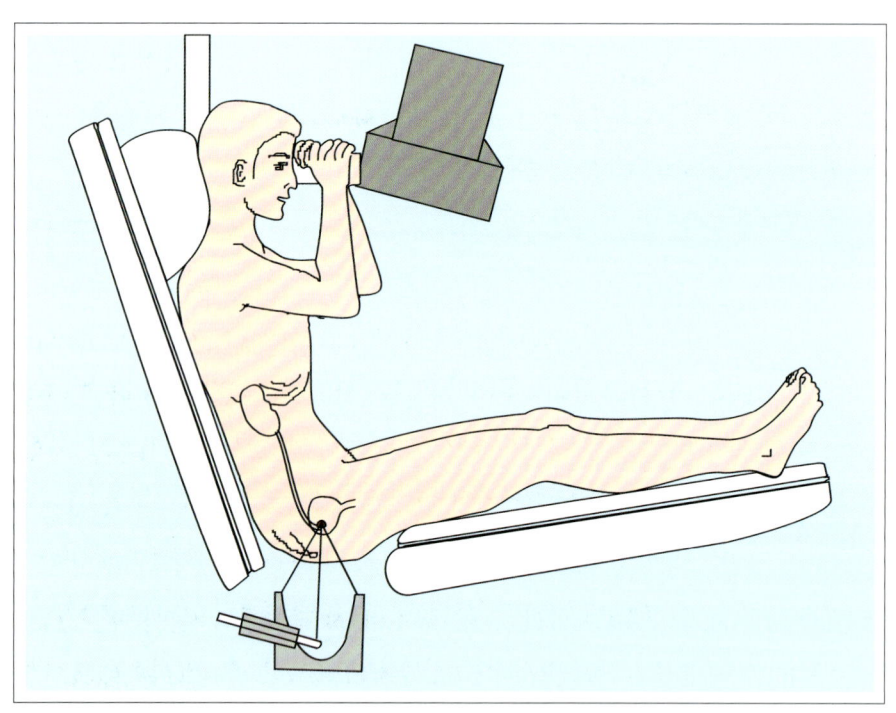

图 13-6　下段输尿管结石经尾部治疗模式图

二、定位程序

结石的定位是通过调节碎石机的定位系统使结石与冲击波焦点相互吻合的过程，也就是将聚焦冲击波瞄准靶位。目前临床上使用的冲击波碎石机有两种定位方式：X线定位和B超定位。两者各有优缺点。X线图像直观，易于掌握，弊端是存在辐射，不能实时监控，且因不能显示透X线结石，故需借助输尿管插管等措施协助定位；B超可以定位任何性质的结石，包括透X线（阴性）结石和不透X线（阳性）结石，无辐射，可实时监控。但B超的准确性较差，且B超技术不容易掌握，训练时间较长，大概需要3个月至半年。结石的定位技术依机型和定位方式的不同而异，但总体上不外以下4个程序。

（一）大体定位

大体定位是患者上机后的初步定位。在开启定位系统之前，根据结石所在的解剖位置选择和调整体位，将结石体表投影区纳入冲击波焦点附近。大体定位是定位技术中最重要的一环，可使下一步用监视器定位更加省时省力，同时，对用X线定位者，还可减少不必要的辐射。

碎石中心应配置一台超声设备，用于术前定位和术后复查。若仅有一台B超用于定位，建议安装2个探头，一个专用于术前检查。术前超声检查时候可在体表冠状面画线，然后根据标志大体定位，可大大缩短定位时间。不仅初学者需要，具备丰富临床经验的操作者也常常需要这一步以提高效率。

（二）精确定位

精确定位就是通过X线或B超监视器寻找结石，并将其定位于治疗焦点的过程。它要求操作者不仅要熟悉相关的解剖，而且要懂得X线或B超的成像原理，有正确的"方位感"。此外，操作者还应该有足够的耐心和敏锐的观察力，对不典型的结石影像要进行仔细的对照和比较，切忌先入为主。精确定位前，应根据结石与皮肤的距离，预先设置好水囊内的水量。在用X线定位时，初步看清结石位置后，应在"关屏"状态下，凭方向感将结石移至靶位（焦点）附近，然后再开机进行最终校准，这可进一步减少患者的X线辐射受量。开机定位时宜采用"点击"式踩踏开关进行操作。每次的开机定位时间不超过5s，切忌长时间"死"踩开关，以避免增加患者的X线辐射剂量，也可防止设备的损坏。超声定位时，除预置合适的水囊内水量外，还需要预置超声探头的距离。若找到结石后再设置，往往需要调整水囊的水量和探头距离，重新寻找结石，增加定位时间。

（三）跟踪定位

在SWL过程中，患者有时会因痛感而挪动位置或结石本身发生移动。对此，需要密切跟踪目标,有时甚至需要变换体位重新进行定位。X线定位时可通过监视窗观察患者的反应,若患者配合较好,一般每冲击50~100次开屏监视一次。B超定位时可以实时跟踪目标。使用双定位碎石机,可先用X线光定位,然后再用B超进行跟踪。

（四）辅助定位

肾脏和上段输尿管结石因受呼吸动作的影响而上下摆动。据笔者用B超测量,移动范围为5~20mm,平均11mm。这样,当用焦点精细的高端碎石机治疗时,若无跟踪装置,结石难免漂移至焦区之外,使命中率降低。对此,最好采用腹压带加压腹部,这样可使结石的漂移范围缩至5mm左右。这不仅有助于提高中靶率,亦可防止患者身体不自主移动,还可使其皮肤紧贴水囊膜,减少两者之间的空隙。此外,对于肥胖患者或一些输尿管下段结石患者,加压式辅助定位也是非常有用的,它可缩短结石与波源的间距,尤其对波源焦距较短（<120mm）的一些国产冲击波碎石机的受治者更为适用。B超定位的SWL,可用沙袋加压腹部,沙袋的体积一般为38cm×15cm×7cm,重约5kg。通常仅用一个沙袋横置于腹部即可,但对于肥胖者或腹肌发达者,有时需在其上叠加一个沙袋才能奏效。

在此顺便说明,国产冲击波碎石机多属低端设备,其冲击波焦区较大,径向长度平均为20mm,即使定位效果差些,一般也可涵盖结石,总能击中目标。因此,虽然许多国产冲击波碎石机的品质不佳,但也能将结石粉碎。当然,碎石所需的能量较大,潜在的组织损伤难免较重。

三、触发方式

多数患者对SWL怀有恐惧感,并可引发或加重对SWL的痛感反应。在治疗起始,应先采用低能量脉冲和低脉冲频率,逐渐递增,这不仅可以给患者一个适应期,体外试验和临床研究还表明,由低至高逐渐递增冲击波能量和低脉冲频率,有助于粉碎结石并且减少对肾脏的损伤。

SWL的触发方式有以下几种。

（一）自动触发

自动触发是以一定的频率连发脉冲,最常用,其触发频率可调节。肾脏和上段输尿管结石因受膈肌的影响而随呼吸上下摆动，其摆动的幅度为5~20mm，结石可随呼吸动作漂移至焦点之外，所以这种冲击方式的中靶率较低。同时，由于本应被结石吸收的那些能量被组织吸收，难免会加重结石周围组织的损伤。

（二）手动触发

手动触发是人为控制的单发脉冲，主要在B超定位时使用。只当结石移动到焦点时才进行点射，命中率较自动触发高。它的缺点是治疗时间太长，操作太繁琐，故在临床上较少使用。然而，在治疗胱氨酸结石之类的难治型结石时，往往需要多期高能量碎石。为减少自动触发中的无效冲击带来的额外损伤，充分发挥冲击波效能，应采用手动触发。此外，自动触发状态下，随呼吸摆动的结石，若命中率太低，建议选择手动触发，虽然工作人员较为辛苦，但可减少冲击波的次数，既提高效率和安全性，也减少波源的损耗。

（三）自动跟踪触发

自动跟踪技术目前只适合应用于超声定位冲击波碎石中。通过计算机技术监控超声图像，在结石随呼吸运动摆动过程中，当结石位于焦点区域，触发冲击波。这项技术的诞生无疑提高了冲击波的命中率同时减轻了操作者的劳动。

（四）同步触发

1. 呼吸同步触发 呼吸同步触发（图13-7）是通过一条系在胸廓上的橡皮带连接一个信号传感器，在呼气末胸廓最小时将信号传递给冲击波触发开关。这样，冲击波的靶点相对恒定，可减少因呼吸动作导致的命中偏差，从而可提高碎石效率30%以上，同时还可减轻因"无效冲击"引起的周围组织损伤。然而，这一方法在SWL过程中耗时较多，理论上至少延长一倍的时间，治疗时操作医生可能不能等待，因而在临床上也较少使用。

2. 心电同步触发 在用早期的水槽式碎石机治疗结石的过程中，当冲击波发生时水中的电压常会引起心脏的期外收缩，因此，水槽式的碎石机配有心电同步触发装置。冲击波的发生由心电R波触发（图13-7），避开心动周期的易损期（T波期），减少心律失常的发生。现今临床使用的水囊式碎石机，其绝缘性较好，较少引起心律失常，但对某些严重心率失常患者，有时仍要采用这种触发方式。

（五）Ramping Up 技术

Ramping Up 技术指以逐步提高冲击电压（能量）的方式触发冲击波，即逐步递增能量技术。最初是由巴塞罗那的 Puigvert Foundation 提出，当时称为的 Puigvert 技术，主要在电磁式冲击波碎石机中使用。Puigvert 技术其方法是降低每次的冲击电压，增加总的冲击次数，通过逐步递增电压来达到碎石效果（表 13-1）。其优点是利用类似皮肤电刺激效应的冲击波脉冲，使皮肤神经受体脱敏，降

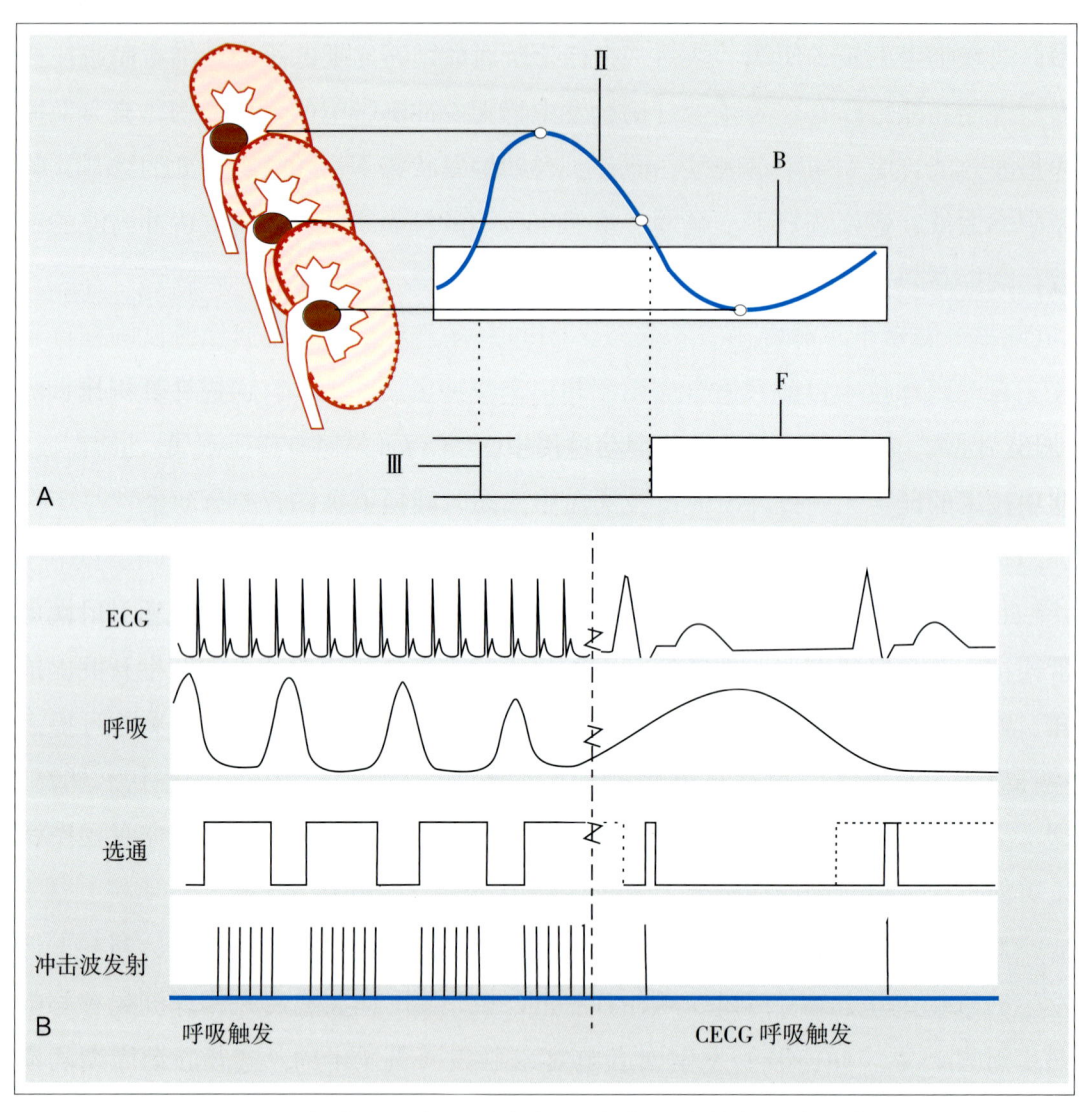

图 13-7 与病人吸气和呼气相一致的呼吸触发脉冲示意图

它利用绕在病人胸部的呼吸带进行控制。在吸气和呼气两个过程之后，冲击波只在呼气时释放信号 A. 在呼气时肾脏的运动相；B. 呼吸触发脉冲；C. ECG＋呼吸触发冲击波脉冲

低痛感，同时可减轻组织损伤。

表 13-1　SWL Puigvert 技术的使用方法

电压（kV）	冲击次数
11.2	25
11.5	50
11.8	100
12.1	125
12.4	150
12.7	200
13.0	250
13.3	300
13.6	350
13.9	400
14.2	500
14.5	600
14.8	700
15.1	900
15.4	1100
15.7	1300
16.0	1500

Puigvert 技术过于繁琐，近年来一些学者通过体外体内实验和临床研究对逐步递增能量技术进行了研究，并改称 Ramping Up 技术。具体的方法与各自所采用的设备有关，Demirci 使用 Dornier Compact Delta 碎石机以 11kV、12kV、13kV 各 500 次的方式逐渐递增治疗电压；Honery 使用 Phillips LithoTron 液电碎石机以 120/min 的脉冲频率，15kV 为起始电压，每 10 次脉冲增加 1kV 至最大 23kV；Lambert 使用 Dornier Doli50 电磁波源碎石机，以 14 kV 电压冲击 500 次，16 kV 电压冲击 1000 次，18 kV 电压冲击 1000 次的方式递增电压。上述不同的方法均得到相似的研究结果：以逐步递增能量技术触发冲击波，其碎石效率高于全程以高能量触发冲击波，同时还有保护肾脏的作用。原因可能是：①如果一开始以高能量冲击结石，则结石容易碎裂成较大颗粒，积聚在未碎裂的结石前，可能会减

弱随后而来的冲击波的作用，而逐步递增能量可能会更好地克服这一障碍；②逐步递增能量可能会增强空化作用以及与应力波的协同作用；③对肾脏保护作用归因于肾血管收缩诱导的肾血管阻力指数的增加。但采用逐步递增能量技术以提高碎石效率和以较慢的频率触发冲击波以提高碎石效率相比，后者的证据强度更高；此外，具体的逐步递增能量方案也还需要更进一步的研究。

（孙西钊）

第二节 治疗参数

治疗参数是冲击波碎石术中的重要指标。当今国内外的碎石机，仍不能准确提供每期治疗的能量剂量。国内冲击波碎石机的一些关键参数特别是焦区的大小和压力通常不够准确，甚至误差较大。在这样的条件下，操作者更应该密切关注所使用设备的性能，观察治疗参数与疗效的关系，积累经验。在每期治疗中，使用的能量剂量既要达到粉碎结石的目的，又要尽量避免过度治疗。

一、脉冲能量

脉冲能量是指单次冲击波释放的能量。脉冲能量相当于用药剂量，但至今这一参数的表达和使用仍然比较混乱。

（一）输入电能

最初在第一代液电式冲击波碎石机是唯一机型的年代，曾用输入电能（input electric energy，E）表示释放能量的参数。输入电能特指液电式冲击波源在单次脉冲放电时电容器上的储能，其计算公式为

$$E = \frac{1}{2}CV^2 \qquad (公式13-1)$$

式中，E 为单次脉冲能量，单位是焦耳（J）；C 为电容，单位是法拉（F）；V 为电压，单位是伏特（V）。例如，第一代液电式HM3型冲击波碎石机的储能电容是 $0.08\mu F$（80nF），常规设定的工作电压是20kV，代入上述公式，可以推算，$E = \frac{1}{2} \times 0.08 \times 20^2 = 16J$。因为碎石机的电容是固定不变的，所以也可单用电压的

高低代表冲击波脉冲能量的大小。然而，第二代液电式冲击波碎石机的耦合方式被改为水囊后，由于声阻抗增加，在给予与第一代碎石机等量的输入电能时，碎石效率会降低，因而需要提高2kV的电压进行能量补偿。因此，在将第一代与第二代冲击波碎石机的脉冲能量进行对比时，单用电压值或输入电能值作为冲击波能量参数是不准确的。

关于输入电能的应用上限，至今尚无明确规定。最初，美国弗吉尼亚大学应用第一代多尼尔HM3型冲击波碎石机时，最高曾使用过30kV。但不久发现，其碎石效率有一定的能量饱和效应，并非与电压高低成正比，因此，只好综合考虑输入电能的大小、碎石的效果、患者的痛感耐受和其他不良反应的程度等方面，将脉冲能量适当降低，设定在一个合理水平上。在后来的临床应用中，这种第一代液电式HM3型冲击波碎石机的常用电压是18~24kV，平均21kV，输入电能等于17.64J；第二代液电式MFL5000型冲击波碎石机的常用电压为20~27kV，平均24kV，输入电能等于23.04J。

（二）输出声能

与液电式冲击波碎石机相比，后来研制出的电磁式冲击波碎石机在产生冲击波时的能量转换过程更为复杂，所需的输入电能要大得多，相差近1个数量级。虽然电磁式冲击波碎石机的脉冲能量也是通过调节电压来实现的，但其电压值与液电式碎石机的电压值并无可比性。有鉴于此，在对不同冲击波发生原理碎石机的单次脉冲能量进行对比或量化时，运用输出声能（output acoustic energy，E_s）作为参数比用输入电能更为客观且合理。输出声能可以根据在冲击波焦区所测的压力波形进行计算，其公式为

$$E_s = \frac{P^2 tA}{2\rho c} \qquad (公式13-2)$$

式中，E_s为单次脉冲的输出声能，单位是毫焦（mJ）；P为峰值压力，单位是兆帕（MPa）；t为时间，单位是秒（s）；A为焦区大小，单位是立方毫米（mm^3）；ρ为介质的密度，单位是千克/米³（kg/m^3）；c为介质的声速，单位是米/秒（m/s）。由于这些参数的计算比较繁杂，为便于临床应用，电磁式碎石机多以能级或强度水平来表示输出声能（%）(图13-8）。

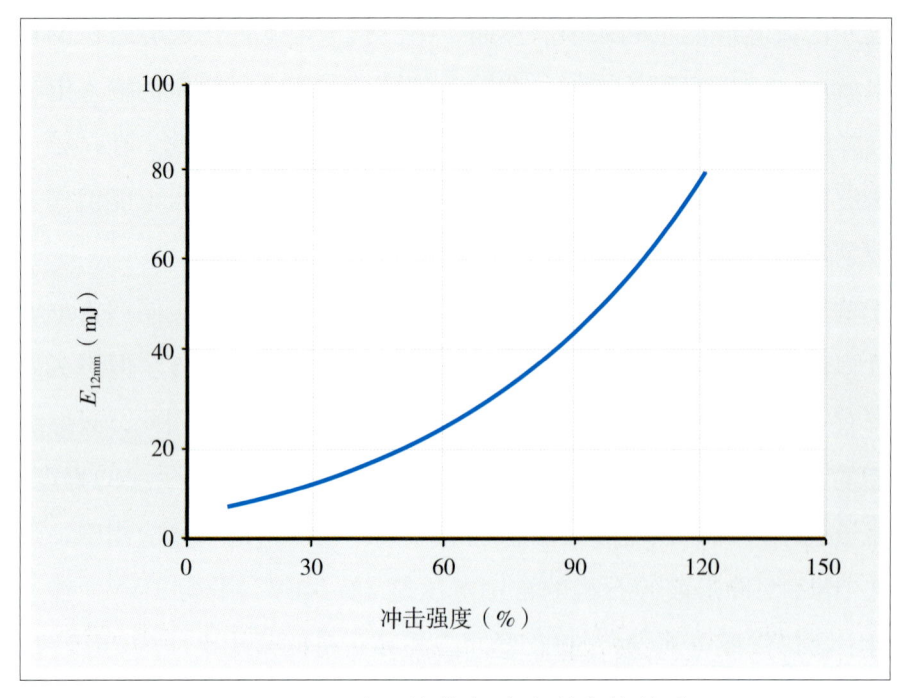

图 13-8　碎石性能与冲击强度的关系

（三）脉冲能量的新参数

许多物理效应都依靠能量来实现，在医疗应用中冲击波能量备受重视。近年来，随着对冲击波生物学效应的深入认识与冲击波疗法（ESWT）的广泛开展，国外对于冲击波脉冲能量提出了一些新的概念和参数。

1. 冲击波能量　冲击波能量（energy，E）是对每一个压力场特定位置内的压力/时间函数进行时间积分后，再进行体积（关注区）积分算出的。其计算公式为

$$E = \frac{1}{\rho c}\int \int P^2 \mathrm{d}t \times \mathrm{d}A \qquad （公式 13-3）$$

因为冲击波能量表示的是实际输出的脉冲能量，它反映了治疗焦区内的冲击波受量，所以它比其他的能量参数更接近实际能量。

2. 能流密度　能流密度（energy flux density，ED）是表示垂直于冲击波传播方向的单位面积内通过的冲击波能量，用于测算冲击波对局部小块组织区域的作用，这是国际上针对运动系疾病的 ESWT 而提出的新参数，因为冲击波的生物学效应与 ED 的阈值相关。其计算公式为

$$ED = dE/dA = \frac{1}{\rho c}\int P^2 dt \qquad \text{（公式 13-4）}$$

式中，ED 的计量单位用毫焦/平方毫米（mJ/mm^2）表示。ED 等于焦点压力平方的时间积分除以密度与声速的乘积，时间积分涉及冲击波的持续时间。如果时间积分只限定于冲击波的正压部分，结果就是正向能流密度。能流密度的最大值位于焦区的中心。在焦区之外，能流密度的侧向衰减与侧向压力衰减大致相似。在当今的文献中，也常用 ED 来说明能量设置或冲击波剂量比率。ED 与治愈率和不良反应发生率有关。目前国外冲击波源的 ED 一般介于 $0.1\sim1mJ/mm^2$。

3．有效焦斑能量　有效焦斑能量（effective focal energy，E）的定义是流经焦点处垂直于 Z 轴的圆面积内的能量，即作用平面。只有在相同面积的作用平面内，不同冲击波源的有效焦斑能量才有可比性。这个面积的范围是根据临床需要而设定的。例如，人类肾结石的平均直径为 12mm，故作用面积平面的直径相应设定为 12mm（图 13-9）。

而治疗骨科性疼痛时，冲击波作用平面的典型范围为直径 5mm 的平面区域。根据这些确定面积内的能流密度的积分可计算出有效焦斑能量，其计算公式为：

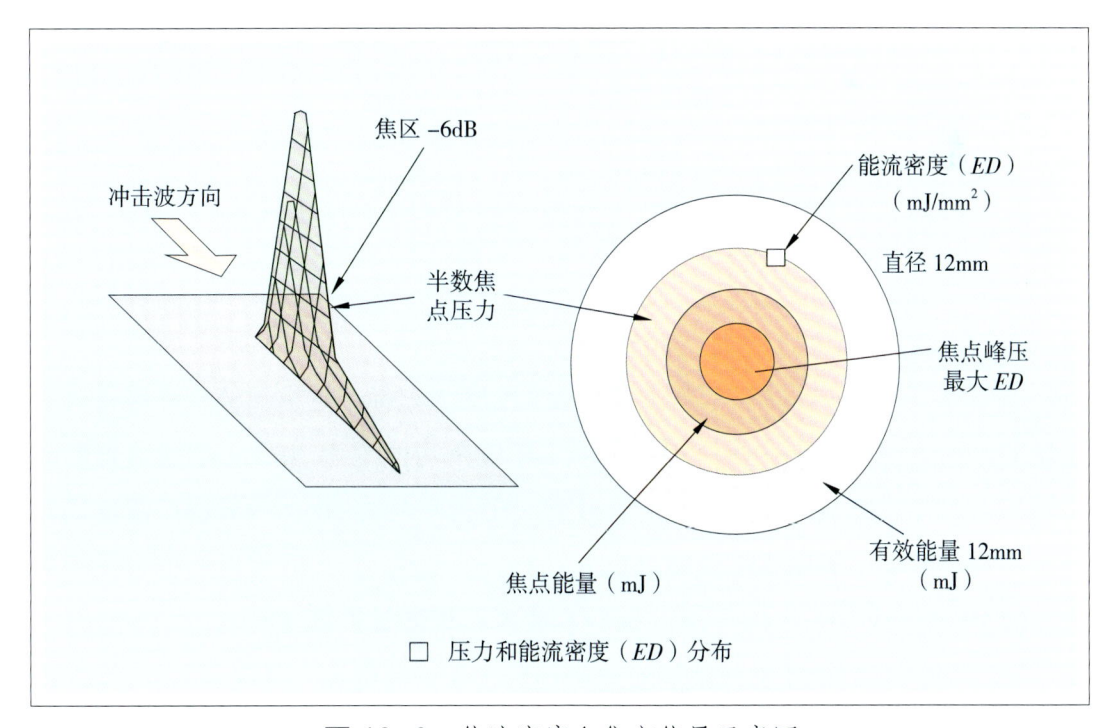

图 13-9　能流密度和焦斑能量示意图

$$E = \int ED dA \quad \text{(公式 13-5)}$$

式中的结果用毫焦(mJ)表示。同理,也可得出 –6dB 焦斑范围内的能量(E_{-6dB})、5MPa 焦斑能量(E_{5MPa})、5mm 焦斑能量(E_{5mm})。这些冲击波作用平面的大小将来可通过生物学效应的阈值来加以确认。目前,国外冲击波碎石机的有效焦区能量介于 10~100mJ。表 13-2 是德国多尼尔电磁式冲击波碎石机的一组关于能量方面的参数,可供参考。

表 13-2 与碎石能量有关的数据 (Dornier Compact S 型碎石机)

能级	V (kV)	P^+ (MPa)	ED^+ (mJ/mm²)	ED (mJ/mm²)	E^+_{5mm} (mJ)	E_{5mm} (mJ)	E^+_{12mm} (mJ)	E_{12mm} (mJ)	V/S (μl)
1	8	29	0.09	0.12	1.4	1.7	4.7	6.4	1.3
2	9	36	0.15	0.20	2.7	2.5	6.9	9.2	1.6
3	10	41	0.21	0.28	3.7	4.2	9.9	13.0	1.9
4	11	47	0.29	0.35	4.3	5.2	14.0	17.7	2.4
5	12	48	0.37	0.47	6.2	7.0	18.5	23.5	3.0
6	13	52	0.48	0.58	7.6	8.6	24.5	30.7	3.8
7	14	53	0.55	0.69	9.2	10.5	32.4	37.4	4.8
8	15	56	0.61	0.81	10.9	12.5	40.0	47.0	6.7
9	16	59	0.69	0.96	13.1	15.0	48.5	59.2	7.4

V. 工作电压;P^+. 峰值压力;ED^+. 正能流密度;ED. 总能流密度;E^+_{5mm}. 5mm 直径焦区上正峰值压力的能量积分,该项参数主要用于 ESWT;E_{5mm}. 5mm 直径焦区总能量(包括正负峰值压力积分);E^+_{12mm}. 12mm 直径焦区上正峰值压力的能量积分,该项参数主要用于 SWL;E_{12mm}. 12mm 直径焦区总能量(包括正负峰值压力积分);V/S. 碎石性能(模型石被每次冲击波脉冲所粉碎的平均容积)

(四)国产冲击波碎石机的脉冲能量

国产碎石机在技术体系上与国外碎石机有很大差异,这突出体现在碎石机的储能电容和工作电压上。国产碎石机的工作电压均值约为 10kV,储能电容范围在 0.4~1.0μF,代入输入电能公式,单次脉冲能量平均为 30J。一般国产液电式冲击波碎石机的电压值仅为多尼尔液电式系列碎石机的 1/2,但前者的电容值却为后者的 10 倍。换言之,国产液电式冲击波碎石机的脉冲能量形式为"低电压 – 高电容",而国外液电式冲击波碎石机则相反,为"高电压 – 低电容"。与国外碎石机的能量参数相比,可以看出,在相同电压下,实际上国外冲击波碎石机使用的脉冲能量低于国产冲击波碎石机。因此，同为液电式碎石机，两者的电压值并无可比性。所以不能简单地用"低电压"来代表低能量。同时应指出，国产冲击波碎石机以间接的输入电能作为脉冲能量的参数，单位是J；而国外冲击波碎石机是以相对直接的输出声能作为脉冲能量的参数，单位是mJ，在概念上不可将这两者混淆。

即使是在国产不同代碎石机之间，或者不同原理波源碎石机之间，一些脉冲能量参数（如输入电能）也缺乏可比性。在临床上，只能将SWL中的工作电压视为一个涉及脉冲能量的读数，便于临床应用中的技术操作而已。在同代国产液电式冲击波碎石机中，因为不同机型中的电容量值大都互不相同，所以在资料对比时，也不能单用电压值作为脉冲能量的参数，而只应以输入电能作为参数（表13-3）。当然，由于不同机型的电路设计和元件（例如，同轴电缆的长度和结构）各异，输入电能也不能算作可靠的能量参数。无奈国内技术水平有限，目前只能退而求其次。但将来仍应采用输出声能作为脉冲能量的指标。根据笔者使用第二代国产液电式冲击波碎石机的临床经验，肾结石SWL的单次输入电能一般不应超过20J；输尿管结石的单次输入电能不宜超过25J。

应当注意，在临床上发现一些碎石机，控制台上的电压表中的读数低于实际的电压，致使此类碎石机操作者不能真实预估实际电压对组织的损伤程度。还有一些碎石机实际电容大于标定电容，无形中提高脉冲能量，在相同电压下碎石效果有所提升，但却加大了组织损伤的风险。碎石机治疗参数不可靠，在临床应用中就无法保证患者的治疗安全，也无法使科技交流中的数据可信。针对这一问题，卫生监督部门有必要委托专业第三方评测机构定期核实生产厂家提供的技术参数，确保患者的医疗安全。

表13-3 液电冲击波输入电能（J）与电压、电容的关系

电压 （kV）	电容（μF）									
	0.04	0.08	0.1	0.2	0.3	0.4	0.5	0.6	0.8	1
8	1.28	2.56	3.2	6.4	9.6	12.8	16	19.2	25.6	32
9	1.62	3.24	4.05	8.1	12.15	16.2	20.25	24.3	32.4	40.5
10	2	4	5	10	15	20	25	30	40	50
11	2.42	4.84	6.05	12.1	18.15	24.2	30.25	36.3	48.4	60.5

续表

电压(kV)	电容（μF）									
	0.04	0.08	0.1	0.2	0.3	0.4	0.5	0.6	0.8	1
12	2.88	5.76	7.2	14.4	21.6	28.8	36	43.2	57.6	72
13	3.38	6.76	8.45	16.9	25.35	33.8	42.25	50.7	67.6	84.5
14	3.92	7.84	9.8	19.6	29.4	39.2	49	58.8	78.4	98
15	4.5	9	11.25	22.5	33.75	45	56.25	67.5	90	112.5
16	5.12	10.24	12.8	25.6	38.4	51.2	64	76.8	102.4	128
17	5.78	11.56	14.45	28.9	43.35	57.8	72.25	86.7	115.6	144.5
18	6.48	12.96	16.2	32.4	48.6	64.8	81	97.2	129.6	162
19	7.22	14.44	18.05	36.1	54.15	72.2	90.25	108.3	144.4	180.5
20	8	16	20	40	60	80	100	120	160	200
22	9.68	19.36	24.2	48.4	72.6	96.8	121	145.2	193.6	242
24	11.52	23.04	28.8	57.6	86.4	115.2	144	172.8	230.4	288
26	13.52	27.04	33.8	67.6	101.4	135.2	169	202.8	270.4	338
28	15.68	31.36	39.2	78.4	117.6	156.8	196	235.2	313.6	392
30	18	36	45	90	135	180	225	270	360	450

二、冲击剂量

冲击波碎石中所用的治疗参数主要是来自早期的动物实验观察和临床应用经验，冲击剂量也不例外，本节讨论冲击剂量选择的合理区间主要基于笔者的临床经验和部分实验数据相对翔实的碎石机型。需要注意的是，由于冲击波碎石机的波源不一，型号繁多，对冲击剂量的参数区间缺少严格的、长期的、大样本的科学验证，大多数冲击波碎石机未经过像美国食品药品管理局（FDA）那样的权威机构的认证。

（一）单期剂量

单期剂量是指一期SWL治疗所用的能量剂量（energy dose）总和，一般以J或者mJ为单位。SWL的治疗目标是既要彻底粉碎结石，又要尽量减少组织的潜在损伤。因此，理论上在保证碎石成功的前提下，冲击次数越少越好，能量越低越好。关于冲击剂量的上限，国际上至今也未能作出明确规定。由于不同冲击波源的原理和构造各异，在临床中，大多是依从碎石机的制造公司提供的方案和临床医生的个人经验来决定所使用的能量剂量。在冲击剂量上，美国食品药品管理局早期只对一些特定的冲击波碎石设备作出过规定，但当时只是涉及冲击次数，未涉及工作电压及其相应输入电能。例如，对于多尼尔HM3型液电式体外冲击波碎石机的单期冲击剂量，限于2000次/（肾·天），此机型储能电容是0.08μF，相当于输入电能不大于12.96J×2000。早期曾有两项临床研究提出了"安全窗"（safety window）概念，它是指在特定时期内一个肾脏所能耐受的最大冲击剂量。当使用多尼尔HM3型液电式冲击波碎石机时，这个安全窗是指在18kV时介于1000~2000个冲击次数，换算成输入电能，相当于12.96J×1000~12.96J×2000。这两项研究同时指出，在单期SWL中，一旦超过2400冲击次数就会引起肾脏损伤。从中可以看出，早期水槽式碎石机使用较低的输入电能即可达到较好的碎石效果和一定程度的组织实施，可能与其良好的能量传导性有关。另如，对于多尼尔电磁式Compact系列的冲击波碎石机，FDA规定，在任何能级下脉冲次数均限于3600次/期以内。

根据最近德国冲击波碎石协会（German Society for Shockwave Lithotripsy，DGSL）提出的建议，冲击波剂量的计算方法如下：

$$E_{tot} = E_{12mm} \times n \quad \text{（公式13-6）}$$

式中，E_{tot}是指一期SWL的总能量，所谓"期"（session）是指一次SWL的治疗过程；E_{12mm}指直径12mm（结石的平均大小）范围内一次脉冲的有效焦斑能量；n是指冲击次数。下表以典型的Compact Delta电磁式冲击波碎石机为例，列出SWL的能量剂量及与之相关的常用治疗性参数（表13-4）。

国产液电式冲击波碎石机的能量剂量的使用限度至今亦无明确的规定。根据南京鼓楼医院的临床经验以及现有文献中的回顾性资料，权衡碎石效率与不良反应之间的利弊，笔者谨慎认为，输入电能限于20J×2000次/（肾·期），或25J×2400次（输尿管·期），似乎能够接近安全线。国产电磁式冲击波碎石机的冲击次数上限应在2500~3000次。目前，国内未生产压电式冲击波碎石机。国外的压电式冲击波碎石机，如德国的Wolf和法国的EDAP，单期冲击次数分别为4000次和6000次，平均治疗时间40~60min。

表 13-4　冲击波碎石的治疗性参数（Dornier Compact Delta）

指征	能量剂量（J）	脉冲能量（mJ）	相应能级	脉冲频率（/min）	脉冲次数
肾结石 ≤ 10mm	160~180	70	6	60~70	2600
		52	5	≤ 80	3400
		39	4	≤ 100	4500
		25.5	3	≤ 120	5200
肾结石 > 10mm	180~200	70	6	60~70	3000
		52	5	≤ 80	4000
		39	4	≤ 100	5000
		25.5	3	≤ 120	5500
上段输尿管结石（肾下极位于冲击波径路）	160~180	70	6	60~70	2600
		52	5	≤ 80	3400
		39	4	≤ 100	4500
		25.5	3	≤ 120	5200
上段输尿管结石（肾下极不在冲击波径路）	200~220	70	6	60~70	3100
		52	5	≤ 80	4000
		39	4	≤ 100	5000
		25.5	3	≤ 120	6000
中、下段输尿管结石	230~250	70	6	60~70	3500
		52	5	≤ 80	4500
		39	4	≤ 100	6000
		25.5	3	≤ 120	6000

注：本表所示能量剂量、脉冲能量均为输出声能，非输入电能

（二）累加剂量

结石的 SWL，单期冲击剂量大都需要达到额定的剂量。不过，在 SWL 过程中，当结石已被解体时，应将治疗的能量挡位进一步降低。当然，对于一些易碎性结石或小结石可能不必用到冲击剂量的上限。相反，对于一些巨大结石等难治型结石，单期 SWL 有时不能奏效，往往需要多期治疗。累加剂量就是指各期 SWL 所用能量的总和，公式如下：

$$\text{累加剂量} = \text{单期冲击剂量} \times \text{期数} \quad\quad (公式 13-7)$$

目前虽然关于生物组织对冲击波耐受的累加剂量并不清楚，但毫无疑问，组织损伤的程度与累加剂量成正相关。在国外，SWL的治疗很少超过3期。当然，这不单纯是考虑组织损伤的缘故，而且也与效价比有关。南京鼓楼医院的动物实验表明，用SWL连续冲击输尿管4期以后，可能引起部分输尿管纤维化而致管腔狭窄。这一结果提示，临床上治疗输尿管结石时，同一部位SWL不宜超过4期。

三、脉冲频率

（一）脉冲频率对碎石效果的影响

脉冲频率是指SWL时每秒钟的冲击波脉冲次数，单位是赫兹（Hz），公式是

$$f(\text{Hz}) = \frac{\text{脉冲次数/min}}{60} \quad\quad (公式 13-8)$$

目前对于冲击波的脉冲频率亦无统一规定。体外实验和临床研究均表明，碎石效率与脉冲频率成反比，冲击频率越快，碎石效果就越差。Lingeman发现，在体内实验时，冲击波脉冲频率从2Hz减至0.5Hz时，碎石效果明显增强，慢频组的结石损失率为54.2%，而快频组仅为19.8%。Wiksell等的体外模型研究表明，液电式碎石机的脉冲间期由0.4/s延至2/s时，模型石的粉碎效果明显增强。Wiksell早在1991年就推断，液电式冲击波的合适频率应为1.2/s。Greenstein等根据实验结果提出，脉冲频率应以60/min为宜。Robert等应用压电式碎石机治疗输尿管结石患者时，分组使用1Hz与4Hz的频率，由于这种机型特殊，高频似乎比低频有效，但两者的脉冲总次数为16 000比4000，能量相差4倍，方能达到相似的疗效。

在低频脉冲作用下，在碎石颗粒的大小和体表面积上，粉碎效果明显优越。Lingeman的试验证实，当脉冲频率从2Hz改至0.2Hz时，颗粒表面积从52%增至317%，说明碎石颗粒更细。

根据南京大学医学院附属鼓楼医院用双波源动靶冲击波实验机做的体外模型检测，每分钟冲击90次的碎石效率大约仅为每分钟冲击50次的碎石效率的50%。根据该院的临床经验，国产冲击波碎石机的脉冲频率以1Hz以内为宜。

（二）脉冲频率与空化效应的关系

空化效应产生的气泡能削弱冲击波的作用。Forssmann 和 Chaussy 发现，冲击波在径路上由冲击波负压部分产生的气泡可通过散射和吸收来降低冲击波能量，当下一个冲击波传播到气泡时，冲击波的振幅减低，上升时间延长。Wiksell 等也观察到，脉冲间期＜1.2s，冲击波压力幅度降低上升时间延长。Zeman 等推论，脉冲频率从 1.0/s 增加至 1.8/s 时，空化效应明显增加。图 13-10 表明，冲击波声能与冲击波径路中产生的空化气泡数目之间的关系，气泡随冲击波能量和频率的增加而增加。空化核诱发的脉冲会不断地衰减，逐渐降至均衡态。冲击波释放后气泡数从瞬间的起始值减至 50% 的半衰期为 0.89s，说明不可低估脉冲间期的影响。有人还研究了双脉冲对空化效应的影响，如图 13-11 所示，脉冲 II 比脉冲 I 产生的气泡更多，1Hz 时，两次脉冲的空化效应相同，但 2Hz 时脉冲可产生双倍的空化气泡。总之，脉冲频率越快，产生的空化气泡就越多，相应使冲击波衰减较大，碎石效果也就较差。

（三）不同能量的脉冲频率对碎石的作用

Greenstein 等用液电碎石机进行了一项低能量与高能量冲击波的对比实验，结果发现，脉冲频率从 30/min 至 150/min 时，在低能量条件下，60/min 需冲击

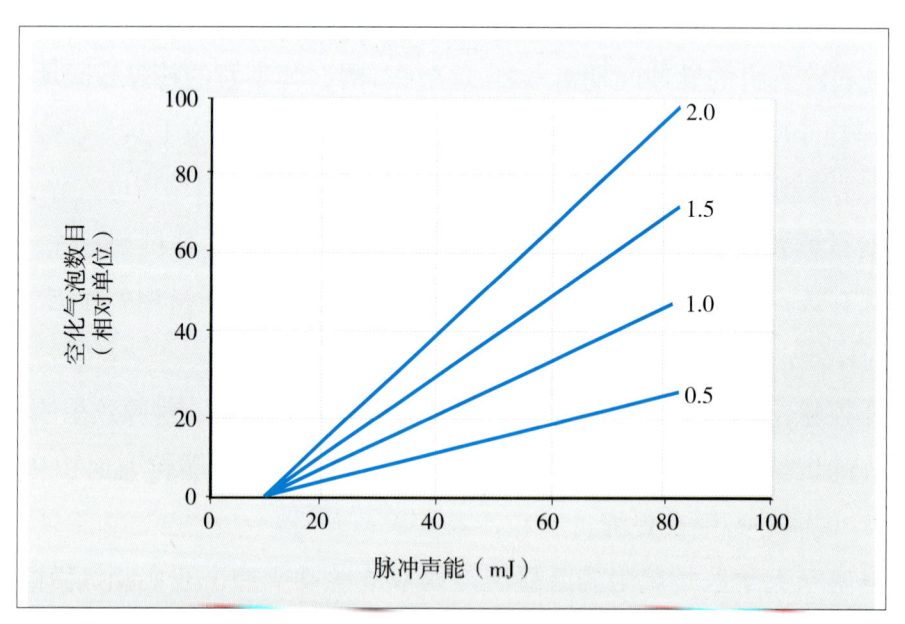

图 13-10　在不同冲击波脉冲频率（0.5Hz、1Hz、1.5Hz、2Hz）下，冲击波径路中每容积的气泡数目

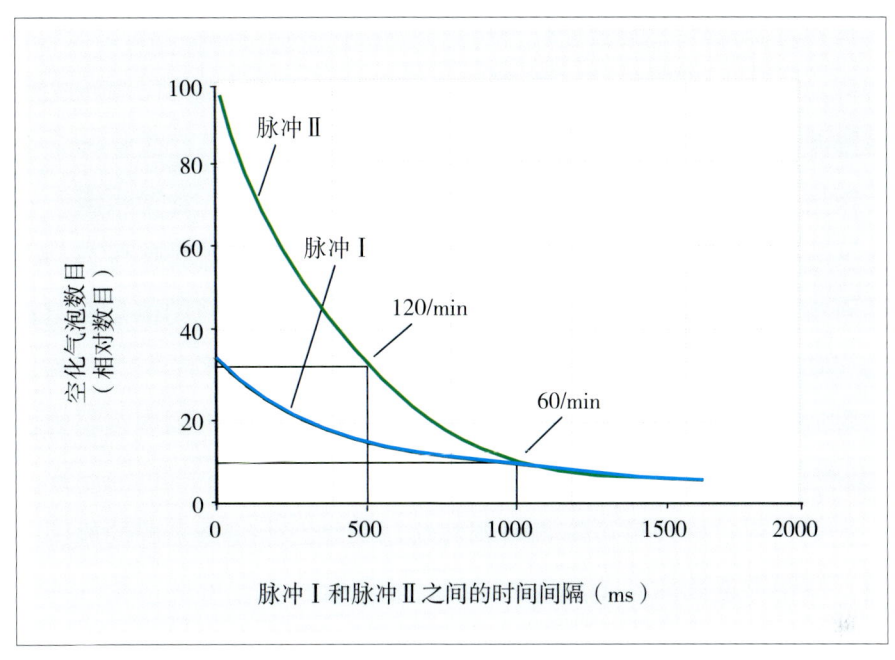

图 13-11　双脉冲 SWL 中气泡数目对间期的关系

209 次将结石完全粉碎，120/min 需 304 次将结石完全粉碎；在高能条件下，分别需要冲击 115 次和 195 次。这样，在高频时，低能量需要增加 46% 的冲击次数，高能量需要增加 70% 的冲击次数。这提示，在高能量时，有更多的空化气泡出现在冲击波径路上，导致了碎石效能下降。因此，高能量治疗时，宜采用低频率。

（孙西钊）

第三节　辅助治疗

一、扩展空间理论

1980 年 8 月，Chaussy 开始使用 Dornier HM3 型冲击波碎石机治疗上段输尿管结石，但治疗成功率不到 50%，远低于肾结石的成功率。经研究发现，一些 SWL 后不能顺利排出的输尿管结石，改经手术切开取石后其实许多结石已呈粉碎状态，只是由于水肿的黏膜包裹了结石碎片，才使碎片积聚在输尿管中难以排出。这种现象普遍见于结石梗阻达 6 周以上者。后来，Chaussy 只选择梗阻时间较短的上段输尿管结石施行原位 SWL 术，其他上段输尿管结石则在膀胱镜下通过插入输尿管导管将其推到肾脏集尿系统后再行SWL，这就是"push-bang"技术或结石重归位技术的起源。在当时的研究中，如果输尿管导管不能推动结石，就改用输尿管镜将其推回集尿系统，采用这些辅助手段后，SWL的3个月无石率为75%~80%。但若输尿管镜也不能移动结石，就将导管越过结石置于其旁。最初报道，SWL治疗的成功率可达90%，3个月无石率达98%。当时认为，这些方法均有利于SWL治疗。

将结石推回肾脏集尿系统或将导管绕过输尿管结石，目的都是在结石周围形成更大的间隙。这样可使冲击波在进入结石表面时形成更多的空化气泡，气泡炸裂产生的射流和压力作用于液—石交界面上，可使结石从外到内逐层被击碎、剥脱，最终彻底击碎结石。这就是所谓的扩展空间理论（extended space theory）（图13-12）。使用扩展空间理论可解释嵌顿性输尿管结石不易被击碎的原因，如果不存在间隙，即使有连续的冲击波通过结石，也不会产生足够的空化气泡，同时也不利于已形成的空化气泡的破裂与射流的形成。另外，在SWL术中，结石是自外向内逐层被击碎的，由于水肿黏膜的包裹，阻碍了最外层结石的剥离，同时，积聚在结石表面的粉末还会使后续冲击波发生散射，降低其碎石效力。

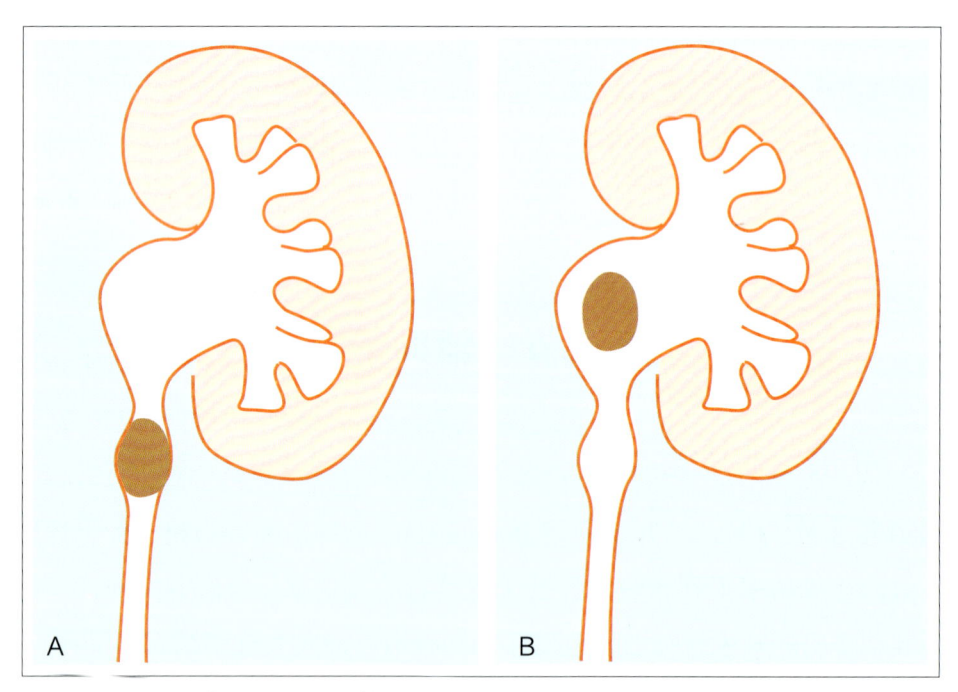

图13-12 结石梗阻输尿管，缺乏扩展空间（A）。但这种扩展空间可以人为制造，例如，将近端输尿管结石推到肾盂中（B），或在结石旁边放置输尿管导管或支架，或在冲击波通过时用导管向输尿管内注水，都可提供临时空间

许多学者曾对扩展空间理论进行了相关研究。在 Riehle 和 Näslund 的一项关于上段输尿管结石的实验研究中，22 例结石被推回肾脏的患者，SWL 术后 3 个月的无石率为 93%；39 例行原位 SWL 术患者的 3 个月无石率为 85%，由此认为，将上段输尿管结石推回肾脏辅助 SWL 的做法优于原位 SWL 术。在 Herarikx 等使用 Siemens Lithostar 碎石机治疗上段和中段输尿管结石的研究中，24 例结石被推回肾脏的患者术后 3 个月无石率为 100%（平均冲击 2000 次）；23 例患者原位 SWL 术后 3 个月无石率为 91%（平均冲击 3100 次）；而推回肾脏操作失败者的 SWL 术后 3 个月无石率仅为 73%（平均冲击 3100 次），因而亦认为，对于上段和中段输尿管结石，重归位 SWL 优于原位 SWL。Mueller 等使用碳酸氢钙、水杨酸苯酯、硬脂酸镁制作了人工结石，用于体外实验，结果表明，如果被包埋在凝胶中或挤入 Penrose 管中，结石就很难被击碎。Parr 等也用人工结石进行了体外碎石实验，结果表明，自由空间中的结石最容易被击碎，而被限制在压紧空间里的结石是很难被击碎的。

如果使用输尿管刷（一个附上金属的小刷子）越过结石，在每期治疗中给予结石 200~400 次冲刷，将结石的碎片由表及内逐层刷去，也可以起到形成间隙或扩展空间的作用，即"push-smash"技术。研究表明，SWL 辅以输尿管刷治疗后的 3 个月无石率为 89%，未用输尿管刷者无石率为 85%。此外，还有许多用于松弛输尿管，以增加结石周围的间隙的方法。最早的实验是将 2% 的水溶性利多卡因胶与生理盐水或蒸馏水混合后（其中利多卡因胶占 20%~30%），用 5~10ml 向输尿管内注射。高压 CO_2 注射也曾被用于将输尿管结石推回肾脏，但因 SWL 时需要经皮肾造口安装压力泵，使用很不方便，这种方法很快被淘汰。

在 Dornier HM3 是唯一的一种体外冲击波碎石机的年代，SWL 时常需要区域阻滞麻醉或全身麻醉，这样可在治疗前顺带膀胱镜下输尿管置管，不会额外增加疼痛，因而这种辅助治疗也就顺理成章地成为一种标准的操作方法。但是随着第二代和第三代碎石机的出现，已不再需要过强的麻醉，同时，输尿管置管也确有很多不便，于是，许多临床医生对常规采行膀胱镜下输尿管置管的做法提出了质疑。同样也对将输尿管结石推回肾脏后再行 SWL 的做法是否优于原位 SWL 的问题开始出现争议。印度 Methodist 医院的研究表明，71 例输尿管上段结石患者行原位 SWL 术后 3 个月的无石率高达 87%；而 400 例推回肾脏的输尿管结石患者术后 3 个月无石率为 85%，两者相差无几，因而认为没有必要采用在 SWL 时采行辅助治疗。Cass 等的研究表明，815 例输尿管结石原位 SWL 术后 3 个月无石率为 79%，复治率为 7.5%；而 903 例推回肾脏的输尿管结石术后 3 个月无石率为 73%，复治率为 1.5%。尽管后者的复治率较低，但 Cass 等仍认为将结石推回肾脏的作用微乎其微。

另外，单纯的输尿管置管是否能提供足够空间的问题仍未明确。体外碎石实验表明，与压紧空间里的结石相比较，周围有 7F 扩展空间的结石碎石成功率并未提高，而且远低于自由空间中碎石的成功率。Albala 的对照研究表明，原位 SWL 治疗组与术前置管组 SWL 的 3 个月无石率、残石大小、并发症发生率、急诊手术率、复治率等均无明显差异。与原位 SWL 治疗组相比，虽然术前置管组的 SWL 所需的冲击次数较少，但导管可使患者产生刺激症状，排石时间也延长。其结论为，输尿管旁路置管不仅无明显益处，而且使并发症增多、康复期延长、治疗费用增加。作者同时指出，原位 SWL 治疗比较适用于未完全梗阻且直径 < 15mm 的上段输尿管结石。Harada 等认为，在治疗输尿管结石时应首选原位 SWL 治疗，如果结石只是部分击碎，可行第二次原位 SWL 治疗；如果结石仍未完全击碎，应放置输尿管导管后再行 SWL；若仍不奏效，再改行输尿管镜碎石术。

Mobley 等使用 Siemens Lithostar 碎石机治疗了 18 825 例输尿管结石患者，其中，45% 在上段，16% 在中段，39% 在下段。81% 的患者行原位治疗，19% 的患者行输尿管置管后 SWL，结果显示，全部患者的 3 个月无石率为 84%，而且输尿管置管没有提高 SWL 的 3 个月无石率。Kirkali 等分析了 503 例接受原位 SWL 治疗的输尿管结石患者，无梗阻或有轻度梗阻组的 3 个月无石率为 90%；重度梗阻组 3 个月无石率为 85%，因而认为，输尿管梗阻不影响结石排出，原位 SWL 可用于所有输尿管结石患者。

总之，根据大量临床调查，得出如下结论：①作为输尿管结石 SWL 的辅助治疗，包括结石的重归位和输尿管导管旁绕技术，未明显改善 SWL 的治疗效果；②第二代冲击波碎石机致痛较轻，一般无须麻醉，这样，不仅术前常规放置输尿管导管的手术操作自然也就失去了搭用麻醉的便利，同时也因为第二代碎石机操作大为简化，患者的重复治疗是可接受的，所以不必强求一次性成功率；③结石重归位有一定的失败率，而且有引起输尿管穿孔的可能；④结石被重定位于肾内后，理论上肾脏接受 SWL 后有发生高血压的潜在风险。因此，自 1990 年以后，国外SWL辅助治疗的使用已逐步减少。

二、辅助治疗的目的

虽然目前在输尿管结石的SWL前无须常规使用辅助治疗，但鉴于扩张空间理论的合理性，在某些情况下仍需要应用辅助治疗技术，来协助结石的定位、粉碎和排出。对于较大的肾结石，辅助治疗，特别是各种输尿管支架的应用，是必不可少的。

（一）协助定位

输尿管导管为不透X线的材料制成，放置输尿管导管有助于寻找X线显示不清的输尿管结石。对于透线光和半透X线的结石，可通过输尿管导管注入造影剂来完成结石的定位。

（二）预防石街

较大的肾脏结石行SWL后易引起输尿管石街。在SWL前放置输尿管支架，可使尿液经管腔或导管周围排出，充分引流尿液，同时亦可避免残石阻塞输尿管，充分保护肾脏功能。

（三）防止绞痛

尽管输尿管支架引起的异物反应在早期会导致输尿管收缩，但输尿管很快又因松弛而扩张，有时亦可使一些结石碎粒（有时直径大于5mm）顺着光滑的导管管壁自然排出。在拔除输尿管支架后的几天内，较大的结石碎粒也可顺利地通过松弛的输尿管膀胱交界处而排出，从而可防止排石引起的输尿管绞痛。

（四）解除梗阻

当肾积水严重或导致肾功能恶化时，在SWL之前应先放置输尿管支架，以解除输尿管梗阻，恢复肾脏引流。这样可使患者一般情况好转，从而从容地进行SWL治疗，对于孤立肾结石，这种辅助治疗措施尤为重要。

三、辅助治疗操作技术

结石辅助治疗的操作技术包括结石的重归位和输尿管支架的放置，可在椎管麻醉下用膀胱镜或输尿管镜完成。随着输尿管镜技术的发展，这些辅助治疗技术应用减少。

(一)结石重归位技术

1. 膀胱镜下输尿管结石的重归位 经尿道膀胱镜下逆行插入输尿管导管。最常使用的导管是顶端开口的平头管,也可使用气囊输尿管导管。经膀胱镜将导管通过输尿管直接插至结石下方,经导管注入生理盐水。如结石移至肾内,可将输尿管导管继续上插至肾脏。

如果结石重归位失败,强行操作有发生输尿管损伤的危险,可将输尿管导管插在输尿管壁和结石之间,创造了一个间隙,以利发挥空化碎石效应(图13-13)。亦可将输尿管导管留在结石下方,在SWL治疗时,经输尿管导管滴注或注射液体,可以扩张输尿管,并能松动结石,有利于输尿管结石的粉碎。常用的体液有生理盐水、稀释的手术用润滑剂或2%利多卡因。

使用气囊输尿管导管推移结石的成功率较高,方法是先插入一根导丝越过结石,经导丝置入气囊式输尿管导管,接近结石后,充盈气囊以扩张输尿管管腔(图13-14),再沿导丝向上推进气囊输尿管导管,就有可能将结石推回肾盂。亦可令充盈的气囊紧贴结石下方的输尿管壁,使尿液在气囊上方积聚,亦有助于结石的粉碎。

2. 输尿管镜下结石的重归位 这是一种被动的结石重归位。输尿管镜碎石术中,结石在灌注液体压力的作用下可发生移位,且常被推至肾集尿系统内,造成体内碎石失败,这反给SWL创造了有利的条件。此时,最好是将输尿管镜继续上插到肾盂,留置导丝在肾盂,小心将输尿管镜退至膀胱,最后经尿道退出输尿管镜。妥善固定好导丝以防滑脱,在导丝外面经尿道重新将输尿管镜插入膀胱,观察患侧的输尿管口和留置在其中的导丝,沿导丝插入双J管。可在输尿管镜直视下观察到双J管进入输尿管开口,双J管其余部分由推管沿导丝继续推至输尿管的适当位置。最终先后退出导丝和推管。这样,利用输尿管内的双J管,可防止被推入肾内的结石重新坠入输尿管。

(二)输尿管内支架放置术

1. 双J式支架的放置 双J式输尿管内支架可作为一种辅助治疗措施用于巨大肾结石的SWL。双J式输尿管内支架是一种两端卷曲的导管,不透X线。常用长度为26cm、27cm和28cm三种规格。进行体内放置时,在膀胱镜下经输尿管口插入导丝至肾盂。然后将双J管套在导丝上,用助推管顺着导丝将双J管

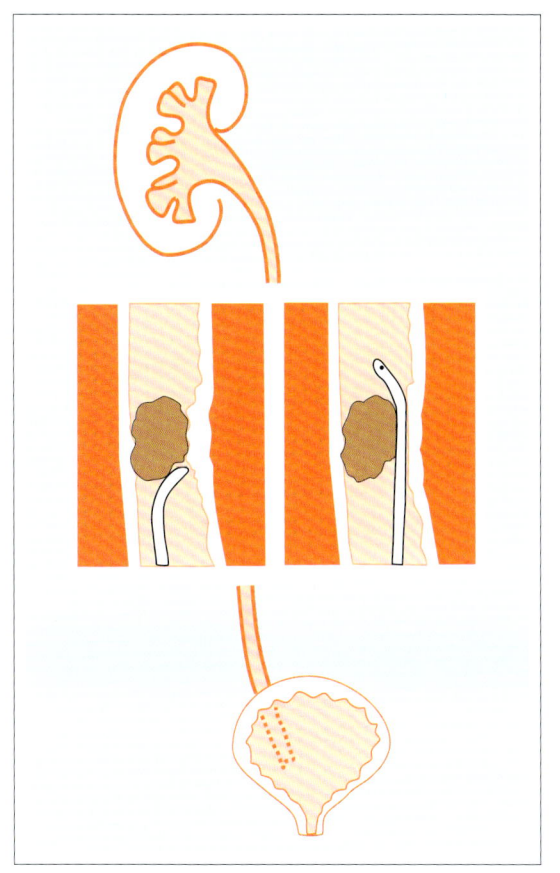

图 13-13　SWL 的辅助治疗
中间左侧示输尿管支架管置于结石下方；中间右侧示输尿管支架管插在输尿管壁与结石之间

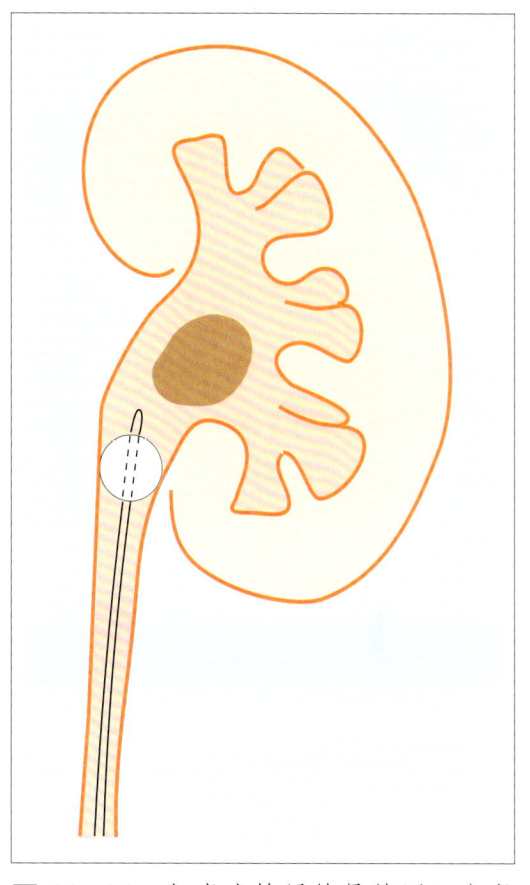

图 13-14　气囊式输尿管导管置入上段输尿管，作为 SWL 的辅助治疗措施

顶入输尿管内，上端位于肾盂，下端位于膀胱。先后抽出导丝和助推管，使双J管留在体内（图 13-15）。

双J式内支架比较常用，因为：①可预防大结石 SWL 后堵塞输尿管；②可防止 SWL 后肾绞痛的发生；③是孤立肾结石 SWL 的常规辅助措施，可防止术后发生肾后梗阻性肾衰竭。

2. Dormia 支架的放置　Dormia 支架为一种单J式或双J式串珠样实心输尿管支架，在一镍钛合金制成的细金属丝上间隔固定着 26 颗圆形串珠，圆珠间距 10mm，直径 1.5mm。双J式支架的尾端附带一拉线（可根据需要牵引拉线将 Dormia 支架缓慢拉出体外）。在 X 线监视下，将带有外鞘的 Dormia 支架经膀胱镜插入患侧输尿管内，到达肾盂之后，用一助推杆插入外鞘内，顶住 Dormia 支

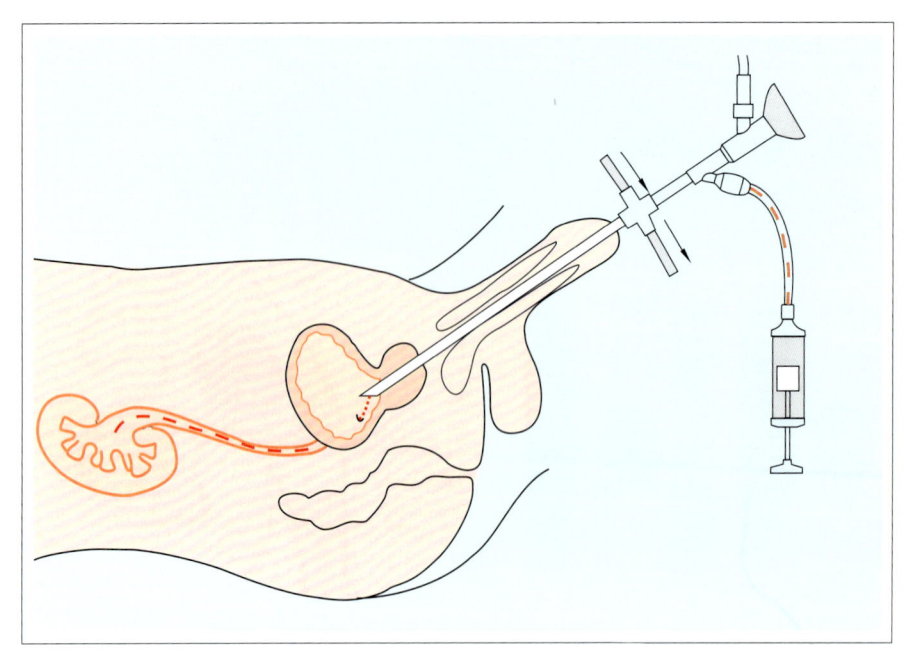

图 13-15 输尿管内支架放置操作示意图

架,随后将外鞘顺其退出,使支架的单 J 端位于肾盂,线端位于膀胱内。在放置 Dormia 支架 3 天后行 SWL 治疗,术后 3 天摄 KUB 平片,根据患者的排石情况决定 Dormia 支架的去留。如需二期 SWL 治疗,应至少间隔 3 周。

作为 SWL 辅助治疗,Dormia 支架有如下作用:①防止嵌顿性石巷的发生和阻挡较大的残石坠入输尿管;②可使输尿管适度松弛,尿液通过附壁效应沿支架引流至膀胱,保持尿路通畅;③拔除支架时可将积聚在串珠之间的结石粉末一同带出,促进结石排净。

3. 眼镜蛇形导管的放置　由于重力的作用,肾脏下盏结石 SWL 治疗后的无石率要低于其他部位结石。尽管尝试采用垂头卧位 SWL、强制利尿和体位排石等方法,下盏结石 SWL 治疗后的无石率仍不令人满意。

眼镜蛇形导管原是用来进行血管造影的软性导管,直径 4~6Fr,长度 65cm。使用膀胱镜放置眼镜蛇形导管,在 X 线监视下确定导管顶端到达肾脏下盏的适当位置,妥善固定导管,保留导尿。在 SWL 治疗时,每冲击 500 次,经眼镜蛇形导管注入 20ml 生理盐水,对肾脏下盏结石直接进行冲洗灌注。治疗结束后将导管和导尿管一并拔除。

该技术亦称为"搅动式"SWL(stir SWL),它可促进结石最大限度地裂解,提高下盏结石碎粒的最终清除率，机制是：①增加液体和结石的接触面；②将结石碎片从尚未碎裂的结石表面冲走，从而使冲击波更有效地作用于残石；③部分或全部的结石碎片可以被机械地冲洗出肾脏下盏。

四、留置输尿管支架的术后处理

输尿管支架在体内的放置时间主要取决于其用途和治疗目的。在体内放置时间太短，达不到应有的治疗效果；反之，则会引发尿液反流、尿路感染或支架管表面结晶形成，造成拔除困难。

（1）如果在SWL前为了增强透视下结石显影而插入的输尿管支架，在治疗后应立即拔除。

（2）如果输尿管结石已推至肾脏，而且结石已粉碎成功，外支架在治疗后可以立即拔除，内支架管可以酌情留置。

（3）如输尿管结石曾行推动操作，但结石仍停留在输尿管内，治疗后支架应至少留置24h。因为输尿管某一部位经冲击波多次冲击后可能引起局部水肿，结石碎粒可嵌顿在水肿部位引起疼痛或感染。

（4）较大和可能引发感染的结石，如果放置的是外支架，在SWL后可继续引流减压24h；细小的结石碎粒可以沿支架管周围下降到输尿管下段，有时可以进入膀胱，拔除外支架后多数患者可在几小时内排出大量碎粒。如果放置的是内支架，治疗后可继续保留，以便减压和扩张输尿管膀胱交界处。

（5）尽管Dormia支架的组织相容性较好，但毕竟是一种异物。因此，体内留置时间应当加以限制，通常在估计肾内残留粉末不会造成石街时就应尽早拔除。为充分发挥支架的作用和缩短支架的留置时间，应当鼓励患者在SWL后进行体位排石，促进结石粉末排入输尿管，便于拔除支架时将结石粉末一同带出。

（6）如果在治疗前已放有双J式内支架，继续保留时限一般应视残石的情况而定。①残石的体积：残石可被支架管阻留在肾盂内，有利于SWL，应待大块残石被完全粉碎后，才考虑拔管；②残石的数量：若残石粉末的总量大于2cm时，发生石巷的可能性较大，故应继续保留支架，必要时根据支架的材质（进口、国产等）进行定期更换，一般以2~3个月为宜。

（7）当支架管在输尿管内留置时间过长，支架表面可能发生结痂（主要为晶体和有机质等），有时可能难以拔除，对此切不可在暴力下"生拉硬拽"，以免造成输尿管损伤，甚至断裂。可在 X 线定位透视下，沿导管部位重点冲击残石存在的部位，边冲击，边试探性将支架缓慢拔除。

膀胱激惹现象、疼痛和血尿是输尿管支架放置术后的常见并发症。①膀胱激惹现象表现为耻骨上不适或膀胱刺激症状，是由于输尿管支架直接刺激膀胱三角区所致，患者一般能够耐受，严重者可口服解痉药缓解；②疼痛主要表现为患侧腰部胀痛不适，是由于输尿管支架引起的尿液反流所致，术后保留导尿，保持膀胱低压，可以缓解或减轻疼痛，应嘱患者不要憋尿，一定程度上也可减轻反流；③血尿多数是由于输尿管支架对尿路上皮的摩擦所致，部分情况下与原发疾病或手术操作有关，一般情况下，嘱患者卧床休息，多饮水，血尿会自行减轻或消失。特殊情况下，血尿直到拔除输尿管支架后方停止。

（孙西钊）

参 考 文 献

［1］孙西钊. 泌尿系冲击波碎石及其辅助技术的操作和应用// 孙西钊. 医用冲击波. 北京：中国科学技术出版社，2006:356-383.

［2］Christian G. Chaussy，Hans-Göran Tiselius. How can and should we optimize extracorporeal shockwave lithotripsy? Urolithiasis，2018, 46(1):3-17.

［3］Handa RK, McAteer JA, Connors B, Liu Z, Lingeman JE, Evan AP. Optimising an escalating shockwave amplitude treatment strategy to protect the kidney from injury during shock wave lithotripsy. BJU Int，2012, 110(11 Pt C):E1041-1047.

［4］Phipps S, Stephenson C, Tolley D. Extracorporea lshock wave lithotripsy to distal ureteric stones: the transgluteal approach significantly increases stone-free rates. BJU Int,2013, 112(2):E129-133.

［5］Harper JD, Cunitz BW, Dunmire B, Lee FC, Sorensen MD, Hsi RS, Thiel J, Wessells H, Lingeman JE, Bailey MR. Firsthuman clinical trial of ultrasonic propulsion of kidney stones. J Urol,2016,195(4 Pt 1):956-964.

［6］Moon KB, Lim GS, Hwang JS, et al. Optimal shock wave rate for shock wave lithotripsy inurolithiasis treatment: a prospective randomized study. Korean JUrol ,2012,53:790-794.

［7］Leong W, Liong M, Liong Y, Wu D, Lee S. Does simultaneous inversion during extracorporeal shock wave lithotripsy improve stone clearance: a long-term, prospective, single-blind,randomized controlled study. Urology ,2014, 83(1):40-44.

［8］Schmidt S, Wilhelm K.Percussion, diuresis, and inversion therapy for the passage of lower pole kidney stones following shock wave lithotripsy.Urologe A, 2015, 54(11):1609-12

[9] Shen, P., et al. Use of ureteral stent in extracorporeal shock wave lithotripsy for upper urinary calculi:a systematic review and meta-analysis. J Urol, 2011, 186(4):1328-1335.

[10] Tiselius HG, Chaussy CG, Aspects on how extracorporeal shock wave lithotripsy should be carried out in order to be maxi-mally effective. Urol Res, 2012,40(5):433-46

[11] Nguyen, D.P., et al. Optimization of Extracorporeal Shock Wave Lithotripsy Delivery Rates AchievesExcellent Outcomes for Ureteral Stones: Results of a Prospective Randomized Trial. J Urol, 2015,194(2): 418-423.

[12] Loske AM. The role of energy density and acoustic cavitation in shock wave lithotripsy. Ultrasonics, 2010,50(2):300-305.

[13] Lucio, J., 2nd, et al. Steinstrasse predictive factors and outcomes after extracorporeal shock wave lithotripsy. Int Braz J Urol, 2011, 37(4):477-482.

[14] Connors BA, Evan AP, Blomgren PM, Handa RK, Willis LR,Gao S. Effect of initial shock wave voltage on shock wave lithotripsy-induced lesion size during step-wise voltage ramping.BJU Int, 2009,103(1):104-107.

[15] McAteer JA, Evan AP, Williams JC Jr, Lingeman JE. Treatment protocols to reduce renal injury during shock wavelithotripsy. Curr Opin Urol, 2009,19(2):192-195.

[16] Lingeman JE, Woods JR, Nelson DR. Commentary on ESWL and blood pressure. J Urol, 1995,154(1):2-4.

[17] Seitz C, Fritsche HM, Siebert T, Martini T, Wieland WF,Pycha A, Burger M. Novel electromagnetic lithotriptorfor upper tract stones with and without a ureteral stent. J Urol,2009,182(4):1424-1429.

[18] J. J. Rassweiler, T. Knoll, K.-U. Kohrmann, R.O. et al. Shock wave technology and application: An update. Eur. Urol, 2011,59(5): 784-796.

[19] Chaussy CG, Tiselius H. What you should know about extracorporeal shock wave lithotripsy and how to improve your performance // Talati JJ, Tiselius H-G, Albala D, Ye Z Urolithiasis. Springer, London, 2012:pp 383-393.

[20] Coptcoat, M.J., et al. The steinstrasse: a legacy of extracorporeal lithotripsy? Eur Urol,1988,14(2):93-95.

[21] Ather, M.H., et al. Does ureteral stenting prior to shock wave lithotripsy influence the need forintervention in steinstrasse and related complications? Urol Int, 2009,83(2):222-225.

[22] Musa, A.A. Use of double-J stents prior to extracorporeal shock wave lithotripsy is not beneficial:results of a prospective randomized study. Int Urol Nephrol, 2008, 40(1): 19-22.

[23] Mohayuddin, N., et al. The outcome of extracorporeal shockwave lithotripsy for renal pelvic stonewith and without JJ stent--a comparative study.J Pak Med Assoc, 2009, 59(3):143-146.

[24] Chiong E, Hwee ST, Kay LM, Liang S, Kamaraj R, Esuvarana-than K (2005) Randomized controlled study of mechanicalpercussion, diuresis, and inversion therapy to assist passage oflower

pole renal calculi after shock wave lithotripsy. Urology,2005,65(6):1070-1074.
[25] Matlaga BR, Semins MJ. How to improve results with extracorporeal shock wave lithotripsy. Ther Adv Urol, 2009,1(2):99-105.
[26] Lee C, Best SL, Ugarte R, Monga M, Impact of learning curve on efficacy of shock wave lithotripsy. Radiol Technol,2008,80(1):20-24.
[27] Tailly GG , Extracorporeal shock wave lithotripsy today.Indian J Urol, 2013,29(3):200-207.
[28] Wiesenthal JD, Ghiculete D, D'A Honey RJ, et al. Evaluating the importance of mean stone density and skin-to-stone distance in predicting successful shock wave lithotripsy of renal and ureteric calculi. Urol Res,2010,38(4):307-313.
[29] Hammad FT, Balakrishnan A. The effect of fat and nonfat components of the skin-to-stone distance on shoc kwave lithotripsy outcome. J Endourol, 2010,24(11):1825-1829.
[30] Mezentsev VA. Extracorporeal shock wave lithotripsy in the treatment of renal pelvicalyceal stones in morbidly obese patients. Int Braz J Urol, 2005, 31(2):105-110.
[31] Thomas R, Cass AS. Extracorporeal shock wave lithotripsy in morbidly obese patients. J Urol ,1993,150(1):30-32.
[32] Gillitzer R, Neisius A, Wöllner J, et al. Low-frequency extracorporeal shock wavelithotripsy improves renal pelvic stone disintegration in a pig model. BJU Int,2009,103(9):1284-1288.
[33] Honey RJ, Schuler TD, Ghiculete D, et al. A randomized, double-blind trial to compare shock wave frequencies of 60 and 120 shocks per minute for upper ureteral stones. J Urol,2009,182(4):1418-1423.
[34] Madbouly K, El-Tiraifi AM, Seida M, et al. Slow versus fast shock wave lithotripsy rate forurolithiasis: a prospective randomized study. J Urol ,2005,173(1):127-130.
[35] Pace KT, Ghiculete D, Harju M, Honey RJ, et al. Shock wave lithotripsy at 60 or 120 shocks per minute: a randomized, double-blind trial. J Urol ,2005,174(2):595-599.
[36] Semins MJ, Trock BJ, Matlaga BR, et al. The effect of shock wave rate on the outcome of shock wave lithotripsy: a meta-analysis. J Urol ,2008,179(1):194-197.
[37] Weiland D, Lee C, Ugarte R, Monga M, et al. Impact of shock-wave coupling on efficacy of extracorporeal shock wave lithotripsy. J Endourol, 2007, 21(2):137-140.
[38] Yilmaz E, Batislam E, Basar M, et al. Optimal frequency in extracorporeal shock wave lithotripsy: prospective randomized study. Urology, 2005,66(6):1160-1164.
[39] Pishchalnikov YA, McAteer JA, Williams JCJ, et al. Why stones break better at slow shock-wave rates than at fast rates: in vitro study with a research electrohydraulic lithotripter. J Endourol,2006, 20(8):537-541.
[40] Evan AP, McAteer JA, Connors BA, et al. Renal injury during shock wave lithotripsy is significantly reduced by slowing the rate of shock wave delivery. BJU Int, 2007, 100(3):624-627.
[41] Bergsdorf T, Thuerhoff S, Chaussy C. Extracorporealshock wave lithotripsy. In: Chaussy C, Haupt G, Jocham DKoermann KU (eds) Therapeutic energy applications in urology, Thieme, 2010, II : pp 8-16.

[42] 孙西钊, 陈承志, 孙则禹. Dormia 支架在体外冲击波碎石中的选择性应用. 临床泌尿外科杂志, 1999,14:234.

[43] Kirkali Z, Esen AA, Akan G. Place of double-J stents in extracorporealshock wave lithotripsy. Eur Urol, 1993,23(4):460.

[44] Kose AC, Demirbas M. The "modified prone position": a new approach for treating prevesical stones with extracorporeal shock wave lithotripsy. BJU Int, 2004, 93(3):369-373.

[45] Liby JM, Meacham RB, Griffith DP. The role of silicone ureteral stents in extracorporeal shock-wave lithotripsy of large renal calculi. J Urol, 1988,139(1): 15-17.

[46] Nicely ER, Maggio MI, Kuhn EJ. The use of a cystoscopically placed cobra catheter for directed irrigation of lower pole calyceal stones during extracorporeal shockwave lithotripsy. J Urol, 1992, 148(3 Pt 2):1036-1039.

[47] Preminger GM, Kettelhut MC, Fetner CD. Ureteral stenting during extracorporeal shock wave lithotripsy: help or hindrance? J Urol, 1989,142(1):32-36.

[48] Pryor JL, Jenkins AD. Use of double-pigtail stents in extracorporeal shock wave lithtripsy. J Urol, 1990, 143(3):475-478.

[49] Rane A, Cahill D, Larner T, et al. To stent or not to stent? That is the question. J Endourol, 2000,14(6): 479-481.

[50] Danuser H, Ackermann DK, Marth DC, et al. Extracorporeal shock wave lithotripsy in situ or after push-up for upper ureteral calculi: a prospective randomized trials. J Urol, 1993,150(3): 824-326.

[51] Deliveliotis C, KostakopoulosA, Stavropoulos NJ, et al. Extracorporeal shock wave lithotripsy of middle ureteral calculi: ventral shock wave application. Urol Int, 1996, 56(1):21-22.

第 14 章

一般泌尿系结石的冲击波碎石术

SWL 最初用于治疗肾结石，随后拓展至输尿管结石和膀胱结石。历经近 40 年的发展，SWL 临床应用技术已相当成熟，至今仍在逐步优化以提高其疗效和安全性。现阶段，至少 70% 的泌尿系结石适用于 SWL 治疗。但近 20 多年来，由于经济利益多方面的原因，国内外的体内碎石，尤其是输尿管镜碎石的使用比率明显增加，而体外碎石的数量在下降，目前，估计只有 50% 的泌尿系结石接受冲击波碎石治疗。Clayman 教授曾坦言：由非侵入性治疗转为侵入性治疗，实质上是一种倒退的医疗行为，是不可取的。尤其在我国，两者的价格效能比相差悬殊（近 10~20 倍），因而，更不可取。本章阐述的一般泌尿系结石并不是专有名词，只是相对于畸形肾、特殊患者结石而言。

第一节 肾结石的冲击波碎石术

一、肾盂结石

肾盂结石约占肾结石的 34.8%。肾盂是集尿系统中空间体积最大的部位。正常情况下，肾盂的容量为 5~10ml。肾盂的这一形态特点为肾盂结石的 SWL 提供了有利条件。在冲击波碎石机研制之初，肾盂结石曾被首选用于 SWL 临床试验，当时的成功率就高达 90%。

(一) SWL 指征

在上尿路各部位的结石中，肾盂结石是SWL效果最理想的一种（表14-1），并且术后的复发率最低。直径≤2.0cm的肾盂结石是SWL的最佳适应证，一般单期SWL可将结石完全粉碎，并彻底排净，术后并发症很少；直径2.0~4.0cm的肾盂结石，若为尿酸结石或二水草酸钙结石，亦可单用SWL，但术前应放置输尿管内支架，防止碎石形成的严重石巷堵塞输尿管；直径≥4.0cm的巨大结石，可参照鹿角状结石处理。

表14-1　各部位SWL术后残石率及复发率

部位	残石率（%）1个月	残石率（%）6个月	残石率（%）12个月	22个月后复发率（%）
肾盂	6	3	2	2
上盏	8	7	10	20
中盏	10	15	14	13
下盏	56	69	72	60
输尿管	20	6	2	5

(二) 冲击波碎石

1. 术前准备要点　①肾脏是重要的人体器官之一，术前必须完成常规检查项目，重点是静脉肾盂造影。造影的目的一是进行适应证的选择，二是通过解剖形态帮助选择冲击波路径。②治疗前1h饮水500ml以上，可增加肾盏肾盂的尿量，有利于碎石。③上机前应测量血压，对血压波动较大的患者可服用硝苯地平片10mg，待血压稳定后再治疗。

2. 治疗要点　肾盂结石容易定位，也容易当即判断结石的粉碎程度。肾盂结石处于较为膨大的空间，在SWL过程中有利于结石的粉碎。较小的结石仅需1000次左右的冲击即可被彻底粉碎。较大的结石在治疗中解体时，要细心判断结石的粉碎情况，及时调整冲击部位，争取一次完全粉碎，防止术后残留较大石块。

对于较大结石，应按部位顺序进行冲击，主要取决于肾集尿系统的扩张与否：①肾集尿系统明显扩张的结石，应遵循扩展间隙的理论，先冲击结石的靠近扩张处，使结石粉末退散至扩张的腔隙中，显露出结石的深层部位后，冲击波的能量能够直接作用于新显露出的结石深层部位。这样，充分利用腔隙中的液体环境，可以提高碎石的效率。完成一处结石的粉碎之后，再将焦区调至结石的其他薄弱易碎之处进行冲击。但有时由于结石的散开不充分，难以分辨结石碎块的大小，须待至术后复查KUB时，才能看清残石的分布和体积。②对于肾集尿系统无明显扩张的结石，粉碎的顺序一般是自下而上。反之，由于重力作用，粉末在水中散开后，往往会下沉至最低的肾盂、下组肾盏中，不仅遮挡下盏附近的结石影像，而且也阻碍冲击波的传播，以及妨碍空化效应的碎石作用。有多功能治疗床的碎石机，可调整床体的倾斜度和波源的入射路径，使已经粉碎的结石散开，离开未碎结石表面，有利于冲击波粉碎未碎结石。

（三）术后随访

肾盂结石SWL术后往往当天就排入输尿管，甚至排出体外。较大的肾盂结石术后的碎块往往较大，或仅断裂成几块，这些残石坠入输尿管后，可引起输尿管绞痛，或形成石街。因此，肾盂结石SWL后1周严禁患者过度运动（如跑、跳等），必要时应缩短复查间期，1~2周复查，以便早期发现问题，及时处理。单个输尿管残石，可用SWL治疗。较长的上段输尿管石街，参照第22章相关内容进行处理。

二、肾盏结石

肾盏结石约占肾内结石的65.2%。虽然肾盏结石的体积较小，对肾脏功能的威胁也不大，但因肾盏是结石形成、生长和复发的重要部位，尤其是下盏结石的术后残留率较高，故其外科治疗历来颇受关注和争议。

（一）临床转归

在SWL问世之前，临床上对于是否手术取出肾盏结石往往令人难以决断。对此，曾有一项回顾性研究对肾盏结石的自然进程和转归进行了调查。肾盏结石患者68例，结石80枚，结石期（stone period）平均为7.4年（结石期的定义是从诊断到排石、治疗或复查的间期）。大多数结石位于下盏，为70%；上盏结石15%；中盏结石15%。研究者根据结石期长短将患者分为两组，分别为2.5年和10年，以比较结石的自然进程。结果表明，随访时间越长，结石自排率越低，2年期为29%，5年期为13%，5年后为0%，而且随着观察时间延长，梗阻和感染症状加重，因此，确诊后5年内80%的肾盏结石需要外科治疗。如今，随着微创时代的来临，大量临床研究证实，尽早处理肾盏结石可避免并发症的发生。

(二) SWL 指征

冲击波碎石术自问世之日起就成为治疗肾盏结石的主要手段，而且从根本上改变了肾盏结石传统的治疗理念。在 SWL 时代之前，< 5.0mm 的无症状非梗阻性肾盏结石的处理原则是采用保守治疗，等待结石自行排出，但近年来，这种治疗观点正在逐渐发生改变。鉴于大约 50% 这类结石会坠入输尿管后成为输尿管结石，引发上尿路梗阻、急性腹痛等一系列并发症，况且 SWL 简单易行，而且所需的能量较小，极少引起并发症，小结石 SWL 的成功率可达 90%，因此，对无症状非梗阻的小肾盏结石应用 SWL 是合理的。

肾盏结石 SWL 的最佳指征取决于结石的大小与部位。欧洲泌尿外科协会 (EAU) 指南推荐：除下盏外其他位置的肾内结石，直径 ≤ 20mm 首选 SWL。对于下盏结石，如果结石 < 15mm，并且不是 SWL 抵抗性结石（即磷酸氢钙、胱氨酸等），盏颈长度 < 10mm，漏斗部宽度 > 5mm，建议首选 SWL。直径 > 20mm 的肾盏结石，大约 75% 位于下盏，PCNL 联合 SWL 治疗为其最佳的治疗选择。

(三) 冲击波碎石术

1. 冲击波入路 根据肾盏结石的解剖部位选择冲击波的入路，对于提高 SWL 的效果颇有帮助。通常，根据静脉肾盂造影，大致可以判断结石在二级肾盏的前盏或是后盏的具体位置（图 14-1）。根据冲击波碎石的物理机制，尤其对于体积较小的结石，冲击波在结石出波位置的张力成分会发挥较大作用。基于这一原理，在 SWL 时，最好选用上置式冲击波源，即波源位于治疗台的上方，使冲击波的路径与肾盏的流向保持一致。例如，治疗下盏的前盏结石时，宜采用仰卧位，将冲击波治疗头置于腹前壁；而治疗下后盏结石时，应取俯卧位，则将冲击波治疗头置于腰部，同时，将治疗头的指向自下斜向上，与腰部的夹角呈锐角。采用这种冲击方位有三个好处：一是结石因重力下沉，其上方表面脱离组织，间隔着尿液，有助于空化效应碎石；二是结石的漏斗侧正处于冲击波的出波位置，这便于发挥霍普金森效应来提高碎石效率；三是可借用冲击波的推斥力促使残石流出肾盏，有助于排石。

肾盏结石"易碎难排"，术后残石率较高，应根据结石的位置加强体位引流，促使结石尽早排出。下盏结石的排出较难，术后应坚持体位倒置。中盏结石的患者应取健侧卧位。在行体位引流的同时，还应重叩背部脊柱部位（相当第 3 腰椎

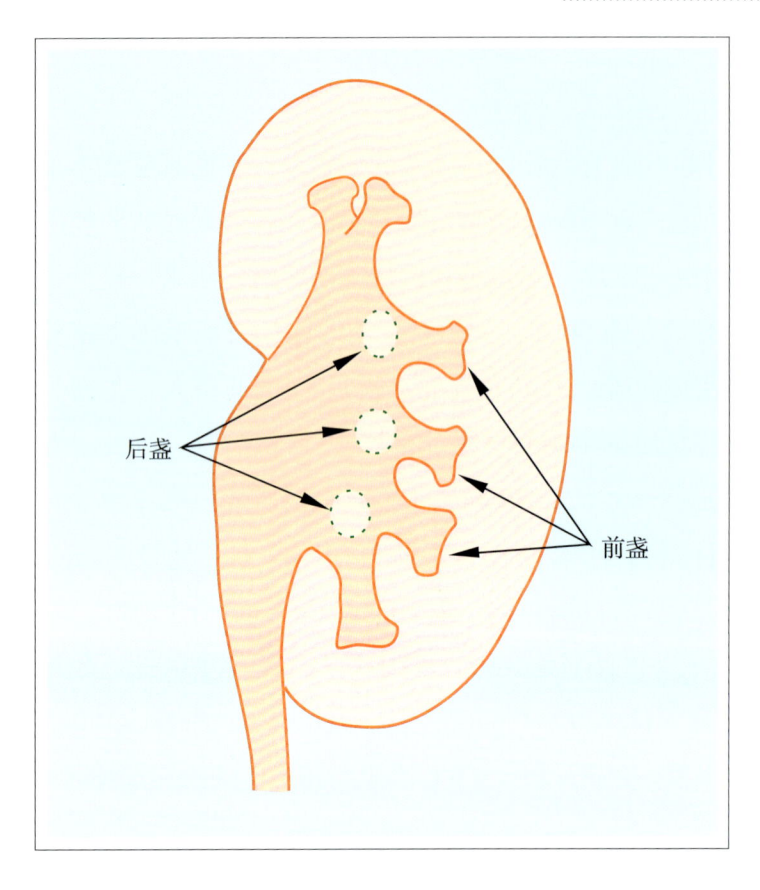

图 14-1 静脉造影片上看到的左肾
前盏靠外，呈侧面观，杯口形；后盏靠内，呈断面观

水平，以患者耐受为度），有利于残石排尽。

2. 冲击参数 肾盏结石一般较小，所处位置有利于冲击波发挥作用，而且肾盏毗邻肾皮质，因此，冲击波能量既不需要也不适宜过高。术中应密切观察结石的形态变化，当结石开始逐渐碎裂时，能量就不需再增加。同时应积累判断结石粉碎程度的经验，及时终止治疗以减少不必要的损伤。建议每期治疗冲击波次数不超过 2000 次。此外，肾脏随呼吸摆动幅度较大，选择自动跟踪或者手动触发以提高命中率是非常必要的。

（四）SWL 术后随访

肾结石 SWL 术后应在 2 周内进行首次随访，重点观察有无发生严重的并发症如包膜下血肿、石街、脓毒症等。SWL 术后石街发生率为 2%~5%，尿路感染和脓毒症为 2%。包膜下血肿或肾血肿的发生率与检查方法有关，为 0.66%~15%，超声是首选的随访检查方法。判断疗效应通过 KUB 和（或）超声检查。超过 15% 的患者需要再次冲击波治疗。治疗间隔应在 2 周以上，肾下盏结石建议延长复治间隔。

（五）SWL疗效的影响因素

肾盏结石SWL的总体有效率取决于结石的部位和体量等，结石伴有肾脏解剖异常时，SWL的疗效可能受限，其结果是肾盏结石的残留率高，复发率高。近几年来，肾盏结石的疗效及其影响因素备受关注。

1. 结石体量 结石的体量是影响SWL疗效的重要参数，SWL的疗效与结石的体量成反比。对直径<10mm的肾盏结石，SWL疗效令人满意，而直径为10~20mm的结石，术后无石率相应降低，尤以肾下盏结石为甚（表14-2）。10~20mm肾下盏结石SWL的效率商仅为0.54，而PCNL的效率商为0.77。

为评价结石位置和结石体量对冲击波疗效的影响程度，Khalil统计分析了438例单发肾结石的治疗数据，结果显示，肾盂、上盏、中盏、下盏的无石率分别为72.4%、69%、55.6%和56%。结石直径≤10mm、11~20mm、>20mm的无石率分别为50.2%、39.6%和10.2%（$P<0.05$）。Khalil认为，结石的体量是更重要的疗效影响因素，尤其对肾盂和下盏而言。

表14-2 下盏结石的大小与SWL后无石率的关系

	Newman	Liker	Rassweiler	Lingerman	Chen
例数	972	386	359	439	206
观察时间（个月）	3	12	12	3	24
无石率（%）					
<10mm	80	82	87	80	63
10~19mm	71	59	72	58	46
20~30mm	57	59	65	33	46
>30mm	—	13	17	—	13

2. 结石部位 肾盏结石相对输尿管结石而言，前者粉碎易但排出难；后者则相反，粉碎难而排出易。据长期随访性调查，SWL对肾中盏和上盏结石的疗效较好，但对肾下盏结石的疗效不佳。肾盏结石大多数位于下盏（表14-3）。SWL后肾下盏结石的无石率仅为41%~79%，60%~70%的残石发生在肾下盏。占残石总数的75%~87%，大部分残石为临床无意义残石，只有4%~25%的残石需重复治疗。

表 14-3　肾盏结石按部位和体积的分布（%）（$n = 573$）

部位	< 10mm	10~19mm	20~30mm	> 30mm
上盏	10	7	2	0.5
中盏	10	5	0.5	—
下盏	35	24	5	1
总数	55	36	7.5	1.5

3. 解剖因素　解剖学研究显示，下盏结石 SWL 后排出困难除受重力因素影响外，还与集尿系统的解剖结构有关（表 14-4）（图 14-2）：①肾下盏漏斗部与肾盂之间的夹角（Infundibularo pelvic angle,IPA）< 70°；②肾下盏漏斗部长度（Infundibular length,IL）> 30mm；③肾下盏漏斗部宽度（Infundibular width,IW）≤ 5mm。如果这三个因素或前两个因素存在，下盏结石 SWL 后的排净率 ≤ 50%。此外，若下盏结石长期阻塞漏斗部，可致下盏重度扩张和积水，形成所谓的"结石袋"（stone bag），不仅会进一步造成排石困难，而且还因局部尿液淤滞易使结石再发。若 IL < 30mm，IW > 5mm，IPA 漏斗角度 > 90°，SWL 可获得较理想的无石率。

表 14-4　肾下盏结石 SWL 的不利因素

难以被冲击波粉碎的结石（一水草酸钙、磷酸氢钙或胱氨酸）
较小的漏斗 – 肾盂角（IPA < 70°）
肾下盏较长（IL > 30mm）
狭窄的漏斗部（IW < 5mm）
结石距皮肤较远（SSD > 10cm）

4. 随访时间　较小的上盏和中盏结石一般可在 SWL 后的头 3 个月内排出。有时，在肾盏结石 SWL 之后的一定时段内（可长达 6~19 个月），无石率无明显变化，但经长达 24 个月的随访，可见碎石有陆续排出的现象。SWL 后的结石年复发率约为 8%。其中 93% 是在肾盏，而且多数在肾下盏，占 60%。

除上述因素以外，结石的成分、解剖异常、肾功能状态、体质指数、治疗深度以及治疗参数等因素也是疗效的影响因素。

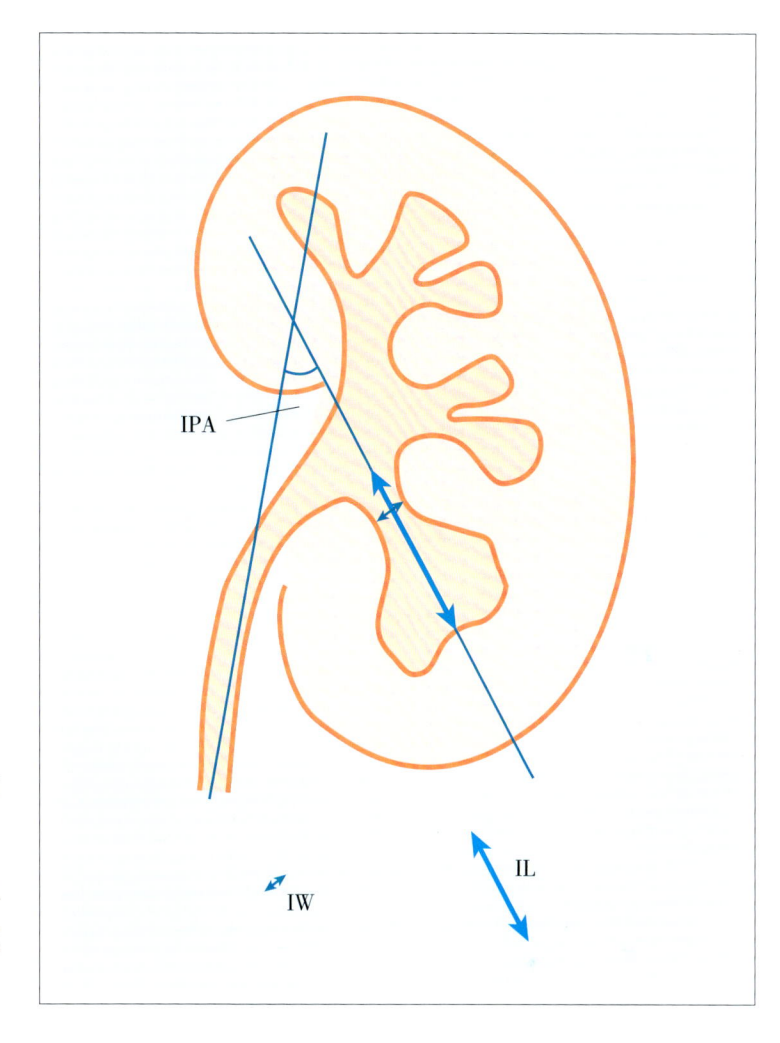

图 14-2 肾下盏结石 SWL 的不利因素示意图 IPA.下盏漏斗部与肾盂之间夹角；IW.下盏盏颈宽度；IL.下盏漏斗部长度

三、多发性肾结石

肾内存在≥3枚结石，称为多发性肾结石。一些复杂的多发性肾结石的结石数目多、位置散在，从治疗上讲，无论用 SWL 还是 PCNL，都同样具有挑战性。

（一）基本概念

根据结石的部位，多发性结石包括两种情况：①一个肾内有多枚结石；②双肾都有结石。

根据结石的复杂程度，多发性结石分为两种类型：①易治型，结石体积小，数目少，无梗阻和积水（图 14-3）；②难治型，结石体积大，数目多而散在，多伴有 UPJ 梗阻和肾积水（图 14-4）。

多发性肾结石的治疗选择有时难以决定，一般而言，与结石的部位、体积和

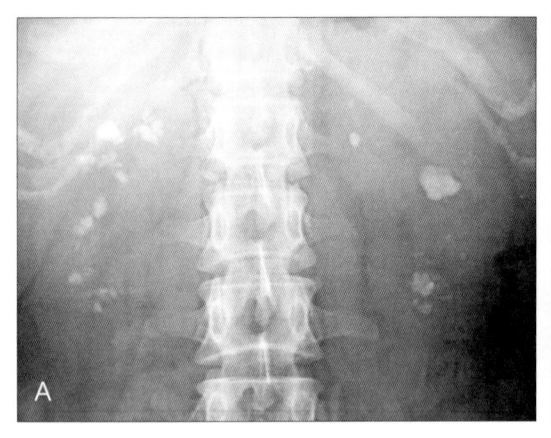

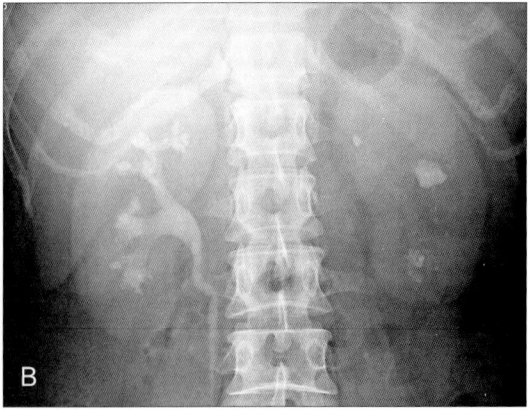

图14-3 中年女性肾小管酸中毒并双肾乳头钙化
A. KUB 示双肾多发性小结石，其中左肾上盏有一较大结石；B. IVU 示结石位于双肾各小盏处，提示肾乳头钙化

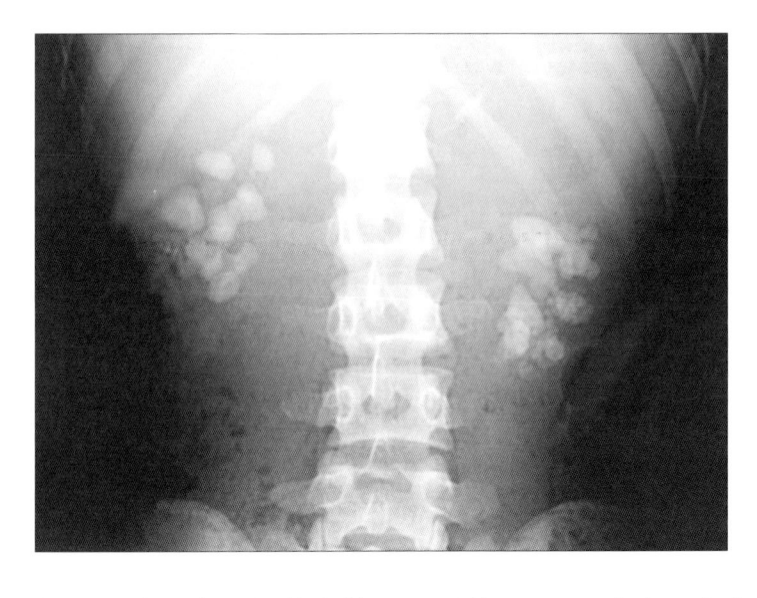

图14-4 双肾多发性胱氨酸结石（KUB）

数目有关。多发性较小结石，可单用 SWL 治疗。在多发性结石中，若有单个结石＞2.5cm 者，应首选 PCNL 治疗。由于多发性肾结石的治疗常有计划外改动，在 SWL 期间，有时会不得已采用一些辅助治疗，如放置输尿管内支架、输尿管镜取石、经皮肾镜取石等，会给患者造成一些额外的身心负担和经济负担。在治疗前，应当事先向患者讲明治疗中的可能变故，建立患者的信心和耐心是必要的。

（二）冲击波碎石

在 X 线下容易判断各枚结石的方位，故 SWL 应首选 X 线定位。目前使用的 C 臂旋转式定位技术，便于连续跟踪目标，更易区分各枚结石。亦可选用 B 超定位，但其弊端是当结石数目较多时可能会混淆目标，而且在复震时难以区分结石和粉末，可能会因"误打"而额外耗费冲击能量。

多发性肾结石，尤其是数目多且体积大者，单期SWL的成功率不高，甚至是不可能的，需采取分期治疗。一般情况下，每期SWL只能粉碎2~3枚直径1cm左右的结石。与单发性巨大结石不同，这种结石的粉碎量是可控制的，排石量是可预计的，因而在SWL前可不必常规放置双J式输尿管导管。

单肾多发性结石，要根据结石的部位和体积决定治疗的先后顺序。一般而言，应先粉碎肾盂漏斗部（开口处）的结石，以解除尿路梗阻，减轻肾积水；其次是先粉碎下盏和后盏结石，因重力原因，其他部位的结石在SWL后粉末易在下盏和后盏沉积，影响该处结石的影像判断，以及妨碍冲击波能量的传播，故应自下而上逐枚粉碎；再次是先治疗那些易碎的结石，包括小结石和肾盏颈引流通畅的盏内结石。SWL时，要善于利用呼吸摆动的机会，有选择地冲击与肾轴方向一致的长条状结石或纵行排列的多发性结石，因为在肾脏来回摆动时，冲击波总会命中结石的任何一点或一枚，可最大限度利用冲击波的能量。

双肾多发性结石的治疗顺序由多种因素决定。应先治疗程度严重的一侧，以尽早解除梗阻，保护肾功能；先治疗症状明显的一侧，尽早减轻患者的痛苦；先治疗结石数目少的一侧，这可先保证有一个正常肾脏，为另一侧肾结石的治疗创造有利条件；一侧为肾盂结石，另一侧为肾盏结石，应先治疗肾盂结石，以利于尿液引流。虽然有研究认为，同时用SWL治疗两侧肾结石对双肾功能的远期影响不大，但为防止排石过程中突发双侧输尿管梗阻、导致急性肾后性肾衰竭，目前仍然提倡先后分别SWL，以策安全。

四、鹿角形肾结石

鹿角形结石是一种累及整个肾盏和肾盂的分枝状结石，因其形似雄鹿角而得名（图14-5），随着经皮肾镜技术的提升和普及，鹿角形结石可通过单一腔镜手术或联合体外碎石治疗。本小节主要介绍鹿角形结石的外科治疗技术发展历史及应用。

（一）基本概念

1. 临床转归 20世纪70年代以前，临床上普遍认为，鹿角形结石多无症状，或用抗生素可以控制症状，可与人长期"和平共处"。行开放手术后若不能

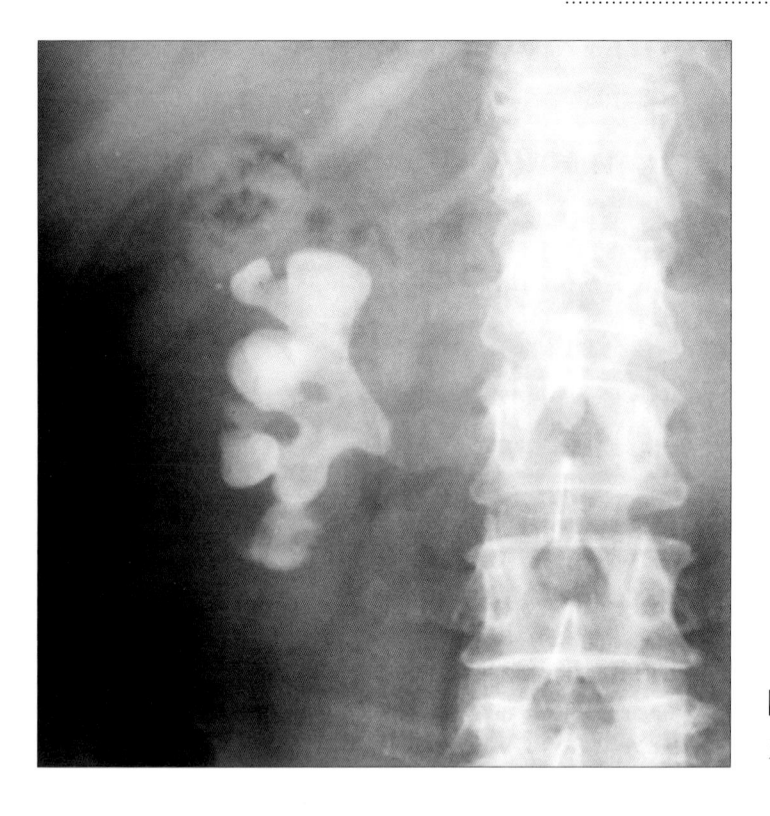

图 14-5 右肾鹿角形结石（KUB）

取尽结石，势必导致新的鹿角形结石形成，因此，用开放手术治疗只是一种短期行为，未必合理。直到 1974 年，美国的 Boyce 等报道了 100 例结石的治疗，他们证实，通过非萎缩性肾实质切开取石手术能够取尽结石，并可保持术后不复发，从此彻底改变了鹿角形结石的治疗观点。随后不久，Blandy 等综述了 185 例结石患者，他们发现，历经手术患者与单纯临床观察患者的 10 年死亡率分别为 7.2% 和 28%，相差近 4 倍。1991 年，Koga 等长期随访了 167 例鹿角形结石患者，其中 1/3 的随访期近 8 年，进一步证实，接受外科手术的患者较单纯保守治疗的患者病情进展慢，而且肾脏挽救率高。

2. 定义和分类 虽然鹿角形结石是一个熟知的术语，但其临床定义并不够明确，而且难以量化。鹿角状结石的大小以结石的面积计算是比较客观的，也可通过三维图像进行结石体积的计算，但比较繁琐，临床上难以推广。为了便于对比各种治疗方法的效果，Young 等将完全性鹿角形结石定义为长径超过 5cm 的分枝状结石；Snyder 和 Smith 采用了更标准的方法对其作出定义：结石充满肾盏，而且至少累及两个肾大盏。

鹿角形结石的临床分类有以下几种。

（1）按累及肾盏和肾盂的程度不同，鹿角形肾结石分为完全性和部分性两类。完全性鹿角形结石的治疗是本文中所要讨论的内容；部分性鹿角形结石有时也被称作铸形结石，在治疗原则上类似前述的肾盂和肾盏结石。

（2）按结石形态不同，鹿角形结石又可分为"狭小型"和"巨块型"两种。前者的结石形状与肾盂肾盏内腔隙的形状相似，而且体积较小，肾盂肾盏不扩张变形，一般无肾功能损害（图14-6）；而后者结石形态粗大并伴有肾盂肾盏扩张，积水明显，常合并尿路感染和肾功能损害（图14-7）。

（3）按结石的分布不同，鹿角形结石还可划分为"中央型"和"周围型"。前者一般生长在壶腹型肾盂，特点是结石的主体大都位于肾盂（图14-8）；而后者多生长在分枝状肾盂，其特点是结石呈分枝状，肾盂部较小，结石主体大都位于各个肾盏（图14-9）。

3．治疗准则 随着现代各种微创治疗技术的引入，鹿角形结石的治疗理念已被彻底更新。现阶段，鹿角状结石有4种治疗方法：SWL治疗、PCNL治疗、PCNL联合SWL治疗及开放手术治疗。

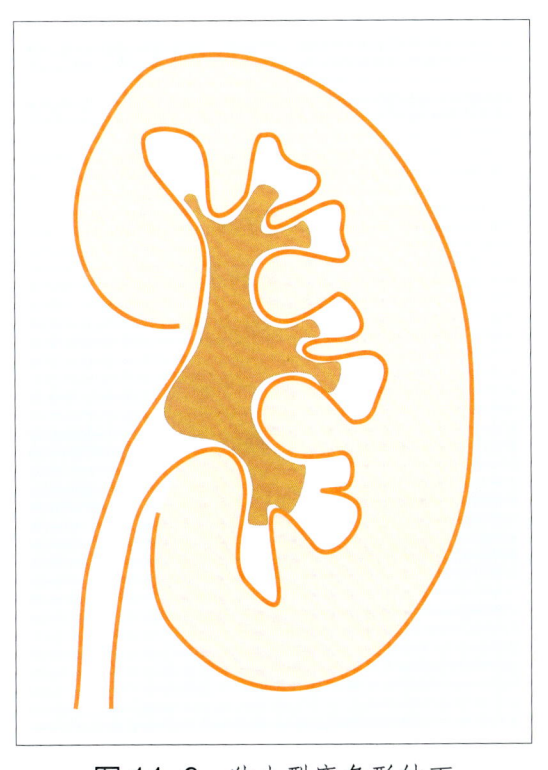

图 14-6　狭小型鹿角形结石　　　　图 14-7　巨块型鹿角形结石

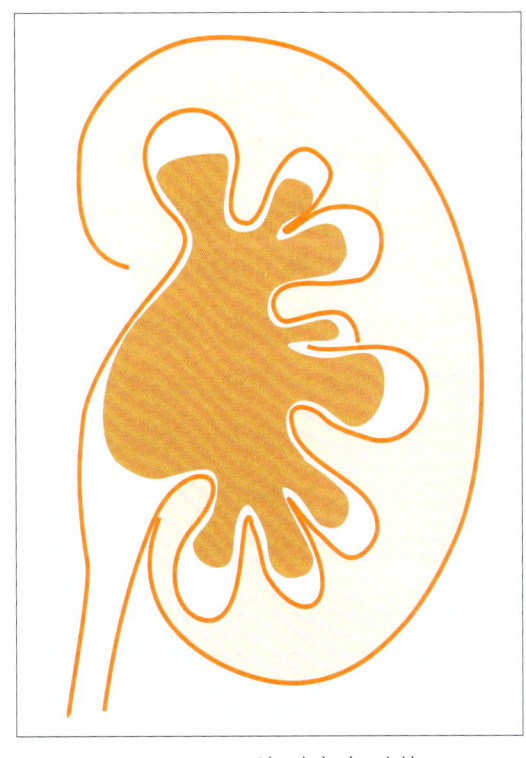

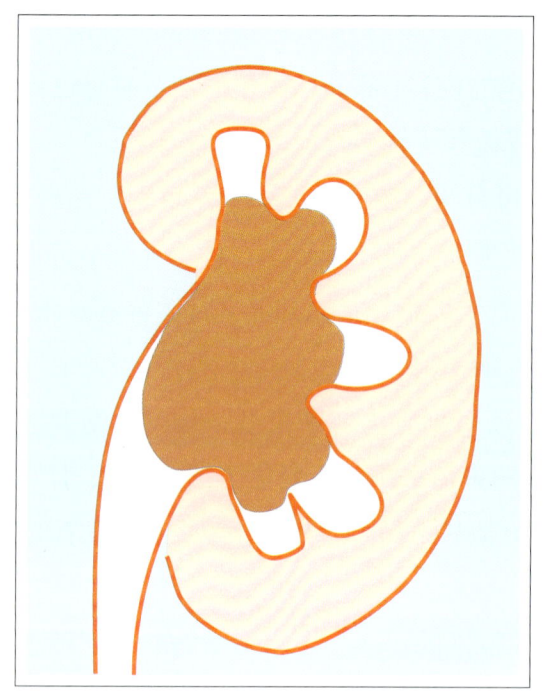

图 14-8　中央型鹿角形结石　　　　图 14-9　周围型鹿角形结石

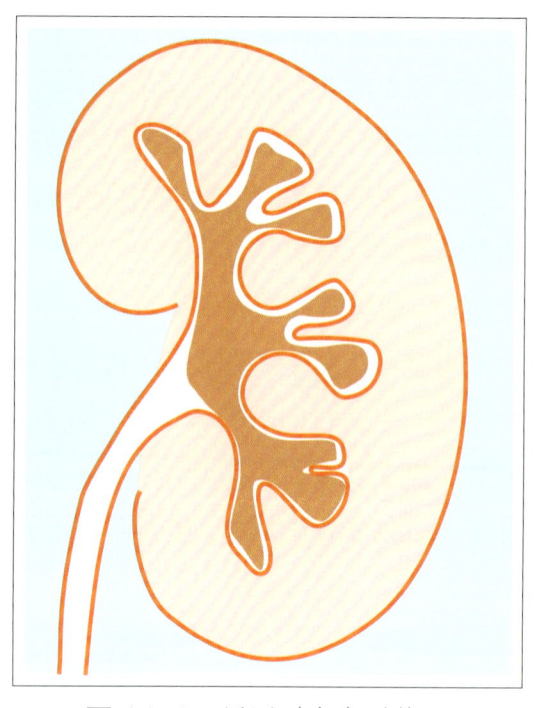

鹿角形结石的治疗极富挑战性。为此，美国泌尿外科学会（AUA）肾结石指导小组专门将其列为首选研究对象。专家组回顾了 1252 篇文献，对其中 110 篇涉及鹿角形结石的数据进行了 Meta 分析，分析指标和分析结果包括：①结石全部排净的可能性，无石率分别为：SWL50%，PCNL73%，SWL 与 PCNL80%，开放手术 82%。②计划外二次处理的可能性，在计划外二次处理率上，SWL 为 $P=0.424$，PCNL 为 $P=0.047$，SWL 与 PCNL 为 $P=0.034$，开放手术为 $P=0.002$。③并发症发生的可能性，主要并发症为：肾盂积水、肺炎、肾周血肿、血管损伤、尿囊肿、脓毒症、失肾、计划外二次处理等。大的鹿角形结石伴感染经处理后，残余结石可能再感染或长大导致继发症状或原有症状加重。四种方案并发症的发生率差异较大，分别为 SWL 30%、PCNL 7.4%、SWL 与 PCNL 24.4%、开放手术 11.9%。但 SWL 引起的并发症比其他方案并发症的程度轻。

最后，AUA 肾结石指导小组根据分析结果，制订了一套鹿角形结石的治疗准则，并将其分为三个层次。

（1）标准性治疗，是指一旦出现鹿角形结石，就应要求患者接受积极的治疗，否则，结石最终会导致肾功能损害或尿源性败血症。治疗前，应从正反两方面告知患者上述4种疗法。

（2）指导性治疗，根据指导小组的推荐，PCNL是首选的治疗方法，然后配合使用SWL，必要时，可重复使用PCNL；肾脏解剖正常的狭细型鹿角形结石，面积约为500mm^2，相当于长径2.5cm的结石，单用SWL的成功率可达92%，但这种鹿角形结石仅占4%。

（3）选择性治疗，只是作为一个选项，专家组推荐，对于一些少见的复杂性鹿角形结石，包括不能通过合理的次数的PCNL或SWL治愈者、和需要进行肾内成形术者，采用开放式手术治疗也是一种合理选择，特别推荐非萎缩性肾实质切开取石术。对肾功能严重受损者，应采用肾切除术。此外，对于一些解剖形态正常的小鹿角形感染石，单用SWL或PCNL同样有效，可任选其一作为治疗手段。

（二）冲击波碎石

早期因国内PCNL技术远未普及，而且在效价比上，SWL优于PCNL，故对有些鹿角形结石，早期仍有部分采用SWL治疗，现阶段仍有少量病例经医患双方沟通后尝试SWL治疗。但由于完全性鹿角形结石体积太大，一般不容易在单期SWL内将整个结石完全粉碎，况且在SWL前，往往难以预测治疗所需的总时间、肾脏对冲击波累加能量的耐受程度及患者在心理上的适应期限，而且在SWL后也难以及时发现出现的严重并发症，例如，术后大量碎石涌入输尿管后所造成的严重石街。因此，术前必须对患者充分而详细地说明治疗的难度和风险。一般在治疗之前3天常规放置双J式输尿管导管或Dormia输尿管支架，目的是防止较大石块或碎石堵塞输尿管，同时还可避免排石所致的输尿管绞痛。

SWL最好采用X线定位。通常，应首先选择结石的薄弱之处或近水侧进行冲击，随后逐步移向UPJ处，以尽早建立尿液引流和排石的出路。对于一些形态典型的结石，应事先划分区域后进行有计划、有步骤的治疗：①狭小型和分枝型鹿角形结石的UPJ处的体积较小，较为薄弱，应先予粉碎，开通后有利于尽早引流尿液和排石；②巨块型鹿角形结石往往伴有多处肾盏扩张和积水。治疗时应首先冲击肾下极靠近积水侧的结石部位。反之，若先治疗肾上极部位的结石，结石粉末沉落到下极后，将会影响日后该处结石的治疗；③中央型鹿角形结石，应自上而下冲击（图14-10）。因为这种结石完全充满整个集尿系统，所以不必担心上盏的结石粉末向下方沉积。对于这类结石，虽然常有文献提到，在SWL时应

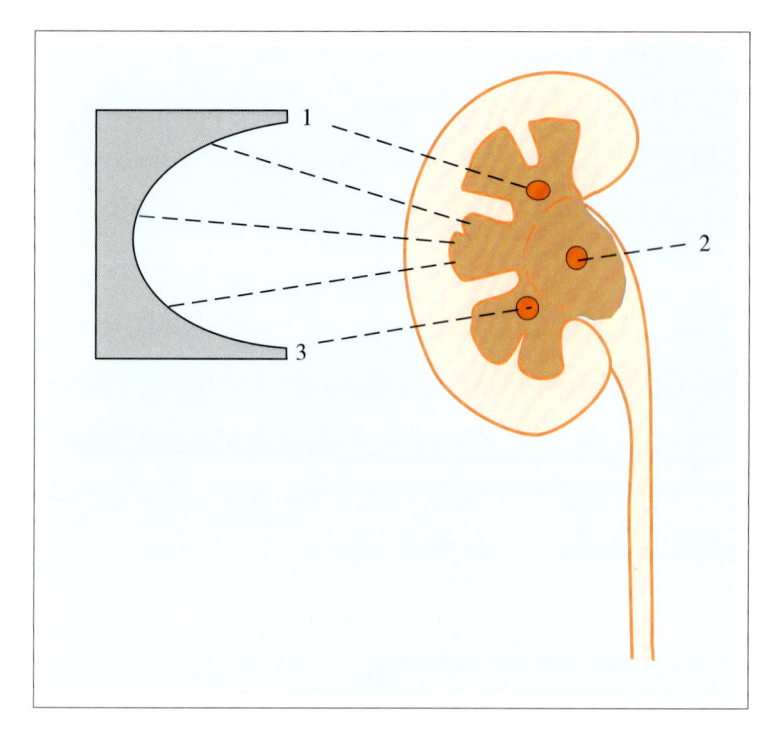

图 14-10 鹿角形结石（中央型）的碎石顺序

先冲击鹿角形结石在肾盂开口（UPJ）的部位，以期尽早解决梗阻，但这并不符合扩展间隙理论，在实践中难以奏效，这是因为，在 UPJ 处，结石的远侧是输尿管，近侧是结石的主体，它的周围缺少一个理想的水环境和碎砂分散的空间，其粉碎难度可想而知，即使结石破碎，大多也只是碎下一块较大的石块，若其坠入输尿管后，反而在复震时增加麻烦。实际上，鹿角形结石在肾盂出口处的梗阻未必严重，况且 SWL 前已常规放置了双 J 形输尿管导管，可在保证尿流通畅的同时尚有足够的时间等待治疗。在结石粉碎近半时，再寻机粉碎肾盂漏斗处的结石、解除这一"交通要冲"的梗阻，一般也为时不晚。笔者所在医院也曾尝试在输尿管硬镜下粉碎肾盂输尿管移行处的结石，凿开一条通道，再留置支架，后行多期 SWL。

鹿角形结石 SWL 后，在排石过程中容易产生石巷而导致肾功能损害，发生率高达 50%。国内也有鹿角状结石 SWL 导致肾衰竭的个案报道。因此，鹿角形结石 SWL 后，应常规及时随访，防范严重石巷的发生。多数石巷经保守治疗可使碎石自行排出，切忌过度治疗。少数梗阻性并发症需采取积极处理，如输尿管镜碎石、经皮肾穿刺造瘘、经皮肾镜取石等。术后应按时更换输尿管双 J 管，以防管壁结晶使之难以拔除。由于残石率高，感染复发率也随之增加，对此，采用抗生素控制尿路感染也是必要的，但即使应用足量的抗生素，脓毒血症发生率仍达 3.7%。根据国外报道,大多数鹿角形结石的成分是具有感染性的鸟粪石,但根据笔者的大样本调查,仅约1/4鹿角形结石是鸟粪石,其余的大都是一水草酸钙结石,极少数为胱氨酸结石,因而严重尿路感染的发生率比国外少见。对于其他特殊成分(尿酸、胱氨酸)结石,辅助治疗非常重要,可参见本书中相关章节。

(三)SWL疗效的影响因素

1. 结石类型 结石类型与SWL疗效有较大的关系。单一SWL最适用于治疗狭小型鹿角状结石或周围型鹿角形结石,只要经验丰富,准备充分,疗效令人满意。在早期,曾有许多单用SWL治疗鹿角形结石的报道,因为当时未对结石加以分类,故无石率差异很大,平均为30%~60%(表14-5)。Pode报道了41例单用SWL治疗完全性鹿角形结石的结果,无石率为41%。据Harada报道,单用SWL治疗完全性和部分性鹿角形结石的无石率分别为45%和54%。

表14-5 单一采用SWL治疗鹿角形结石的效果

作者	患者肾数	平均治疗次数	无石率(%)	辅治率(%)
Delaney	84	2.3	67	25
Lam	82	2.1	51	—
Constantinides	61	1.4	62	28
Vandeurson	50	3.3	56	—
Winfield	48	1.6	61	81
Miller	43	—	54	32
Pode	41	2.6	44	56
Beck and Riehle	33	1.3	53	—
Michaels	22	1.7	45	—
Gleeson	18	1.2	66	28

2. 结石体量 结石体量是影响SWL疗效的主要因素。>2.5cm的结石,碎石难度明显增大,但<4cm的松脆结石,仍可考虑单用SWL治疗。一般而言,每期SWL只能粉碎1~2cm^{2}的结石。结石是立体的,但平时我们往往只注意到它在KUB中的面积(长和宽),而很少考虑其厚度。实际上,鹿角形结石在KUB平片上的1 cm^{2}比单个1 cm^{2}的结石大得多,加上鹿角形结石呈膨胀式生长,整

体上在肾盂肾盏内处于相对嵌顿状态,周围的水环境条件远不如单发性肾盂内的小结石充分,显然在粉碎难度上要大得多。

3. 结石成分 结石成分对SWL的疗效有较大影响。二水草酸钙结石最易被粉碎;尿酸结石可配合溶石疗法进行SWL,疗效颇佳;磷酸铵镁结石非常松脆,易于粉碎,但仍应采取分期治疗,一是为试探术后的感染性反应,二是为防止这种感染石术后形成石巷,进而导致脓肾;一水草酸钙结石则较难粉碎;对于鹿角形胱氨酸结石,单用SWL几乎是不可能奏效的。

(张东方)

第二节 输尿管结石的冲击波碎石术

1980年2月,冲击波碎石首先应用于肾结石的治疗,时隔半年才应用于上段输尿管结石;中段输尿管结石一度被认为是"无主地";下段输尿管结石最初也被列为禁忌。直到80年代中期,冲击波碎石才逐渐应用于中下段输尿管结石的治疗,时至今日,仍然是全程输尿管结石的一线治疗方法。SWL时,输尿管的分段采用泌尿外科分段标准。输尿管各段结石的术前准备、采用的体位及冲击方法皆不一样。

一、适应证与禁忌证

全程输尿管结石均可用SWL治疗。其最佳适应证是结石直径≤1.0cm,患肾功能良好。

2017年EUA指南小组应用系统评价方法评估了SWL与URS的利弊,结果显示,与SWL相比,URS的四周无石率均有显著增加,但在3个月内,两组的无石率差异不大。URS再治疗机会较低,并且需要的辅助治疗较低,但对辅助治疗的要求较高,且并发症较多,住院时间更长。与URS相比,SWL的并发症较少(表14-6)。此外,从价效比来看,国内SWL费用只有URS的1/20~1/10,无论是社会保障系统,还是个人支付,SWL都应该首先被考虑。

表 14-6　直径大于 10mm 上段输尿管结石 SWL 与 URL 疗效及并发症比较

作者（时间）	治疗方法	病例数	初治无石率 n（%）	总无石率 n（%）	复治率 n（%）	手术时间（min）	辅助治疗率 n（%）	并发症 n（%）	EQ（%）
Kumar（2013）	ESWL	37	NA	29（78.4）	29（78.4）	49.2±1.7	10（27）	5（13.5）	46.4
	URSL	41	NA	35（85.4）	7（17）	39.1±1.5	12（29.3）	7（17）	83.4
Khalil（2013）	ESWL	37	21（56.8）	28（78.4）	16（43.2）	NA	5（13.5）	9（24.3）	50
	URSL	45	36（80）	37（82.2）	1（2.2）	NA	4（8.9）	7（15.6）	74
Manzoor（2013）	ESWL	199	98（49.2）	NA	80（40）	NA	18（9.0）	34（17）	NA
	URSL	199	115（57.8）	NA	22（11）	NA	4（2.0）	70（35）	NA
Lopes Neto（2012）	ESWL	14	5（35.7）	5（35.7）	12（85.7）	44.5±10.3	NA	1（7.1）	19.2
	URSL	16	8（50）	10（62.5）	2（12.5）	72.8±42.0	NA	3（18.8）	55.4
Tawfick（2010）	ESWL	71	41（58）	NA	18（25.4）	68（59~78）	NA	0（0）	NA
	URSL	76	70（92）	NA	0（0）	52（38~98）	NA	0（0）	NA
Salem（2009）	ESWL	42	25（60）	NA	12（28.6）	65.7（50~75）	5（11.9）	23（54.8）	43
	URSL	48	44（88）	NA	4（8.3）	38.1（25~66）	6（12.5）	13（27.1）	79
Ziaee（2008）	ESWL	126	101（80.2）	99（78.6）	22（17.5）	20.5（14~32）	5（4.0）	3（2.4）	59
	URSL	40	29（72.5）	29（72.5）	0（0）	29.3（20~60）	11（27.5）	4（10）	43
Lee（2006）	ESWL	22	7（31.8）	14（63.6）	7（31.8）	43.2±0.8	5（22.7）	NA	61
	URSL	20	7（35）	7（35）	0（0）	109±50	10（50）	NA	63
Wu（2005）	ESWL	51	18（35.2）	NA	17（33.3）	49.3±0.8	16（31.4）	NA	45
	URSL	56	43（76.8）	NA	7（12.5）	75±7.2	6（10.7）	NA	46
Wu（2004）	ESWL	41	25（61）	NA	11（26.8）	NA	5（12.2）	NA	59
	URSL	39	36（92）	NA	0（0）	NA	3（7.7）	NA	53

输尿管结石 SWL 的禁忌证与肾结石一致。需要关注的是，输尿管结石远端是否通畅及结石嵌顿程度。此外，由于输尿管毗邻腹主动脉和髂动脉，年龄超过 50 岁的患者，需要注意冲击波传导径路上是否有动脉瘤的存在。

冲击波可导致输尿管出现肌层及浆膜层水肿，肌细胞空泡化、线粒体肿胀及线粒体嵴破坏等改变。临床治疗中也发现，某些反复冲击无效改用开放手术的患者，输尿管壁已发生纤维化甚至瘢痕化，周围粘连严重。原则上，同一部位输尿管结石 SWL 间隔时间建议一至两周以上，结石移动到新的部位可在 1 天内复震。

二、上段输尿管结石

1980年8月，德国人首次用多尼尔HM3型冲击波碎石机治疗上段输尿管结石，成功率只有60%左右。直到20世纪80年代中期，上段输尿管结石才正式成为SWL适应证。据当时报道，SWL的成功率普遍高于80%，甚至常超过90%。1990年，SWL正式成为上段输尿管结石首选的治疗方法。上段输尿管结石靠近肾脏，而且平均体积较中下段结石大，因而对肾脏功能威胁较大。若结石在局部停留时间超过6周，自排率很低。因此，在当今微创疗法的时代普遍主张对上段输尿管结石尽早采取外科干预。

1. 术前准备 要点输尿管上段毗邻结肠、十二指肠等腹部器官，在肠道内容物比较多的情况下，需要空腹或清洁肠道，有利于清晰显示结石，同时减少冲击波的衰减。

2. 冲击波入路 随着冲击波碎石机定位系统灵活性的提高，冲击波源可以上下移动，舒适的仰卧位可以解决大部分上段结石的定位。腰部和侧腰部入路可以减少肠道气体对碎石效果的影响；腹部入路治疗深度更小，尤其适合肥胖患者上段远侧结石。

3. 治疗参数 输尿管结石周围缺少一个有利结石粉碎的水环境，与同等大小的肾结石相比，需要的治疗剂量较大。早期在用Dornier HM3型冲击波碎石机治疗上段输尿管结石时，使用的能量上限最高曾达30kV，冲击3000次；现在改为能量上限24kV，冲击2400次，但碎石效率未见明显下降。后来Parr在实验中发现，在对人工输尿管结石碎石时有能量饱和现象，即使增加冲击波的能量，也未必会明显提高结石粉碎效果。因此，过高的能量投入是不必要的，甚至是有害的。输尿管结石的冲击次数应视结石对治疗的反应而定，小结石可能1000次内可被完全粉碎。大结石解体后往往可散开并沿管腔拉长，可追踪不同部位的较大碎块，力争完全粉碎；当达到额定冲击剂量后，结石仍未被彻底粉碎，应暂停冲击，等待下期治疗。过量的冲击只能增加输尿管局部的充血水肿，进一步缩小局部的空间，不利于碎石和排石。

国外一般认为，在用SWL治疗体积较大的嵌顿型输尿管结石时，应将冲击波焦点置于结石的上缘（近端），借助于"水-石"界面的有利条件来充分发挥碎石效力（图14-11）。但笔者对此持有不同观点：上段输尿管因受呼吸影响而上下摆

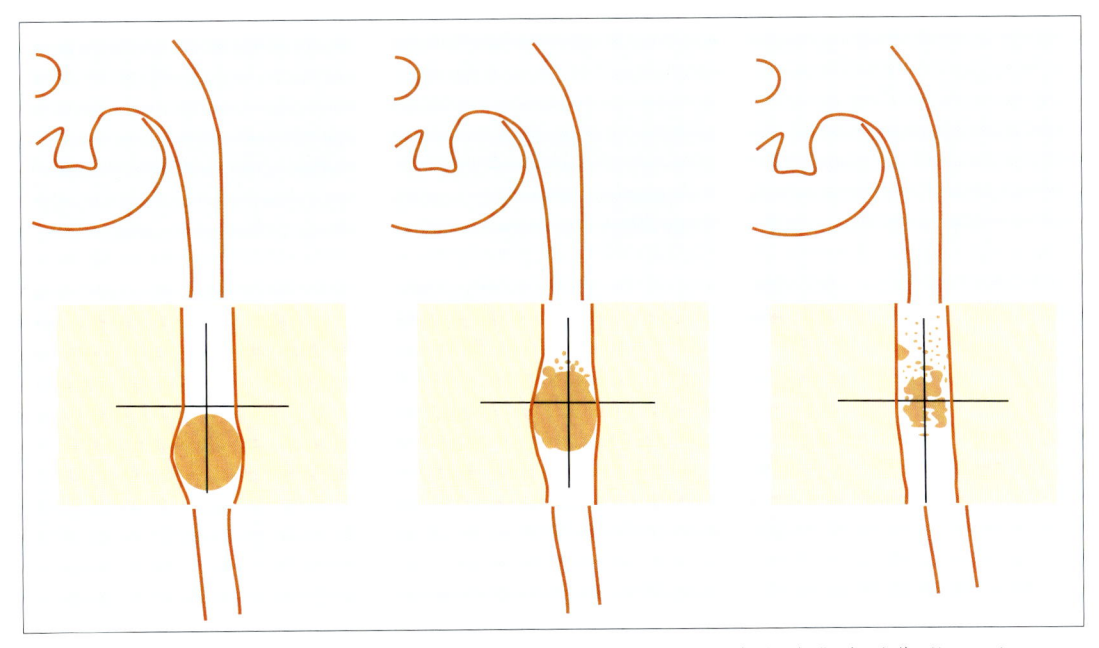

图 14-11　国外用 SWL 治疗嵌顿型输尿管结石时冲击波焦点的靶位设置

动幅度较大，移动距离 5~20mm，平均 11mm，由于在 SWL 过程中治疗靶位无法固定，若以结石上缘为冲击目标，在吸气时，随着结石位置的下移，则会发生冲击波的"击空"现象，结石的总体命中率反而降低（图 14-12）。况且，国产冲击波碎石机的焦点较大，采用结石上缘定位更无必要。因此笔者认为，治疗任何类型的上段输尿管结石，均应将焦点置于结石的几何中心。

4. 术后随访　原位冲击波碎石术后，结石的碎片一般在 1~3 天开始排石，平均排净时间约 4.6 天。但有些结石即使已经碎裂，仍可能被嵌在输尿管的管腔内，以致短期之内碎石不能自行排出，原因是局部受到冲击波的冲击，引起输尿管黏膜水肿，阻碍排石。待水肿消失后，随着管腔内径扩大，结石碎片便会自行通过并被逐步排出。如果术后两周在 KUB 上结石形态仍无明显改变，应采取二期碎石治疗。若复震疗效仍旧不佳、结石的基本形态毫无改变，应改用体内碎石，而不宜勉强反复冲击，以免加重局部组织损伤，延误尿路梗阻的及时治疗。

三、中段输尿管结石

中段输尿管结石与髂骨重叠，在早期，由于结石定位和冲击技术上的缘故，

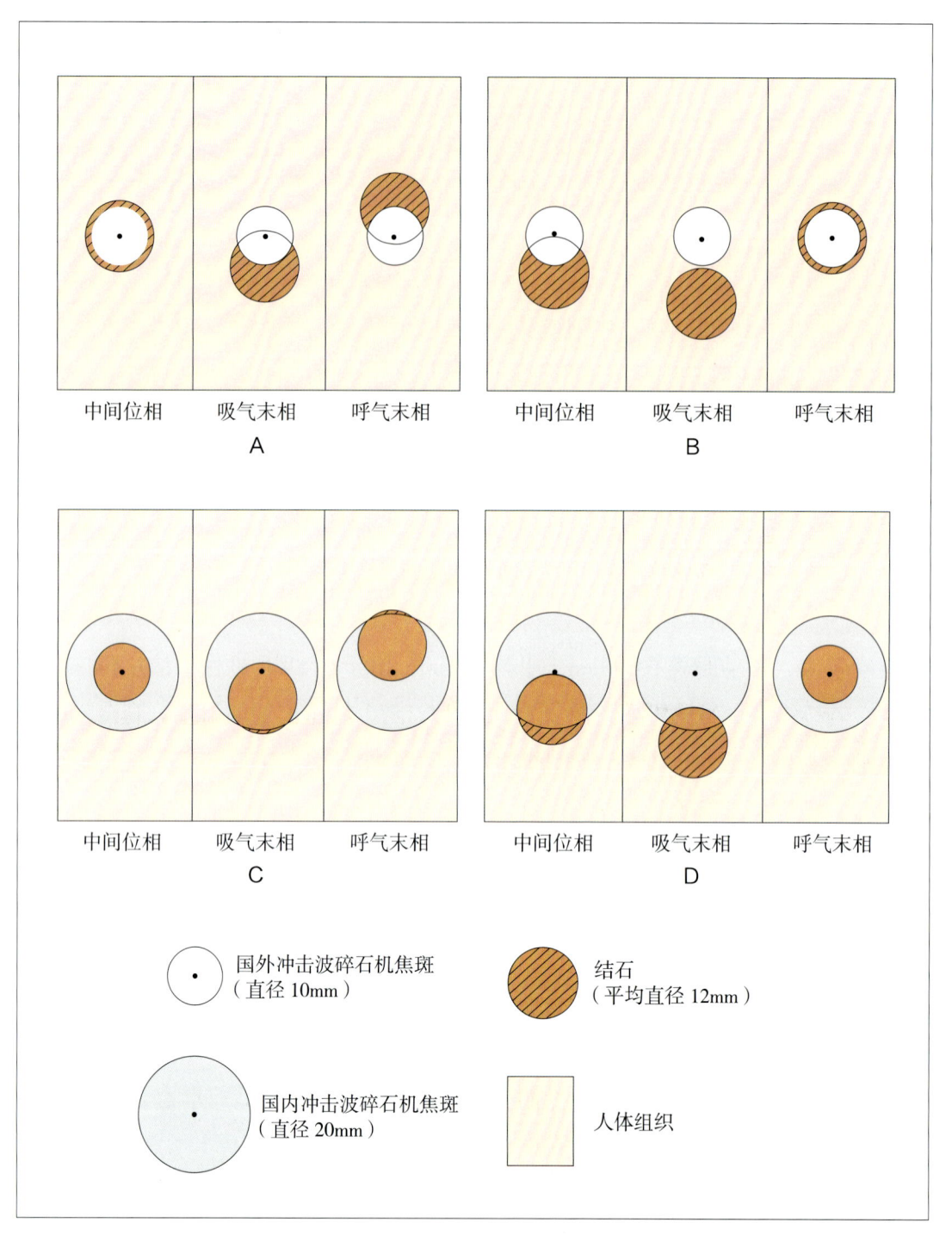

图 14-12 呼吸动作对于结石不同定位方位的影响

A. 国外冲击波碎石机（焦斑与结石的几何中心一致）；B. 国外冲击波碎石机（焦斑置于结石上缘）；C. 国产冲击波碎石机（焦斑与结石的几何中心一致）；D. 国产冲击波碎石机（焦斑置于结石上缘）

采用 HM3 型水槽式第一代冲击波碎石机治疗中段输尿管结石很不方便，后来随着第二代冲击波碎石机的出现，特别是高清晰度和数字减影 X 线技术的引入，SWL 的定位和体位难题已迎刃而解。输尿管结石 SWL 的操作程序如下。

1. 术前准备要点 输尿管中段是全段输尿管最表浅的部位，结石距腹部皮肤 2~6cm，受肠道气体的影响较大，术前肠道准备比较重要。此外，中段输尿管与腹部血管相伴，有配备超声诊断仪的碎石中心，应该常规在术前复查结石位置的同时观察血管的形态和管径。

2. 冲击波入路 中段输尿管结石只能采取腹部入路，无论是上定位还是下定位碎石机。在输尿管扩张的情况下，超声可通过搏动的髂血管的引导找到扩张的输尿管和结石（图 14-13）；若无输尿管扩张，可在髂血管表浅部位找到输尿管第二狭窄，如结石梗阻在中段，结石的上方一般都能显示输尿管管径及典型的结石强回声和声影。X 线定位碎石机大部分只能采取俯卧位。由于中段比较表浅，水囊往往需要高度充盈才能良好耦合。X 线定位时，应注意参照术前腹部 X 线片上的结石位置，仔细观察和寻找监视器上的目标。可充分利用呼吸摆动的瞬间将动态的结石与静态的骨骼背景区别开来。结石影像太淡时，亦可采用双剂量静脉泌尿系造影或输尿管置管协助定位。根据孙西钊的报道，结石的 X 线直接定位准确率为 98%，依靠静脉泌尿系造影协助定位者仅为 2%。

3. 治疗参数 中段输尿管距离表浅，冲击波能量衰减较少，中段输尿管结石体积也较上段输尿管结石小，且受呼吸的影响不大，理论上，需要的治疗剂量相

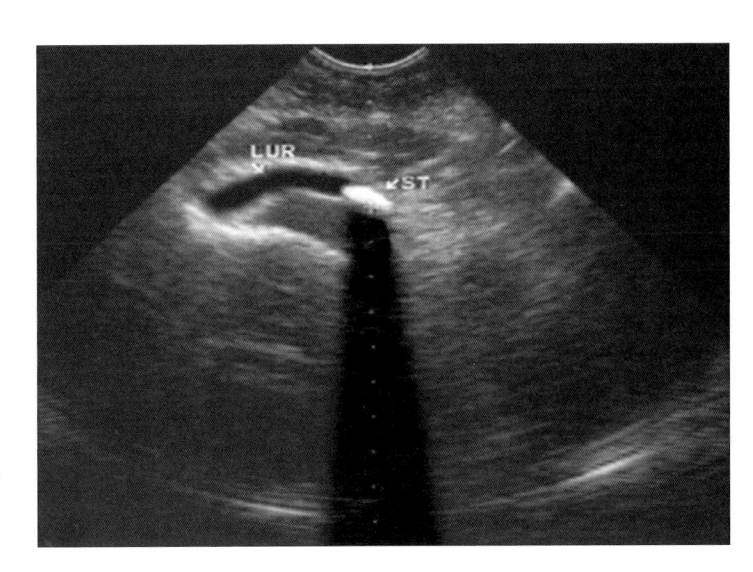

图 14-13 中段输尿管结石超声定位治疗图

对较少。因此，该部位结石冲击波碎石效果应该比较理想。张东方比较了 464 例各部位输尿管结石的治疗参数（表 14-7），结果显示：随着输尿管结石部位的下移，治疗剂量逐渐减少，无石率和效率商增加，复震率降低（表 14-8）。

表 14-7　各部位输尿管结石 SWL 治疗参数比较（$\bar{x} \pm s$）

结石部位	例数	病程（d）	结石长径（mm）	治疗电压（kV）	冲击次数
UPJ	33	66.00 ± 145.48	11.60 ± 3.03	17.89 ± 0.77	2918 ± 442
腰段	141	118.4 ± 461.14	9.52 ± 3.19	17.84 ± 0.71	2562 ± 710
第二狭窄	24	43.80 ± 85.09	11.20 ± 4.36	17.69 ± 0.80	2558 ± 711
盆段	22	81.40 ± 213.58	8.73 ± 2.25	17.91 ± 0.70	2340 ± 771
壁间段	115	47.20 ± 155.81	8.45 ± 3.08	17.98 ± 0.54	2072 ± 768
出口处	129	32.38 ± 162.17	7.50 ± 3.18	17.92 ± 0.58	1628 ± 734

表 14-8　输尿管结石位置与 SWL 疗效关系 n(%)

结石部位	例数	结石残留 n（%）	复震 n（%）	EQB(%)	术后肾绞痛 n（%）
UPJ	33	5（15.1）	13（39.4）	54.2	5（15.2）
腰段	141	6（4.3）	18（19.9）	77.5	10（7.1）
第二狭窄	24	0（0）	3（13.6）	84.6	1（4.5）
盆段	22	0（0）	3（13.6）	84.6	1（4.5）
壁间段	115	0（0）	10（8.7）	89.6	2（1.7）
出口处	129	0（0）	1（0.8）	99.2	6（4.7）
χ^2 值		19.65	39.98	46.35	5.328
P		< 0.001	< 0.001	< 0.001	0.021

由于中段输尿管结石的体积较小，而且中段输尿管也较少停留结石，该段输尿管结石嵌顿机会较少，加之中段输尿管随呼吸的摆动幅度远低于上段输尿管，结石的中靶率较高，因而碎石效果令人满意。Cass 对比 143 例采用 Medstone STS 碎石机和 53 例采用 Dornier HM3 型碎石机治疗的中段输尿管结石患者，结果表明，治疗后的无石率分别为 80% 和 75%，复治率分别为 14% 和 19%。据孙西钊报道，中段输尿管结石 SWL 的单期成功率为 75%、二期 19%、三期 6%。3 个月的无石率为 96%。Bagkey 总结分析了 10 年间 340 篇关于上、中段输尿管结石 SWL 治

疗的文献报道，比较了不同机型治疗效果，结论是 SWL 的成功率与结石的大小、成分、嵌顿程度有关。直径 10mm 以下的结石疗效较好；直径 10mm 以上结石的疗效较差；单发结石较多发结石疗效好；上段与中段输尿管结石的 SWL 相比，不同机型碎石机的总成功率没有明显差异（表 14-9）。

表 14-9 输尿管上、中段结石 SWL 疗效总结

机 型	结石位置 中段	结石位置 上段	结石直径（mm）	3 个月无石率（%）中段	3 个月无石率（%）上段	支架管使用率（%）	复震率（%）中段	复震率（%）上段	并发症（%）中段	并发症（%）上段
Dornier HM3	194	406	9.8	91.2	91	32	13	12.5	12.8	
Dornier MFL 5000	339	923	11.4	58	81.3	21	35		21	
Dornier HM4	260	401	10.5	82	68.5	60.5	16.6		6.15	6.8
Wolf Piezolith 2300	222	112	12.4	73.4	70.2	10.5	48.8	47.5	12.7	
Edap LT02	36	25	7.3	75	77	NA	30		5.5	
Lithostar	720	1843	9.7	81.1	82.4	54	20.4		2.3	
Storz Modulith	123	470	10.5	80	81.0	NA	26		17.5	

四、下段输尿管结石

冲击波碎石问世之初，下段输尿管结石曾是 SWL 的禁忌证。1984 年 11 月 27 日，在 Virginia 大学，一例 53 岁的男性患者因下段输尿管结石用 URS 治疗未奏效而改用 Dornier HM3 型碎石机治疗，这是世界上首次用 SWL 治疗下段输尿管结石，随后的一些报道也证实了 SWL 治疗下段输尿管结石是可行的。

与肾脏和上段输尿管结石所处的位置相比，下段输尿管结石更适合 SWL 治疗。理由是：①作为冲击波入路的前腹壁较后腰部薄，而且在射程间距内基本无骨骼阻碍（图 14-14）；②该段输尿管完全固定，不随呼吸上下移动，中靶率高，而且周围无重要器官，组织损伤较轻；③膀胱在半充盈状态下可以充当理想的声波传递介质，并可推开肠管，防止肠内容物干扰影像定位和衰减冲击能量，同时也避免肠管损伤；④膀胱充盈后，通过反压作用，可使上尿路轻度扩张，并在结石周围形成扩张腔，有助于提高结石的粉碎效率。事实上，下段输尿管结石的 SWL 疗效的确优于肾和上段输尿管结石，具体操作方法如下。

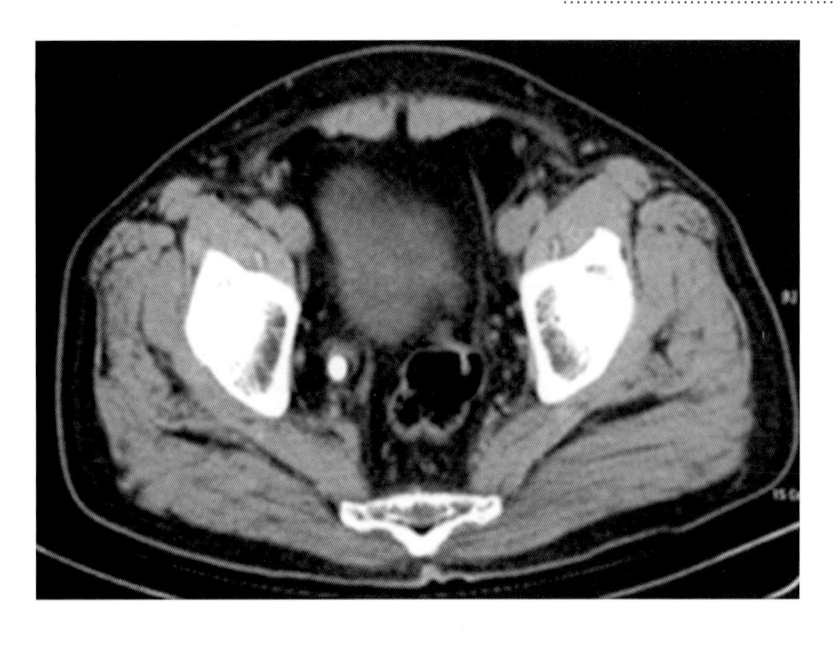

图 14-14 右下段输尿管结石CT扫描，从腹壁到结石无骨骼阻挡

(一) 术前准备要点

下段结石可分两部分进行术前准备：①近出口侧的结石术前应适度充盈膀胱，借助膀胱的无回声区进行超声定位，X线定位时适度的尿液也有利于冲击波的传导，但不宜大量饮水，以免在治疗过程中膀胱不断充盈而致过度扩张，使患者术中难以忍耐，躁动不安，影响定位和冲击。此外，膀胱过度充盈会将输尿管推向骶骨，拉长了冲击波径路，以至于焦点够不到靶位。这一区域还需要注意对有需要的患者进行备皮。②对于毗邻中段的下段输尿管，多数病人不能靠充盈的膀胱进行B超定位，充盈的膀胱还会使肠道挤在结石所在区域影响定位，这部分患者不宜充盈膀胱。但术前仍需适度饮水，使输尿管扩张形成良好的水-石界面。必要的时候也需要提前肠道准备。

(二) 冲击波入路

下段输尿管结石SWL时一般采取冲击波经腹入路。可上下定位的超声定位碎石机，建议选择俯卧位下定位，超声探头从对侧向患侧扫描输尿管长轴，其优点有：①壁间段和出口处的结石在治疗时碎石可逐渐因重力作用掉入膀胱，使焦区处产生新的液石界面；②由于重力作用，膀胱紧贴腹壁，可缩短治疗深度。而对于近中段输尿管侧的下段输尿管结石，超声探头应从患侧沿着中段扩张的输尿管水路向下扫描下段的结石。

X线定位也可选用仰卧位，冲击波从骶部的尾骨旁的骨间隙自后向前进行冲击。此处距下段输尿管的距离比经腹路径短，骶尾骨骼与髂骨之间的宽度约4cm，一般不会阻挡冲击波，而且在径路中无含气肠管阻碍，冲击波能够较大限度地发挥作用。Mostafa Kamel 进行了对照研究：采用仰卧位治疗下段输尿管结石疗效优于俯卧位组（表14-10）。

表14-10 仰卧位与俯卧位治疗下段输尿管结石疗效比较

体位	平均冲击次数 n	一期无石率（%）	二期无石率（%）	一期平均能量	例数	结石大小
俯卧位	3667 ± 187	44.9	75.5	78.7 ± 3.0	49	8.4 ± 0.65
仰卧位	3634 ± 156	65.3	91.8	75.6 ± 2.9	49	8.6 ± 0.5
P	0.9	< 0.001	< 0.001	0.7		0.5

（三）冲击方法

下段输尿管结石的 SWL 疗效不仅与结石的体积有关，梗阻程度也是重要的影响因素。输尿管从上至下，管腔逐渐变细，结石体积也逐渐变小，因此所需要的冲击剂量也较小。术中可根据结石对冲击波的反应进行调整，该部位结石靠近出口，易于排出，且梗阻造成的肾盂压力相对较低，不需要过于追求粉末化。对于直径 10mm 以上的结石，随着结石体积增大，局部嵌顿加重，结石外壳粉碎后的粉末不能及时充分散开，造成后续冲击波反射和吸收，妨碍结石内部的进一步粉碎，必要时采取分期 SWL。治疗 2~3 期后，如果仍无任何改变，应查询原因，或改行输尿管镜碎石或开放式手术取石。在早期，孙西钊曾用第二代压电式、液电式和电磁式冲击波碎石机治疗了 603 例下段输尿管结石，效果颇佳，效率商分别为 0.69、0.74 和 0.81，术后较少需要额外的治疗（表14-11）。

2012 年 Matlaga 及同事的一篇 Meta 分析研究表明，下段结石 URL 首次治疗无石率高于 SWL，但随着时间的推移以及部分病例再次 SWL，两者无石率相近。同年发表的包括 1205 例输尿管结石在内的 7 组随机对照试验（RCT）结果：与 URS 相比，SWL 的无石率较低（ RR 0.84, 95%CI 0.73~0.96），复治率较高（ RR 6.18, 95%CI 3.68~10.38），但并发症较少（ RR 0.54, 95%CI 0.33~0.88）。2015 年 CUA 指南指出：SWL 和 URS 都是安全有效的输尿管结石治疗方法。URS 的无石率更高，特别是下段结石，但这是以更大并发症的风险为代价的。在两者皆可选择的情况下，应提供患者两种选择，并告知每种治疗方式的益处和风险。在我国，从治疗效价比上看，URS远不如SWL，况且下段输尿管结石通常较小，SWL理应是国内治疗下段输尿管结石的首选方法。当SWL疗效不佳时，可改用URS。

表14-11 下段输尿管结石第二代冲击波碎石机的治疗效果

冲击波源	结石大小(mm)	病例数	3个月无石率(%)	6个月无石率(%)	复震率(%)	辅治率(%)
压电	<10	98	70	100	20	0
	10~15	70	41	97	51	11
	>15	11	27	91	64	9
	合计	179	56	98	35	7
液电	<10	133	76	96	19	2
	10~15	134	54	93	35	1
	>15	27	37	96	48	0
	合计	294	62	95	28	1
电磁	<10	64	80	94	9	0
	10~15	56	73	91	14	0
	>15	10	61	90	30	0
	合计	130	76	92	13	0

五、多发性输尿管结石

多发性输尿管结石包括双侧输尿管结石或单侧输尿管多发结石。双侧输尿管结石可导致总肾功能的异常，治疗风险较高。对总肾功能不佳者，在SWL前应对可能出现的并发症作出充分的估计。用SWL治疗时，一般应在一侧的结石排尽后再冲击另一侧的结石，治疗的顺序可参照以下原则进行：

（一）双侧输尿管结石

若总肾功能正常，应先处理肾功能较差的一侧；总肾功能不正常，应先处理肾功能较好的一侧，另一侧行经皮肾造瘘（PCN），也可先双侧同时行PCN，待肾功能改善后再处理结石；双侧输尿管结石情况相似时，应先处理易治的一侧；先治疗结石较小、容易击碎的一侧输尿管结石，后治疗较大的输尿管结石；先治疗易排出的下段输尿管结石，后治疗另一侧输尿管中、上段结石；先治疗急性梗阻侧的输尿管结石，后治疗病史长、慢性梗阻侧的输尿管结石；先治疗单发输尿管结石，后治疗多发输尿管结石。

（二）单侧输尿管多发结石

单侧输尿管多发结石是指同一侧输尿管有两个以上的结石，以两个结石为多见。可先冲击近端的输尿管结石，由于下方输尿管结石梗阻，可使近端输尿管扩张或积水，形成一个扩张腔隙，有利于结石的粉碎。

（张东方）

第三节　膀胱结石的冲击波碎石术

膀胱结石的人群患病率较低，而且其中适合SWL的原发性膀胱结石很少见。

一、基本概念

膀胱结石的SWL有着得天独厚的有利条件：①膀胱充盈时是一个良好的膨胀空间，有利于冲击波发挥碎石效应；②膀胱结石与体表距离很近，冲击能量衰减较少；③作为结石出路的尿道较粗，残石容易排出。但也有人认为，膀胱结石容易在膀胱内随冲击波的冲击而跳动，不利于SWL，其实，这种看法是片面的。膀胱结石受重力作用的影响，结石基本固定在膀胱的最低位，碎石时其跳动的幅度非常有限，并不影响结石的定位。

儿童的膀胱结石多为原发性结石，可首选SWL治疗。治疗儿童的膀胱结石，一般较少采用经膀胱镜碎石，除了器械因素和技术性因素外，主要是儿童的尿道细而娇嫩，经尿道反复操作可能会造成尿道损伤而发生狭窄。

直径≤2.5cm的成人原发性膀胱结石，可以采用SWL治疗。直径≥2.5cm者不仅SWL治疗费时费力，而且碎石残块较大，易阻塞尿道；其次出于价格效能比的考虑，加之经膀胱镜碎石相对容易，因而较少采用SWL治疗过大的膀胱结石。

成人继发性膀胱结石，是由下尿道梗阻性疾病所致，如前列腺增生症、尿道狭窄、神经源性膀胱功能障碍等。临床上应首先针对结石的病因进行治疗，同时顺带取出膀胱结石，而不应单独采用SWL。

二、冲击波碎石

术前应剃去阴毛。适当饮水充盈膀胱，应当注意，饮水过多会使膀胱充盈过度，导致患者在 SWL 时不能坚持治疗，或在中途被迫排尿时排出较大残石，引起尿道梗阻。

超声波对性腺无损伤，在 SWL 治疗膀胱结石时最好采用 B 超定位。若用 X 线定位，男性患者宜用铅橡皮保护两侧睾丸，同时注意让阴茎避开冲击波径路。

治疗时采用俯卧位。膀胱结石一般较坚硬，可用较高的冲击能量治疗，冲击的次数也可适当增加，结石粉碎后再适当降低冲击能量。SWL 进行至一半时，可变换体位从另一侧冲击，以减少该侧膀胱壁的累积损伤，亦可避开冲击波径路上的碎石粉末，有利于冲击波的传播和空化效应的发挥。

膀胱结石碎石后往往第一次排尿就有碎石排出，可嘱患者在膀胱充盈明显时排尿，以减少结石嵌顿的机会。结石较大者应在术后第一、二次排尿时取侧卧位，或不完全排尿，使碎石分次排出，避免大量的碎石突然堵塞尿道。若出现排尿困难和排尿疼痛，说明尿道已被碎石堵塞，应让患者平卧，使碎石退回膀胱。若症状仍不能缓解，可插尿管或用尿道探子把结石推回膀胱内，再行 SWL。有人报道了 7 例膀胱结石（直径 1.8~4.6cm）SWL，10~35 天后在尿道内发生了"石巷"，说明对体积较大的膀胱结石应慎用 SWL，至少术后要早期复查，需要再次治疗的病例应在术后一周内复震，以减少尿道梗阻的发生。

（张东方）

第四节　尿道结石的冲击波碎石术

尿道结石很少见，而且一般不适合采用 SWL 治疗，但国内一直有人尝试用 SWL 治疗后尿道结石并取得较好的效果。

一、基本概念

尿道结石原位 SWL 是有效的，但并非是最佳治疗选择，这是因为：①经内镜下粉碎尿道结石，简单有效；②动物实验表明，睾丸受冲击波作用后发生出血等改变，生精能力下降，而普通的保护措施对紧靠尿道的睾丸并非绝对安全；③如用X线定位，睾丸辐射损伤更是在所难免；④尿道结石SWL时，采用任何体位都不舒适，况且对会阴部这个敏感部位进行冲击，患者心理上难以接受；⑤尿道结石多是"急性"尿石，尤其是尿道结石导致急性尿潴留时，必须尽早尽快进行治疗，而尿道结石原位SWL的一次成功率不及体内碎石。

二、冲击波碎石

SWL前需剃去阴毛，适度充盈膀胱，用铅橡皮套包住双侧睾丸。SWL时的体位取决于定位方式。

（1）X线定位：一般采用坐位（骑跨位），身体稍向后倾，与床面成75°~80°，两腿外展10°~15°，固定大腿。会阴部紧贴水囊，冲击波经会阴软组织进入骨盆出口处并聚焦于结石。也可采用头低足高的俯卧位，冲击波从耻骨弓下缘的阴茎根部腹侧进入。

（2）B超定位：可采用俯卧位，患者体轴与床体垂直相交，这样，需在治疗床两侧辅加治疗台，分别支撑患者的头部及下肢，将B超探头置于耻骨上方，使冲击波经耻骨后聚焦于后尿道结石上。也可采用坐位，先将外生殖器上翻至腹壁并用宽胶布加以固定，患者坐于治疗床上，双手放置于自制的支撑架上，两腿略分开，用B型超声波探头从会阴部探测到结石后，将水囊贴近会阴部皮肤，进而完成结石定位。

治疗后尿道结石亦可用尿道探子或插导尿管将结石推回膀胱后再行SWL。由于结石排入尿道后，患者往往用力排尿，使结石嵌顿于后尿道，周围没有足够的膨胀空间，原位SWL时结石不易被击碎。此外，尿道结石常并发急性尿潴留，患者常感极度不适，情绪不稳定，而将后尿道结石推回膀胱后，梗阻立即解除，患者痛苦明显减轻，也有利于配合SWL。用该法时应保留导尿管，用来控制膀胱的尿量，以避免患者中途排尿，再次导致结石梗阻。与原位尿道SWL相比，将后尿道结石推至膀胱内能够更有效击碎结石。

（张东方）

附 EAU《指南》要点解读之体外冲击波碎石术（2019年更新）

1. 体外冲击波碎石术（SWL）的影响因素

（1）碎石机的功效。

（2）结石的大小、位置（输尿管、肾盂或肾盏）。

（3）结石的成分（硬度）。

（4）患者对SWL的适应性。

（5）操作者对SWL的操作技能。

这些因素中的每一项都会显著影响SWL的成功率和最终结果。

2. 体外冲击波碎石术的适应证

（1）< 20mm肾结石（除外肾下盏结石），冲击波碎石均可获得良好的无石率。

（2）< 10mm输尿管上段结石首选SWL；> 10mm输尿管上段结石则首选URS，次选取SWL。

（3）< 10mm输尿管下段结石首选SWL；而> 10mm输尿管下段结石首选URS，次选取SWL。

3. 体外冲击波碎石术的禁忌证

（1）妊娠（因为对胎儿的潜在影响）。

（2）出血性体质患者，至少应在24h前和48h后给予相应的补偿治疗。

（3）未完全控制UTI。

（4）严重的骨骼畸形和重度肥胖，影响结石的定位。

（5）结石周围有动脉瘤。

（6）结石远端尿路存在解剖上的梗阻。

4. 体外冲击波碎石术的最佳实践

（1）在SWL之前常规使用内支架不会改善无石率以及降低辅助治疗的次数，但是可以避免形成石街。

（2）有心脏起搏器的患者可以在采取适当的预防措施后进行SWL治疗；植入式心律转复除颤器的患者则需要在SWL治疗期间暂停发射模式并重新编程，整个碎石过程需要特别谨慎小心。但对于新一代的碎石机而言，已经不需要这样做了。

（3）降低冲击波频率，从120次/min降到60~90次/min，可以提高无石率；

增加冲击波的频率可能会增加组织损伤。

5. 体外冲击波碎石术的治疗参数　冲击波冲击数量，能量设定和重复治疗次数。

（1）冲击数量取决于碎石机的类型以及冲击波的功率，目前对冲击波的最大冲击数量并没有达成共识。

（2）推荐SWL从较低能量开始，逐步提高能量级别（即能量递增技术），这种方式可以在治疗期间促使血管收缩，减少出血的发生，从而达到预防肾脏损伤的目的，并可以提高无石率；但并没有减少并发症的发生。

（3）关于SWL的复治间隔，仍没有确凿的数据。临床经验表明重复碎石是可行的（输尿管结石可在1天内重复SWL）。

6. 超声耦合的改进　治疗头与患者皮肤之间充分合适的耦合是非常重要的，因为耦合凝胶中的气泡会使99%的冲击波发生反射，而降低碎石效果。目前临床上使用最多的耦合剂类型还是超声凝胶。

7. 控制疼痛　在SWL治疗过程中控制疼痛是十分必要的，可以防止疼痛引起的移位和过度的呼吸运动。

8. 抗生素预防　SWL前并不需要预防性使用抗生素。但是，有内支架置入以及存在易感因素（例如留置导管、肾造口管或感染性结石等）的患者，则建议在SWL治疗之前，予以抗生素预防。

9. 碎石术后的药物治疗　大多数随机对照试验（RCT）和Meta分析仍然支持输尿管或肾结石SWL后使用药物排石治疗（MET），可加速结石排出，提高无石率。MET也可降低患者对镇痛的需求。

10. SWL并发症　与PNL和URS相比，SWL的总体并发症较少（表14-12）。

11. SWL与高血压或糖尿病　SWL与高血压或糖尿病之间的关系尚不清楚。发表的数据也有矛盾；SWL是否会引起长期不良反应仍不清楚。

12. 肾下盏结石　对于肾下盏结石，SWL的无石率低于肾脏其他部位的结石。虽然SWL的碎石效果与其他部位并无差异，但是碎石后的碎片会停留在肾盏中而引起反复的结石形成。研究报道显示肾下盏结石SWL的无石率是25%~95%。目前的一些报道认为，肾下盏结石（即使是对于小于1cm结石）也应优先使用内镜手术治疗。

表 14-12　SWL 并发症

并发症		发生率（%）
与碎石相关	石街	4~7
	残石再生长	21~59
	肾绞痛	2~4
感染	非感染性结石的菌尿	7.7~23
	脓毒症	1~2.7
生物学效应	肾脏　　有症状的血肿	<1
	无症状的血肿	4~19
	心血管　心律失常	11~59
	病态心脏事件	个案报道
	胃肠道　肠穿孔	
	肝、脾血肿	

以下因素可能会影响 SWL 对于肾下盏结石的碎石效果：①较小的漏斗 – 肾盂角；②肾盏较长；③距皮肤较远；④狭窄的漏斗（表 14-13）。进一步的解剖学参数还不明确。辅助排石措施，如倒立、振动或水化均可以促进结石的清除（表 14-14）。

表 14-13　肾下盏结石不利于 SWL 的因素

对冲击波抵抗的结石（一水草酸钙、磷酸氢钙或胱氨酸）
较小的漏斗 – 肾盂角
肾盏较长（>30mm）
狭窄的漏斗（<5mm）
距皮肤较远（>10cm）

表 14-14　肾下盏结石的治疗建议及证据级别

治疗建议	证据级别
<2cm 肾盂或上/中盏的结石可以选择冲击波碎石术（SWL）和内镜［经皮肾镜（PNL）、逆行肾脏手术（RIRS）］作为治疗选择	B
>2cm 结石首选 PNL 治疗	B
如果不能选择 PNL，输尿管软镜或 SWL 也可以治疗较大的结石（>2cm）。然而在这种情况下，可能需要后续治疗以及放置输尿管支架	B
对于肾下盏结石，即使>1cm 的结石，因为 SWL 的功效有限，可选 PNL 或 RIRS（这取决于 SWL 的有利和不利因素）	B

13. 儿童结石 SWL 选择儿童结石治疗方式需要考虑以下因素：①与成人相比，体外冲击波碎石治疗的儿童，排出结石碎片更快；②内镜手术治疗时，PNL 或 URS 的器械需考虑选用适合儿童相对较小的器官；③还需考虑结石成分（胱氨酸结石对体外冲击波碎石效果不佳）。

在儿童结石治疗中，体外冲击波碎石仍然是最小侵袭性的手术方式。有报道儿童结石经过 SWL 后的无石率，短期随访研究为 67%~93%，长期随访研究为 57%~92%。与成人相比，儿童体外冲击波碎石可以更有效地碎裂大的结石，排出残留碎片的速度也更快（表 14-15）。与成人一样，低脉冲频率可以提高结石的无石率。如果结石位于肾盏或有肾脏解剖异常及结石较大，则碎裂和清石较为困难。在这些情况下，尿路梗阻的可能性会更高，这些患儿应该密切随访可能存在的长期尿路梗阻的风险。其复震率为 13.9%~53.9%，需要辅助手术和（或）额外干预率为 7%~33%。

表 14-15 儿童结石的循证总结与证据级别

循证总结	证据级别
与成人相比，儿童结石的自发排出更有可能	4
儿童体外冲击波碎石术的适应证与成人类似，然而，儿童排出结石碎片更容易	3
直径不超过 20mm（表面积＜ 300 mm^2）的儿童肾结石是体外冲击波碎石术的理想选择	1b

在 SWL 期间是否需要全身麻醉取决于患儿的年龄和碎石机类型。对于小于 10 岁的儿童，应使用全身麻醉或分离麻醉，以防止因为患儿和结石的移位而需重新定位。随着现代碎石机的应用，可以配合操作的较大年龄患儿可以考虑选择静脉麻醉或自我控制镇痛的方式。目前仍存在体外冲击波碎石对患儿处于未成熟阶段的肾脏及其周边器官的安全性和潜在生物学效应的担忧，然而，在短期和长期随访中，目前没有发现高能量冲击波对其有不可逆的功能上或形态学上的不良反应。此外，若肾功能有潜在恶化的可能时（尽管是短暂的），限制冲击波的数量以及每次治疗期的能量将有助于保护肾脏的功能。

如果结石较大，术前需要留置输尿管支架时，则应考虑其他替代的治疗方案。在上尿路结石予以体外冲击波碎石，很少需要留置输尿管支架，因为预留输尿管支架会降低碎石后碎片的排出率。

14. 肾结石的治疗策略 见图 14-15。

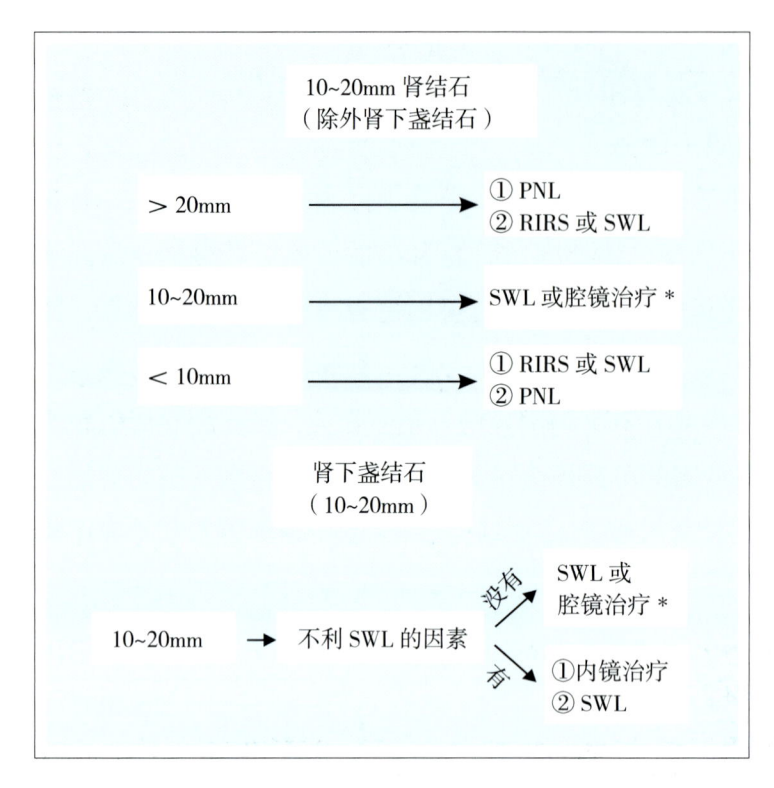

```
              10~20mm 肾结石
              （除外肾下盏结石）

  >20mm   ─────────────→   ① PNL
                            ② RIRS 或 SWL

  10~20mm ─────────────→   SWL 或腔镜治疗 *

  <10mm   ─────────────→   ① RIRS 或 SWL
                            ② PNL

              肾下盏结石
              （10~20mm）

                                  没有    SWL 或
                                  ↗     腔镜治疗 *
  10~20mm ──→  不利SWL的因素
                                  ↘    ① 内镜治疗
                                   有   ② SWL
```

图 14-15 肾结石的治疗策略
*."腔镜"包括所有的经皮肾镜和输尿管肾镜；PNL.经皮肾镜碎石术（perc utaneous nephroli thotomy）；RIRS.逆行肾脏手术（retrograde renal surgery）；SWL.冲击波碎石术（shock wave lithotripsy）

15. 输尿管结石治疗策略 见图 14-16。

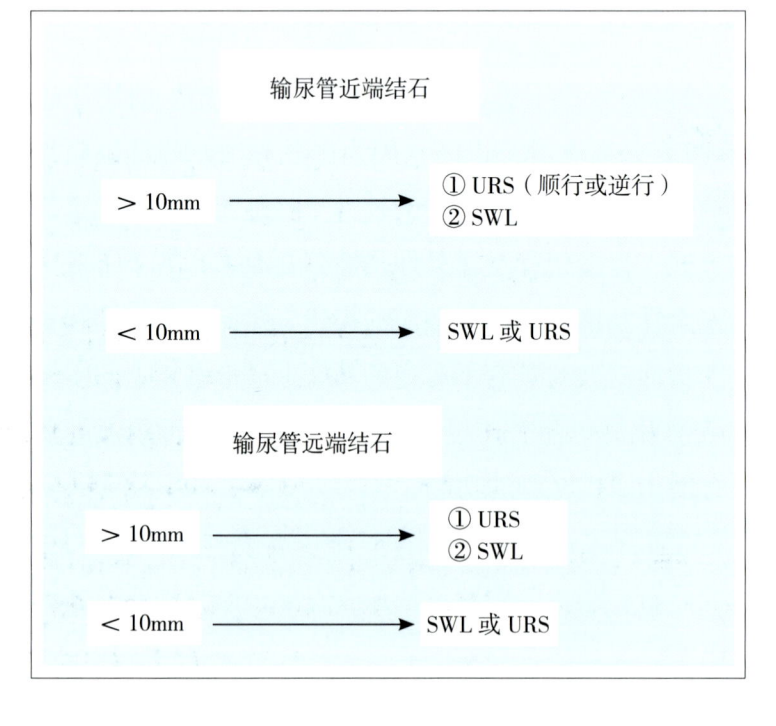

```
            输尿管近端结石

  >10mm  ─────────────→  ① URS（顺行或逆行）
                          ② SWL

  <10mm  ─────────────→  SWL 或 URS

            输尿管远端结石

  >10mm  ─────────────→  ① URS
                          ② SWL

  <10mm  ─────────────→  SWL 或 URS
```

图 14-16 输尿管结石治疗策略（当有治疗指征时）（GR：A*）
*.在小组达成共识后升级；SWL.冲击波碎石术（shock wave lithotripsy）；URS.输尿管肾镜（ureterenoscopy）

16. 证据摘要　见表 14-16，表 14-17。

表 14-16　循证总结与证据级别

证据摘要	LE 证据级别
能量递增技术（stepwise power），可有效防止肾损伤	1b
临床经验表明，重复碎石是可行的（输尿管结石可以在 1 天内复震）	4
最佳冲击波频率为 1.0~1.5Hz	
对于有或无尿路感染的有症状的输尿管阻塞的情况，可予以经皮肾造瘘或留置输尿管支架	4

表 14-17　治疗建议与证据级别

建议	LE 证据级别	GR 证据级别
确保正确使用耦合剂，这对有效的冲击波传导至关重要	2a	B
适当的镇痛处理，通过限制疼痛引起的移位和过度的呼吸运动，从而改善治疗结果	4	C
在感染性结石或有菌尿的情况下，冲击波碎石术之前应予以抗生素治疗	4	C
不推荐输尿管结石在 SWL 前常规放置支架	1b	A
告知患者单一的输尿管镜（URS）有更好的无石率		A
告知患者 URS 的并发症发生率比冲击波碎石术更高		A

（孙　璇）

参　考　文　献

［1］孙西钊，张东方. 泌尿系普通结石的冲击波碎石术 // 孙西钊. 医用冲击波. 中国科学技术出版社，2006: 384-412.

［2］Türk C, Neisius A, Petrik A, et al. EAU Guidelines on Urolithiasis（2017）: European Association of Urology, 2017.

［3］Türk C, Neisius A, Petrik A, et al. EAU Guidelines on Urolithiasis（2019）: European Association of Urology, 2019.

［4］Gregory Roberts, MD; Dedan Opondo, et al. Do urologists follow the golden rule? A global urolithiasis management study by the Clinical Research Office of the Endourological Society. Can Urol Assoc J,2016,10（1-2）:50-54.

［5］Torricelli FC, Danilovic A, Vicentini FC, Marchini GS, Srougi M, Mazzucchi E. Extracorporeal shock wave lithotripsy in the treatment of renal and ureteral stones.Rev Assoc Med Bras（1992）. 2015 Jan-Feb,61（1）:65-71.

[6] Saeed R. Khan, Margaret S. Pearle, William G. Robertson, Giovanni Gambaro, Benjamin K. Canales, Steeve Doizi, Olivier Traxer, and Hans-Göran Tiselius. Kidney stones. PMC, 2017 November 14,P1-50.

[7] Srisubat A, Potisat S, Lojanapiwat B, Setthawong V, Laopaiboon M. Extracorporeal shock wave lithotripsy (ESWL) versus percutaneous nephrolithotomy (PCNL) or retrograde intrarenal surgery (RIRS) for kidney stones. Cochrane Database of Systematic Reviews 2014, Issue 11. Art. No.: CD007044. DOI: 10.1002/14651858.CD007044.pub3.

[8] Bozzini G, Verze P, Arcaniolo D, et al. A prospective randomized comparison among SWL, PCNL and RIRS for lower calyceal stones less than 2 cm: a multicenter experience. World Journal of Urology, 2016,195(4):1-9.

[9] Martov AG, Ergakov DV, Andronov AS, Dutov SV, Takhaev RA, Kil'chukov ZI, Moskalenko SA. Solitary stones of the lower renal calyx: how to treat? Urologiia, 2017 Jun,(2):28-35.

[10] Chiong E, Hwee ST, Kay LM, Liang S, Kamaraj R, Esuvarana-than K. Randomized controlled study of mechanicalpercussion, diuresis, and inversion therapy to assist passage oflower pole renal calculi after shock wave lithotripsy. Urology,2005,65:1070-1074.

[11] Leong W, Liong M, Liong Y, Wu D, Lee S. Does simultaneous inversion during extracorporeal shock wave lithotripsy improve stone clearance: a long-term, prospective, single-blind,randomized controlled study. Urology ,2014 Jan,83(1):40-44.

[12] Liu LR, Li QJ, Wei Q, Liu ZH, Xu Y. Percussion, diuresis,and inversion therapy for the passage of lower pole kidney stonesfollowing shock wave lithotripsy. Cochrane Database Syst Rev,2013,12:CD008569.

[13] Albanis S, Ather HM, Papatsoris AG, Masood J, Staios D,Sheikh T, Akhtar S, Buchholz N. Inversion, hydrationand diuresis during extracorporeal shock wave lithotripsy: doesit improve the stone-free rate for lower pole stone clearance? UrolInt, 2009, 83(2):211-216.

[14] Harper JD, Cunitz BW, Dunmire B, Lee FC, Sorensen MD, Hsi RS, Thiel J, Wessells H, Lingeman JE, Bailey MR. Firsthuman clinical trial of ultrasonic propulsion of kidney stones. JUrol, 2016,195(4 Pt 1):956-964.

[15] Preminger GM, Assimos DG, Lingeman JE, et al. AUA guideline on management of staghorn calculi: diagnosis and treatment recommendations. J Urol, 2005 Jun,173(6):1991-2000.

[16] Gupta NP, Singh DV, Hemal AK, et al. Infundibulopelvic anatomy and clearance of inferior caliceal calculi with shock wave lithotripsy. J Urol, 2000 Jan,163(1):24-27.

[17] Kosar A, Ozturk A, Serel TA, et al. Effect of vibration massage therapy after extracorporeal shockwave lithotripsy in patients with lower caliceal stones. J Endourol, 1999 Dec, 13(10):705-707.

[18] Lingeman J, Siegel YI, Steele B, et al. Management of lower pole nephrolithiasis: a critical analysis. J Urol, 1994 Mar,151(3):663-667.

[19] Pearle MS, Lingeman JE, Leveillee R, et al. Prospective randomized trial comparing shock wave

[19] lithotripsy and ureteroscopy for lower pole caliceal calculi 1 cm or less. J Urol,2005 Jun,173（6）:2005–2009.

[20] Ordon M, Andonian S, Blew B, Schuler T, Chew B, Pace KT.2015 CUA Guideline: Management of ureteral calculi. Can Urol Assoc J, 2015,9（11–12）:E837–851.

[21] Markus J. Bader, Brian Eisner, Francesco Porpiglia et al. Contemporary Management of Ureteral Stones. Eur Urol,2012 Apr, 61（4）: 764–772.

[22] Drake T, et al. What are the benefits and harms of ureteroscopy compared with shockwave lithotripsy in the treatment of upper ureteral stones? A Systematic Review. Eur Urol, 2017 Nov,72（5）:772–786.

[23] Mostafa M. Khalil, M.D.Which is more important in predicting the outcome of extracorporeal shockwave lithotripsy of solitary renal stones: stone location or stone burden? Journal of Endourology, 2012,26（5）:535–539.

[24] Nare Ndra HaribHaU WaNkHade, JayaNt Gadekar, babaJi b. SHiNde, JUlie aNaNd tatte. Comparative Study of Lithotripsy and PCnL for 11~15 mm Lower Caliceal Calculi In Community Health Hospital. Journal of Clinical and Diagnostic Research, 2014 Jun, Vol–8（6）: HC12–HC14.

[25] Keeley FX, Moussa SA, Smith G, Tolley DA、Clearance of lower–pole stones following shock wave lithotripsy: effect of the infundibulopelvic angle. Eur Urol, 1999 Nov,36（5）:371–375.

[26] Turk C, Petrik A, Sarica A, et al. EAU guidelines on interventional treatment for urolithiasis. Eur Urol,2016,69（3）:475–482.

[27] Teichman JMH, Long RD, et al. Long–term real fate and prognosis after staghorn calculus management. J Urol, 1995,153（5）:1403–1407.

[28] Pode D, Verstadig A, Shapiro A, et al. Treatment of complete staghorn calculi by extracorporeal shock wave lithotripsy monotherapy with special reference to internal stenting. J Urol, 1988, 140（2）:260–265.

[29] Srivastava A, Zaman W, Singh V, et al. Efficacy of extracorporeal shock wave lithotripsy for solitary lower calyceal stone: a statistical model. BJU Int, 2004, 93:364–368.

[30] Sahinkanat T, et al. Evaluation of the effects of relationships between main spatial lower polecalyceal anatomic factors on the success of shock–wave lithotripsy in patients with lower polekidney stones. Urology, 2008,71（5）:801–5.

[31] Danuser H, et al. Extracorporeal shock wave lithotripsy of lower calyx calculi: how much istreatment outcome influenced by the anatomy of the collecting system? Eur Urol, 2007,52（2）:539–46.

[32] Preminger G M. Management of lower pole renal calculi: shock wave lithotripsy versuspercutaneous nephrolithotomy versus flexible ureteroscopy. Urol Res, 2006,34（2）:108–11.

[33] Keeley FX, et al. Preliminary results of a randomized controlled trial of prophylactic shock wave lithotripsy for small asymptomatic renal calyceal stones. BJU Int, 2001,87（1）:1–8.

[34] Glowacki LS, et al. The natural history of asymptomatic urolithiasis. J Urol, 1992,147（2）:319–21.

[35] Collins JW, et al. Is there a role for prophylactic shock wave lithotripsy for asymptomatic

calycealstones? Curr Opin Urol, 2002,12（4）:281-6.

[36] Zheng C, et al. Extracorporeal shock wave lithotripsy versus retrograde intrarenal surgery fortreatment for renal stones 1-2 cm: a meta-analysis. Urolithiasis, 2015, 43（6）:549-56.

[37] Zheng C, et al. Retrograde intrarenal surgery versus percutaneous nephrolithotomy for treatment ofrenal stones >2 cm: a meta-analysis. Urol Int, 2014,93（4）:417-24.

[38] Karakoyunlu N, et al. A comparison of standard PCNL and staged retrograde FURS in pelvisstones over 2 cm in diameter: a prospective randomized study. Urolithiasis, 2015 Jun, 43（3）:283-287.

[39] Kumar A, et al. A prospective, randomized comparison of shock wave lithotripsy, retrogradeintrarenal surgery and miniperc for treatment of 1 to 2 cm radiolucent lower calyceal renal calculi: asingle center experience. J Urol, 2015 May, 29（5）:575-9.

[40] Kumar A, Vasudeva P, Nanda B, Kumar N, Jha SK, Singh H. A prospective randomized comparison between laparoscopic ureterolithotomy and semirigid ureteroscopy for upper ureteral stones >2cm: A single-center experience.J Endourol, 2015 Nov, 29（11）:1248-1252.

[41] Kumar A, Nanda B, Kumar N, et al. A prospective randomized comparison between shockwave lithotripsy and semirigid uretero-scopy for upper ureteral stones<2cm: a single center experience. J Endourol,J Endourol. 2015 Jan, 29（1）:47-51.

[42] Sener NC, et al. Prospective randomized trial comparing shock wave lithotripsy and flexibleureterorenoscopy for lower pole stones smaller than 1 cm. Urolithiasis, 2014,42（2）:127-31.

[43] Sener NC, et al. Asymptomatic lower pole small renal stones: shock wave lithotripsy, flexibleureteroscopy, or observation? A prospective randomized trial. Urology, 2015,85（1）:33-7.

[44] Kumar A, et al. A Prospective Randomized Comparison Between Shock Wave Lithotripsy and Flexible Ureterorenoscopy for Lower Caliceal Stones </=2 cm: A Single-Center Experience. J Endourol, 2015, 29（5）:575-9.

[45] Mi Y, et al. Flexible ureterorenoscopy（F-URS）with holmium laser versus extracorporeal shockwave lithotripsy（ESWL）for treatment of renal stone <2 cm: a meta-analysis. Urolithiasis, 2016,44（4）:353-65.

[46] Zhang W, et al. Retrograde intrarenal surgery versus percutaneous nephrolithotomy versus extracorporeal shockwave lithotripsy for treatment of lower pole renal stones: A meta-analysisand systematic review. J Endourol, 2015,29（7）:745-59.

[47] Sumino Y, et al. Predictors of lower pole renal stone clearance after extracorporeal shock wavelithotripsy. J Urol, 2002,168（4 Pt 1）:1344-1347.

[48] Torricelli FC, et al. Impact of renal anatomy on shock wave lithotripsy outcomes for lower pole kidney stones: results of a prospective multifactorial analysis controlled by computerized tomography. J Urol, 2015,193（6）:2002-2007.

[49] Gupta NP, et al. Infundibulopelvic anatomy and clearance of inferior caliceal calculi with shockwave lithotripsy. J Urol, 2000,163（1）:24-27.

[50] Chiong E, et al. Randomized controlled study of mechanical percussion, diuresis, and inversiontherapy to assist passage of lower pole renal calculi after shock wave lithotripsy. Urology, 2005, 65（6）:1070-1074.

[51] Madbouly K, et al. Impact of lower pole renal anatomy on stone clearance after shock wave lithotripsy: fact or fiction? J Urol, 2001,165（5）:1415-1418.

[52] Skolarikos A, et al. The role for active monitoring in urinary stones: a systematic review. J Endourol,2010,24（6）:923-930.

[53] Mohayuddin N, Malik HA, Hussain M, et al. The outcome of extracorporeal shockwave lithotripsy for renal pelvic stone with and without JJ stent—a comparative study.J Pak Med Assoc,2009 Mar,59（3）:143-146.

[54] Neisius A, Lipkin M E, Rassweiler J J, et al. Shock wave lithotripsy: The new phoenix? . World Journal of Urology, 2015,33（2）:213-221.

[55] Pickard R, Starr K, MacLennan G,et al. Medical expulsive therapy in adults with ureteric colic: a multicentre, randomised, placebo-controlled trial. Lancet, 2015 Jul 25,386（9991）:341-349.

[56] Bader MJ, Eisner B, Porpiglia F, et al. Contemporary management of ureteral stones. Eur Urol, 2012,61:764-772.

[57] Aboumarzouk OM, Kata SG, Keeley FX, et al. Extracorporeal shockwave lithotripsy（ESWL）versus ureteroscopic management for ureteric calculi. Cochrane Database Syst Rev, 2012:CD006029.

[58] Cui X, Ji F, Yan H, et al. Comparison between extracorporeal shockwave lithotripsy and ureteroscopic lithotripsy for treating large proximal ureteral stones: a meta-analysis. Urology,2015,85:748-756.

[59] Lopes Neto AC, Korkes F, Silva JL 2nd, et al. Prospective randomized study of treatment of large proximal ureteral stones: extracorporeal shock wave lithotripsy versus ureterolithotripsy versus laparoscopy. J Urol, 2012,187:164-168.

[60] Matlaga BR, Jansen JP, Meckley LM, et al. Treatment of ureteraland renal stones: a systematic review and meta-analysis of ran-domized, controlled trials. J Urol, 2012,188:130-137.

[61] Manzoor S, Hashmi AH, Sohail MA, et al. Extracorporeal shock wave lithotripsy（ESWL）vs. ureterorenoscopic（URS）manipulation inproximal ureteric stone. J Coll Physicians Surg Pak, 2013, 23:726-730.

[62] Mostafa Kamel, Emad A. Salem, Aref Maarouf, et al. Supine Transgluteal vs Prone Position in Extracorporeal Shock Wave Lithotripsyof Distal Ureteric Stones. UROLOGY, 2015,85（1）:51-54.

[63] Matlaga BR, Jansen JP, Meckley LM, et al. Treatment of ureteral and renal stones: A systematic review and metaanalysis of randomized, controlled trials. J Urol ,2012,188:130-137.

[64] Phipps S, Stephenson C, Tolley D. Extracorporeal shock wave lithotripsy to distal ureteric stones: the trans-gluteal approach significantly increases stone-free rates. BJU Int,2013,112:E129-E133.

[65] Dellabella M, et al. Randomized trial of the efficacy of tamsulosin, nifedipine and phloroglucinol

inmedical expulsive therapy for distal ureteral calculi. J Urol, 2005,174（1）:167-172.

[66] Borghi L, et al. Nifedipine and methylprednisolone in facilitating ureteral stone passage: a randomized, double-blind, placebo-controlled study. J Urol, 1994,152（4）:1095-1098.

[67] Porpiglia F, et al. Effectiveness of nifedipine and deflazacort in the management of distal ureterstones. Urology, 2000,56（4）:579-582.

[68] Dellabella M, et al. Medical-expulsive therapy for distal ureterolithiasis: randomized prospectivestudy on role of corticosteroids used in combination with tamsulosin-simplified treatment regimenand health-related quality of life. Urology, 2005,66（4）:712-715.

[69] Campschroer T, et al. Alpha-blockers as medical expulsive therapy for ureteral stones. Cochrane Database Syst Rev, 2014 Apr, 2（4）:CD008509.

[70] Sur RL, et al. Silodosin to facilitate passage of ureteral stones: a multi-institutional, randomized,double-blinded, placebo-controlled trial. Eur Urol, 2015,67（5）:959-964.

[71] Türk C, Knoll T, Seitz C, Skolarikos A, Chapple C, McClinton S.European Association of Urology. Medical Expulsive Therapy for Ureterolithiasis: The EAU Recommendations in 2016.Eur Urol, 2017 Apr,71（4）:504-507.

[72] Porpiglia F, et al. Corticosteroids and tamsulosin in the medical expulsive therapy for symptomaticdistal ureter stones: single drug or association? Eur Urol, 2006, 50（2）:339-344.

[73] Yilmaz E, et al. The comparison and efficacy of 3 different alpha1-adrenergic blockers for distalureteral stones. J Urol, 2005,173（6）:2010-2012.

[74] Ghoneim IA, et al. Extracorporeal shock wave lithotripsy in impacted upper ureteral stones: aprospective randomized comparison between stented and non-stented techniques. Urology, 2010,75（1）:45-50.

[75] Skolarikos A, et al. Indications, prediction of success and methods to improve outcome of shockwave lithotripsy of renal and upper ureteral calculi. Arch Ital Urol Androl, 2010,82(1):56-63.

[76] Cui X, et al. Comparison between extracorporeal shock wave lithotripsy and ureteroscopiclithotripsy for treating large proximal ureteral stones: a meta-analysis. Urology, 2015,85（4）:748-756.

[77] Miller NL, Lingeman JE. Management of kidney stones. BMJ,2007,334: 468-472.

[78] Gettman MT, Segura JW. Management of ureteric stones:issues and controversies. Brit J Urol Int ,2005, 95: 85-93.

[79] Preminger GM, Tiselius HG, Assimos DG, et al. Guideline for themanagement of ureteral calculi. Eur Urol ,2007,52: 1610-1631.

[80] Coz F, Orvieto M, Bustos M, et al. Extracorporeal shockwave lithotripsy of 2000 urinary calculi with the Modulith SL-20: success and failure according to size and location of stones. J Endourol, 2000,14:239-246.

[81] Creagh TA, Williams NN, Cronin K, et al. In situ ESWL for ureteric calculi: the optimum treatment? Ir J Med Sci, 1993, 162: 348-350.

[82] Rassweiler J, Henkel TO, Joyce AD, et al. Extracorporeal shock wave lithotripsy of ureteric stones with the Modulith SL 20. Br J Urol, 1992, 70: 594.

[83] Sighinolfi MC, Micali S, De Stefani S, et al. How effective is extracorporeal shockwave lithotripsy of ureteral stones with Dornier Lithotripter SEMSE 220F-XXP? A prospective and preliminary assessment. Surg Endosc,2011, 25:943-946.

[84] Dhar M, Denstedt J. Imaging in diagnosis, treatment, and followup of stone patients. Adv Chronic Kidney Dis,2009,16:39-47.

[85] Drake T1, Grivas N2, Dabestani S, et al. What are the benefits and harms or ureteroscopy compared with shockwave lithotripsy in the treatment of upper ureteral stones? A systematic review.Eur Urol,2017 Nov,72（5）:772-786.

[86] Deem S, Defade B, Modak A, et al. Percutaneous nephrolithotomy versus extracorporeal shock wave lithotripsy for moderate sized kidney stones. Urology,2011,78:739-743.

[87] Daniel T, Oberlin Andrew S, Flum Laurie, Bachrach Richard S, Matulewicz Sarah C, Flury. Contemporary Surgical Trends in the Management of Upper Tract Calculi.The Journal of Urology. March ,2015,Vol.193, 880-884.

[88] Gomha MA, Sheir KZ, Showky S, et al. Can we improve the prediction of stone-free status after extracorporeal shock wave lithotripsy for ureteral stones? A neural network or a statistical model? J Urol, 2004,172（1）:175-179.

[89] 孙西钊, 陈承志, 王影, 等. 体外冲击波碎石术治疗肾感染结石. 现代泌尿外科杂志,1999,27（4）:421-423.

[90] Winfield HN, Clayman RV, Chaussy CG. Monotherapy of staghorn renal calculi: a comparative study between percutaneous nephrolithotomy and extracorporeal shock wave lithotripsy. J Urol, 1988, 139（5）:895-899.

[91] 孙西钊, 王影, 于洪波, 等. 中段输尿管结石的原位体外冲击波碎石. 中华外科杂志, 1999:37（7）:438-439.

[92] 孙西钊, 陈承志, 王群, 等. 体外冲击波治疗上尿路尿酸结石. 中华外科杂志, 1997,35（5）:296-298.

[93] Holmberg G, Spinnell S, Sjodin JG. Perfusion of the bowel during SWL in prone position. J Endourol, 1997,11（5）:313-314.

[94] Dawson C, Corry DA, Bowsher WG, et al. Use of image enhancement during lithotripsy. J Endourol, 1996, 10（4）:335-339.

[95] Li M, Wang Z, Yang J, et al. Adjunctive medical therapy with α-blocker after extracorporeal shock wave lithotripsy of renal and ureteral stones:a meta-analysis.PLoS One,2015 Apr 10,10（4）:e0122497.

[96] Michael Ordon, SeroAndonian, Brian Blew, et al. CUA Guideline: Management of ureteral calculi. CanUrol Assoc J ,2015,9（11-12）:E837-851.

[97] Tiselius HG. Anesthesia-free in situ extracorporeal shock wave lithotripsy of ureteral stones. J Urol, 1991, 146（1）:8-12.

[98] Bierkens AF, Hendrikx AJ, De La Rossette JJ, et al. Treatment of midand lower ureteric calculi: extracorporeal shock-wave lithotripsy vs laser ureteroscopy. A comparison of costs, morbidity and effectiveness. Br J Urol, 1998, 81（1）:31-35.

[99] Bierkens AF, Hendrikx AJM, Debruyne FMJ. Extracorporeal shock wave lithotripsy for large renal caculi: the role of ureteral stents: a randomized trial. J Urol, 1991, 145（4）: 699-702.

[100] Bierkens AF. The use of local anesthesia in second generation extracorporeal shock wave lithotripsy: eutectic mixture of local anesthetics. J Urol, 1991,146（2）: 287-289.

[101] Chandhoke PS. Cost-effectiveness of different treatment options for staghorn calculi. J Urol, 1996, 156（5）:1567-1571.

[102] Chang C, Huang S, Tai H. Optimal treatment for distal ureteral calculi: extracorporeal shockwave lithotripsy versus ureteroscopy. J Endourol, 2001,15（6）: 563-566.

[103] Inci K, et al. Prospective long-term followup of patients with asymptomatic lower pole caliceal stones. J Urol, 2007,177（6）:2189-2192.

[104] Coptcoat MJ, et al. The steinstrasse: a legacy of extracorporeal lithotripsy? Eur Urol, 1988,14（2）:93-95.

[105] Ather MH, et al. Does ureteral stenting prior to shock wave lithotripsy influence the need forintervention in steinstrasse and related complications? Urol Int, 2009,83（2）:222-225.

[106] Lucio J 2nd, et al. Steinstrasse predictive factors and outcomes after extracorporeal shockwavelithotripsy. Int Braz J Urol, 2011,37（4）:477-482.

[107] Musa AA. Use of double-J stents prior to extracorporeal shock wave lithotripsy is not beneficial:results of a prospective randomized study. Int Urol Nephrol, 2008,40（1）: 19-22.

[108] Inci K, et al. Prospective long-term follow up of patients with asymptomatic lower pole caliceal stones. J Urol, 2007,177（6）:2189-2192.

[109] Chugtai MN, et al. Management of uric acid stone. J Pak Med Assoc, 1992,42（7）:153-155.

[110] Tiselius HG, et al. Minimally invasive treatment of infection staghorn stones with shock wave lithotripsy and chemolysis. Scand J Urol Nephrol, 1999,33（5）:286-290.

[111] Mostafa Kamel, Emad A Salem, Aref Maarouf, Mohamed Abdalla, Ahmed Ragab, Ashraf M S Shahin, et al. Supine Transgluteal vs Prone Position in Extracorporeal Shock Wave Lithotripsy of Distal Ureteric Stones. Urology, 2015, 85（1）:51-54.

[112] 2015 CUA Guideline. Management of ureteral calculi. Can Urol Assoc J, 2015, 9（11-12）:E8378-51.

第 15 章 畸形肾结石的冲击波碎石术

畸形肾是胚胎发育过程中的异常结果。大约 5% 的尿石病与畸形肾相关。由于畸形肾解剖结构和生理功能上的异常，结石的发生率明显高于正常肾，并往往伴有代谢异常，同时易合并尿路感染，因此，畸形肾结石在治疗上属于"困难型"结石，全面诊断对于治疗畸形肾结石至关重要。然而，由于各种原因，国内大部分医院 SWL 术前经常忽视或忽略一些必要的检查，例如，不常规进行泌尿系静脉造影，导致部分畸形肾被漏诊，影响了治疗方案的正确性。

畸形肾结石与一般肾结石的 SWL 有所不同：①畸形肾的结构异常往往伴随尿液的引流不畅，无石率较低；②畸形肾可能并发肾功能不全，不可滥用 SWL；③部分畸形肾结石可通过腔镜治疗获得更高的无石率，SWL 仅为腔镜治疗的辅助性或补充性治疗；④如有明确的开放手术指征，应首选手术方式矫正畸形。

第一节　髓质海绵肾结石

髓质海绵肾（MSK）于 1908 年 Beitzke 首先提出，在肾脏的剖面上，因髓质部外观形似海绵而得名。在欧洲也常被称作肾盏前小管扩张症。1939 年，放射学家 Lenarduzzi 与泌尿科医师 Cacchi 和病理学家 Ricci，在帕多瓦大学医院对海绵肾进行了全面的描述，确立了今天仍在沿用的诊断标准。

髓质海绵肾具体病因不明。由于相当一部分患者无任何症状而未能作出诊断，故该病的确切患病率并不清楚。据文献报道，海绵肾的人群患病率估计在

1/20 000~1/5 000。在因不同适应证进行尿路造影的患者中，海绵肾的检出率约为0.5%。在结石患者中，髓质海绵肾的检出率从2.6%~21%不等，是含钙结石患者最常见的肾结构异常。女性患者总体海绵肾的患病率较高，且并发结石和感染的发生率也较高。

一、病理特点

髓质海绵肾是一种肾脏发育异常的表现，其基本病理改变是，肾乳头进入肾小盏处类似括约肌的结构肥厚、收缩，导致肾集合管远端的囊样扩张，形成小囊和囊样空腔，直径1~8mm不等。髓质的小囊肿内衬集合管上皮，通常与集合管相通。在相对封闭的囊腔内，上皮细胞可发生萎缩。75%患者双侧肾脏发生病变，但有些病例仅某一椎体受累。

由于尿流速度减慢，同时伴有涡流现象，从而促进了结石形成。结石一般附着在囊样空腔和扩张肾小管的内壁（图15-1），多为纯磷灰石，其次为草酸钙。这些结石坠落到集尿系统后，可逐渐增大，形成尿路内结石。研究显示，超过70%的髓质海绵肾并发肾结石。

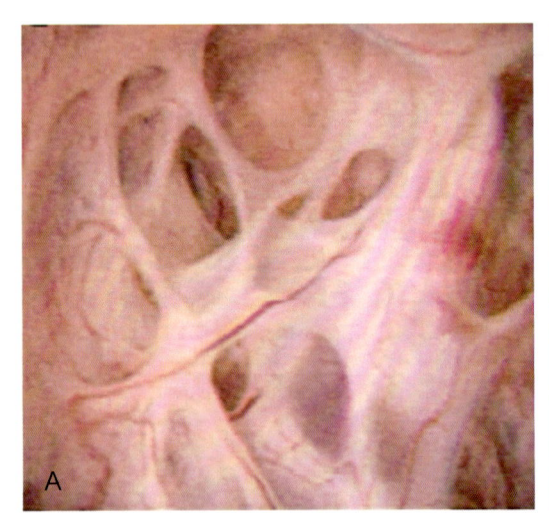

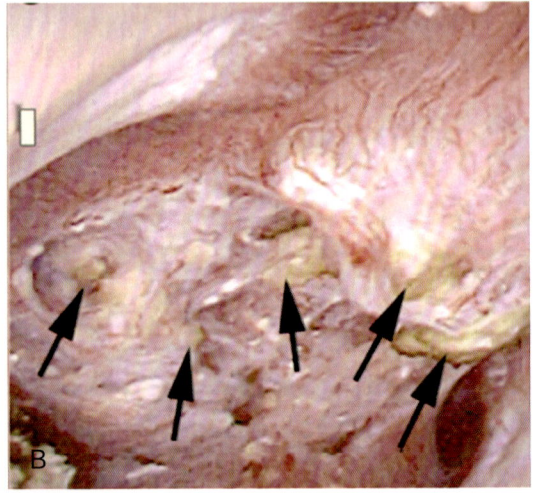

图 15-1 内镜下海绵肾所见

A. 蜂窝状的扩张集合管；B. 集合管内的结石［引自 Andrew P. Biopsy Proven Medullary Sponge Kidney: Clinical findings, histopathology, and role of osteogenesis in stone and plaque formation. Anat Rec（Hoboken），2015 May, 298（5）: 865–877.］

二、临床特点

大多数髓质海绵肾患者无症状。据文献报道，0.2%~20%的患者因尿路结石、尿路感染、肾小管酸中毒就诊而被发现。有症状者一般在20岁以后出现，多数是由结石所致。肾实质内结石形成是海绵肾最重要的并发症，约占并发症中的50%。结石形成后，不断有结石排向集尿系统，约1/3患者有排石史，并表现为反复的肾绞痛和血尿。髓质海绵肾内的结石一般不影响总肾功能，其主要危险是结石排出过程中停留在尿路内引起梗阻性损害。

一些海绵肾结石患者合并代谢异常。有1/3~1/2的海绵肾患者合并高钙血症；部分患者合并肾性高钙尿症或吸收性高钙尿症；少数患者可能合并远端肾小管性酸中毒，尿液酸化功能障碍，导致磷灰石沉淀。在一些海绵肾患者中同时存在甲状旁腺功能亢进。

影像学检查是确诊该病的方法。在许多情况下，海绵肾往往是最先通过KUB平片而被发现。在KUB平片上，肾髓质区域内有大量散在的微小结石钙化影，形成奇特的"满天星"现象（stars at the darkness night sky）（图15-2），当结石较多时，肾椎体呈不均匀的致密影。静脉尿路造影片（IVU）是诊断海绵肾结石的标准方法，如果发现这些微小结石位于肾盏的杯口缘之外（尤其在侧面观时），即可确诊海绵肾。有时还可发现肾锥体区有可数的放射状条纹（扩张的集合管）。

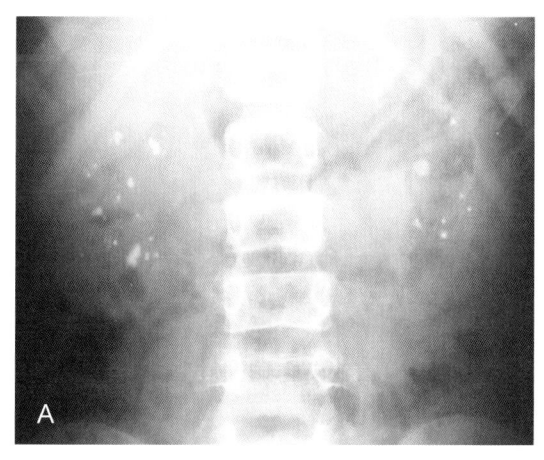

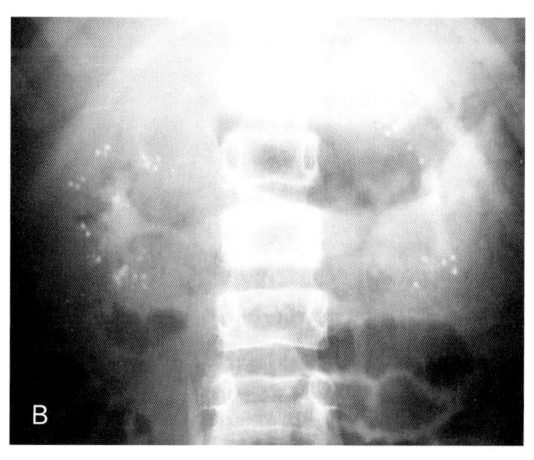

图15-2　12岁男童双侧海绵肾结石

A. KUB示双肾实质区布满粟粒大小的结石钙化斑，呈"满天星"现象；B. IVU示双肾所有微结石散在分布于肾盏之外的肾髓质区，即肾乳头部位

这些扩张的管道呈毛刷样外观，且可被逐条计数。如果集合管内充满微小结石，或造影剂充填在扩展的集合管内，形如"花束"或"葡萄串"状，这是髓质海绵肾形成假性囊肿的影像表现。常规CT检查可见髓质结石和钙化。多层螺旋CT可发现集合管扩张。B超在诊断海绵肾结石的特异性上不如上述各种影像学检查，表现为围绕肾髓质呈放射状分布的大小不等无回声区和强回声，呈扇形或花瓣样分布，后方伴声影，肾脏形态和体积大致正常。

三、治疗原则

髓质海绵肾本身没有治疗方法，治疗主要是针对其并发的肾结石等。通常先治疗集尿系统结石，尽早解除上尿路梗阻；对于肾实质结石，可尝试采用分期体外碎石，以减少肾内的结石量（stone burden）、改善肾功能和缓解症状，但不能期望通过SWL来达到无石状态。髓质海绵肾的结构特殊，因而结石复发率很高。对于海绵肾结石，曾经SWL被认为是唯一可行的方法，随着腔镜技术的发展，输尿管软镜和经皮肾镜也用于治疗海绵肾结石。Geavlete等于2008年至2013年间治疗了7例海绵肾结石，一例采用冲击波碎石，6例采用输尿管镜激光乳头切开术治疗海绵肾并结石，其中1名患者只需要一次手术，另外5名患者需要多次手术（2~5次），随访一年均无复发症状。

海绵肾结石的患者往往伴随代谢异常，因此，纠正代谢异常预防结石复发尤为重要。对于合并高钙尿症，应常规服用噻嗪类利尿药，以控制高钙尿症。即使患者不存在高钙尿症，服用噻嗪类利尿药亦可防止结石形成和阻止结石生长。海绵肾结石常并发尿路感染，其中以金黄色葡萄球菌感染最为常见，因此，定期尿培养是必要的。有些反复尿路感染者，应给予长期预防性抗生素治疗。

四、冲击波碎石

海绵肾结石患者1/3有排石史，说明部分结石可从乳头管或穿破囊腔排出，这是可用SWL治疗海绵肾结石的理论依据。然而，疗效并不理想，术后仅有极少数病例的结石能完全排空。虽然SWL不能完全清除海绵肾结石，但能减少结石量和缓解症状。Holmes等治疗了17例患者，首先冲击集尿系统内结石，接着冲击锥体内结石，其中6例结石量减少＞50%，另11例结石量减少近50%，随访 16 个月，7 例肾绞痛的发作次数明显减少。另有文献报道，囊腔直径 8mm 以上的囊腔内结石碎石后排石率达 80% 以上，而囊腔直径小于 8mm，则碎石排出率明显减低，原因可能是囊腔扩大时，乳头管随之扩大，使结石易于排出。因此，小囊内结石不宜 SWL。如经 2~3 期治疗仍无结石排出，应放弃 SWL。

髓质海绵肾结石 SWL 的治疗顺序可依据结石在尿路内的分布而定。结石位于集尿系统（肾盏、肾盂）以下，可按一般结石的 SWL 进行治疗；结石位于肾实质内，一般是从单肾上极开始，分期碎石。由于髓质海绵肾往往有潜在的肾功异常，术后应给予较长的恢复间期，治疗间隔时间至少一个月。最好待完成一侧肾脏治疗后，再治疗对侧肾脏，而且应复查静脉肾盂造影，以了解已受治肾脏的功能。在每期 SWL 之后，应常规检测各项生化和电解质指标，密切关注肾功能改变。国内曾有用 SWL 治疗髓质海绵肾结石引起肾功能衰竭而致死的报道，应予重视。

（孙西钊）

第二节　马蹄肾结石

马蹄肾的规范术语应是蹄铁肾，是因两肾下极在脊柱大血管前相互融合，形似蹄铁而得名。1521 年 DeCarpi 在尸检时发现，1564 年 Botallo 对其进行了详细的描述。马蹄肾的人群患病率约为 0.25%，男女之比为 2∶1。约 1/3 马蹄肾患者伴发其他畸形，10% 的患者合并重复肾。

一、病理特点

马蹄肾是一种最常见的肾融合畸形。这种发育反常源于胚胎时期左右输尿管芽的内侧分支相互融合，从而诱导了双肾下极相互融合（图 15-3）。大约 95% 的融合部位发生在肾下极，形成所谓的峡部。峡部为两肾下极的实质性组织或纤维组织。马蹄肾病理形态特征是：双肾因旋转不良而使肾盂位于肾脏前方；双肾长轴由正常的"八"字形变为倒"八"字形；输尿管走行跨越双肾峡部；肾血管变异较大。大约 90% 的马蹄肾患者可发生肾积水，原因是：①输尿管在肾盂高位开口；

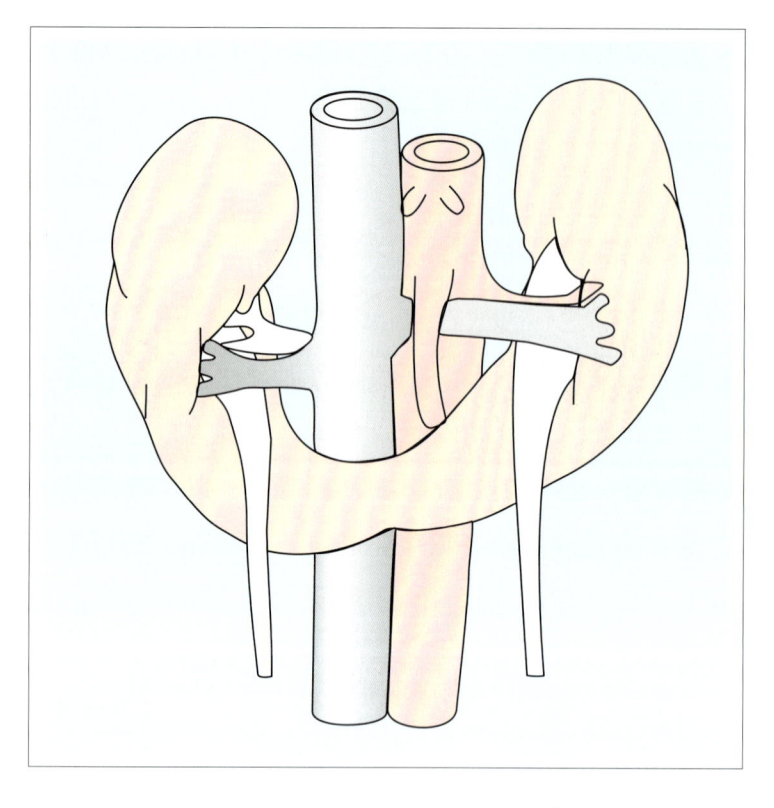

图15-3 马蹄肾解剖模式图

②肾盂肾盏因转位不良而致扭曲；③输尿管在跨越峡部处向前移位，偏离度与峡部厚度一致；④可能伴发输尿管反流。马蹄肾结石是因尿流不畅而形成的，属于继发性结石。

二、临床特点

50%以上的马蹄肾患者没有症状，肾结石是马蹄肾的主要并发症之一，为20%~80%。30%的患者并发尿路感染。50%的患者可有尿钙、草酸盐、尿酸和枸橼酸盐排泄异常。63%患者DMSA扫描双肾功能不对等。

影像学检查是确诊马蹄肾结石的重要方法，明示结石的部位、体积和数目；了解肾积水及程度。在静脉尿路造影中，马蹄肾及其结石的形态特点是：①双肾轴位改变，向脊柱或其横突接近，甚至重叠，双肾位置较低；②双肾均旋转不良，可能伴有肾盂、肾盏扩张或积水；③输尿管走行改变；④肾或输尿管有结石钙化影。CT检查可直接显示肾脏下极的融合，肾脏长轴趋于横位（图15-4）。这些形态学特征对于确诊该病几乎可达100%。若B超发现双肾下极的峡部，亦可作为诊断的重要参考。CT和B超还可检出马蹄肾的X线透光性结石。

第15章　畸形肾结石的冲击波碎石术

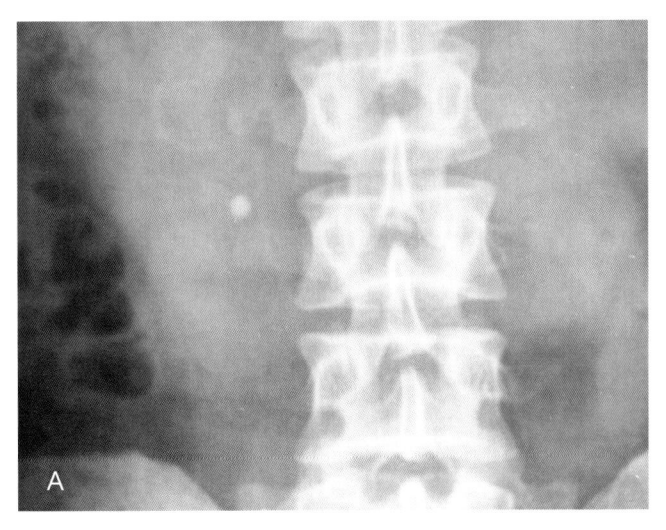

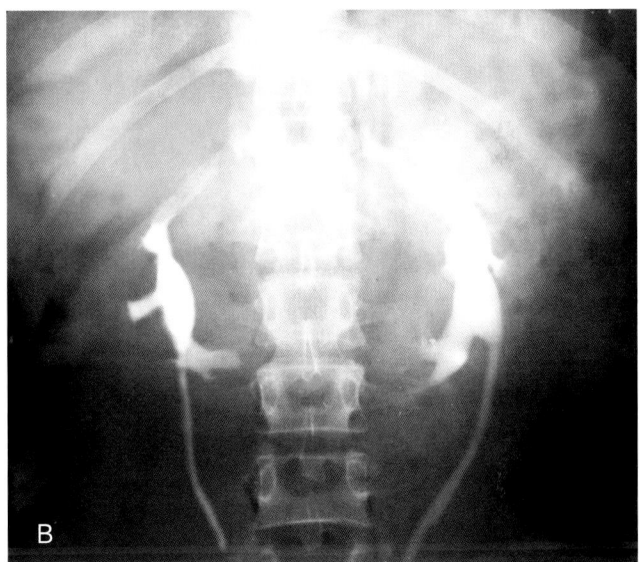

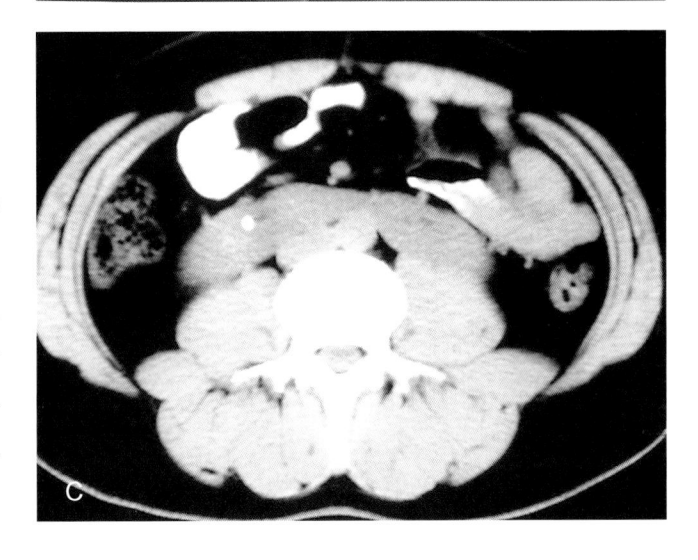

图 15-4 马蹄肾患者的 KUB（A）和 IVU（B）

图示钙化影位于右侧 L_3 和 L_4 之间的输尿管走行区，容易误诊为上段输尿管结石。但经 CT 平扫（C）发现，该结石位于右肾下盏，双肾下盏融合

三、治疗原则

SWL、RIRS 和 PCNL 都可用于马蹄肾结石的治疗，但由于解剖异常，总体无石率低于正常肾结石。①直径＜20mm 结石，首选 SWL，优点是并发症低，不需麻醉。术后总体无石率可达 50%~80%（表 15-1）。②直径＞20mm 的结石，多发性结石，或结石并发较重的肾积水，可行 RIRS 或 PCNL。Etemadian 等回顾分析了 7 项 PCNL 治疗马蹄肾结石的研究结果，无石率为 66.7%~87.5%，19.86% 发生轻微并发症，1.57% 发生严重并发症。HiroIshii 等认为，与 SWL 和 PCNL 相比，RIRS 是一种有竞争力的技术。在其纳入系统评价的 69 例研究中，RIRS 治疗总体无石率为 78%，优于 SWL，接近 PCNL，但并发症发生率比 SWL 高，明显低于 PCNL。③如果存在输尿管肾盂连接部狭窄或输尿管前位血管压迫等导致尿路梗阻的病变，则应做相应的整形手术或松解术。峡部切开分离手术对改善尿路引流和矫正肾脏轴位的作用有限，目前主要用于伴有腹腔神经丛压迫症状者。术后肾内若存有残石，可行 SWL 治疗。

表 15-1 马蹄肾结石 SWL 的疗效

作 者	病例数	无石例数	机 型
Semerci	18	9	Dornier MLP 9000
Alkibay	22	16	Siemens Lithostar Plus
Balatci	7	5	Dornier MLP 9000
Knopf	18	9	Dornier HM3

四、冲击波碎石

应当指出，因为马蹄肾的内在结构和方位已发生较大变化，所以在行 SWL 之前，必须对马蹄肾结石进行准确定位。为此，在 SWL 之前必须行 IVU，必要时行逆行尿路造影。否则，单凭 KUB 检查，极易导致定位失误，例如，由于肾下极的结石靠近脊柱，易被误认为是输尿管上段结石。另外，由于 UPJ 转向肾脏外侧，该处的结石可能被认为是肾盏结石。尤其是存在多发性结石时，这种误判可能直接导致治疗错误。

由于马蹄肾的肾盂转向腹侧，通常宜采用俯卧位或患侧俯卧位，将患侧的腹前壁紧抵治疗头的水囊，这样可缩短冲击波的径路。SWL 之后，应向有利于尿路引流的方向调整患者体位，促进残石排出。马蹄肾解剖结构异常，结石粉碎之后可能排出较慢，尤其是下盏残石通过高位开口的UPJ处并不容易。Vandeursen认为，马蹄肾结石的SWL效果取决于UPJ的位置，而与马蹄肾的结构异常关系不大。若UPJ位置不高，其疗效与普通肾结石接近。

马蹄肾的输尿管在肾脏前方下行，术后宜多采取俯卧位引流排石。若为下盏结石，还应加上头低足高位，并轻叩脊柱，也可使用物理震动排石床治疗，促进结石早日排净。随访期应耐心观察和等待，不宜短期内反复冲击，急于求成。

（孙西钊）

第三节 肾盏憩室结石

肾盏憩室1841年由Rayer首次发现，是肾盂肾盏周围的肾实质内覆盖移行上皮细胞的囊腔，通过一狭细的管道与肾小盏相通。该病发生率与年龄、性别和侧别关系不大。据报道，在成年人的静脉尿路造影中，肾盏憩室检出率为0.21%~0.6%。肾盏憩室无分泌功能，尿液从肾盏反流其内且引流不畅，导致50%以上患者继发结石形成。2014年Nikhil Waingankar回顾总结了23项研究共497例肾盏憩室患者，其中上盏憩室占48.9%，中盏和下盏分别为29.7%和21.4%。肾盏憩室大小为5~75mm，平均为1.72cm，96%并发结石，结石大小1~30mm，平均结石12.1mm。在这项研究中，下盏憩室的比率不低，与该研究纳入的病例均有临床症状有关（表15-2）。

一、病理特点

肾盏憩室多见于肾上极，偶见于肾下极，多为单发，亦可为多发。憩室与肾盏相通，此称为Ⅰ型憩室（图15-5）；Ⅱ型憩室体积较大，并直接与肾盂相通，而且比Ⅰ型憩室更易产生临床症状（图15-6）。Ⅱ型憩室亦可称作肾盂源性囊肿，严格来讲，不属于肾盏憩室。为表述方便，有些学者将这两种类型统称为肾盂肾盏憩室。从解剖和治疗角度，Dretler提出另一种憩室分类：Ⅰ型憩室管短且有开口，适合SWL治疗；Ⅱ型憩室管短，但出口闭合，适合URS治疗；Ⅲ型憩室管长但开口通畅；Ⅳ型憩室颈处有挛缩。Ⅱ型和Ⅳ型适合 PCNL 治疗。但此分类方法较少学者采用。

表 15-2 肾盏憩室结石的大小及位置

作者	病例数	平均年龄	男	女	上盏	中盏	下盏	左侧	右侧	平均憩室大小(cm)	结石数目	平均结石大小(mm)
Hoznek A 等	3	27.6	0	3	2	1	0	3	0	–	–	–
Ritchie AW 等	20	48	10	10	7	7	6	12	8	–	20	9（5~15）
Psihramis 和 Dretler	10	41.8	3	7	7	2	1	3	7	–	10	9（1~14）
Streem 和 Yost	19	45	4	15	11	3	7	10	8	–	19	7.9（3~15）
Hendrikx AJ 等	31	–	12	19	11	5	15	–	–	–	–	–
Monga M 等	14	33.4	6	8	10	2	2	–	–	1.09	11	10.2（4~30）
Hulbert JC 等	18	36.8	9	8	7	4	7	7	9	2.1（1.1~7.5）	17	–
Hedelin H 等	13	45	5	8	–	–	–	–	–	1.4（0.8~2.7）	13	8~16
Ellis JH 等	12	40.5	3	9	8	3	1	10	2	0.8~4.8	10	2~27
Shalhav AL 等	30	36	11	19	11	15	4	13	17	–	26	<15
Al-Basam S 等	18	44	6	12	8	6	4	9	9	–	–	–
Liatsikos EN 等	49	45.6	19	30	32	9	8	22	27	2.27（1~4.8）	49	17
Kim SC 等	22	42.4	8	13	12	14	6	8	14	1.53	22	11.6
Jones JA 等	40	41	16	23	15	15	10	26	14	1.3（0.5~2.8）	40	–
Auge BK 等	18	37.4	8	10	12	2	4	5	13	–	17	12
Landry JL 等	31	21-69	7	24	12	12	7	15	16	–	–	–
Turna B 等	56	51.8	25	31	26	24	6	34	22	–	56	14.6
Fuchs 和 David	15	47	6	9	6	7	2	–	–	–	15	8.7（4~20）
Batter 和 Dretler	26	39.7	6	20	14	5	7	11	15	0.5~1.7	23	8.2
Grasso M 等	5	–	–	–	1	2	2	–	–	–	–	–
Auge BK 等	39	35.6	14	25	27	6	6	15	24	–	37	12.4
Miller SD 等	5	47.4	1	4	–	–	–	1	4	–	–	–
Harewood LM 等	3	49.7	0	3	1	2	0	0	3	1.9（1.2~3.1）	3	7
合计	497	42.5	179	310	240	146	105	204	212	1.72	388	12.1
百分比	–	–	37%	63%	48.9%	29.7%	21.4%	49.0%	51.0%	–	96%	–

肾盏憩室的成因至今未明。一种观点认为，它可能与先天性发育异常有关。判断的依据源于儿童的患病率与成人相同，符合胚胎性疾病的特点。推测在胚胎

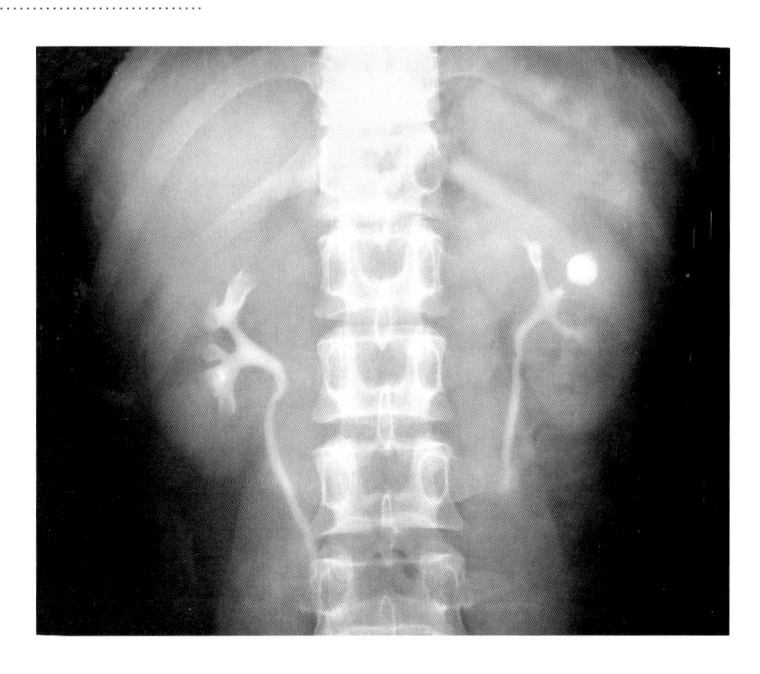

图 15-5 IVU 示左肾中盏憩室（Ⅰ型）结石

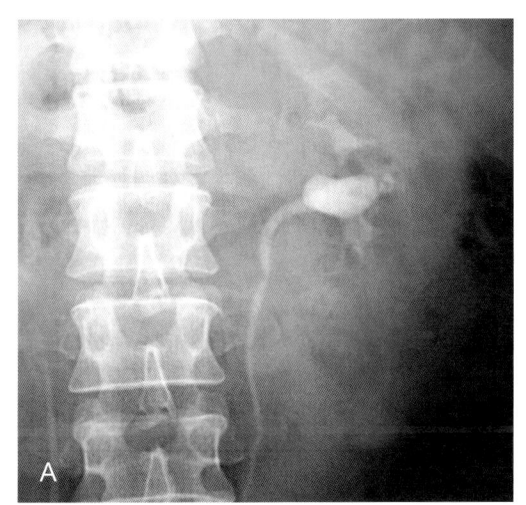

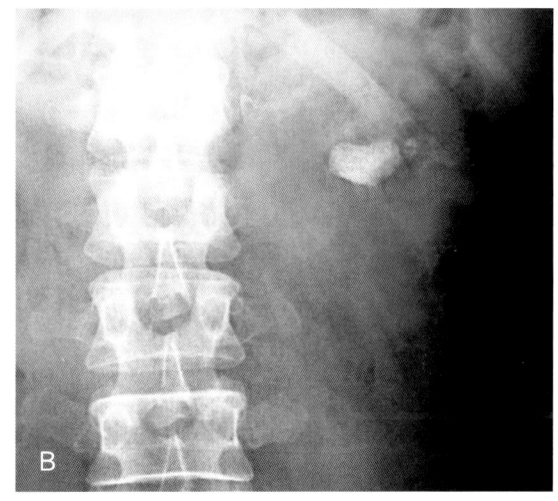

图 15-6 同一患者的 IVU 和 KUB
A.IVU 示左肾盏憩室（Ⅱ型）；B.KUB 可见憩室内有结石形成

5mm 阶段，第二代和第三代输尿管分支的一部分并未按正常步骤退化，可能继续作为孤立的分支存在，最终导致了肾盏憩室形成。另一种观点认为，肾盏憩室是后天性因素造成的。有证据表明，局限性肾皮质脓肿破溃后内容物流入肾盏，即形成了肾盏憩室。肾盏憩室轮廓光滑，内衬移行上皮，包埋于肾实质中。憩室可因尿液积聚而不断膨胀。憩室内结石形成是其最重要的并发症。肾盏憩室结石可为钙乳，亦可为固体结石。憩室合并结石时，憩室表面之外的肾实质常形成瘢痕或萎缩导致通道闭合,结石不易自行排出。

二、临床特点

有 1/2~2/3 的肾盏憩室无临床症状;有症状者往往在结石形成之后出现,表现为血尿和疼痛,有时会并发尿路感染。约 50% 的憩室结石患者伴随代谢异常,但多数学者认为,憩室结石患者的代谢异常与随机选择的结石患者之间没有统计学差异,因此,肾盏憩室结石主要与憩室的尿潴留有关。而且 Matlaga 及其同事研究显示,直接从憩室抽取的尿液与对侧肾盂的尿液相比,其草酸钙的过饱和度较低,支持尿潴留作为成石因素的假设。

影像学检查是肾盏憩室及结石的确诊手段。通过 KUB 检查可以发现结石位于肾皮质附近。静脉尿路造影(IVU),特别是延迟造影显示肾盂肾盏保持正常的外形,肾盏憩室位于肾皮质,边缘光滑,当肾盂肾盏显影后,造影剂通过细长的憩室管反流入憩室,形成所谓的"球拍征"。两种类型的憩室可根据 IVU 中的充盈形态来区分:Ⅰ型憩室呈球形连接细长的漏斗状管道;Ⅱ型则呈球形,憩室管较短。在增强 CT 早期,肾盏憩室表现为邻近肾盏处小而圆形的低密度区,排泄期可见这一区域覆盖菲薄的皮质层。憩室内泥沙样结石或钙乳可因重力作用沉积在憩室的背侧形成一水平面。

超声检查难以区分憩室或囊肿,当憩室内充满微结石时,超声可作出诊断。在声像图上,表现为肾皮质旁囊性病变,边界清晰。囊内为液性回声和结石的强回声,当结石较大或比较致密时可出现声影。利用超声检查容易发现憩室内钙乳。钙乳在憩室的低位出现密度中等的强回声,强回声的上面成一水平面,可随体位移动。

三、治疗原则

通常认为,无症状的肾盏憩室结石不必治疗,可静观其变。只在肾盏憩室反复发生血尿、感染、慢性疼痛和肾功能下降时,才应视为有外科干预指征。治疗方式取决于憩室位置、结石负荷、大小等因素。

SWL 是肾盏憩室结石的一线治疗方法。憩室位于中上盏、结石负荷小且憩室颈通畅时,可选择 SWL 治疗。如果 SWL 后症状无改善,观察 3 个月结石大小无变化,应考虑手术治疗。在一项研究中,19 例患者 SWL 之后,有 11 例结石排净,14 例随访至 24 个月时未出现任何症状,只有 1 例复发,说明只要病例选择适当，肾盏憩室结石 SWL 治疗的无石率还是比较高的。据另一报道，在肾盏憩室结石行 SWL 之后，有 60%~86% 的患者消除了症状。以上这些研究都已成为支持 SWL 作为肾盏憩室结石的一线治疗的依据（表 15-3）。

表 15-3 肾盏憩室结石 SWL 的疗效

作 者	例数	随访时间（个月）	无石率（%）	无症状率（%）
Wilbert	16	33	20	—
Psihramis 和 Dretler	10	6	20	70
Ritchie	20	4	25	75
Kriegmair	10	6	10	50
Jones	26	3	4	36
Hendrikx	15	3	13	60
Streem 和 Yost	19	23.8	58	86
Turna	38	23.3	21	61

但国外也有很多作者认为，PCNL 的术后无石率可达 77%~100%，无症状率为 69%~100%，可以作为首选的治疗方法。但该技术操作难度较大，需要技术娴熟者来实施。Hulbert 于 1986 年首先应用 PCNL 治疗 10 例肾盏憩室结石并获得成功。PCNL 最适合治疗位于背侧的中下盏憩室结石，尤其适用于憩室管狭窄或闭塞的患者。在取出结石的同时可行去顶治疗，达到根治憩室的目的。PCNL 也可用于上盏憩室结石的治疗，但是存在肺部并发症的风险。然而，与 SWL 相比，需要权衡其侵入性和并发症发生率。

对于中上盏憩室结石直径小于 20mm，憩室管短的患者，若输尿管软镜能到达憩室，可选择输尿管软镜治疗。文献报道无石率为 19%~73%，症状缓解率为 35%~86%。缺点是难以确定憩室开口的位置，且憩室闭塞率低。腹腔镜手术适合用于治疗腹侧肾包膜下的憩室，憩室壁与包膜之间肾实质较薄，憩室内结石较大。腹腔镜较 PCNL 创伤更大，一般仅用于治疗 PCNL 不能达到的肾盏憩室结石。

四、冲击波碎石

在外科治疗方法中，虽然 SWL 的无石率最低，但创伤性很小，随着时间的延长，术后症状缓解率约为75%。肾盏憩室结石的SWL疗效在很大程度上取决于憩室形态和憩室管的长度及通畅程度。Streem选择了19例造影能显示憩室通道的憩室结石，直径小于1.5cm，经SWL治疗后，无石率达58%，86%患者症状消失或明显改善。而Jones对未做选择的26例憩室结石进行了SWL，结果无石率仅为4%，症状消失率36%。说明病例的选择对疗效有决定性影响。

通过延迟静脉尿路造影，根据肾盏憩室内造影剂集聚的浓度和形状，可明确憩室出口管道的长度及憩室直径。若憩室内造影剂的影像的密度和体积大于结石，说明憩室管通畅无阻，有利于SWL。憩室管道的长度大于10mm时，结石粉末难以排出，结石残留率较高。根据影像学检查，肾盏憩室结石SWL治疗的选择标准是：①肾盏憩室出口是开放的，憩室管长度不应超过10mm；②结石直径不应大于10mm；③憩室显影良好。

肾盏憩室多发生在上盏，结石常与肋骨重叠，影响定位。当用X线定位时，可适当倾斜体位，或抬高上半身，减少肋骨与结石的重叠度；采用B超定位，可取健侧仰卧位，B超探头从患侧肋脊角扫描肾区的结石，可避开肋骨的干扰。由于结石接近肺底部，若呼吸幅度大，可在B超实时监控下手动触发，尽量避免伤及肺组织。

肾盏憩室结石在SWL操作技术上与肾盏结石相似。应在允许的冲击剂量范围内，充分粉碎结石，使细小的粉末通过憩室颈部，顺利排出。冲击时应重视冲击波路径方向，避开憩室出口，防止憩室管术后水肿，造成日后排石困难。由于肾盏憩室结石存在的空间狭小，结石粉碎后难以充分散开，在碎石过程中判断其粉碎程度比较困难，对此，常规的额定剂量应被视为治疗的终点。采用超声定位时，由于憩室内往往有少量尿液，可以观察到结石震动和脱落现象，可据此评估结石的粉碎程度，及时终止治疗。

SWL后应根据憩室的位置进行体位引流。憩室结石合并感染的发生率高，术前合并感染者术后约有67%反复感染，术后应密切观察尿常规的变化，足量应用抗生素。亦应指出，肾盏憩室结石是由基础疾病发展而来的，SWL之后短期（3~6个月）的无石率较低，仅为10%~25%，因此，SWL之后短期内的频繁随访和各种影像学检查是徒劳无益的。

（孙西钊）

第四节 盆腔肾结石

先天性异位肾很少见，一般见于青壮年。盆腔肾是指肾脏位置低于正常肾位置，发病率估计是 1/2200~1/1300，是异位肾中最常见的一种，约占异位肾的 60%。在异位肾中，结石主要发生在盆腔肾。

一、病理特点

盆腔肾是由于肾胚胎发育期，反常的血管阻碍肾脏上升到正常位置所致（图 15-7）。有 15%~45% 的患者同时有生殖器畸形。盆腔异位肾大多发育较差，输尿管较短，常伴有旋转不良，血管多而无序，可合并膀胱输尿管反流或肾盂输尿管连接部梗阻。由于尿液引流不畅，易继发结石和尿路感染。

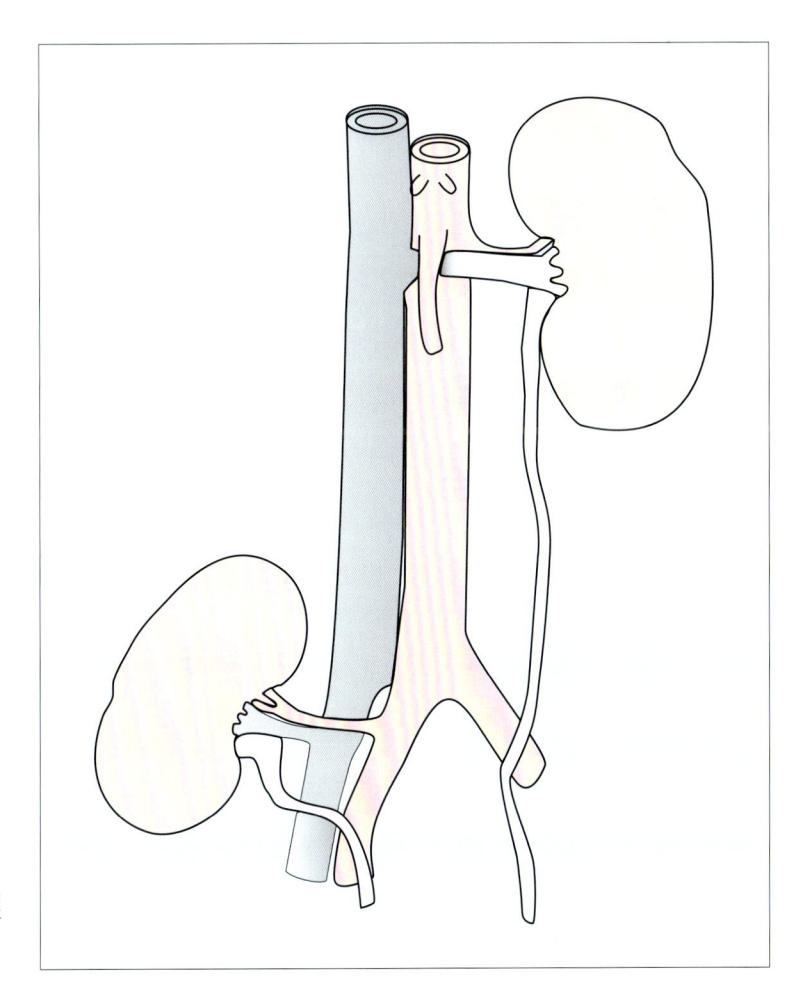

图 15-7 盆腔肾解剖模式图

二、临床特点

盆腔肾本身可没有症状。患者常因结石、感染引起的症状或腹部肿块就诊。腹部平片只能提示位于盆腔的高密度结石影，须与钙化灶和肠内容物相鉴别。IVU 是其决定性的诊断方法，可明确异位肾的类型、位置、功能及伴随的其他畸形改变，同时可明确结石的位置、体积、数目以及肾积水程度。IVU 显影不良或不显影时，采用逆行造影可明确诊断。排尿期膀胱尿道造影可提示膀胱输尿管的反流及其程度。B 超可在腹部或盆腔内扫描到肾脏及结石回声，同时能提示肾积水的程度，而在一侧或两侧肾区内却检查不到肾脏回声。当肾脏发育不良或有肠内容物的干扰时，超声可能无法清晰显示异位肾。当上述检查仍不能确诊时，用盆腔 CT 扫描或磁共振可作出最终诊断。

三、治疗原则

盆腔肾结石可通过 SWL、RIRS、腹腔镜、PCNL 和开放手术进行治疗。由于先天性盆腔肾往往伴随复杂的血管畸形，当并发结石时，PCNL、腹腔镜和手术取石难度大。而先天性盆腔肾的输尿管较短，有利于排石，故对于直径 15mm 以内的盆腔肾结石，应首选 SWL。但 SWL 的无石率较低，1999 年 Kupeli 报道了 7 例盆腔肾结石，SWL 无石率仅为 54%。PCNL 无石率约 72.2%，但由于盆腔肾结石只能仰卧位进行 PCNL，故肠道和血管损伤的风险较大。因此，RIRS 越来越受欢迎。Bozkurt 等总结了 26 例盆腔肾结石 RIRS 治疗经验，认为 RIRS 安全有效，适合治疗盆腔异位肾中较小的和中等大小的肾脏结石。对于结石较大或 RIRS 失败，可在腹腔镜辅助下进行 PCNL，以获得较高的无石率。这一方法首先由 Eshghi 等报道。但在结石伴有输尿管反流和严重的肾积水时，仍应选择开放式手术治疗。

四、冲击波碎石

盆腔肾结石影像易受肠道内容物干扰，SWL 前应常规进行肠道准备。盆腔肾结石 SWL 时一般采用俯卧位。盆腔肾的异常血管多经肾脏的前方进入，治疗的时候要注意选择合适的入射点。治疗的剂量视肾功能的状态和结石的大小而定，单期治疗的冲击次数不应超过 2000 次。

先天性异位肾输尿管走行多位于肾脏前方，因而术后应多采用俯卧位排石，并轻叩骶部以促进排石，或辅助物理震动排石治疗。

（孙西钊）

第五节 多囊肾结石

多囊肾分为两种类型，一种是成人型，另一种是婴儿型。成人型多囊肾为常染色体显性遗传（ADPKD），人群患病率为1/1000~1/500。多囊肾结石主要发生在成人多囊肾，发病年龄以40岁左右为多，占8%~36%，一般为20%，可引起血尿、腰痛。也有人认为ADPKD并发结石并不一定引起症状，大约只有半数患者有症状，故实际发病率可能更高。

一、病理特点

ADPKD以逐渐发展的肾脏囊肿增多和增大为特征。绝大多数为双侧性，两侧病变程度不一致，肾脏也逐渐增大，肾内结构失常，肾皮质和肾髓质满布大小不等的囊肿（图15-8），囊肿直径从数毫米至数厘米不等，囊肿互不相通，囊液为尿样液体。结石往往多发，直径大部分在3~20mm，分布于肾盏和肾盂。并发结石的ADPKD患者与无结石患者相比，囊肿数量更多也更大。

ADPKD的成石机制目前尚未完全明确，可能与解剖因素及代谢因素有关（图15-9）。解剖结构的改变导致泌尿系的梗阻可能为ADPKD结石形成的主要原因。肾囊肿压迫式牵拉肾小盏，使其变形而损害其排泌功能，导致尿液淤滞，进而促使成石物沉淀。结石形成后，可移行至肾盂，甚至下降阻塞输尿管-肾盂连接部，从而进一步加重梗阻。泌尿系感染可加速这一过程。ADPKD结石主要为尿酸结石和草酸钙结石。尿酸结石占56%~71%，且患者的尿pH降低，提示其发病机制与痛风患者的成石机制有相似之处。ADPKD患者尿液中镁、磷、钾和枸橼酸盐水平较低，说明多囊肾结石患者同时存在多种代谢异常。

二、临床特点

95%的多囊肾患者有家族遗传病史。早期多无临床症状，随着囊肿的发展及

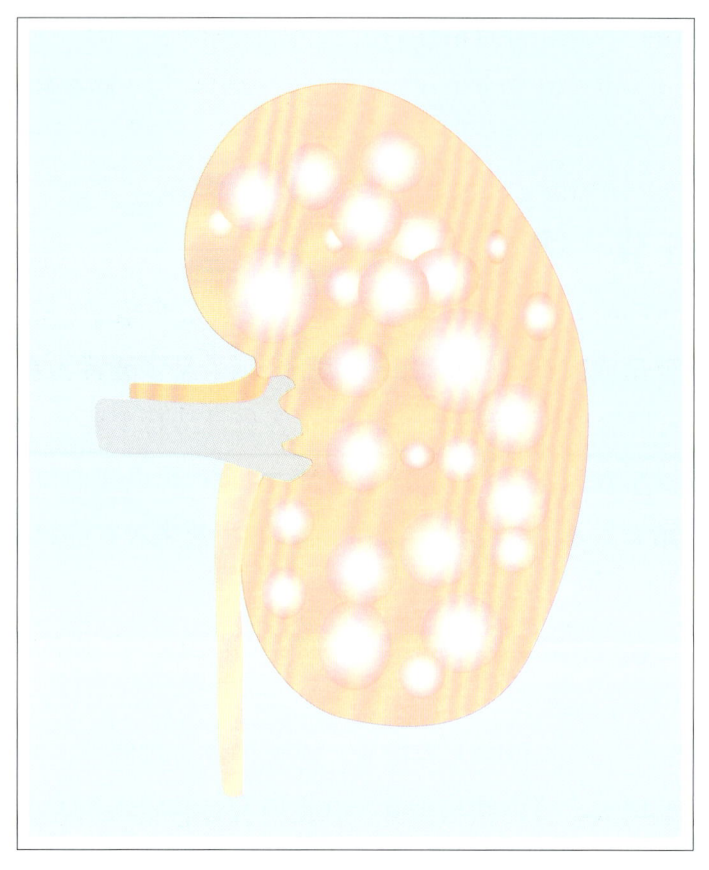

图 15-8　多囊肾解剖模式图

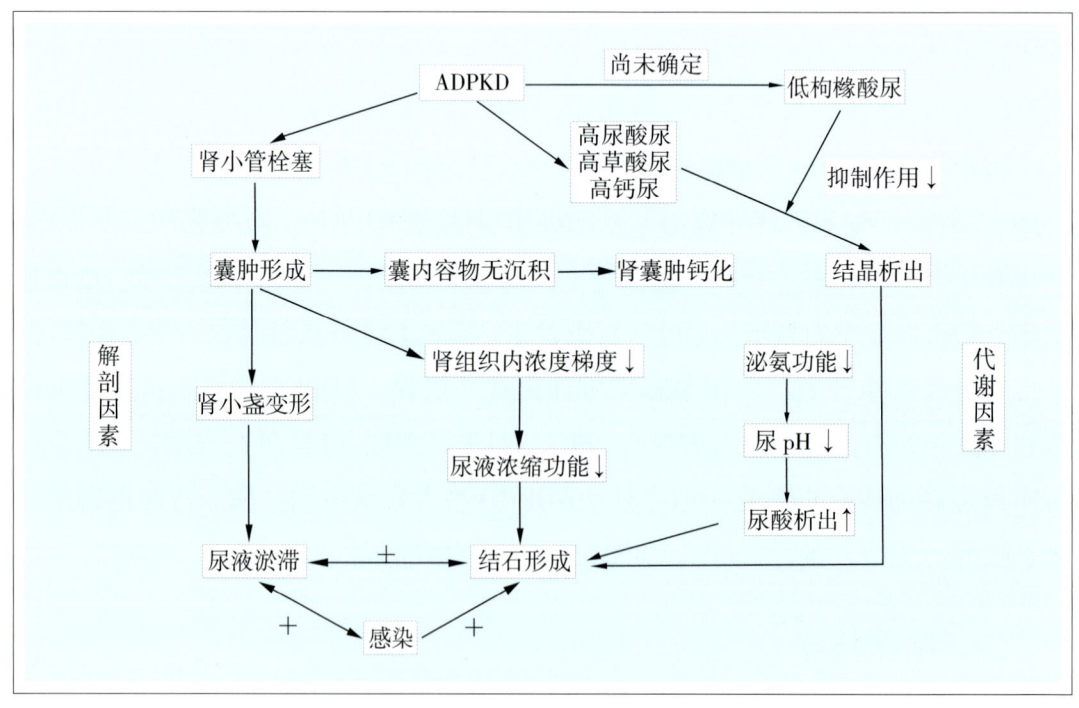

图 15-9　ADPKD 并发肾结石的形成机制

并发症的出现，肾功能逐渐下降。大多数患者在肾功能进行性下降之前，有一个较长的稳定期。肾小球滤过率的下降与肾脏体积和囊肿的大小密切相关。约50%的患者50年后发展为成人终末期肾病（ESRD）。高血压是ADPKD患者最常见的并发症，发生率约为60%。研究表明，ADPKD患者的高血压与肾脏体积高度相关，因此，肾脏体积和囊肿大小，是ADPKD重要观察指标。感染也是常见的并发症，尤其是女性，60%~70%的女性和约20%的男性会并发尿路感染。而42%~50%的ADPKD患者经历至少一次肉眼血尿，血尿原因可以是囊肿破裂、感染和结石。ADPKD是一种多系统疾病，最常见的肾外表现是肝囊肿。其发生率为75%~90%。其次是颅内动脉瘤（ICA），占4%~11.7%。以及心脏瓣膜病变等。

诊断ADPKD主要依赖影像学检查。B超及CT可确诊多囊肾，两者的敏感性和特异性均优于IVU。多囊肾的B超具有特征性改变：肾脏增大，形态失常，肾内结构紊乱；肾皮质部位广泛的大小不等的囊样回声，合并结石时可见强回声和声影。30岁以后的多囊肾患者的B超检出率可达100%。但由于肾内结构紊乱，B超难以区别囊肿钙化和结石的回声，因此，B超对多囊肾内结石的反映不一定很准确。

腹部平片可显示肾影增大伴钙化。IVU显示肾盂肾盏受压变形呈蜘蛛足状，肾盏扁平而宽，盏颈拉长变细而弯曲，IVU对多囊肾的诊断并无特异性，但可反映肾功能的损害程度和结石的梗阻位置，可作为多囊肾结石治疗的参考指标之一。晚期肾功能不全时，不宜进行IVU检查。

CT检查可进一步鉴别结石和囊肿钙化（图15-10），同时可显示其他脏器的囊性改变。CT可以很敏感地诊断出小的肾结石和透X线结石，而且ADPKD合并的结石多为尿酸结石，采用CT也可作出准确诊断。肾囊肿钙化的CT表现是小点状钙化或囊壁的弧线形钙化，有时表现为囊内容物为无定形钙化影。出现钙化的患者多年龄较大，病程较晚，肾脏体积较大，肾功能相对差。有些患者既有结石，又有肾囊肿钙化。肾结石位于集尿系统内，而囊肿钙化位于肾实质的囊壁或囊腔内，一般不难鉴别。但由于ADPKD患者常常存在小的圆形肾钙化灶，仅用平扫难与结石分别，有时需用增强剂来加以区分。此外，CT三维重建有助于选择PCNL中的经皮通道。

ADPKD的预后与囊肿的发展和肾脏的增长速度密切相关，因此，监测此两项指标有重要意义。研究表明，与超声检查相比，磁共振成像（MRI）对于测量

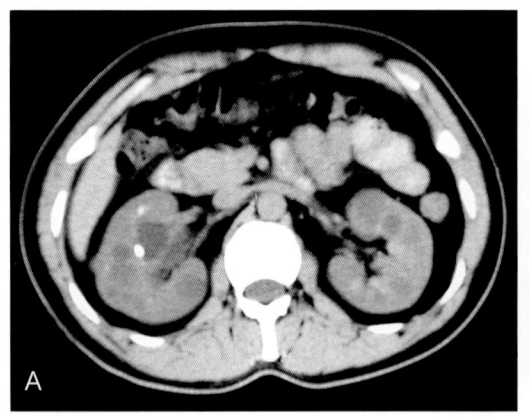

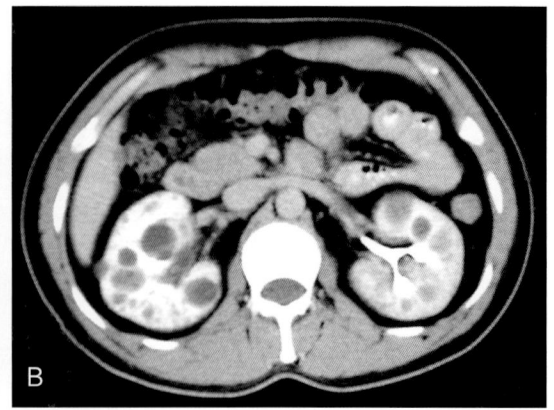

图 15-10　双侧多囊肾并右肾结石
A. CT 平扫；B. CT 增强

肾囊肿的体积更为敏感和可靠。MRI 被认为可用于短期内确定囊肿的变化。

三、治疗原则

目前尚无有效办法阻止多囊肾本身的进行性损害，腹腔镜下囊肿去顶减压术可延缓部分患者的肾功能不全的进展程度。治疗主要针对结石、感染及高血压等并发症的治疗。约 20% 患者需要泌尿外科进行治疗。由于 ADPKD 晚期多有肾功能损害和高血压，故 ADPKD 并发结石的患者，其外科治疗往往需要在肾内科的支持下共同完成。

对多囊肾结石应积极治疗，以免加剧对仅存肾功能的损害。结石小且未出现梗阻，宜保守治疗。包括增加液体摄入量，口服碱化治疗和定期随访。可根据代谢评估情况进行个体化防治。

有症状的结石往往需要外科治疗。症状性肾盏结石原因是：①漏斗部的活瓣机制导致间歇性梗阻；②坚硬结石对尿路上皮的刺激作用。对此，原则上应选择有效而又对肾脏损害最小的治疗方法。SWL 是一项常用的治疗选择，结石粉碎后可使这种阻塞和激惹症状得到缓解。文献报道，SWL 的无石率为 43%~85%。

直径超过 15mm 的多囊肾结石，可采用 PCNL 和 RIRS 治疗。对囊腔内钙化的结石不可采用 SWL。若囊肿比较大，术前可予穿刺引流，减轻对肾盂的压迫，也利于碎出。

四、冲击波碎石

SWL可引起肾脏的潜在损害，用于治疗多囊肾结石时必须十分慎重。治疗方法的选择取决于结石的大小、位置及可能的成分。一般情况下，仅应选治直径≤1.5cm、腹部X线片提示为易碎性结石。SWL时应首选X线定位。治疗时应遵循"低能量、低剂量"的原则，冲击次数控制在1500次以下。尽量在二期之内将结石粉碎。

Torres对多个结石治疗中心问卷调查，统计表明，82%的SWL治疗成功，但半数有结石碎片残留，这可能是医生考虑保护肾功能而减少冲击次数所致。Delakas对13例ADPKD患者并发的16枚结石采用了SWL治疗，其中，对直径>8mm的结石者在输尿管内置双J管，3个月后无石者11例。作者认为，ADPKD合并结石应首选SWL。而Chen等认为，因肾囊肿钙化常接近集尿系统，合并结石时，会给SWL治疗带来一定困难。

多囊肾结石往往伴发反复尿路感染，因此，术前术后均应常规使用抗生素。脂溶性抗生素囊内浓度高，环丙沙星、甲硝唑等应列为首选。术后血尿较一般患者重，肉眼血尿可持续2~3天。两期治疗间隔应适当延长，为受损的肾功能提供充分恢复的机会，同时应关注肾功能的变化。枸橼酸钾治疗亦很重要，可针对三类与ADPKD相关的主要病症（尿酸结石、低枸橼酸酸尿性草酸钙结石和远端肾小管酸化功能缺陷）进行治疗，也有利于提高无石率和预防结石复发。

（孙西钊）

第六节　重复肾结石

重复肾是一种比较复杂的先天性肾畸形，有多种类型，常见的是一个肾脏有两个肾盂（上肾和下肾）和一条分叉的输尿管（不完全性）或两条独立分开的输尿管（完全性）。Campbell统计了51 880例尸检结果，重复肾检出率为6.5/1000。IVU检出率文献报道差异较大，为15.5/1000~60/1000。重复肾有一定的遗传性，男女之比为1∶6，女性患者中，完全与不完全的重复肾的发生率大致相等。但在男性，大多数为不完全性。双侧发病为单侧的1/10，多为上肾发育不良，有时伴有输尿管异位开口等畸形。在重复肾中，结石的发生率约15%。

一、病理特点

重复肾即上、下两套集尿系统（图15-11），正常肾平均有9.4个肾盏，而重复肾有11.3个肾盏，上半肾有3.7个而下半肾有7.6个。其主要异常在于输尿管畸形，两条由肾盂下延的输尿管可以在肾盂和膀胱之间任何位置汇合成一条输尿管，开口于膀胱的正常位置（不完全性）。如果两条输尿管不汇合，根据Meyer定律，一般下肾的输尿管走行是正常的，而上肾的输尿管往往更长且是异位开口，位于下肾输尿管开口的下方膀胱三角区，或男性开口于后尿道、精阜、精囊处；女性开口于尿道、前庭、阴道等处。常伴有狭窄，导致输尿管扩张，甚至积水；若开口于尿道括约肌远端，可发生尿失禁。尿液引流不畅是重复肾结石形成的主要原因。

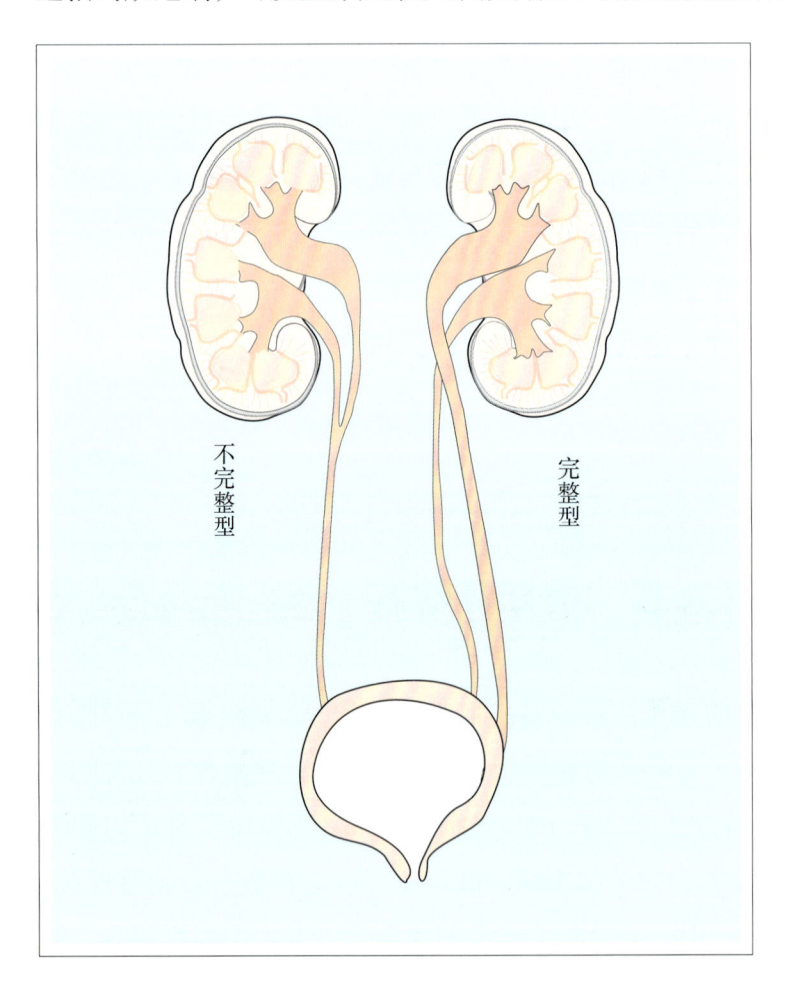

图 15-11　重复肾解剖模式图

二、临床特点

约 60% 的重复肾无临床症状。有症状者的主要表现是"漏尿"、腰痛或反复的尿路感染。重复肾合并结石者可表现为相应的症状，包括肾绞痛、血尿等。B 超可作为重复肾及结石的重要筛查手段，诊断价值较高，可根据重复肾具有同一包膜、上下两组集尿系统的回声特点进行判断，确诊率可达 80%。IVU 具有决定性诊断价值（图 15-12），可以了解整个尿路的形态和功能及结石的情况，是制订治疗方案的重要依据，但缺点是当上肾功能降低时，可因其不显影而漏诊。CT 检查有时会将单纯重度积水的上肾误诊为肾囊肿，但对合并结石者有极高的诊断价值。延迟 IVU 和延迟 CT 造影可提高检出率。磁共振可获得尿路的全貌，对尿路积水、梗阻定位的准确率达 100%，定性准确率达 85.7%，但不能确认结石，亦不能判断肾脏功能。

三、治疗原则

对于没有临床症状的重复肾患者，可不需要治疗。当发生并发症时，需采取相应的治疗措施。重复肾的并发症主要有尿路结石和感染。并发结石者，若上肾功能尚好，可采用 SWL 或腹腔镜碎石。若同时合并严重积水、输尿管异位开口或输尿管狭窄等，应手术治疗。

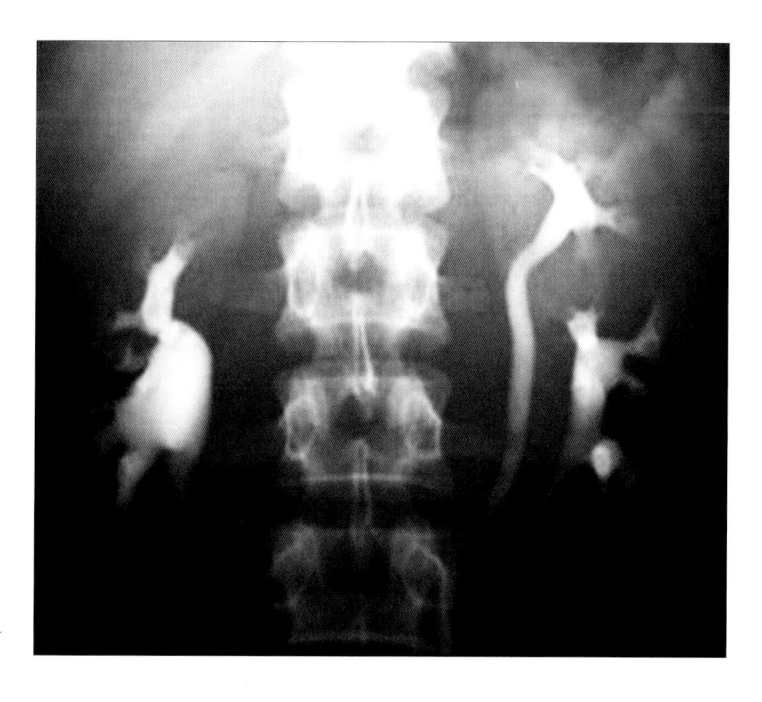

图 15-12　左肾重复肾 IVU

四、冲击波碎石

重复肾结石 SWL 仅适用于未合并尿路严重狭窄、异位开口及肾功能异常者，指征与普通肾结石的 SWL 相同。但要注意，上肾邻近肺底，SWL 时应避免损伤肺部。重复肾的上肾往往发育不良和功能不全，冲击能量不宜过高。下肾结石可适当提高冲击能量和冲击次数。重复肾常因输尿管的扩张而蠕动减弱，排石时间较长。

（孙西钊）

参 考 文 献

[1] 孙西钊，张东方，连惠波.泌尿系特殊结石的冲击波碎石术//孙西钊.医用冲击波.北京：中国科学技术出版社，2006:412-427.

[2] Koraishy FM, Ngo TT, Israel GM, et al. CT Urography for the Diagnosis of Medullary Sponge Kidney.Am J Nephrol ,2014,39(2):165-170.

[3] Evan AP, Worcester EM, Williams JC Jr,et al. Biopsy proven medullary sponge kidney: clinical findings, histopathology, and role of osteogenesis in stone and plaque formation. Anat Rec (Hoboken),2015 ,298(5):865-877.

[4] Geavlete P, Nita G, Alexandrescu E, et al. The impact of modern endourological techniques in the treatment of a century old disease-Medullary sponge kidney with associated nephrolithiasis. Journal of Medicine and Life,2013,4(6):482-485.

[5] Farrukh M, Thuy-Trang T,Gary M. CT urography for the diagnosis of medullary sponge kidney. Am J Nephrol,2014,39(2):165-171.

[6] Walsh PC，Retik AB，Vaughan EC Jr，et al. Campell's Urology.7nd. W.B. Saunders Company，2001:1794-1796.

[7] Duplex Kidneys Gong H, Gao L, Dai XJ, et al. Prolonged CT urography in duplex kidney. BMC Urol, 2016 May 13, 16(1):21.

[8] Palubinskas AJ.Medullary sponge kidney. Radiology，1961，76：911-919.

[9] Yendt ER. Medullary sponge kidney and nephrolithiasis. N Engl J Med，1982，306（18）：1106-1107.

[10] Gambaro G，Feltrin GP，Lupo A，et al. Medullary sponge kidney（Lenarduzzi-Cacchi-Ricci disease）. A Padua Medical School discover in the 1930s. Kidney Int，2006，69（4）：663-670.

[11] Forster JA，Taylor J，Browning AJ，et al. A review of the natural progression of medullary sponge kidney and a novel grading system based on intravenous urography findings. Urol Int，2007,78（3）:264-269.

[12] Yagisawa T, Kobayashi C, Hayashi T, et al. Contributory metabolic factors in the development of nephrolithiasis in patients with medullary sponge kidney. Am J Kidney Dis, 2001,37（6）:1140-1143.

[13] Gokce MI, Tokatli Z, Suer E,et al. Comparison of shock wave lithotripsy (SWL) and retrograde intrarenal surgery (RIRS) for treatment of stone disease in horseshoe kidney patients. Int braz J Urol,2016, 42(1): 96-100.

[14] Ding J, Huang Y, Gu S, et al.Flexible Ureteroscopic Management of Horseshoe Kidney. Int Braz J Urol, 2014, 41(4): 683-689.

[15] Ray AA, Ghiculete D, D'A Honey RJ, et al. Shockwave lithotripsy in patients with horseshoe kidney:determinants of success. Journal of Endourology, 2011,25(3):487-493.

[16] Etemadian M, Maghsoudi R, Abdollahpour V, et al.Percutaneous nephrolithotomy in horseshoe kidney: our 5-year experience. Urol J, 2013,10(2):856-860.

[17] Ishii H, Rai B, Traxer O,et al. Outcome of ureteroscopy for stone disease in patients with horseshoe kidney: Review of world literature. Urol Ann, 2015, 7(4): 470-474.

[18] Kirkali Z, Esen AA, Mungan MU. Effectiveness of extracorporeal shockwave lithotripsy in the management of stone-bearing horseshoe kidneys. J Endourol,1996,10(1):13-15.

[19] Andreoni C, Portis AJ, Clayman RV. Retrograde renal pelvic access sheath to facilitate flexible ureteroscopic lithotripsy for the treatment of urolithiasis in a horseshoe kidney. J Urol, 2000,164(4): 1290-1291.

[20] Cussenot O, Desgrandchamps F, Ollier P, et al. Anatomical basis of percutaneous surgery for calculi in a horseshoe kidney. Surg Radiol Anat, 1992, 14(3): 209-213.

[21] Esuvaranathan K, Tan EC, Tung KH, et al. Stones in horseshoe kidneys: results of treatment by extracorporeal shock wave lithotripsy and endourology.J Urol, 1991, 146(5): 1213-1215.

[22] Evans WP, Resnick ML. Horseshoe kidneyand urolithiasis. J Urol, 1981,125(5): 620-621.

[23] Fletcher EW, Kettlewell MG. Antegrade pyelography in a horseshoe kidney. Amer J Roentgen, Radium Ther & NucMed, 1973,119(4): 720-722.

[24] Mottola A, Selli C, Carini M, et al. Lithiasis in Horseshoe Kidney. Acta Urol Belgica,1984, 52(3): 355-360.

[25] Proca E. Anterior transperitoneal approach for stone removal in horseshoe kidney (Its advantage for bilateral stones). Br J Urol,1979, 53(3): 201-204.

[26] Serrate R, Regue J, Prats J, et al. ESWL as the treatment for lithiasis in horseshoe kidney. Eur Urol, 1991, 20(2): 122-125.

[27] Strauss S, Dushnitskyt T, Peer A, et al. Sonographic features of horseshoe kidney: Review of 34 patients. J Ultrasound Med, 2000,19(1): 27-31.

[28] Locke DR, Newman RC, Steinbock GS, et al. Extracorporeal shock wave lithotripsy in horseshoe kidneys. Urology, 1990,35(5):407-411.

[29] Dretler SP. A new useful endourologic classification of calyceal diverticula. J Endourol,

1992,6(suppl):81.

[30] Waingankar N, Hayek S, Smith AD,et al. Calyceal Diverticula: A Comprehensive Review. Rev Urol,2014,16(1):29-43.

[31] Kriegmair ML, SchuÜller J, Schmeller N, et al. Diverticular calculi of the kidney calices—extracorporeal shockwave lithotripsy, percutaneous extraction or open surgery. Urologe A, 1990,29(4):204-208.

[32] Patodia M, Sinha RJ, Singh S, et al. Management of renal caliceal diverticular stones: A decade of experience. Urol Ann, 2017, 9(2): 145-149.

[33] Ritchie AW, Parr NJ, Moussa SA, et al. Lithotripsy for calculi in caliceal diverticula? Br J Urol, 1990, 66(1): 6-8.

[34] Schwartz BF, Stoller ML. Percutaneous management of caliceal diverticula. Urology Clinics of North America, 2000, 27(4): 635-645.

[35] Turna B, Raza A, Moussa SA, et al. Management of calyceal diverticular stones with extracorporeal shock wave lithotripsy and percutaneous nephrolithotomy: long-term outcome. BJU Int, 2007,100(1):151-156.

[36] Garcia Reboll L, Pontones J, Boronat F, et al. Extracorporeal shockwave lithotripsy: an alternative treatment for lithiasis of caliceal diverticula.Actas Urol Esp, 1992,16(6):467-470.

[37] Ritchie AW, Parr NJ, Moussa SA, et al. Lithotripsy for calculi in caliceal diverticula? Br J Urol, 1990,66(1):6-8.

[38] Psihramis KE, Dretler SP. Extracorporeal shock wave lithotripsy of caliceal diverticula calculi. J Urol, 1987,138(4):707-711.

[39] Hendrikx AJ, Bierkens AF, Bos R, et al. Treatment of stones in caliceal diverticula: extracorporeal shock wave lithotripsy versus percutaneous nephrolithola paxy. Br J Urol,1992,70(5):478-482.

[40] Jones JA, Lingeman JE, Steidle CP. The roles of extracorporeal shock wave lithotripsy and percutaneous nephrostolithotomy in the management of pyelocaliceal diverticula. J Urol, 1991,146(3):724-727.

[41] Turna B, Raza A, Moussa S, et al. Management of calyceal diverticular stones with extracorporeal shock wave lithotripsy and percutaneous nephrolithotomy: long-term outcome. BJU Int, 2007,100(1):151-156.

[42] McAteer JA, Bailey MR, Williams JC Jr, et al.Strategies for improved shock wave lithotripsy. Minerva Urol Nefrol ,2005,57(4): 271-287.

[43] Streem SB, Yost A. Treatment of caliceal diverticular calculi with extracorporeal shock wave lithotripsy:patient selection and extended followup. J Urol,1992,148(3 Pt 2):1043-1046.

[44] Grasso M, Lang G, Loisides P, et al. Endoscopic management of the symptomatic caliceal diverticular calculus. J Urol, 1995, 153(6): 1878-1881.

[45] Paterson RF, Lifshitz DA, Kuo RL, et al.Shock wave lithotripsy monotherapy for renal calculi. Int

Braz J Urol,2002,28(4):291-301.

[46] Eshghi AM, Roth JS, Smith AD. Percutaneous transperitoneal approach to a pelvic kidney for endourological removal of staghorn calculus. J Urol, 1985,134(3):525-527.

[47] Ganesamoni R, Sabnis RB, Mishra S,et al. Microperc for the management of renal calculi in pelvic ectopic kidneys. Indian J Urol, 2013,29(3):257-259.

[48] Yin Z, Wei YB, Liang BL, et al.Initial experiences with laparoscopy and flexible ureteroscopy combination pyeloplasty in management of ectopic pelvic kidney with stone and ureter-pelvic junction obstruction.Urolithiasis, 2015 ,43(3):255-60.

[49] Grampsas SA, Chandhoke PS, Fan J, et al. Anatomic and metabolic risk factors for nephrolithiasis in patients with autosomal dominant polycystic kidney disease. Am J Kidney Dis, 2000,36(1):53-57.

[50] Gambaro G, Fabris A, Puliatta D, et al. Lithiasis in cystic kidney disease and malformations of the urinary tract. Urol Res, 2006,34(2):102-107.

[51] Gücük A, Oztürk U, Uyetürk U, et al. Do Renal Cysts Affect the Success of Extracorporeal Shockwave Lithotripsy? A Retrospective Comparative Study. Advances in Urology, Urol Ann, 2012, 4(1):29-33.

[52] Masoumi A, Reed-Gitomer B, Kelleher C, et al.Developments in the management of autosomal dominant polycystic kidney disease.Ther Clin Risk Manag, 2008,4(2):393-407.

[53] Ferraz RR, Fonseca JM, Germino GG, et al. Determination of urinary lithogenic parameters in murine models orthologous to Autosomal Dominant Polycystic Kidney Disease.Urolithiasis , 2014 , 42(4): 301-307.

[54] Grantham JJ, Mulamalla S, Swenson-Fields KI. Why kidneys fail in autosomal dominant polycystic kidney disease. Nat Rev Nephrol, 2011,7(10):556-566.

[55] Fonseca JM, Bastos AP, Amaral AG, et al. Renal cyst growth is the main determinant for hypertension and concentrating deficit in Pkd1-deficient mice. Kidney Int, 2014 ,85(5):1137-1150.

[56] Alenezi H, Olvera-Posada D, Cadieux PA,et al. The effect of renal cysts on the fragmentation of renal stones during shockwave lithotripsy: A comparative in vitro study.J Endourol, 2016 ,30 (1 Suppl):S12-17.

[57] Delakas D, Daskalopoulos G, Cranidis A. Extracorporeal shockwave lithotripsy for urinary calculi in autosomal dominant polycystic kidney disease. J Endourol, 1997, 11(3): 167-170.

[58] Park H, Kim CS. Natural 10-year history of simple renal cysts. Korean J Urol,2015,56(5):351-356.

[59] Mufti UB, et al. Nephrolithiasis in autosomal dominant polycystic kidney disease. J Endourol,2010, 24(10): 1557-1561.

[60] Ng CS, Yost A, Streem SB. Nephrolithiasis associated with autosomal dominant polycystic kidney disease: Contemporary urological management. J Urol, 2000, 163(3): 726-729.

第16章 特殊泌尿系疾病的冲击波碎石术

第一节 孤立肾并结石

在尿石病患者中，孤立肾合并结石者约占2.5%。孤立肾是指人体仅存一个有功能的肾脏。其发生原因：①先天性肾不发育，发生率为1/1500~1/1000。在胚胎前肾阶段，肾的形成需要位于体腔背外侧的生肾节，以及来自Wolffian管的输尿管芽的相互依赖和完全发育，缺少这两个条件将会导致肾不发育，结果只留下对侧的孤立肾；②后天性肾缺如，是造成患者孤立肾最主要的原因，因疾病如肾结石、肾结核及肾肿瘤等，使一侧肾功能完全丧失或被切除。孤立肾患者更容易合并代谢异常，结石发生率也更高。肾切除术后1~3年是结石的高发期。孤立肾是维持患者生命的唯一肾脏，一旦输尿管结石梗阻，可能出现尿闭、急性肾衰而危及生命。因此，与双肾结石相比，孤立肾并结石的治疗更为棘手，更需要重视对肾功能的保护。

一、病理特点

因急性梗阻所致的肾功能损害有89%是可逆的。影响肾功能恢复的因素首先是梗阻时间。梗阻36h内解除，肾小球滤过率和肾小管功能有望全部恢复；梗阻2周以上，可恢复45%~50%；3~4周只恢复15%~30%；超过6周则很难恢复。其次是梗阻的程度，急性完全性梗阻虽然只引起轻度的肾盂扩张，但肾实质很快萎缩，肾功能很难恢复。另外，肾血流阻力指数与肾梗阻后血清肌酐成正相关，且梗阻时肾血流阻力指数越高，梗阻解除后肾功能恢复越差。部分梗阻或间歇性梗阻（除非引起重度肾积水）解除后，肾功能有望全部恢复。因此，孤立肾合并结石在没有出现肾功能损害前或在损伤后的可逆期内解除梗阻，恢复尿路通畅，是治疗的关键。

二、临床特点

孤立肾并结石若无梗阻，可无临床症状。一旦发生肾绞痛，与正常肾结石患者相比，发生梗阻时间更早、程度也更严重，更易引起急性肾衰竭。

通过病史、KUB 和 B 超检查等可初步诊断孤立肾合并结石。螺旋 CT 平扫检查的敏感性和特异性极高，对上尿路结石伴发肾绞痛的定性和定位很有帮助。如果有肾功能重度异常，或伴少尿、无尿等症状者，不宜行 IVU 检查，否则，不仅显影不良、无助诊断，而且可能诱发或加重肾衰竭。若疑诊输尿管结石，亦可行输尿管镜检查，既是诊断手段，又是治疗措施。

三、治疗原则

孤立肾治疗前，必须明确结石的诊断，包括大小、位置、性质，同时明确肾功能的状态。充分对比各种治疗方法的优劣，选择最安全有效的方法。治疗过程中，对可能发生的并发症要有充分的预见性和对应策略，以便及时处理。治疗后，预防这种孤立肾结石复发尤其重要，因此，若未明确结石病因诊断的，还应该进行代谢评估检查，以明确结石病因。

四、冲击波碎石

SWL 仍然是当今治疗孤立肾并结石的一线治疗方法，其适应证与双肾患者一致。SWL 治疗的成功率也与双肾发育正常的上尿路结石相近，只要处理得当，并发症发生率也无显著区别。在 Assmy 的研究中，156 例孤立肾结石 SWL 术后 3 个月无石率为 80.8%，仅 14 例（8.9%）发生输尿管梗阻，20 例（12.8%）需要进一步辅助治疗。其中 108 例随访 1~16 年，18.5% 出现结石复发。治疗前及治疗后血肌酐、肾小球滤过率、肾形态学变化、收缩压、舒张压、新发高血压等各项评价指标均无显著统计学差异。

与双肾结石的冲击波碎石不同，孤立肾结石的 SWL 治疗关键在于防止碎石引发的尿路梗阻。由于缺乏健侧肾脏的代偿，一旦梗阻，容易引发肾后性肾衰竭。孤立肾合并结石 SWL 的治疗要点是：①可采取低能量低剂量分期治疗方式，在可控制的前提下适当延长治疗间隔时间，避免不可逆的肾脏损伤；②碎石过程注意控制碎石颗粒大小及粉碎总量，以控制输尿管排石量和速度，尽量避免梗阻发生；③一旦出现输尿管梗阻，应及早肾造瘘或输尿管镜治疗，最大限度减少肾功能的损害。此外，SWL 术前控制感染、适当的肠道准备和尿路准备都是必需的，每一个可能影响疗效的环节都应该关注。

1. 适应证　应重视病例选择。文献报道，孤立肾并结石 SWL 无石率，疗效的差别与病例选择关系密切。对于直径 ≤ 1cm 的肾结石和输尿管结石，可首选 SWL 并应力争在一期内彻底粉碎；直径 1~2cm 的肾结石，可根据具体情况采用单期或分期 SWL，治疗前应放置输尿管导管或双 J 管，保证输尿管通畅，防止发生绞痛；直径 ≥ 2cm 的肾结石，应行体内碎石和体外碎石联合治疗。

2. 技术要点　没有健侧肾作为代偿，孤立肾并结石的治疗风险更高。治疗时应采用低能量，冲击次数 2000~2500 次／期，冲击频率 50~60 次／min。通过变换冲击波径路（两种体位），也可减少冲击波径路的损伤。Karlsen 的研究表明，SWL 术后 0~24h，双肾者的肾小球滤过率无改变，而对于孤立肾者，虽然有效的肾血浆流量不变，滤过分数稳定，但肾小球滤过率却显著下降。因此，孤立肾的冲击波治疗更需要控制冲击波剂量。

3. 术后处理　SWL 术后，尤其是 72h 内，应密切观察排石情况、尿量以及肾功能变化。孤立肾的肾脏血流灌注量大，术后的血尿比双肾结石患者略严重，排石一般比双肾患者更早，可配合应用坦索罗辛胶囊等扩张输尿管药物促使结石尽早排出。若出现肾绞痛、石街，应及时处理。

（孙西钊　张东方）

第二节　移植肾并结石

肾移植包括异体肾移植和自体肾移植，是挽救慢性肾衰竭的有效手段。肾移植者并结石少见，发生率在 0.2%~1.7%，多数为 X 线透光结石。随着器官捐献的普及以及移植技术的提高，肾移植的总数不断增加，术后的存活期不断延长，肾移植患者发生尿路结石的可能性随之增加。移植肾结石的治疗也就越来越重要。

一、结石成因

1. 供体肾结石 以往一直认为，移植肾结石绝大部分是移植手术后新生的结石。但根据近年来文献报道，移植肾内的结石可能部分来自供体肾。

2. 移植术后新结石

（1）尿路梗阻：移植肾多位于右髂窝，移植手术时肾脏摆放不当或输尿管发生扭曲，输尿管膀胱再植的吻合口发生狭窄、术后局部缺血和手术瘢痕等，常会引起输尿管梗阻，进而会使尿液引流不畅、尿液滞留，导致结石的形成。

（2）药物：利尿药可增加尿酸排泄并减少重吸收，导致高尿酸尿症；抗排异药物环孢素（CsA）可以引起高尿酸血症、高尿酸尿症。两者最终都可导致尿酸结石形成。糖皮质激素的应用会导致骨骼脱钙，同时也会增加肾脏对磷的排泄，容易引发低磷血症，钙磷比例失调，加重了高钙尿的程度，导致钙结石的发生。但最近的研究显示，环孢素 A 和糖皮质激素并未像原先认为的那样在移植肾结石形成中起重要作用。

（3）尿路感染：免疫抑制药治疗使患者的免疫力下降，容易发生尿路感染，特别是反复发生的尿路感染者，易引发感染性结石。

（4）饮食：患者术后饮食结构改变，例如，长期无限制食用鱼、肉等高蛋白食品，特别是动物内脏，这会增加尿酸排泄而有利于含钙结石和尿酸结石形成。

（5）其他：肾乳头坏死和不可吸收材料的使用，亦可能与结石形成有关。

二、临床特点

由于移植肾是无神经支配的，几乎所有的移植肾结石患者均缺乏典型的肾绞痛症状，首发症状多为发热、血尿、少尿及肌酐升高等。另外，尿路结石有时可与其他并发症同时存在，如输尿管狭窄、输尿管瘘等，往往在再次手术时才发现结石的存在，尤其是那些对 X 线透光的结石。

KUB 和 B 超是移植肾结石的筛选性和随诊性检查手段，但有一定的局限性。肾移植患者的尿路结石多数为透光结石，而且移植肾多位于髂窝，由于肠管的遮盖以及骨盆的阻挡，降低了 X 线、B 超等影像学检查的敏感度。单凭 KUB 或 B 超检查有时可能会使结石漏诊。肾移植患者因无法施行腹部加压，不宜行 IVU 检查。如果 KUB 和 B 超对可疑性结石均不能确诊时，可采用螺旋 CT 检查，能够检出任何成分和部位的结石。

供体肾结石可能在短期内引起梗阻，如不及时采取紧急措施，会影响移植肾的功能，甚至导致移植失败。因此，供肾者术前须行经腹 B 超检查和术中移植肾 B 超检查，以尽早发现结石，并可通过腔内技术在术中清除结石。其实，术中移植肾 B 超检查并不会增加移植肾脏的缺血时间，亦不会影响移植肾脏的存活，应提倡常规应用于每例肾移植患者。

由于肾移植患者发生尿路结石的发生率不高，目前尚无大宗报道，亦没有公认的标准治疗方案。直径 ≤ 4mm 的结石多可自然排出，可行保守观察治疗，鼓励患者大量饮水（≥ 3000ml/d），促进结石排出和防止新结石形成，但需严密观察，一旦出现异常情况，应立即外科干预。移植肾伴尿酸结石，可首选药物溶石治疗。枸橼酸盐是治疗移植肾尿酸结石的特效药物，也是人体三羧酸循环中的代谢产物，属生理性物质，不良反应很小，应该成为治疗时的首选药物。较大尿酸结石亦可联合 SWL 治疗。直径为 5~15mm 的不透光肾结石，可单用 SWL 治疗，必要时术前行 PCN 术放置造瘘管，作为保护性缓冲阀（pop-off valve），直至结石排净。对于移植肾伴输尿管结石或者长径 ≥ 15mm 的肾结石，应采取经皮肾造口术配合输尿管软镜碎石。如果条件允许，直径 5~15mm 的结石也可采取该方法碎石。

三、冲击波碎石

从现有的资料来看，SWL 是治疗肾移植者并发结石的有效方法之一，具有安全、微创等优点。据程海峰报道，42 例移植肾结石 SWL 治疗后无石率 85.72%，残石率 4.76%，4 例（9.52%）无效改用腔镜治疗。

但移植肾结石 SWL 治疗可能受到一些限制：①移植肾结石位于髂窝，由于肠管的遮盖以及骨盆的阻挡，降低了 X 线、B 超等影像学手段的敏感度，结石定位较困难；②移植肾通常存在旋转不良或者输尿管扭曲等，尿液引流不畅，碎屑难于排出，特别是下盏结石，残留的碎屑增加尿路感染的机会，亦可作为核心诱发新结石形成；③SWL不适合于治疗较大移植肾结石，因为移植肾的输尿管－膀胱吻合口在膀胱穹隆部或前方，逆行输尿管镜难以进入，并且输尿管周围组织纤维化使得输尿管顺应性下降，腔内技术的应用受到限制，即使运用软镜也是如此，所以术前放置输尿管导管或双J管较困难，术后石街形成较难处理。因此，SWL只适用于体积不大的移植肾结石。

异体移植肾是人体仅有的一个有功能的肾脏。因此，移植肾结石的治疗也必须遵循孤立肾结石的治疗原则，尽可能避免石街形成，注意保护肾功能，SWL时主张低能量、小剂量和多期碎石。此外，由于移植肾位于髂窝，受到骨盆骨性结构的影响，移植肾伴结石者的SWL应采取俯卧位，如果结石难于准确定位在治疗焦点，可采取冲击波路径技术（the blast path）。SWL术后如发生输尿管梗阻，将导致移植肾功能减退和（或）诱发排斥反应及其他并发症，丧失移植肾甚至危及生命，需急诊处理，行经皮肾造口术，必要时配合顺行性输尿管软镜，解除梗阻。

（孙西钊　张东方）

第三节　尿流改道并结石

尿流改道是指通过外科重建手术，以肠道代替输尿管、膀胱，或膀胱扩大，以治疗尿路疾病或损伤，修复尿液的输送、存储和排泄功能。结石是尿流改道远期并发症之一，发生率为3.5%~43.1%，与尿流改道的方式有关，且结石复发风险高于普通肾结石，文献报道32%~82%。一项研究表明，尿流改道术患者上尿路结石PNL术后5年复发率为63%。

一、结石成因

尿流改道后，结石形成的原因有：①慢性尿路感染。尿流改道后，天然的抗反流机制消失，通道和贮尿袋难以达到无菌状态，约2/3以上的患者存在尿路感染。感染性结石占50%以上。②代谢异常。尿流改道使尿液和肠黏膜表面长时间接触，促进了氯化物与碳酸盐的交换，肠道中碳酸盐的丢失和氯的重吸收导致代谢性酸中毒和高钙尿症。此外，高草酸尿症、低枸橼酸尿症也常发生于尿流改道术后。③尿流不畅。输尿管与贮尿袋或新膀胱吻合处发生反流或狭窄时，尿液引流不畅，成石物质容易发生沉淀。④长期卧床。因脊髓脊膜突出症或者脊髓损伤而行尿流改道的患者，需长期卧床，尿液中的结晶容易沉积，加之骨质脱钙，易于形成结石。此外，贮尿袋固定钉及尼龙网片和缝线材料都有可能作为结石的核心，启动结石形成，但这些结石只是形成在人工的尿流通道和贮尿袋内。

二、临床特点

了解患者尿流改道的类型和手术效果，有助于结石及其病因的诊断和治疗。尿流改道1年后出现腰痛或血尿时，应首先考虑上尿路结石。但亦有少数尿流改道后出现结石并无任何症状，只是在术后常规随访检查中发现。

影像学检查是确诊尿流改道后结石的主要手段。尿流改道者经KUB和（或）B超检查后发现结石，均应例行IVU检查。IVU不仅能够确认结石是否位于尿路之中，还能评价上尿路和输尿管肠道吻合口的解剖异常，同时全面了解分肾功能状态，为制订治疗方案提供重要依据。必要时可行贮尿袋造影和CT检查。

三、冲击波碎石

根据现在的临床研究，SWL是尿流改道者合并结石的首选治疗手段，但以往大多首选腔内技术治疗，其次才使用SWL或开放手术。当时认为，这类患者普遍存在输尿管与贮尿袋或新膀胱吻合处狭窄，且需长期卧床，若采用SWL，术后不能正常活动，碎石难以排出。当今采用SWL的理由是：①结石成分多为磷酸铵镁，容易粉碎，而输尿管吻合口狭窄所致的上尿路扩张并不多见。即使患者上尿路扩张，只要将结石完全粉碎，碎石仍可以排出。最近的临床资料显示，文献报道ＳＷＬ治疗尿流改道后的上尿路结石的无石率为25%~81.8%。②原先患有脊髓脊膜突出症或者脊髓损伤、需长期卧床的尿流改道患者并不多见，临床上绝大多数尿流改道者术后能正常活动，无须长期卧床。③尿流改道患者通常不愿意再接受一次创伤性手术，宁可接受安全、有效、微创的SWL治疗。而且，逆行输尿管镜治疗可能是困难的，成功率并不高。

SWL前后尤其要重视控制尿路感染。全部患者术前均应检查尿常规和尿培养加药敏，根据检查结果确定系统化抗生素防治方案：①尿白细胞和尿培养阴性者，术前一天应用抗生素（可选氨苄西林）；②尿白细胞阳性但细菌培养阴性者，术前连用3天抗生素；③尿白细胞和细菌培养均阳性者，术前连用5天敏感抗生素。待尿培养转阴后，方可体外碎石治疗。碎石前1h，还应加用抗生素。术后仍应继续使用抗生素控制感染，定期复查，预防结石复发。

（孙西钊　张东方）

第四节　单纯性肾囊肿并结石

单纯性肾囊肿是一种非遗传性良性囊性疾病，也是最常见的肾囊性疾病，一般为单侧和单发，但也有多发或双侧发病。单纯性肾囊肿发病机制尚未完全阐明，任何年龄均可发生，患病率随着年龄的增长而增加，2/3以上见于60岁以上者，因而被认为是老年病。

一、病理特点

单纯性肾囊肿发生于肾内或者肾脏表面，多为圆形或椭圆形，边界清楚，表面覆盖扁平立方上皮，内为漏出液或淡黄色囊液。大部分囊肿直径小于2cm，大者可达10cm。囊肿可逐渐增大也可不增大。Park对158例平均年龄54.1岁，平均囊肿直径33mm的单纯肾囊肿患者，进行了为期10~19.8年的随访，发现76%的患者囊肿直径以每年1.4mm的速度增长，初步判断年龄是肾囊肿增大的危险因素。年龄50岁以上的患者，其囊肿增长的可能性是年龄小于50岁患者的7.1倍，但囊肿的生长速度随着年龄的增长而下降。

单纯性肾囊肿者结石发病率可能比普通人群高。Chang等报道，在其研究对象中，肾囊肿组24%合并肾结石，而无肾囊肿组仅11.5%有肾结石。其原因：①肾内型囊肿较大时可压迫肾盂肾盏引起变形，肾下极囊肿较大时可压迫输尿管引起梗阻，致使尿液引流不畅及滞留，引发结石形成；②可因尿路梗阻或囊肿破溃，继发尿路感染，是感染石的病因之一。

二、临床特点

单纯肾囊肿多无症状。浅表且较大的囊肿可触及包块，大的囊肿压迫肾脏可出现高血压或肾盂肾盏梗阻。超声是首选的诊断方法，既可诊断囊肿，也可诊断肾结石。IVU 并不能直接诊断囊肿，但通过肾盂肾盏受挤压变形来间接判断。CT 及三维重建能显示囊肿大小，以及与结石相互之间的位置关系，还可进一步显示有无囊肿出血及钙化等（图 16-1）。

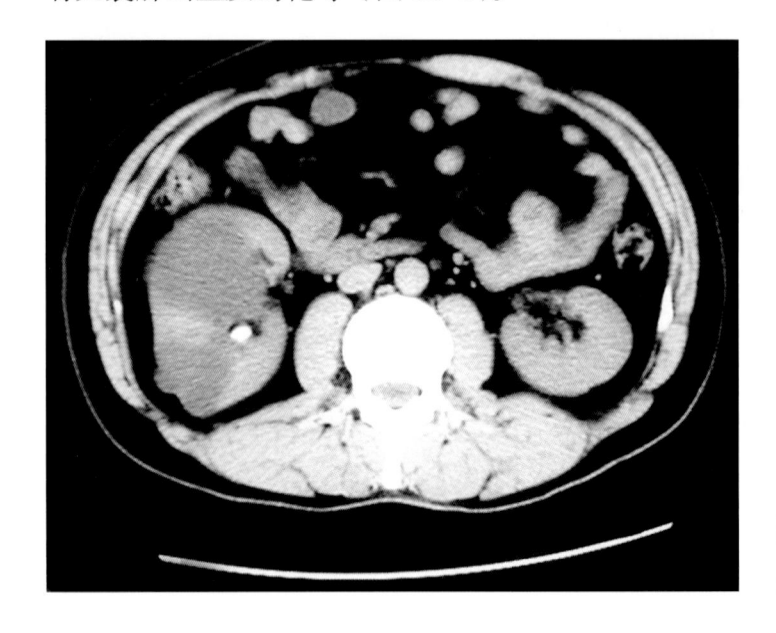

图 16-1 CT 示右肾囊肿并肾盏结石

三、冲击波碎石

肾囊肿并不影响冲击波的传导和对结石的粉碎作用，如果结石紧邻囊肿，可能更容易被粉碎，但囊肿的压迫可使肾盏或肾盂狭窄，不利于结石的排出。Alenezi 的体外实验证实：SWL 更容易粉碎囊肿旁边的结石。在 Deliveliotis 的研究中，15 例患者结石粉碎率为 100%，但无石率只有 60%。Cass 报道了 13 例肾囊肿合并结石患者，SWL 术后 3 个月无石率为 43%。而 Adnan 的对照研究表明，SWL 治疗单纯囊肿并结石的无石率只有 33.3%，而普通肾结石组为 68.2%，两组之间有显著差异。此外，一些文献也报道了冲击波对囊肿的影响，囊肿出血是冲击波的并发症之一，但研究者认为，SWL 导致囊肿出血是偶然现象，对没有症状且无感染的囊肿患者，SWL 是安全的，并不会增加并发症。因此，SWL 适用于单纯性肾囊肿并结石的治疗。但术前有必要进行 IVU 或 CTU 检查，评估结石的流出通道。若囊肿直径≥4cm，且影响结石流出通道，可先行囊肿穿刺，待肾囊肿消失或明显缩小（直径≤2mm）时，再行SWL治疗。

（孙西钊　张东方）

参 考 文 献

［1］孙西钊，张东方，连惠波．特殊患者的冲击波碎石术//孙西钊．医用冲击波．北京：中国科学技术出版社，2006:431-437.

［2］Hesse A. Urinary calculi：Epidemiology，laboratory diagnosis，genetics and infections. Urologe A，2002，41（5）:496-506.

［3］Kohrmann KU, Back W, Bensemann J, et al. The isolated Perfused Kidney of the pig : New model to evaluate shock wave-induced lesions. J Endourol, 1994 Apr, 8（2）:105-110.

［4］Atis G, Gurbuz C, Arikan O,et al. Retrograde intrarenal surgery for the treatment of renal stones in patients with a solitary kidney. Urology,2013 Aug,82（2）:290-294.

［5］Karlsen SJ, Berg K. Acute changes in renal function following extracorporeal shock wave lithotripsy in patients with a solitary kidney. J Urol, 1991, 145（2）: 253-256.

［6］Chandhoke PS, Albana DM, Clayman RV. Long-term comparison of renal function in patients with solitary kidneys and/or moderate renal insufficiency undergoing extracorporeal shock wave lithotripsy or percutaneous nephrolithotomy. J Urol, 1992, 147（5）:1226-1230.

［7］Parshenkova IG, Dutov VV, Rumjancev AA, et al.Effectiveness of extracorporeal shock wavelithotripsy in patient with urolithiasis of a solitary kidney.Urologiia, 2015（2）:9-12.

［8］Gupta NP，Ansari MS，Kesarvani P，et al. Role of computed tomography with no contrast medium enhancement predicting the outcome of extracorporal shock wave lithotripsy for unriary calculi. BJU Int，2005，95（9）:1285-1288.

［9］Bader MJ ,Gratzke C , Walther S, et al. The poly-scope: amodlardesigh, semidisposable flexible uretero-renoscope system.J Endourol,2010,24（7）:1061-1066.

［10］El-Nahas AR, Shokeir AA. Endourological treatment of nonmalignant upper urinary tract complications afterurinary diversion.Urology, 2010,76（6）:1302-1308.

［11］Terada N, Ichioka K, Matsuta Y, et al. The natural history of simple renal cysts. Journal of Urology,2002,167（1）:21-23.

［12］Deliveliotis C, Argiropoulos V, Varkarakis J,et al.Extracorporeal shock wave lithotripsy producesa lower stone-free rate in patients with stones and renal cysts. International Journal of Urology, 2002,9（1）: 11-14.

［13］Chang CC, Kuo JY, Chan WL,et al. Prevalence and clinical characteristics of simple renal cyst. Journal of the Chinese Medical Association, 2007,70（11）:486-491.

［14］Gücük A, Oztürk U, Uyetürk U, et al. Do renal cysts affect of extracorporeal shockwave lithotripsy?A retrospective comparative study. Advances in Urology，Adv Urol, 2013,2013:978180.

［15］Alenezi H, Olvera-Posada D, Cadieux PA, et al. The Effect of Renal Cysts on the Fragmentation of Renal Stones During Shockwave Lithotripsy: A Comparative In Vitro Study. J Endourol, 2016,30（1 Suppl）:S12-17.

［16］Park H, Kim CS. Natural 10-year history of simple renal cysts. Korean J Urol,2015,56(5):351-356.

［17］Millán Rodríguez F, Gonzá lez de Chaves E, Rousaud Barón F,et al. Treatment of urinary calculi in transplanted kidney with extracorporeal shock wave lithotripsy.Archivos Espanoles De Urologia, 2003,56（7）: 793-798.

［18］程海峰，陈兴发，陈军，等．移植肾尿路结石46例诊治体会．现代泌尿外科杂志，2012,17（3）:262-264.

［19］Atala A, Steinbock G, Harty J, et al. Extracorporeal shock wave lithotripsy in transplanted kidney. Urol, 1993, 41（1）: 60-62.

［20］Ellis E, Wagner C, Arnold W, et al. Extracorporeal shock wave lithotripsy in a renal transplant patient. J Urol, 1989,141（1）: 98-99.

［21］Fisher MF, Haaga JR, Persky L, et al. Renal stone extraction through a percutaneous nephrostomy in a renal transplant patient. Radiology, 1982,144（1）: 95-96.

［22］Wheatley M, Ohl DA, Sonda LP, et al. Treatment of renal transplant stones by extracorporeal shock wave lithotripsy in the prone position. Urol, 1991, 37（1）: 57-60.

［23］Wills ML, Feneley CL. Extracorporeal shock wave lithotripsy in renal transplant patients. Br J Urol, 1992, 70（6）: 690-691.

［24］Baltaci S, Sarica K, Ozdiler E, et al. Extracorporeal shock wave lithotripsy in anomalous kidneys. J Endourol, 1994, 8（3）: 179-181.

［25］El-Nahas AR, et al. Percutaneous treatment of large upper tract stones after urinary diversion. Urology, 2006, 68（3）: 500-504.

［26］Cohen TD, et al. Long-term incidence and risks for recurrent stones following contemporarymanagement of upper tract calculi in patients with a urinary diversion. J Urol, 1996, 155（1）: 62-65.

［27］El-Assmy A, El-Nahas AR, Mohsen T,et al. Extracorporeal shockwave lithotripsy of upper urinary tractcalculi in patients with cystectomy and urinary diversion .Urology, 2005,66（3）:510-513.

［28］Deliveliotis C, Varkarakis J, Argiropoulos V, et al. Shockwave lithotripsy of upper urinary stones in patients withurinary diversion after radical cystectomy .J Endourol, 2002,16（10）:717-720.

［29］Assimos DG. Nephrolithiasis in patients with urinary diversion. J Urol, 1996, 155（1）: 69-70.

［30］Oida T, Kanemitsu T, Hayashi T, Fujimoto N, Koide T. Percutaneous Nephrolithotripsy for Renal Transplant Lithiasis: A Case Report.Hinyokika Kiyo, 2016 Feb, 62（2）:69-71.

第17章

特殊患者的冲击波碎石术

第一节 儿童结石

儿童尿石病临床少见。在国外，儿童尿石病的患病率约为 1/2000，占尿石病人的 2%~4.3%。但中国大陆地区尚无全国性的流行病学统计资料。儿童尿石病有较大的地域差异，中东、南亚和北非地区相对高发，而发达国家发病率相对较低。男童和女童的患病比例相似。几乎任何年龄的儿童都可患尿路结石，好发年龄在 8—10 岁，2 岁以下发生率较低。儿童结石的复发率大于 65%，高于成人。

一、结石成因

儿童尿路结石形成的原因非常复杂，与个体因素、环境因素和社会因素相关。不同地域的儿童结石成分比例有所不同（表17-1），其病因也有所不同。在不同的年龄阶段，成因也各有特点。总体而言，促成儿童结石形成的主要原因有三：①代谢因素：文献报道代谢异常发生率从 30%~80% 不等。儿童钙代谢紊乱中，又以特发性高钙尿症尤为突出，是造成儿童尿路结石的重要原因，约占儿童泌尿系结石的 30%~53%，其特点是血清钙正常，血清磷降低，偶见中度血钙升高。此外，约 60% 的患儿存在低枸橼酸尿症，3%~10% 有胱氨酸尿。我国西北地区一组 158 例儿童尿石病样本中，代谢异常主要表现为高钙尿和低枸橼酸尿，其次是高尿酸尿、高草酸尿和低镁尿等。大部分患儿代谢异常都不是一种物质增多或者减少，其中以高钙尿合并高草酸尿为多见，依次为高钙尿合并低枸橼酸尿、高草酸尿合并低枸橼酸尿。而肾小管酸中毒、原发性甲状旁腺功能亢进等因素所造成的儿童尿结石少见。②尿路畸形：是儿童尿路结石形成的重要局部性因素，30%的肾结石患儿存在泌尿系畸形，常见的有多囊肾、肾盂输尿管连接部梗阻、巨输尿管症、重复肾盂输尿管畸形等。越小发病的儿童，尿路畸形的发生率越高。③尿路感染：因感染所致泌尿系结石，占儿童肾结石的30%~40%，变形杆菌是最常见的致病菌。欧洲，感染性结石为60%~70%，美国，感染性结石较低，为38%~52%。

表 17-1 各国儿童结石成分检出比率

	中国	美国	突尼斯	巴基斯坦
发表时间	2011	2011	2012	2017
作者	孙西钊	Cabrielsen	Akram	Zafar
样本量	177	5245	310	976
一水草酸钙	49.22	83	45.8	39.5
二水草酸钙	15.25		6.8	
碳酸磷灰石	9.04	61	14.2	9.25
无水尿酸类	9.6	0.9	5.8	11.46
胱氨酸	9.04	2.3	1.9	1.16
尿粪石	2.26	4.4	9.7	4.34
尿酸铵	4.52	2.8	14.2	74.37
碳酸钙	—	0.4	0.9	—
黄嘌呤	—	—	—	3.85
尿酸钠	0.56	—	—	—

注：中国和突尼斯为第一成分检出率，美国和巴基斯坦为各成分检出率（含混合成分）

不正确的喂养方法，也是导致2岁以下儿童结石的主要原因之一。2008年发生在我国的三聚氰胺奶粉事件，其原因是在奶粉中添加了三聚氰胺，导致患儿尿酸类物质排泄增加，产生高尿酸尿、高铵尿、低pH尿（尿中H^+过多）；加上患儿饮水不足而致低尿量，最终形成二水尿酸和尿酸铵混合性结石，当时约30万儿童因此患病。所幸孙西钊教授正确解析了其结石成因，提出药物溶石方案，替代了当时普遍采用的手术治疗，使绝大部分患儿通过药物溶石而治愈；对于少数体积较大的结石，可采用冲击波碎石。我国新疆维吾尔族儿童尿石病比例较高，

2014—2016年，在红外光谱检测的55例儿童结石样本中，尿酸氢铵检出率为74%，与Zafar报道的巴基斯坦的儿童结石成分比例相似。孙西钊教授分析其主要原因是母乳喂养不足，以谷物代替母乳，加上气候干燥等因素导致高尿酸尿、高铵尿以及低尿量，最终形成尿酸氢铵结石。

二、临床特点

儿童结石的好发部位是肾脏。而输尿管和膀胱多为继发部位，发生率很低。儿童尿石病临床表现并不典型，约50%有血尿和肾绞痛，可伴随恶心、呕吐。年幼的患儿往往不能表达症状。

通过病史、B超及KUB可初步诊断儿童泌尿系结石。因为儿童结石常与尿路畸形有关，所以冲击波碎石术前，IVU是必不可少的检查，可以了解肾盏、肾盂形态；诊断多囊肾、肾盂输尿管连接部梗阻、巨输尿管症、重复肾盂输尿管之类的形态学疾病；有助于判定肾积水程度以及分肾功能情况。2013年美国泌尿外科协会及2009年欧洲儿科影像学协会建议：CT只在首诊超声不能确诊时才使用，目的是限制不必要的儿童医疗辐射暴露。由于儿童阴性结石的比率高，加上儿童常因肠胀气，致X线检查的影像质量不佳影响判断，对此CT检查是必要的。必须强调，儿童尿石病发病率远低于成人，一旦发病，说明其致病因素强烈。因此，全部尿石病儿童，均应例行代谢评估检查进行病因诊断。

三、治疗原则

与成人相比，儿童结石更容易自然排出，直径小于4mm的结石，可采取自然排石疗法。文献报道，α受体阻滞药有助于输尿管结石的排出。尿酸类结石可采用枸橼酸钾进行溶石治疗，文献推荐，每日总剂量为23~46 mg/kg，分2次服用，同时根据尿液pH调整剂量。儿童肾结石的外科治疗应遵循以下原则：①首选创伤最小的治疗方案，尽量减少对肾脏功能和形态的损伤；②首选超声定位，最大限度地避免或者减少辐射暴露；③尽可能避免二次腔镜治疗。

2019版EUA指南指出，SWL仍然是目前儿童结石的一线治疗方法，其适应证与成人相似：直径小于20mm肾结石和直径<10mm的输尿管结石，首选SWL治疗，总体无石率在90%以上；直径<20 mm且存在不利于SWL因素的结石，

可选择RIRS，但需要考虑患儿输尿管管腔细小、麻醉、再次手术等不利因素。此外，RIRS还可能出现输尿管缺血、输尿管狭窄和膀胱输尿管反流等并发症。因此，选择RIRS需要慎重。直径＞20mm的肾盂或肾盏结石，可选择PCNL治疗，一期治疗的无石率为68%~100%。SWL治疗效果较差的输尿管结石，如直径＞10mm、胱氨酸和一水草酸钙结石，可采用URS。需要同时处理尿路畸形时，应选择开放手术或腹腔镜手术。

四、冲击波碎石

目前，SWL作为上尿路结石的治疗手段已被迅速接受和应用。但广泛将这项技术应用于儿童则经历了较长的一个过程。最初的原因是第一代碎石机床的设计和构造不适宜于儿童患者，但更重要的担心是，冲击波会对尚未发育完全或处于生长期肾脏造成发育障碍和功能损害，以及X线定位对儿童造成辐射性损伤。后来大量的动物实验和临床研究表明，儿童SWL不仅能有效治疗结石，而且术后并发症很少。SWL后，虽然一些炎症标记物证实肾小管有所损伤，但在15天后可恢复正常。也可能出现轻微的肾小球滤过率下降，但在治疗3个月后可恢复正常。至今，在短期和长期随访中，没有发现高能量冲击波会产生不可逆的功能或形态学上的改变。同时，调查也发现，定位和跟踪所需的X线辐射剂量很少，仅相当于诊断性X线摄片检查。

大量的研究已经证实了儿童SWL的有效性。在早期的10年（1986—1995年）内，主要使用的是第一代碎石机（Dornier HM3型），其结石排净率为41%~96%。但是，使用液电式和电磁式碎石机后，儿童结石SWL后结石排净率高达90%以上。据Marberger和Starr报道，即使使用功率较低的压电式碎石机，成功率亦分别为96%和100%。

来自全球各大碎石中心的研究资料亦证实了SWL应用于儿童时的价值。这些研究显示，SWL治疗儿童尿路结石的疗效优于成人尿路结石，其原因在于：①儿童结石形成的时间较短，结构疏松；②冲击波通过儿童身体的距离较短，且儿童组织含水量高，冲击波在传导过程中的阻抗较小；③儿童输尿管较易扩张，有利于碎石排出。但儿童尿石病更易复发，甚至在没有代谢异常的情况下。但儿童结石SWL与成人有所不同。

1. 麻醉需求 在 SWL 治疗过程中，学龄前儿童配合能力较差，体位容易移动，因而需要有良好的麻醉、妥善的固定以及敏感部位的保护。一般采用全身麻醉，效果可靠。应特别指出，在麻醉前，全部患儿均应实行"模拟定位"，即将患儿事先在碎石机上寻找和观察结石情况，确认可行 SWL 之后，才可麻醉碎石，以防因直接 SWL 时出现定位失败而枉费麻醉，造成不必要的损失。在使用第一代碎石机时期，对患儿的固定最常用的方法，是在碎石机床支架之间使用网状或帆布吊床。现在，临床使用的基本上都是非水槽式碎石机，很容易放置儿童，不需要任何支撑措施，必要时根据机型设计专用托板。当然，也必须采取措施保护肺脏和生殖腺，避免冲击波和 X 线的不良作用。对学龄期儿童配合较好者，可给予麻醉性止痛药。

2. 治疗参数 由于 SWL 治疗儿童尿路结石的疗效优于成人，儿童 SWL 中所需的冲击波能量较低、冲击次数较少、治疗时间较短。Vallanyi 等观察到，冲击波可导致患儿暂时性肾小管功能损害，因而建议，治疗间期应不少于 2 周。Willis 等发现，SWL 诱导的小体积肾的组织损伤范围和程度比大体积肾要明显和严重，继而推测，儿童接受 SWL 治疗时可能更易发生肾损伤。2017EUA 指南明确指出，当肾功能潜在恶化的情况下（尽管是短暂的），可通过限制冲击波的数量以及延长治疗间期的方式，以保护肾脏功能。为提高儿童结石 SWL 的安全性，应选择低能量、长治疗间期的方式。治疗时建议能量低于成人 2~3 能级，冲击波次数不超过 1500 次/期，治疗间隔 3~4 周。必要的复震是合理的，不应该过于强调一期成功率，但总治疗期数不超过 3 期。除了限制冲击波剂量和延长治疗间期，也有学者主张使用肾脏保护药物。

3. 术后排石 儿童排石能力较强，长径≤3cm 的肾结石，不必常规放置双J管；如果结石长径≥3cm，为避免石街形成，术前可置入双J管加以预防，其缺点是造成排石延缓。Telli 的回顾性研究表明，就 SWL 的排石率和并发症而言，术前放置输尿管支架管或术后服用多沙唑嗪并不比单纯的观察等待具有优势；但对于直径 10~20 mm 的儿童肾盂结石，这两种方法都明显地缩短了排石时间。

4. 影响因素 研究表明，SWL 疗效的影响因素与结石的大小、位置、成分和年龄有关。有研究指出，当结石大小为 1.1~1.3 cm 时，SWL 治疗效果最好，随着结石的逐渐增大，疗效逐渐降低。但肾盂结石即使超过了 2 cm，其治疗效果也不错。

2015年，一篇纳入14项研究共1842例患者的Meta分析显示：肾盂和各肾盏结石在无石率方面没有显著差异，但上段输尿管结石的无石率明显高于中下段输尿管结石。另有文献报道，胱氨酸结石和高草酸尿引起的草酸钙结石效果较差，成功率均低于50%。Alsagheer在2013年1月到2015年10月期间，统计了经多尼尔碎石机治疗的100名儿童结石资料。平均年龄为6岁（1.8—14岁），平均结石大小为13.1mm（6~20mm）。一期碎石治疗3个月后，无石率为47%，与需要复震或其他辅助手术的患儿相比，一期治疗成功组患儿年龄更小，结石大小和结石密度也较小。多变量分析表明（表17-2），患者年龄是影响体外碎石成功率的唯一独立的决定因素。在儿童，皮肤至结石的距离，体重指数均不是SWL疗效的影响因素。

表17-2 预测SWL成功率的多变量分析结果

	OR	P
年龄	0.9（0.8 ~ 1.2）	0.00
结石大小	1（0.8 ~ 1.3）	0.4
CT值	0.9（0.9 ~ 1）	0.2

5. 并发症 儿童SWL术后并发症通常较轻。血尿发生率大约在40%，仅为成人的一半。石街和肾绞痛发生率分别为6%和6.29%。结石较大或年龄较小时，石街风险较大。当并发石街时，可结合肾造瘘、输尿管镜或复震治疗。在一些远期随访研究（6个月到6年）中，没有发现治疗后患儿的肾脏增长速度存在异常或有肾脏瘢痕形成。但在一项平均随访时间长达9年的研究中，经SWL治疗和未经SWL治疗的肾脏大小没有显著差异。此外，一些小样本分析研究显示儿童患者中不存在远期高血压的担忧。而且SWL对于儿童骨骼生长和身高发育亦无明显影响。可见，儿童SWL似乎比成人更安全。

五、专用冲击波碎石机的研制

由于目前国产冲击波碎石机均为成人设计的，在能量、焦距和床体结构等方面不太适合于儿童治疗，作为一线治疗方法，有必要研制儿童专用冲击波碎石装置。专用儿童冲击波碎石装置应具备以下特点：①焦距7 cm左右；②宜用电磁式波源，不仅脉冲较稳定，而且也便于安置同轴内置式超声定位系统；③床体结构，尤其床面应为成人的微缩版;④冲击波源能够上(置)下(置)两用。

(张东方)

第二节 肥胖症伴结石

肥胖症是指体内脂肪堆积过多和(或)分布异常的一种慢性代谢性疾病。判断肥胖症主要根据体重指数(BMI),其计算公式为:BMI= 体重(kg)/ 身高^2(m^2)。国际卫生组织的标准与我国的标准不一样(表17-3)。研究表明,肥胖人群尿石病的患病率约为正常体重人群的一倍,其中,尿酸类结石的检出率约为25%,明显高于正常体重者。

表17-3 肥胖的标准(BMI)

	正常	偏胖	中度肥胖	重度肥胖	极重度肥胖
国际卫生组织标准	18.5~24.9	25.0~29.9	30.0~34.9	35.0~39.9	≥ 40.0
中国标准*	18.5~22.9	23~24.9	25~29.9	≥ 30	—

*.中华人民共和国国家卫生与计划生育委员会

一、临床特点

尿酸代谢异常是肥胖人群结石形成的重要原因。Ekeruo的代谢评估研究发现,肥胖者的痛风体质、低枸橼酸尿、高尿酸尿分别占54%、54%和34%,均高于正常体重人群;肥胖者尿酸结石检出率为63%,正常体重者为11%。而我国一组510例肥胖症尿石病患者尿酸结石检出率为26.9%,正常体重组为11%。

肥胖症患者泌尿系结石的诊断主要依靠影像学检查。需要特别指出的是,过度肥胖患者,大量脂肪组织和肌肉阻挡使得X线和B超的能量发生衰减,往往不能清晰显示结石的影像,特别是输尿管中、下段结石。对此,往往需要螺旋CT进行确诊。

二、冲击波碎石

患者过度肥胖可能影响SWL碎石效果,原因是:①由于患者脂肪组织过厚,导致结石定位困难；②结石至皮肤的距离超过了冲击波焦距的长度，结石无法定位在治疗焦点（图17-1）；③体重超过碎石机的最大载重量；④冲击波通过厚积的脂肪组织和肌肉时发生衰减效应（the damping effect），焦区压力下降，导致碎石效果不佳；⑤肥胖患者往往伴缺血性心脏病、高血压及糖尿病等疾病，SWL后产生不良反应的风险比一般人大。

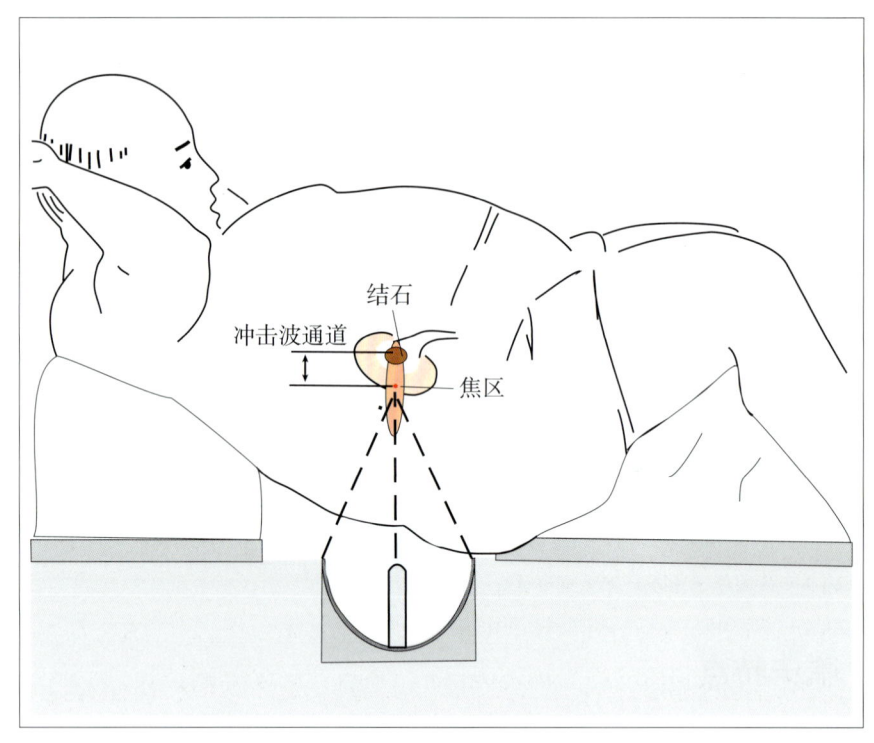

图 17-1 肥胖者结石的 SWL 示意图

然而，肥胖患者接受经皮肾镜或者开放手术也很困难。采用经皮肾镜时，由于患者胁腹太厚，普通经皮扩张器难于到达所需的深度，容易使镜鞘埋没或者错位，无法操作，必须采用加长的扩张器和镜鞘、皮肤切开或经皮肾造口等技术；开放手术可因肺部并发症、伤口感染和裂开、血栓性静脉炎等术后并发症，使患者遭受更大的威胁。权衡利弊，SWL仍是治疗肥胖结石患者相对安全而有效的手段。

（1）治疗前，首先要明确诊断，排除可能存在的禁忌证，因为肥胖患者往往伴有缺血性心脏病、糖尿病及高血压等疾病；其次，要明确患者体重是否超出碎石机的最大载重量。对那些体积小、密度低的输尿管上段结石的肥胖患者，在行

SWL前应排除其肠道气体及粪便，以提高定位的准确性。必要时，可在正式碎石前一天，施行模拟定位。

（2）应首选X线定位。与一般人相比，要增加肥胖患者的X线透视电压，但开机时间应相应尽量缩短，以免X线辐射过量。这就要求医生在患者上机前充分熟悉结石位置，并根据结石的部位和患者的体形，正确选择碎石体位，减少上机后的定位时间。

（3）腹部加压是SWL用于肥胖患者的重要方法。它可以降低身体组织厚度，缩短结石与皮肤之间的距离，使结石定位在治疗焦点上。由于身体组织厚，冲击波能量衰减大，治疗时工作电压和冲击次数可适当提高。

（4）如果通过腹部加压和改变体位仍无法将结石定位在治疗焦点处，可采用Madorsky冲击波径路技术（the blast path），将结石定位在距离治疗焦点最近的冲击波延伸路径之内，最长可达±4cm，也能起到碎石的作用。其原理是：治疗焦点即焦区是一个立体概念，呈椭圆形或雪茄形，其Z轴长度随机型不同而异，在此范围内冲击波都能发挥作用，只是碎石效能有所衰减。SWL时冲击波通道技术的运用，与冲击波源缸体的构造和位置有关：①直缸式碎石机，因为该型碎石机冲击波方向垂直向上，所以只需根据显示屏和实际大小之间的比例关系，便可推测结石与治疗焦点的距离，很容易将结石定位在距离治疗焦点最近的冲击波延伸途径之内。②斜缸式碎石机，在这种碎石机上运用冲击波通道技术较直缸式碎石机复杂。采用X线定位时，术前需用可调式焦点标定器，用记号笔在显示屏上分别标出所需焦点在正、斜位上的点位，借此可将结石定位在靠近标准焦点的位置（图17-2）。当然，其有效冲击波径路长度还取决于不同机型的焦区Z轴长度。

如果采取上述方法不能奏效，可采用结石重回位技术（push-bang），经膀胱镜插入平头式输尿管导管，通过脉冲式注水，将输尿管上段结石或者肾盂结石推至后盏位置更靠近背部，达到或接近冲击波的焦点。亦可用该导管对准结石的下方，一方面给结石定位起一个标记作用，另一方面可通过插入的导管由外向内滴注生理盐水不断冲洗结石粉末，从而增强碎石效果。

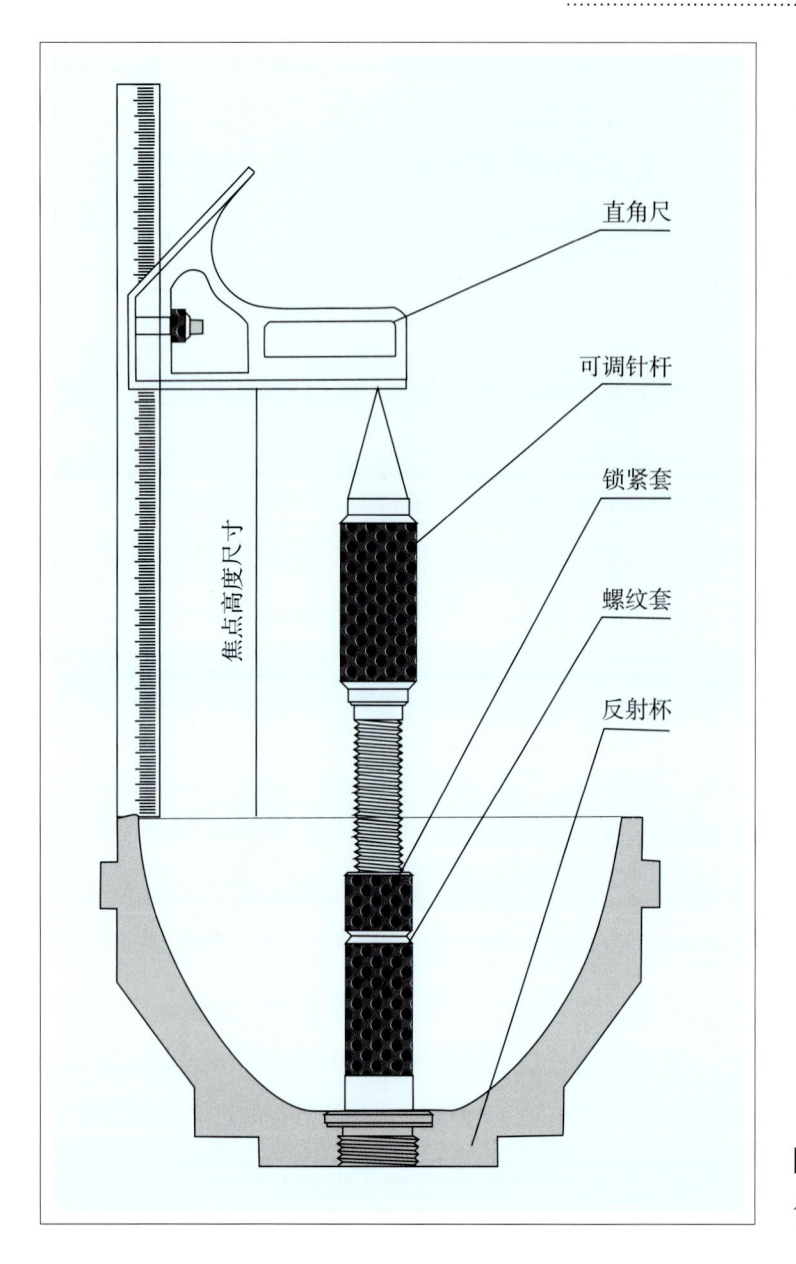

图 17-2　可调式冲击波焦点标定器

（张东方）

第三节　腹主动脉瘤伴结石

动脉瘤与结石的形成并无直接关系，腹部的动脉瘤伴结石时，冲击波碎石治疗风险较大，同时，肾绞痛也需要与动脉瘤破裂进行鉴别。因此，需要充分认识动脉瘤这种疾病。动脉瘤的定义是指动脉管壁永久性局限性扩张超过正常血管直径的 50%。它可发生在动脉系统的任何部位，常见于肢体主干动脉、腹主动脉和颈动脉，不伴发腹主动脉瘤的单独髂总动脉瘤少见，而肾动脉瘤罕见。在 60 岁以上人群中，腹主动脉瘤患病率为男性 4%~9%，女性 1%，并且随年龄增长逐渐增加。文献报道，1990—2010 年，主动脉瘤和主动脉夹层全球死亡率从 2.49/100 000 增加到 2.78/100 000。

一、病理特点

动脉瘤是由于动脉壁的病变或损伤后形成的局限性膨出的搏动性肿块。其自然发展过程是瘤体逐渐增大和瘤腔内血液持续湍流形成附壁血栓。动脉瘤的发生机制很复杂，其病因可以概括为两大类：①先天性动脉壁结构异常，如 Marfan 综合征。②后天性动脉病变或损伤，如动脉硬化、损伤、感染以及非感染性动脉炎。

动脉瘤按照动脉壁病变层次和范围可分为（图 17-3）：①真性动脉瘤，即动

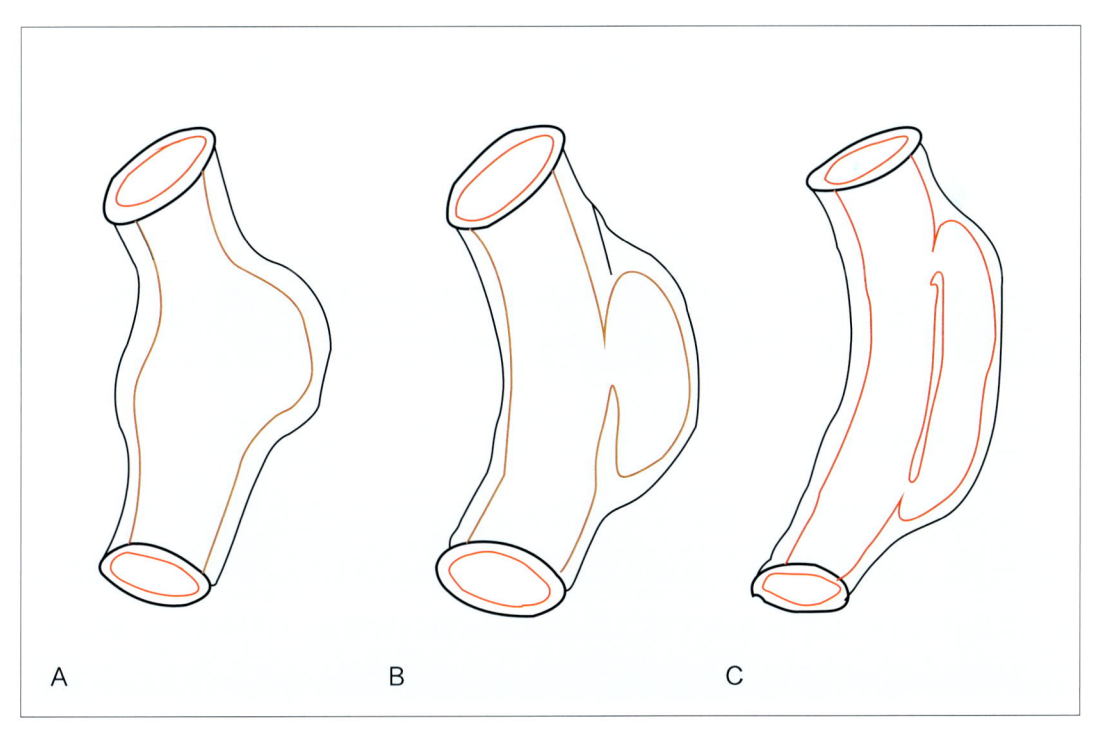

图 17-3 动脉瘤的分型
A. 真性动脉瘤；B. 假性动脉瘤；C. 夹层动脉瘤

脉壁全层呈囊状或梭形扩张，瘤壁可见斑块和钙质沉着；②假性动脉瘤，动脉管壁被撕裂或穿破，血液自此破口流出而被动脉邻近的组织包裹而形成，瘤壁无动脉壁的全层结构；③夹层动脉瘤，内膜撕裂或溃疡导致血液从主动脉管腔进入中膜，进而中膜内的血液产生炎症反应，导致主动脉扩张或破裂。从解剖学部位又分为肾动脉下型腹主动脉瘤，占95%，胸腹主动脉瘤，同时累及胸、腹主动脉，占5%。

二、临床特点

疼痛是腹主动脉瘤最常见的主诉，尤其需要注意与肾绞痛相鉴别。发生于腹主动脉夹层动脉瘤形成期和动脉瘤破裂时，疼痛部位一般位于中腹部或腰背部，多为钝痛，可持续数小时甚至数日。实际上，大多数腹主动脉瘤没有症状，仅在无意中或查体时发现腹部搏动性包块患者。然而，鉴于动脉瘤破裂可能导致严重后果，对疑似肾绞痛且有动脉瘤高危因素的患者，如家族史、动脉硬化、年龄＞50岁等，应注意鉴别。确诊结石同时有上述高危因素的患者，可行腹部影像学检查，了解有无同时伴发动脉瘤。

影像学检查除可确诊结石外，同时还有助于动脉瘤诊断和鉴别诊断：①腹部平片：常可发现动脉瘤壁的钙化，侧位片上常显示得更为清楚，瘤壁钙化引起的"蛋壳"征是腹主动脉瘤的主要诊断依据之一；②超声检查，可以描记瘤体的大小和瘤壁有无粥样斑块及附壁血栓；③CT检查，可以同时观察是否存在夹层动脉瘤，动脉瘤与泌尿系结石的关系；④动脉造影或数字减影血管造影（DSA），可以检出动脉瘤的大小、范围，动脉分支是否累及，为确定诊断提供依据。

三、相关研究

最初仅凭经验判断，结石合并腹主动脉瘤或肾动脉瘤者不宜行SWL治疗。当初推测，动脉瘤壁声学界面的声阻抗与其周围相差较大，SWL时，若瘤体距离结石较近，易引起瘤内血栓形成，甚至瘤体破裂。后来在一项体外实验研究中，Abber将聚焦的冲击波直接冲击正常的动脉壁，并未发现不良反应或者血液外渗。不久，Vasavada把钙化的腹主动脉瘤组织在体外接受冲击波实验，也未发现任何具有意义的改变或者组织破裂。

1991 年，Thomas 首先用 SWL 治疗腹主动脉瘤者的输尿管结石。当时，为了能及时处理任何可能发生的意外，在 SWL 治疗的同时，也做了充分的急诊手术准备，配备了足够的血液以供紧急输血使用，并有血管外科医生在场。一旦动态 B 超发现动脉瘤形态异常，立即停止 SWL，必要时急诊手术。该例患者 SWL 成功之后，共有 10 个此类患者分别在全球多个碎石中心接受 SWL 治疗，均未出现任何不良的并发症。

四、冲击波碎石

上述研究表明，冲击波碎石可用于腹主动脉瘤的患者的结石治疗。但是，没有冲击波直接作用于动脉瘤的体内实验研究，冲击波导致动脉瘤破裂出血可能性仍然存在。因此，结石附近有动脉瘤，仍是 SWL 的禁忌证。为防止任何可能的意外，患者必须符合下列条件才能接受 SWL 治疗：①动脉瘤必须是无任何临床症状的，并且肾动脉瘤和腹主动脉瘤的直径应该分别 ≤ 2cm 和 ≤ 5cm。②为保证冲击波对动脉瘤的影响最小，动脉瘤与结石之间的距离应不小于 5cm，可通过 KUB 或者 CT 检查来测量。

对于动脉瘤者的结石，应采用水囊式碎石机进行 SWL 治疗，理由有二：①在水囊式碎石机上，治疗时能通过 B 超连续监测动脉瘤（术前 CT 检查有助于判断动脉瘤与结石的空间位置，保证离治疗焦点足够远）。②与水槽式碎石机的半坐位相比，水囊式碎石机的仰卧位能使动脉瘤与结石的距离拉大，尽可能让动脉瘤远离冲击波的作用区。

虽然 SWL 时腹主动脉瘤或者肾动脉瘤破裂的风险非常低，但必须采取下列措施使之进一步降到最低：①术中反复 X 线监视，保证将结石准确定位在治疗焦点上，需特别警惕勿将腹主动脉或髂动脉瘤壁上的钙化斑当作结石，鉴别的要点是钙化斑具有与心跳同步的搏动性。同时，必须通过 B 超连续监测动脉瘤，一旦发现动脉瘤的形态发生改变，提示动脉瘤可能发生破裂，应立即停止 SWL 治疗。②每期 SWL 治疗都应限定冲击次数和降低工作电压。③SWL 的过程中和 SWL 之后的监护期内，都应不断监测患者的生命体征。

（张东方）

第四节　人工心脏起搏者结石

人工心脏起搏是通过人工心脏起搏器发放的人造脉冲电流刺激心脏，以带动心搏的治疗方法，主要用于治疗缓慢的心律失常，以及快速心律失常。人工心脏起搏器按放置位置可分为埋藏式起搏器和体外式起搏器；按不同性能可分为单腔起搏器和双腔起搏器。

一、相关研究

人工心脏起搏器属精密的电子仪器，因担心被高能聚焦冲击波造成机械性损害，和产生电磁干扰使其无法正常工作，最初认为，对于体内埋藏心脏起搏器者的尿石病不宜采用 SWL。近年来，已有多项体内和体外实验对该问题进行了研究。Abber 将心脏起搏器直接置于 Dornier HM3 型冲击波碎石机的治疗焦点，在体外接受冲击波实验。通过起搏系统分析仪测量起搏器电压、频率、脉宽和感知功能，同时记录脉冲发生器输出。结果发现，当冲击波与起搏器同步发放时，22 个测试的起搏器中只有 1 个反应异常，它间断地返回 100/min 的频率，而其他起搏器未发现任何异常。相比之下，当冲击波通过人工触发，并且冲击波频率高于起搏器设定的频率时，22 个起搏器当中 11 个起搏脉冲受到抑制而无法正常工作。但当停止人工触发冲击波后，起搏器自行恢复至原先设定的脉冲频率。冲击波实验后，所有起搏器无一发生脉冲频率、脉宽和感知功能的重大改变。

Cooper 同时研究了冲击波对心脏起搏器的体内、体外作用以及安全性。体外实验研究发现，SWL 期间所有标准单腔起搏器的感知和起搏功能正常，SWL 后起搏系统分析仪显示起搏器原先设定的所有参数无任何变化；当测试双腔起搏器时，如果在心房起搏时触发冲击波，就有 2 个起搏器心室起搏受到间断抑制；当测试单腔起搏器频率应答功能时，发现起搏器的压电晶体出现毁坏，但分析仪未显示任何起搏参数发生变化。

Drach 统计了全球 196 个 SWL 治疗中心的数据，回顾性研究了 131 个人工心脏起搏患者接受 142 次 SWL 治疗的临床资料。结果显示，只有 4 例发生与起搏器相关的并发症，但无一是致命的。唯一严重的并发症是起搏器突发程序错乱，丧失起搏功能，但经心脏科医生纠正后，该起搏器又恢复正常的起搏功能。

二、冲击波碎石

体内、体外的临床研究已经证实，治疗人工心脏起搏者结石，只要采取特殊措施，SWL 可以视为安全而有效的方法。虽其不再属禁忌证，但仍应采取如下措施，以策安全。

（1）SWL 前，了解患者的心脏病史、起搏器的类型和功能，并了解如何对意外情况进行有效干预。仔细检查心脏起搏器是否正常工作。另外，患者必须准备一个临时心脏起搏器作为备用。

（2）SWL 时，必须有熟悉心脏起搏器、懂得临时紧急起搏技术的心脏科医生在场。①双腔（DDD）和频率应答式起搏器必须暂时设定为 VVI 模式，以防把冲击波的电子干扰误认为是心房活动，导致起搏器不能正常工作；②心室应用起搏器的患者无须特殊保护；③带有压电频响敏感起搏器患者，应在 SWL 期间将频响单腔起搏器调至"关"（off）位；④需特别指出的是，压电频率应答式单腔起搏器若被植在腹部，不应行 SWL 治疗，以免造成压电晶体的毁坏；⑤有人提出，应在心脏活动的绝对不应期（R 波出现后少于 10ms）触发冲击波，可采用心电触发装置。

（3）SWL 后，仍要仔细检查心脏起搏器是否正常。

（张东方）

第五节　出血性疾病伴结石

由于人体血管对冲击波敏感，SWL 时组织和器官出血在所难免，最明显的例证是几乎每一例患者都会发生血尿。如果结石患者伴出血性疾病，SWL 后发生严重出血的风险较大。出血性疾病是指因止血机制异常而引起，以自发性出血或者血管损伤后出血不止为特征的疾病。按病因及发病机制可分为血管壁异常、血小板异常、凝血异常、抗凝和纤维蛋白溶解异常及复合性止血机制异常五大类，临床上较常见的疾病有血小板减少症、血友病及肝病性凝血障碍等。此外，目前普遍采用的抗血栓治疗也可使患者有出血倾向，故与出血性疾病一起阐述。

一、不良反应

据文献报道，33%出血性疾病伴结石的患者SWL后曾发生严重并发症，包括肾血肿、严重血尿、对侧肾动脉血栓栓塞、尿脓毒症、肺血栓形成及室颤等。虽然在碎石治疗之前通过积极的治疗已经将各项凝血指标纠正到正常的范围，但似乎并未降低并发症的发生。尽管已经证实SWL能够损伤组织细胞，但出血性疾病患者并发症高的原因仍然不清楚。Umekawa认为凝血抑制因子在组织损伤和血管破裂的过程中释放，加上患者原先存在的凝血功能障碍，可能会导致暂时出血倾向，引起血尿或血肿。

肾血肿是SWL后较重的并发症之一，B超检出率在0.2%~0.6%之间。但对于绝大多数各项凝血指标正常的患者来说，该并发症的临床意义是可以忽略的，这样可使SWL的禁忌证大为减少。但出血性疾病患者SWL治疗后肾血肿发生率较普通人高出20%~40%，大多数出血性并发症发生在未经治疗或者尚未发现的出血性疾病患者，有些并发症可能较重，甚至需要泌尿科急诊手术，包括肾切除。因此，未经治疗的出血性疾病仍然是SWL的禁忌证，只有当术前各项凝血指标在可以接受的范围时，患者才可以接受SWL治疗。但需要特别指出的是，SWL之后，并没有明确的指标提示出血可能，患者往往在常规血液学指标出现异常之前，就已经出现血尿或者肾血肿。

二、防治措施

结石患者伴出血性疾病应在出血倾向纠正后才可进行冲击波碎石。治疗前，必须例行常规的实验室血液学检查，包括全血红细胞计数（血红蛋白，红细胞压积，血小板）、血清纤维蛋白原，凝血酶原时间（PT）、部分促凝血酶原激酶时间（PTT）、凝血时间（CT）和纠正试验。已知患有凝血功能障碍性疾病的患者，需要进一步检查，以便通过特殊治疗尽可能予以纠正。对于抗血栓治疗患者，若发生血栓栓塞的风险较小（原先有心肌坏死），应在SWL治疗前8天停止抗血栓治疗；若发生血栓栓塞的风险较大（房颤，脑血管疾病，周围闭塞性动脉疾病），在SWL治疗前8天停止抗血栓治疗后，应改用低分子肝素替代治疗。SWL后2~6天可恢复抗血栓治疗。所有出血性疾病患者都可以口服维生素K，直到凝血指标在可以接受的范围（PTT > 70%），才能进行SWL治疗。对于需要急诊SWL的患者，可输入新鲜冷冻血浆或者特殊凝血因子替代品。对于血小板减少症患者，可以在治疗之前输入1个单位的血小板浓缩液。

对于具有严重凝血功能障碍和晚期肝病的患者，将凝血指标矫正至"正常"非常费力、费时、费钱，治疗期间时刻保持全部凝血指标正常也是相当困难的。另外，输尿管结石梗阻引起尿路感染时，往往需要立即治疗，但对于发生血栓栓塞的高危患者，如何尽快替代抗血栓治疗，的确令人棘手。

然而，对于抗血栓治疗的患者，如果术前和术后给予特殊的警惕，SWL后发生并发症的风险并不比普通人高。在一些暂停抗血栓治疗患者中，尽管已预防性使用低分子肝素，但仍要警惕发生血栓栓塞的可能性。其中，最重要的并发症是对侧肾动脉栓塞，也可能发生肺血栓形成。

只要X线和B超定位准确，普通泌尿系结石患者SWL后发生血肿的风险可显著降低，而且也可保证单期治疗的高成功率。目前的临床资料显示，结石伴出血性疾病的SWL单期成功率为27.8%，总成功率为88.9%，但复震率却高达61.1%，平均治疗期数3.4，同时，高达27.8%患者需要辅助治疗。这可能是SWL治疗中尽量减少冲击能量和次数、试图降低术后出血的风险，结果导致了较低的单期成功率、反复的SWL以及较多的辅助治疗，最终患者的住院天数和费用也大大增加。

曾有个案报道，SWL可引起出血性疾病患者瘫痪，是因椎管内出血压迫脊神经所致。因此，SWL时应特别注意，不应将冲击波方向正对脊柱，以防引起椎管内出血。

尽管有些出血性疾病患者各项指标已经纠正在正常范围，但SWL时，术后发生并发症的风险仍然较大，试图通过减少冲击波能量和冲击次数并不能减少并发症的发生，反而导致治疗失败和多期治疗或需要其他辅助治疗。对于这类患者，体内碎石的成功率更高，且并发症较少。

（张东方）

附　妊娠期尿石病

妊娠期尿石病并不常见，患病率仅为0.026%~0.531%，但其处理却非常棘手，它涉及妇产科、泌尿科、放射科和麻醉科等多个专科。主要的问题包括放射性检查的不良反应、镇痛药物的应用、外科治疗和麻醉方法的选择等。因疼痛而入院治疗的孕妇中，尿石病是最常见的非产科病因。妊娠期尿石病可显著增加流产的风险，早产率为 2.5%~40%，也增加了剖宫产的比例；同时，还与轻度子痫前期、慢性高血压、妊娠糖尿病相关。因此，正确处理妊娠期尿石病对有效治疗尿结石，保障孕妇和胎儿的安全极为重要。

妊娠期尿石病是 SWL 的禁忌证。但因患者常在碎石中心就诊，泌尿外科医生对这部分内容相对陌生，为此，本书附上这部分内容。

一、妊娠期尿石成因

妊娠期尿石的形成机制与妊娠期泌尿系结构与功能的改变有密切关系。

（一）泌尿系结构改变

妊娠期最重要的泌尿系结构改变是肾盂输尿管扩张。约 90% 的孕妇出现生理性肾盂扩张，妊娠期 < 2cm 的肾盂扩张可视为正常现象。这一现象起始于孕期第 6~10 周，至产后 4~6 周逐渐消失。目前比较一致的看法认为，肾盂输尿管扩张是激素和机械力共同作用的结果。在妊娠早期，孕酮即作用于集尿系统平滑肌，减弱其蠕动并导致其扩张。由于输尿管在骶髂关节处易受压，因而扩张一般发生在骨盆入口以上。在程度上，右侧重于左侧，可能是右卵巢静脉充血和子宫向右旋转压迫所致，以及乙状结肠减轻了子宫对左输尿管的压迫。最近的研究表明，机械压力是引起集尿系统扩张的主要原因。那些肾脏位于盆腔或行回肠膀胱术的孕妇，由于其输尿管不跨越骨盆边缘，故不会出现输尿管扩张。另一个例子是，四足动物由于子宫距输尿管较远，怀孕时其集尿系统不发生扩张。另外，妊娠期由于肾间质和血容量的增加，肾脏体积明显增加，但其组织结构和非妊娠期相同。

（二）泌尿系功能改变

妊娠期由于肾脏血浆流量增加，肾小球滤过率可增加 30%~50%，肌酐、尿素、尿酸清除率都有所增加，其结果是血中浓度下降。因此，非妊娠妇女被认为是正常状态时，而在妊娠妇女可能已有肾功能损害。孕妇血清中正常肌酐和尿素浓度的上限分别为 70.7μmol/L 和 4.6mmol/L。由于 GFR 增加，加上肾小球膜通透性改变和肾小管重吸收相对减少等因素，孕妇尿中蛋白质、氨基酸、葡萄糖和水溶性维生素的排泄亦增加,这是孕妇易发生尿路感染的重要原因之一。

(三)妊娠对成石的影响

上述结构和功能改变使得孕妇较普通人更易产生尿结石。与此同时,由于胎盘分泌1,25-二羟基胆骨化醇(活性VD_3)增多和甲状旁腺素生成减少,正常妊娠有吸收性高钙尿的生理现象。这些都是促使结石形成的因素。然而,由于妊娠期尿液呈碱性,使抑制结石形成的物质如枸橼酸盐、镁、葡胺聚糖等排泄量也相应增多。两者作用相抵,使得孕妇尿石病的发病率和未孕妇女相比并无明显提高。两者结石类型和构成比亦相似,以草酸钙和感染性结石为主(表17-4)。

表17-4 妊娠患者的结石成分检出率(引用Moe)

成 分	检出率(%)
一水草酸钙	40~60
二水草酸钙	40~60
磷酸钙[磷灰石;$Ca_{10}(PO_4)_6(OH)_2$]	20~60
磷酸钙(磷酸氢钙;$CaHPO_4 \cdot 2H_2O$)	2~4
鸟粪石	5~15
尿酸结石	5~10
胱氨酸结石	1~2.5
尿酸铵	0.5~1
其他成分	罕见
混合草酸钙磷酸盐	35~40
混合尿酸草酸钙	5

二、诊治方法对胎儿的影响

(一)放射性检查

妊娠期尿石病的首要问题是放射性检查对胎儿的影响。根据放射生物学的基本法则,细胞对放射线的感受性与细胞的分化程度成反比,故同等剂量的放射线对胚胎细胞的损害显著高于发育成熟的机体细胞。目前关于放射线对胎儿影响的资料许多来源于对日本核爆炸幸存者的研究成果。研究表明,其危害程度和孕龄及受辐射的剂量密切相关。在胚胎期,放射线易使胚胎生长迟缓、致畸或者致死。

在妊娠早期，胎儿除神经系统外，其他器官、系统较不敏感。而在妊娠晚期，胎儿已基本不受放射线影响，但如果放射剂量过大，也会有许多器官和组织的细胞受到永久性损害。

1. 放射线引起的胎儿损害 包括先天性畸形、宫内发育迟缓（IUGR）和死胎。一般认为用于诊断目的的放射线检查（剂量＜50mGy）不会引起先天性畸形与IUGR。尽管各种资料均表明放射线的安全剂量是50mGy，但理论上该剂量仍会对胎儿产生生理功能及生化指标方面的影响。动物实验中，10mGy的辐射量不会对发育中的脑组织产生影响，低于200mGy的辐射量也不会对动物的主动行为产生影响，但100~250mGy的辐射量可以诱发脑细胞内的某些变化，如凋亡、神经生长因子及P53等的变化。对人的观察结果证实，那些在宫内受过辐射的胎儿，出生后其智力普遍低于正常同龄人，癫痫发作率显著提高。大脑对放射线最敏感的时期在孕龄第8~15周。孕期受辐射时间越早，胎儿所受影响越大。

2. 放射线引起的恶性肿瘤 众所周知，放射线容易诱发恶性肿瘤。但关于诊断剂量的X线对胎儿的影响却有不同观点。有人认为子宫暴露于小剂量的辐射即可增加儿童患白血病或其他恶性肿瘤的概率，但也有人对胚胎的敏感性显著高于儿童或成人表示怀疑。尽管在不同的生长阶段对放射线有不同的敏感性，有一点是毫无疑问的：那就是无论是胎儿还是成人，辐射量越低，越不易导致肿瘤。但目前尚不明确致癌的阈值剂量，当剂量低于50mGy时，被认为是相对安全的，当剂量超过150mGy时，致癌风险则显著高于对照组。然而，也有人认为辐射的致癌作用具有随机效应，没有绝对的"安全阈值"。

3. 放射线引起的基因突变 遗传病变主要发生在单倍体胚胎细胞。普通人群中，约11%新生儿有各种类型的基因突变，而其中只有不到2%~3%是自发性突变引起。使基因突变率增加一倍所需的辐射量是500~1000mGy，而这远高于日常研究所需的辐射量。显然，放射线的致突变作用较弱，尤其在低辐射量情况下。辐射暴露于胎儿的致畸性风险取决于暴露时的孕龄。在孕早期诱导致畸或流产的估计阈值为20mGy，而妊娠中期和孕晚期为50mGy。放射线对胚胎组织的致死量随胎龄而增加，从受孕初期的100mGy到12周时的500mGy。

胎儿所受放射线剂量及其影响程度取决于设备、照相技术、曝光持续时间、摄片数目以及胎龄等。KUB 对胎儿的辐射量约为 0.5mGy，标准 IVU 检查约为 3mGy，而简化 IVU 在 2mGy 左右。

（二）药物

几乎所有药物都能通过胎盘在母体和胎儿之间转运。妊娠期用药除了要考虑孕妇本身的生理变化外，更重要的是必须注意药物对胎儿的影响。妊娠期用药需遵循一定原则，例如，明确用药指征；选用对胎儿比较安全的药物；严格掌握剂量和时间等。和泌尿外科有关的药物主要有以下几类。

1. 镇痛药 阿片类制剂是治疗妊娠期肾绞痛的一线药物，包括哌替啶、吗啡、可待因、羟考酮，但吗啡和哌替啶对新生儿呼吸有抑制作用，估计在 4h 内不会结束分娩时可用，长期使用会引起药物成瘾、IUGR 和早产。含可待因的药物在妊娠早期（前 3 个月）有致畸作用，3 个月后则风险大大降低。间苯三酚、黄体酮、曲马多也广泛应用于产科急腹症中缓解疼痛和子宫收缩。非甾体消炎药（NSAIDs）（吲哚美辛、阿司匹林、布洛芬、萘普生等）阻碍前列腺素的合成，可导致胎儿动脉导管早闭，所以应禁用于孕妇，特别是最后 3 个月；其中，阿司匹林能降低子宫收缩力，引起产程延长或难产，而且由于其减弱血小板凝集的作用，增加了产前、产后孕妇和新生儿出血的机会。如必须用，使用时间不要超过 48h。如果孕妇需要用弱止痛剂，那么对乙酰氨基酚（扑热息痛）比阿司匹林更安全，因为它不会延长出血时间，也不会损害新生儿。

2. 抗生素 孕妇需使用抗生素防治感染时，首选药物是青霉素和头孢菌素，其不良反应轻微。红霉素对胎儿影响较小，也可供使用，但硫酸盐红霉素化合物可能会引起孕妇胆汁淤积症，应避免使用。甲硝唑对啮齿类动物有致基因突变作用，于人类无报道，属慎用药。其他抗生素包括氨基糖苷类、四环素类、氯霉素类、氟喹诺酮类和磺胺类，因对胎儿的危害较大，孕妇禁用。

3. 麻醉药 吸入性麻醉药，如氟烷、氧化亚氮等，为脂溶性，很容易通过胎盘屏障。动物模型已经证明这类麻醉药有明显的致畸作用，尤其在前 3 个月，致畸率可达 0.5%。氯胺酮在妊娠早期可增加子宫内压，导致胎儿宫内缺氧。芬太尼和肌松药对胎儿无明显不良影响。妊娠早期尽量选用局麻或椎管内麻醉方式。若为择期手术，则应尽可能推至妊娠晚期或分娩后施行，这样可以大大降低麻醉药物对胎儿造成损害的风险。

三、临床表现和诊断

妊娠期尿石病绝大部分出现在妊娠中晚期，前3个月少见。经产妇比初产妇易发。结石好发于上尿路，输尿管结石约为肾结石的2倍，但两侧发病率无明显区别。临床表现和普通尿石病相似，主要有腰胁部疼痛、肉眼或镜下血尿、尿路感染，但疼痛部位和性质可能随孕龄增加而有所变化。临床上，妊娠期尿石病易误诊为阑尾炎、憩室炎或胎盘早剥等疾病。诊断妊娠期尿石病的主要方法有如下几种。

（一）超声

超声是妊娠期尿石病的首选检查方法。Stothers报道B超诊断妊娠期尿石病的敏感性和特异性分别为34%和86%。因为B超对生理性和梗阻性输尿管扩张有时很难鉴别，故对急性输尿管梗阻诊断价值不高。诊断困难时可采用以下几种方法：①测量肾盂直径：Muller等认为，对于有症状的孕期尿石病患者，肾盂直径>17mm时即有诊断意义，而对于无症状的孕期尿石病患者，在孕期的后6个月中，其左右肾盂最大直径不应超过18mm和27mm；②彩色多普勒：如果发现输尿管在与髂动脉交叉点以下出现扩张时，则强烈提示存在病理性梗阻；③肾血流阻力指数（resistive index，RI）：许多学者认为，急、慢性尿路梗阻可以通过增加肾血管的阻力来改变肾脏RI，因此测定RI可鉴别疼痛的性质，但尚需结合其他检查方法；④输尿管喷射：输尿管喷射可以在实时超声或彩色多普勒超声上看到。如在可疑侧无输尿管喷射，则可认为该侧输尿管完全性梗阻，但存在一定的假阳性；⑤腔内B超：腔内B超是另一种可以协助诊断的检查方法，Laing等经阴道途径发现了13例远端输尿管结石患者，其中只有2例通过经腹途径得到诊断。

如果超声波未能诊断结石，且呕吐和疼痛等症状持续存在，出现发热或肾功能恶化，则需要考虑采用其他诊断方法。

（二）静脉尿路造影（IVU）

在超声出现之前，KUB和IVU是诊断妊娠期尿石病的主要方法，考虑到放射线对胎儿的潜在性危害，目前已不作为一线检查手段。为将风险降至最低，除严格掌握指征外，通常还采取其他一些措施，如准确定位、降低电压（60~70kV）、缩短曝光时间和让孕妇背朝放射源等来减少胎儿接收量。很多研究者认为简化 IVU 因摄片数较少，辐射量降低，可用于孕妇检查并保证胎儿的安全，甚至在妊娠早期。但仍有许多人担心甚至是很低的辐射量也会对胎儿造成危害。目前并没有简化 IVU 的一致方案，文献报道其灵敏度范围为 60%~94%。Stothers 报道，IVU 采用 3 次摄片法，平片 1 张，30 秒 1 张，20 分钟 1 张，结石检出率为 94%（16/17）。Butler 等报道，采用单次摄片 IVU（注射造影剂后 30min）比肾脏超声检查的检出率更高（93% vs 60%）。

除了可对胎儿造成伤害，IVU 在临床使用上受限制的另一个原因是它无法准确鉴别生理性输尿管扩张和结石梗阻引起的造影剂排泄延迟，而且增大的子宫和胎儿骨骼可能会使小结石变得模糊不清。尽管没有资料显示造影剂会对胎儿造成损害，但也应尽量加以避免。总之，应尽可能避免使用 X 线检查孕妇，实在万不得已，也只好尽量减少射线量。此外，妊娠晚期碘化造影剂可能会抑制胎儿甲状腺功能，因此应在出生后第 1 周内对新生儿进行甲状腺功能的检查。

（三）磁共振尿路成像

磁共振（MRI）没有电离辐射，可安全地应用于中晚期妊娠的检查。1.5T 以下的磁共振应用于孕妇群体已超过 20 年，没有妊娠不良事件的相关报道；3.0T 的磁共振自推广使用以来，也很少有胎儿畸变率或癌变率增高的文献报道；此外，在常规磁共振检查中所产生的热效应也不会对中晚期妊娠胎儿有多大影响。但由于缺乏安全性数据，仍建议避免在早孕期进行检查。

磁共振尿路成像（MRU）是利用 MRI 进行尿路成像，有非增强静态 MRU 以及分泌性 MRU（excretory MRU），前者是用重 T_2 加权成像的，无须药物增强，分辨率高，但是肠道物干扰多。后者通过钆对比剂（gadolinium-based contrast agents，GBCAs）T_1 增强显影，T_1 需憋气扫描，伪影少，但分辨力偏低，膀胱充盈不完全，容积效应影响较大。研究表明，MRU 对判断梗阻部位和程度的准确度高达 100%，优于多普勒超声检查，但 MRU 对结石诊断的敏感性和特异性不及 CTU，由于受到成像原理和空间分辨率等各方面的限制，MRU 难以直接显示尿路结石，但可对结石进行定位诊断；对小于 3mm 的结石，需要在原始图像基础和其他影像学资料进行综合分析，必要时还需行梗阻水平 1~2mm 薄层常规轴位检查，才能作出明确的定位诊断。分泌性的 MRU 不仅可以区别病理性和生理性肾积水，还可以评估肾功能，类似于标准 IVU。但尚不明确电磁波能量的沉积对胚胎时期的器官发育是否存在影响，此外，妊娠期间 GBCAs 注射可能引起免疫性、炎症性或浸润性皮肤改变，引起死胎或新生儿死亡风险的增加。因此，建议避免妊娠前 3 个月行分泌性磁共振检查，对于会严重影响患者及胎儿预后的疾病的诊断，可考虑 3 个月后行大环形 GBCAs 注射，以尽可能减少胎儿体内的重金属沉积。

（四）螺旋 CT

螺旋 CT 平扫诊断结石安全、快速、准确，但盆腔 CT 的放射线辐射量偏高，不能作为孕妇的常规检查手段。不过，近年来也有主张使用低剂量 CT 的报道，在一项回顾性研究中，20 名妊娠疑合并泌尿系结石的患者，超声检查未能明确诊断，随后进行了低剂量的 CT 扫描。该研究发现，CT 在定位尿路结石使用的辐射剂量为 2~13.7mGy，低于盆腔 CT 的标准平均值 25mGy。作者认为：在适当的情况下，明智地使用低剂量 CT 有利于妊娠尿石病的诊断。而美国泌尿学协会（AUA）也推荐低剂量 CT 扫描（定义为 < 5 mGy）作为孕妇在妊娠中期或孕晚期的初步超声检查时的适当成像方式。在所有影像学检查方法中，低剂量 CT 检测妊娠期尿石病具有最高的阳性检出率（96%）。较新的 CT 应用软件有望进一步降低辐射剂量。

（五）其他检查

逆行肾盂造影由于存在并发尿路感染的风险，其应用受到限制。肾图可以提供近似生理性的泌尿系情况以协助诊断。但孕妇接受同位素检查也可使胎儿暴露于放射线，放射性物质可来自于邻近的母体器官，还可由胎盘进入胎儿体内。肾图的放射量约为 IVU 的 10%。如使用 ^{99m}Tc 标记示踪物，则吸收的射线量为 0.2~1.8mGy。虽然放射剂量很低，但放射性同位素由尿液排出，可贮存在患者的膀胱内形成一个大的放射源，从而对胎儿不利。因此，目前已不推荐用于妊娠尿石病。

四、妊娠期尿石病的治疗

妊娠期尿石病总体治疗决策见图 17-4，具体方案分述如下。

（一）保守治疗

保守治疗是妊娠期尿石病的一线治疗方法。对无并发症的妊娠尿石病均应采取保守治疗。据报道，64%~84% 的结石可通过保守治疗自然排出；在怀孕期间

第 17 章 特殊患者的冲击波碎石术

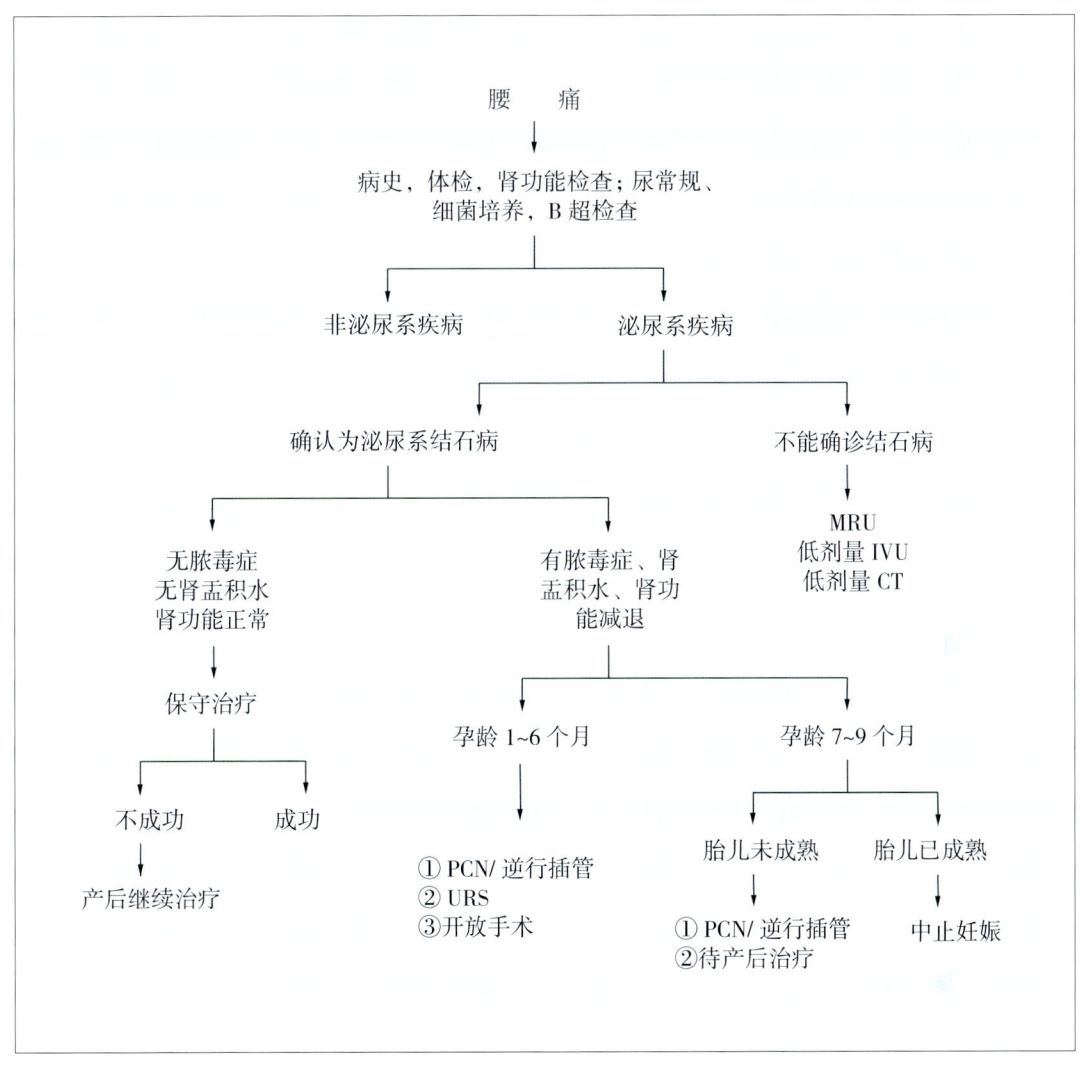

```
                          腰 痛
                           ↓
              病史，体检，肾功能检查；尿常规、
                   细菌培养，B 超检查
                  ┌─────────┴─────────┐
              非泌尿系疾病           泌尿系疾病
                           ┌─────────┴─────────┐
                       确认为泌尿系结石病      不能确诊结石病
                                                    ↓
                                                  MRU
                                               低剂量 IVU
                                               低剂量 CT
              ┌──────────┴──────────┐
          无脓毒症              有脓毒症、肾
          无肾盂积水            盂积水、肾功
          肾功能正常            能减退
              ↓              ┌─────┴─────┐
          保守治疗         孕龄 1~6 个月   孕龄 7~9 个月
          ┌───┴───┐          ↓         ┌────┴────┐
       不成功   成功                  胎儿未成熟  胎儿已成熟
          ↓                             ↓          ↓
       产后继续治疗      ① PCN/ 逆行插管   ① PCN/ 逆行插管  中止妊娠
                       ② URS           ② 待产后治疗
                       ③ 开放手术
```

图 17-4　妊娠期尿石病诊断和治疗决策图解

结石未能排出的患者中，50% 可能在分娩后自然排出；而部分未能自然排石的患者，也可安全地度过妊娠期，结石留待分娩后再处理。

1. 等待观察　对于无症状的妊娠期尿石病患者，等待观察是最简单也是最理想的选择。在此期间，孕妇应注意休息，避免剧烈运动，同时要多饮水，保证充足尿量。定期检查泌尿系和肾功能。一旦出现结石性疼痛、尿路感染或肾积水加重，应及时采取积极的治疗措施。

2. 药物治疗　药物治疗的原则是尽量选用对胎儿危害小的药物。包括止痛、止吐、消炎等。硝苯地平可安全地用于控制妊娠高血压和安胎，也可用于排石治疗,其剂量为20~30mg,与安胎的剂量一致。硝苯地平可重复使用,文献报道每天最大剂量多达160mg。近年来,间苯三酚、黄体酮、曲马多也被广泛用于产科急腹症的治疗。也可以使用连续硬膜外阻滞镇痛,经T_{11}和L_2两点进针。此法也有助于结石的自然排出。

3. 中医中药 针刺手掌背侧的腰腿穴、肾俞穴、三阴交穴或阿是穴,均有解痉止痛效果。而传统的中药排石冲剂的主要方剂是八正散,其中的主药是木通,该成分因含有马兜铃酸,可致急性肾小管坏死,孕妇不宜服用。

(二)外科治疗

多数妊娠期尿石病可经保守治疗而得到控制或治愈,但出现下列情况时应采取积极的外科治疗:尿源性脓毒症、孤立肾尿路梗阻、急性肾衰竭、顽固性疼痛等。

1. 暂时性引流尿液 如果妊娠尿石病患者需要外科干预治疗,暂时性引流尿液是随时可以采用的方法,包括经皮肾穿刺造瘘和逆行放置输尿管支架。旨在暂时解除结石引起的梗阻症状,保护肾功能,避免病情恶化。两种方法各有其优缺点,但前者容易成功,且更为安全、有效。穿刺可以在B超下经局麻进行,对孕妇和胎儿的影响甚微,尤其适用于结石引起的急性尿路感染或败血症患者,成功率高达90%以上。除此之外,经皮肾穿刺法还具有以下优点:①不易造成输尿管穿孔和感染扩散;②可以进行尿细菌培养,并根据培养结果使用敏感抗生素;③为进一步处理结石提供经皮肾通道;④如果需要的话,该通道可用来灌注药物以溶解尿酸、胱氨酸和感染石等结石。但该法易导致出血和感染,造瘘管容易脱落,对术后护理要求较高。一项比较PCN和逆行输尿管插管的随机对照研究发现,两种方式对引流同样有效,当脓毒症存在时,PCN通常是首选。但与PCN相比,留置输尿管支架的患者往往容易抱怨下尿路症状刺激,支架相关疼痛和生活质量下降,同时也存在逆行尿路感染的风险。

置管引流尿液最常见的并发症是引流管尿盐沉积,尤其是继发于高钙尿症和高尿酸尿症的结石患者,严重者可造成管腔阻塞。Khoo研究了10项回顾分析,共29例妊娠期尿石病接受PCN治疗,其中45%的患者因导管移位或阻塞需要更换或冲洗管。因此,Khoo认为,早期输尿管镜检查和取石(有或没有留置输尿管导管)优于妊娠期间的长期肾造瘘术。如果需要留置导管直至分娩,必须定期随访,直到最终去除结石为止。建议以间隔6~8周更换引流管。为减少尿盐沉积,应鼓励孕妇大量饮水，同时限制钙质摄入。有感染时及时使用抗生素，由于经尿道更换引流管不便，建议在孕早期尽量使用经皮肾穿刺造瘘法，而在妊娠后期（＞22周），因经皮肾穿刺操作困难，宜采用逆行输尿管留置支架引流。

2. 经输尿管镜治疗 输尿管镜治疗是避免长期置入引流管的理想替代方法。近年来，输尿管镜，尤其是软性输尿管镜越来越多地应用于妊娠期尿石病的诊断和治疗。Laing对1990年至2011年间发表的15项回顾性分析进行了系统评价，其中116例接受了输尿管镜碎石，无石率达86%。Semins认为，与非妊娠尿石病患者相比，妊娠期输尿管镜碎石引起的尿路感染或输尿管损伤的风险并没有显著差异。由于妊娠期输尿管发生扩张，插输尿管镜时一般不需要行输尿管扩张术。输尿管镜一方面可以明确诊断，另一方面可同时进行治疗。大多数远端输尿管小结石可由取石钳或套石篮取出，稍大的可行体内碎石术。钬激光是妊娠期最安全的体内碎石设备，它几乎没有热效应，与超声和液电碎石相比，它的声音强度较低，不至于对胎儿的听力产生影响。妊娠期不宜用超声碎石，因其热效应有可能对胎儿造成伤害。建议在手术后留在临时支架，以防止继发性水肿或结石碎片的阻塞和疼痛，一般情况下可在72h内取出，但如果出现创伤或出血等并发症，可能需要保留更长时间。输尿管镜操作可在椎管内麻醉下进行，也可用表面麻醉。操作者必须经验丰富、技术娴熟，防止出现输尿管穿孔、感染等并发症。妊娠后期因解剖位置的变化，输尿管镜尤其是硬镜操作相当困难，应特别谨慎。

3. 开放性手术 对于保守治疗失败而又缺乏腔内设备或腔内治疗失败的重症患者，开放手术仍不失为一种有效的治疗手段。开放手术的主要并发症是流产或早产。Shnider统计妊娠第1~3个月、第4~6个月和第7~9个月，术后流产或早产的发生率分别为6.5%、8.6%和11.9%。但近年来，随着腔内设备和技术的普及，开放手术已极少应用。

4. 其他方法 经皮肾镜取石术（PCNL）不宜在孕期进行，因为该手术麻醉所需时间较长，对孕妇和胎儿影响较大，而且X线透视下操作不可避免会有放射线损害。虽然有报道用SWL治疗患有肾结石的孕妇，且孕龄均在1个月以内，结果未发现新生儿缺陷或染色体异常，但绝大多数学者认为SWL应禁用于孕妇，尤其是输尿管结石患者。

(孙西钊　张东方)

参 考 文 献

[1] 孙西钊，张东方，连惠波.特殊患者结石的冲击波碎石术//孙西钊.医用冲击波.北京：中国科学技术出版社，2006:428-448.

[2] Elderwy AA, Kurkar A, Hussein A, et al. Dissolution therapy versus shock wavelithotripsy for radiolucent renal stones in children: a prospectivestudy. J Urol ,2014,191（5）:1491-1495.

[3] Fayad A, El-Sheikh MG, Abdelmohsen M, et al. Evaluation of renal function in children undergoing extracorporeal shock wave lithotripsy. J Urol, 2010,184（4）:1111-1114.

[4] Pei L, Zi J, Wang RJ, et al. The clinical efficacy of extracorporeal shock wave lithotripsy in pediatric urolithiasis: a systematic review and meta-analysis. Urolithiasis ,2015, 43（3）:199-206.

[5] Alsagheer MS, Abdel-Kader AM, et al. Extracorporeal shock wave lithotripsy（ESWL）monotherapy in children: Predictors of successful outcome. Journal of Pediatric Urology, 2017,13（5）:515.

[6] Jee JY, Kim SD, Cho WY. Efficacy of extracorporeal shock wave lithotripsy in pediatric and adolescent urolithiasis. Korean J Urol,2013, 54（12）: 865-869.

[7] Gabrielsen JS, Laciak RJ, Frank EL, et al. Pediatric Urinary Stone Composition in the United States. J Urol, 2012,187（6）:2182-2187.

[8] Lu P, Wang Z, Song R, et al.The clinical efficacy of extracorporeal shock wave lithotripsy in pediatric urolithiasis: a systematic review and meta-analysis. Urolithiasis, 2015,43（3）:199-206.

[9] Sun X, Shen L, Cong X, et al.Infrared spectroscopic analysis of urinary stones（including stones induced by melamine-contaminated milk powder）in 189 Chinese children. J Pediatr Surg, 2011,46（4）:723-728.

[10] Alaya A, Belgith M, Hammadi S,et al. Kidney Stones in Children and Teenagers in the Central Coast Region of Tunisia. Iran J Pediatr, 2012, 22（3）: 290-296.

[11] Zafar MN, Ayub S, Tanwri H, et al. Composition of urinary calculi in infants: a report from an endemic country. Urolithiasis, 2018,46（5）:445-452.

[12] Tekin A, Tekgul S, Atsu N, et al. Cystine calculi in children: the results of a metabolic evaluation and response to medical therapy. J Urol, 2001,165（6 Pt 2）: 2328-2330.

[13] Aksoy Y, Ziypak T, Yapanoglu T. Comparison of theeffectiveness and safety of MPL 9000 and Lithostar Modularisshockwave lithotriptors: treatment results of 263 children. Urol Res,2009, 37（2）:111-116.

[14] Thomas R. Effect of extracorporeal shock wave lithotripsy on renal function and body height in pediatric patients. J Urol, 1992,148（3 Pt 2）:1064-1066.

[15] 孙西钊，叶章群，孙则禹.儿童上尿路结石的处理方法.临床泌尿外科杂志，2000,15（3）:99-101.

[16] 孙西钊, 吕建林, 叶章群. 冲击波碎石在婴幼儿"三鹿结石"治疗中的应用. 临床泌尿外科杂志, 2009, 24（1）: 5-7.

[17] 陈兴发, 周星, 卢乃会, 等. 体外冲击波碎石治疗儿童尿路结石的疗效观察. 临床泌尿外科杂志, 2004, 19（6）: 1431-1434.

[18] Lifshitz DA. Alterations in predicted growth rates of pediatric kidneys treated with extracorporeal shockwave lithotripsy. J Endourol, 1998, 12（5）: 469-475.

[19] Türk C, Neisius A, Petrik A, et al. EAU Guidelines on Urolithiasis（2017）: European Association of Urology, 2017.

[20] Wein A, Kavoussi L, Partin A, et al. Campbell-Walsh Urology 11th Edition: Elsevier Science Health Science div, 2015.

[21] Sarica K. Pediatric urolithiasis: etiology, specific pathogenesis and medical treatment. Urol Res, 2006, 34（2）: 96-101.

[22] Sarica K. Medical aspect and minimal invasive treatment of urinary stones in children. Arch Ital UrolAndrol, 2008, 80（2）: 43-49.

[23] Sayasone S, et al. Bladder stones in childhood: a descriptive study in a rural setting in SaravanProvince, Lao PDR. Southeast Asian J Trop Med Public Health, 2004, 35（Suppl 2）: 50-52.

[24] Aldaqadossi HA, Shaker H, Saifelnasr M, et al. Efficacy and safety of tamsulosin as a medical expulsive therapy for stonesin children. Arab J Urol, 2015, 13（2）: 107-111.

[25] Aydogdu O, et al. Effectiveness of doxazosin in treatment of distal ureteral stones in children. JUrol, 2009, 182（6）: 2880-2884.

[26] Mokhless I, et al. Tamsulosin for the management of distal ureteral stones in children: a prospectiverandomized study. J PediatrUrol, 2012, 8（5）: 544-548.

[27] Glina FP, et al. The use of alpha-1 adrenergic blockers in children with distal ureterolithiasis: asystematic review and meta-analysis. Int Braz J Urol, 2015, 41（6）: 1049-1057.

[28] Velazquez N, et al. Medical expulsive therapy for pediatric urolithiasis: Systematic review andmeta-analysis. J Pediatr Urol, 2015, 11（6）: 321-327.

[29] Lahme S. Shockwave lithotripsy and endourological stone treatment in children. Urol Res, 2006, 34（2）: 112-117.

[30] Smaldone MC, et al. Contemporary surgical management of pediatric urolithiasis. Urol Clin NorthAm, 2010, 37（2）: 253-267.

[31] Landau EH, et al. Extracorporeal shock wave lithotripsy in prepubertal children: 22-yearexperience at a single institution with a single lithotriptor. J Urol, 2009, 182（Suppl 4）: 1835-1839.

[32] Frick J, et al. Long-term follow-up after extracorporeal shock wave lithotripsy in children. Eur Urol, 1991, 19（3）: 225-229.

[33] D'Addessi A, et al. Is extracorporeal shock wave lithotripsy in pediatrics a safe procedure?JPediatr Surg, 2008, 43（4）: 591-596.

[34] Lu P, Wang Z, Song R, et al. The clinical efficacy of extracorporeal shock wave lithotripsy in pediatric urolithiasis: asystematic review and meta-analysis. Urolithiasis, 2015, 43（3）: 199-206.

[35] Lottman H, Archambaud F, Helal B, et al. Extracorporeal shock wave lithotripsy in children: study of the effectiveness and renal consequences in a series of eighteen children. Ann Urol, 1995, 29（3）:136-142.

[36] Lottman HB, Traxer O, Archambaub F, et al. Monotherapy extracorporeal shock wave lithotripsy for the treatment of staghorn calculi in children. J Urol, 2001, 165（6 Pt 2）:2324-2327.

[37] Cass AS. Comparison of First-Generation (Dornier HM3) and SecondGeneration (Medstone STS) Lithotriptors: Treatment results with 145 renal and ureteral calculi in children. J Endourol, 1995,153（3 Pt 1）:588-592.

[38] Basiri A, et al. A multicenter, randomized, controlled trial of transureteral and shock wavelithotripsy—which is the best minimally invasive modality to treat distal ureteral calculi in children?JUrol, 2010, 184（3）: 1106-1109.

[39] Basiri A, et al. Ureteral calculi in children: what is best as a minimally invasive modality? Urol J,2008, 5（2）: 67-73.

[40] Muslumanoglu AY, et al. Extracorporeal shock wave lithotripsy as first line treatment alternative forurinary tract stones in children: a large scale retrospective analysis. J Urol, 2003, 170（6 Pt 1）: 2405-2408.

[41] Ather MH, Noor MA, Akhtar S. The effect of intracalyceal distribution on the clearance of renal stones of > or = 20 mm in children after extracorporeal lithotripsy. BJU Int, 2004,93（6）:827-829.

[42] Shukla AR, Hoover DL, Homsy YL, et al. Urolithiasis in the low birth weight infant: the role and efficacy of extracorporeal shockwave lithotripsy. J Urol, 2001, 165（6 Pt 2）:2320-2323.

[43] Villanyi KK, Szekely JG, Farkas LM, et al. Short-term changes in renal function after extracorporeal shock wave lithotripsy in children. J Urol, 2001,166（1）:222-224.

[44] Afshar K, McLorie G, Papanikolaou F, et al. Outcome of small residual stone fragments following shock wave lithotripsy in children. J Urol, 2004,172（4 Pt 2）:1600-1603.

[45] Burke JR, Cowley DM, Mottram BM, et al. Cellulose phosphate and chlorothiazide in childhood idiopathic hypercalciuria. Austr N Z J Med, 1986, 16（1）: 43-47.

[46] Gadomska-Prokop K, Ryczkowska B, Konopielko Z, et al. Evaluation of treatment of uric acid urolithiasis and prevention of uric acid stone formation in children. Pediatr Pol, 1996,71（8）:685-687.

[47] Cody DD, et al. Strategies for formulating appropriate MDCT techniques when imaging the chest,abdomen, and pelvis in pediatric patients. AJR Am J Roentgenol, 2004, 182（4）: 849-859.

[48] Yeaman LD. Effects of shock waves on the structure and growth of the immature rat epiphysis. J Urol, 1989, 141（3）: 670-674.

[49] Salem HK, et al. Slow vs rapid delivery rate shock wave lithotripsy for pediatric renal urolithiasis: aprospective randomized study. J Urol, 2014,191（5）: 1370-1374.

[50] Aldridge RD, et al. Anesthesia for pediatric lithotripsy. PaediatrAnaesth, 2006, 16（3）: 236-241.

[51] Sarica K, et al. Long-term follow-up of renal morphology and function in children after lithotripsy. Urol Int, 1995, 54（2）: 95-98.

[52] Griffin SJ, et al. Safety of shock wave lithotripsy for treatment of pediatric urolithiasis: 20-year experience. J Urol, 2010, 183（6）: 2332-2336.

[53] Reisiger K, et al. Pediatric nephrolithiasis: does treatment affect renal growth? Urology, 2007, 69（6）:1190-1194.

[54] Kurien A, et al. Extracorporeal shock wave lithotripsy in children: equivalent clearance rates toadults is achieved with fewer and lower energy shock waves. BJU Int, 2009,103（1）: 81-84.

[55] Desa M. Endoscopic management of stones in children. Curr Opin Urol, 2005,15（2）: 107-112.

[56] Straub M, et al. Pediatric urolithiasis: the current surgical management. PediatrNephrol, 2010, 25（7）:1239-1244.

[57] Smaldone MC, et al. Endourological management of pediatric stone disease: present status. J Urol, 2009, 181（1）: 17-28.

[58] Landau E, Shenfeld O, Pode D, et al. Extracorporeal shockwave lithotripsy in prepubertal children: 22-year experience ata single institution with a single lithotriptor. J Urol ,2009,182（suppl 4）:1835-1839.

[59] Sternberg K, et al. Pediatric stone disease: an evolving experience. J Urol, 2005, 174（4 Pt 2）: 1711-1714.

[60] Palmer LS. Pediatric urologic imaging. Urol Clin North Am, 2006,33（3）: 409-423.

[61] Passerotti C, et al. Ultrasound versus computerized tomography for evaluating urolithiasis. J Urol,2009, 182（Suppl 4）: 1829-1834.

[62] Tasian GE, et al. Evaluation and medical management of kidney stones in children. J Urol, 2014,192（5）: 1329-1336.

[63] Riccabona M, et al. Imaging recommendations in paediatricuroradiology. Minutes of the ESPR uroradiology task force session on childhood obstructive uropathy, high-grade fetal hydronephrosis,childhood haematuria, and urolithiasis in childhood. ESPR Annual Congress, Edinburgh, UK, June2008. PediatrRadiol, 2009, 39（8）: 891-898.

[64] Darge K, et al. Modern ultrasound technologies and their application in pediatric urinary tractimaging. Radiologe, 2005,45（12）: 1101-1111.

[65] Ohmori K, et al. Effects of shock waves on the mouse fetus. J Urol, 1994, 151（1）: 255-258.

[66] Taylor EN, Stampfer MJ, Curhan GC. Obesity, weight gain, and the risk ofkidney stones. JAMA , 2005,293（4）:455-462.

[67] Ekeruo WO, Tan YH, Young MD, et al.Metabolic risk factors and the impact of medical therapy on the management of nephrolithiasis in obese patients.J Urol, 2004,172（1）:159-162.

[68] Chou YH, Su CM, Li CC,et al. Difference in urinary stone components between obese and non

obese patients. Urol Res, 2011,39（4）:283- 287.

[69] Mosli HA, Mosli HH.Increased body mass index is associated with larger renal calculi. Urology, 2012, 80（5）:974- 977.

[70] Dash A , Schuster TG , Hollenbeck BK , et al. Ureteroscopic treatment of renal calculi in morbidly obese patients:a stone-matched comparison. Urology,2002, 60（3）:393-397.

[71] Faerber G, Goh M. Percutaneous nephrolithotripsy in the morbidly obese patient. Tech Urol, 1997,3（2）: 89-95.

[72] Ishii H, et al. Outcomes of Systematic Review of Ureteroscopy for Stone Disease in the Obese and Morbidly Obese Population. J Endourol, 2016, 30（2）: 135-145.

[73] Wiesenthal JD, Ghiculete D, D'A Honey RJ, et al. Evaluating the importance of mean stone density and skin-to-stone distance in predicting successful shock wave lithotripsy ofrenal and ureteric calculi. Urol Res,2010, 38（4）:307-313.

[74] Hammad FT, Balakrishnan A. The effect of fat and nonfat components of the skin-to-stone distance on shockwave litho-tripsy outcome. J Endourol ,2010,24（11）:1825-1829.

[75] Mezentsev VA. Extracorporeal shock wave lithotripsy in the treatment of renal pelvicalyceal stones in morbidly obesepatients. Int Braz J Urol, 2005,31（2）:105-110.

[76] Thomas R, Cass AS. Extracorporeal shock wave litho-tripsy in morbidly obese patients. J Urol, 1993,150（1）:30-32.

[77] Deliveliotis C, Kostakopoulos A, Stavropoulos N, et al. Extracorporeal shock wave lithotripsy in 5 patients with aortic aneurysm. J Urol,1995,154（5）:1671-1672.

[78] Patel KL, Gross J. Extracorporeal shock wave lithotripsy induced abdominal aortic aneurysm rupture. J Am Geriatr Soc, 1991,39（3）:318- 319.

[79] Taylor JD, McLoyghlin GA, Parsons KF. Extracorporeal shock wave lithotripsy induced rupture of abdominal aortic aneurysm. Br J Urol, 1995, 76（2）:262-263.

[80] Carey SW, et al. Extracorporeal shock wave lithotripsy for patients with calcified ipsilateral renalarterial or abdominal aortic aneurysms. J Urol, 1992,148（1）: 18-20.

[81] Bovenschulte H. Embolization of a renal artery aneurysm. Effect of an ESWL. Urologe A, 2010,49（5）:645-647.

[82] Albers DD, Lybrand FER, Axton J, et al. Shockwave lithotripsy and pacemakers: experience with 20 cases. J Endourol,1995,9（4）:301-303.

[83] Platonov MA, Gillis AM, Kavanagh KM. Pacemakers,implantable cardioverter/defibrillators, and extracorporeal shock-wave lithotripsy: evidence-based guidelines for the modern era.J Endourol, 2008, 22（2）:243-247.

[84] Katz R, Admon D, Pode D. Life-threatening retroperitoneal hematoma caused by anticoagulant therapy for myocardial infarction after SWL. J Endourol ,1997,11（1）:23-25.

[85] Zanetti G, Kartalas-Goumas I, Montanari E, et al. Extracorporeal shock wave lithotripsy in

[86] Bourdoumis A, Stasinou T, Kachrilas S, et al. Thromboprophylaxis and bleeding diathesisin minimally invasive stone surgery. Nat Rev Urol ,2014,11（1）:51-58.

[87] 孙西钊, 张志伟, 叶章群. 妊娠尿石病 // 孙西钊. 医用冲击波. 北京:中国科学技术出版社, 2006:274-278.

[88] Aydogdu O, Karakose A, Celik O, Atesci YZ.Recent management of urinary stone disease in a pediatric population.World. J Clin Pediatr, 2014 , 3（1）: 1-5.

[89] Tsai YL, Seow KM, Yieh CH, et al. Comparative study of conservative and surgical management for symptomatic moderate and severe hydronephrosis in pregnancy: a prospective randomized study. Acta Obstet Gynecol Scand, 2007, 86（9）: 1047-1050.

[90] Semins MJ, Trock BJ, Matlaga BR. The safety of ureteroscopy during pregnancy: a systematic review and meta-analysis. J Urol, 2009, 181（1）: 139-143.

[91] Ishii H, Aboumarzouk OM, Somani BK. Current status of ureteroscopy for stone disease in pregnancy.Urolithiasis, 2014,42（1）:1-7.

[92] Teleb M, Ragab A, Dawod T, et al. Definitive ureteroscopy and intracorporeal lithotripsy in treatment of ureteral calculiduring pregnancy. Arab J Urol, 2014, 12（4）: 299-303.

[93] Hosseini MM, Hassanpour A, Eslahi A, et al. Percutaneous Nephrolithotomy During Early Pregnancy in Urgent Situations: Is It Feasible and Safe?Urol J, 2017,14（6）:5034-5037.

[94] Swartz MA, Lydon-Rochelle MT, Simon D, et al. Admission for nephrolithiasis in pregnancy and risk of adverse birth outcomes.Obstet Gynecol, 2007, 109（5）: 1099-1104.

[95] Patel SJ, Reede DL, Katz DS, et al. Imaging the pregnant patient for nonobstetric conditions: algorithms and radiationdose considerations. Radiographics, 2007, 27（6）: 1705-1722.

[96] Asrat T, Roossin MC, Miller EI. Ultrasonographic detection of ureteral jets in normal pregnancy. Am J Obstet Gynecol, 1998 Jun,178（6）:1194-1198.

[97] Roy C, Saussine C, LeBras Y, et al. Assessment of painful ureterohydronephrosis during pregnancy by MR urography. EurRadiol, 1996, 6（3）: 334-338.

[98] Masselli G, Derme M, Bernieri MG,et al. Stone disease in pregnancy: imaging-guided therapy. Insights Imaging, 2014 ,5（6）:691-696.

[99] Carringer M, Swartz R, Johansson JE. Management of ureteric calculi during pregnancy by ureteroscopy and laser lithotripsy. Br J Urol, 1996, 77（3）: 17-20.

[100] Fabrizio MD, Gray DS, Feld RI, et al. Placement of ureteral stents in pregnancy using ultrasound guidance. Tech Urol, 1996, 2（3）:121-125.

[101] Michael T. Corwin1, J. Anthony Seibert, Ghaneh Fananapazir et al. Quantification of Fetal Dose Reduction if Abdominal CT Is Limited to the Top of the Iliac Crests in Pregnant Patients With Trauma.AJR Am J Roentgenol, 2016, 206（4）: 705-712.

第18章 急症尿路结石的冲击波碎石术

急症尿路结石的冲击波碎石术主要应用于治疗急性肾绞痛患者。急性肾绞痛绝大部分发生于输尿管结石，因而所谓的"肾绞痛"其实大都是输尿管绞痛。急性肾绞痛具有特定的病理生理变化和特定的处理方式，临床上可将其视为一个独立的病种（identity）。当今，随着医学技术的发展，肾绞痛的病理生理、诊断治疗的概念也在发生着相应的改变。

第一节 急性肾绞痛

一、病理生理

急性肾绞痛发生机制有二：①结石在肾盂、输尿管内急促移动或突发嵌顿，导致上尿路急性梗阻，由于管腔内壁张力增加，这些部位的疼痛感受器受到牵拉后引起剧烈疼痛；②输尿管或肾盏壁水肿和平滑肌缺血使炎症递质增加，激活了更多的疼痛感受器，进一步加重了痛感。

当上尿路梗阻持续不缓解时，将会发生一系列病理生理改变。在急性上尿路梗阻模型中，在开始的1.5h内，肾盂压力和肾血流量都是增加的，而在随后的4h里，肾盂压力仍高但肾血流量却开始衰减。过了这段时间后，肾盂压力和肾血流量都开始衰减。最初的肾血流量增加是由前列腺素介导的，同时，它还可导致利尿，增加肾盂内压力，以及使肾血浆流量在皮质和髓质重新分布。随着血流量的进一步减少，还将影响肾小球滤过率、肾血流量和肾氧化代谢，这些生理生化参数在数小时内下降，并在单侧输尿管闭塞2h后达到最低值。因此，当结石造成的梗阻影响到肾功能时，最佳的治疗是通过去除结石、置入输尿管支架或者经皮穿刺肾造瘘来给肾脏减压，减少肾损伤的风险。

二、结石的定位诊断

引起肾绞痛的结石通常很小，以往多采用普通影像学检查，容易漏诊，或被认为是结石已经排出。随着非增强螺旋CT（NCCT）技术的应用，大大提高了结石的检出率。

（一）B超

B超是首选的筛查方法，它不受结石性质的影响，无论是X线透光或不透光结石。B超可明确肾积水的程度和肾皮质的厚度，间接评估肾功能。不过B超检查有其局限性：①它是一种主观性较强的检查法，操作医师本人的经验和兴趣对检出率的影响较大；②受检结石需要一个均质体（如肾组织或膀胱内的尿液）作为衬托结石声像的背景，即所谓的"声窗"，而输尿管结石因缺乏这种背景而较难检出，除非结石梗阻后引起输尿管扩张形成"水路"作为定位引导，否则诊断误差较大，甚至是不可能的。因此，不可单凭B超检查结果作为影像学确诊的唯一依据。

近年来，国外已经采用多普勒超声波通过测定阻抗指数(RI)来诊断急性肾绞痛。有人认为，这一技术对于评估急性单侧性上尿路梗阻具有很高的敏感性和特异性，对于不适宜X线检查的妊娠期患者尤为适用。

（二）腹部平片（KUB）

KUB是常规性检查方法，可提示结石存在的可能性，但不能作为确诊结石的唯一手段。虽然在理论上90%的泌尿系结石为X线阻光性结石，但由于肾绞痛患者大都存在肠胀气，而且肾绞痛患者的结石体积一般较小，加上可能被骨骼阻挡，实际上急诊KUB的结石检出率远低于此值。美国和日本的两项调查发现，急性肾绞痛时常规KUB的结石检出率低于50%。以往曾认为，其余未检出的结石可能是因结石体积较小，在KUB检查之前已自行排出体外，其实绝大多数结石仍留在尿路内。因此，当今国外一些急症医学和泌尿外科的学者认为，单用KUB对诊断肾绞痛的价值有限，但阳性者对于SWL和输尿管镜取石的术前定位有帮助，因而仍应作为常规检查手段。KUB加B超对结石的定性诊断在敏感性和特异性上等于甚至高于IVU。

（三）静脉尿路造影（IVU）

IVU诊断结石的敏感性只有64%，当今已不再是诊断肾绞痛的首选方法。在绞痛发作期间或期后两周内进行IVU检查时,患者尿路常不显影,这种"无功能肾"现象是因急性梗阻时患肾血流突然减少及肾内压力增高，导致了一过性功能性少尿。这是一种可逆性肾功能损害，一般2周后，肾脏开始显影，4周后可恢复至先前水平。在此期间，IVU可呈现肾实质显影，这是由于尿路内高压，肾内小静脉回吸收造影剂所致。

由于急诊IVU显影差，只能提示急性肾功能损害，对定位诊断帮助不大，也不能明确尿路的病理形态，加上造影剂会加重肾功能损害，近年来已不提倡急诊IVU。但在某些情况下，仍需要IVU检查：①泌尿外科医师进行经皮肾镜或输尿管镜或开放手术治疗之前；②当怀疑有泌尿系肿瘤时；③当肾绞痛发生于糖尿病患者，且已查出结石，被疑为是肾乳头坏死时；④腹部平片和超声达不到诊断要求或不能进行NCCT时。

（四）螺旋CT

螺旋CT无漏层连续扫描，较普通CT平扫更有诊断价值。螺旋CT平扫非常精确，是诊断尿路结石最为可靠的影像学方法，可分辨出包括尿酸结石在内的微小结石（0.5mm）。但因其过于灵敏，可将作为Randall小体的肾内钙化点显示出来，并被当作肾脏小结石。肾绞痛发作后，CT常可显示肾包膜下积液，这是诊断急性肾绞痛的有力佐证。在结石的定性和定位诊断上，螺旋CT的灵敏度为94%~100%，特异性为92%~99%，诊断精确度为94%~100%。因此，目前对于急性肾绞痛发作者，国外提倡首选CT检查，而且绝大多数病例都可确诊。由于该项检查费用较高，在国内一般只宜用于前述各项方法无法确诊的肾绞痛，尤其是输尿管结石并发肾绞痛者。

（五）磁共振尿路造影（MRU）

MRU不能直接显示肾结石，一般不作为肾绞痛的诊断方法。MRU能显示尿路积水，类似于标准IVU造影，优点是不依赖肾脏的分泌功能，因而对于IVU不显影时，可提供清晰的影像学证据，但缺点是不能直接评估肾功能。MRU的另一优点是不存在辐射，所以特别适用于诊断孕妇和儿童的急性肾绞痛，但缺点是价格昂贵，而且不能直接显示结石。

三、药物治疗

（一）镇痛治疗

肾绞痛的治疗首先是解除疼痛症状，疗效确切的常用镇痛药有以下几类：①非甾体类消炎药（NSAIDs），如对乙酰氨基酚（扑热息痛）、双氯芬酸及酮咯酸等药物；②弱阿片类，主要有曲马多、痛立停、可待因等；③强阿片类，主要有哌替啶（杜冷丁）、吗啡、芬太尼等。

NSAIDs的镇痛机制是通过抑制Cox-2（环氧化酶），减少肾脏内前列腺素等疼痛介质的生物合成；减轻局部水肿和炎症，并抑制因输尿管平滑肌兴奋引起的蠕动增加，降低输尿管内压。在对NSAIDs和吗啡的随机、对照、前瞻性研究中（1982—2017年36项研究），发现这两种药物有着同等的明显缓解疼痛的作用，比较患者30 min疼痛变化情况时，NSAIDs与阿片类药物相差无几。静脉给药组中，比起阿片类药物，NSAIDs需要更少的紧急镇痛处理；肌内给药组中，比起阿片类药物，NSAIDs有更低的呕吐率。Larkin的研究表明：肌内注射酮咯酸（60mg）与肌内注射哌替啶（100~150mg）相比，效果更好。大量研究表明，NSAIDs较阿片类药物有着同等甚至更好的缓解肾绞痛作用，同时短期内似乎更少需要进一步止痛，且没有阿片类药物抑制呼吸等缺点。因此，肾绞痛的药物治疗应首选NSAIDs类药物。

但是，NSAIDs虽可减轻肾绞痛的痛感程度，也能通过抑制前列腺素合成来潜在地干扰肾脏的对梗阻产生的自身调节作用，影响肾血流量、肾小球滤过率、肾素释放、尿液浓缩和钠钾的分泌。动物实验表明，在狗身上应用酮咯酸治疗单侧输尿管梗阻，发现对侧肾血流量没有影响，而梗阻侧的肾血流量下降了35%，而且一次用药后肾血流量下降时间可持续4h。对NSAIDs的这种影响，在正常人可以很好地耐受，但在肾脏有基础病变的患者使用NSAIDs可能会诱发急性肾衰竭。为此，Lafrance对比了选择性和非选择性NSAIDs引起肾衰竭的风险，以便临床进行选择，其结论是双氯芬酸、布洛芬、萘普生和酮咯酸引起肾衰竭的风险较小。此外，对有心脏病史的患者，由于外周血管阻力增加和肾灌注减少，使用NSAIDs可能导致心力衰竭的发生。Cox-2抑制药可使心肌梗死的风险增加25%。

高剂量布洛芬（800 mg，每日 3 次）和高剂量双氯芬酸（75 mg，每日 2 次）发生冠状动脉事件风险较高，萘普生（500mg，每日 2 次）引起冠状动脉事件的风险较低。因此，在使用 NSAIDs 的时候需要评估肾功能和冠脉事件的风险。

  曲马多为非阿片类中枢性镇痛药，与阿片受体有很弱的亲和力。与其他阿片类药物相比具有较少的呼吸抑制，便秘或依赖等副作用。曲马多在降低手术后中度疼痛方面与吗啡同样有效，但在更严重的疼痛中效果较差。Hazhir 对比了肌内注射曲马多和哌替啶的效果，结论是 100mg 曲马多与 50mg 哌替啶的作用相似。表 18-1 是一组推荐的肾绞痛治疗方案。

表 18-1　急性肾绞痛的镇痛治疗

疼痛程度	药　品	用法用量
中等	双氯芬酸	100mg/d，口服或直肠给药 3~10 天
	布洛芬	600~800mg，口服或直肠给药
	吲哚美辛	100mg，每天 1 次，直肠给药
严重	双氯芬酸	50~100mg，静脉注射，30min 内输完
	酮咯酸	30~60mg/ 次，肌内注射，最大量 120mg/d，不超过 2 天
	去氨加压素	40μg，滴鼻*
无法忍受	吗啡	2~3mg/ 次，静脉注射
	哌替啶	50 mg/ 次，肌内注射

*. 根据经验使用，不良反应尚不明了

  目前，各国治疗肾绞痛的方法和药物差异较大，而且也不够规范。除上述 NSAIDs 以外，尚有钙通道拮抗药、黄体酮等。这些药物本身不属于镇痛药，理论上可降低平滑肌张力，从而起解痉止痛作用，但疗效不确切。Porpiglia 的一项研究发现，尽管硝苯地平在急性期没有减轻肾绞痛的作用，但它可以在短时间促进结石排出并降低了镇痛的需求。在我国，阿托品、莨菪碱等 M 受体阻滞药使用较广，但疗效不佳，而且副作用很大，一般不应单独采用。Kheirollahi 比较了莨菪碱与双氯芬酸和单独应用双氯芬酸对肾绞痛的治疗效果，结论是双氯芬酸和莨菪碱联合应用可使肾绞痛快速改善。Song 的研究也表明，吗啡和莨菪碱与酮咯酸的组合可以使患者的疼痛减少更明显。

  除药物治疗外，还有一些有效且简便的缓解肾绞痛方法。例如针灸，这是我国特有的疗法，根据笔者的经验，针刺手背的腰腿穴能很快缓解肾绞痛。此外，Kober 等报道局部热敷腹部和背部区域，可显著减少焦虑和疼痛。

（二）排石治疗

近年来，以 α 受体阻滞药为代表的药物排石疗法（MET）颇受国外泌尿界关注。研究表明，输尿管存在 α 和 β 肾上腺素受体，主要是 α 受体，α 受体又可分为 α_1 和 α_2 受体。根据受体的选择性分布，α_1 又可进一步分为 3 个亚型：α_{1A} 位于近段尿道、前列腺和膀胱出口；α_{1B} 位于血管平滑肌；α_{1D} 分布于逼尿肌和远段输尿管。α 受体（尤其是 α_1 受体）在远段输尿管的生理方面起重要作用。去甲肾上腺素是一个主要的 α 受体激动药，对输尿管起着正性变时效应，因而可增加其蠕动频率。它还可诱发正性收缩能效应，增强肌张力，而且在大剂量时可致输尿管完全收缩，因而刺激 α 受体，可减少尿流通过输尿管的容量。

在已知的亚型中，α_{1D} 受体对逼尿肌收缩和远段输尿管痉挛所起的作用最强，尤其是壁内段输尿管。在理论上，因为壁内段逼尿肌管道对结石的移动阻碍最大，所以 α 受体是最理想的治疗靶点。α_1 受体阻滞药可作用于前列腺和膀胱颈，因此，目前已被首选用来治疗下尿路症状（LUTS）。其中，坦索罗辛可选择性作用于 α_{1A} 和 α_{1D}，是一种治疗前列腺增生和前列腺炎的常用药物。由于 α 受体阻滞药可抑制壁内段输尿管张力，而且亦可降低其蠕动频率和幅度，这样，就可降低壁内段输尿管压力，增强尿液传输能力。基于受体的特异性，自 1999 年起，国外有人用坦索罗辛治疗梗阻性下段输尿管结石，它可增加尿流脉冲，相应增加结石上方的压力，同时还可减弱输尿管蠕动，相应降低结石下方壁内段的阻力。总体作用是在结石周围的壁内段建立了一个压力梯度，最终形成了一个较强的推斥力来促使结石排出。Dellabella 的研究结果表明，坦索罗辛在几乎所有患者中都能在很短的时间内清除结石，且不需要住院治疗。在另一项研究表明，坦索罗辛可以增加输尿管结石清除率，减少住院和内镜手术的需要，并且可以更好地控制患者的肾绞痛。有证据表明，MET 降低了镇痛的需要，并加速了直径 < 10mm 的输尿管结石的排出。有大量临床报道表明，坦索罗辛对于促排下段输尿管结石是有效的。

萘哌地尔（那妥）是另一种 α_1 受体阻滞药，而且与 α_{1D} 受体结合力最强，而坦索罗辛与 α_{1A} 受体结合力最强。因此，理论上推测萘哌地尔亦可能具有对下段输尿管结石的排石作用。根据笔者最近的一项前瞻性随机对照的临床研究，初步结果表明，萘哌地尔能够促进下段输尿管结石排出，与对照组相比，结石排出率分别为85%和40%。

近年来，对药物排石的作用有不同的看法，在近期多个设计严谨的大样本RCT研究中，发现安慰剂对排石也能起到很好的作用。一项71个中心参与的研究甚至认为不论结石大小或在输尿管的任何位置，MET都没有促进结石排出的作用。然而，包括叶章群教授团队一项大规模多中心双盲随机对照试验在内的多项研究表明，药物排石对输尿管结石有促进排石作用，特别是长径≥5mm的输尿管远端结石（证据等级为1a级）。因此，2018年EAU结石指南仍强烈推荐应用α受体阻滞药治疗≥5mm的输尿管远端结石。

四、冲击波碎石

（一）理论依据

SWL问世后，初期曾用其治疗急性肾绞痛，但存有争议。经大量的临床实践，目前认为，用SWL治疗结石并发肾绞痛有其合理性：①肾绞痛发作时，表明结石在输尿管内移动，结石与输尿管黏膜间可产生新的空隙，局部的炎症和水肿较轻，加之引起绞痛的结石一般体积较小，这都有利于击碎结石。结石被粉碎后梗阻解除，症状即可缓解，能达到及时止痛和排石的双重目的。②冲击波疗法本身具有镇痛作用。根据"门控"理论，使用刺激物触发疼痛的方式对轴突进行强刺激后可以产生镇痛作用。另外，冲击波可能通过直接的机械效应改变局部细胞膜的通透性，冲击波的压力成分改变了离子通道，导致细胞膜分子间距增大，使神经膜的极性发生变化，最终通过抑制去极化作用而产生镇痛效应。

（二）疗效分析

最新的一项Meta分析显示：输尿管结石的急诊SWL，总无石率为78%（75%~82%），输尿管上段结石为79%（61%~95%），中段结石为78%（69%~88%），下段结石为79%（74%~84%）。在肾绞痛发作期间SWL，术中疼痛缓解率达80%以上。Choi回顾分析了肾绞痛48h（eESWL）与48h后SWL（dESWL）的疗效，结论是，eESWL组的成功率明显高于dESWL组。eESWL组需要的ESWL冲击次数明显少于dESWL组，且达到无石状态所需的时间更少。对于直径＜10mm的输尿管结石，eESWL组的所有治疗结果均优于dESWL组，尤其是上段输尿管结石更为显著，并且两组的并发症发生率相近。在多变量分析中，结石的大小和是否及早SWL是输尿管结石并肾绞痛患者SWL成功的独立预测因素。

（三）SWL要点

急诊SWL前，一般不必清洁肠道，以免加重患者的痛苦。但急性肾绞痛的患者常合并肠功能紊乱、肠胀气，可能导致定位困难。B超定位时，可在体表相应部位用沙袋加压固定，推开肠内气体，同时，限制腹式呼吸后也可减少肠气的干扰。对于肥胖或膀胱充盈欠佳的下段输尿管结石患者，可放置气囊导尿管注入生理盐水，有助于定位及碎石。

患者在接受300~800次冲击后肾绞痛即可缓解，较药物止痛迅速。治疗过程中要注意仔细观察，结石粉碎即可，避免过量冲击。尤其是输尿管壁间段的小结石，过量的冲击会导致输尿管水肿加重，结石难于排出，引发术后肾绞痛。研究表明，急诊SWL治疗过程中和治疗后，肾绞痛缓解率在80%以上，无石率可达90%以上。但急诊SWL后，5%~10%的患者可再次出现肾绞痛，较非急诊SWL高，多发生于术后1~3天。常见于结石粉碎不彻底，碎石向远端迁移，导致新的梗阻所致。若对症治疗效果不佳，且结石已移位或部分粉碎，可在新位置上复震。

急诊SWL后，如需应用抗生素，可以首选具有一定输尿管解痉作用的氨苄西林。但有人认为，解痉药的弊端是减慢输尿管的蠕动，不利于排石，这也是不主张使用阿托品之类解痉药的另一理由。一般也不宜使用利尿药，因其会增加管腔内压力从而减少有效蠕动，不利于结石的自行排出。

（孙西钊）

第二节　急性结石梗阻性肾衰竭

结石导致的急性梗阻性肾衰竭为肾后性肾衰竭，是泌尿外科的严重急症，见于：①孤立肾的输尿管结石急性梗阻；②一侧输尿管急性结石梗阻，对侧肾无功能或严重功能不全；③双侧上尿路结石同时发生完全性梗阻；④单侧尿路结石梗阻并发急性肾绞痛后，反射性引起对侧肾功能抑制。

一、病理生理

输尿管结石导致输尿管急性梗阻后，往往会引起梗阻部位的管壁持续痉挛，使肾盂内、肾间质、集合管内压力迅速增高。如果梗阻持续，将出现严重的肾单位损害，以致肾功能丧失。临床上往往表现为急性肾绞痛后出现尿闭，即完全性无尿（24h 尿量可接近 0）、无尿（24h 尿量 ≤ 100ml）或少尿（24h 尿量 ≤ 400ml），继而出现水电紊乱、酸碱失衡、氮质血症，甚至尿毒症。若不及时解除梗阻，可危及生命。

本病的预后主要与梗阻时间、梗阻程度、梗阻侧肾脏的原有功能状况及早期治疗情况有关。动物实验表明，急性完全性梗阻 36h 解除者，肾小球和肾小管功能可望全部恢复；2 周以上者，可恢复 45%~50%；3~4 周者，仅恢复 15%~30%；超过 6 周者则很难恢复。迅速诊断并及时处理，对减少肾功能损害极为重要。术前存在慢性梗阻及原有肾功能减退者，解除梗阻后肾功能恢复往往缓慢，甚至不能完全恢复。

二、临床特点

根据典型病史、影像学检查、24h 尿量测定和血液生化指标的检查，即可对急性梗阻性肾衰竭作出临床诊断。这种患者一般具有既往影像检查资料，亦可作为诊断参考，但仅有定性诊断是不够的，必须重新对结石进行准确的定位诊断。B 超和 KUB 是首选的检查，若仍不能确诊时，应立即行 NCCT 检查，尽快作出定位诊断。亦可采用逆行尿路造影，同时放置双 J 式输尿管导管，目的是解除梗阻和减轻疼痛，也可用来在结石旁建立一个膨胀性腔隙，辅助 SWL。由于肾功能损害严重，IVU 检查常不显影，加之造影剂的毒性作用有可能加重肾功能损害，目前已不提倡在急性肾衰竭期使用。

三、治疗选择

急性梗阻性肾衰竭的治疗原则是：尽早解除局部梗阻，引流尿液，挽救肾功能。急性结石梗阻性肾衰竭的常用外科处理方法有 5 种：①输尿管插管引流尿液；②经皮肾造瘘；③ SWL；④输尿管镜治疗；⑤手术切开取石。前两种均为姑息性的治疗方法，并不能去除结石，只作为应急手段来挽救生命。SWL 和腔镜技术是根除性治疗方法，而且快捷有效。用 SWL 治疗输尿管结石后，首次排石时间约为数小时，甚至数天，无石率 53%~97%。对于急性结石梗阻性肾衰竭，SWL 只可用于预计术后当天能排石者，其中的最佳选择是易碎易排的输尿管下段结石，而对那些难治型结石，如大结石、嵌顿性结石、包裹性结石，则应选择输尿管镜治疗。输尿管镜的取石成功率为 74%~98%。开放手术的风险和创伤较大，目前只作为缺乏 SWL 和输尿管镜治疗条件时的无奈选择，或这两法治疗失败者的最后选择。

四、冲击波碎石

SWL 治疗成败的关键在于正确选择合适病例。下列患者可首选 SWL：①急性梗阻之前肾功能良好的输尿管结石；②梗阻时间较短的输尿管结石；③刚从肾内移动到输尿管的结石，或输尿管结石刚发生移位者；④体积较小的输尿管结石。

梗阻时间久的危重患者，应先进行积极的内科治疗或血液透析，病情改善后再行 SWL。原先肾功能较差的孤立肾结石患者，在 SWL 前可先采用输尿管导管引流或经皮肾穿刺造瘘引流，以防排石过程中再次发生梗阻。

急性肾衰竭患者常合并肠功能紊乱，致肠胀气，造成 X 线定位困难，可经膀胱镜插入输尿管导管作为标记来协助定位。SWL 后，仍应继续留置输尿管导管 2~3 天，一方面作为支架管用于引流尿液，另一方面可作为 SWL 复震时的指示性参照。输尿管下段结石因尿闭而致膀胱不能充盈时，如需在 B 超定位下碎石，可插导尿管注入生理盐水 250ml，使膀胱达到中度充盈。为确保结石完全粉碎，SWL 时正确判断结石的粉碎程度尤为重要，可在估计结石已粉碎的基础上再追加 100 次冲击。但不宜过量冲击，否则容易导致输尿管的水肿，使结石排出困难。

治疗后需严密观察患者 24h 尿量及结石排出情况，继续监测和维持水电与酸碱平衡，并给予抗生素防治尿路感染，直至病情稳定。梗阻解除前使用利尿药会使肾盂内压快速大幅度增高，加速肾功能损害，况且利尿药会减慢输尿管蠕动，不利于自行排石，故在诊断未明时，切忌滥用利尿药。

（孙西钊）

第三节 结石并急性梗阻性尿路感染

急性梗阻性尿路感染是输尿管结石的并发症之一。在治疗上不同于一般的感染石。

一、病理改变

结石梗阻输尿管导致尿路感染后，若不及时控制，往往会发展为肾积脓。主要病理变化是肾盂内压增高，脓性尿液渗入肾实质，形成肾实质脓肿，终致肾实质破坏，肾功能丧失。严重时细菌及毒素入血可引起尿源性败血症，出现严重的全身中毒症状，甚至休克。

二、临床特点

输尿管结石并发急性尿路感染时的突出表现是全身性中毒症状，主要有寒战和高热。泌尿系的局部表现主要是腰痛、尿频、尿急、尿痛，肾区有明显的触痛和叩击痛。尿液检查可发现白细胞或脓细胞，但有些患者尿液检查并无异常改变，这是输尿管完全梗阻所致。血常规检验可见白细胞异常增多。

输尿管结石并急性尿路感染时，应尽快作出结石的定位诊断和病原体诊断。首先应行急诊KUB和B超检查，迅速明确结石的部位和数目。B超检查可以明确尿路积水及其程度，若发现肾积水内有漂浮物，则提示肾积脓。若仍不能明确诊断，可进一步采用螺旋CT检查。CT可以显示肾内和肾周的病理改变，提示感染的范围和程度。通过尿液或血液的培养，可以明确病原体的诊断。

三、治疗原则

输尿管结石梗阻合并尿路感染的治疗原则是解除结石引起的尿路梗阻和有效地控制尿路感染，但关键在于解除梗阻，只有解除梗阻，充分引流尿液，才能有效地控制感染。具体方法有：①输尿管镜下碎石或取石，同时放置导管引流；②先行经皮肾穿刺造瘘，待感染控制后再处理结石；③开放手术，如输尿管切开取石术。

四、冲击波碎石

虽然在急性尿路感染期一般不主张 SWL，但笔者认为，输尿管结石梗阻合并的急性尿路感染不同于一般的肾结石合并感染或感染性肾结石。与血供丰富的肾组织不同，输尿管是肌性组织，不易造成感染扩散。相反，只要能击碎结石，迅速解除梗阻，引流出炎性尿液，则可较快改善全身症状和消除感染。术前应充分估计一次性碎石成功的可能性，同时应选用敏感的足量抗生素进行治疗。但不宜盲目使用 SWL 治疗难碎性结石，否则适得其反。SWL 治疗时冲击能量及剂量不宜过高或过量，以减少 SWL 造成的组织损伤和感染扩散的机会。术中应密切观察结石粉碎的情况，既要确保结石的粉碎，又要避免不必要的冲击。

SWL 后应密切观察有无脓尿和碎石排出，次日常规检查 KUB 和 B 超，对病情作出大致估计。若 SWL 成功，梗阻即可解除，随着含有毒素和脓液的尿液排出体外，次日起体温可逐渐降低。若术后两天梗阻仍未解除，体温仍未下降，应寻找原因，或先行经皮肾造瘘引流，待感染控制后再酌情处理结石。在无更有效更便捷的条件时，试用 SWL 也是一个解除梗阻的办法，临床上有不少成功的病例。

（孙西钊）

参 考 文 献

[1] 孙西钊，张东方，连惠波．急症尿路结石的冲击波碎石术 // 孙西钊．医用冲击波．北京：中国科学技术出版社，2006:448-454.

[2] Pickard R, Starr K, MacLennan G,et al.Medical expulsive therapy in adults with ureteric colic: a multicentre, randomised, placebo-controlled trial. Lancet, 2015,386(9991):341-349.

[3] Torricelli FC, Danilovic A, Vicentini FC, et al. Extracorporeal shock wave lithotripsy in the treatment of renal and ureteral stones. Rev Assoc Med Bras, 2015, 61(1):65-71.

[4] Meltzer AC, Burrows PK, Wolfson AB,et al. Effect of Tamsulosin on Passage of Symptomatic Ureteral Stones: A Randomized Clinical Trial.JAMA Intern Med,2018 ,178(8):1051-1057.

[5] Coursey CA, et al. ACR Appropriateness Criteria(R) acute onset flank pain-suspicion of stone disease. Ultrasound Q,2012，28（3）:227–233.

[6] Szopiński T, Keller E, Zátura F. Kidney ultrasound– what is important for a urologist?J Ultrason, 2016, 16（67）:371–377.

[7] Kanno T, Kubota M, Sakamoto H, et al. The efficacy of ultrasonography for the detection of renal stone. Urology,2014,84(2):285-288.

[8] Zanetti G, et al. Infections and urolithiasis: current clinical evidence in prophylaxis and antibiotictherapy. Arch Ital Urol Androl, 2008, 80(1): 5-12.

[9] Heidenreich A, et al. Modern approach of diagnosis and management of acute flank pain: review of all imaging modalities. Eur Urol,2002,41(4):351-62.

[10] Kennish SJ, et al. Is the KUB radiograph redundant for investigating acute ureteric colic in thenon-contrast enhanced computed tomography era? Clin Radiol, 2008, 63(10): 1131-1135.

[11] Golzari SE, Soleimanpour H, Rahmani F,et al.Therapeutic Approaches for Renal Colic in the Emergency Department: A Review Article.Anesth Pain Med,2014, 4(1):e16222.

[12] Moon YJ, Kim HW, Kim JB,et al.Distribution of ureteral stones and factors affecting their location and expulsion in patients with renal colic.Korean J Urol, 2015, 56（10）:717-721.

[13] Worster AS, Bhanich Supapol W. Fluids and diuretics for acute ureteric colic (Review).Cochrane Database of Systematic Reviews,2012,15(2):CD004926.

[14] Choi HJ, Jung JH, Bae J, et al. Usefulness of Early Extracorporeal Shock Wave Lithotripsy in Colic Patients with Ureteral Stones.Korean J Urol,2012,53(12): 853–859.

[15] Lutay N, et al. Bacterial control of host gene expression through RNA polymerase II. J Clin Invest, 2013,123(6):2366-2379.

[16] Laerum E, Ommundsen O, Gronseth J, et al. Oral diclophenac in the prophylactic treatment of ofrecurrent renal colic. Eur Urol,1995,28(2):108–111.

[17] Cass AS. In situ extracorporeal shock wave lithotripsy for obstructing ureteral stones with acute renal colic. J Urol, 1992 , 148(6):1786–1787.

[18] Cohen E. Comparison of ketorolac and diclofenac in the treatment of renal colic. Eur J Clin Pharmacol, 1998, 54(6):455–458.

[19] Smith RC, Rosenfield AT, Choe KA, et al. Acute flank pain: Comparison of non-contrast-enhanced CT and intravenous urography. Radiology, 1995,194(3):789-794.

[20] Spencer BA, Wood BJ, Dretler SP. Helical CT and ureteral colic. Urol Clin North Am, 2000, 27(2): 231–241.

[21] Labanaris AP, Kühn R, Schott GE, Zugor V. Perirenal hematomas induced by extracorporeal shock wave lithotripsy (ESWL). Therapeutic management. Sci World J, 2007,17(7):1563-1566.

[22] Lafrance JP, Miller DR. Selective and non-selective non-steroidal anti-inflammatory drugs and the risk of acute kidney injury. Pharmaco-epidemiol Drug Saf,2009,18(10):923-31.

[23] Sümer A, Kaynar M, Topbaş E, et al. Comparison of the Therapeutic Effects of Diclofenac Sodium, Prednisolone andan Alpha Blocker for the Treatment of Renal Colic. Turkish J Urology,2012;38(1):23-28.

[24] Petranyi GY. Compatrative clinical assessment of the spasmlyticdrags.A contribution to the clinical

pharmacology of NoSPA. Orvosi Hetilap,2008,10(4)：238-242.

[25] Levine M, et al. Absent hematuria and expensive computerized tomography: case characteristics of emergency urolithiasis. J Urol, 2001, 165(3):782 - 784.

[26] Pepe P, et al. Functional evaluation of the urinary tract by color-Doppler ultrasonography (CDU) in100 patients with renal colic. Eur J Radiol, 2005 ,53(1):131-135.

[27] Memarsadeghi M, et al. Unenhanced multidetector row CT in patients suspected of having urinary stone disease: effect of section width on diagnosis. Radiology, 2005,235(2):530 - 536.

[28] Hansson S, et al. Untreated asymptomatic bacteriuria in girls: II—Effect of phenoxymethylpenicillin and erythromycin given for intercurrent infections. BMJ, 1989,298(6677):856-859.

[29] Cai T, et al. The role of asymptomatic bacteriuria in young women with recurrent urinary tract infections: To treat or not to treat? Clin Infect Dis, 2012,55(6):771-777.

[30] Zanetti G, et al. Infections and urolithiasis: current clinical evidence in prophylaxis and antibiotictherapy. Arch Ital UrolAndrol, 2008,80(1): 5-12.

[31] Campschroer T, Zhu Y, Duijvesz D, et al. Alpha-blockers as medical expulsive therapy for ureteral stones. Cochrane Database Syst Rev,2018 ,4:CD008509.

[32] Seitz C, Liatsikos E, Porpiglia F,et al. Medical therapy to facilitate the passage of stones: what is the evidence? Eur Urol,2009,56(3):455-471.

第19章 特定成分结石的冲击波碎石术

泌尿系结石主要由晶体和基质组成，晶体占结石的绝大部分，只有极少的结石以基质为主要成分，与分解尿素的细菌有关。以基质为主要成分的尿路结石，大都可透X射线。当结石的基质成分多达65%以上时，对SWL反应很差。对以晶体为主要成分的尿路结石，SWL效果随结石的晶体成分（而主要不是化学成分）而异。在材料力学上，除胱氨酸结石为韧性材料外，其他各种结石均属脆性材料。脆性是指物体受到冲击或拉力时容易破碎的性质，取决于物质的硬度和断裂韧性，结石的硬度和断裂韧性与结石的成分及结构有很大关系。结石的硬度和（或）断裂韧性大，碎石的难度就增大，所需的冲击次数也更多。按结石的断裂韧性排列，冲击波碎石从易到难依次为：磷酸铵镁→二水草酸钙→磷灰石→尿酸→一水草酸钙→胱氨酸。术前可根据患者以往的晶体成分分析结果预判结石对SWL的反应，当结石成分不明时，也可以依据结石的CT值间接预测。

第一节 草酸钙结石

草酸钙结石的构成比最高。草酸钙晶体有两种，一种是一水草酸钙，另一种是二水草酸钙。一水草酸钙结石较多见。

一、理化特性

一般认为，一水草酸钙由二水草酸钙晶体脱水后转变而成。草酸钙结石的形成似与尿pH的关系不大。

一水草酸钙结石的结构致密，质地坚硬。偏光显微结构显示，一水草酸钙晶体发育完好，排列紧密，可形成小球体(国内也称作鲕或鲕状结构，图19-1)。一水草酸钙结石的密度为2038kg/m³，纵波速度4535m/s，纵波声阻率9242×10³ kg/(m²·s)，杨氏模量25.2GPa，韦氏硬度1046MPa，断裂韧性136 kPa·m^{1/2}。一水草酸钙结石的声阻是水的6倍，这将会导致冲击波在结石之前界面，入射波产生较强的反射，而透射到结石内部的能量却大为减少。一水草酸钙结石的硬度很高，能抵消空化微喷射对结石的撞击力。这种结石的断裂韧性也很高，阻碍了结石的剥脱性破坏和裂纹的延伸，因而总体而言，一水草酸钙结石对SWL的耐碎力较高。

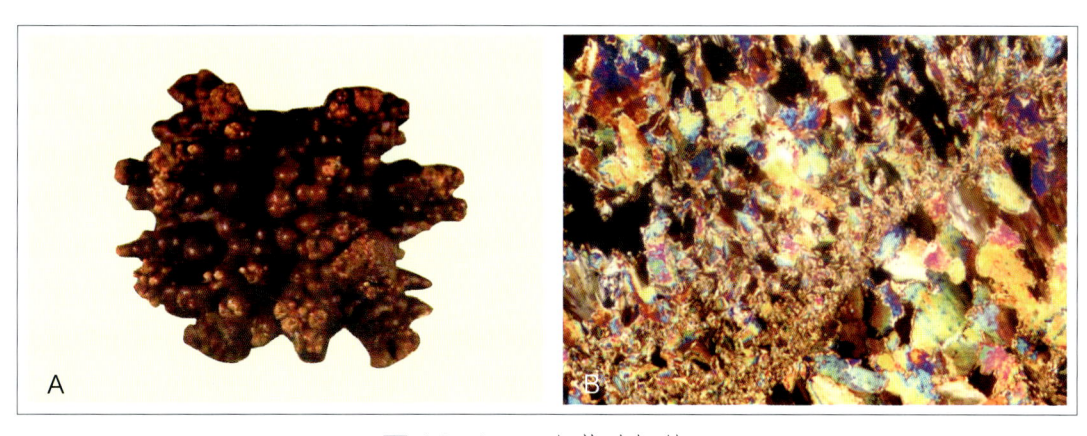

图 19-1　一水草酸钙结石

A.结石外观；B.结石晶体，正交偏光，×400

二水草酸钙结石比较松脆，晶体无色透明，反光性强。在偏光显微镜下，晶体之间排列松散而紊乱，有时亦可排列成树枝状集合体。二水草酸钙的密度为1633kg/m³，纵波速度2620m/s，杨氏模量8.1GPa，韦氏硬度515MPa，断裂韧性60 kPa·m^{1/2}。虽然二水草酸钙晶体本身较硬，但联接晶体间的成分为质地松软的无定形羟基磷灰石，电镜下可见二水草酸钙晶体之间容易在此断开。结晶集合体间的空隙较多较大，因而形成许多石—液界面，这也有利于冲击波的张力成分及其空化效应发挥碎石作用。

二、临床特点

一水草酸钙结石患者的病史一般较长。结石的体积、部位、数目和形态各异，多见于肾盏和输尿管这些较为狭细的部位。Husmann认为在泌尿系存在畸形或者梗阻严重的部位（例如肾盂输尿管狭窄等）存在明显的代谢异常，此处极易出现结石并且反复复发。一水草酸钙结石最重要的特征是X线密度高于第12肋。

二水草酸钙结石的生长速度较快，体积较大，病史较短。典型的二水草酸钙结石多位于肾盂，形态比较规则，多呈圆形或椭圆形，较少侵及肾盏。影像特征是KUB平片上密度中等的钙化影（图19-3），其中可见细小的网状结构（树枝状排列的二水草酸钙集合体），结石边缘可见毛刺现象（菱形晶体的外端）（图19-2，图19-4）。肾下盏常见不规则钙化影，这是由于二水草酸钙结石质地松脆，表面的晶体脱落后在此沉积所致。

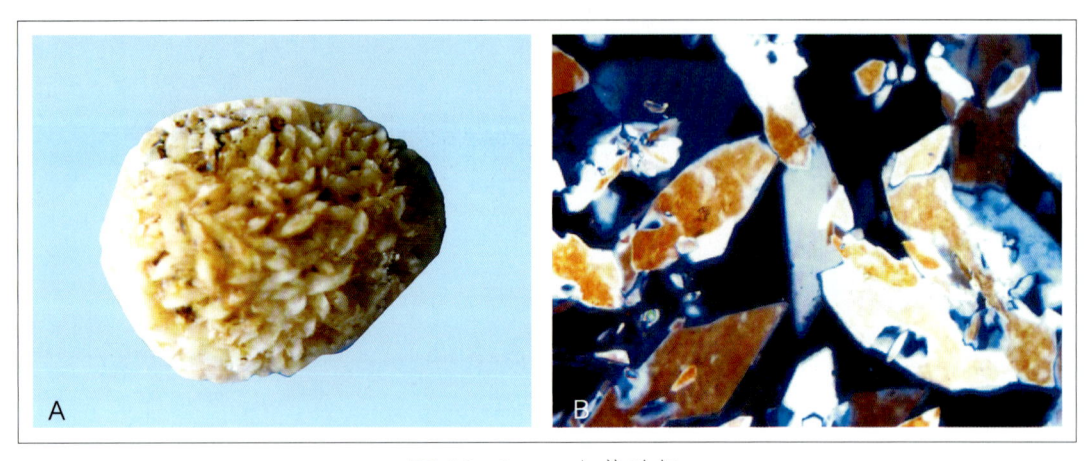

图19-2　二水草酸钙
A.结石外观；B.结石晶体，正交偏光，×400

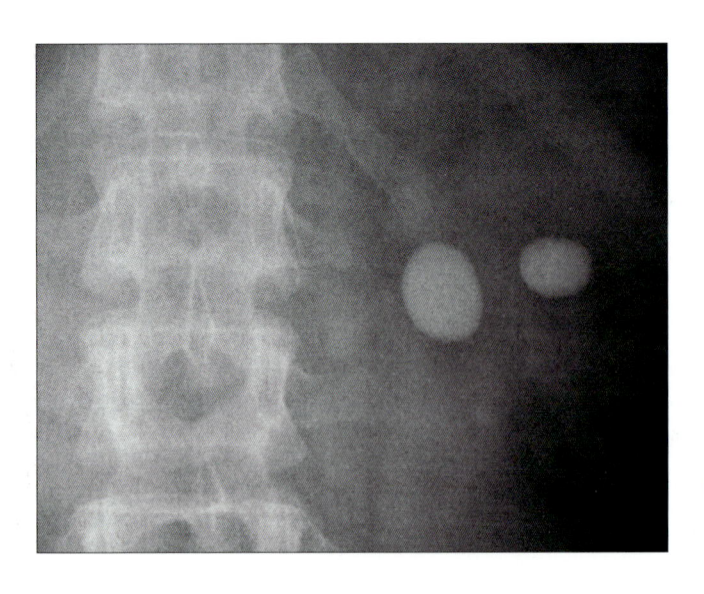

图19-3　KUB平片中肾盂、肾盏二水草酸钙结石，形态较规则

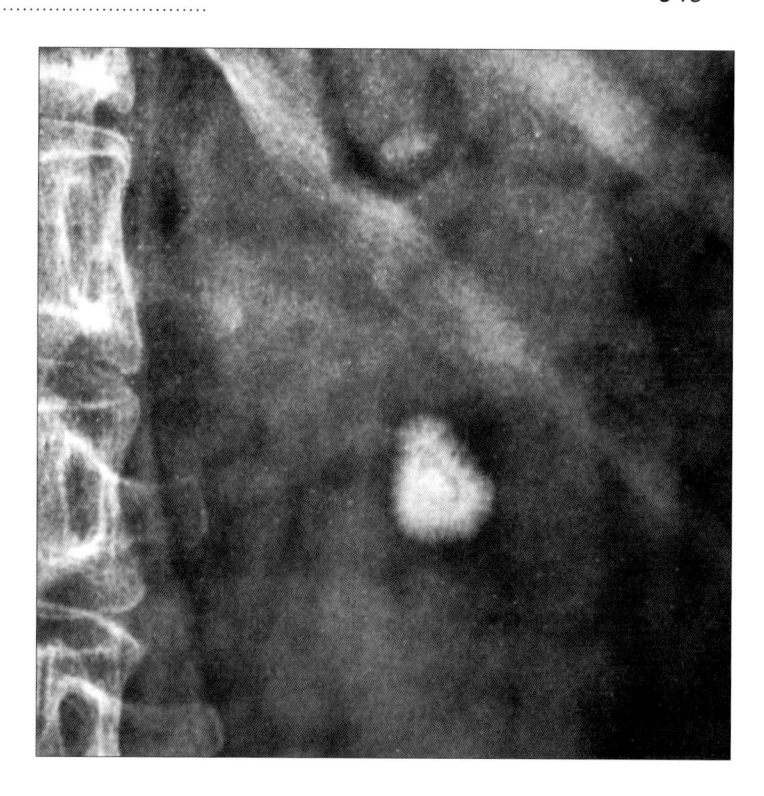

图 19-4 KUB 平片中肾盂二水草酸钙结石，结石边缘有毛刺现象，可见同心层

三、冲击波碎石

一水草酸钙结石较难粉碎，除因材料耐碎度高外，更主要的是因其常被嵌顿在狭细的输尿管或肾盏之中，使冲击波难以发挥有效的空化作用。对其宜选用功率高的液电式或电磁式碎石机，在规定的剂量内用足冲击能量。但同为一水草酸钙结石，疗效也有一些差别，有学者根据体外 CT 扫描将一水草酸钙结石分为两类，结构均匀致密为同质结构，有明显小叶、中空、分层及异常密度影为异质结构，体外实验显示同质一水草酸钙结石完全粉碎结石所需冲击次数为（1883±813）次，异质一水草酸钙所需冲击次数为（908±527）次，同质较异质所需碎石冲击次数更多（$P<0.05$）。这是因为同质结构的结石，其硬度和断裂韧性会增强，因此碎石的难度也会增加，不仅表现在所需的冲击次数上的增多，也表现在碎石后形成的碎片也会越大，造成结石的清除更加困难。一水草酸钙结石的复震率高，而且碎石颗粒较大，术后肾绞痛和间歇性血尿发生率较高。>2.5cm 的结石，应采用体外碎石和体内碎石联合治疗。此外，有研究认为，对于原发性高草酸尿症引起的草酸钙结石，SWL 治疗成功率为 63%，但由于其对肾实质的损伤以及可能发生肾衰竭，治疗中应少采用 SWL。

二水草酸钙结石是 SWL 疗效最为理想的一种。这种结石宜选液电式碎石机治疗，因其焦区较大，能够覆盖结石主体大部分。只要跟踪方法得当，对于直径 2cm 左右的结石，单期即可完全粉碎，而且碎石颗粒均匀细小。压电式碎石机的功率低，焦点细，碎石后容易遗留大块残石。大于 2cm 的二水草酸钙结石在 SWL 之后极易导致石街，因此，患者术后不宜剧烈活动，以防加剧石街嵌顿。如在术后复查平片发现重度石街，应采取体位倒置，使结石粉末重新倒流回肾内，而且这也可使石街松散拉长，避免因严重嵌顿造成持续性输尿管梗阻，有利于碎石缓慢有序地排出。对于巨大二水草酸钙结石，在 SWL 之前最好放置输尿管支架（例如：双J管、Dormia 支架等）这样不仅能够保持尿路通畅，而且在拔除支架时可将碎石粉末一起带出，缩短疗程。

四、辅助治疗

枸橼酸钾是预防性治疗草酸钙结石的常用药物，具有直接和间接抑制草酸钙结晶的双重作用。直接作用是作为结晶抑制因子直接抑制草酸钙晶体的形成；间接作用是作为络合因子与尿中的钙离子络合成可溶性枸橼酸钙，从而降低了不溶性草酸钙的饱和度，间接防止草酸钙结晶的形成。此外，口服枸橼酸盐能为尿液提供一种碱性环境，从而导致肾脏对钙的重吸收增强，使尿钙排泄量减少。SWL 后，尿路中难免有碎砂残留，其后果一是结晶重新聚集再形成残石凝块；二是作为籽晶诱使结石复发和再生长。因此，草酸钙结石 SWL 后，药物辅助疗法是合理而有益的。研究表明，在 SWL 后，服用枸橼酸盐可抑制结晶的重新聚集，也有利于碎石的排出，以及防止结石复发。枸橼酸盐的应用剂量一般为 45mmol/d，分 3 次服用。

高钙尿症是草酸钙结石最常见的代谢紊乱。高钙尿症有多种分型，噻嗪类药物是治疗其中的吸收性高钙尿症和肾性高钙尿症的一线药物。噻嗪类药可作用于肾远曲小管，抑制对钠的重吸收，同时可促进钙的重吸收，从而降低了尿钙的浓度。随访性研究表明，噻嗪类药物的应用可使高钙尿症患者的结石复发率显著下降。

高尿酸尿症是导致草酸钙结石形成的另一种代谢紊乱。对于这种高尿酸尿性草酸钙结石，单靠控制嘌呤饮食是不够的，临床上应同时服用降血尿酸药物进行治疗。

（孙西钊　孙璇）

第二节 磷酸钙结石

磷酸钙结石的构成比为 6%~9%，包括磷灰石、磷酸氢钙两大类；纯磷酸钙结石少见，一般发生于肾小管性酸中毒的患者。在常规化学定性分析中所检出的磷酸钙大多数是碳酸磷灰石。磷酸钙结石在体外对 SWL 反应因其成分不同而异：磷灰石结石容易被冲击波粉碎，而磷酸氢钙则与之相反。

一、理化特性

磷酸钙易在碱性尿液中沉淀。另外，有观点认为磷酸氢钙是羟基磷灰石的前体，当尿 pH＞7.2 时，磷酸氢钙可转变为磷灰石。普通的化学定性法检出的碳酸钙实质上就是碳酸磷灰石，单纯碳酸钙结石几乎是不存在的。碳酸磷灰石的密度为 1732kg/m³，纵波速度 2724m/s，杨氏模量 8.5GPa，韦氏硬度 556MPa，断裂韧性 57 kPa·m^(1/2)。磷灰石结石的基质含量较多，可呈同心圆结构，属于脆性结石。从 SWL 体外实验来看，它具有多重易碎机制，包括前界面的空化性剥蚀、结晶基质界面的层状分离和后界面的剥脱性破坏（霍普金森效应）。当磷酸氢钙未转化为磷灰石，而形成以磷酸氢钙为主的结石时，其阻抗力则明显增强，在体外也难以粉碎，这一点仅次于胱氨酸结石。

二、临床特点

磷酸钙结石的构成比呈逐年上升的趋势，以往认为女性更容易形成磷酸钙结

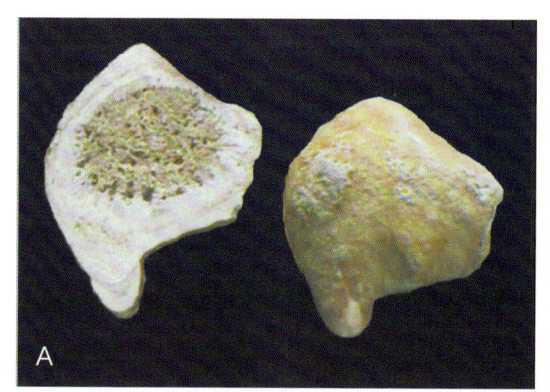

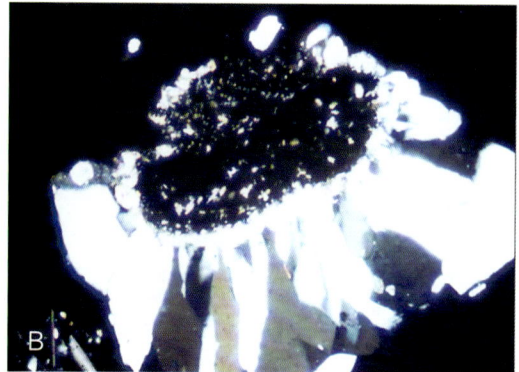

图 19-5 羟基磷灰石

A. 结石外观；B. 结石晶体，正交偏光，×400

石。在 Amy E. Krambeck 针对 3 万例结石成分的研究结果认为：磷酸钙结石的构成比较 30 年前至少增长了一倍以上，男性所占比例也有明显增多的趋势；羟基磷灰石所占比率较 30 年前增加了 1%，而磷酸氢钙结石增加了 3%；17% 的磷酸钙结石可以由另一种结石成分转化而来，常常发生在经历碎石、高浓度枸橼酸药物治疗后或泌尿系伴有严重梗阻（例如 UPJO）等情况下，有人认为这些情况会损害到集合系统调节 pH 的能力，致使磷酸钙晶体的形成。

磷酸钙结石通常继发于肾小管性酸中毒、甲状旁腺功能亢进或制动综合征。有研究报道：磷酸钙结石的大小平均为 29.2mm（2~130mm），34% 的患者为双侧多发；其 X 线表现多为斑片状钙化影，密度不均匀，形状不规则，边缘呈花边状（lace-like，图 19-6）。

有研究表明磷酸钙结石患者至少存在一种代谢异常，常见的代谢异常包括：高钙尿症、尿 pH 升高（pH > 6.2）、尿量低（VL < 2L）、高尿酸尿症、高草酸尿症以及低枸橼酸尿症；普遍认为尿液的碱性环境以及高钙尿症可以导致磷酸钙的过饱和状态致使磷酸钙结石的产生。

三、冲击波碎石

根据磷灰石结石的物理特性，它比较容易被冲击波粉碎。由于磷灰石结石内基质含量较多，后者对磷灰石晶体具有胶着作用，反而增加了结石的阻抗力，使

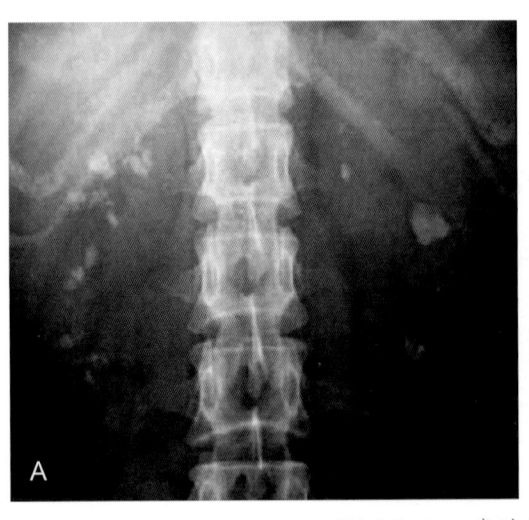

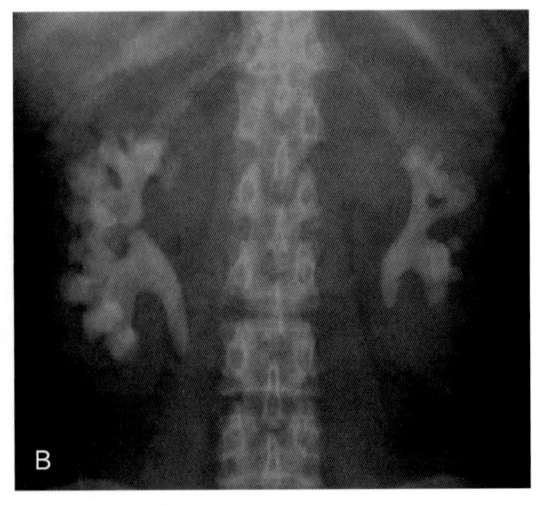

图 19-6 磷酸钙结石 KUB 表现
A. 肾小管酸中毒；B. 碳酸磷灰石

碎石效果往往不佳，结石的碎块也往往较大，但是大约等待3周后，这些残留的碎块可能会逐渐自行裂解成细砂状而排出体外。这一特点在输尿管结石中尤为突出。因此，在治疗这类结石时不必急于求成，最好间隔2~3周之后再根据影像学检查结果作出治疗决策。这样既可减少复震次数，减轻组织损伤，也可降低治疗成本。

而磷酸氢钙的物理特性则与磷灰石相反。磷酸氢钙结石比较坚硬，不容易被冲击波粉碎。Klee曾对34例磷酸氢钙结石患者进行SWL治疗，结果单独应用SWL治疗的患者总体成功率只有65%，每个患者平均需要进行1.5期SWL治疗，只有11%的患者结石完全清除。因此，SWL只适用于体积较小的磷酸氢钙结石患者，而体积较大的结石患者则应选择PCNL或URL等其他外科方法。为提高无石率，这些病人甚至需要多期的外科治疗，研究表明磷酸氢钙在结石成分中的含量超过60%，外科治疗的无石率将明显下降，超过1/3的患者需要二期以上的PCNL才能完全清除结石。

四、辅助治疗

纯磷酸钙结石多由肾小管酸中毒引起，成石机制一是因肾小管的酸化功能障碍导致了尿液pH升高，从而促使磷酸钙沉淀；二是因酸中毒时尿中作为结石抑制因子的枸橼酸盐含量降低所致。枸橼酸钾是治疗肾小管酸中毒的有效药物。它既可作为碱性剂纠正血液酸中毒，又可作为补钾剂，改善低血钾，还可补充枸橼酸根，治疗低枸橼酸尿症。虽然枸橼酸钾是碱性药物，但通常使用的小剂量不会明显升高尿pH。然而，仍应经常检测尿pH，使之维持在7~7.2的水平。若尿pH > 7.2，则会使二水磷酸氢钙转化为磷灰石，使之发生沉淀。

（孙西钊　孙　璇）

第三节　磷酸铵镁结石

磷酸铵镁的矿物学名称是鸟粪石，是感染性结石的主要成分。由于感染石引起的肾功能丧失率、结石复发率和患者死亡率较高，临床上又称其为"恶性"结石病。据国外文献报道，磷酸铵镁结石的构成比约为 5%，但根据南京大学鼓楼医院的大样本调查，磷酸铵镁结石仅占 3%。

一、理化特性

在偏光显微镜和扫描电镜下，磷酸铵镁晶体发育不良，自形程度差，排列不整齐，多与碳酸磷灰石同时存在。结石的质地疏松易碎，石体内部有许多空隙（图 19-7）。磷酸铵镁结石的密度为 1587kg/m³，纵波速度 2798m/s，纵波声阻率 $4440×10^3$ kg/（m²·s），杨氏模量 10.5GPa，韦氏硬度 257MPa，断裂韧性 56 kPa·m$^{1/2}$，压力性材料破坏强度 8MPa，张力性材料破坏强度 0.6MPa。已知材料硬度决定了结石对空化微喷射撞击的阻抗力，断裂韧性决定了对结石剥脱性破坏和裂纹延伸的阻抗力，与其他成分相比，磷酸铵镁结石的这两项关键力学参数决定了其耐碎度是最低的。

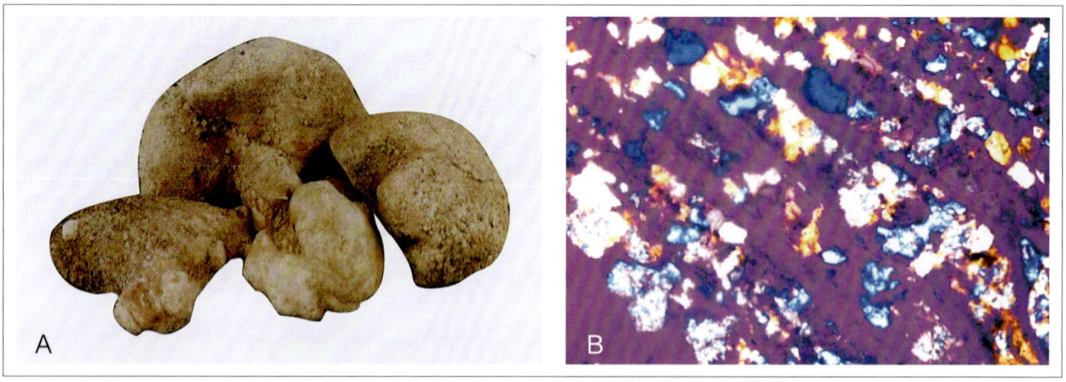

图 19-7　六水磷酸铵镁
A. 结石外观；B. 结石晶体，正交偏光，×400

结石培养可以找到大量解脲酶细菌，如变形杆菌。这些产生解尿酶的细菌分解尿中的尿素后，可使尿液趋于碱性，促使磷酸铵镁和碳酸磷灰石过饱和，进而导致结晶的形成。磷酸铵镁结石的生长速度较快，应积极处理，以免结石迅速增大。

二、临床特点

磷酸铵镁结石常见于有尿路反复感染病史的女性患者和糖尿病患者，尿中常可检出白细胞，而且可培养出能产解脲酶的变形杆菌或金黄色葡萄球菌等。磷酸铵镁结石最重要的临床特征是：KUB 平片中，可见肾区半透光鹿角形或部分鹿角形结石影，而且鹿角锐利（图 19-8）。但也应注意，在鹿角形结石中，磷酸铵镁结石只占 1/4，另外 3/4 一般为草酸钙或其他成分的结石（国外文献报道的这一比率恰恰相反）。两者的区别在于，草酸钙为主的鹿角形结石可能无尿路感染史，在腹部平片上，结石的密度高于 12 肋骨的密度。

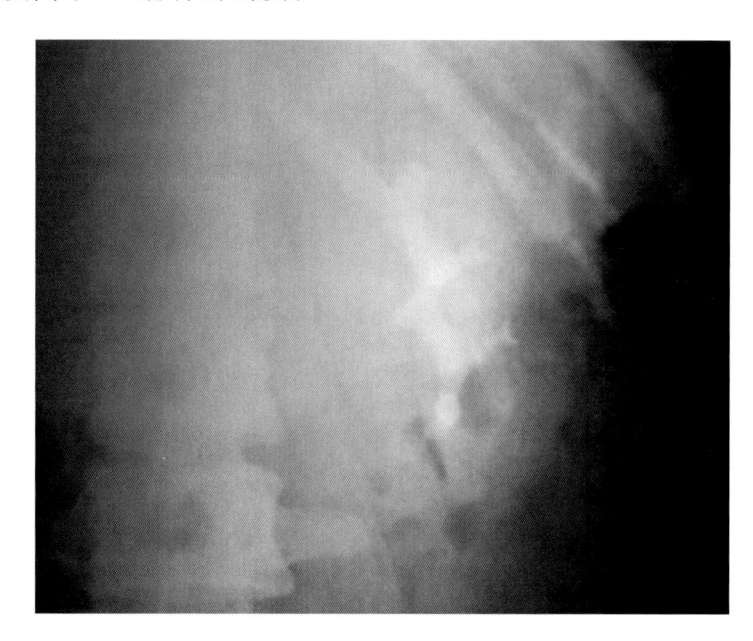

图 19-8 KUB 显示鹿角形磷酸铵镁结石，其特征是显影较淡，半透 X 线

三、冲击波碎石

（一）定位方式

选择定位方式要根据患者具体情况而定。X 线和 B 超均可显示磷酸铵镁结石，若透视影像较淡，可选择 B 超定位。在 B 超下，感染石呈现为很强的回声和声影，但缺点是难以测其全貌。X 线 /B 超双定位是理想的定位方法。

（二）辅助措施

磷酸铵镁结石可首选 SWL 治疗。由于这种结石松脆易碎，SWL 后，含有大量细菌的碎砂可能会突然堵塞输尿管，继发脓肾。因此，> 2cm 的结石，术前应置输尿管双 J 管或 Dormia 支架，确保尿液通畅。在 SWL 过程中可采用分期式治疗，不必强求一次性成功，这样不仅便于观察感染性反应，也可防止石巷发生。

（三）冲击顺序

磷酸铵镁结石的冲击顺序取决于结石的数目、体积和类型。①多发性结石，可首先冲击肾盂漏斗部的结石或易于排出的结石，以尽早解除肾脏的尿路梗阻。②＜2.5cm的完全性鹿角状结石，可将其人为划分成三块：上盏和肾盂上部、中盏和肾盂中部、下盏和肾盂下部，SWL时，可按照自下而上、从后向前的顺序依次冲击，循序渐进，分而治之，理由是：如果反向冲击，上方或前方的粉末会坠入其下方或后方结石的周围，从而掩盖了该处结石的影像，影响定位，而且还会因沉落粉末的散射作用而过多耗费冲击能量。③＞2.5cm的完全性鹿角石，可采用体外碎石和体内碎石相结合的治疗，亦可采用"三明治"疗法，即PCNL→SWL→PCNL，目的在于彻底清除所有残石，防止结石再生长。

（四）术后排石

磷酸铵镁结石虽然不难粉碎，但不易排净，磷酸铵镁结石的再生长率很高。据Beck和Riehle的一项调查，在平均27个月的随访中，SWL后肾内留有残石者的结石再生长率为100%，而SWL后无石者的复发率仅为10%；甚至即使做到了术后严格使用敏感抗生素控制感染的情况下，留有残石的患者中仍会有78%的患者形成新的结石，因此，彻底清除残石至关重要，无石是降低结石和感染复发的关键。术后应采取各种措施促进排石，肾内残石大多沉积在下盏，可以采取体位倒置、物理振动排石等进行引流。

四、辅助治疗

（一）抗生素应用

在SWL之前，首要的是选择敏感的抗生素控制尿路感染，待细菌转阴后方可碎石。同时亦是建立一个有效的抗菌屏蔽，以免SWL后石体内释放出的细菌可通过受损组织进入到血液中，引起尿源性败血症。需要注意的是磷酸铵镁结石患者尿培养结果可能与石体内的病原体不相符，在外科干预过程中宜选择敏感的广谱抗生素。

SWL后仍需继续控制尿路感染，目的是使尿液达到无菌状态，防止成石成分处于过饱和水平。体内和体外的实验研究显示，残石中的磷酸铵镁成分可在无菌尿中被部分溶解。应根据尿培养结果选择特异而有效的杀菌性抗生素，即使不能达到尿中无菌，只要将菌落计数从10^8降至10^5，就可使尿酶产量降低99%。采用试管稀释后药效检测法对于选用抗生素也很有用。但亦应特别提示，肾功能正常状态下，尿中的抗生素浓缩后的浓度为血清中抗生素浓度的10~100倍。因为普通的药物敏感实验是以血清抗生素浓度为准,所以某些药物试验中的耐药抗生素在尿中仍然可以达到杀菌或抑菌的浓度。通常宜采用长期抗生素疗法,氨苄西林在尿中的浓度达 20μg/ml 时,对 90% 的变形杆菌都有效。标准的口服氨苄西林疗法(250mg,每 6 小时 1 次),尿中的药物浓度可达 150~300μg/ml,在治疗 1~2 周后,如果尿液细菌转阴,再改为半量抗生素治疗 3 个月。若能连续 3 个月保持尿中无菌,可终止抗生素使用。但要注意,> 1cm 的残石,其空隙的尿液中仍然"停泊"着大量细菌,而且抗生素不易渗透入内,仍需采用 SWL 将其完全粉碎。普通抑菌药物,如磺胺类、呋喃妥因、乌洛托品一般不能彻底消除感染,可与杀菌性抗生素合用,或作为尿路消毒药长期应用。

(二)尿酶抑制药

尿素分解是磷酸铵镁结石形成的重要原因。采用尿酶抑制药也是一项重要的辅助性治疗措施,可抑制尿素分解,延迟结石的生长,或抑制新结石生成。理想的尿酶抑制药应当具有三大特性:①由于 90% 以上的尿酶位于细菌体内,药物必须能抑制活体细菌体内的尿酶活力;②药物易在体内代谢,而且肾脏清除率高;③药物的毒性低,可长期使用。乙酰氧肟酸(AHA)的分子结构与尿素相似,是一种尿素酶的竞争性抑制药(图 19-9),符合上述条件,具有较好的疗效和较低的毒性,与长期服用抗生素效果相当。首期剂量为 250mg,每 2 天 1 次,连用 3 周,患者若能耐受,可将剂量增至 250mg,每 3 天 1 次。

(三)酸化尿液

酸化尿液有助于磷酸铵镁结晶的溶解,降低结石的表面能量,有利于提高 SWL 的效率,而且还能增加青霉素的抗菌效果。口服氯化铵后,短期内能将尿液酸化,剂量为 3~9g/d,分 3 次口服。有人认为维生素 C 亦能酸化尿液,但因其属弱酸性药物,酸化作用有限,而且大剂量应用时,可能会导致尿中草酸钙结晶

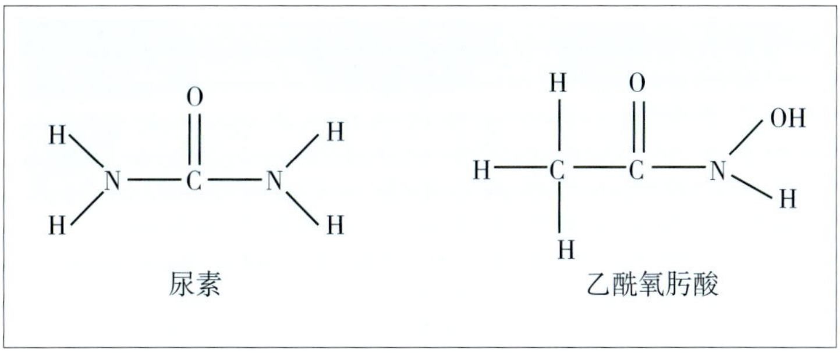

图 19-9 尿素与乙酰氧肟酸化学结构式

的形成。磷酸二氢钾是一种酸性药物，不良反应较小，最近刚被用于临床。

（孙西钊　孙　璇）

第四节　尿酸结石

尿酸结石约占5%，在各种成分的结石中，尿酸结石是唯一口服溶石药物疗效理想的结石。

一、理化特性

尿酸结石通常是在pH＜5.5的酸性尿液中形成的。它的显微结构有两种，颗粒型和微晶型。后者的结构更为致密，质地也较硬（图19-10）。此外，在高尿酸患者中，在pH达6.5时，尿中的尿酸解离后，可与尿钠结合，形成尿酸钠。尿酸钠与一水草酸钙在晶体的晶格上相似，两者可通过取向附生作用相互沉积和生长，形成混合性结石。尿酸结石的密度为1546kg/m³，纵波速度3471m/s，纵波声阻率5366×10³kg/（m²·s），杨氏模量9.2GPa，韦氏硬度312MPa，压力性材料破坏强度20MPa，张力性材料破坏强度1.8MPa，虽然在物理学上，尿酸结石是比较"硬"的，但在化学上，尿酸结石却是"软"的，可经尿液碱化将其溶解。在用尿液碱化疗法溶石时，尿酸结石的每月平均溶解半径最多可达1cm。

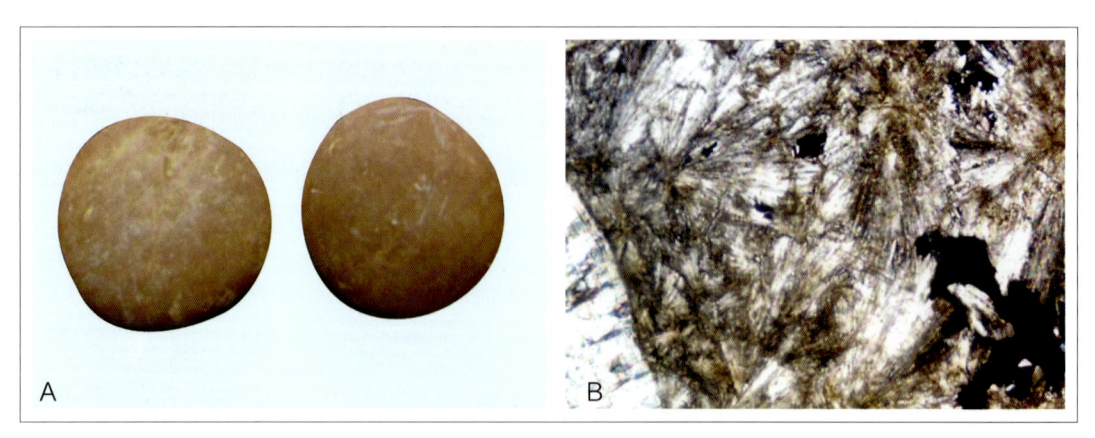

图19-10　尿酸结石
A.结石外观；B.结石晶体，正交偏光，×400

二、临床特点

临床上，10%~20% 的尿酸结石患者伴有痛风病史，其他临床症状并无特异性。大多数患者的尿液呈酸性，尿液 pH ≤ 5.5。24h 尿中尿酸排泄量往往超过 750mg，约 50% 患者血尿酸升高。尿酸结石属于 X 线透光结石，以往是靠静脉泌尿系造影的充盈缺损确定诊断（图 19-11A），但这是一种间接影像，检出率较低。随着 B 超和 CT 的广泛应用，尿酸结石现已不难诊断。如果 B 超下发现尿路内强回声并伴声影，同时 KUB 平片呈阴性，几乎就可断定为尿酸结石。有时 KUB 可以显示中心透光而外周为钙化影的结石，即所谓"空心样"结石，其实这就是核心为尿酸钠、外层为一水草酸钙的同心圆形混合性结石，另外，一些微阻光结石也可能是尿酸成分为主的混合性结石，可结合病史、血尿酸值、尿 pH 进行综合判定。尿酸结石的 CT 值为 380~400HU，远低于胱氨酸结石。CT 对尿酸结石的诊断精确度同其他含钙结石相同，为 94%~100%，然而，至今临床上不少人仍在错误地推想"既然尿酸结石透 X 线，所以 CT 对它不显影"（图 19-11B）。

三、冲击波碎石

尿酸结石的治疗，一般应首选口服溶石疗法，但若结石较大，或因混合其他成分而致溶石效果不佳，则可选用 SWL。在 SWL 中，首选 B 超定位，该法直观，容易跟踪，无辐射性损伤，远较间接式 X 线造影定位法方便和准确。在 SWL 的

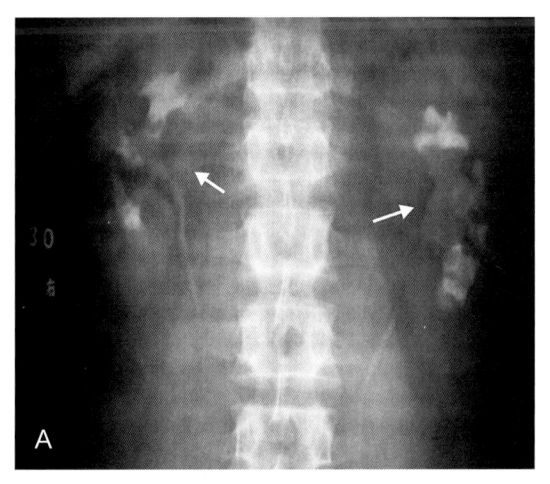

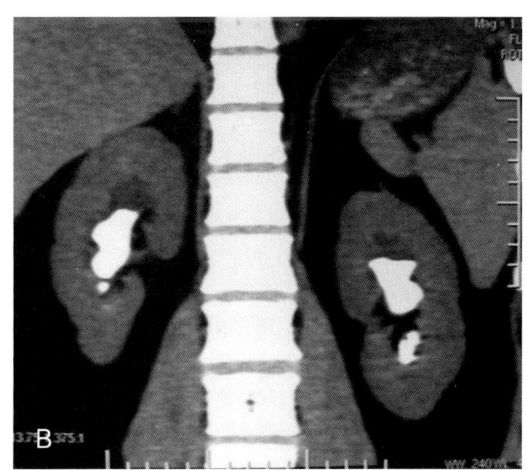

图 19-11 尿酸结石的影像表现
A.IVU 呈负性影像；B.CT 可以发现尿酸结石

操作结束时，通过B超影像可以初步判断结石的粉碎程度。肾内结石粉碎时，由于粉末弥散空间较大，B超声像呈现所谓"云雾"现象；输尿管结石粉碎时，粉末沿管腔拉长，B超声像为"喷流"现象；下段输尿管口结石粉碎时，可见碎屑缓缓坠落至膀胱的过程，B超下呈现动感的"飘雪"现象。由于B超判定结石的粉碎程度不够准确，故应在初步认为结石粉碎后再追加一定剂量的冲击，确保结石完全粉碎，以防残石坠入下方输尿管，导致复震时定位更加困难。尿酸结石SWL后随访时，若残石粉末未排尽，即使数量很少，B超下也可显示很强的回声，有时可能会误导碎石结果的判断。

四、辅助治疗

在SWL前应常规使用碱性药物，可降低结石表面能量。而且在SWL术后服用碱性药物可进一步提高尿酸结石的治疗效果，其理论依据是：①结石粉碎之后表面积显著增大，药物—结石接触面相应增加，有利于加快结石溶解；②部分尿酸结石因取向附生作用，表层可能沉积草酸钙结晶，粉碎结石表面的草酸钙晶体层后，药物就可直接溶解内部的尿酸成分；③可溶解坠入输尿管的残石，防止潜在的尿路梗阻。

碱化尿液的方法有：①口服法：常用的药物有枸橼酸盐和碳酸氢钠。服药量完全根据尿pH决定。枸橼酸钾应作为碱化尿液的首选药物。一般用量30~60mmol/d就可以将尿pH提高并维持在6.5左右，但肾功能不全者应慎用，以免引起高血钾。饮用橙汁是值得推荐的方法。研究证明，每日饮用1200ml的橙汁，既可增加尿液又可碱化尿液，相当于服用60mmol的枸橼酸钾，能使尿pH从5.7增至6.5；同时使尿中枸橼酸含量从571mg/d增加到952mg/d，对尿酸结石和含钙结石都有防治作用。碳酸氢钠能增加体内钠负荷，长期使用对伴有肾功能不全、高血压、充血性心衰、肝硬化腹水等病变的患者有一定风险，而且还有增加尿钠、尿钙的排泄，提高磷酸钙的饱和度以及降低枸橼酸的作用，易导致尿中含钙结石的形成。鉴于此，一般将碳酸氢钠和乙酰唑胺联合应用，可以减轻水钠潴留效应，还能增强碱化效果。②静脉滴注法，其溶石速度较快，但患者需住院治疗。常用药物有1/6mol乳酸钠溶液或5%碳酸氢钠溶液。使用时应密切观察血压等变化，防止因水钠潴留引起的各种并发症。以上两种全身用药法禁用于尿路梗阻者。③局部灌注法，适用于不能耐受全身用药或已携带尿路造瘘管、导管的患者。急性尿路感染者禁用。常用药物有碳酸氢钠和三羟甲基氨基甲烷（THAM）溶液。该法溶石迅速，操作时应保持压力小于20~25cmH$_2$O。用药过程中应每日监测尿pH2~3次，使之维持在6.5~7.0之间。应避免过度碱化。若pH＞7.0，尿中磷酸盐易结晶沉淀。而且后两种方法因为操作繁琐、副作用明显、患者耐受力差等原因在临床上已经被淘汰不再进行了。

尿酸结石患者应严格限制摄入高嘌呤食物，高尿酸血症患者或中度以上高尿酸尿症患者，应服用别嘌醇或非布司他。别嘌醇是次黄嘌呤异构体，一方面能抑制黄嘌呤氧化酶，从而减少尿酸生成；另一方面，别嘌醇使体内从头合成的嘌呤核苷酸减少，间接地减少了尿酸的生成量。因此，别嘌醇可显著降低血中和尿中尿酸水平。常用剂量为300mg/d，分次或一次性服用。该药不良反应较小，可出现皮疹、发热、急性痛风等现象。长期应用可增加体内黄嘌呤、次黄嘌呤含量，有出现相应成分结石的可能。非布司他也是一种黄嘌呤氧化酶抑制药，对有痛风症状的高尿酸血症患者，推荐剂量为40mg或80mg，每日1次。服用2周后应复查血尿酸和肝功能。预防痛风急性发作推荐至少用药6个月。非布司他不良反应轻微，即使轻中度肝功能损伤患者服用本品也无须剂量调整。导致治疗过程中停药的最常见不良反应为肝功能异常，研究表明40mg剂量组发生率为1.8%，80mg组发生率为1.2%，而别嘌醇给药组发生率为0.9%。

（孙西钊　孙　璇）

第五节　胱氨酸结石

胱氨酸结石比较少见，在国外，约占尿路结石的2%；根据南京大学附属鼓楼医院的红外光谱分析，胱氨酸结石仅占全部尿路结石的0.2%。

一、理化特性

胱氨酸结石按其X线表现有两类结构：粗糙型和光滑型。前者外表粗糙、晶体大，由排列规则的六方晶体组成，有良好的劈理面；后者外表光滑、晶体小，但晶体排列不规则(图 19-12)。在体外,CT 也可分辨出这两种类型:粗糙型结石的 HU 大约为 702;光滑型结石的 HU 约为 921,这说明前者射线可透过的结石空隙较多,对 SWL 相对敏感;后者因规则的晶体排列,对 SWL 的阻抗较强,较难粉碎。但对于检测体内胱氨酸结石,CT 值分辨力不高,无临床实用价值。在胱氨酸结石中,约有 43% 混有其他成分,主要为草酸钙和磷酸铵镁。胱氨酸结石的密度为 1624kg/m³,纵波速度 4651m/s,纵波声阻率 7553×10³ kg/(m²·s),杨氏模量 20.1GPa,韦氏硬度 238MPa,断裂韧性大于 200 kPa·m^{1/2}。根据这些材料力学参数,可以推断,胱氨酸结石属于弹性物质。它的变形力强,抗裂性高,能够通过塑变作用来吸收空化性喷射撞击的能量,这样就妨碍了结石前界面的空化性破坏力进一步传播到结石主体,使之难以粉碎。

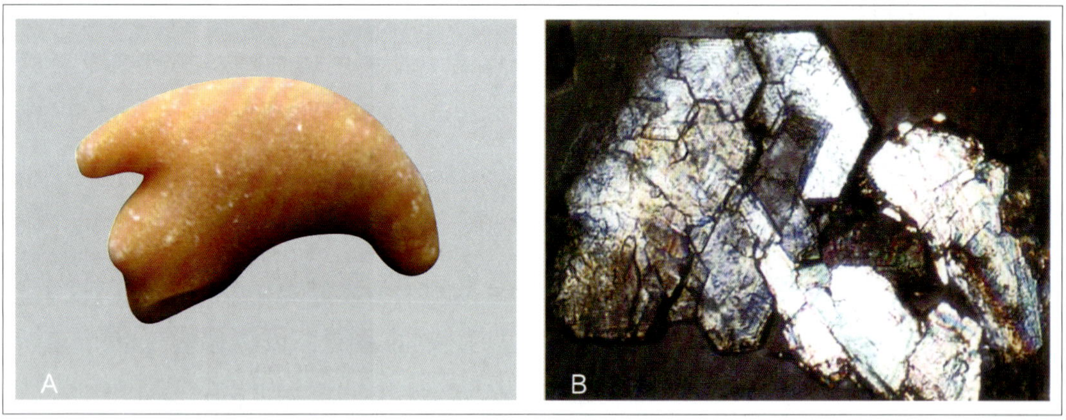

图 19-12 胱氨酸结石
A.结石外观;B.结石晶体,正交偏光,×400

二、临床特点

胱氨酸结石的患者在诊断上常常会遇到延误。例如英国学者对 200 例胱氨酸结石患者随访了 10 年,其中被诊断延迟的患者占到了 25%,平均确诊时间为 7.4 年,而在我国这种误诊漏诊的现象则更为突出。

在临床表现上通常表现为:发病年龄小,有家族性,结石多为双侧,或较大,或多发,累及整个泌尿系,可有多次手术史及复发史。尿胱氨酸含量明显增高,少数患者晨尿可见六方胱氨酸结晶。尿硝普胺试验阳性则有力提示胱氨酸尿症。胱氨酸结石在 KUB 平片上呈现为中度不透光结石影,这是由于其分子中含有硫原子所致，并非是人们想象中的所谓"阴性"结石（图 19-13）。这种结石也可呈鹿角形，但与磷酸铵镁鹿角形结石的区别在于前者的"鹿角"比较圆钝。胱氨酸结石亦可因合并其他成分而使 X 线影像密度有所变异。

有半数以上胱氨酸结石的患者会伴发明显的高血压（男性明显多于女性）以及肾功能的异常，表现为血肌酐的明显升高，此类病人发生肾衰竭的风险也会加大。

还有报道指出会有 25% 的已接受过 SWL 治疗的胱氨酸结石患者长出非胱氨酸结石，但其原因仍有待进一步研究考证。但建议针对外科干预过的胱氨酸结石患者，应持续关注其结石成分的变化情况。

三、冲击波碎石

胱氨酸结石属韧性结石，是所有尿路结石中最难破碎的一种。粗糙形结石尚可粉碎，但往往需要多期 SWL 治疗；光滑形结石则很难粉碎，即使结石解体，残石也较大，不易排出。SWL 对于较小的结石有一定效果，但对于较大的结石则

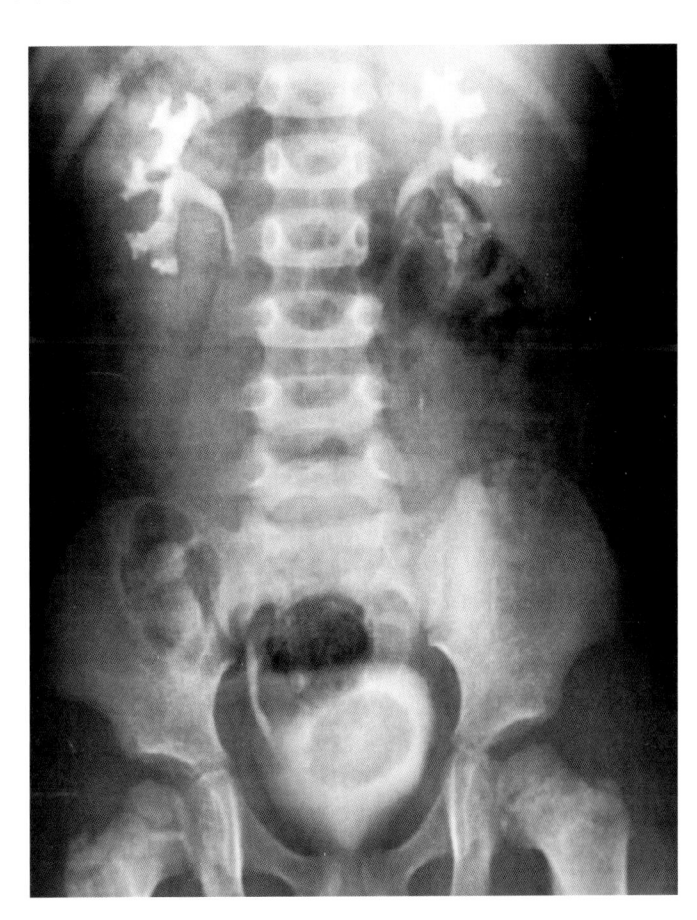

图 19-13 3 岁女童胱氨酸结石 IVU，可见双肾膀胱半透光结石影

很难粉碎，所以在不加选择的情况下就进行SWL，产生的效果均不理想。有人用SWL分别对＜10mm、10~15mm和＞15mm的三组胱氨酸结石进行治疗，成功率分别为65%、50%和0%。在另一组胱氨酸结石的SWL研究中，＜15mm结石的成功率为75%；＞15mm结石的成功率仅为33%。Hockley及其同事对43例胱氨酸结石的患者予以了SWL治疗，发现小于20mm的平均无石率为70.5%，而大于20mm的平均无石率为41%。因此，对于胱氨酸结石，SWL适用于结石体积较小的患者；而体积较大的则倾向于通过内镜手段或联合治疗来处理。

根据笔者的经验，＜10mm的胱氨酸结石，可单用SWL治疗。碎石所用的工作电压应较一般结石为高，但高能量引起的肾损伤也较重。这对于伴有高血压或肾功能异常的患者而言，术前控制血压、评估肾功能情况就非常必要；应严格限制冲击频率，以每分钟40次为宜。亦可采用呼吸跟踪式触发装置，或点射式触发，尽量保证"弹无虚发"，最大限度地减少额外的组织损伤。结石初步解体后，则会增加溶石药物的接触面，提高溶石效力。尤其是胱氨酸结石有29%合并感染，结石表层沉积着磷酸铵镁结晶，妨碍药物溶解胱氨酸结晶。经SWL后，可剥除结石表面的磷酸铵镁结晶，有利于溶石药物进一步接触和溶解核心的胱氨酸成分。

虽然胱氨酸结石因系弹性材料而对SWL有着耐碎性，但实际上它却较其他各种结石松软，治疗较大胱氨酸结石时利用体内超声碎石效果颇佳，如果配合SWL和经皮溶石治疗，无石率可大于75%。

四、辅助治疗

大量饮水和药物治疗是防止胱氨酸结晶析出的理想而实用的方法，2/3的胱氨酸结石患者单用水化疗法即可防止结石形成。具体计划是每日饮用3L液体，每次进餐和就寝前各饮两杯，夜间唤醒患者排出，并再饮两杯，使尿液总量保持在2L/d。

药物疗法也是胱氨酸结石SWL时非常有用的辅助治疗，通常在SWL前后使用，通常包括碱化尿液和胱氨酸结合剂两类。作用的目的有三：其一，可降低结石的表面能量，有利于结石的破碎；其二，可防止砂粒重新集结，有利于残石的排出；其三，胱氨酸结石是复发率最高和最快的一种结石。因此，药物疗法对于控制结石复发，也具有非同寻常的意义。

尿中胱氨酸的溶解度具有pH依赖性。胱氨酸的溶解度上限为300mg/L，当尿 pH 提高至 7.5 时，其溶解度可增加一倍。碱化尿液最常用的药物是枸橼酸钾。理论上，碱化尿液能防止尿中胱氨酸过饱和与沉淀。但另一难题却限制了"尿液碱化"的程度，即当 pH > 7.2 时，尿中磷酸盐将会发生沉淀。因此，胱氨酸结石患者尿液 pH 的碱化标准为 7。然而，亦有人认为尿液碱化后，胱氨酸结石中有磷酸盐沉积时，结石反而易被 SWL 击碎。

然而，对于严重的胱氨酸尿症患者，单用尿液碱化疗法难以奏效，须采用胱氨酸结合剂治疗。胱氨酸结合剂一般都含有特征性疏基结构，它断裂后能与胱氨酸的疏基结合，形成易溶性的二硫化物。这类药物既能预防结石形成，又能治疗已经形成的结石。硫普罗宁（α-疏基丙酰甘氨酸、诺宁、凯西莱、Thiola）是一种复杂的活性还原型疏基化合物，其结构式为

$$CH_3 - CHSH - CONH - CH_2 - COOH$$

它能与胱氨酸进行疏基二硫化物转换，形成一个混合的半胱氨酸疏基的二硫化物，反应如下：

$$2R-SH + R'-S-S-R' \leftrightarrow 2R-S-S-R' + 2H^+$$

　　硫普罗宁　　　　　　胱氨酸　　　　　　疏基半胱氨酸

服用硫普罗宁引起尿中胱氨酸降低的程度与服药量成正比。但该药只用于尿胱氨酸排泄量 > 500mg/d 的患者，剂量不应随意使用，尿中胱氨酸的溶解度约为 250mg/L，可作为硫普罗宁使用剂量的参考。每日服用 1g 硫普罗宁，预计会降低尿中胱氨酸 250~350mg/d；每日服用 2g，预计降低 500mg/d。成人每日口服用 800mg；儿童起始剂量为 15mg/（kg·d），均为每日分 3 次服用，治疗 1 个月后，每 3 个月定期检测尿中胱氨酸排泄量。

硫普罗宁副作用远比传统的 D-青霉素胺低，主要副作用是外周白细胞和血小板减少，皮肤过敏。在治疗期间，每 3~6 个月应检测血常规、尿常规和脾功能。该药禁用于孕妇。

综上所述，不同成分的结石应采用不同的冲击波碎石方案。同时，结合使用溶石、排石和防石的药物作为辅助治疗可提高 SWL 的疗效。一些有效的药物可降低结石表面能量，使结石易被冲击波粉碎；直接溶解结石，缩短 SWL 的疗程；防止残留结石的聚集，促进有效排出。

（孙西钊）

参 考 文 献

[1] 孙西钊，张东方，连惠波．泌尿系特殊结石的冲击波碎石术//孙西钊．医用冲击波．北京：中国科学技术出版社，2006:455-468.

[2] Ringdén I, Tiselius HG. Composition and clinically determined hardness of urinary tract stones. Scand J Urol Nephrol,2007,41(4):316–323.

[3] Williams JC, Jr, Saw KC, Paterson RF, et al. Variability of renal stone fragility in shock wave lithotripsy. Urology, 2003,61(6):1092–1097.

[4] Hockley NM, Lingeman JE, Hutchinson CL. Relative efficacy of extracorporeal shock wave lithotripsy and percutaneous nephrostolithotomy in the management of cystine calculi. J Endourol, 1989,2(5):273–285.

[5] Kachel TA, Vijan SR, Dretler SP. Endourological experience with cystine calculi and a treatment algorithm. J Urol, 1991(11),145:25–28.

[6] Chow GK, Streem SB. Contemporary urological intervention for cystinuric patients: immediate and long–term impact and implications. J Urol, 1998,160(2):341–344.

[7] Klee LW, Brito CG, Lingeman JE. The clinical implications of brushite calculi. J Urol, 1991,145(4):715–718.

[8] Bani-Hani AH, Segura JW, Leroy AJ. Urinary matrix calculi: our experience at a single institution. J Urol, 2005,173(1):120–123.

[9] Saw KC, McAteer JA, Fineberg NS, et al. Calcium stone fragility is predicted by helical CT attenuation values. J Endourol, 2000,14(6):471–474.

[10] Bak M, Thomsen JK, Jakobsen HJ, et al. Solid-state 13 C and 31 P NMR analysis of urinary stones. J Urol, 2000(3 Pt 1),164: 856–863.

[11] Onal B, Demirkesen O, Tansu N, et al. The impact of caliceal pelvic anatomy on stone clearance after shock wave lithotripsy for pediatric lower pole stones. J Urol, 2004,172(3):1082–1086.

[12] Tekin A, Tekgul S, Atsu N, et al. Cystine calculi in children: the results of a metabolic evaluation and response to medical therapy. J Urol, 2001,165(6 Pt 2): 2328–2330.

[13] 孙西钊，孙则禹，叶章群．尿石的理化特点与体外冲击波碎石．临床泌尿外科杂志，2000,15(11):485-487.

[14] Kim SC, et al. Cystine calculi: correlation of CT-visible structure, CT number, and stonemorphology with fragmentation by shock wave lithotripsy. Urol Res, 2007,35(6): 319-324.

[15] Marchini GS, et al. Gout, stone composition and urinary stone risk: a matched case comparative study. J Urol, 2013,189(4): 1334-1339.

[16] Kramer G, et al. Role of bacteria in the development of kidney stones. CurrOpinUrol, 2000,10(1): 35-38.

[17] Gettman MT, et al. Struvite stones: diagnosis and current treatment concepts. J Endourol, 1999,13(9): 653-658.

[18] Bichler KH, et al. Urinary infection stones. Int J Antimicrob Agents, 2002,19(6): 488–498.

[19] Carpentier X, et al. Relationships between carbonation rate of carbapatite and morphologic characteristics of calcium phosphate stones and etiology. Urology, 2009,73(5): 968–975.

[20] Chou YH, et al. Clinical study of ammonium acid urate urolithiasis. Kaohsiung J Med Sci, 2012,28(5):259–264.

[21] Wagner CA, et al. Urinary pH and stone formation. J Nephrol, 2010,23 (Suppl 16): S165–169.

[22] Mollerup CL, et al. Risk of renal stone events in primary hyperparathyroidism before and afterparathyroid surgery: controlled retrospective follow up study. Bmj, 2002,325(7368): 807.

[23] Evan AE, et al. Histopathology and surgical anatomy of patients with primary hyperparathyroidismand calcium phosphate stones. Kidney Int, 2008(2),74: 223–229.

[24] Zhong P, Preminger GM. Mechanisms of differing stone fragility in extracorporeal shockwave lithotripsy. J Endourol, 1994,8(4): 163–168.

[25] Bhatta KM, Prien EL JR, Dretler SP. Cystine calculi—rough and smooth: a new clinical distinction. J Urol, 1989(4),142:937–940.

[26] Boyce WH. Organic matrix of human urinary concretions. Am J Med, 1968,45(5):673–683.

[27] Chuong CJ, Zhong P, Preminger GM. Acoustic and mechanical properties of renal calculi: implications in shock wave lithotripsy. J Endourol, 1993,7(6): 437–444.

[28] Dretler SP, Spencer BA. CT and stone fragility. J Endourol, 2001,15(1):31–36.

[29] Dretler SP. Special article: calculus breakability—fragility and durility. J Endourol, 1994,8(1):1–3.

[30] Dretler SP. Stone fragility—a new therapeutic distinction. J Urol, 1988,139(5): 1124–1127.

[31] Schmeller NT, Kersting H, Schuller J, et al. Combination of chemolysis and shock wave lithotripsy in the treatment of cystine renal calculi. J Urol, 1984,131(3): 434–438.

[32] Lindell A, Denneberg T, Hellgren E, et al. Clinical course and cystine stone formation during tiopronin treatment. Urol Res, 1995,23(2): 111–117.

[33] Duan XH, Qu ML, Wang J. Differentiation of Calcium Oxalate Monohydrate and Calcium Oxalate Dihydrate Stones Using Quantitative Morphological Information from Micro-Computerized and Clinical Computerized Tomography. J Urol, 2013,189(6): 2350–2356.

[34] Demikesen O, Yaycioglu O, Onal B, et al. Extracorporeal shock wave lithotripsy for stones in abnormal urinary tract: Analysis of results and comparison with normal urinary tracts. J Endourol,2001,15(7):681–685.

第20章 影响冲击波碎石疗效的因素及对策

冲击波碎石术（SWL）的终极目标是高效、安全、无痛。其中，高效是指碎石的效率，是治疗所追求的上线；安全和无痛是保证患者平稳度过治疗期的下线。SWL 的基本治疗准则是：SWL 时须在上下线区间权衡利弊、扬长避短，力争达到"无石"水平。目前，各国总体的 SWL 效率商（EQ）平均徘徊在 0.5 左右，并使得具体治疗每一位结石患者时，对于疗效预测，有很大的不确定性。这与影响冲击波碎石疗效的因素有关。主要有技术因素、结石因素和设备因素。

第一节 技术因素

近年来，研究者们对优化冲击波技术进行了大量的研究，总体上认为，选择最佳的适应证和治疗参数，是获得最好的疗效，避免严重并发症的有效方法。临床技术不佳是导致碎石失败的主观性因素，主要包括术前决策有误、术中操作不当和术后处理欠妥。

一、术前决策有误

常见原因有二：一是术前检查不完善；二是 SWL 指征掌握不严。在 SWL 前，医生须对结石患者的病情作出总体评估，尤其是影像学检查应当完善。原则上，至少应包括静脉尿路造影，它不仅可对结石定性定位，而且可了解分肾功能和尿路形态，如各种先天性畸形和肾积水等。但遗憾的是，国内不少临床医师缺乏标准化诊疗概念，加上一些经济因素，往往仅凭一张B超或KUB报告，就着手SWL治疗，结果是误诊或误治时有发生，拖累总体碎石效果。由于任何一项临床技术都有其局限性，SWL也需要严格掌握指征。不了解和不严格掌握SWL的指征，盲目收治过大的结石、嵌顿型结石等，最终的结果也往往是得不偿失。

二、术中操作不当

1. 定位不准确 术中结石定位不准确是导致碎石失败的重要原因。在用X线定位时，有些结石体积较小或影像较淡，似是而非，在这种情况下，继续勉强治疗，会导致碎石失败；另外，当肠道内容过多，干扰图像或结石被骨骼遮挡时，亦会影响碎石的效果。使用B超定位引起的问题更多。泌尿外科医生最初往往只习惯于读KUB影像，而对B超的切割方位和声像产生原理不熟悉，掌握这一技术需要更长的训练过程，定位不准导致碎石失败是在所难免的。解决这些问题的对策是：术前常规准备肠道，如果仍有肠道内容干扰，应改日治疗；在骨骼与结石重叠时，应调整患者体位，例如，将仰卧位改为俯卧位，必要时可行术中造影，来明确结石的位置；对于难治型输尿管结石，亦可采用结石重回位技术，经输尿管插管将结石推回肾盂后行SWL，或用插入的输尿管导管顶在结石的下方，然后进行碎石。

2. 命中率不高 操作医生应当懂得，SWL是一把双刃剑，除了正面的疗效外，每一次冲击都会给患者带来潜在的损伤。因此，在治疗过程中，要求操作者及时跟踪，当结石偏离焦点时，停止触发，确保每次冲击波都落在结石上。多尼尔碎石机的发射开关是"手不离键"式的，即在冲击波治疗时，手指必须始终按压在揿键上，才能连续发射，否则自动停止发射。这种设计的目的就在于让操作医生时刻关注监视器上目标的变化，随时调整焦区或靶位，以保证"弹无虚发"，同时也能注意观察结石粉碎程度，判断是否需要终止治疗。

3. 镇痛不理想 有国外学者认为，麻醉和镇痛方式会影响SWL结果。由于国外碎石机采用小焦区高能流密度技术，疼痛程度比国产碎石机高，所以最初水槽式碎石机均需要麻醉，水囊式碎石机也需要良好的镇痛处理。Eichel研究结果显示，接受全麻或局麻的碎石成功率为78%，明显较高于静脉镇静组的51%。Sorensen的研究结果也支持这一点，接受全身麻醉的患者无石率显著高于静脉镇静组(87% vs 55%)。静脉镇静和全身麻醉之间的一些差异可能与麻醉效果不理想有关，即静脉镇静可能导致镇痛效果不佳,导致患者配合欠佳,呼吸不稳定,使结石定位不准确。因此,强调在治疗中尽可能让患者能够舒适地接受治疗。国产碎石功能量低,痛感能接受,治疗成人时一般不需要麻醉,但部分病人可能仍需要镇痛。

4. 终点判断失误 治疗终点判断失误会导致两种结果:一是在结石粉碎不彻底时提前终止治疗,导致结石颗粒较大,肾绞痛发生率增加或者复震率增加;二是结石粉碎彻底后仍继续治疗从而增加了不必要的组织损伤,局部水肿加重。由于每次冲击波的能量难以精确计算,治疗的终点主要依靠操作者根据超声或透视下结石的图像变化判断结石的粉碎程度,在限定的剂量范围内适时终止治疗。这需要操作者密切观察图像变化,积累经验。

三、术后处理欠妥

大多数人认为,SWL 复震率较高,碎石疗效不佳,但在实际中的很多情况下,复震率较高的原因是医生对上一期 SWL 的碎石效果判断有误,而施以不必要的复震。导致判断失误的原因如下。

1. 随访方法不当 SWL 后的随访性检查单用 B 超或 KUB 作为唯一随访性检查方法,这容易造成误判。B 超通常只作为辅助判断,这是因为 B 超检查的主观性强,标准难统一。B 超难以判断结石的粉碎程度,结石粉碎后,超声可充分穿过碎砂团,随访检查时可被误认为结石体积增大。单用 KUB 检查,可能不能发现小结石,还可漏诊无症状的肾包膜下血肿。目前公认的随访手段是 KUB 加 B 超检查。

2. 阅片水平有限 SWL 后结石的位置和形态大都会发生改变,因此,读 KUB 平片时必须将 SWL 之前和之后的影像详加对比才能作出结论。临床上有时肾盏结石完全粉碎后仍聚集在盏内,因空间狭小,结石粉末不能完全散开,而常被误认为结石未碎而给予多次治疗。此外,医生还应懂得,SWL 只是一种碎石术,而不是排石术。

3. 疗效判断标准不明确 碎石成功的标准是碎石颗粒 < 4mm,因为统计表明,< 4mm 的结石自排率为 94%,所以过多的重复治疗只会事倍功半,甚至劳而无功加重损伤。

4. 复震间隔太短 SWL 后结石周围组织有时会发生水肿而包绕碎石,使之不能立即排出。大约 1/3 的患者在 SWL 3 周后,组织水肿逐渐消退,管腔留出充分的空间,才有碎石陆续排出。复震的间隔时间太短,不仅于事无补,反而加重组织水肿。若无急需处理的尿路梗阻,应耐心等待结石自行排出。如果急于求成,往往欲速则不达。

(孙西钊)

第二节 结石因素

结石本身及其所处的环境不仅影响碎石效果,而且影响排石效果,属于碎石疗效不佳的客观因素,但只有排除技术因素和设备因素这两大因素后,才应考虑是否为结石因素所致。结石因素包括:结石体积、结石部位和结石脆性(表20-1)。

表20-1 不利于SWL的个体因素

类 别	结石本身
结石大小	直径>20mm
结石部位 (解剖因素)	肾下盏结石、嵌顿结石
	畸形肾结石
	皮肤至结石的距离>10cm
结石成分	胱氨酸结石、磷酸氢钙结石
	一水草酸钙结石、间质结石
	CT值≥1000HU

一、结石体积

结石的粉碎难度与结石体积呈正比关系,即结石体积越大越难粉碎。体外实验和理论模型业已证明,粉碎相同重量的结石时,大结石要比小结石更难粉碎。譬如,从一枚重达10g结石中粉碎下1g结石粉末,要比粉碎一枚重量仅为1g的结石需要更多的能量。这是因为粉碎大结石时,冲击波在结石内部传导过程中能量大都被结石吸收,到达结石对侧界面时(出波位置)转化成张力波的能量已大为降低,难以充分发挥霍普金森效应,所以整个碎石过程主要靠冲击波在结石两侧形成的挤压效应和空化效应来发挥作用,其碎石效果将大打折扣。另外,大结石在碎石后产生的粉末较多，易堵塞输尿管，形成石街；而对体积较小的结石，冲击波则可充分发挥压力波和张力波的综合作用，因而碎石效率要高得多。有鉴于此，SWL 指征中限定结石直径 < 2.5cm。

二、结石部位

结石部位不同导致了结石所处的环境不同，而结石周围环境对碎石和排石效果亦有直接关系。目前已知，当结石的周围是水环境时，冲击波的空化效应最强。当结石被组织包绕时，组织本身的回弹力不仅抵消了部分冲击波的作用力，而且也抑制了空化效应的碎石作用。同时，即使结石表面被部分粉碎，但碎石往往不能及时散开，阻碍了后续冲击波的传播，使之发生散射和反射。

不同部位的结石所需的碎石能量及排石效果大不相同。一般而言，肾盂结石易碎易排，肾盏结石易碎难排，输尿管结石难碎易排，嵌顿型结石难碎难排。尤其当嵌顿型结石梗阻时间较长时，结石周围组织会产生慢性炎症反应而出现纤维增生甚至形成肉芽肿，致使碎石及排石效果大减。有时在多期 SWL 后，即使结石已粉碎成粉末状，但因其被周围组织紧紧包绕，仍然无法排出，这一现象常在 SWL 后改用输尿管镜或开放式手术取石时可观察到。在笔者的研究中，当输尿管结石病程超过 6 周，残石率是病程小于 6 周的 4.04 倍（OR 可信区间：1.40~11.63）。因此，对于梗阻时间较长的嵌顿型结石，在试行 2~3 期 SWL 后，若无结石粉碎的趋势和可能，应及时更换为体内碎石，切勿反复冲击加重组织损伤及延误尿路梗阻的治疗。同为输尿管结石，不同部位，治疗效果也大不相同。在笔者的研究中，壁间段结石的无石率是上中段（解剖分段）的 25.19 倍（OR 可信区间：2.75~230.22），疗效明显优于上中段（$P=0.004$）。原因可能是壁间段结石超声定位 SWL 治疗时，需要常规充盈膀胱，尿液是良好的冲击波传递介质，冲击波的衰减较少。同时，该部位受呼吸影响几乎可以忽略，SWL 中靶率高。

皮肤至结石的距离（skin-to-stone distance, SSD）越大，冲击波传播路径越长，能量衰减则越大，碎石效果也越差。笔者的研究表明，在上中段输尿管结石治疗中，随着 SSD 的增加，冲击次数呈上升趋势（$P=0.016$），而无石率呈下降趋势（$P=0.049$）。Perks 的研究结果表明，SSD < 9cm 和 > 9cm，SWL 成功率分别为 79% 和 57%。Pareek 的研究也有相同的结果：SSD > 10cm，治疗成功率只有 20%，85% 的残留结石患者 SSD > 10cm。一些作者提出皮肤到结石的距离 > 110 mm 为 SWL 的截止值。尽管新的碎石机，焦距甚至达到 220cm，但结果并不满意。此外，体重指数（body mass index，BMI）越大，成功率越低。SWL 失败者的平均 BMI 为 30.8，而 SWL 成功者的平均 BMI 为 26.9。Pareek 认为，SSD 比 BMI 更能预测治疗效果。因此，若能通过改变体位等方法减少 SSD，无疑可以提高成功率。

另外，在一些惯于腹式呼吸的病例中，SWL 时，患者因紧张或疼痛使肾脏和上段随呼吸动作上下摆动的幅度较大，结石位置随之漂移，故中靶率较低。当采用直缸式波源时，现有的对策是通过腹带或沙袋加压，可限制呼吸幅度，同时也缩短冲击径路的距离。但对斜缸式波源来说，该法不起作用。Bohris Christian 设计了一种置于上腹部的压迫装置（图 20-1），使肾和上段输尿管结石的呼吸幅度从 5~19mm（平均 12mm）降低到 3~11mm（平均 8mm），这样可使冲击波碎石疗效从 87%（77%~96%）提高至 93%（85%~98%）。

双 J 管的存在也可影响 SWL。Pricop 的一项前瞻性研究表明，若肾盂结石位于双 J 管环内，SWL 无石率仅为 22.7%，结石与 J 管环重叠或结石位于 J 管外的两组无石率为 42%（$P = 0.002$）。研究同时表明，对于双 J 环内的结石，随着 J 管口径从 6Fr 增加到 8Fr，无石率显著降低，提示小内径的 J 管可以减少 J 管对 SWL 的影响（图 20-2）。

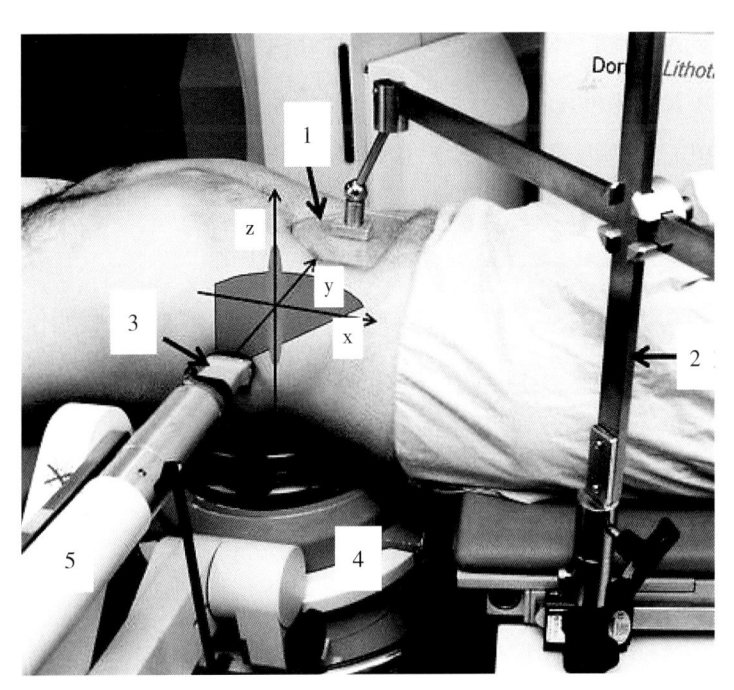

图 20-1 减少腹式呼吸幅度的压腹装置（来源于 Bohris Christian 的文章）

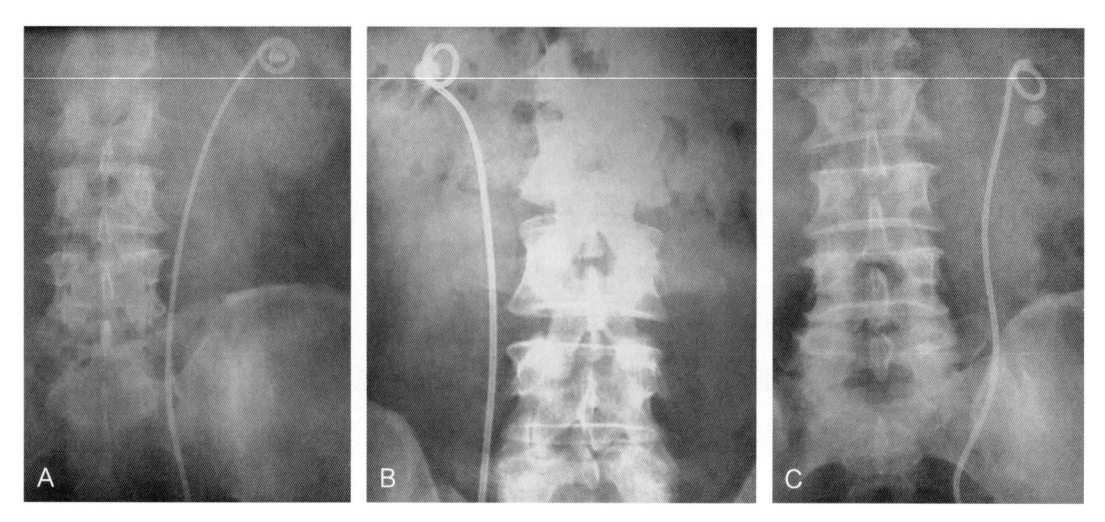

图 20-2 双 J 管与结石的相对位置
A. 结石位于 J 管环内；B. 结石与 J 管环重叠；C. 结石在 J 管环外

三、结石脆性

结石成分决定了结石的结构，而结石的结构与结石的脆性有关，结石的脆性又决定了结石对冲击波的耐受力，对结石的粉碎效果有着重要的影响。在这里，结石成分是指晶体成分，而不是化学成分。譬如，虽然含不同结晶水的草酸钙在化学定性上都是草酸钙，但在结石的结构上，一水草酸钙晶体结石远比二水草酸钙晶体结石的结构更致密，成分更均一，抗压力更强，因而更难以粉碎。有时，即使是相同晶体成分的结石，可能因其结构不同而对冲击波有不同的耐受性。例如，已知胱氨酸结石在材料力学上属于弹性结石，延展性和塑变力较强，是最难粉碎的结石，但有些胱氨酸结石却很脆弱，这与其晶体排列紊乱有关。临床研究表明，一水草酸钙结石要比其他成分的结石更为耐受冲击波。同时实验研究表明，在 26 枚一水草酸钙结石中，彻底粉碎结石所需的冲击波次数有很大差异，变异系数是 57%。另外，结构上异质性和同心层及板层状结石，要比同质性和晶体随机排列的结石更容易粉碎。这种结石脆性的变异也给临床上带来两个问题。一方面，可能由于结石耐受冲击波而导致碎石失败，其结果是增加复震率或改换治疗方法；另一方面，结石可能在冲击波作用下很快粉碎，又使人体接受过量冲击波的治疗。

因此，在 SWL 之前预测结石的脆性就很重要，它有助于将使用的剂量限制为刚好完全粉碎结石所需的量。通常医生可通过临床经验来主观判断结石成分及估测结石的脆性。研究提示，对于预测结石脆性，结石的形态比成分更有实用价值，尤其是最新的螺旋 CT 技术可清晰显现结石内部的结构，而且这种方法也更为客观。Ouzaid 的一项前瞻性研究表明：结石 CT 值＜970HU，SWL 的无石率为 96%；结石 CT 值≥970HU，SWL 的无石率仅为 38%，两者之间有显著统计学意义（P＜0.001）。Joseph 的研究显示：在肾结石中，CT 值＜500HU，无石率为 100%；CT 值为 500~1000HU，无石率为 85.7%；CT 值＞1000HU，无石率仅为 54.5%。Gupta 等发现结石密度与结石清除所需的 SWL 治疗期数之间存在线性关系：CT 值＜750HU，80% 的患者只需要三期以下的治疗；CT 值＞750HU 时，72% 的患者需要三期以上的治疗，且只有 65% 的无石率。

普遍认为，在 SWL 治疗中，结石密度越高，成功率越低。但通过 CT 值进行预测的具体切点尚无统一意见，通常认为 CT 值 1000HU 以上的结石不利于 SWL，更保守的看法是 CT 值 750HU 以上即可影响碎石效率。而 Yamashita 则推荐了一个新的预测疗效参数：结石密度变异系数（variation coefficient of stone density，VCSD）；VCSD= SDSD/ MSD × 100，式中 SDSD 为结石密度的标准差（standard deviation of stone density）；多变量分析显示 VCSD（P＜0.001）比 MSD（P=0.028）预测无石率更有价值。可能因为 VCSD 比简单的 HU 平均密度更能解释结石不同组成及结构间的差异。

（孙西钊）

第三节 设备因素

影响碎石疗效的设备因素很多，可概括为设备自身缺陷和设备使用不当两类。

一、设备自身缺陷

（一）冲击波源的问题

冲击波碎石机的品质取决于它的设计和制造水平，重点体现在它的核心部件——冲击波源的技术与工艺上。目前对冲击波的本质和特性了解得还不够深入，冲击波碎石的物理机制并未彻底阐明，在冲击波源的物理参数方面仍缺乏一套准确而可靠的公认标准，尤其是国内缺乏检测碎石机的标准方法和仪器。这些问题，集中体现在冲击波的焦区方面。

1. 焦区体积 以往认为，精细的冲击波焦区能表明其研制技术和工艺先进，其实，焦区过于精细，碎石效果反而不佳。体外模型石实验表明，它只能在结石表面产生一个"陨石坑"样洞穴，整体破坏力不强。典型例证见于压电晶体式碎石机，在临床上，单期成功率较低，而复治率较高，以往所谓的"多期治疗哲理"（multiple sessions philosophy）便是采用这种机型碎石的无奈之举。此外，由于在SWL治疗期间结石可随呼吸来回移动，若焦区较窄，结石频繁移入和移出狭窄的焦区。狭窄焦区的另一个潜在缺点是作用于结石的能量更少，因为当焦区宽度小于结石宽度时，结石内部的张应力减小。因此，为了使结石受到剪切应力的全部作用，结石的外表面必须尽可能受到冲击波的作用，即焦区的宽度应该大于目标结石的宽度。

2. 焦点压力 以往认为焦点压力高碎石效率就高。但近来发现，碎石效果与焦点压力的关系不大，至少不呈正相关。过高的压力无益于结石粉碎，反而会招致不必要的组织损伤。治疗的时候可以采取能量递增技术（Ramping Up），以逐步提高冲击电压（能量）的方式触发冲击波，当发现结石开始产生形态上的改变时候，可以不再提高能量，以减少损伤。

3. 焦点距离 焦点距离即焦距，是SWL中一项重要的物理参数，它代表治疗时冲击波可穿透的深度。在国产碎石机中，这项参数是失真的。尽管这项参数在每种机型的技术说明书中都有具体数值，但只是一个大致的估测值，一般短于实际焦距。适合国人的冲击波焦距为130~140mm，若焦距太短，治疗肥胖者或下段输尿管结石时，压力最大的焦点往往够不到结石，只能落在结石前方的组织部位，不仅导致了碎石效率下降，而且那些本应被结石吸收的能量还会造成周围组织的损伤。

4. 焦点位置 焦点位置有两个概念：其一，是冲击波自身的焦点。在制造或安装碎石机时，焦点发生偏差在国产碎石机中并非少见，对策是每次安装或检修时，采用标准块状模型石进行试验性检测，根据"弹坑"位置进行校准。其二，是指把冲击波焦点投照在监视屏上作为发射准星的位置。碎石机长期使用后，由于机身震动，其中的某些结构可能发生移位，使监视屏准星偏离了真正的冲击波焦点，导致冲击波的焦点偏离治疗目标（结石），中靶率下降。因此，操作医师应当学会使用焦点定标器定期校正焦点位置，确保准星到位。

（二）定位系统的问题

定位系统的主要缺陷有两方面，一是其自身局限性，二是内在品质不佳。

1. 自身局限性　用作SWL的定位系统，无论是X线定位还是B超定位，均有其局限性。X线只能定位不透光结石，无法定位透X线结石或显影较淡的结石，即使采用繁琐的造影术，效果也差强人意；B超虽能定位各种性质的结石，但对缺少"声窗"的输尿管结石定位则比较困难，操作技术也比X线定位难以掌握，往往需要较长的学习曲线和经验积累。在这一过程中，因定位不准引起的碎石失败常常发生。

2. 内在品质不佳　定位系统的品质对碎石效果的影响较大。国家行业标准对X线定位系统分辨率的要求并不高。以常用的23cm增强器为例，分辨率12线对即可达标。然而这只能解决通常的结石定位，如果结石与骨骼或肠道内容物重叠，定位则十分困难，有时甚至是不可能的。况且，实际上国内不少碎石机定位系统甚至达不到最起码的行业标准，且有些机器的定位系统已经严重老化，但仍在超期"服役"，定位效果可想而知。B超定位的碎石机价格低廉，多在国内基层医院使用。如果B超仪的档次低、品质差、分辨力不高，加上B超定位的局限性和操作难度，常常就会造成因定位不准带来的碎石失败更是普遍现象。

二、设备使用不当

（一）波源超期使用

1. 液电式波源超期使用　由电极引起的碎石效率下降是液电式波源的主要问题。电极是高能冲击波的发生源，有对极、同轴、平行、金属熔断式等多种，其中以对极式最佳，使用也最为普遍。对极式电极呈尖锥状，在SWL过程中其尖端逐渐损耗，正负极间隙逐渐增大，最终影响椭球体的聚焦。正常电极尖间隙应保持在规定距离，误差不超过1mm，过长或过短都会影响冲击波的产生和传导。该距离每增加1mm，焦点宽度将增加10mm，结果是碎石效率降低，结石周围组织损伤加重。电极必须对称，位于反射缸中心。两电极尖端也应对称并处在同一轴线上，不能偏移。HM3型碎石机的电极是可调的，治疗过程中，要求每放电

1000次左右即应调节一下双极间距,使之保持在正常范围。但我国的液电波源使用的电极,均不可调节电极间距,为保证有效放电,原则上要求一个电极只治疗一例患者。勉强使用报废电极,从表面看来,是节省了一根电极,但其实际代价是碎石效果差,复震率高,加重了整机的工作负担,耗费整机使用寿命,其实是因小失大。

2. 电磁式波源超期使用 电磁盘是电磁式冲击波的发生源,使用寿命因机型不同而异,通常放电次数为80万~150万次,可治疗患者200~300人次。有3种情况可致电磁盘的效能下降:①出厂时电磁盘质量不佳;②电磁盘寿命缩短;③电磁盘超期使用。对策比较简单,可用标准结石模型在透明容器中行碎石检测,对不合格者应及时更换。一般不宜勉强使用"超期服役"的电磁盘,以免得不偿失。

3. 压电式波源超期使用 压电晶体是压电式冲击波的发生源,可发射次数视机型而定。通常治疗数百例患者后,功率逐渐衰减,碎石效率下降,此时就应更换压电晶体片。每次更换后的压电晶体寿命较前逐次缩短30%左右。

(二)水囊内存有气泡

第二代和第三代碎石机大都采用水囊式耦合。实验室测试表明,水囊本身就可以导致20%的冲击波能量衰减。水囊内若有气泡,将会使冲击波在传播过程中发生折射和散射,导致冲击波能量的进一步衰减。囊内出现气泡的原因有三:一是空化效应所致,冲击波在水中传播,可产生大量微气泡,这些微气泡聚集之后就形成较大的气泡飘浮在囊内的顶部。冲击波的频率越高,空化效应越明显。为此,Alexander及团队研制了一种可以发射低幅脉冲的装置,以期加速水囊中空化气泡核的崩解,使之不能聚集而影响下一个冲击波的传导。二是囊内注水后空气未排尽,尤其是使用自来水的情况下,水中的氯气也会逐渐释放,需要较长时间才能彻底消失。三是囊内水温过高,根据盖·吕萨克定律,压强不变,一定气体的体积跟热力学温度成正比。采用较低温度的水,则溶解于水中的气体分压相应降低,气泡形成就相对减少,临床上将水囊内水温控制在20℃为宜。昼夜温差变化,也会使水囊内产生较多的气泡(图20-3)。目前,一些先进的碎石机带有自动抽气装置,可在治疗过程中始终保持囊内去气状态。在启用自动抽气装置时,要注意适当倾斜水囊,使抽气口位于水囊的最高点。

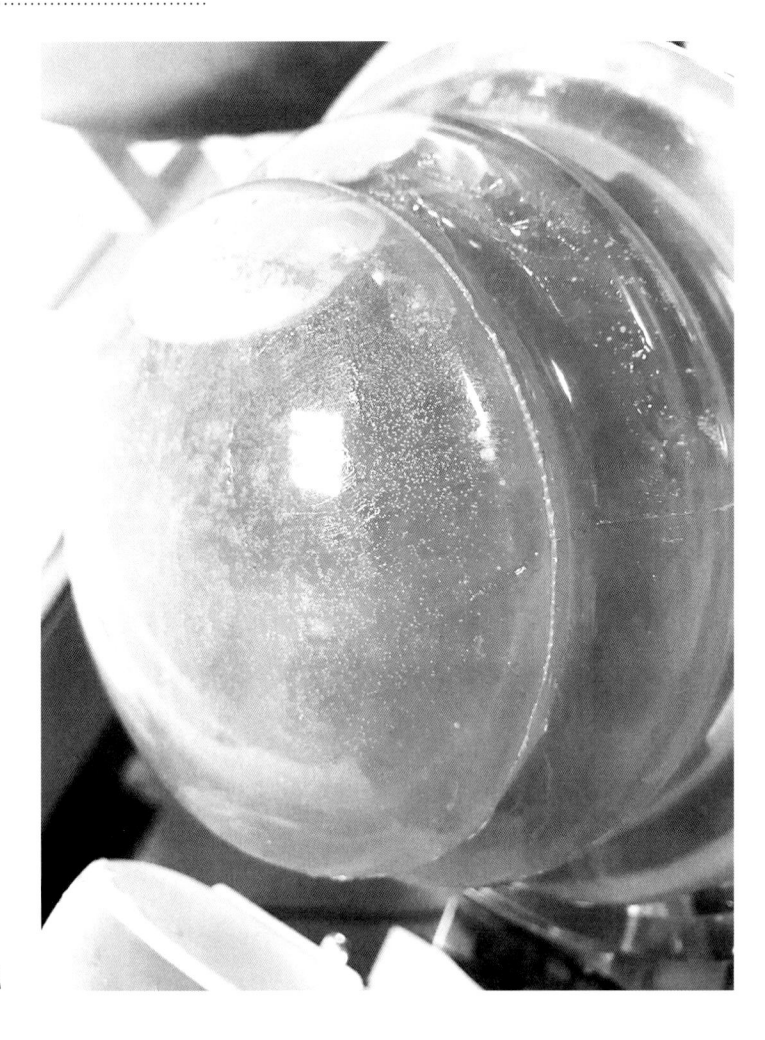

图 20-3　水囊内的气泡

（三）耦合欠佳

理想的耦合是波源的水囊膜与人体皮肤之间通过耦合剂密切贴合，以保证冲击波在其通路上进行有效传播。在临床上常常忽视理想耦合。

1. 贴合不良　水囊与皮肤贴合不良常见于两种情形，一是在治疗深度比较大、水囊充盈度不足时，当患者靠压水囊，囊膜有可能出现皱褶（图 20-4）。这会造成冲击波能量损耗，由于皱褶中存在空气，可引起局部皮肤出血甚至破损。操作医师在定位后触发冲击波之前，应常规检查水囊是否平整，也可以定位前先排掉水囊中大量的水，待定位好后在目视下再充盈水囊，微调定位。二是治疗深度比较浅时，水囊可能充盈不足，与皮肤贴合不充分；此外，若为超声定位，超声探头也减少了水囊与皮肤的接触面。这个问题可通过充分充盈水囊解决，同时要注意在超声探头与水囊之间的缝隙涂上充足的耦合剂。

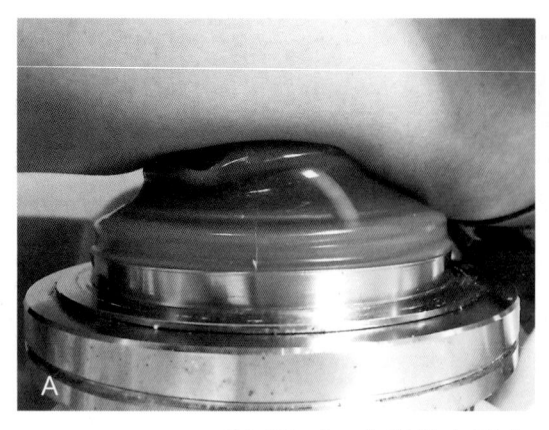

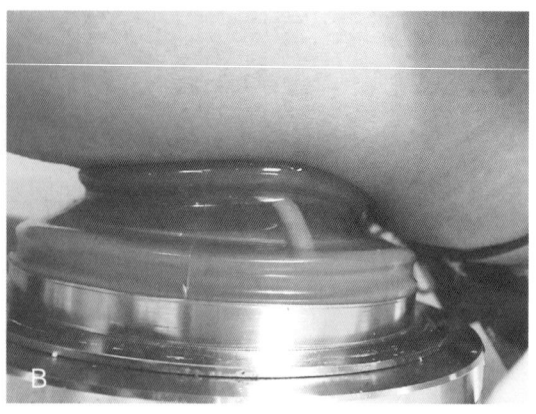

图 20-4 水囊贴合不良（A）和水囊贴合良好（B）

2. 耦合剂品质不佳 由于水囊膜与人体皮肤有一定声阻差，而且两者相贴合时，其间会存有空气。水囊膜和皮肤之间涂上液胶状耦合剂，作为传导介质，可充填皮肤表面的微小空隙，保持水囊与皮肤间的密切接触。临床上常见的问题是自制的耦合剂不达标，配制过稀，会使耦合剂在使用中流淌，起不到应有的作用；配制过稠则使之结成块状，中间产生大量气泡，使声阻抗增加。体外实验研究表明，耦合区域有 2% 的气体可以使结石的粉碎率减少 20%~40%（Pishchalnikov）；如有 20% 的气体，粉碎模型石所需的冲击波次数是没有气体的 3 倍（Bohris）。为此，多尼尔碎石机设计者在水囊中安装了监控耦合的摄像装置，以监控耦合质量，如有气泡等耦合不良问题，可通过压舌板平刮水囊与皮肤间隙，可明显减少此间隙的气泡，从而减少 25% 的冲击次数（图 20-5）。在临床工作中，可仿效多尼尔碎石机的做法，常规用压舌板平刮以除气泡。

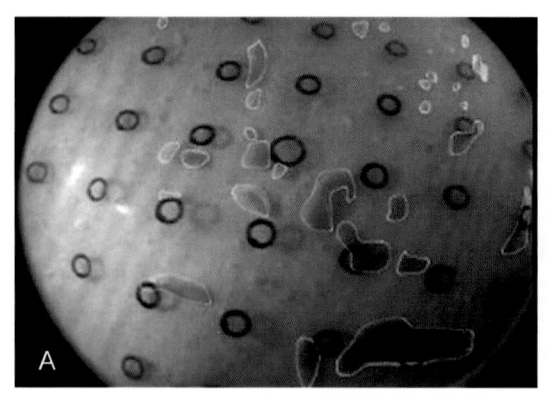

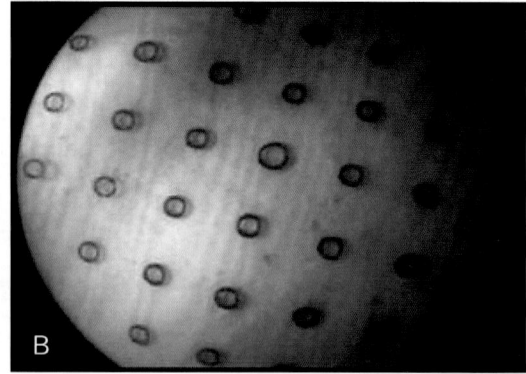

图 20-5 水囊与皮肤之间的耦合区
A. 可见耦合区的气泡；B. 用压舌板平刮后气泡基本清除（引自多尼尔碎石机的宣传资料）

品质良好的 SWL 耦合剂的特点应与超声耦合剂大致相似，唯一的区别是 SWL 专用耦合剂较为黏稠，使用中不易流淌，总体特点如下：①冲击波衰减系数小；②声阻抗介于皮肤与水囊之间，匹配良好；③有一定黏附力，易于展开，易于清除；④黏滞性适中，润滑性能良好，使用时不会流淌，又易挤出；⑤不污染衣服，干燥后不留痕迹；⑥保湿性适中，不易干燥；⑦外观色泽透明，均匀性高，不含气泡，不含颗粒及杂质；⑧稳定性好，不变色，不分层，不析出，不变质，不腐败，稠度不改变；⑨不刺激皮肤，不腐蚀水囊。涂抹耦合剂的方法也会影响碎石效果。Neucks 使用数字成像技术研究涂抹耦合剂的最佳方法，他们发现最好的技术是直接从储存罐中将大量的耦合剂倒在碎石机的水囊膜上，而不是手动涂抹。通过水囊的逐渐充盈过程使耦合剂扩散，同时注意到，水囊中心部分的耦合作用是最重要的。

为解决耦合的问题，有研究者正在研发一次性耦合膜，其作用是：保证水囊与人体之间的良好耦合，以及减少交叉感染。SWL 可以产生皮损，即使术后皮肤表面不渗血，不代表皮肤没有损伤，在放大镜下观察，可以发现表皮的损伤性改变，因此，一次性耦合膜的研发具有重要的应用价值。

（四）冲击频率过快

体外、体内实验和临床证据表明（表 20-2）：碎石冲击频率过快是导致碎石效率下降的常见原因。据我们体外实验测试，碎石效率与冲击频率成反比关系，50 次 /min 比 90 次 /min 的碎石效率约高一倍。Paterson 及其同事使用经皮方法将模型石植入猪的肾下极，随后用电子液压 Dornier HM3 装置分别以 30 次 /min 和 120 次 /min 的速率，给予 20kV 400 次的冲击波，结果表明：30 次 /min 的结石粉碎率明显高于 120 次 /min。Pace 的一项荟萃分析也显示，相对于 120 次 /min，频率为 60 次 /min 疗效更好，尤其在直径 10mm 以上的结石中更为明显。

冲击频率对碎石效率的影响机制尚未完全阐明。现阶段的主要观点是，随着冲击频率的增加，前次冲击波产生的空化气泡尚未完全崩解，这些微气泡形成所谓的"空化颗粒或气泡云"，这种气泡云可以反射冲击波并限制空化气泡的崩溃，从而减弱了后续冲击波的效率。在低冲击频率情况下，结石周围的空化气泡含量减少，声阻抗降低。Bailey 及其同事在猪模型中也证实了这种气泡云的存在。降低冲击频率不仅有利于碎石，而且还可以减少肾脏的损伤。Evan 使用 Dornier

表 20-2 冲击波碎石术中关于频率的随机对照试验（证据水平 Ⅰb/A）

作 者	病例数（慢/快）	碎石机	频率（次/min）	冲击次数（慢 vs 快）	3个月无石率（%）	3个月无石率（%）< 10 mm	3个月无石率（%）10~20 mm	说 明
Pace 等	220 (111/109)	LithoTron（Healthtronics, Atlanta, GA, USA）	60 vs 120	2423 vs 2906	60 vs 45	60 vs 49 (n.s.)	60 vs 28	Double-blind RCT Only SSA > 100mm^2 significan
Yilmaz 等	170 (56/57/57)	StoneLitho3pter（PCK, Ankara, Turkey）	60 vs 90 vs 120	3037 vs 2989 vs 3019	N/A	N/A	N/A	成功率（碎片<3mm）73% vs 88% vs 89%
Madbouly 等	156 (76/80)	Lithostar Multiline（Siemens）	60 vs 120	5755 vs 7414	85 overall	N/A	N/A	成功率（碎片<3mm）99% vs 90% 对于成果而言结石的大小是最重要的
Chacko 等	349 (171/178)	DoLi-50（Dornier）	70~80 vs 120	2428 vs 2785	N/A	65 vs 57 (n.s.)	67 vs 46	难以确定小结石的治疗终点
Davenport 等	104 (50/54)	DoLi S（Dornier）	60 vs 120	3000 vs 3000	49 vs 47 (n.s.)	59 vs 61 (n.s.)	N/A	与面积为60 mm^{2}的结石无关
Kato 等	134 (66/68)	MODULITHSLX（Storz-Medical）	60 vs 120	6348 vs 6348	77 vs 76 (n.s.)	83 vs 75 (n.s.)	65 vs 79 (n.s.)	碎石率 65% vs 47%
Koo 等	102 (51/51)	DoLi S（Dornier）	70 vs 100	3045 vs 4414	67 vs 26	N/A	N/A	降低频率可以减少成本
总计	1235	—	—	—	—	—	—	—

引自 Shock Wave Technology and Application: An Update

HM3型碎石机在猪模型中证实，120次/min出现的出血性肾损害为4.7%，而30次/min仅为0.08%。研究小组提出了两个机制：首先，较慢的速度有更多的时间更有效地清除血管内的空化核，从而减少空化泡破裂对血管的影响；其次，如果冲击波的频率比组织的松弛时间快，则肾实质内的应力可以累积，并且可能导致血管损伤。因此，冲击频率不应高于60次/min，以优化SWL效率，同时可以减轻组织损伤。

（孙西钊）

参 考 文 献

[1] 孙西钊.影响冲击波碎石疗效的因素及对策//孙西钊.医用冲击波.北京：中国科学技术出版社,2006:469-476.

[2] Ordon M, Ghiculete D, Pace KT, Honey RJ. Does the radiologic technologist or the fluoroscopy time affect treatmentsuccess with shockwave lithotripsy? J Endourol, 2012, 26:1065-1069.

[3] Ying Zhang, Isaac Nault, Sorin Mitran. Effects of Stone Size on the Comminution Process and Efficiency in ShockWave Lithotripsy. UltrasoundMedBiol, 2016, 42(11):2662-2675.

[4] Bergsdorf T, Chaussy C, Thuerhoff S. The significance of accurate shock wave coupling in extracorporeal shock wavelithotripsy. J Endourol, 2009, 23:1042-1046.

[5] Bergsdorf T, Thuerhoff S, Chaussy C. Extracorporealshock wave lithotripsy. In: Chaussy C, Haupt G, Jocham DKoermann KU (eds) Therapeutic energy applications in urology, Thieme, 2010, Ⅱ:pp 8-16.

[6] Weaver J, Monga M. Extracorporeal shockwave lithotripsyfor upper tract urolithiasis. Curr Opin Urol, 2014 Mar, 24(2):168-172.

[7] Ordon M, Ghiculete D, Pace KT, Honey RJ. Does theradiologic technologist or the fluoroscopy time affect treatmentsuccess with shockwave lithotripsy? J Endourol, 2012, 26:1065-1069.

[8] Seitz C, Fritsche HM, Siebert T, Martini T, Wieland WF, Pycha A, Burger M. Novel electromagnetic lithotriptorfor upper tract stones with and without a ureteral stent. J Urol, 2009, 182:1424-1429.

[9] Bohris C, Stief CG, Strittmatter F. Improvement of SWL efficacy: reduction of the respiration-induced kidney motion byusing an abdominal compression plate. J Endourol, 2016, 30:411-416.

[10] Phipps S, Stephenson C, Tolley D. Extracorporealshockwave lithotripsy to distal ureteric stones: the transglu-teal approach significantly increases stone-free rates. BJU Int, 2013, 112:E129-E133.

[11] Paterson R, Lifshitz DA, Lingeman JE, Evan AP, Connors BA, Fineberg NS, Williams JC Jr, McAteer JA. Stone frag-mentation during shock wave lithotripsy is improved by slowingthe shock wave rate: studies with a new animal model. J Urol, 2002, 168:2211-2215.

[12] Connors BA, Evan AP, Blomgren PM, Handa RK, Willis LR, Gao S. Effect of initial shock wave

voltage on shock wavelithotripsy-induced lesion size during step-wise voltage ramping.BJU Int, 2009, 103:104-107.

[13] Handa RK, Bailey MR, Paun M, Gao S, Connors BA, Willis LR, Evan AP. Pretreatment with low-energy shock waves-induces renal vasoconstriction during standard shock wave lithotripsy (SWL): a treatment protocol known to reduce SWL-induced renal injury. BJU Int, 2009, 103:1270-1274.

[14] Mc Ateer JA, Evan AP, Williams JC Jr, Lingeman JE.Treatment protocols to reduce renal injury during shock wave lithotripsy. Curr Opin Urol, 2009, 19:192-195.

[15] Zhou Y, Cocks FH, Preminger GM, Zhong P. The effect of treatment strategy on stone comminution efficiency in shock wave lithotripsy. J Urol, 2004, 172:349-354.

[16] Handa RK, McAteer JA, Connors B, Liu Z, Lingeman JE, EvanAP. Optimising an escalating shockwave amplitude treatment strategy to protect the kidney from injury during shockwavelithotripsy. BJU Int, 2012, 110:E1041-E1047.

[17] Lingeman JE, McAteer JA, Gnessin E, Evan AP. Shockwave lithotripsy: advances in technology and technique. Nat Rev Urol, 2009, 6:660-670.

[18] Vakalopoulos I. Development of a mathematical model to predict extracorporeal shock wave lithotripsy outcome. J Endourol, 2009, 23:891-897.

[19] Khalil MM. Which is more important in predicting the outcome of extracorporeal shock wave lithotripsy of solitary renal stones: stone location or stone burden? J Endourol, 2012, 26:535-539.

[20] Bohris C, Roosen A, Dickmann M, et al. Monitoring the coupling of the lithotripter therapy head with skin during routine shock wave lithotripsy with a surveillance camera. J Urol, 2012, 187:157-163.

[21] Greenstein A, Matzkin H. Does the rate of extracorporeal shock wave delivery affect stone fragmentation? Urol, 1999, 54:430-432.

[22] Sener NC, et al. Asymptomatic lower pole small renal stones: shock wave lithotripsy, flexible ureteroscopy, or observation? A prospective randomized trial. Urology, 2015 Jan, 85(1):33-37.

[23] Kumar A, Vasudeva P, Nanda B, Kumar N, Das MK, Jha SK. A Prospective Randomized Comparison Between Shock Wave Lithotripsy and Flexible Ureterorenoscopy for Lower Caliceal Stones ≤ 2 cm: A Single-Center Experience. J Endourol, 2015 May, 29(5):575-579.

[24] Mi Y, Ren K, Pan H, Zhu L, Wu S, You X, Shao H, Dai F, Peng T, Qin F, Wang J, Huang Y. Flexible ureterorenoscopy (F-URS) with holmium laser versus extracorporeal shockwave lithotripsy (ESWL) for treatment of renal stone <2 cm: a meta-analysis. Urolithiasis, 2016 Aug, 4(4):353-365.

[25] Zhang W, Zhou T, Wu T, Gao X, Peng Y, Xu C, Chen Q, Song R, Sun Y. Retrograde Intrarenal Surgery Versus Percutaneous Nephrolithotomy Versus Extracorporeal Shock wave Lithotripsy for Treatment of Lower Pole Renal Stones: A Meta-Analysis and Systematic Review. J Endourol, 2015 Jul, 29(7):745-759.

[26] Perks AE, Schuler TD, Lee J, Ghiculete D, Chung DG, D'A Honey RJ, Pace KT. Stone attenuation and skin-to-stone distance on computed tomography predicts for stone fragmentation by shock

wave lithotripsy. Urology, 2008, 72:765-769.

[27] Juan HC, Lin HY, Chou YH, et al. Abdominal fat distribution on computed tomography predicts ureteric calculus fragmentation by shock wave lithotripsy. Eur Radiol, 2012, 22:1624-1630.

[28] Pareek G, Hedican SP, Lee FTJ, et al. Shock wave lithotripsy success determined by skin-to-stone distance on computed tomography. Urology, 2005, 66:941-944.

[29] Patel T, Kozakowski K, Hruby G, et al. Skin to stone distance is an independent predictor of stone-free status following shock wave lithotripsy. J Endourol, 2009, 23:1383-1385.

[30] Ng C, Siu D, Wong A, Goggins W, et al. Development of a scoring system from noncontrast computerized tomography measurements to improve the selection of upper ureteral stone for extracorporeal shock wave lithotripsy. J Urol, 2009, 181:1151-1157.

[31] Wiesenthal JD, Ghiculete D, D'A Honey RJ, et al. Evaluating the importance of mean stone density and skin-to-stone distance in predicting successful shock wave lithotripsy of renal and ureteric calculi. Urol Res, 2010, 38:307-313.

[32] Hammad FT, Balakrishnan A. The effect of fat and nonfat components of the skin-to-stone distance on shock wave lithotripsy outcome. J Endo Urol, 2010, 24:1825-1829.

[33] Mezentsev VA. Extracorporeal shock wave lithotripsy in the treatment of renal pelvicalyceal stones in morbidly obese patients. Int Braz J Urol, 2005, 31:105-110.

[34] Thomas R, Cass AS. Extracorporeal shock wave lithotripsy in morbidly obese patients. J Urol, 1993, 150:30-32.

[35] Razvi H, Fuller A, Nott L, Méndez-Probst CE, et al. Risk factors for perinephrichematoma formation after shock wave lithotripsy: a matched case-control analysis. J Endourol, 2012, 26:1478-1482.

[36] Sorensen MD, Bailey MR, Shah AR, et al. Quantitative assessment of shock wave lithotripsy accuracy and the effect of respiratory motion. J Endourol, 2012, 26:1070-1074.

[37] Sorensen MD, Bailey MR, Shah AR, et al. Quantitative assessment of shock wave lithotripsy accuracy and the effect of respiratory motion. J Endourol, 2012, 26:1070-1074.

[38] Gillitzer R, Neisius A, Wöllner J, et al. Low-frequency extracorporeal shock wave lithotripsy improves renal pelvic stone disintegration in a pig model. BJU Int, 2009, 103:1284-1288.

[39] Honey RJ, Schuler TD, Ghiculete D, et al. A randomized, double-blind trial to compare shock wave frequencies of 60 and 120 shocks per minute for upper ureteral stones. J Urol, 2009, 182: 1418-1423.

[40] Madbouly K, El-Tiraifi AM, Seida M, et al. Slow versus fast shock wave lithotripsy rate for urolithiasis: a prospective randomized study. J Urol, 2005, 173:127-130.

[41] Pace KT, Ghiculete D, Harju M, Honey RJ, et al. Shock wave lithotripsy at 60 or 120 shocks per minute: a randomized, double-blind trial. J Urol, 2005, 174:595-599.

[42] Semins MJ, Trock BJ, Matlaga BR, et al. The effect of shock wave rate on the outcome of shock

[43] Weiland D, Lee C, Ugarte R, Monga M, et al. Impact of shock-wave coupling on efficacy of extracorporeal shock wave lithotripsy. J Endourol, 2007, 21:137-140.

[44] Yilmaz E, Batislam E, Basar M, et al. Optimal frequency in extracorporeal shock wave lithotripsy: prospective randomized study. Urology, 2005, 66:1160-1164.

[45] Moon KB, Lim GS, Hwang JS, et al. Optimal shock wave rate for shock wave lithotripsy in urolithiasis treatment: a prospective randomized study. Korean J Urol, 2012, 53:790-794.

[46] Pishchalnikov YA, McAteer JA, Williams JCJ, et al. Why stones break better at slow shockwave rates than at fast rates: in vitro study with a research electrohydraulic lithotripter. J Endourol, 2006, 20:537-541.

[47] Evan AP, McAteer JA, Connors BA, et al. Renal injury during shock wave lithotripsy is significantly reduced by slowing the rate of shock wave delivery. BJU Int, 2007, 100:624-627.

[48] Li B, Zhou W, Li P. Protective effects of nifedipine and allopurinol on high energy shock wave induced acute changes of renal function. J Urol, 1995, 153:596-598.

[49] Serel T, Ozguner F, Soyupek S. Prevention of shock wave-induced renal oxidative stress by melatonin: an experimentalstudy. Urol Res, 2004, 32:69-71.

[50] Sarica K, Yencilek F. Prevention of shockwave induced functional and morphological alterations: an overview. Arch Ital Urol Androl, 2008, 80:27-33.

[51] Al-Awadi KA, Kehinde EO, Loutfi I, et al. Treatment of renal calculi by lithotripsy: minimizing short-term shock wave induced renal damage by using antioxidants. Urol Res, 2008, 36:51-60.

[52] Kehinde E, Al-Awadi K, Al-Hunayan A, et al. Antioxidant therapy is associated with a reduction in the serum levels of mediators of renal injury following lithotripsy for renal calculi. J Endourol, 2008, 22:2537-2545.

[53] Huang S-W, Wang C-J, Chang C-H. Does shockwave lithotripsy induce hypertension? JTUA, 2009, 20:109-116.

[54] Yu C, Longfei L, Long W, et al. A systematic review and meta-analysis of new onset hypertension after extracorporeal shock wave lithotripsy. Int Urol Nephrol, 2014, 46:719-725.

[55] Chew BH, Zavaglia B, Sutton C, et al. Twenty-year prevalence of diabetes mellitus and hypertension in patients receiving shock-wave lithotripsy for urolithiasis. BJU Int, 2012, 109:444-449.

[56] Weinberg AE, Patel CJ, Chertow GM, et al.Diabetic severity and risk of kidney stone disease. Eur Urol, 2014, 65:242-247.

[57] Erturk E, Ptak AM, Monaghan J.Fertility measures inwomen after extracorporeal shockwave lithotripsy of distal ure-teral stones. J Endourol, 1997, 11:315-317.

[58] Hellstrom WJ, Kaack MB, Harrison RM, et al. Absence of long-term gonadotoxicity in primates receiving extracorporeal shock wave application. J Endourol, 1993, 7:17-21.

[59] Sumino Y, Mimata H, Tasaki Y, Ohno H, Hoshino T, Nomura T, Nomura Y. Predictors of lower

pole renal stone clearance after extracorporeal shock wave lithotripsy. J Urol, 2002 Oct, 168(4 Pt 1):1344-1347.

[60] Torricelli FC, Marchini GS, Yamauchi FI, Danilovic A, Vicentini FC, Srougi M, Monga M, Mazzucchi E. Impact of renal anatomy on shock wave lithotripsy outcomes for lower pole kidney stones: results of a prospective multifactorial analysis controlled by computerized tomography. J Urol, 2015 Jun, 193(6):2002-2007.

[61] Gupta NP, Singh DV, Hemal AK, Mandal S. Infundibulopelvic anatomy and clearance of inferior caliceal calculi with shockwave lithotripsy. J Urol, 2000 Jan, 163(1):24-27.

[62] Abdelhamid M, Mosharafa AA, Ibrahim H, Selim HM, Hamed M, Elghoneimy MN, Salem HK, Abdelazim MS, Badawy H. A Prospective Evaluation of High-Resolution CT Parameters in Predicting Extracorporeal Shockwave Lithotripsy Success for Upper Urinary Tract Calculi. J Endourol, 2016 Nov, 30(11):1227-1232.

[63] Yamashita S, Kohjimoto Y, Iguchi T, Nishizawa S, Iba A, Kikkawa K, et al. Variation coefficient of stone density: a novel predictor of the outcome of extracorporeal shockwave lithotripsy. J Endourol, 2017, 31:384-390

[64] Luke F. Reynolds, Tad Kroczak, Kenneth T. Pace. Indications and contraindications for shock wave lithotripsy and how to improve outcomes. Asian Journal of Urology, 2018, 5:256-263

[65] Pareek G, Hedican SP, Lee FT, Nakada SY. Shock wave lithotripsy success determined by skin-to-stone distance on computed tomography. Urology, 2005 Nov, 66(5):941-944.

[66] Saw Kc, McAteer JA, Monga AG, et al. Helical CT of urinary calculi:effect of stone composition,stone size,and scancollimation.AJRAm Roentgenol, 2000, 175:329.

[67] Hwang I, Jung SI, Kim KH, et al.Factors influencing the failure of extracorporeal shock wave lithotripsy with Piezolith 3000 in the management of solitary ureteral stone.Urolithiasis, 2014Jun, 42(3):263-267.

[68] Nakasato T, Morita J, Ogawa Y.Evaluation of Hounsfield Units as apredictive factor for the outcome of extracorporeal shock wavelithotripsyand stone composition.Urolithiasis, 2015 Feb, 43(1):69-75.

[69] Robert M, A'Ch S, Lanfrey P, et al. Piezoelectric shockwave lithotripsy of urinary calculi: comparative study of stone depth in kidney and ureter treatments. J Endourol, 1999, 13:699-703.

[70] Robert M, Segui B, Vergnes C, et al. Piezoelectric extracorporeal shockwave lithotripsy of distal ureteric calculi: assessment of shockwave focusing with unenhanced spiral computed tomography. BJU, 2001, 87:316-321.

[71] Sampaio F, Arago A. Inferior pole collecting system anatomy: it's probable role in extracorporeal shock wave lithotripsy. J Urol, 1992, 147:322-324.

[72] Mostafa M. Khalil, MD. Which Is More Important in Predicting the Outcome of Extracorporeal Shockwave Lithotripsy of Solitary Renal Stones: Stone Location or Stone Burden? JOURNAL OF ENDOUROLOGY, Volume 26, Number 5, May 2012[a] Mary Ann Liebert, Inc. pp. 535-539.

[73] Lin CC, Hsu YS, Chen KK. Predictive factors of lower calyceal stone clearance after extracorporeal shock wave lithotripsy (ESWL): The impact of radiological anatomy. J Chin Med Assoc, 2008, 71:496-501.

[74] Ruggera L, Beltrami P, Ballario R, et al. Impact of anatomicalpielocaliceal topography in the treatment of renal lower calyces stones with extracorporeal shock wave lithotripsy. Int JUrol, 2005, 12:525-532.

[75] Abe T, Akakura K, Kawaguchi M, et al. Outcomes of shock wave lithotripsy for upper urinary-tract stones: Alarge-scale study at a single institution. J Endourol, 2005, 19:768-773.

[76] Argyropoulos AN, Tolley DA. Optimizing shock wavelithotripsy in the 21st century. Eur Urol, 2007, 52:344-352.

[77] Ghoneim IA, Ziada AM, Elkatib SE. Predictive factors of lower calyceal stone clearance after guideleines on urolithiasis 2010 (ESWL): A focus on the infundibulopelvicanatomy. Eur Urol, 2005, 48:296-302.

[78] Türk C, Knoll T, Petrik A, et al. European Association ofUrology. Guidelines on Urolithiasis 2010. Available at:http://www.uroweb.org/gls/pdf/Urolithiasis%202010.pdf.Accessed: November 3, 2011.

[79] Al-Ansari A, As-Sadiq K, Al-Said S, et al. Prognostic factors ofsuccess of extracorporeal shock wave lithotripsy (ESWL) in the treatment of renal stones.Int Urol Nephrol, 2006, 38:63-67.

[80] Obek C, Onal B, Kantay K, et al.The efficacy of extracorporeal shock wave lithotripsy for isolated lower pole calculicompared with isolated middle and upper caliceal calculi.J Urol, 2001, 166: 2081-2085.

[81] Turna B, Ekren F, Nazli O, et al. Comparative results of shockwave lithotripsy for renal calculi in upper, middle, andlower calices. J Endourol, 2007, 21:951-956.

[82] Lin CC, Hsu YS, Chen KK. Predictive factors of lower calyceal stone clearance after extracorporeal shock wave lithotripsy (ESWL): The impact of radiological anatomy. J ChinMed Assoc, 2008, 71:496-501.

[83] Lingeman JE, Siegel YI, Steele B, et al. Management of lower pole nephrolithiasis: A critical analysis. J Urol, 1994, 151:663-667.

[84] Kos xar A, Türkölmez K, Sarica K, et al. Calyceal stones: Fate of shock wave therapy with respect to stone localization. Int UrolNephrol, 1998, 30:433-438.

[85] Coz F, Orvieto M, Bustos M, et al. Extracorporeal shock wave lithotripsy of 2000 urinary calculi with the modulith SL-20:Success and failure according to size and location of stones.J Endourol, 2000, 14:239-246.

[86] Galvin DJ, Pearle MS. The contemporary management of renal and ureteric calculi. BJU Int, 2006, 98:1283-1288.

[87] Lingeman J, Matlaga B, Evan A. Surgical management of upper urinary tract calculi. In: Wein AJ, Kavoussi LR,Novick AC, Partin AW, Peters CA, eds. Campbell-Walsh Urology, 9th ed. Vol. 2.

Philadelphia: Saunders, 2007, pp.1465-1485.

[88] Buchholz NP, Rhabar MH, Talati J. Is measurement of stone surface area necessary for SWL treatment of nonstaghorn calculi? J Endourol, 2002, 16:215-220.

[89] Newman DM, Scott JW, Lingeman JE. Two year followup of patients treated with extra-corporeal shock wave lithotripsy.J Endourol, 1988, 2(2):163-171.

[90] Rassweiler JJ, Renner C, Chaussy C, Thüroff S. Treatment of renal stones by extracorporeal shock wave lithotripsy: An update. Eur Urol, 2001, 39:187-199.

[91] Lalak NJ, Moussa SA, Smith G, Tolley DA. The Dornier compact Delta lithotripter: The first 500 renal calculi. J En-dourol, 2002, 16:3-7.

[92] Abdel-Khalek M, Sheir KZ, Mokhtar AA, et al. Prediction of success rate after extracorporeal shock-wave lithotripsy of renal stones—a multivariate analysis model. Scand J Urol Nephrol, 2004, 38:161-167.

[93] Patel T, Kozakowski K, Hruby G, Gupta M. Skin to stone distance is an independent predictor of stone-free status following shockwave lithotripsy. J Endourol, 2009 Sep, 23(9):1383-1385.

[94] Zarse CA, et al. CT visible internal stone structure, but not Hounsfield unit value, of calciumoxalate monohydrate (COM) calculi predicts lithotripsy fragility in vitro. Urol Res, 2007, 35: 201.

[95] Musa AA. Use of double-J stents prior to extracorporeal shock wave lithotripsy is not beneficial:results of a prospective randomized study. Int Urol Nephrol, 2008, 40(1):19-22.

[96] Mohayuddin N, Malik HA, Hussain M, Tipu SA, Shehzad A, Hashmi A, Naqvi SA, Rizvi SA. The outcome of extracorporeal shockwave lithotripsy for renal pelvic stonewith and without JJ stent-a comparative study. J Pak Med Assoc, 2009 Mar, 59(3):143-146.

[97] Shen P, Jiang M, Yang J, Li X, Li Y, Wei W, Dai Y, Zeng H, Wang J. Use of ureteral stent in extracorporeal shock wave lithotripsy for upper urinary calculi:a systematic review and meta-analysis. J Urol,2011 Oct, 186(4):1328-1335.

[98] Moursy E, Gamal WM, Abuzeid A. Tamsulosin as an expulsive therapy for steinstrasse after extracorporeal shockwave lithotripsy: a randomized controlled study. Scand J Urol Nephrol, 2010 Nov, 44(5):315-319.

[99] Resim S, Ekerbicer HC, Ciftci A. Role of tamsulosin in treatment of patients with steinstrasse developing afterextracorporeal shock wave lithotripsy. Urology, 2005 Nov, 66(5):945-948.

[100] Rajiv Goyal, Deepak Dubey, Naval Khurana, Anil Mandhani, MS Ansari, Aneesh Srivastava, Rakesh Kapoor, Anant Kumar. Does the type of steinstrasse predict the outcome of expectant therapy? Indian J Urol, 2006, 22(2): 135-138.

[101] Rabbani SM. Treatment of steinstrasse by transureteral lithotripsy. Urol J, 2008 Spring, 5(2):89-93.

[102] Li WM, Wu WJ, Chou YH, Liu CC, Wang CJ, Huang CH, Lee YC. Clinical predictors of stone fragmentation using slow-rate shock wave lithotripsy. Urol Int, 2007, 79(2):124-128.

[103] Yilmaz E, Batislam E, Basar M, Tuglu D, Mert C, Basar H. Optimal frequency in extracorporeal shock wave lithotripsy: prospective randomized study. Urology, 2005 Dec, 66(6):1160–1164.

[104] Pace KT, Ghiculete D, Harju M, Honey RJ. University of Toronto Lithotripsy Associates. Shock wave lithotripsy at 60 or 120 shocks per minute: a randomized, double-blindtrial. J Urol, 2005 Aug, 174(2):595–599.

[105] Madbouly K, El-Tiraifi AM, Seida M, El-Faqih SR, Atassi R, Talic RF. Slow versus fast shock wave lithotripsy rate for urolithiasis: a prospectiverandomized study. J Urol, 2005 Jan, 173(1):127–130.

[106] Semins MJ, Trock BJ, Matlaga BR. The effect of shock wave rate on the outcome of shock wave lithotripsy: a meta-analysis. J Urol, 2008 Jan, 179(1):194–197.

[107] Li K, Lin T, Zhang C, Fan X, Xu K, Bi L, Han J, Huang H, Liu H, Dong W, Duan Y, Yu M, Huang J. Optimal frequency of shock wave lithotripsy in urolithiasis treatment: a systematic review and meta-analysis of randomized controlled trials. J Urol, 2013 Oct, 190(4):1260–1267.

[108] Nguyen DP, Hnilicka S, Kiss B, Seiler R, Thalmann GN, Roth B. Optimization of Extracorporeal Shock Wave Lithotripsy Delivery Rates Achieves Excellent Outcomes for Ureteral Stones: Results of a Prospective Randomized Trial. J Urol, 2015 Aug, 194(2):418–423.

[109] Pishchalnikov YA, McAteer JA, Williams JC Jr, Pishchalnikova IV, Vonderhaar RJ. Why stones break better at slow shock wave rates than at fast rates: in vitro study with a research electrohydraulic lithotripter. J Endourol, 2006 Aug, 20(8):537–541.

[110] Connors BA, Evan AP, Blomgren PM, Handa RK, Willis LR, Gao S, McAteer JA, Lingeman JE. Extracorporeal shock wave lithotripsy at 60 shock waves/min reduces renal injury in a porcine model. BJU Int, 2009 Oct, 104(7):1004–1008.

[111] Moon KB, Lim GS, Hwang JS, Lim CH, Lee JW, Son JH, Jang SH. Optimal shock wave rate for shock wave lithotripsy in urolithiasis treatment: aprospective randomized study. Korean J Urol. 2012 Nov, 53(11):790-4.

[112] Ng CF, Lo AK, Lee KW, Wong KT, Chung WY, Gohel D. A prospective, randomized study of the clinical effects of shock wave delivery for unilateral kidney stones: 60 versus 120 shocks per minute. J Urol, 2012 Sep, 188(3):837–842.

[113] Kang DH, Cho KS, Ham WS, Lee H, Kwon JK, Choi YD, Lee JY. Comparison of High, Intermediate, and Low Frequency Shock Wave Lithotripsy forUrinary Tract Stone Disease: Systematic Review and Network Meta-Analysis. PLoS One, 2016 Jul 7, 11(7):e0158661.

[114] Connors BA, Evan AP, Blomgren PM, Handa RK, Willis LR, Gao S. Effect of initial shock wave voltage on shock wave lithotripsy-induced lesion size during step-wise voltage ramping. BJU Int, 2009 Jan, 103(1):104–107.

[115] Handa RK, McAteer JA, Connors BA, Liu Z, Lingeman JE, Evan AP. Optimising an escalating shock wave amplitude treatment strategy to protect the kidney from injury during shock wave

[116] Skuginna V, Nguyen DP, Seiler R, Kiss B, Thalmann GN, Roth B. Does Stepwise Voltage Ramping Protect the Kidney from Injury During Extracorporeal Shock wave Lithotripsy? Results of a Prospective Randomized Trial. Eur Urol, 2016 Feb, 69(2):267-273.

[117] Maloney ME, Marguet CG, Zhou Y, Kang DE, Sung JC, Springhart WP, Madden J, Zhong P, Preminger GM. Progressive increase of lithotripter output produces better in-vivo stone comminution. J Endourol, 2006 Sep, 20(9):603-606.

[118] Demirci D, Sofikerim M, Yalçin E, Ekmekçioğlu O, Gülmez I, Karacagil M. Comparison of conventional and step-wise shock wave lithotripsy in management of urinary calculi. J Endourol, 2007 Dec, 21(12):1407-1410.

[119] Honey RJ, et al. Shock wave lithotripsy: a randomized, double-blind trial to compare immediate versus delayed voltage escalation. Urology, 2010, 75: 38.

[120] Pishchalnikov YA, Neucks JS, VonDerHaar RJ, Pishchalnikova IV, Williams JC Jr, McAteer JA. Air pockets trapped during routine coupling in dry head lithotripsy can significantly decrease the delivery of shock wave energy. J Urol, 2006 Dec, 176(6 Pt 1):2706-2710.

[121] Jain A, Shah TK. Effect of air bubbles in the coupling medium on efficacy of extracorporeal shock wavelithotripsy. Eur Urol, 2007 Jun, 51(6):1680-1686.

[122] Logarakis NF, Jewett MA, Luymes J, Honey RJ. Variation in clinical outcome following shock wave lithotripsy. J Urol, 2000 Mar, 163(3):721-725.

[123] Eichel L, Batzold P, Erturk E. Operator experience and adequate anesthesia improve treatment outcome withthird-generation lithotripters. J Endourol, 2001 Sep, 15(7):671-673.

[124] Sorensen C, Chandhoke P, Moore M, Wolf C, Sarram A. Comparison of intravenous sedation versus general anesthesia on the efficacy of the Doli 50 lithotriptor. J Urol, 2002 Jul, 168(1):35-37.

[125] Cleveland RO, Anglade R, Babayan RK. Effect of stone motion on in vitro comminution efficiency of Storz Modulith SLX. J Endourol, 2004 Sep, 18(7):629-633.

[126] Honey RJ, Healy M, Yeung M, et al.The use of an abdominal compression belt to reduce stone movement during extracorporeal shock wave lithotripsy.J Urol, 1992, 148(3Pt2):1034-1035.

[127] Jendeberg J, Geijer H, Alshamari M, et al. Size matters: The width and location of aureteral stone accurately predict the chance of spontaneous passage.Eur Radiol, 2017 Nov, 27(11):4775-4785.

[128] Al-Ansari A, As-Sadiq K, Al-Said S, et al. Prognostic factors of success of extracorporeal shock wave lithotripsy (ESWL) in the treatment of renal stones. Int Urol Nephrol, 2006, 38:63-67.

[129] Khalil MM. Which is more important in predicting the outcome of extracorporeal shock wave lithotripsy of solitary renal stones: stone location or stone burden? J Endourol, 2012 May, 26(5):535-539.

[130] Pareek G, Armenakas NA, Panagopoulos G, et al. Extracorporeal shock wave lithotripsy success based on body mass index and Hounsfield units. Urology, 2005, 651:33-36.

[131] Ackermann DK, Fuhrimann R, Pfluger D, et al. Prognosis after extracorporeal shock wave lithotripsy of radiopaque renal calculi: a multivariate analysis. Eur Urol, 1994, 25:105-109.

[132] Portis AJ, Yan Y, Pattaras JG, et al. Matched pair analysis of shock wave lithotripsy effectiveness for comparison of lithotriptors. J Urol, 2003, 169:58-62.

[133] Perks AE, Schuler TD, Lee J, et al. Stone attenuation and skin－to－stone distance on computed tomography predicts for stone fragmentation by shock wave lithotripsy. Urology, 2008, 72:765-769.

[134] Saw KC, McAteer JA, Fineberg NS, et al. Calcium stone fragility is predicted by helical CT attenuation values. J Endourol, 2000, 14:471-474.

[135] Joseph P, Mandal AK, Singh SK, et al. Computerized tomography attenuation value of renal calculus: can it predict successful fragmentation of the calculus by extracorporeal shock wave lithotripsy. A preliminary study. J Urol, 2002, 167:1968-1971.

[136] Gupta NP, Ansari MS, Kesarvani P, et al. Role of computed tomography with no contrast medium enhancement in predicting the outcome of extracorporeal shock wave lithotripsy for urinary calculi. BJU Int, 2005, 95:1285-1288.

[137] Tran TY, McGillen K, Cone EB, et al. Triple D Score is a reportable predictor of shockwave lithotripsy stone－free rates. J Endourol, 2015, 2:226-230.

[138] Pace KT, Ghiculete D, Harju M, et al. Shock wave lithotripsy at 60 or 120 shocks per minute: a randomized, double－blind trial. J Urol, 2005, 174:595-599.

[139] Honey RJ, Schuler TD, Ghiculete D, et al. A randomized, double－blind trial to compare shock wave frequencies of 60 and 120 shocks per minute for upper ureteral stones. J Urol, 2009, 182, 1418-1423.

[140] Davenport K, Minervini A, Keoghane S, et al. Does rate matter? The results of a randomized controlled trial of 60 versus 120 shocks per minute for shock wave lithotripsy of renal calculi. J Urol, 2006, 176:2055-2058.

[141] Madbouly K, El－Tiraifi AM, Seida M, et al. Slow versus fast shock wave lithotripsy rate for urolithiasis: a prospective randomized study. J Urol, 2005, 173:127-130.

[142] Yilmaz E, Batislam E, Basar M, et al. Optimal frequency in extracorporeal shock wave lithotripsy: prospective randomized study. Urology, 2005, 66:1160-1164.

[143] Li K, Lin T, Zhang C, et al. Optimal frequency of shock wave lithotripsy in urolithiasis treatment: a systematic review and meta－analysis of randomized controlled trials. J Urol, 2013, 190:1260-1267.

第21章 冲击波碎石常见并发症及其处理

冲击波碎石（shock wave lithotripsy，SWL）虽然是一种非侵入性的微创治疗方法，但动物实验和临床研究均已表明，SWL也能带来一些副作用。SWL引起的损伤大多比较轻微，但有时也会导致严重的并发症，需要进行临床处理。

第一节 近期并发症

一项纳入7245期次SWL治疗的前瞻性研究显示，随访3个月后，共出现4075个近期并发症，其中最常见的是肾绞痛（40%）、肉眼血尿（32%）、尿路梗阻（30.9%）、有症状菌尿（9.7%）和肾周血肿或亚临床包膜下血肿（4.6%）。近期并发症的发生率及严重程度主要与选择病例有关，结石体积较大与肾脏病理改变严重的患者，并发症发生率较高。高龄、高血压、糖尿病患者风险更高。

SWL并发症与治疗参数的关系有待深入研究。Hadj-Moussa认为，近期并发症发生率与冲击波次数和冲击电压没有线性关系。在他的研究中，SWL后3周内无石患者并发症发生率为8.3%，3周后有结石残留患者的并发症发生率为41.4%，是无石组的5倍，且随着冲击次数的增加有上升趋势，但仍无显著统计学意义（$P=0.84$），见表21-1。可见SWL并发症发生率首先与排石是否顺利关系密切，其次才是感染和冲击波的损伤。

表 21-1　SWL 后 3 周并发症与冲击次数关系

变量	≤ 2400 (%)	2401~4000 (%)	> 4000 (%)	总例数 (%)
无石例数	116	64	97	277
无石组并发症	11（9.5）	5（7.8）	7（7.2）	23（8.3）
结石未排尽例数	38	22	80	140
结石未排尽组并发症	14（36.8）	9（40.9）	35（43.8）	58（41.4）

一、肾绞痛

肾绞痛是最常见的并发症，约占并发症中的 40%。冲击波碎石术后肾绞痛的性质与普通肾绞痛一致，均为尿路梗阻引起管腔内压急剧升高后输尿管壁和肾盂壁张力增加所致。但在其诊断治疗过程中，有一些特殊之处需要注意。

1. 肾绞痛的原因　主要有以下几方面：①结石粉碎不彻底，碎石颗粒较大，结石在移动过程中形成新的梗阻。这种情况见于本可一次粉碎成功的结石，由于各种原因未能达到满意的粉碎效果，也是直径较大结石需要多期碎石的原因。②碎石后结石颗粒不大，但碎石在肾盂、输尿管内急促移动或突发嵌顿，导致上尿路急性梗阻，可刺激输尿管产生痉挛而发生肾绞痛。③结石虽已彻底粉碎，但冲击波治疗后局部水肿可导致输尿管相对狭窄，引起原有梗阻加重，这种局部水肿通常在 3 天后逐渐缓解，症状随之好转。

2. 诊断与鉴别诊断　冲击波碎石术后肾绞痛不可只凭症状就对症治疗，需要明确梗阻部位和程度，尤其要与肾包膜下血肿鉴别。有症状的肾包膜下血肿一般发生于术后 6h 内，可表现为剧烈的腰痛，疼痛也可向下腹部放射，伴随肉眼血尿等，而肾绞痛一般发生于术后 12h 以后。两者的鉴别必须通过影像检查，超声因为最简单方便同时又可确诊而成为首选，当超声不能明确时可行 CT 检查。此外，输尿管结石 SWL 后发生治疗部位以上输尿管破裂以及引起尿外渗并不罕见。由于只能通过造影确诊，实际发生的比例应该比文献报道高。笔者曾发现 2 例，一例为下段输尿管结石 SWL 后出现上段输尿管破裂，另一例为肾盂输尿管连接部结石 SWL 治疗后肾盂输尿管连接部破裂。也有学者认为并非完全由冲击波损伤引起，部分为输尿管自发破裂。输尿管破裂患者多可自愈。

3. 治疗要点

（1）药物治疗：基于冲击波可以引起出血性损伤，应首选阿片类药物镇痛治疗，例如哌替啶、曲马多等。不建议使用非甾体类止痛药，如吲哚美辛、双氯芬酸钠等。α受体阻滞药如坦索罗辛有类似留置J管的作用，可减少术后肾绞痛的发生率，同时促进排石。

（2）SWL：如结石颗粒较大，可予复震。2017版EUA指南提出输尿管结石可在1天内复震。笔者认为应该满足以下条件：结石已经移动离开原来的梗阻位置，且经KUB和超声确定结石颗粒≥6mm，药物止痛不理想。切忌仅凭超声判断碎石的粉碎程度就进行复震。如药物止痛效果理想，应给以足够的排石时间，减少不必要的治疗。

（3）腔镜治疗：持续肾绞痛或有其他腔镜治疗指征时，可选择腔镜治疗。

二、石街

"石街"一词译自德语"Steinstrasse"，是SWL后大量碎石屑在短时间内沿输尿管腔堆积所致，因在KUB上宛如一条碎石铺就的街巷而得名。其严重程度取决于结石的体积及其数量。资料表明，直径≥2.5cm的肾结石，SWL后30%~50%可形成输尿管石街，最长者可堵塞整段输尿管。

1. 石街的类型 石街可分为以下四类：①龙头型：最远端为较大碎石块，即"龙头石"（pilot fragment），其余部分为细小的碎石屑长条，此型最常见；②粉末型：全程均为细小的碎石屑；③石块型：全程均为较大的碎石块，较少见；④嵌顿型：石街粗大，密度较高，近端尿路高度扩张，多由SWL后患者过度运动所致，对肾功能影响最大（图21-1）。

2. 石街的成因 ①结石未被彻底粉碎，较大的石块坠入输尿管后堵塞管腔，使后续排出的结石粉末集聚而成；②较大结石被粉碎后，患者过度活动使结石粉末迅速涌入输尿管，以至于来不及排出；③SWL两期治疗间隔太短，未等第一期的结石粉末完全排出，第二期的粉末便接踵而来；④石街下方的输尿管有狭窄、炎症、息肉等改变，造成尿路不畅，排石受阻；⑤肾功能受损，不能够产生足够的尿液以冲出碎石。

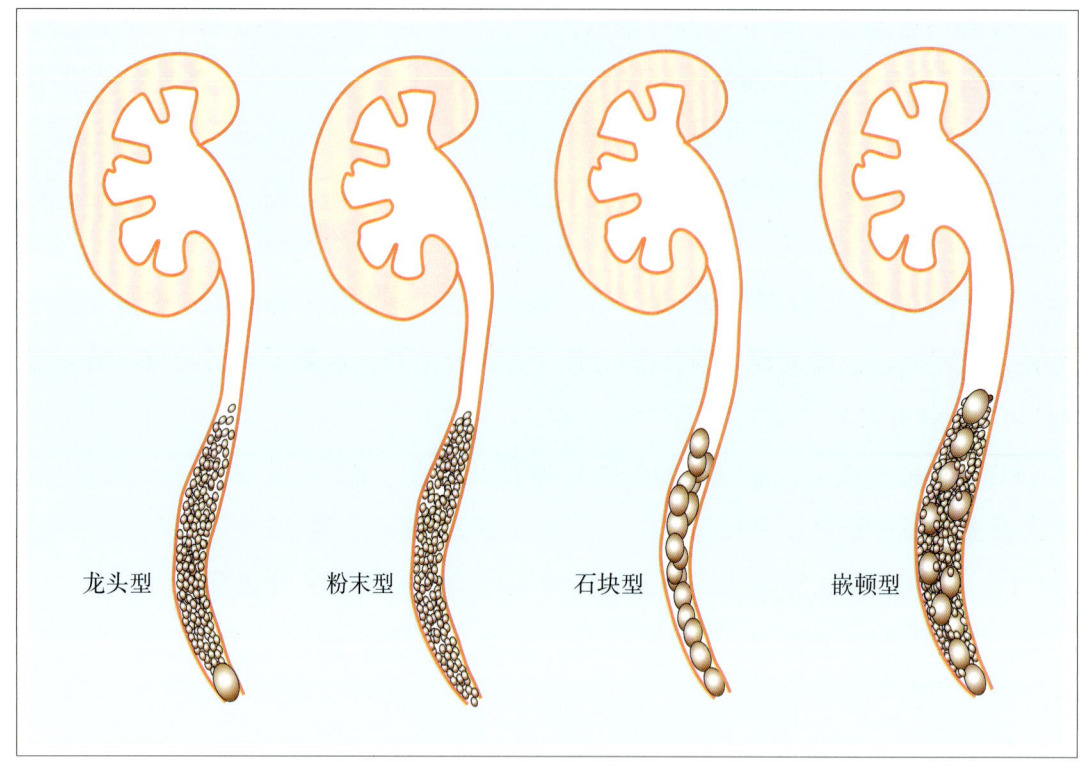

图 21-1 石街的类型

3. 石街的临床表现 石街的主要危害是引起尿路的持续性梗阻，可以是完全性梗阻，也可是部分性梗阻。梗阻可致肾积水和肾内压增高，进而造成肾后性肾衰。文献报道，石街形成 3 周后，肾功能可严重受损。少部分患者在梗阻后可出现肾绞痛或尿急、尿频等症状，但约 23% 的石街患者无明显症状，容易延误治疗。此外，梗阻还可能诱发尿路感染，甚至尿源性脓毒症。

4. 石街的防治 预防石街的发生至关重要。①巨大肾结石（≥ 2.5cm）宜用 SWL 和 PCNL 联合治疗。②若单用 SWL 治疗较大结石，分期碎石是必要的，每一期碎石量不宜太多，固定一极或一点冲击，使局部粉碎尽量彻底，待碎石基本排净方可进行下一期的治疗。③ SWL 后应定期复查，必要时需行静脉肾盂造影等检查。④治疗后患者不宜过早和剧烈活动，以控制碎石排出速度，避免其在输尿管中堆积。⑤复杂性及巨大肾结石，若无腔镜治疗条件，SWL 前放置双 J 管可以确保引流通畅。但一项包括了 8 项随机对照研究的荟萃分析表明，SWL 前放置双 J 管既不增加无石率，也不减少石街及其他并发症的发生，反而增加了下尿路症状，因此并不鼓励（证据级别：1a）。

石街一旦形成，除少数可自动解除外，大多需要积极治疗。治疗原则是尽早解除梗阻，保证尿路通畅。石街的症状、长度和类型不同，其治疗方法也有差别：

（1）保守治疗：当石街无症状时，首选保守治疗。①长度≤50mm的粉末型石街，大量饮水、活动有助于碎石排出。②较长或嵌顿型输尿管上段石街，可令患者多呈倒立体位，并叩击同一水平的患侧腰部，争取使碎石倒流回肾内，宁可延缓排石周期，也要先确保输尿管畅通。③研究表明，坦索罗辛等药物治疗可显著增加结石的排出，减少了腔镜治疗的需要。

（2）冲击波碎石：①无症状的龙头型和石块型石街，可用SWL治疗，在碎石前日，亦可先行体位倒立，目的是使碎石沿尿路回退和散开，以形成大量的水石界面，有利于冲击波最大限度地发挥作用。②当石街合并肾绞痛时，应急诊行SWL。治疗前应仔细阅读腹部平片，针对梗阻部位和颗粒较大的结石进行碎石。术前应充盈膀胱，有利于形成更充分的水石界面。根据"水箱"理论，一般应先对石街近端进行冲击。冲击次数和能量视石街长度、体积和当时的粉碎效果而定，通常选择中低挡的治疗参数便可达到碎石目的，高挡的治疗参数反而会加重输尿管的水肿，不利于排石。

（3）腔镜治疗：当石街并发感染，出现发热时，首选经皮肾穿刺引流或留置支架管，待感染控制后再处理石街。较长或嵌顿型输尿管石街，可选择输尿管镜碎石或取石术。

三、尿路感染

SWL后尿路感染程度可轻可重。其中7.7%~23%仅为无症状菌尿，约14%为菌血症，1%~2.7%为尿源性脓毒症。脓毒症是急危重症，严重者可发展为脓毒性休克，脓毒性休克的死亡率高达40%以上，必须引起重视。

肾结石患者出现尿路感染的可能性显著大于输尿管结石患者。有尿路感染史、糖尿病、服用激素类药物史、高龄、畸形肾结石，以及肾结石直径≥2cm的患者，碎石后菌尿症的发生率也较高。感染性结石本身往往含有大量细菌，碎石后细菌从结石中释放，成为尿菌的来源，极易造成术后尿路感染。Dincel等发现，感染性结石患者SWL后菌尿症的发生率比其他类型结石患者显著增高（17.3% vs

2.1%）。鹿角型结石或复杂性结石在碎石后容易形成石街，造成尿流梗阻、肾内压增高，加上冲击波引起的损伤，若并发尿路感染，细菌可经损伤组织的间隙进入血流，导致尿源性脓毒症。

1. 临床表现 SWL后尿路感染的临床表现取决于尿路感染的程度。轻度感染者仅有膀胱刺激症状，但应注意，残石滞留于输尿管膀胱壁段时患者也有相同症状，区别在于前者的尿中有大量白细胞。较重感染者多在术后1~3天出现，除上述症状外，原有冲击波震荡所致的腰痛会进一步加重，发热常>38.5℃，血白细胞会增高。当尿路感染出现发热时，应密切观察和处理，警惕可能出现的脓毒症。

脓毒症的定义是：感染引起的宿主反应失调，导致致命性的器官功能障碍。尿路感染后出现序贯性器官衰竭（sequential organ failure assessment, SOFA）（表21-2），且其评分≥2分，即可诊断尿源性脓毒症。脓毒症通常发生于SWL后6h内，往往伴随排石不畅和肾绞痛。脓毒性休克是脓毒症最严重的状态，当脓毒症患者需要应用血管加压素保持平均动脉≥65mmHg，以及在没有低血容量情况下血乳酸>2mmol/L（>18mg/dl），即可诊断为脓毒性休克。为方便临床医生快速筛查和重复评价脓毒症患者情况，Sepsis3.0版提出快速SOFA(qSOFA)评分法（表21-3），只要qSOFA评分≥2，则需要进行SOFA评分，以诊断和（或）评估脓毒症的程度并指导治疗。

2. 预防原则 尿路感染重在预防，严谨的围手术期处理是降低尿路感染发生率，避免出现脓毒症的有效措施。

（1）完善术前检查：术前重视尿常规检查，对高风险人群应常规行尿培养。

（2）术前处理：①结石伴有急性尿路感染者应先行抗菌治疗，待尿白细胞消失和细菌转阴后方可行SWL。②对于无症状菌尿患者，根据尿培养结果术前应用敏感抗生素，直至尿培养转阴或菌落计数<10^4cfu/ml。③对于存在其他尿路感染高风险因素（表21-4）但无感染证据的患者，尤其是复杂性肾结石和感染石，碎石前可常规预防性使用抗生素1~2天，推荐口服左氧氟沙星，术后若无发热，继续使用2天。

3. 治疗原则 必须重视尿路感染的治疗，当发生脓毒症或脓毒性休克，往往需要泌尿外科和重症医学科共同合作。

表 21-2 序贯性器官衰竭评分（sequential organ failure assessment score）

系 统	得 分				
	0	1	2	3	4
呼吸系统 PaO$_2$/FiO$_2$[mmHg（kPa）]	≥400（53.3）	<400（53.3）	<300（40）	<200（26.7）+（机械通气）	<100（13.3）+（机械通气）
凝血系统血小板计数（×10^9/L）	≥150	<150	<100	<50	<20
肝脏胆红素 mg/dl（μmol/L）	<1.2（20）	1.2~1.9（20~32）	2.0~5.9（33~101）	6.0~11.9（102~204）	>12（>204）
心血管系统药物剂量 [μg/（kg·min）]	MAP≥70mmHg	MAP<70mmHg	多巴酚丁胺（任何剂量）或多巴胺≤5	5<多巴胺<15 或（去甲）肾上腺素≤0.1	多巴胺>15 或（去甲）肾上腺素>0.1
中枢神经系统 Glasgow 评分	15	13~14	10~12	6~9	<6
肾脏肌酐 [mg/dl（μmol/L）]	<1.2（110）	1.2~1.9（110~170）	2.0~3.4（171~299）	3.5~4.9（300~440）或尿量<500ml/d	>5.0（440）或尿量<200ml/d

表 21-3 qSOFA 评分

内 容	分值
神志改变	1
收缩压 ≤ 100mmHg	1
呼吸 ≥ 22/min	1

表 21-4 尿路感染高风险因素

全身因素	糖尿病
	化疗或放疗后
	长期服用激素类药物
局部因素	结石 ≥ 20mm
	中重度积水
	感染性结石
	无症状菌尿
	神经源性膀胱
	肾造瘘
	尿流改道

（1）尽早足量应用抗生素，在应用抗生素前留取尿培养。对于没有发热的轻度尿路感染者，一般足量口服抗生素治疗。对于中度尿路感染者，应静脉使用抗生素。对于脓毒症患者，治疗的关键在于早期识别和正确及时的处理。包括在寻找控制感染源的同时实施初始液体复苏、获得进一步实验室检查证据、监测并获取更为精准的血流动力学参数以及反复评价患者对治疗策略的反应。拯救脓毒症运动（Surviving Sepsis Campaign，SSC）指南在 SSC 2016 版指南基础上更新 2018"脓毒症"（Bundle）（表 21-5），把原来的 3h 和 6h 的 Bundle 整合成一个"1h Bundle"，并明确主张要立即开始复苏和治疗。

正确使用抗生素是抢救脓毒症患者的重要一环，脓毒症抗生素使用原则：①应在 1h 内静脉使用广谱抗生素。②应联合用药，尽可能覆盖病原微生物。③一旦获得病原微生物证据，应降阶梯治疗，以优化抗生素治疗方案，避免耐药，减少毒性。④疗程足够。

表 21-5 拯救脓毒症运动 Bundles：第一小时配套行动

① 测定血乳酸，若初始乳酸＞2mmol/L，则重新测定

② 在应用抗生素前获得血培养

③ 应用广谱抗生素

④ 对低血压和（或）乳酸≥4mmol/L 的患者以 30ml/kg 开始快速补充晶体液

⑤ 若为维持 MAP≥65mmHg，患者在液体复苏期间或之后仍存在低血压则应用升压药

注：计时起点为符合脓毒症诊断或脓毒症休克诊断标准最早的时间

（2）尽快解除尿路梗阻，感染严重者先行肾造瘘或留置双J管。解除梗阻是尿源性脓毒症的首要治疗措施，只有解除梗阻，脓毒症才有可能治愈。脓毒症是多器官功能衰竭的危重急症，应尽早由重症科主导抢救，在病情许可情况下由泌尿外科解除尿路梗阻，共同完成救治工作。

四、出血性并发症

1. 肾脏出血 研究发现，患者在 SWL 后都会发生不同程度的肾脏出血，SWL 后肾脏出血为聚焦区的毛细血管、肾小球破裂出血所致，严重者可形成肾实质内血肿或包膜下血肿。血肿发生率随检测方法不同获得的检出结果也有所不同。Rubin 在 SWL 治疗前后用 CT 对比了 50 例 SWL 治疗患者。8 例（16%）发生肾包膜下血肿，2 例（4%）出现肾内血肿。而在印第安纳 Methodist 医院，用改良的 Dornier HM3 碎石机对 3620 例患者首次 SWL 治疗后，超声检查发现术后肾包膜下血肿发生率仅 0.66%。一项大型多中心研究评估了肾血肿的总体发病率，肾血肿和输尿管分别为 0.5% 和 0.14%。此外，在 SWL 之后几天内发生肾脏破裂出血的病例也屡有报道。

肾脏出血的临床表现与出血的严重程度有关，几乎所有的患者都有镜下血尿，约 1/3 的患者为肉眼血尿，肉眼血尿患者中，85% 于 48h 内血尿消失。若发生肾脏血肿，其症状与血肿的大小有关。患者除血尿外，其他自觉症状可能不明显。有症状的血肿患者比例＜1%，血肿多在 SWL 后 6h 内发生，表现为持续性胁腹疼痛。如血肿压迫腹膜后的腹腔神经丛，可出现明显腹胀，并伴有发热，但很少超过 38.5℃，且血白细胞数正常，提示为吸收热。出血严重时可发生休克和贫血，查体时可见患侧胁腹饱满或膨胀，注意不宜重压腹部或叩诊，以免加重出血。肾

周血肿可引起肾内压力增高,激活肾素-血管紧张素-醛固酮系统,使肾脏处于缺血和低灌注状态,导致高血压,这种情况最初由 Page 所报道,因而称为"Page 肾"现象。

SWL 后肾脏血肿的诊断主要依靠影像学检查。若患者在 SWL 后出现严重而持续的腰痛,应首先行 B 超检查,>2cm 的血肿可被检出,早期血肿未液化时可能会漏诊,对疑似病例应重复检查。超声检查还可以动态观察血肿的变化,并及时指导治疗。当血肿巨大时,KUB 可显示患侧腹部呈现均质影像,同时肠道内容物被推向对侧。CT 检查(图 21-2)可准确测量血肿的大小,还可判断是新近的出血还是陈旧性出血。CT 下血肿表现为受肾包膜限制的特征性月牙形或双凸形外观,邻近肾组织受压,血肿可穿透肾筋膜扩展到腹膜后表现为肾周围血肿导致的肾脏移位。

大多数血肿 6 周至 6 个月内可以自行吸收,个别可长达 2 年,对肾功能和血压几乎无不良影响。但是,血肿不仅增加了患者的痛苦,而且导致了下一步治疗的困难,同时也有发生严重后果的个案报道。因此,仍需要高度重视和预防。研究表明,血肿发生率与结石体积、位置及患者身高、体重无关,SWL 后血肿的风险因素有高血压、凝血功能障碍、使用抗血小板凝聚药物、糖尿病、肥胖、高龄等。术前血压控制良好的高血压患者,术后血肿发生率为 2.5%,控制不佳者则为 3.8%。由此可见,如患者 SWL 前存在高血压又未经治疗,则术后发生血肿的可能性较大。

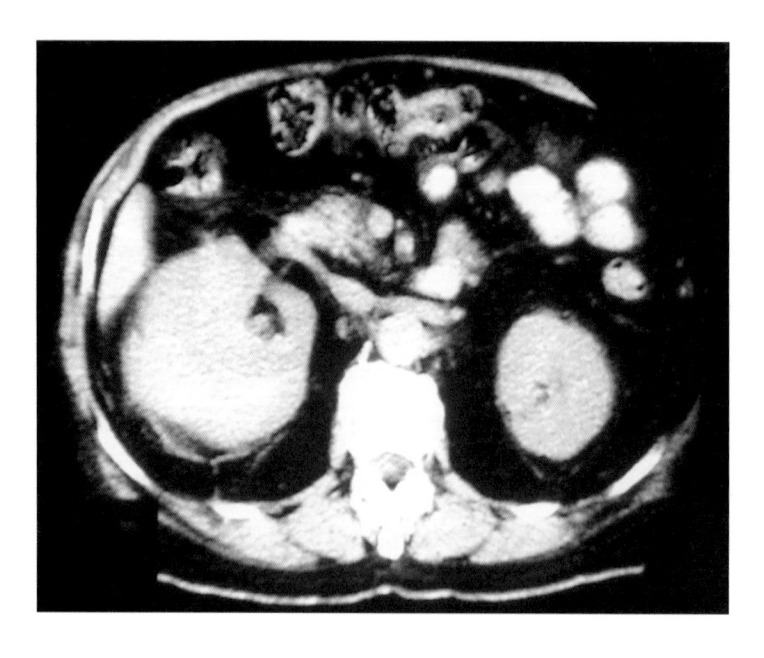

图 21-2 一老年女性患者因右肾多发性结石行 SWL,复震期间曾自服阿司匹林
SWL 后发生右肾包膜下血肿(CT 所示),未经任何处理,半年后 B 超复查发现血肿已被吸收

Razvi 等统计分析了 6172 期次 SWL 资料，对肾周血肿的危险因素进行评估，发现使用抗凝药和抗血小板药物的风险比为 4.2，显著高于高血压的风险比（3.3）。因此，预防原则是：①对合并高血压者，SWL 前必须控制血压；②SWL 术前应常规查出凝血功能，对使用抗凝血药物患者应常规停药 5~7 天；③对高风险人群可采取低频率发射冲击波或低能量多期治疗，其依据是，Evan 在猪模型中证实，以 120 次/min 频率治疗出现肾出血的概率为 4.7%，而在 30 次/min 组中仅为 0.08%；④肾结石患者在 SWL 后不宜早期过度活动，以免诱发严重出血。

一旦确诊为肾脏出血，其治疗方法与肾外伤基本相同：①应绝对卧床休息，密切监测生命体征和血红蛋白，留尿观察，对比尿色的变化，床边 B 超检测血肿进展；②使用抗生素预防感染，必要时可使用止血药；③保守治疗仍然是 SWL 后肾血肿的标准治疗方法。Ghazal 比较了 SWL 后血肿切开术（7 例）与保守治疗（8 例）的效果，中位随访时间 22 个月，两组的肾功能恢复情况相似，但手术组住院时间更长；④严重出血往往需要输血、动脉造影栓塞、穿刺抽吸或引流等治疗，文献报道尿石病各类手术治疗引起的血肿，需要动脉栓塞治疗者均不足 1%，且 SWL 引起的出血多为静脉血管破裂所致，需要动脉栓塞的可能性不大，但对于巨大血肿有时仍需手术清除，以减轻对肾脏的压迫。

2. 肾外脏器出血

（1）肺出血：肺是对冲击波最敏感的器官，这是因为肺泡内充满气体，声阻差较大，空化效应剧烈，故其遭遇冲击波后损伤较一般器官更重。肾上极靠近肺下界，吸气时距离更近，因而在用 SWL 治疗肾上盏结石时，可引起肺底组织挫伤。由于儿童肾脏距离肺底更近，因而儿童更容易出现肺损伤，更需要注意防护。碎石后出现咳血的患者，应注意观察，虽然病情一般不重，休息几天即可好转，但也有形成肺空洞和胸膜积液的病例报道。

（2）胃肠道出血：临床观察发现，胃肠道出血是 SWL 后常见的并发症之一，这主要是因为胃肠道含有气体，气－液声阻差较大所致。SWL 主要引起位于冲击波径路上的肠系膜或肠黏膜下损伤。由于胃肠道系肌性组织，对冲击波耐受力较强，出血量一般很少，因而大多数患者无自觉症状，仅呈粪隐血试验阳性。偶有患者出现呕血或便血，依损伤部位不同，大便或呈柏油样，或带有鲜血，一般无须治疗即可自愈。肠系膜血肿或肠穿孔之类严重并发症较少见。此外，也有

SWL后发生小肠套叠的报道。

（3）肝、胆、脾出血：肝和脾均靠近肾脏，SWL时偶尔也会被损伤。据报道，患者在SWL后可发生肝被膜下血肿、脾包膜下血肿，有时甚至出现脾破裂。

防治原则：SWL引发肾外脏器出血的治疗原则和肾脏出血大致相同。关键在于预防，①SWL前应询问、查明和纠正患者的出凝血功能障碍，停用抗凝血药物1周以上；②SWL中使用的脉冲能量不应过高，以减少空化效应引起的组织损伤；③SWL复震间期不能过短，必要时可在复震时改变不同的冲击方向和径路；④在对肾上盏结石患者（特别是小儿）进行治疗时，可用泡沫塑料或海绵遮挡肺下界以保护肺脏，并嘱患者术中不做深呼吸等动作。

动脉瘤破裂出血：SWL后导致腹主动脉瘤或髂动脉瘤破裂出血的病例偶可见报道。一旦发生动脉瘤破裂出血，将危及生命，因此，目前的尿石病诊疗指南将冲击波传导径路上有动脉瘤列为禁忌证。

五、其他并发症

除上述较严重的并发症外，冲击波常见的并发症有心律失常、皮肤出血或瘀斑等轻微并发症。在肾外并发症中，冲击波引起心律失常最为常见，占11%~59%。不同的设备发生心律失常的比例大不相同，第一代液电水槽式碎石机的心律失常发生率高，而电磁水囊式碎石机的心律失常发生率仅为1.4%~9.0%。心律失常多为各种期前收缩、心动过缓等，患者多无自觉症状，临床上极少需要处理。心律失常几乎全部发生于治疗肾结石时，原因尚未明确（见冲击波碎石不良反应章节）。

冲击波引起的其他近期并发症在临床很少见（表21-6），但了解这些并发症对于正确运用SWL也是十分必要的。

表21-6 冲击波碎石少见并发症及副效应

系统	表现	系统	表现
泌尿系	蛋白尿	泌尿系	急性肾衰竭（非梗阻性）
	输尿管破裂		肾增大（排泄性尿路造影）
	肾周/包膜下积液		尿谷氨酰转移酶水平增高
	尿β-乳糖水平增高		尿N-乙酰葡萄糖苷酶增高
	有效肾血浆流量减少		对比剂分泌增强（w/o梗阻）

续表

系　统	表　现	系　统	表　现
泌尿系	肾周脂肪低信号强度改变（MRI）	呼吸系统	肺部挫伤和空洞
	皮质髓质交界处肾组织损失（MRI）	其他	胆红素增高
消化系统	胰腺炎		阴囊淤血肿胀
	脾破裂		缩胆囊素增高
	肠穿孔		乳酸脱氢酶增高
	肠梗阻		前列腺素释放增多
	肝脾血肿		血清谷丙转氨酶增高
	消化道出血		血清肌酐磷酸激酶增高
	胃、十二指肠糜烂		血浆游离血红蛋白增高
心血管系统	心肌梗心		calbindin-D 增加（尿/血清）
	高血压加重		血管紧张素原转换酶增高
	下肢动脉栓塞		血栓烷素 $β_2$ 水平增高（血清/尿）
	大动脉动脉瘤破裂		
	髂静脉和门静脉内血栓形成		

（张东方）

第二节　远期并发症

关于冲击波碎石术与高血压、糖尿病和慢性肾功能不全等远期并发症的风险关系，一直以来受到临床关注，但至今没有明确结论。结石本身和相关的代谢性疾病，是高血压、糖尿病和慢性肾功能不全等发病率增高的风险因素，而与结石的治疗方式无关。

一、高血压

SWL是否能导致高血压，20世纪80年代末至90年代初曾是一个热点问题。动物实验和临床观察表明，SWL有导致高血压的潜在可能。David 等用 SW 冲击兔肾获得高血压模型，高血压在切除该肾后消失。Feagins等发现，幼兔接受冲击波冲击后平均动脉压上升明显，若预先给予吡唑嘧啶醇或甘露醇，则冲击后血压正常。在印第安纳的结石治疗中心，Lingeman等将接受经皮肾镜取石术或输尿管镜取石术治疗的961位结石患者分成两组：80%接受SWL治疗，其余20%作为对照组，随访后发现，SWL组和对照组相比，术后第1年高血压年发病率为2.4% vs 4.0%，第4年为2.1%vs1.65%，相差不大。然而，舒张压在SWL组平均增高0.78mmHg，在对照组不明显，平均为 -0.88 mmHg。将其他危险因素（如年龄、性别、治疗期数、抗高血压治疗等）全部排除后，虽然这种增高趋势仍很明显，但术后患者高血压发病率与冲击波数量、电压、能量以及单侧/双侧治疗等因素无关。Yokoyama、Montgomery、Claro等分别回顾性研究也得出了同样的结论。奥地利Innsbruck大学用Dornier MFL5000碎石机对20位老年患者（≥60岁）进行治疗，发现15人的"肾内阻抗指数"偏高，其中9人在26个月内持续增高，并确诊为高血压。因血压和阻抗指数的相关性很强，所以认为，高龄可能是SWL后高血压发生的危险因素。但在2015年，Fankhauser进行了一项系统评价，该研究纳入1988—2012年间的28项队列研究和2项随机对照试验，每项研究的病例数从35~1758例不等，中位随访时间为12~240个月。在这30项研究中，只有6项研究的作者认为SWL可能是新发高血压的原因，而另外24项研究者均认为没有证据证明SWL后高血压发病率增加。

尽管国外对SWL与高血压的关系做了大量研究，但缺少大样本的前瞻性研究数据，且SWL后高血压的年发病率往往和正常人群相差不大，两者之间的风险关系仍有待于深入研究。

二、慢性肾功能不全

SWL后肾脏可能出现永久性损伤，如肾小球硬化、肾间质纤维化和肾萎缩（图21-3）等，这些变化可导致功能性肾单位减少，并刺激剩余肾单位代偿性增生。肾单位丢失越多，肾功能减退的进展越快。实验显示，冲击波导致的微血管损伤可能是导致慢性肾损害的原因之一。临床检查可发现肾有效血浆流量、肌酐清除率下降，^{131}I马尿酸排泄时间延长等。但这些病理变化的严重程度与肾脏的基础

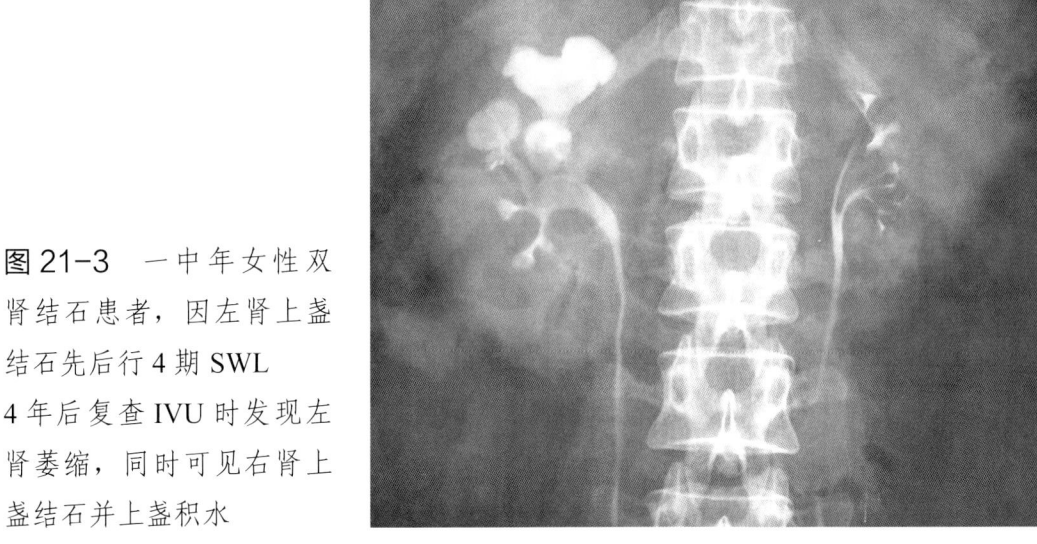

图 21-3 一中年女性双肾结石患者，因左肾上盏结石先后行 4 期 SWL 4 年后复查 IVU 时发现左肾萎缩，同时可见右肾上盏结石并上盏积水

疾病和冲击波治疗的剂量有关，也有研究显示冲击波碎石术后肾实质瘢痕形成征象并没有显著变化。目前普遍认为，规范的冲击波治疗与远期慢性肾功能不全并无明确的风险关系。

2008 年，Eassa 发表了一项前瞻性研究报告，对 100 例直径小于 2cm 的肾结石患者使用 2 台不同型号的碎石机进行 1 期次冲击波治疗，随访 18~57 个月（平均值 43.6 ± 13.8）。比较术前以及最后一次随访时核素扫描结果，比较肾小球滤过率、肌酐清除率和分肾功能，同时观察血压变化（表 21-7），结果发现，冲击波碎石治疗对肾功能和血压并没有显著的远期影响。Fankhauser 系统评价了 1992—2012 年间发表的关于 SWL 后远期肾功能损害的研究报告，包括 7 项回顾性研究和 7 项前瞻性队列研究，中位随访时间范围为 15 个月至 17 年，其中一项研究比较了 SWL 与 PNL 队列，一项研究比较了肾结石患者与输尿管结石患者，另一项研究将经 SWL 治疗的结石患者与一组无症状结石患者进行比较，其余 11 项研究未设对照组。14 项研究中的 11 项研究通过实验室检查结果判断肾功能的变化，1 项研究通过询问患者相关的问题进行判断，其余 2 项研究未报告肾功能的评价方案。所有 14 项研究得出的结论是：没有证据表明冲击波碎石术后导致慢性肾功能不全发生率增加。但由于这 14 项研究对肾功能状态的评价方法不一致，未能进行 Meta 分析。

表 21-7　100 例冲击波碎石术后血压和肾功能的变化

	巯基乙酰三甘氨酸清除率	肾小球滤过率（ml/min）	分肾功能	收缩压（mmHg）	舒张压（mmHg）	高血压（例）
术前	146.22 ± 59.48	52.66 ± 13.69	49.7 ± 7.31	121.2 ± 9	80.2 ± 6.2	18
随访结束	145.1 ± 58.82	54.85 ± 15.75	49.96 ± 8.68	121.55 ± 10.2	80.6 ± 7.8	21
P	0.842	0.114	0.577	0.748	0.674	

三、对儿童身高和肾发育的影响

研究结果普遍显示，SWL 对儿童身高和肾脏发育没有影响。1995 年，Thomas 对 12 名接受 SWL 的儿童肾结石患者进行了研究，年龄 2.2—15.3 岁（平均 9.4 岁），冲击 1000~2200 次（平均 1702 次），平均随访 149 周。结果发现，和正常预期值相比，其身高与肾脏有效血浆流量无明显改变。1998 年，Lifshitz 将 29 名接受 SWL 的儿童肾结石患者按照其肾脏有无手术史、反复感染及明显解剖异常等指标分成"正常组"和异常组。在治疗时，异常组的肾脏长度比预期值要小（平均 Z-1.30 ± 1.10），而"正常组"的肾脏长度和预期值非常接近（平均 Z-0.18 ± 0.54）。治疗后进行长期随访（平均 9 年），发现两组肾脏都表现出一种与年龄相应的减小趋势。因此作者认为，尿路结石对肾脏长度缩小的影响似乎是主要的，而 SWL 的影响是次要的。2010 年，Fayad 进行了 100 例前瞻性的队列研究，通过 DMSA（dimercapto-succinic acid，二巯基琥珀酸）扫描的方法评估冲击波碎石术后 6 个月儿童肾功能的变化。结果显示，冲击波碎石对儿童肾功能并无远期影响（表 21-8），该研究同时显示，所有患儿并未发现有任何程度的肾瘢痕形成。

表 21-8　100 例儿童冲击波碎石 6 个月后肾功能变化

项　目	时　间	平均值 ± 标准差（范围）	P
分肾功能（%）	SWL 前	50.069 ± 1.48（46.9~53.3）	0.245
	SWL 后	50.05 ± 1.47（47~53.1）	
GFR（ml/min）	SWL 前	113.13 ± 4.51（100~123）	0.460
	SWL 后	113.01 ± 4.27（104~121）	

2014 年，Yigit Akin 回顾分析了 151 篇研究报告，以调查儿童 SWL 对肾功能的远期影响，所得的结论是：SWL 对儿童是安全和有效的。迄今为止，尚未证实

SWL 对儿童肾脏发育有远期不利的影响。

四、糖尿病

在 2008 至 2013 年间发表的 6 项关于 SWL 与糖尿病关系的研究中，患者人数为 70~772 人，随访时间 5~20 年。其中 4 项研究有对照组，两项研究仅描述 SWL 队列，一项为流行病学调查，两项通过随访血清葡萄糖水平进行判断，三项通过询问医生或患者有无被诊断为糖尿病并进行治疗来判断糖尿病的发病情况。最终虽有两项研究的作者认为 SWL 可能是新发糖尿病的病因，但有四项研究没有发现糖尿病发病率增加的证据。因此，总体上认为冲击波碎石并不是糖尿病发病率增加的风险因素。

五、对生育力的影响

以往曾有人担心，冲击波焦点距离子宫和卵巢太近，对子宫和卵巢的功能可能有潜在的影响。然而最近的研究表明，SWL 对育龄妇女也是安全的。Vieweg 以调查问卷的方式随访了 67 例女性患者，在接受 X 线定位的 SWL 治疗后，其中 10 例受孕，生育了 7 名健康婴儿，虽然有 3 例流产，但都发生在 SWL 的一年以后。Erturk 以同样的方式调查了 39 名女性患者，其中 10 例成功诞下 11 名健康婴儿。自 1996 年开始，国际上一般也将下段输尿管结石的育龄期妇女列为 SWL 治疗的对象（表 21-9）。

表 21-9　SWL 与不孕症发病率增加之间没有关联性

作者	研究设计	中位随访时间(个月)	对照组	生育状态术前后	结论
Vieweg	回顾性队列	38（范围 9~68）	无	病人描述	没有证据表明不孕症的发生率增加
Erturk	回顾性队列	没有说明	无	病人描述	没有证据表明不孕症的发生率增加

对于男性，体外实验表明，精子易受冲击波的影响。动物研究显示，SWL 后睾丸内出血很常见，但妊娠率不受冲击波的影响。Basar 使用 Sonolith 3000 碎石机，以 18kV 2000 次冲击波施加到研究组中的 12 只兔子的膀胱上，结果发现，冲击波暴露组和对照组精子的形态无显著性差异（$P = 0.386$）。Basar 认为冲击波治疗不会造成睾丸严重的永久性影响。临床研究也发现，SWL 可引起精子质

量急剧恶化，但精液参数在3个月后回归基线。因此冲击波治疗下段或膀胱结石后，建议3个月后再受孕。目前尚无关于SWL后男性生育力（即妊娠率）的长期随访数据。

六、输尿管狭窄

输尿管是肌性组织，对冲击波耐受力强，一般损伤较轻。但如果患者曾有输尿管损伤史，或同一部位短时间内被反复、超量冲击，则可能造成术后狭窄等不可逆损伤。主要表现为输尿管黏膜被覆上皮增生、管腔狭窄甚至闭塞。

（张东方　孙西钊）

参 考 文 献

[1] 孙西钊. 冲击波碎石常见并发症及处理 // 孙西钊. 医用冲击波. 北京:中国科学技术出版社, 2006:477–485.

[2] Fayad A, El-Sheikh MG, Abdelmohsen M, Abdelraouf H. Evaluation of renal function in children undergoing extracorporeal shock wave lithotripsy. J Urol, 2010 Sep, 184(3):1111–1114.

[3] Murad Basar M, Murat Samli M, Erbil M, Ozergin O, Basar R, Atan A. Early effects of extracorporeal shockwave lithotripsy exposure on testicular sperm morphology. Scandinavian Journal of Urology and Nephrology, 2004, 38(1):38–41.

[4] Phukan C, Nirmal TJ, Wann CV, Chandrasingh J, Kumar S, Kekre NS, Devasia AO. Can we predict the need for intervention in steinstrasse following shock wave lithotripsy? Urol Ann, 2017 Jan-Mar, 9(1):51–54.

[5] Limon O, Kantar FU, Sahin E, et al. Acute pancreatitis due to extracorporeal shock wave lithotripsy:a rare complication. Am J Emerg Med, 2014, 32(11):1436–1440.

[6] Vieweg J, Weber HM, Miller K, Hautmann R. Female fertility following extracorporeal shock wave lithotripsy of distal ureteral calculi. The Journal of Urology, 1992, 148(3):1007–1010.

[7] Mohammed S. Al-Marhoon, Omar Shareef, et al. Extracorporeal Shock-wave Lithotripsy Success Rate and Complications: Initial Experience at Sultan Qaboos University Hospital, Oman Medical Journal, 2013, 28(4):255–259.

[8] Fankhauser CD, Kranzbühler B, Poyet C, et al. Long-term Adverse Effects of Extracorporeal Shock-wave Lithotripsy for Nephrolithiasis and Ureterolithiasis:A Systematic Review. Urology, 2015, 85(5):991–1006.

[9] Al Ghazal A, Schnoeller TJ, Baechle C, et al. Capsulotomy for treatment of compartment syndrome

in patients with post extracorporeal shock wave lithotripsy renal hematomas: safe and effective, but also advisable? UrolJ, 2014 Jul 8, 11(3):1569-1574.

[10] Ohmori K, Matsuda T, Horii Y, Yoshida O. Effects of shock waves on the mouse fetus. The Journal of Urology, 1994, 151(1):255-258.

[11] Yu C, Longfei L, Long W, Feng Z, Jiping N, Mao L, Lin Q, Hequn C. A systematic review and meta-analysis of new onset hypertension after extracorporealshock wave lithotripsy. Int UrolNephrol, 2014, 46(4):719-725.

[12] Fankhauser CD, Kranzbühler B, Poyet C, Hermanns T, Sulser T, Steurer J. Long-term Adverse Effects of Extracorporeal Shock-wave Lithotripsy for Nephrolithiasis and Ureterolithiasis: A Systematic Review. Urology, 2015, 85(5):991-1006.

[13] Kim TB, Park HK, Lee KY, et al. Life-threatening complication after extracorporeal shock wave lithotripsy for a renal stone: a hepatic subcapsular hematoma. Korean J Urol, 2010, 51(3):212-215.

[14] Bovenschulte H. Embolization of a renal artery aneurysm. Effect of an ESWL. Urologe A, 2010, 49(5):645-647.

[15] Alsaikhan B, Andonian S. Shock wave lithotripsy inpatients requiring anticoagulation or antiplatelet agents. Can Urol Assoc J, 2011 Feb, 5(1):53-57.

[16] Lee HY, Yang YH, Shen JT, Jang MY, Shih PM, Wu WJ, Huang CH, Chou YH, Juan YS. Risk factors survey for extra-corporeal shock wave lithotripsy induced renal hematoma. J Endourol, 2013 Jun, 27(6):2763-2767.

[17] Davidson T1, Tung K, Constant O, Edwards L. Kidney rupture and psoas abscess after ESWL. Br J Urol, 1991 Dec, 68(6):657-658.

[18] Lucio J 2nd, Korkes F, Lopes-Neto AC, Silva EG, Mattos MH, Pompeo AC, et al. Steinstrasse predictive factors and outcomes after extracorporeal shock wave lithotripsy. Int Braz J Urol, 2011, 37(4): 477-482.

[19] Bourdoumis A, Stasinou T, Kachrilas S, et al. Thromboprophylaxis and bleeding diathesisin minimally invasive stone surgery. Nat Rev Urol, 2014 Jan, 11(1):51-58.

[20] Onal B, Citgez S, Tansu N, et al. Predictive factors and management of steinstrasse after shock wave lithotripsy inpediatric urolithiasis—a multivariate analysis study. Urology, 2012 Nov, 80(5):1127-1131.

[21] Corbally MT, Ryan J, FitzPatrick JR, et al. Renal function following extracorporeal lithotripsy in children. J Pediatr Surg, 1991 May, 26(5):539-540.

[22] Frauscher F, Hofle G, Janetschek G. A randomized controlled trial to assess the incidence of new onset hypertension in patients after shock wave lithotripsy for asymptomatic renal calculi. J Urol, 1999 Sep, 162(3 Pt 1):806.

[23] Desmet Y, Baett L, Vandeursen H, et al. Iliac-vein thrombosis after extracorporeal shock wave

lithotripsy. N Engl J Med, 1989 Sep 28, 321(13):907.

[24] Diaz-Tejeiro R, Diaz EG, Fernandez G, et al. Irreversible acute renal failure after extracorporeal shock wave lithotripsy. Nephron, 1993, 63(2):242-243.

[25] Donahue LA, Linke CA, Rowe JM. Renal loss following extracorporeal shock wave lithotripsy. J Urol, 1989 Sep, 142(3):809-811.

[26] Eterovic D, Juretic-Kuscic L, Capkun V, et al. Pyleolithotomy improves while extracorporeal shock wave lithotripsy impairs kidney function. J Urol, 1999 Jan, 161(1): 39-44.

[27] Etzkorn KP, Mihalov M, Brown RD, et al. Colonic injury after ESWL of renal calculi. Gastrointest Endosc, 1996 Oct, 44(4):511-512.

[28] Evan AP, Connors BA, Pennington DJ, et al. Renal disease potentiates the injury caused by SWL. J Endourol, 1999 Nov, 13(9):619-628.

[29] Evan AP, Willis LR, Connors BA, et al. Shock wave lithotripsy-induced renal injury. Am J Kidney Dis, 1991 Apr, 17(4):445-450.

[30] Evan AP, Willis LR, Lingeman JE, et al. Renal trauma and the risk of long-term complications in shock wave lithotripsy. Nephron, 1998, 78(1):1-8.

[31] Frick J, Sarica K, Kohle R, et al. Long-term follow-up after to extra- corporealshock wave lithotripsy in children. Eur Urol, 1991, 19:225-229.

[32] Gambihler S, Delius M. Transient increase in membrane permeability of L1210 cells upon exposure to lithotriptor shock waves in vitro. Naturwissenschaften, 1992 Jul, 79(7):328-329.

[33] Gilbert BR, Richie RA, Vaughan ED. Extracorporeal shock wave lithotripsy and its effect on renal function. J Urol, 1988 Mar, 139(3):482-485.

[34] Goel MC, Baserge NS, Ramesh Babu RV, et al. Pediatric kidney: functional outcome after extracorporeal shock wave lithotripsy. J Urol, 1996 Jun, 155(6):2044-2046.

[35] Baumgartner BR, Dickey KW, Ambrose SS, et al. Kidney changes after extracorporeal shock wave lithotripsy: Appearance on MR imaging. Radiology, 1987 May, 163(2): 531-534.

[36] Lemann JR, Taylor AJ, Collier BD, et al. Kidney hematoma due to extra-corporeal shock wave lithotripsy causing transient rennin mediated hypertension. J Urol, 1991, 145:1238-1241.

[37] Mcateer JA, Evan AP.The acute and long-term adverse effects of shock wave lithotripsy. Semin Nephrol, 2008 Mar, 28(2):200-213.

[38] Fankhauser CD, Kranzbühler B, Poyet C, et al. Long-term adverse effects of extracorporeal shock-wave lithotripsy for nephrolithiasis and ureterolithiasis: a systematic review. Urology, 2015, 85(5):991-1006.

[39] Skolarikos A, Alivizatos G, De La Rosette J. Extracorporeal shock wave lithotripsy 25 years later: complications and their prevention. Eur Urol, 2006 Nov, 50(5):981-990.

[40] Evan AP, Mcateer JA, Connors BA, et al. Renal injury during shock wave lithotripsy is significantly reduced by slowing the rate of shock wave delivery. BJU Int, 2007, 100(3):624-627.

[41] Kim TB, et al. Life-threatening complication after extracorporeal shock wave lithotripsy for a renal stone: a hepatic subcapsular hematoma. Korean J Urol, 2010, 51(3):212-215.

[42] Al GA, Schnoeller TJ, Baechle C, et al. Capsulotomy for treatment of compartment syndrome in patients with post extracorporeal shock wave lithotripsy renal hematomas: safe and effective, but also advisable? Urol J, 2014, 11(3):1569-1574.

[43] Abecassis JP, Delaitre B, Morel MP, et al. Portal vein thrombosis after extracorporeal shock wave lithotripsy. Lancet, 1991 Aug 3, 338(8762):316-317.

[44] Adams MC, Newman DM, Lingeman JE. Pediatric ESWL: long-term results and effects on renal growth. J Endourol, 1989, 3:245.

[45] Akdas A, Turkeri LN, Ilker Y, et al. Short-term bioeffects of extracorporeal shock wave lithotripsy. J Endourol, 1994 Jun, 8(3):187-190.

[46] Alkibay T, Karaoglan U, Gundogdu S, et al. An unusual complication of extracorporeal shock wave lithotripsy: urinoma due to rupture of the renal pelvis. Int UrolNephrol, 1992, 24(1):11-14.

[47] Antoniou NK, Karanastasis D, Stenos JL. Severe perinephric hemorrhage after shockwave lithotripsy. J Endourol, 1995 Jun, 9(3):239-241.

[48] Apostolov I, Minkov N, Koycheva M, et al. Acute changes of serum markers for tissue damage after ESWL of kidney stones. Int UrolNephrol, 1991, 23(3):215-220.

[49] Assimos DG, Boyce WH, Furr EG, et al. Selective elevation of urinary enzyme levels after extracorporeal shock wave lithotripsy. J Urol, 1989 Sep, 142(3):687-690.

[50] Banner B, Ziesmer D, Collins LA. Proliferative glomerulopathy following extracorporeal shock wave lithotripsy in the pig. J Urol, 1991 Nov, 146(5):1425-1428.

[51] Barak M, Ginesin Y, Hornstein L, et al. Excretion of urinary protein induced by extracorporeal piezo-electric lithotripsy. Br J Urol, 1990 Dec, 66(6):575-580.

[52] Bauer JJ, Finger MJ, Heidenberg HB, et al. Incidence of stool guaiac conversion following extracorporeal shock wave lithotripsy. Urol, 1997 Aug, 50(2):192-194.

[53] Baumgartner BR, Dickey KW, Ambrose SS, et al. Kidney changes after extracorporeal shock wave lithotripsy: appearance on MR imaging. Radiology, 1987 May, 163(2):531-534.

[54] Bomanji J, Boddy SAM, Britton KE, et al. Radionuclide evaluation pre and post extracorporeal shock wave lithotripsy for renal calculi. J Nucl Med, 1987 Aug, 28(8):1284-1289.

[55] Brendel W. Effect of shock waves on canine kidney. In: Gravenstein JS, Peter K, eds, Assimos DG, Boyce WH, Furr EG, et al. Selective elevation of urinary enzyme levels after extracorporeal shock wave lithotripsy. J Urol, 1989 Sep, 142(3):687-690.

[56] Brewer SL, Atala AA, Ackerman DM, et al. Shock wave lithotripsy damage in human cadaver kidneys. J Endourol, 1988, 4:333-339.

[57] Brito CG, Lingeman JE, Newman DM. Long-term follow-up of renal function in ESWL-treated patients with solitary kidney. J Urol, 1990, 143:299.

[58] Cass AS, Onstad G. Colonic mucosal ecchymoses after extracorporeal shock wave lithotripsy for upper ureteral calculus. J Urol, 1998 Nov, 140(5):1012-1013.

[59] Castillon I, Frieyro O, Gonzalez-Enguita C, et al. Colonic perforation after extracorporeal shock wave lithotripsy. BJU Int, 1999 Apr, 83(6):720-721.

[60] McCullough DL, Yeaman LD, Bo WJ, et al. Effects of shock waves on the rat ovary. J Urol, 1989 Mar, 141(3):666-669.

[61] Jewett MAS, Bombardier C, Logan AG, et al. A randomized controlled trial to assess the incidence of new onset hypertension in patients after shock wave lithotripsy for symptomatic renal calculi. J Urol, 1998 Oct, 160(4): 1241-1243.

[62] Jung K, Kirschner P, Wille A, et al. Excretion of urinary enzymes after extracorporeal shock wave lithotripsy: A critical reevaluation. J Urol, 1993 Jun, 149(6):1409-1413.

[63] Kaji DM, Xie HW, Hardy BE, et al. The effects of extracorporeal shock wave lithotripsy on renal growth function and arterial blood pressure in an animal model. J Urol, 1991 Aug, 146 (Pt 2):544-547.

[64] Kaude JV, Williams JL, Wright PG, et al. Sonographic evaluation of the kidney following extracorporeal shock wave lithotripsy. J Ultrasound Med, 1987Jun, 6(6): 299-306.

[65] Kaude JV, Williams MC, Millner MR, et al. Renal morphology and function immediately after extracorporeal shock wave lithotripsy. AJR, 1985 Aug, 145(2):305-314.

[66] Kaver I, Koontz WW, Wilson JD, et al. Effects of lithotriptor- generated high-energy shock waves on mammalian cells in vitro. J Urol, 1991, 47:215-219.

[67] Kishimoto T, Senju M, Sugimoto t, et al. Effects of high energy shock wave exposure on renal function during extracorporeal shock wave lithotripsy for kidney stones. Eur Urol, 1990, 18(4):290-298.

[68] Kishimoto T, Yamamoto K, Sugimoto T, et al. Side effects of extracorporeal shock wave exposure in patients treated by extracorporeal shock wave lithotripsy for upper urinary tract stone. Eur Urol, 1986, 12(5):308-313.

[69] Kleinknecht D, Pallot JL, Chauveau P. Bilateral acute tubular necrosis after unilateral extracorporeal shockwave lithotripsy. Nephron, 1994, 6(3):360-361.

[70] Knapp PM, Kulb TB, Lingeman JE, et al. Extracorporeal shock wave lithotripsy induced perirenal hematomas. J Urol, 1988 Apr, 139(4):700-703.

[71] Knapp PM, Scott JW, Lingeman JE. Magnetic resonance imaging following extracorporeal shock wave lithotripsy with the Dornier HM3 lithotriptor. J Urol, 1987, 137:287.

[72] Krysiewicz S. Complications of renal extracorporeal shock wave lithotripsy reviewed. Urol Radiol, 1992, 13(3):139-145.

[73] Kurtz V, Muller-Sorg M, Federmann G. Perforation of the small intestine after nephroureterolithotripsy by ESWL - a rare complication. Chirurg, 1999 Mar, 70(3):306-307.

[74] Lazarides MK, Drista H, Arvanitis DP, et al. Aortic aneurysm rupture after extracorporeal shock

wave lithotripsy. Surgery, 1997, 122(1):112-113.

[75] Lechevallier E, Siles S, Ortega JC, et al. Comparison by SPECT of renal scars after extracorporeal shock wave lithotripsy and percutaneous nephrolithotomy. J Endourol, 1993, 7(6):465-467.

[76] Lifshitz DA, Lingeman JE, Zafar FS, et al. Alterations in predicted growth rates of pediatric kidneys treated with extracorporeal shock wave lithotripsy. J Endourol, 1998, 12(5):469-475.

[77] Maziak DE, Ralph EA, Detile M, et al. Massive perirenal and intraabdominal bleeding after SWL: case report. Ca J Surg, 1994 Aug, 37(4):329-334.

[78] Neri E, Capannini G, Diciolla F, et al. Localized dissection and delayed rupture of the abdominal aorta after extracorporeal shock wave lithotripsy. J Vascular Surgery, 2000 May, 31(5):1052-1055.

[79] Newman LH, Saltzman B. Identification of risk factors in the development of clinically significant subcapsular hematomas following shock wave lithotripsy. In: Lingeman JE, Newman DM, eds.Shock Wave Lithotripsy 11: Urinary and Biliary Lithotripsy. New York: Plenum Press, 1989:207-210.

[80] Olsson LE, Anderson KR, Foster HE, et al. Small bowel perforation after extracorporeal shock wave lithotripsy. J Urol, 2000 Sep, 164(3 Pt 1):775.

[81] Orestona F, Caronia N, Gallo G, et al. Functional aspects of the kidney after shock wave lithotripsy // Lingeman JE, Newman DM. Shock Wave Lithotripsy 11: Urinary and Biliary Lithotripsy. New York: Plenum Press, 1989:15-17.

[82] Parr KL, Lingeman JE, Jordan M, et al. Creatinine kinase concentrations and electrocardiographic changes in extracorporeal shock wave lithotripsy. Urol, 1988 Jul, 32(1):21-23.

[83] Patel KL, Gross J. Extracorporeal shock wave lithotripsy induced abdominal aortic aneurysm rupture. J Am Geriatr Soc, 1991 Mar, 39(3):318-319.

[84] Rashid P, Steele D, Hunt J. Splenic rupture after extracorporeal shock wave lithotripsy. J Urol, 1996 Nov, 156(5): 1756-1757.

[85] Roessler W, Steinbach P, Nicolai H, et al. Effects of high-energy shock waves on the viable human kidney. Urol Res, 1993, 21(4):273-277.

[86] Roessler W, Wieland WF, Steinbach P, et al. Side effects of high-energy shock waves in the human kidney: first experience with model comparing two shockwave sources. J Endourol, 1996 Dec, 10(6):507-511.

[87] Rubin JI, Arger PH, Pollack HM, et al. Kidney changes after extracorporeal shock wave lithotripsy: CT evaluation. Radiology, 1987 Jan, 162(1 Pt 1):21-24.

[88] Ruiz-Marcellan FJ, Ibarz-Servio L. Evaluation of renal damage in extracorporeal lithotripsy by shock waves. Eur Urol, 1986, 12(2):73-75.

[89] Rutz-Danielczak A, Musialik DP, Raszeja-Wanic B. Effects of extracorporeal shock wave lithotripsy on renal function in patients with kidney stone disease. Nephron, 1998, 79(2):162-166.

[90] Sarica K, Kupei S, Sarica N, et al. Long-term follow-up of renal morphologyand function in children after lithotripsy. Urol Int, 1995, 54(2):95-98.

[91] Taylor JD, McLoyghlin GA, Parsons KF. Extracorporeal shock wave lithotripsy induced rupture of abdominal aortic aneurysm. Br J Urol, 1995 Aug, 76(2):262-263.

[92] Thomas R, Frentz JM, Harmon E, et al. Effect of extracorporeal shock wave lithotripsy on renal function and body height in pediatric patients. J Urol, 1992 Sep, 148(3 Pt 2):1064-1066.

[93] Thomas R, Roberts J, Sloane B, et al. Effects of extracorporeal shock wave lithotripsy on renal function. J Endourol, 1988, 140:141-144.

[94] Treglia A, Moscoloni M. Irreversible acute renal failure after extracorporeal shock wave lithotripsy. J Nephrol, 1999 May-Jun, 12(3):190-192.

[95] 谢剑锋, 邱海波. 拯救脓毒症运动: 脓毒症与感染性休克治疗国际指南（2016）的进展与评论. 中华重症医学电子杂志, 2017, 3 (1): 18-25.

[96] Tuteja AK, Pulliam JP, Lehman TH, et al. Anuric renal failure from 285 massive bilateral renal hematoma following extracorporeal shock wave lithotripsy. Urol, 1997, 50:606.

[97] Ueda S, Matsuko K, Yamashita T, et al. Perirenal hematomas caused by SWL with EDAP LT-01 lithotripter. J Endourol, 1993 Feb, 7(1):11-15.

[98] Bedir S, Kilciler M, Cincik M, et al. Relationship between extracorporeal shock wave lithotripsy and semen parameters in patients with lower ureteral stones. Fertil Steril, 2004 Dec, 82(6):1687-1688.

[99] Umekawa T, Yamate T, Amasaki N, et al. Continuous evaluation for retroperitoneal hematoma Janetschek GJ, Frauscher F, Knapp R, et al. New-onset hypertension after extracorporeal shock wave lithotripsy: age-related incidence and prediction by intrarenal resistive index. J Urol, 1997 Aug, 158(2):346-351.

[100] Mohammed S. Al-Marhoon, Omar Shareef, et al. Extracorporeal Shockwave Lithotripsy Success Rate and Complications: Initial Experience at Sultan Qaboos University Hospital, Oman Medical Journal, 2013 Jul, 28(4):255-259.

[101] McAteer JA, Bailey MR, Williams JC, Jr, Cleveland RO, Evan AP. Strategies for improved shock wave lithotripsy. Minerva UrolNefrol, 2005 Dec, 57(4): 271-287.

[102] NB Dhar, J Thornton, MT Karafa, SB Streem. A multivariate analysis of risk factors associated with subcapsular hematoma formation following electromagnetic shock wave lithotripsy. The Journal of Urology, 2004 Dec, 172(6 Pt 1):2271-2274.

[103] HP Navarro, PC Lopez, J M Ruiz, JMP Guzman, M M Martin, J A V Rodriguez. Renal hematomas after Extracorpóreal shock-wave lithotripsy (ESWL). Actas Urologicas Espan olas, 2009 Mar, 33(3): 296-303.

[104] JI Rubin, PH Arger, HM Pollack, et al. Kidney changes after extracorporeal shock wave lithotripsy: CT evaluation. Radiology, 1987 Jan, 162(1 Pt 1):21-24.

[105] WJ Engel, IH Page. Hypertension due to renal compression resulting from subcapsular hematoma. The Journal of Urology, 1955 May, 73(5):735-739.

[106] Summerton DJ, Kitrey ND, Lumen Netal. EAU guidelines on iatrogenic trauma. Eur Urol, 2012 Oct, 62（4）:628-639.

[107] Tredrea CR, Pathak D, From RP, Grucza J: Lung protection in children during extracorporeal shockwave lithotripsy. AnesthAnalg, 1987, 66:S178.

[108] Yu C, Longfei L, Long W, et al. A systematic review and meta-analysis of new onset hypertension after extracorporeal shock wave lithotripsy. Int Urol Nephrol, 2014 Apr, 46(4):719-725.

[109] Chew BH, Zavaglia B, Sutton C, et al. Twenty-year prevalence of diabetes mellitus and hypertension in patients receiving shock-wave lithotripsy for urolithiasis. BJU Int, 2012, 109(3):444-449.

[110] Weinberg AE, Patel CJ, Chertow GM, et al.Diabetic severity and risk of kidney stone disease. Eur Urol, 2014, 65(1):242-247.

[111] Yigit Akin，Selcuk Yucel. Long-term effects of pediatric extracorporeal shock wave lithotripsy on renal function. Res Rep Urol, 2014 Apr 28, 6:21-25.

[112] Vieweg J, Weber HM, Miller K, et al. Female fertility following extracorporeal shock wave lithotripsy of distal ureteral calculi.J Urol, 1992 Sep, 148(3 Pt 2):1007-1010.

[113] Erturk E, Ptak AM, Monaghan J. Fertility measures in women after extracorporeal shockwave lithotripsy of distal ureteral stones.Journal of Endourology, 1997, 11(5): 315-317.

[114] Krambeck AE, Rule AD, Li X, Bergstralh EJ, Gettman M, Lieske C. Shock wave lithotripsy is not predictive of hypertension among community stone formers at long-term followup.J Urol, 2011, 185(1):164-169.

[115] Eassa WA, Sheir KZ, Gad HM, Dawaba ME, El-Kenawy MR, Elkappany HA. Prospective study of the long-term effects of shock wave lithotripsy on renal function and blood pressure. J Urol, 2008, 179(3):964-968. discussion 964-968.

[116] Fankhauser CD, Kranzbühler B, Poyet C, Hermanns T, Sulser T, SteurerJ.Long-term Adverse Effects of Extracorporeal Shock-wave Lithotripsy for Nephrolithiasis and Ureterolithiasis: A Systematic Review. Urology, 2015 May, 85(5):991-1006.

[117] el-Assmy A, el-Nahas AR, Hekal IA, Badran M, Youssef RF, Sheir KZ. Long-term effects of extracorporeal shock wave lithotripsy on renal function: our experience with 156 patients with solitary kidney.J Urol, 2008 Jun, 179(6):2229-2232.

[118] Cass AS. Long-term renal function after bilateral extracorporeal shock wave lithotripsy.J Endourol, 1992, 6(5):19-22.

[119] Schnabel MJ, et al. Incidence and risk factors of renal hematoma: a prospective study of 1, 300 SWL treatments. Urolithiasis, 2014, 42(3): 247.

[120] Razvi H, et al. Risk factors for perinephric hematoma formation after shockwave lithotripsy: amatched case-control analysis. J Endourol, 2012 Nov, 26（11）: 1478-1482.

[121] Wang CJ, Hsu CS, Chen HW, Chang CH, Tsai PC. Percutaneous nephrostomy versus

ureteroscopic management of sepsis associated with ureteral stone impaction: a randomized controlled trial. Urolithiasis, 2016 Oct, 44(5): 415-419.

[122] Fischer C, et al. Extracorporeal shock-wave lithotripsy induced ultrastructural changes to the renal parenchyma under aspirin use. Electron microscopic findings in the rat kidney. Urologe A, 2007 Feb, 46（2）:150-155.

[123] Schnabel MJ, et al. Incidence and risk factors of renal hematoma: a prospective study of 1, 300SWL treatments. Urolithiasis, 2014 Jun, 42（3）: 247-253.

[124] Lucio J, 2nd, et al. Steinstrasse predictive factors and outcomes after extracorporeal shockwave lithotripsy. Int Braz J Urol, 2011 Jul-Aug, 37(4): 477-482.

[125] Moursy E, et al. Tamsulosin as an expulsive therapy for steinstrasse after extracorporeal shockwave lithotripsy: a randomized controlled study. Scand J Urol Nephrol, 2010 Nov, 44(5):315-319.

[126] Resim S, et al. Role of tamsulosin in treatment of patients with steinstrasse developing after extracorporeal shock wave lithotripsy. Urology, 2005 Nov, 66(5): 945-948.

[127] Goyal R, et al. Does the type of steinstrasse predict the outcome of expectant therapy? Indian J Urol, 2006, 22(2): 135-138.

[128] Rabbani SM. Treatment of steinstrasse by transureteral lithotripsy. Urol J, 2008 Spring, 5(2): 89-93.

[129] Coptcoat MJ, et al. The steinstrasse: a legacy of extracorporeal lithotripsy? Eur Urol, 1988, 14(2):93-95.

[130] Ather MH, et al. Does ureteral stenting prior to shock wave lithotripsy influence the need for intervention in steinstrasse and related complications? Urol Int, 2009, 83(2): 222-225.

[131] Musa AA. Use of double-J stents prior to extracorporeal shock wave lithotripsy is not beneficial:results of a prospective randomized study. Int Urol Nephrol, 2008, 40(1):19-22.

[132] Gupta AD, et al. Coronary stent management in elective genitourinary surgery. BJU Int, 2012 Aug, 110(4):480-484.

[133] Lingeman JE, et al. Blood pressure changes following extracorporeal shock wave lithotripsy andother forms of treatment for nephrolithiasis. JAMA, 1990 Apr 4, 263(13):1789-1794.

[134] Krambeck AE, Gettman MT, Rohlinger AL, Lohse CM, Patterson DE, Segura JW. Diabetes mellitus and hypertension associated with shock wave lithotripsy of renal and proximal ureteral stones at 19 years of follow up. J Urol, 2006, 175(5):1742-1747.

[135] Ackaert KS, Schroder F. Effects of extracorporeal shock wave lithotripsy on renal tissue: a review. Urol Res, 1989, 17(1):3-7.

[136] Laerum E, Ommundsen O, Gronseth J, et al. Oral diclophenac in the prophylactic treatment of recurrent renal colic. Eur Urol, 1995, 28(2):108-111.

[137] Orozco FR, Iglesias Prieto JI, Massarrah HJ, Mancebo Gómez JM, Perez-Castro EE. Renal hematoma after extracorporeal shock wave lithotripsy in a series of 324 consecutive sessions with the DOLIS lithotripter: incidents, characteristics, multifactorial analysis and review. Arch Esp

Urol, 2008 Oct, 61(8):889-914.

[138] Katz R, Admon D, Pode D. Life-threatening retroperitoneal hematoma caused by anticoagulant therapy for myocardial infarction after SWL. J Endourol, 1997 Feb, 11(1):23-25.

[139] Zanetti G, Kartalas-Goumas I, Montanari E, et al. Extracorporeal shock-wave lithotripsy in patients treated with antithrombotic agents. J Endourol, 2001, 15:237-241.

[140] Collado Serra A, Huguet Pérez J, Monreal García de Vicuña F, Rousaud Baró NA, Izquierdo de la Torre F, Vicente Rodríguez J. Renal hematoma as a complication of extracorporeal shock wave lithotripsy. Scand J Urol Nephrol, 1999 Jun, 33(3):171-175.

[141] Beduk Y, Erden I, Gogus O, et al. Evaluation of renal morphology and vascular function by color flow Doppler sonography immediately after extracorporeal shock wave lithotripsy. J Endourol, 1993 Dec, 7(6):457-460.

[142] Kataoka T, Kasahara T, Kobashikawa K, et al. Changes in renal blood flow after treatment with ESWL in patients with renal stones: studies using ultrasound color Doppler method. J Urol, 1993 May, 84(5):851-856.

[143] Karawi MA, Mohamed AR, El-Etaibi KE. Extracorporeal shock wave lithotripsy induced erosions in upper gastrointestinal tract. Urol, 1987 Sep, 30(3): 224-227.

[144] Karlin GS, Urivetsky M, Smith AD. Side effects of extracorporeal shock wave lithotripsy: assessment of urinary excretion of renal enzymes as evidence of tubular injury. In: Lingeman JE, Newman DM, eds. Shock Wave Lithotripsy 11: Urinary and Biliary Lithotripsy. New York: Plenum Press, 1989: 3-6.

[145] Karlsen SJ, Smevik B, Stenstrom J, et al. Acute physiological changes in canine kidneys following exposure to extracorporeal shock waves. J Urol, 1990 Jun, 143(6): 1280-1283.

[146] Bex A, Goepel M, Mollhoff S. Extensive retroperitoneal hematoma following extracorporeal shock wave lithotripsy with second-generation lithotriptor. Urol Int, 1992, 48(1):11-14.

[147] Biri H, Sinik Z, Alkibay T, et al. Scrotal bruising as a sign of retroperitoneal hematoma following extracorporeal shock wave lithotripsy. Int Urol Nephrol, 1997, 29(3):287-290.

[148] Blacklock AR. Painless scrotal bruising following extracorporeal shock wave lithotripsy for renal calculus. Br J Urol, 1994 Nov, 74(5):675-676.

[149] Kaye MC, Streem SB, Yost A. Scrotal hematoma resulting from extracorporeal shock wave lithotripsy for a distal ureteral calculi. J Urol, 1993 Aug, 150(2 Pt 1):481-482.

[150] Madbouly K, et al. Risk factors for the formation of a steinstrasse after extracorporeal shock wave lithotripsy: a statistical model. J Urol, 2002, 167(3): 1239-1242.

[151] Sayed MA, et al. Steinstrasse after extracorporeal shockwave lithotripsy: aetiology, prevention and management. BJU Int, 2001, 88(7):675-678.

[152] Skolarikos A, et al. Extracorporeal shock wave lithotripsy 25 years later: complications and their prevention. Eur Urol, 2006, 50(5):981-990.

[153] Muller-Mattheis VG, et al. Bacteremia during extracorporeal shock wave lithotripsy of renal calculi.JUrol, 1991, 146(3):733-736.

[154] Dhar, NB, et al. A multivariate analysis of risk factors associated with subcapsular hematomaformation following electromagnetic shock wave lithotripsy. J Urol, 2004, 172(6 Pt 1):2271-2274.

[155] Greenstein A, Kaver I, Lechtman V, et al. Cardiac arrhythmias during non-synchronized extracorporeal shock wave lithotripsy. J Urol, 1995, 54: 1321-1322.

[156] Zanetti G, Ostini F, Montanari E, Russo R, Elena A, Trinchieri A, Pisani E. Cardiac dysrhythmias induced by extracorporeal shock wave lithotripsy. J Endourol, 1999, 13(6):409-412.

[157] Holmberg G, et al. Perforation of the bowel during SWL in prone position. J Endourol, 1997 Oct, 11(5):313-314.

[158] Maker V, et al. Gastrointestinal injury secondary to extracorporeal shock wave lithotripsy: a review of the literature since its inception. J Am Coll Surg, 2004 Jan, 198(1):128-135.

[159] Ng CF, et al. Hepatic haematoma after shock wave lithotripsy for renal stones. Urol Res, 2012, 40(6):785-789.

[160] Chen CS, Lai MK, Hsieh ML, Chu SH, Huang MH, Chen SJ. Changgeng Yi Xue Za Zhi. Subcapsular hematoma of spleen—a complication following extracorporeal shock wave lithotripsy for ureteral calculus, 1992 Dec, 15(4):215-219.

[161] Fuchs AM, Coulson W, Fuchs GJ. Effect of extracorporeal induced high-energy shock waves on the rabbit kidney and ureter: a morphologic and functional study. J Endourol, 1988, 2:341-344.

[162] Fugita OE, Trigo-Rocha F, Mitre AI, et al. Splenic rupture and abscess after extracorporeal shock wave lithotripsy. Urol, 1998 Aug, 52(2):322-323.

[163] Geh JL, Curley P, Mayfield MP. Small bowel perforation after extracorporeal shock wave lithotripsy. Br J Urol, 1997 Apr, 79(4):648-649.

[164] Deliveliotis C, Sofras F, Alivizatos G, et al. The effect of ESWL of renal calculi on pancreatic function. In Urol & Nephrol, 1998, 30(6):665- 670.

[165] Mullen KD, Hoofnagle JH, Jones EA. Shock wave induced pancreatic trauma. Am J Gastroenterol, 1991 May, 86(5):630-632.

[166] Hidalgo Pardo F, Conte Visús A, Rebassa Llull M, Losada González P, Gutiérrez Sanz-Gadea C, Ozonas Moragues M. Hidalgo PF, Conte VA, Rebassa LM, et al. Rectorrhage as an unusual extrarenal complication after ESWL. Actas Urol Esp, Actas Urol Esp, 1998 Apr, 22(4):366-368.

[167] Abe H, Nisimura T, Osawa S, et al. Acute pancreatitis caused by extracorporeal shock wave lithotripsy for bilateral renal pelvic calculi. Int J Urol, 2000 Feb, 7(2):65-68.

[168] Hung SY, Chen HM, Jan YY, et al. Common bile duct and pancreatic injury after extracorporeal

shock wave lithotripsy for renal stone. Heptogastroenterology, 2000 Jul-Aug, 47(34):1162-1163.

[169] Ilyckyj A, Hosking DH, Pettigrew NM, et al. Extracorporeal shock wave lithotripsy causing colonic injury. Dig Dis Sci, 1999 Dec, 44(12):2485-2487.

[170] Jaeger P, Constantinides C. Canine kidneys: changes in blood and urine chemistry after exposure to extracorporeal shock waves. In: Lingeman JE, Newman DM, eds.Shock Wave Lithotripsy 11: Urinary and Biliary Lithotripsy. New York: Plenum Press, 1989, 7–10.

[171] Jaeger P, Redha, Uhlschmid G, et al. Morphological changes in canine kidneys following extracorporeal shock wave treatment. Urol Res, 1988, 16(3):161-166.

[172] Zanetti G, et al. Infections and urolithiasis: current clinical evidence in prophylaxis and antibiotictherapy. Arch Ital UrolAndrol, 2008 Mar, 80(1): 5-12.

[173] Eassa WA, Sheir KZ, Gad HM, Dawaba ME, El-Kenawy MR, Elkappany HA. Prospective study of the long-term effects of shock wave lithotripsy on renal function and blood pressure. J Urol, 2008 Mar, 179(3):964-968.

第22章

尿路残石的处理

在冲击波碎石术（SWL）问世之前，开放式尿路取石手术曾是治疗尿路结石的标准方法。当时认为，术后的尿路残石在某种程度上意味着手术失败，因为它可作为核心，引起结石复发和再生长，所以完全取净结石乃是根本的治疗目标。然而，冲击波碎石术的引入，更新了长达一个多世纪的治疗观点。新的治疗理念认为，尽管术后残石需要处理，但其重要性已经不再是非同小可。

第一节　残石的成因与转归

一、临床无意义残石

SWL使尿路结石的治疗发生了根本的变革，相对于开放手术而言，SWL是将整体结石变为小颗粒或粉末，沿自然尿路通道随尿液排出体外。因此，SWL后患者体内的结石并不是立即消失，还需等待结石自然排出，才能变为"无石"（SF）状态。结石的体积、数目、成分和位置，以及同侧的肾脏功能等因素在很大程度上影响着SWL之后的SF率。根据目前水平，在SWL治疗成功3个月之后，仍有28%~34%的患者体内残留碎石颗粒，有时需待相当长的时间才能逐渐排出。换言之，SWL后，只有66%~72%的患者可以达到SF。

尽管SWL的治疗准则已经彻底改变了开放式手术以SF为目标的教条，但因SWL后体内的残石未必都能被排出体外，所以，SWL成功的定义是结石被碎至能够自行排出的碎砂。SWL作为一种非侵入性治疗手段，简单易行，痛苦很小，重复治疗也很方便。因此，在1986年Clayman提出了临床无意义残石（CIRF）的概念，以区分传统意义上的尿路残石。当时，CIRF 的标准是：SWL 后残石直径 < 5mm，而且不合并任何症状、梗阻、感染及菌尿。近年来，Parr 和 Moon 等又将 CIRF 的定义做了修订（表 22-1）。随着腔内治疗技术的发展，也有学者提出另一观点：直径 >3mm 的残余结石仍可作为成石核心，导致上尿路结石的复发，只有直径 ≤ 2mm 的结石才是真正意义上的临床无意义残石。

表 22-1　CIRF 的定义（修订后）

SWL 后残石 ≤ 4mm
草酸钙或磷酸钙结石
上尿路解剖正常
无尿路感染
无其他任何症状

二、残石的成因

经过多年的经验积累，目前已经可以大致预测 SWL 后影响残石滞留的因素，包括结石的体积、位置、成分以及尿路解剖等，而且这些因素的作用是相互重叠和相互影响的。

1. 结石体积　直径 > 25mm 的较硬结石和结石负荷较大的多发性结石，SWL 后难免会发生残石遗留。

2. 位置　由于重力原因，下盏结石 SWL 后的残石较其他部位发生率高。最近一项研究表明，> 10mm 的下盏结石 SWL 后，碎石不易顺利排出。下盏的空间结构也明显影响碎石的排出，解剖学研究显示，下盏结石 SWL 后排出困难除受重力因素影响外，还与集尿系统的结构有关：①肾下盏漏斗部与肾盏之间的夹角（LIP 角）< 70°；②肾下盏漏斗部长度（IL）> 3mm；③肾下盏漏斗部宽度（IW）≤ 5mm。如果这三个因素或前两个因素同时存在，下盏结石 SWL 后的排净率 ≤ 50%。

3. 解剖异常　尿路狭窄或走行异常引起尿引流不畅，也会妨碍碎石的通过和排出，主要的原因有 UPJ 梗阻、输尿管狭窄、肾盏憩室、囊肿压迫集尿系统、马蹄肾和异位肾等。

三、残石的转归

在一项新近的前瞻性临床调查中（表22-2），追踪了160例SWL后<4mm的草酸钙或磷酸钙CIRF的转归，平均历时23个月。其中，SF者占23.8%，残石量减少者16.3%，残石量稳定者41.9%，残石量增加者18.1%。用Kaplan－Meier法估测这些结果的概率，在第五年，自行达到SF状态为0.36；达到SF或结石量减少为0.53；达到SF、结石量减少或结石量稳定不变为0.8。然而，随访中却发现，43.1%的患者产生了明显症状或需要干预性治疗，据Kaplan－Meier曲线预测，如有小残石存留，并在SWL后随访5年，产生症状或需要干预的概率约为70%。

表22-2 160例CIRF患者的随访结果和预后

状 态	例数（%）	SWL后中位月数
无石	38（23.8）	14.4（12.6＋12.5）
残石量减少	26（16.3）	16.8（13.3＋11.7）
残石量稳定	76（41.9）	23.9（15.0＋19.2）
残石量增加	29（18.1）	38.2（31.3＋24.2）
无症状	91（57）	
有症状	44（43）	
需干预（SWL、URS、PCNL）	41（25）	

残石的转归具有重要的临床意义：①残石可在尿路内急促移动引起肾绞痛。②尿路结石取出或排出后，尿液中成石的基本因素依然存在，因此，尿路中若留有残石，它就可作为核心，借助尿中过饱和的成石物质，和（或）在结晶抑制因子缺乏时继续生长。在这一过程中，尤其是结晶聚集的作用可加速残石的再生长（表22-3）。③残石还可引起尿路梗阻，导致尿路感染，或本身就是感染的根源。磷酸铵镁残石不属于CIRF范畴，它是因解脲酶细菌所致。在磷酸铵镁残石空隙的尿液中，往往"停泊"着大量的细菌，由于抗生素的渗透力很难穿透体积超过10mm的残石，故细菌常持续存在，这会助长尿路感染的持续发作，加速这种感染石的再生长。体外实验也证明，奇异变形杆菌4个小时就能诱发磷酸铵镁结晶形成。临床调查发现，完整取出磷酸铵镁结石之后，结石复发率为10%，若有残石存在，复发率为85%。

表 22-3 SWL 术后结果

状 态	Liedi	Graff	Petterson	Newman	Mays
例数	754	1003	250	425	514
观察时间（年）	3	2	1	2	2
草酸钙/磷酸钙（%）	89	88	90	93	—
尿路感染（%）	—	—	12	37	12
SF（出院时）（%）	45	35	53	—	8
SF（3~6个月）（%）	80	—	68	71	39
SF（长期）（%）	66	72	83	67	59
结石复发（%）	7	6	—	11	20
结石再生长（%）	17	17	—	21	—
无症状（%）	54	65	—	—	67
有症状（%）	33	36	—	—	93
需干预（%）	18	6	26	—	28

确凿的证据表明，术后未经治疗的残石是结石复发或再生的主要危险因素。因此也有人认为，CIRF 是一个使用不当的术语，它会误导对结石治疗失败的认识，而且也忽视了对尿路残石进行治疗的重要性。对此，又有人提出了临床有意义残石（SIRF）的概念，以界定那些需要药物治疗和二次性辅助治疗的残石。但无论是 CIRF，还是 SIRF，所有残石的转归大致如下。

（1）SWL 后的残石率为 30%~40%。

（2）其中的 60% 为 CIRF，其余 40% 为 SIRF。

（3）不管何种结石成分，5 年内有 21%~59% 的残留结石患者需要治疗。直径＞5 mm 的结石更需要干预。其中的 60% 需 SWL 复震，30% 需用腔内手术治疗。

（4）25% 的残石可自行排出，或经二期处理后排净，这一数字可经"搅动"式（stir-up）SWL 而倍增。

（5）20% 的残石呈现明显的代谢活跃性，表现为残石再生长；有证据表明残留结石＞2 mm，结石更可能生长。

（6）80%~90% 的残石终将成为 SF 或归属 CIRF。

图 22-1 重点强调肾结石 SWL 后的治疗结果与决策。在头 3 个月，大约

40%的病例为SF，另外40%为CIRF，其余20%为SIRF，12~24个月后，后两者中1/4的病例自行成为SF，一半病例成为CIRF，其余的成为SIRF。而SIRF者的一半经随后干预成为SF，仅剩余10%成为SIRF。根据长期跟踪调查的计算结果，大约60%的SWL患者将会变为SF，30%成为CIRF，仅有10%为SIRF，需进一步治疗。但需提及，这一计算结果并不包括那些术后24个月的复发者。

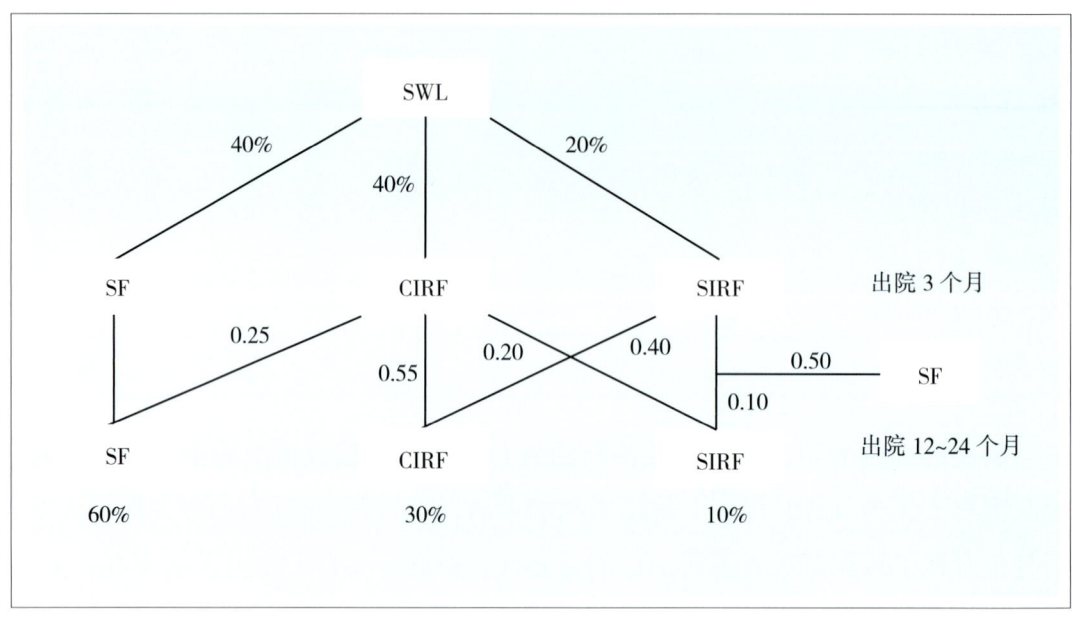

图22-1 SWL之后残石转归及治疗决策

CIRF患者SWL术后第一年，应每3个月复查一次KUB、B超和24h尿液分析，次年应每6个月复查上述项目。

（孙西钊）

第二节 残石的评估和诊断

一、残石的评估

评估残石，首先应明确SF、结石复发、结石再发、结石再生长、结石假复发的定义（表22-4）。但在临床上，由于对以上定义的界定不一，从而影响了一些研究的可比性，有时将这五者完全分开的确是困难的。一项报道揭示，SWL 后的 SF 患者比经皮肾镜取石术（PCNL）后的患者结石复发率高。尤其是 SWL 组中下盏和中盏结石的复发率明显高于 PCNL 组。这一结果提示，SWL 之后，可能有微观的晶体移入周围肾盏，并且作为新结石形成的核心，只是现有影像学手段难以将其检出而已。虽然结石碎砂的体积很小，但总的表面积比原始结石大得多，处在有利于成石的尿液环境中，可通过异质成核作用促进结晶生长和聚集，形成临床结石。

表 22-4　SF 及结石复发、再发、再生长、假复发的定义

SF	超声波或 X 线检查无残石证据（如有疑问可行 X 线体层摄影或 CT 验证）
结石复发	确认 SF 后，又有新的结石形成
结石再发	在残石存在的情况下，又有新的结石形成
结石再生长	未被完全清除的残石继续长大
结石假复发	结石术后清除未明状态下的结石形成

在文献中，至今仍未对 SF 达成共识。首先是有些报道将 < 4mm 的残石划为 SF，另一些却将其划为 CIRF，因此，两者具有重叠部分；其次是采用何种方法作为评估标准，以往主要是单用 X 线检查，后来有人提议应在 KUB 基础上再加用 X 线断层平片复核。由于 SF 定义的多样性、对其评估手段不一，以及随访时间上的差异，限制了评估结果的可比性。有人建议，应当结合 B 超和 X 线来确诊 SF。若结果可疑，再用 X 线断层平片进行复核。

在 SWL 问世之初，Chaussy 等是根据术后 3 个月的随访结果来评估 SF。但其他一些研究者经过长时间随访，并未发现 SWL 后 3 个月与 12 个月之间的结果有何不同（图 22-2），因为在头 3 个月之后，2/3 的患者仍有残石不断排出。亦有多家研究证实，在 SWL 后的第 1 年，SF 率显著增加。还有人观察到，在 SWL 后的 60 个月内，症状发作的概率持续性增大。由此看来，SWL 之后将面临正、反两面的转归，一方面结石在持续排出，大多届时可以达到 SF；另一方面，残石再生长（表 22-5）、结石复发（表 22-6）、症状发作等现象也会逐步出现。对此，有些作者强调，SWL 后应对 CIRF 和 SIRF 至少观察 24 个月。

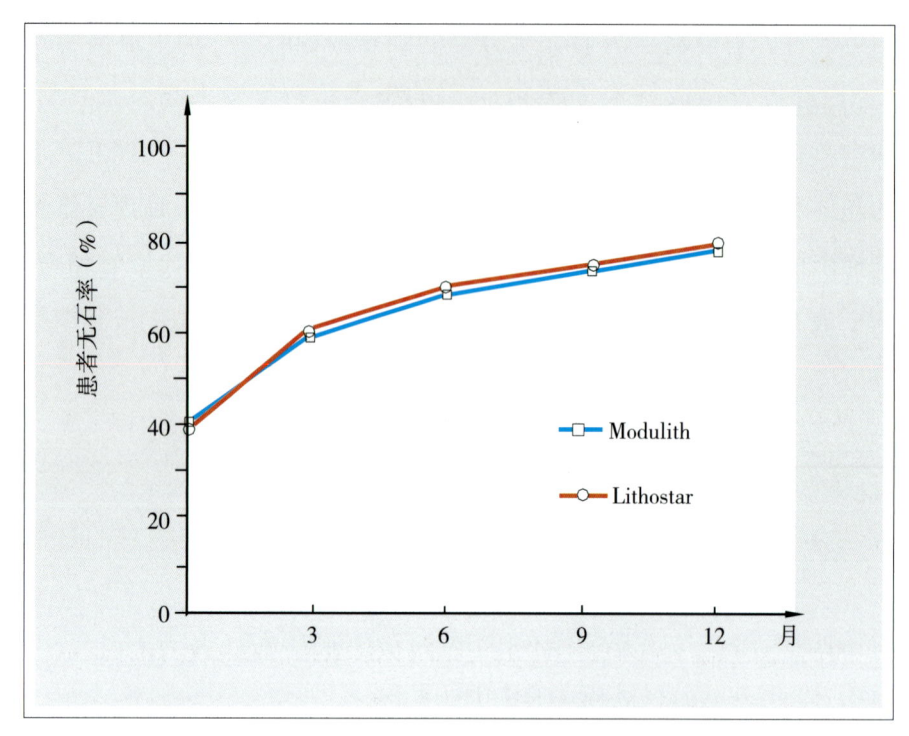

图 22-2 3、6、9 个月无石率的前瞻随机性研究

表 22-5 SWL 后的结石再生长率

作者	病例数	复发率（%）	评估时间（月）
Graff	617	17.2	19.1
Jocham	247	33	43.2
Beck	38	77.7	3.0（仅限于感染相关性结石）
Zanetti	247	71	—
Yu	106	26	—
Streem	160	18.1	—

表 22-6 SWL 后的结石复发率

作者	例数	复发率（%）	评估时间（月）
Graff	103	6.2	19.1
Bedl	283	9.7	40
Miles	106	8.6	3~21
Newman	653	8.4	1
Jocham	754	7.0	43.2

续表

作者	例数	复发率（%）	评估时间（月）
Beck	38	20.0	3.0（仅限于感染相关性结石）
Zanetti	247	20.0	42
Yu	106	15.0	

二、残石的诊断

影像学检查是诊断尿路残石的主要手段。但各种最常用的影像学检查法（KUB、B超、IVU、X线体层摄影）可能会高估SWL后的无石率，只是高估的程度随检查方法敏感性的不同而异。虽然肾镜是诊断术后肾内残石最精确的方法，但它主要用于三明治疗法中，刚行经皮肾穿刺碎石后仍保留肾造瘘管的患者。KUB平片一直是测量SWL后尿路残石的常用方法，但肠道内容、软组织钙化、结石X线阻光性差以及患者过度肥胖等因素，都会影响KUB对残石判断的准确性。Denstedt的一项PCNL联合SWL治疗后对残石的放射学评估表明，与输尿管软镜相比，KUB检查和肾脏X线体层摄影对无石率的高估程度分别为35%和17%。因此作者认为，KUB不能准确地反映冲击波碎石术后结石残留的状态。也有报道提示，X线体层摄影所检测到的结石要比先期KUB平片高13%~46%，KUB平片结合X线体层摄影能够大幅提高残石分辨的准确性。数字减影X线摄片亦可提高残石的检出率。

超声的优点是不受结石成分的影响，可检出对X线透光和不透光结石。但B超检查对上尿路结石的灵敏度不如X线检查。由于结石的超声成像依赖均质组织作为"声窗"，因而肾结石比较容易检出，但输尿管结石缺少这样一个背景作为反衬，加上肠道内容的干扰，使之难以检出。如无输尿管积水或扩张作为指示性"水路"，扫查输尿管中段及其附近的结石较为困难，甚至是不可能的。与X线检查相比，通常超声难以分辨结石是否破碎以及其破碎程度。虽然B超检查有一定的局限性，不能单独应用于残存结石的监测，但可检出结石的间接现象，即尿路扩张或积水，因此，它可作为常规放射学检查的补充。在一项前瞻性研究中，通过KUB、超声和IVU对冲击波碎石术后1个月的患者进行了比较，结果显示，在辨别残存结石和肾积水等形态异常方面，超声结合KUB等同或者优于IVU。因此，冲击波碎石治疗后影像检查可首选超声波结合 KUB 检查。

　　CT 检测 SWL 后残石的敏感性和特异性明显高于其他各种常规的影像学检查方法。尤其是螺旋 CT 平扫在尿路结石的定性、定位和定量上远优于 KUB 和 B 超联合检查；在敏感性上高于静脉尿路造影，在特异性上与其相同，在辐射量上也大致相当。只因费用高昂，目前它还不能作为常规检查手段。此外，三维超声和最近已经用于临床的数字减影式平片，也都可进一步提高残石的检出率。

（孙西钊）

第三节　残石的治疗

　　在过去的十年中，通过技术改进和疗法选择，残石的发生率已逐步下降。虽然 SWL 疗效可靠而安全，但成功的关键还有赖于合适的病例选择。例如，治疗体积稍大的结石时，结石残留往往在所难免，因而，在选用 SWL 治疗时，肾结石不宜超过 20mm，移植肾结石须小于 10mm。

　　对于残石的处理方案，至今尚无公认的标准模式（表 22-7）。通常，结石术后仍有残石存在时，如果外科治疗的基本指征依然存在，包括感染、梗阻、疼痛等，仍可继续采用外科治疗方式进行干预（表 22-8）。对于所谓的 CIRF，应采取保守治疗，纠正代谢异常，预防结石复发以及控制残石生长。若采用 SWL 对结石进行充分破碎，80% 的患者术后将会保持无症状。

表 22-7　残石的处理建议

残石（最大直径）	有症状残石	无症状残结	证据水平	推荐分级
< 4~5 mm	清除结石	定期随访（取决于成石风险因素）	4	C
> 5 mm	清除结石		4	C

表 22-8　SWL 术后不同干预方法的使用率（%）

状态	Liedi	Graff	Petterson	Mays	Streem(CIRF)
干预	18	6	26	26	25
SWL	62	63	52	40	80

续表

状态	Liedi	Graff	Petterson	Mays	Streem(CIRF)
内支架套石篮	12	23	21	8	
URS	2		11		
PCN	5		8	20	
PCNL	7	14	3	10	2
开放手术	12		5	14	

一、外科治疗

尿石治疗的基本准则是选用创伤最小的方式达到 SF 状态。① SWL 可用于治疗预期能顺利通过的残石；②对于 SWL 后难排净的肾盏结石或肾盏憩室结石，有人主张采用 PCNL 治疗，其 SF 率可达 77%~100%，无症状率为 69%~100%；③鹿角形结石、巨大肾结石的术后残石率较高，曾主张采用"三明治"疗法进行处理，先用 PCNL 将结石主体粉碎后取出；再用 SWL 粉碎肾镜不易到达部位的遗留结石；采用肾脏 CT 平扫，确认残石的部位和数目，经 PCNL 将残石取净。第二期 PCNL 的主要目的是清除所有的残石，力争达到 SF 状态。随着 PCNL 技术、输尿管软镜技术等腔内治疗技术及相关硬件设备的进步，大部分只需一期 PCNL 治疗或 SWL 补充治疗。

近年来，由于微创性结石疗法的出现，局部化学药物灌注溶石疗法的应用已大为减少，然而，这一疗法可通过溶解残石来达到 SF 的目的。它与任何一种外科疗法相比，能够更为有效地降低结石复发率，故仍有一定价值。在处理残石前，了解结石成分，采用相应的溶石药物是重要的。在操作时，理想的方法是放置两条肾造瘘管道，以供流入和流出，同时，还应预留输尿管内导管，以保证碎石通过和防止较大残石坠入输尿管。应当强调，操作中应始终保持肾盂内压低于 25cmH$_2$O，尤其在处理磷酸铵镁结石时，更应慎重，任何一个技术失误都可能导致尿源性败血症的发生。

二、残石的药物疗法

已经证实，药物治疗可以降低结石复发率。在一项研究中，有人将枸橼酸钾抑制结石形成的作用与其他 11 种保守疗法和安慰剂进行了比较，患者分为两组，年结石形成率相同。虽然这一研究证明，传统的保守疗法和安慰剂试验确有"就诊—效应"（在就诊后摄入大量液体和改变饮食结构的疗法），可阻止结石复发，但缓生率为 61%，而枸橼酸钾阻止结石复发的缓生率为 96%。药物治疗对于 SWL 后抑制残石的生长也是有效的，未经药物治疗的 CIRF 中，半数以上的患者发生明显的残石生长；而经过药物治疗的 CIRF，仅有 16% 的患者结石体积增加。

胱氨酸结石在材料力学上属弹性结石，无论是体外碎石，还是体内碎石，术后残石发生率均较高，而且复发率和残石再生长率是各种成分结石中最高的一种。因此，胱氨酸尿症的药物治疗是必不可少的。硫普罗宁（诺宁、凯西莱）是近年来用于治疗胱氨酸结石的首选药物，它能将尿中的胱氨酸维持在饱和水平以下，能有效控制胱氨酸结石的复发。新近一项研究表明，71% 的患者结石停止生长，94% 的患者成石率降低。

采用药物疗法也有助于尿路残石的排出。在一项对 SWL 后无症状的 ≤ 0.5cm 残石的随机性研究中，未经枸橼酸盐治疗组的含钙残石患者的 SF 率，在 6 个月时为 21%，12 个月时为 32%，而口服枸橼酸盐组的含钙残石患者，在相应的时间点上 SF 率分别为 65% 和 74%。其机制可能是药物疗法可防止残石生长和聚集，从而留有充分时间等待残石排出。

此外，关于残石的治疗，国外曾采用腰部振荡疗法和足部反射疗法等，国内亦曾采用经络刺激疗法和中药疗法，然而，至今尚缺乏严格而系统的研究来证明这些疗法的有效性。

三、物理振动排石

物理振动排石是近年在我国兴起的一种残石处理方法。早在 20 世纪 80—90 年代，就有欧洲学者使用按摩仪作为排石驱动装置辅助残余结石排出。我国最早的有关排石机的报道见于 2001 年，但因种种原因，该产品并未面世。2012 年，首款商业化排石机面世，多中心的研究均证实了其对微创治疗后的残余结石有着很好的治疗效果。该产品以简谐振动波为驱动力，通过调整患者体位，协助结石排出。近年来，随着对简谐振动波的深入研究，又有多款新型排石机面世。新一代的排石机具有单方向振动、三维运动以及智能化机械臂等多项技术特征，理论上有着更好的排石效果。当然，还需要进一步的多中心研究正式新一代产品的治疗效果。

（孙西钊）

参 考 文 献

[1] 孙西钊. 尿路残石的处理 // 孙西钊. 医用冲击波. 北京：中国科学技术出版社，2006:486-495.

[2] Jendeberg J, Geijer H, Alshamari M, et al. Size matters: The width and location of aureteral stone accurately predict the chance of spontaneous passage. Eur Radiol, 2017,27(11):4775-4785.

[3] Dhar M, Denstedt J. Imaging in diagnosis, treatment, and followup of stone patients. Adv Chronic Kidney Dis, 2009,16(1):39-47.

[4] Tiselius HG. Considerations on the management of patients with residual stone material after active removal of urinary tract stones. Turk J Urol, 2009,35(4):304-309.

[5] Robertson WG. Is prevention of stone recurrence financially worthwhile? Urol Res, 2006,34(2):157-161.

[6] Thomas J. Hydroposturotherapy and residual lithiasis after lithotripsy. Prog Urol, 2000,10(6): 1152-1155.

[7] Thomas J. Hydrotherapy: Complement to the treatment of residual nephrolithiasis after extracorporeal lithotripsy. Ann Urol(Paris),1989,23(1): 47.

[8] El-Nahas AR, et al. Predictors of clinical significance of residual fragments after extracorporeal shockwave lithotripsy for renal stones. J Endourol, 2006,20(11): 870-874.

[9] Buchholz NP, et al. Minor residual fragments after extracorporeal shockwave lithotripsy: spontaneous clearance or risk factor for recurrent stone formation? J Endourol, 1997,11(4): 227-232.

[10] Beck EM, et al. The fate of residual fragments after extracorporeal shock wave lithotripsy monotherapy of infection stones. J Urol, 1991,145(1): 6-9.

[11] Candau C, et al. Natural history of residual renal stone fragments after ESWL. Eur Urol, 2000,37(1):18-22.

[12] Cicerello E, et al. Effect of alkaline citrate therapy on clearance of residual renal stone fragmentsafter extracorporeal shock wave lithotripsy in sterile calcium and infection nephrolithiasis patients. JUrol, 1994,151(1): 5-9.

[13] Osman MM, et al. 5-year-follow-up of patients with clinically insignificant residual fragments afterextracorporeal shockwave lithotripsy. Eur Urol, 2005,47(6): 860-864.

[14] Burgher A, et al. Progression of nephrolithiasis: long-term outcomes with observation of asymptomatic calculi. J Endourol, 2004,18(6): 534-539.

[15] Keeley FX, Jr, et al. Preliminary results of a randomized controlled trial of prophylactic shock wave lithotripsy for small asymptomatic renal calyceal stones. BJU Int, 2001,87(1): 1-8.

[16] Glowacki LS, et al. The natural history of asymptomatic urolithiasis. J Urol, 1992,147(2): 319-321.

[17] Collins JW, et al. Is there a role for prophylactic shock wave lithotripsy for asymptomatic calycealstones? Curr Opin Urol, 2002,12(4): 281-286.

[18] Krings F, Türk C, Steinkogler I, et al. Extracorporeal shock wave retreatment ("stir-up") promotes discharge of persistant caliceal stone fragments after primary extracorporeal shock wave lithotripsy. J Urol, 1992,148(3 Pt 2):1040-1041.

[19] Streem SB, Yost A, Mascha E. Clinical implications of clinically insignificant stone fragments after extracorporeal shock wave lithotripsy. J Urol, 1995,151(4):1186-1190.

[20] Fine JK, Pak CYC, Preminger GM. Effect of medical management and residual fragments on recurrent stone formation following shock wave lithotripsy. J Urol, 1995,153(1): 27-32.

[21] Pace KT, Tariq N, Dyer SJ, et al. Mechanical percussion, inversion and diuresis for residual lower pole fragments after shock wave lithotripsy: a prospective, singie blind, randomized controlled trial. J Urol, 2001,166(6): 2065-2071.

[22] Parr NJ, Ritchie AW, Smith G, et al. Does further extracorporeal lithotripsy promote clearance of small residual fragments? Br J Urol, 1991,68(6): 565-567.

[23] Koşar A, Oztürk A, Serel TA, Akkuş S, Unal OS.Effect of vibration massage therapy after extracorporeal shockwave lithotripsy in patients with lower caliceal stones. J Endourol, 1999,13(10):705-707.

[24] Bykovskiĭ IaA, Dzeranov NK, Martov AG, et al. Local vibrotherapy of patients following telelithotripsy. Urol Nefrol (Mosk), 1989(6):22-7.

[25] Wu W, Yang Z, Xu C, et al. External physical vibration lithecbole promotes the clearance of upper urinary stones after retrograde intrarenal surgery: a prospective, multicenter, randomized controlled trial.J Urol, 2017,197(5): 1289-1295.

[26] Long Q, Zhang J, Xu Z, et al. A prospective randomized controlled trial of the efficacy of external physical vibration lithecbole after extracorporeal shock wave lithotripsy for a lower pole renal stone less than 2 cm. J Urol, 2016,195(4 Pt 1):965-70.

[27] Osman Y, Harraz AM, El-Nahas AR, et al. Clinically insignificant residual fragments: an acceptable term in the computed tomography era?Urology, 2013, 81(4):723-726.

第23章

冲击波碎石与体内碎石术的联合应用

30多年来，泌尿系结石的治疗发生了革命性的变化。除体外冲击波碎石术外，体内碎石技术也得到长足的发展，包括经皮肾镜碎石取石术（percutaneous nephrolithotripsy，PCNL）、输尿管镜碎石取石术（ureteroscope lithotripsy，URL）和腹腔镜取石术（laparoscope lithotomy）。虽然冲击波碎石术是一种非侵入性的碎石技术，临床使用率约占泌尿系结石治疗的70%，但冲击波碎石对鹿角形肾结石、多发肾结石、胱氨酸结石、嵌顿型输尿管结石等复杂性尿路结石疗效不佳，需要采取体内碎石技术；如果SWL术后出现"石街"或残石难以排出，有时也需用体内碎石进行补救性治疗。体内碎石也可能需要联用冲击波碎石治疗，以获取最大的碎石效率。本章重点介绍体内碎石技术以及冲击波碎石与体内碎石技术的联合应用。

第一节 体内碎石设备及辅助器械

一、常用体内碎石设备简介

体内碎石术离不开体内碎石器械。在人类漫长的结石治疗史上，机械碎石器曾是唯一的碎石工具。近半个多世纪以来，随着电子、光学、材料等科学的发展，先后出现了液电、超声、激光和气压弹道等多种碎石器，可以粉碎各种成分、部位和体积的结石。机械碎石器目前仅在少数单位用于膀胱结石。

（一）液电碎石器

液电碎石器（electrohydrautic lithotripter）最初是由苏联工程师Yutkin于

1955年发明的。经过十多年的改进，一种被称为Urat-1的临床用膀胱碎石器问世，其基本原理和现在使用的一样：两个不同电压的电极之间存在一绝缘层，当两个电极之间的电压差超过绝缘层最大电阻时，电极之间产生火花，形成等离子体（plasma）。等离子体是一个离子和电子空泡，迅速膨胀到一定程度后急剧崩解，形成液体冲击波和微喷射，破碎结石。用高速摄影术和声音检测技术可以发现，每一次放电，探头末端周围都有等离子体空泡在振荡，同时产生3个冲击波。第1个冲击波是等离子体膨胀形成，第2、3个则是空化气泡崩解引起。当探头末端距结石表面1 mm左右时，产生的冲击波最强，碎石效果最佳；若距离>3 mm，空化气泡的能量将更多地转换为声能，碎石效率下降。这些观察结果和临床实际情况相符。

早期因材料的限制，放电时间很长（5~10 ms），产生的冲击波易损伤探头和组织。随着电子和材料科学的发展，液电碎石器的放电时间逐渐缩短为微秒级甚至纳秒级，碎石效率更高，对周围组织损伤更小。探头的粗细也从Urat-1的F10降为最低达F1.6，增强了安全性和实用性。液电碎石器对结石成分无选择性，探头可弯曲，可用于治疗各部位泌尿系结石，但存在一定的并发症，如输尿管穿孔等。研究证实，组织损伤除直接机械伤外，主要和空化气泡的形成和崩解有关，程度和输出能量成正比，未发现热损伤的证据。为减轻组织损伤，国外有人在探头末端加上金属屏蔽罩，以使周围组织避免直接暴露于等离子体中，取得了一定的效果。

尽管碎石效率很高，但由于液电冲击波对组织损伤比较大，近十余年来，液电碎石器逐渐被淘汰，取而代之的是组织损伤更小的超声、激光和气压弹道碎石器。

（二）超声碎石器

将超声用于碎石的首次实验是Mulvaney于1953年进行的。其原理是以压电效应制成的换能器将电能转换成机械能（振动），然后通过一根金属探杆将能量直接传给结石，导致结石发生高频共振继而破碎。超声碎石时要求探杆和结石直接接触。由于是通过振动效应（频率20~30 kHz，振幅15~20 μm）发挥作用，对正常有弹性的组织损伤极小，因而超声碎石术相当安全。但高频振动能产生大量的热量，可对周围组织造成热损伤，所以工作时需用大量循环水冷却探头。早期超声探杆全是中空性，粗细达F8，以至于需移走窥镜才能用于输尿管镜操作。现在使用的中空探杆粗细为F4.5，可在普通输尿管镜直视下操作。中空探杆不仅用作水循环通道，还可用来抽吸结石碎片。1973年Goodfriend首先使用实心超声探杆。这种探杆较细（F2.5），能用于较细的输尿管镜，应用范围相对较广。实心探杆碎石是靠其末端的横向振动，有别于中空探杆的纵向振动，因而对结石的推动效应明显减轻。统计表明，两种探杆碎石效率无明显区别，但实心探杆不易散热，热损伤较重，且不易处理结石碎片。

超声碎石器（ultrasonic lithotripter）的安全性很高。一方面，超声探杆仅对质地硬脆的物体有破坏作用，对软组织几乎无损伤。如ESWL后的"石街"，结石被周围组织严密包裹，其他碎石方法都极易造成输尿管穿孔，只有超声碎石能够安全碎石。另一方面，中空探杆的负压吸引作用可保持肾脏集尿系统的低压，减少尿外渗和感染等并发症的发生率，同时促进碎石块的排出。

超声碎石器的缺点是探杆不能弯曲，只能用于带旁视镜的硬镜，限制了它的应用范围。另外，超声碎石器对密度较高的草酸钙结石碎石效果较差，不如其他几种碎石器。

（三）激光碎石器

激光出现于1960年，1968年Mulvaney首先用红宝石激光破碎结石，因产热太多，导致严重的组织损伤而很快被放弃。后来采用连续波激光碎石，有CO_2激光、掺钕：钇铝石榴石激光（Nd：YAG）等。CO_2激光在空气中能有效碎石，但在水中能量衰减很快，碎石时必须向体内灌注气体，临床上很难应用。Nd：YAG激光虽然能在水中有效碎石，但所需能量很高，除引起严重的组织热损伤外，还极易损坏光导纤维。因此这种激光也逐渐被淘汰。上述激光都是利用激光的直接作用碎石。20世纪80年代开始用脉冲式激光取代连续波激光。前者能将激光能量转换成冲击波发挥作用，因而致热效应明显减小。临床应用证明，这类激光具有很高的碎石效率和相当低的并发症发生率。目前使用的碎石激光有调Q-Nd：YAG激光（Q-switchedNd：YAG，Q-Nd：YAG）、染料激光（dye laser，DL）、金绿宝石激光（alexandrite laser，AL）、钬：YAG激光（Holmium：YAG，Ho:YAG）等（表23-1）。

和液电碎石器一样，目前所有激光碎石器（laser lithotripter）的碎石作用都有赖于等离子体和冲击波的产生，不同的是前者靠放电产生，而后者则由光分解作用形成。结石在接受高能量、高密度的激光照射后，其表面迅速形成等离子体，继而产生冲击波和微喷射，破碎结石。不同脉宽的激光产生冲击波的方式有所区别。脉宽最短的 Q-Nd:YAG 主要靠等离子体的膨胀形成冲击波；而其余 3 种激光，空化气泡的崩解则是产生冲击波的主要原因。

表 23-1 碎石用激光比较[a]

名称	波长（nm）	能量范围（mJ/p）	脉宽（μs）	光纤直径（μm）
Q-Nd:YAG	1064	20~80	8.0×10^{-3}	400~600
DL	504	25~140	1.0~1.2	200~320
AL	750	30~80	0.15~1.00	200~320
Ho:YAG	2100	200~2000	100~350	200~550

a. 不同型号的激光参数可能存在一些出入

目前临床上最常用的是钬激光。钬激光对组织的凝固、气化作用较强，穿透深度浅（＜0.5mm），现广泛用于临床各科的切除和切开手术，1993 年起用于碎石。钬激光的物理特性和碎石机制有别于上述 3 种激光。由于波宽很长，能被水和几乎所有结石成分吸收，因此这种激光对水的气化作用强烈。高速摄影显示，钬激光产生的空化气泡呈梨形且维持时间较长（Moss 效应），崩解时不对称，形成的冲击波较弱，不足以有效碎石。研究证明，其碎石作用主要靠光热效应来发挥，它能在结石上"钻"洞，"切除"结石而不是"崩解"结石。钬激光能击碎各种成分的结石，包括一水草酸钙结石、胱氨酸结石等硬性结石，且碎片很小。有人曾比较钬激光和液电碎石器，发现在条件（患者年龄、性别、结石大小、成分等）类似的情况下，前者的碎石效率更高（97% vs 85%）。两者的并发症发生率则相似。2017 年，科医人公司（Lumenis）将钬激光脉冲方案优化，以低能量 + 高能量 2 个组合脉冲的方式进行碎石，称之为"摩西"技术（Moses 技术）。据报道，该技术可显著提高碎石效率，同时减少术中结石位移，而且与普通激光模式可随时切换。

激光光纤直径与其可承载的能量和弯曲度有关，因而决定了其使用范围。直径 150~300 μm 的光纤适用于软镜，300~500 μm 适用于硬镜，而 ＞500 μm 的主要用于体积较大的结石。需要注意的是，通常所说的光纤直径是指其核心部分，不包括外面的保护层，如果加上保护层，实际数据可能远大于光纤的核心直径，有的可高达 2 倍。

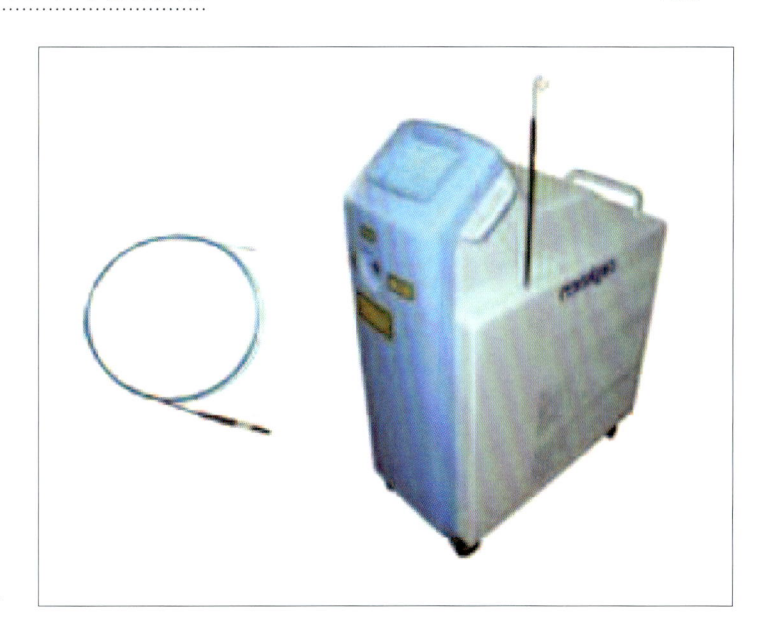

图 23-1 激光碎石器

激光碎石器（图 23-1）有很多优点，如碎石效率高、光导纤维细且能弯曲、组织损伤较轻等，但碎石速度较慢，不太适合体积巨大的结石，而且结石成分对碎石效果有影响。另外，激光设备的价格比其他体内碎石设备都高，限制了它的普及。

（四）气压弹道碎石器

气压弹道碎石器（pneumatic ballistic lithotripter）是一种新型碎石设备，1990 年首先在瑞士研制成功，因而被命名为 Swiss Lithoclast。它是通过压缩空气驱动一密闭盒中的弹丸，后者以一定的频率（12Hz）击打和盒子相连的金属杆的底部，依靠金属杆的机械运动破碎结石，其工作原理同工业用气压电锤一样。气压弹道碎石器有不同的压力可调，最高达 300 kPa，其不锈钢碎石探头有多种型号可供选择，能破碎包括一水草酸钙结石和胱氨酸结石在内的各种结石。一组体外实验用标准结石模型比较了超声、液电、激光和气压弹道 4 种碎石器的碎石效率，结果气压弹道碎石器最高。另一组动物实验也比较了这 4 种碎石器对膀胱、输尿管的损伤程度，发现气压弹道碎石器和超声碎石器较轻，仅有轻度上皮脱落，而另外两种碎石器则引起上皮全层撕裂、坏死。因此，气压弹道碎石器是一种安全、高效的碎石方法。

和超声碎石器一样，气压弹道碎石器探头也不能弯曲，只能用于硬性、半硬性内腔镜，但无超声碎石探头的致热效应。气压弹道碎石器的缺点是其探头容易推动结石，这在输尿管碎石时需要注意，因为结石移向近端（逆行碎石）

或远端（顺行碎石）将增加碎石和取石的难度，故必要时应先用阻石器固定结石。另外，使用气压弹道碎石器时，结石碎片比较粗大，常需配合使用取石钳等其他器械。

2001年，瑞士EMS公司研制生产出气压弹道超声联合碎石器。该碎石器采用气压弹道加超声波混合动力碎石系统，集多种碎石治疗模式于一体。其探头由中空超声探杆内加直径0.8~3 mm的气压弹道探杆组成，两种碎石方式可单独或组合使用，负压吸引系统则在碎石的同时将结石碎片自动排出到体外收集器，因而其碎石效率明显高于单一模式碎石器。该产品自问世以来不断改进，2007年升级为第四代（图23-2），2015年混合激光后称为第五代碎石航母。此外，Olympus公司也有类似产品。

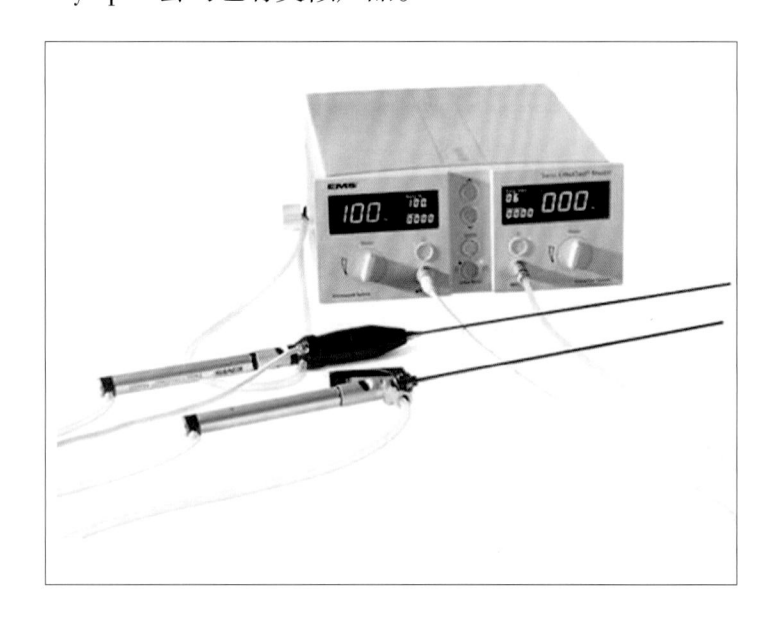

图 23-2 第四代 EMS 碎石清石系统

瑞士第四代EMS碎石清石系统的主要优点是：①优化了换能器和超声组件，提高了碎石效率，延长了探杆的使用寿命；②设计了微侧孔防堵塞结构，使吸管阻塞的发生率大幅度降低，并减少了热量的产生，从而保证系统能够长时间有效运作。第四代EMS碎石清石系统在治疗体积巨大结石方面具有突出的优点。

各种体内碎石器都有其优点和缺点。临床上应根据医院现有设备、医生操作经验及患者结石情况进行选用。既可以单用一种方法，也可以两种方法联合使用，或者和ESWL相互配合，取长补短，以取得最佳碎石效果和引起最少的并发症。

二、腔镜及辅助器械简介

（一）经皮肾镜及辅助器械

实施 PCNL 手术，除需要上述碎石设备外，还需要以下设备和辅助器械。

1. 肾镜或输尿管镜肾镜 肾镜或输尿管镜肾镜有硬性和软性肾镜两种，前者常用。常规硬性肾镜长 20~22 cm，其内除有光学透镜结构外，另有 F12 大小操作通道，除进行冲洗外，还可容纳各种取石器械。进行 MPCNL 或 SMP、UMP 时，采用输尿管镜或其他细肾镜。

2. 其他辅助器械

（1）导引设备：有超声和 X 线引导两种方法，国内以超声为主。

（2）穿刺针和导丝：多用 18G 穿刺针，针鞘可通过 0.032 和 0.035 英寸直径的导丝。导丝需具备头软、体硬和不易折叠的特点。

（3）扩张器械：常用的有金属扩张器、半硬弹性扩张器和球囊扩张器 3 种。

（4）取石器械：PCNL 手术常需各种取石器械以取出结石碎片。

（5）灌注泵：PCNL 手术必须使用灌注泵，以保证术野清晰，并将结石碎片冲洗出来。

（6）支架导管：分肾造瘘管和输尿管支架管两种，用于止血和引流尿液。部分 SMP 等超细 PCNL 可以做到无管化（tubeless）。

（二）输尿管镜及辅助器械

输尿管镜手术除需要前述的碎石器械外，还需要以下设备。

1. 输尿管镜 输尿管镜有硬性输尿管镜、半硬性输尿管镜和软性输尿管镜 3 种。硬性和半硬性输尿管镜外径 F6~F9.5，前细后粗，便于进入和扩张输尿管。工作通道达 F5.4，可使用剪刀、取石钳等各种器械。软镜外径较细，工作通道 F3.6，可通过细光纤和取石网篮。

2. 其他辅助器械

（1）导丝：常用斑马导丝和超滑导丝，后者表面有特殊的亲水涂层，遇水光滑，不易损伤输尿管黏膜。

（2）输尿管扩张器：主要有长锥形输尿管扩张器和球囊扩张器。长锥形输尿管扩张器成套设计，直径 F8~F14，在导丝引导下依次扩张，可反复使用，成本较低。球囊扩张器为一次性使用产品，价格较高，但效果较好。

（3）输尿管导引鞘：输尿管软镜碎石术中需要常规使用导引鞘，包括单通道和双通道两种，外径 F11~F18，长度 20~55 cm，表面有亲水涂层。

（4）取石器械：输尿管镜手术中使用的取石器械与经皮肾镜碎石术基本相同，但直径更小。

（5）封堵器：有导管式、网篮式、叶片式等多种，使用封堵器的目的是为了减少结石在输尿管内的活动度，提高碎石成功率。

（6）灌注泵和支架管：参见本章第二节。

（周水根）

第二节　经皮肾镜碎石术

经皮肾镜碎石术（PCNL）是在超声引导和（或）X 线透视监控下，通过建立从皮肤到肾集合系统的手术通道，放置内镜至肾集合系统或输尿管腔内，借助碎石机器或取石器械，对肾、输尿管内的结石进行碎石、取石的一种手术方法。与传统开放手术相比，PCNL 具有创伤小、术后恢复时间短、适应证宽等特点。此外，在处理复杂性肾结石时，PCNL 联合 SWL，可以各取所长，互为补充，是复杂肾结石重要的治疗方法之一。

一、概述

PCNL 的历史可追溯到 20 世纪 40 年代。1941 年 Rupol 和 Brown 利用内镜从手术肾造瘘口取出开放手术后残留的结石，标志着经皮肾镜技术开始应用于处理泌尿系结石。1955 年 Goodwin 最先提出了经皮肾穿刺造瘘（percutaneous nephrostomy，PCN）的方法，成功地解除了梗阻性肾积液。PCN 的问世使上尿路梗阻性疾病的治疗概念有了革命性的转变。

1976 年，Fernstrom 等首先使用肾镜通过经皮穿刺扩张的肾造瘘通道用取石篮成功取出肾盂内结石，开创了经皮肾镜取石术的先河。1981 年 Wickham 和 Kollett 将该技术命名为"经皮肾镜碎石取石术"。20 世纪 80 年代中期以来，随着光学、电子工程技术的进展以及腔内碎石设备的不断出现，如超声碎石、液电碎石、气压弹道碎石、激光碎石等，经皮肾镜取石技术在临床上的应用有了飞跃性的发展，治疗成功率不断提高，并发症发生率逐渐降低，治疗范围则逐步扩大，已成为体积巨大、复杂性肾结石的首选治疗方法。其他泌尿系结石，如输尿管上段结石、肾盏憩室内结石、马蹄肾或移植肾合并结石等均可采用经皮肾镜碎石术治疗。

PCNL成功的关键是经皮肾穿刺造瘘。传统的经皮肾通道直径是F24~F30，即所谓的标准通道，也是目前国外主流PCNL通道。然而，多年的临床观察和研究发现，通道大小和肾脏出血有一定的相关性。因此，为了减少通道相关的并发症，人们尝试用更小的通道来完成PCNL手术。1992年吴开俊、李逊等提出经皮肾微造瘘、二期输尿管镜碎石取石术。1997年，Halal等首先报道了微创经皮肾镜碎石术（minimally invasive percutaneous nephrolithotomy，mini-PCNL，MPCNL），通道直径为F16~F18。以后经大量临床实践，证明MPCNL显著降低了肾脏出血的手术风险，尤其适用于<2.5cm的肾结石和儿童肾结石。目前，国内主要采用MPCNL。

近年来，PCNL技术得到继续改良和发展，主要表现在3个方面。第一，经皮肾通道直径继续缩小，相继出现了UMP（ultra-mini PCNL，直径F11~F13）、SMP（super-mini PCNL，直径F12~F14）、Micro PCNL（直径F4.8）和Needle-perc（直径F4.2）；第二，增加了负压吸引装置，使PCNL清石速度加快，手术也更安全；第三，超声导航、可视穿刺等技术的运用，显著提高了肾穿刺成功率。

PCNL时，患者主要采用俯卧位。该体位的主要优点是穿刺范围广、操作空间大、肾脏活动度较小，但也有影响呼吸循环等缺点。此外，还有仰卧位、侧卧位、斜仰卧位截石位（改良Valdivia）等体位，术者可根据自身经验和患者具体情况选用。

对于体积大、数量多或分支明显的复杂性肾结石，可以采用多通道或分期治疗的方式，也可与软性肾镜、软性输尿管镜和软性膀胱镜联合应用，或者与ESWL联合治疗。

二、应用解剖

PCNL的成功实施有赖于手术者对肾脏立体解剖模型的认识和了解。以下简要介绍与其相关的应用解剖。

（一）肾脏的被膜和周围脏器

肾脏有三层被膜，从里至外分别是肾包膜（真包膜）、肾周脂肪（脂肪囊）、肾筋膜（Gerota 筋膜）（图 23-3）。当施行肾穿刺时，会穿过这三层结构。穿刺时会感到两层阻抗，第一层是肾筋膜，第二层是肾包膜。肾包膜是一层坚韧的纤维膜，紧附于肾实质上，穿刺针通过时感觉像穿过一层硬纸片一样。

双侧肾脏的毗邻器官有所不同（图 23-4），左肾上极的内侧有左侧肾上腺附着，前面上部与胃底后壁接触，外侧缘大部分与脾脏毗邻，外侧缘下部与结肠脾曲相邻。右肾上极的内侧附着有右侧肾上腺，前面的上部 2/3 与肝脏毗邻，下部 1/3 与结肠肝曲相邻。据统计，肾后结肠的发生率为 1.9%~9%，肾脏下极因更为靠近腹部而发生率更高，此类患者的经皮肾穿刺存在巨大的风险。因此在进行经皮肾穿刺，尤其穿刺肾下极时，应避免过度靠近腹侧。

胸膜的后投影一般位于第 12 肋，而肺脏下缘位于第 10 肋间。因此，在第 12 肋上进行穿刺时，理论上均可能横穿膈肌；而在第 10 肋间以上的穿刺，则可能损伤肺部。当经皮肾通道进入胸腔，由于胸腔的负压吸引作用，经皮肾手术中的灌注液、肾内尿液可能被吸入胸腔，造成胸腔积液，严重影响患者呼吸功能，危及生命，因此穿刺部位的选择十分重要。

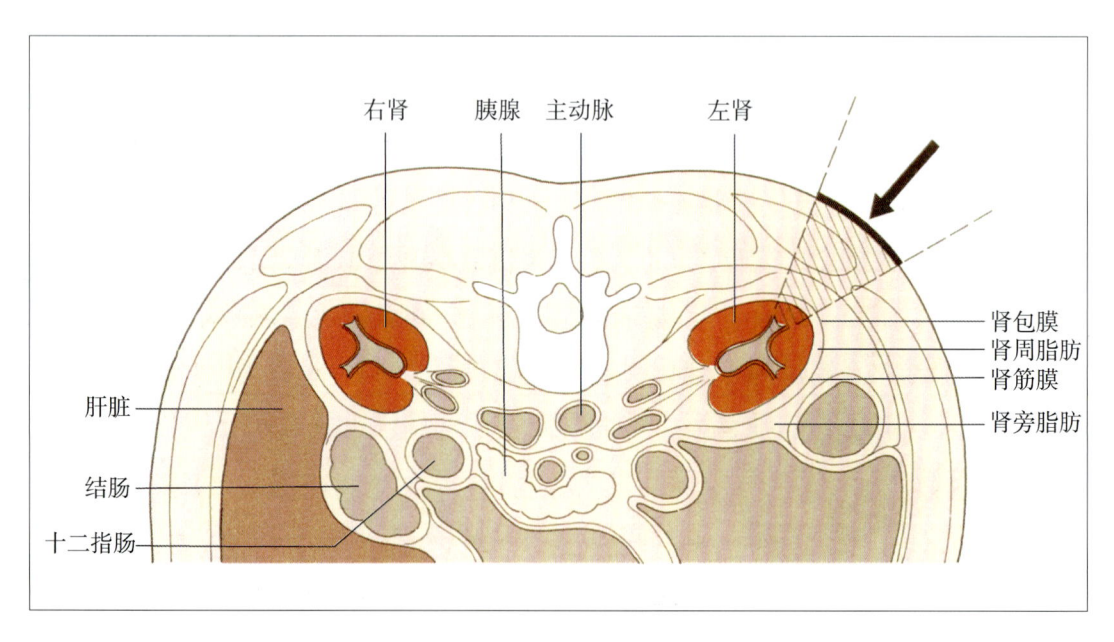

图 23-3　肾门位置的躯体横截面解剖
虚线阴影部分显示可行左肾穿刺的水平角度区域

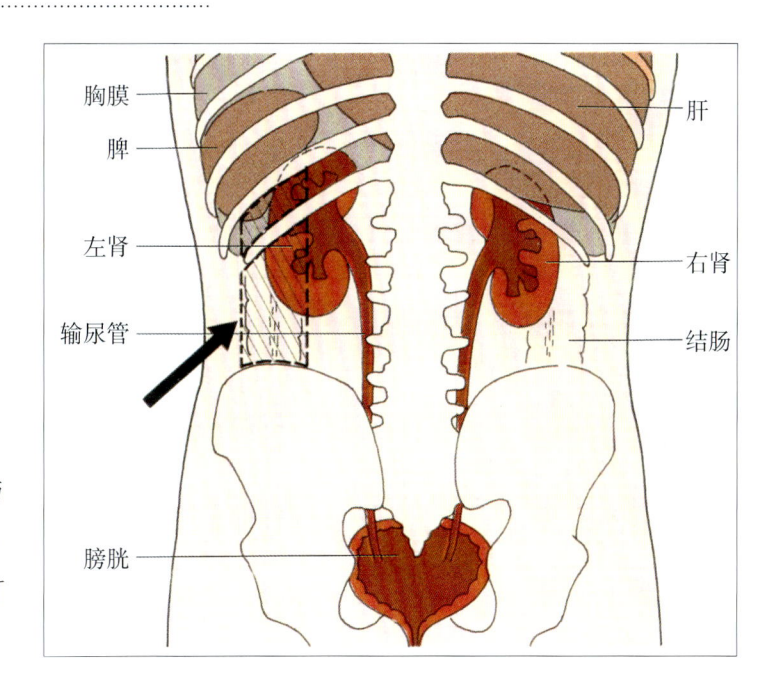

图 23-4 肾脏的位置及与周围脏器的关系（后面观）虚线窗口位置显示左侧可经皮穿刺肾脏区域

（二）肾盏和肾盏的排列

肾集合系统的形态是各种各样的，且双侧不对称。典型的单个肾脏含有 14 个小叶，每一叶由中心的髓质和外面的皮质组成。肾小叶分为前后两排，在肾脏上下极区，前排小叶可以和另一小叶，也可以和后排小叶互相融合；而在中区，因为肾盂的存在，阻止它们跨越中线，肾小叶很少发生融合。因此，典型的 14 小叶构成的，肾脏通常有 8 个肾盏。上下极的肾盏通常融合，并径直向极部投射，其余的肾盏分为前后两排。前盏和肾脏冠状面成 70°，后盏则与之成 20°。因为肾脏的冠状面与人体的冠状面成 30°~50°，前后盏并不直接相对，所以在 IVU 片上通常不相互重叠。融合的上下极肾盏有不规则的外形，外侧是前盏，像是从侧面观的杯口，而后盏则像盛有造影剂的环形断面（图 23-5）。

俯卧位下经皮肾通道最理想的部位是通过后组肾盏。既往观点认为后组肾盏在造影中更靠近内侧，而最新的研究则表明在大多数病例（52.9%）中的前平面的肾盏与肾外侧边界关系在位置上有很大变异。而在实际应用中，若以 X 线辅助穿刺，在俯卧位时将空气注入集合系统，利用射线的通透性则可区分；若以 B 超辅助穿刺，图像上靠近脊柱的肾盏则为后组肾盏。

（三）肾脏的血供

在经皮肾镜取石术中，有时会发生肾脏大血管损伤，被迫紧急行肾血管造影

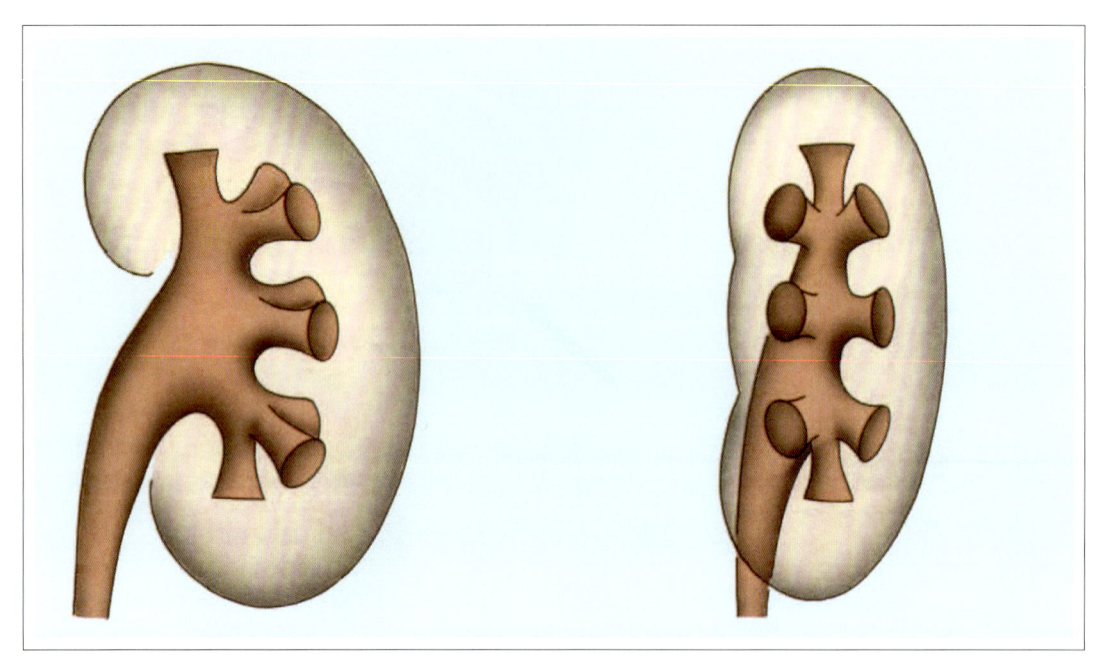

图 23-5　前排和后排肾盏的三维示意图

栓塞术，甚至肾脏切除。因此，了解肾脏血管树的排列及其与肾盂、肾盏的关系十分必要。

肾动脉在肾静脉后方和肾盂前方进入肾门，分为前支和后支，前支续分为上、上前、下前、下 4 个肾段动脉，肾段之间无交通支。因此，节段动脉闭塞后，将会导致相应肾段缺血性坏死（图 23-6）。

大部分肾盏都有肾段或叶间动脉包绕，通过肾盏盏颈穿刺是十分危险的，但经过肾盏穹窿部很少损伤肾内血管，较为安全，往往被推荐为最佳入路。

三、术前准备

术前准备是成功手术的保证。首先要选择合适的病例，明确结石的大小、位置、形状和数目等，是否有并发症以及合并症，同时还需要了解患者全身情况，是否能耐受手术。因此，术前需要进行相关的影像和实验室检查。

（一）病例选择

1. 适应证

（1）体积较大（直径 > 2cm），预计需多次 SWL 或 SWL 后可能形成石街的结石；鹿角形肾结石，多发肾结石，胱氨酸结石。

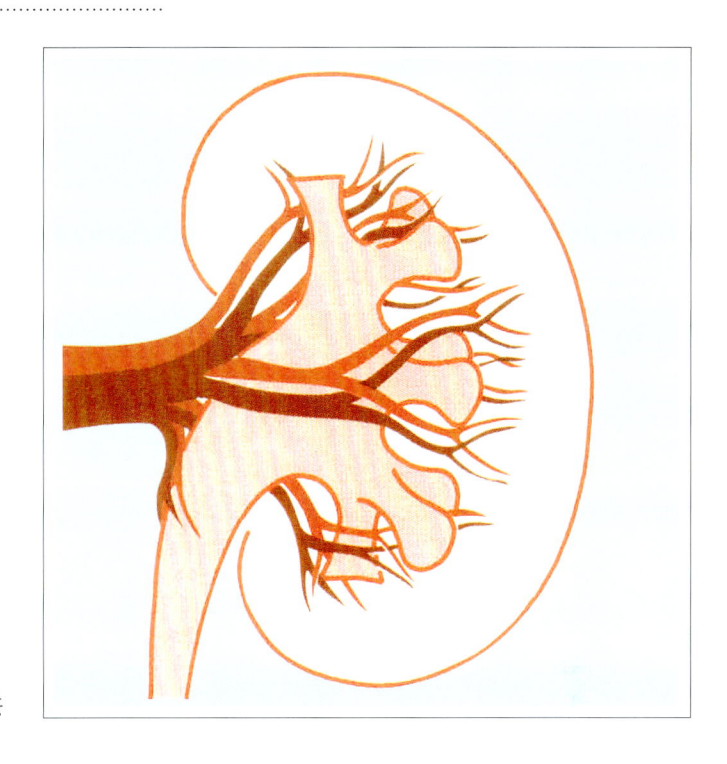

图 23-6　肾脏的血供

（2）同时有结石远端梗阻的肾结石，如颈部细小且有症状的肾盏憩室结石，肾盂输尿管连接部狭窄等。

（3）不适宜 SWL 和 RIRS 的肾下盏结石。

（4）嵌顿性输尿管上段近端结石。

（5）其他方法治疗失败的肾结石或输尿管近端结石。

2. 禁忌证

（1）未纠正的全身性出血性疾病。

（2）肾结石合并同侧肾肿瘤，对侧肾功能良好者。

（3）严重心脏疾病和肺功能不全，不能耐受手术者。

（4）未纠正的重度糖尿病和高血压。

（5）未纠正的全身性感染、急性尿路感染以及肾结核患者。

（6）极度肥胖，腰部皮肾距离超过 20 cm，建立皮肾通道有困难者。

（7）服用阿司匹林等药物者，需停药 2 周才可以进行手术。

（8）脊柱严重后凸畸形，不能俯卧者。

（二）术前检查

1. 影像学检查　影像学检查能为泌尿系结石的诊断、经皮肾通道的选择和术后复查提供直接的参考依据。既往术前常规进行泌尿系 B 超、腹部平片（KUB）和静脉尿路造影（IVU）检查，以确定结石的大小、位置、肾积液程度及患肾功能。然而，目前 CT 已逐渐取代 IVU 成为结石影像学检查的金标准，尿路三维重建图像甚至能在术前提供精确的尿路腔内结构图，在 PCNL 的术前发挥着不可取代的作用。对于一些肾功能较差的患者，放射性核素肾图可代替 IVU 对肾脏功能进行准确的评估。

2. 实验室及其他检查 术前常规行血常规、凝血时间、血糖、肝肾功能、电解质、尿常规、尿培养等实验室检查；以及胸片、心电图、心脏彩色超声检查。此外，对高危患者应进行相关基础疾病的检查，如肺通气功能检查（COPD）、心脏冠状动脉造影（冠心病）等。

（三）患者准备

1. 抗生素的使用 术前尿培养阳性或尿白细胞阳性患者应于术前使用敏感抗生素治疗；即使尿培养阴性，手术当天也应选用广谱抗生素预防感染；若合并肾积脓者，则应先行肾造瘘术以引流尿液，待感染控制后再行手术。

2. 改善肾功能 对于肾功能异常者，若 SCr < 300 μmol/L，可先给予护肾药物治疗；若 SCr 下降至基本正常则可直接手术治疗；若无改善或 SCr > 300 μmol/L，可先行肾穿刺造瘘，待 SCr 基本恢复正常再行 PCNL。

3. 麻醉方法 PCNL 的麻醉方法有椎管内麻醉和气管内插管全身麻醉。椎管内麻醉费用较低，术中患者保持清醒状态，可避免腹胀、寒战、心悸等症状，并且对患者的呼吸和循环系统干扰较小，能使患者在穿刺时屏住呼吸配合操作。对于不能配合手术的小儿患者、伴有限制性通气障碍的脊柱畸形患者、合并多种基础疾病的肥胖或老年患者、需要高位穿刺的患者、预计手术时间超过 2h 的患者等，气管内插管全身麻醉更为合适。对于一些简单的病例，也有文献报道采用局麻或静脉麻醉的方法进行 PCNL。

四、技术操作

（一）输尿管置管

术前先取截石位，经尿道用输尿管镜或膀胱镜插入 F5 输尿管导管至肾盂。术前插入输尿管导管的目的是：①术中通过输尿管导管向患侧肾盂内注入造影剂或生理盐水，形成"人工肾积水"，有利于穿刺；②防止结石残渣掉入输尿管内，预防结石残留；③当放置肾脏造瘘管失败，尤其在并发肾盂穿孔时，输尿管导管可以提供引流。

（二）PCNL 的体位

PCNL 的体位应根据肾脏的解剖位置、结石情况、便于进针和取石等操作来确定。俯卧位是标准的体位（图 23-7），其优点是：①有较大的器械操作空间；②可提供后盏穿刺的宽阔区域，且穿刺路径较平卧位和侧卧位短而直；③有利于进入肾盂，处理移动的结石；④有利于建立肾上极径路；⑤术中应用 C 形臂 X 线机可垂直透视，便于定位穿刺。其缺点是：①需先行截石位逆行放置输尿管导管，体位转换过程繁琐，气管插管麻醉时容易导管脱出；②患者胸腹受压，肥胖、年老体弱及心肺功能障碍者易导致呼吸和循环系统的并发症；③俯卧位时若术中发生心脏骤停，需转换平卧位进行抢救。因此，国内外不断有学者探索其他治疗体位，如反截石位、侧卧位、仰卧位、斜仰卧截石位（改良 Valdivia 体位）等，术者可根据自身经验和患者实际情况采用。

（三）建立皮肾通道

1. 定位方法 B 超或 C 形臂 X 线透视均可单独用于 PCNL 的穿刺定位或联合应用（图 23-8），个别医院也采用 CT 定位。B 超能实时观察并监视引导穿刺的全过程，还能显示肾脏及周围结构，减少损伤概率，且无辐射损伤之虞，因此是

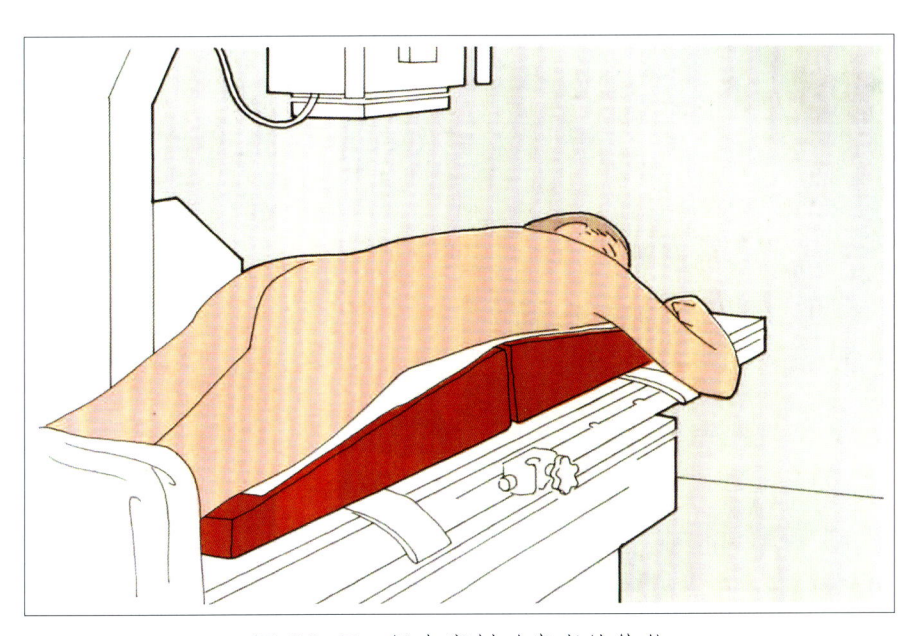

图 23-7　经皮穿刺时患者的体位

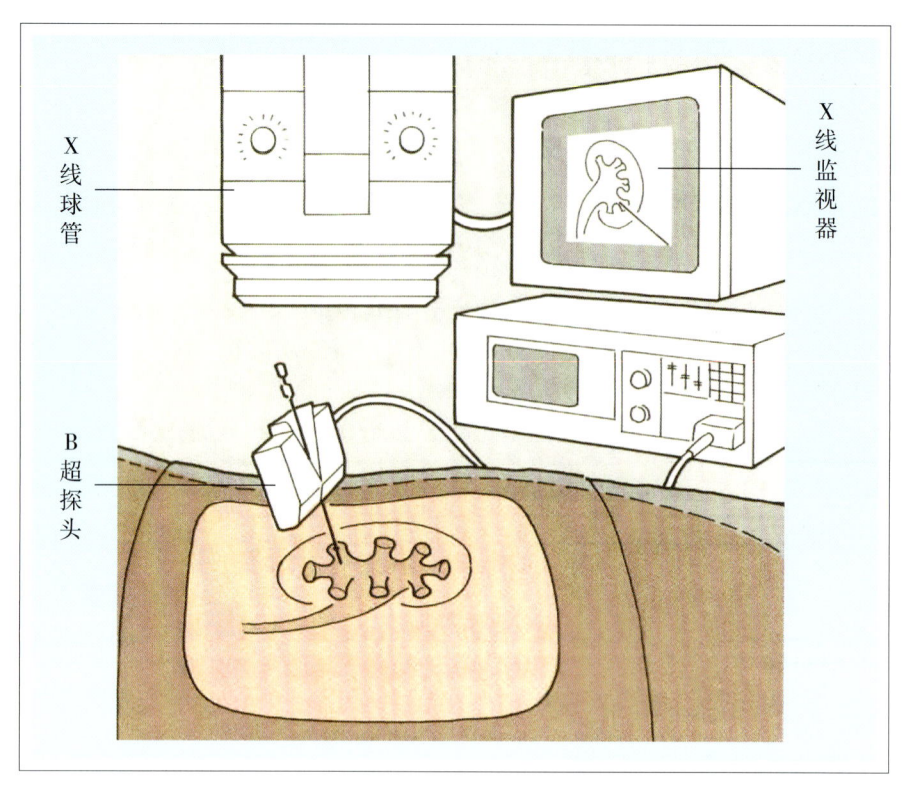

图 23-8　X 线和 B 超协助定位进行肾脏穿刺

首选的定位方法。

2. 选择穿刺点　根据病人体位、结石的位置和肾盏结构选择理想的穿刺点。其基本原则是：①选择距离结石最近或最有利于清除结石的位置；②经过肾盏进入肾盂，不能直接穿刺肾盂；③经肾乳头、沿肾盏长轴方向进针；④尽量在后组肾盏穿刺。一般选择第 12 肋下、第 11 肋或第 10 肋间，俯卧位在腋中线和肩胛下线之间，斜仰卧位在腋中线至腋后线范围，侧卧位在腋前线和腋后线之间穿刺。穿刺点偏移容易伤及周围器官。

3. 穿刺目标肾盏　穿刺前通常先经尿道插入输尿管导管并注入生理盐水，以制造人工肾积水。理想的手术通道是经肾乳头进入肾后盏，此入路可有效地减少肾血管的损伤，减少手术出血。穿刺成功的标志是拔出针芯后流出清亮尿液。选择后排肾下盏进入肾脏可以满足大多数结石的碎石操作，如肾下盏结石、肾盂结石、输尿管上段结石和部分肾上盏结石（图 23-9）。孤立的肾中、上盏结石、前排肾盏结石可直接对结石所在盏进行穿刺（图 23-10）。如穿刺点在非计划的肾盏者，可以重新穿刺，向所需要的肾盏入针。

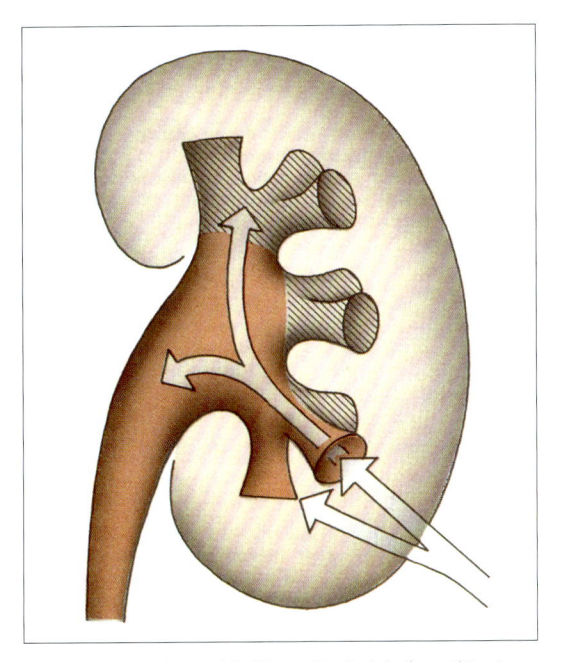

图 23-9 经后排肾下盏穿刺进入肾脏可以达到肾盂、输尿管上段和大部分肾盏

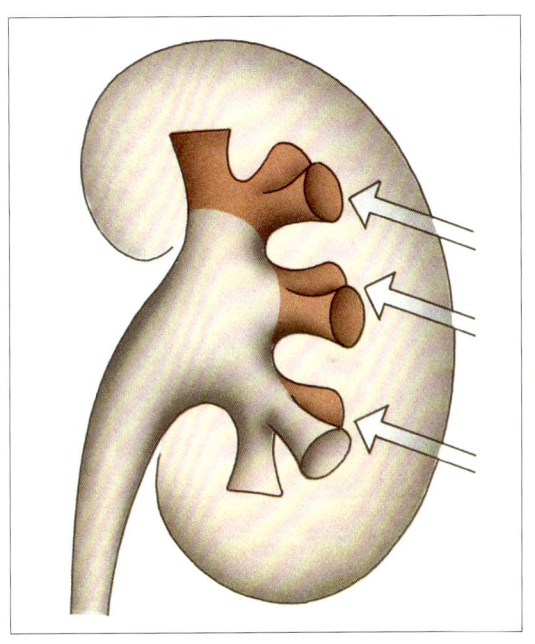

图 23-10 直接穿刺鹿角形结石的肾盏部位或肾盏结石

4. 扩张通道 随着 micro-PCNL、ultra-mini PCNL、super-mini PCNL 的出现，经皮肾通道的大小已逐渐向超细通道发展。传统经皮肾通道的扩张可采用 Amplatz 筋膜扩张器、金属扩张器（叠套式/非叠套式）以及气囊扩张器等，扩张的方法有顺序递增扩张法、两步扩张法、一步扩张法等。以 Amplatz 筋膜扩张器为例，扩张前通过穿刺针导丝（图 23-11），最好能插至输尿管腔内或在肾内盘曲。退出针鞘前，尖刀沿穿刺针金属鞘切开皮肤及皮下筋膜。Amplatz 筋膜扩张器沿导丝推向肾内做通道扩张。在 C 形臂 X 线监视下由 8F 开始每次以 2F 递增，每次推动深度保持相等，避免折曲金属导丝或推动过深穿破肾盂。根据所使用的肾镜或肾输尿管镜的外径，决定最后扩张器和留置外鞘的号数，最后将扩张管连同相应 Peel-away 薄鞘一起推入肾盂。结石较大的患者可继续扩大通道达 24~26F，或同时做多通道穿刺（图 23-12）。

扩张通道时应注意沿导丝进行扩张，否则会使导丝弯曲并引起损伤（图 23-13）。

(四) 碎石与取石

1. 碎石 根据术前的影像学检查，确定结石的位置、大小、形态，通过转动

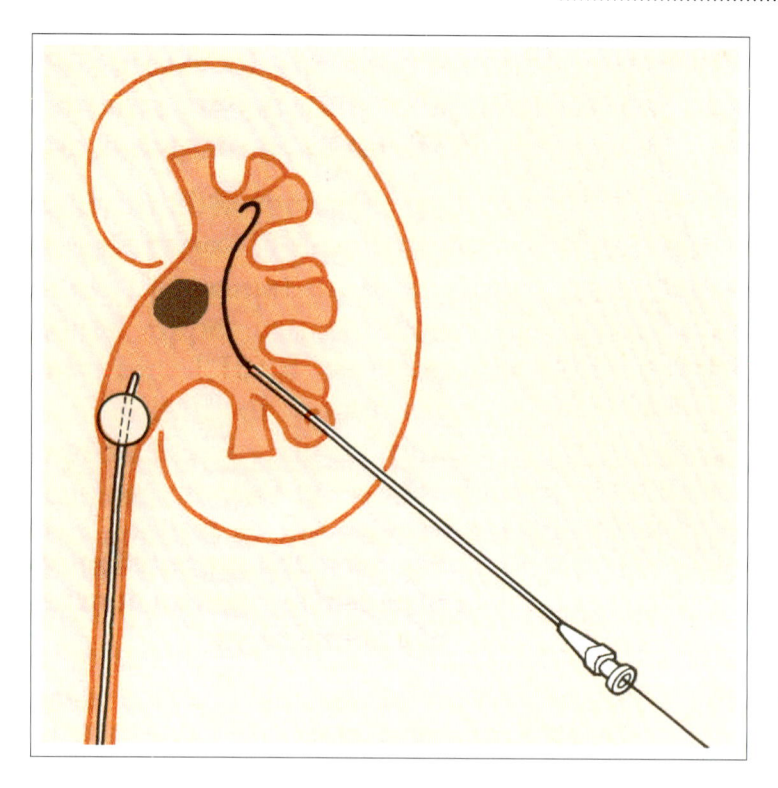

图 23-11 通过穿刺针鞘引入导丝

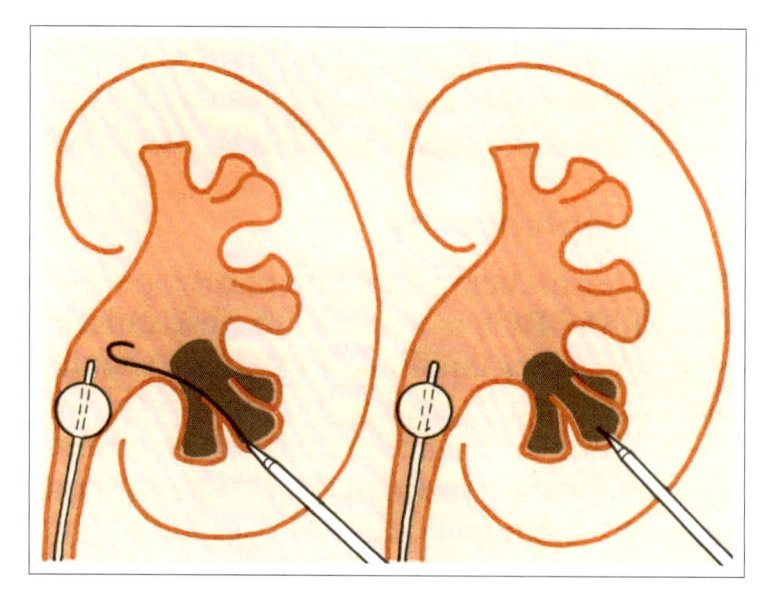

图 23-12 鹿角形结石肾盏穿刺时导丝的引入和通道的扩张

和摆动内镜有目的地寻找结石。对肾脏集合系统进行检查时，应不断转动输尿管镜、肾镜的角度，对各个方向的肾盏进行观察，识别肾盂，可见术前留置的输尿管导管，沿导管到达输尿管上段。发现结石后，调整 Peel-away 薄鞘的位置与角度并对准结石，使经皮肾的薄鞘通道平直，选择合适的体内碎石设备进行碎石。

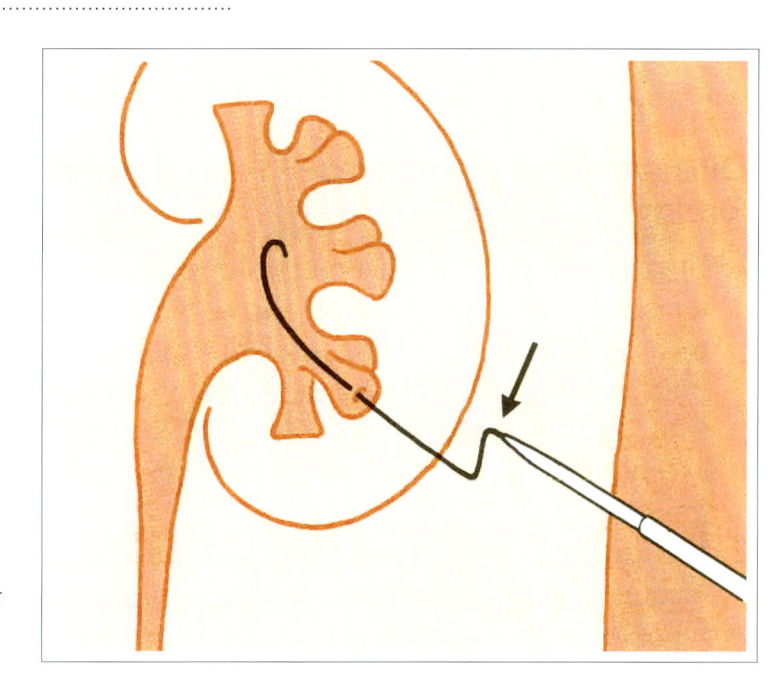

图 23-13 沿导丝进行扩张，防止导丝弯曲

如选择气压弹道碎石，通常用 Peel-away 鞘前端固定结石，从结石一角或边缘开始，采用短促间断连击的方法碎石，碎石时碎石杆尖轻轻接触结石即可。若采用钬激光碎石，激光发射时应避免接触镜体；结石较大、坚硬时可采用大功率钬激光碎石；铸型结石可先多孔碎石，再联合气压弹道碎石，以缩短碎石时间。

2. **取石** 利用灌注泵的脉冲水流往返灌注，将细小的碎石从 Peel-away 鞘冲出，稍大的用取石钳取出。对因角度太大、输尿管硬镜无法到达的肾脏内结石，可用注射器加压冲出。如确实不能粉碎和冲出，不必强行取出，可结合软性输尿管镜碎石取石（图 23-14），也可联合 SWL 处理。

3. **留置导管** 结石清除后，用输尿管镜从肾盂进入输尿管，向下拔除输尿管导管，通过输尿管镜将斑马导丝置入输尿管到达膀胱。从斑马导丝中置入双 J 管，顺序放置在肾盂和膀胱之间。使用输尿管镜再次进行肾盂肾盏观察检查、冲洗，钳取残留小结石及血凝块。必要时，进行 X 线检查，确认结石清除干净，则通过 Peel-away 薄鞘，在肾盂处留置 14~16F 的微创 PCN 造瘘管或硅胶导管引流（图 23-15）。放置双 J 管和肾造瘘管的目的是引流尿液、压迫止血和作为再次手术的通道。为减少置管给病人带来的不适和缩短住院时间，近年来有学者尝试无管化（tubeless）PCNL，其前提条件是清石彻底、无明显损伤和出血、通道较小（微通道或超微通道）。无管化 PCNL 分半无管化（无肾造瘘管）和完全无管化（无双 J 管和肾造瘘管）。

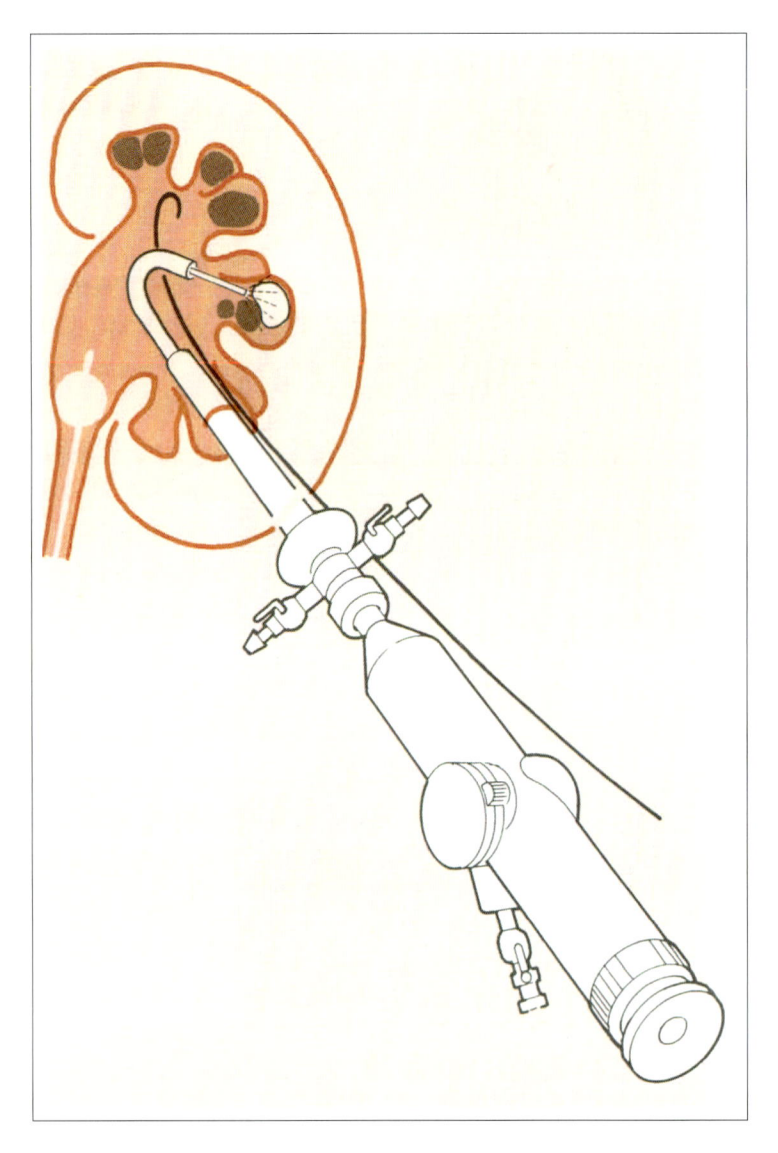

图 23-14 用软性输尿管镜处理残留结石

4. 注意事项及技巧 ①手术过程必须保持手术视野清晰。若血凝块遮蔽视野，应采用取石钳取出或注射器吸出；当肾内脓液或脓栓使视野混浊，应加速灌注泵流量，反复冲洗，并用取石钳取出脓栓，以保持视野清晰。②碎石时，外鞘靠近结石，适当降低水流，减少结石活动度；③工作通道摆动幅度不宜过大，避免肾实质撕裂；④盏颈小时，不要强行进入，必要时另行建立通道；⑤少量出血可插入闭孔器压迫几分钟，通常能够止血；⑥碎石结束后仔细检查各肾盏，特别是通道附近，避免"灯下黑"现象，术中超声或 X 线透视检查有助于判断结石残留。

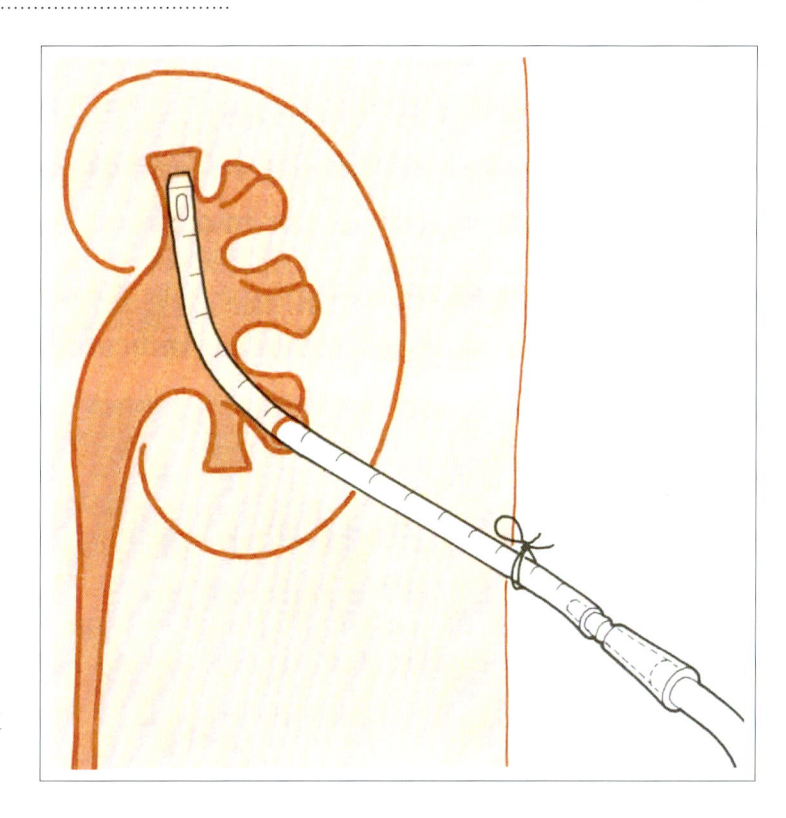

图 23-15 肾脏留置造瘘管的理想位置

五、常见并发症及其防治

（一）术中出血

术中出血可发生在穿刺、扩张和取石过程中，多为损伤血管或肾实质所致。术中出血通常不多，较多的出血常见于在穿刺及扩张皮肾通道时撕裂肾弓状血管或叶间血管，此时术野会模糊不清，若出血量不大，可稍微加快灌注液速度，保持视野清晰，快速取净结石；如术中出血量较多干扰视野，可采用电凝止血或暂停手术，封闭外鞘 3~10min，如果仍控制不住出血，应及时终止手术，经 Peel-away 鞘插入相应口径的造瘘管，夹闭 30~60min，出血一般可自行停止，待 3~5 天后二期取石。必要时行肾动脉造影栓塞止血或开放手术止血。保守治疗无效的出血往往在介入时可见动静脉瘘、假性动脉瘤或两者同时形成，多数由经皮肾镜取石术过程中通道的建立、肾实质的撬裂伤所导致，一般应选择肾血管栓塞治疗。

预防措施：①定位准确，包括肾脏后外侧入路、肾盏穹窿部入针、多普勒超声定位等；②扩张"宁浅毋深"；③取石操作轻柔。

(二）术后出血

术后出血是指手术结束至拔出肾造瘘管或拔管后发生的出血。轻微出血或血尿多是引流管和支架管的刺激或手术碎石损伤黏膜所致，大量出血多为手术过程中损伤肾脏节段血管或者叶间血管所致。出血多发生在术后剧烈咳嗽、恶心或突然变换体位时或拔除肾造瘘管时，临床表现为持续或间断性的血尿，严重者出现生命体征改变。一般的出血予增加补液、止血处理可缓解。静脉出血时可见造瘘管、尿管内血尿呈暗红色，此时可尝试夹闭造瘘管压迫止血，切忌冲洗，并同时适当使用止血药物。若造瘘管、尿管颜色鲜红，则动脉出血可能性大，此时不应夹闭造瘘管，以防止肾内压过高而导致肾破裂，应积极采取高选择性肾动脉栓塞治疗。术后突然的大量出血称为迟发性出血，出血量可达500~1000ml以上，多发生于术后10~12天，出血不能控制者应及早放射介入做高选择性肾动脉栓塞。

预防措施：①减少术中损伤；②术后保持静卧，避免剧烈运动。

(三）肾集合系统损伤

PCNL 中，集合系统损伤比较常见。其原因多为扩张过深或动作粗暴，以及肾镜活动幅度过大。轻者仅表现为小穿孔，严重时可致肾脏破裂，甚至危及生命。对于小穿孔，可在低压冲洗下尽快完成手术，术后放置双J形输尿管支架和肾造瘘管充分引流，术后通常无后遗症发生。如果损伤较大，出血明显，也应及时终止手术，经 Peel-away 鞘插入相应口径的造瘘管，夹闭 30~60min，加强止血处理，待出血停止，1~2 周后二期手术。必要时开放手术修复。

预防措施：①穿刺"宁浅毋深"；②直视下取石、碎石，动作轻柔；③对于巨大或多发结石，为避免撕裂盏颈，可采用多通道或联合软镜碎石。

(四）邻近脏器损伤

文献报道经皮肾取石时可发生胸膜、结肠、十二指肠、肝、脾、胰、肺等脏器损伤。虽然邻近脏器损伤的机会不大，但如不注意，可致严重后果。一旦发生结肠损伤后，先试行保守治疗，在几天内分步骤拔出肾造瘘管。其间患者禁饮食、胃肠减压、静脉营养及给予抗生素，并保证尿液引流通畅，同时用超声波检查有无外渗。如果出现腹胀和腹膜感染的征象，则需要开放手术处理。出现胸膜或肺部损伤时，通常术中患者即出现烦躁、胸痛、血氧分压下降、心率加快等情况，应进行患侧肺部听诊或摄床边胸片。若发现气胸，立即停止手术，并放入肾造瘘管压迫。少量气胸可密切观察，中量以上气胸可做胸腔闭式引流。术中注意观察病人全身情况、腹部和呼吸情况，及早发现和处理并发症。

预防措施：①术前仔细阅读 CT 片，了解肾脏及其周围结构，注意有无结肠扩张或位置异常、肝大、脾大等情况；②术中穿刺定位要准确，入针和扩张宁浅勿深。③在穿刺中、上组肾盏时，应在呼气末闭气后入针以减少胸膜损伤的机会。④尽量在腋后线后背侧入针以避免腹腔脏器损伤。

（五）感染

感染是经皮肾镜碎石术最常见也是最危险的并发症之一，严重者可并发脓毒症甚至脓毒性休克，危及生命。一旦发生术后感染，应立即进行处理，包括：①支持治疗，包括输液和补充血容量，保证电解质平衡和生命体征平稳；②抗生素治疗，多用广谱抗生素如碳青霉烯类；③充分引流尿液；④一旦出现感染性休克，应请重症监护专家帮助。

预防措施：①术前积极治疗尿路感染，对有中度以上肾积水合并感染的结石患者，应先行肾穿刺引流 5~7 天；②术中保持肾盂低压，减少损伤，尽可能缩短手术时间；③术后保持肾造瘘管通畅，使用抗生素直至感染得到控制。

（六）尿外渗

多为尿液经皮肾通道渗至肾周所致，也可因术中鞘管脱出，导致冲洗液直接流至肾周。重度肾积水患者，术后拔除造瘘管时间过早，可因肾皮质较薄而失去收缩功能，瘘口不易闭合而致尿外渗。PCNL 术后常规置输尿管内双 J 管，可明显减少尿外渗的发生。少量的尿外渗无须处理，可自行吸收；对于大量尿外渗，可行穿刺抽液或置管引流。

（七）肾盂输尿管连接部狭窄、闭塞

多为术中严重损伤肾盂输尿管连接部所致。可采取内支架管被动扩张、球囊扩张、激光腔内狭窄切开及 UPJO 矫形术等方法处理。

（何朝辉　周水根）

第三节 输尿管镜碎石术

输尿管镜碎石术（URL）于20世纪80年代开始应用于临床，现已成为治疗输尿管结石的常规手段。目前常用的输尿管镜有半硬性（semirigid ureteroscope）和软性（flexible ureteroscope）两种。软性输尿管镜碎石术（flexible ureteroscopic lithotripsy, F-URL）主要用于治疗肾结石，因而也称为逆行肾内手术（retrograde intrarenal surgery, RIRS）。

一、概 述

输尿管镜技术是膀胱镜技术在上尿路的延伸。从20世纪70年代末起，输尿管镜开始应用于临床，经过40余年的不断完善，其临床应用范围越来越广泛，在泌尿系疾病的诊断和治疗中起到突出的重要作用。

输尿管镜技术的最初应用来源于一个偶然。1912年，Young使用F9.5儿童膀胱镜，观察一个2个月大男孩因后尿道瓣膜导致的扩张输尿管，结果一直观察到肾盂及肾盏。但此后的60余年，因设备的限制，输尿管镜技术一直没有明显进展。

1977年Goodman和Lyon首次报道输尿管硬镜的使用，证明了硬镜进入输尿管的可行性。Goodman用直径F11的小儿膀胱镜在3名成人中观察输尿管下段，其中1人是镜下电灼输尿管肿瘤，开创了内镜治疗上尿路疾病的先例。

20世纪80年代以后，输尿管镜设备得到不断改进和完善。1981年，Reuter等首次报道输尿管镜下液电碎石术和超声碎石术，标志着输尿镜碎石术的真正开始。进入21世纪，输尿管镜呈现口径的纤细化和种类（硬性、半硬性和软镜）的多样化。输尿管镜手术由于在人体自然腔道中进行，对全身和周围脏器影响小，一些伴有全身疾病如糖尿病、出血性疾病的患者，只有病情相对稳定，都可以耐受，因而称得上是真正意义上的微创手术。对于泌尿系结石患者来说，输尿镜碎石术既没有ESWL中冲击波和X射线对人体的伤害，也避免了PCNL对体位和体型的限制，因而是某些特殊病人如孕妇、脊柱畸形的首选治疗方法。结合激光和其他碎石器械的发展，输尿管镜碎石术大大改变了泌尿系结石的治疗局面，确立了其在腔内泌尿外科中的主导地位。

输尿管镜碎石术的一个缺点是灌注液循环不良，尤其是硬性输尿管镜手术。灌注液循环不良的后果一是清石效率低，二是在采用钬激光碎石时局部温度快速升高，时间一长会形成"水煮输尿管"现象，导致术后输尿管瘢痕性狭窄。近几年出现的负压吸引输尿管导引鞘有助于克服这一缺点。该导引鞘外接负压装置，术中能保持良好的灌注液循环，输尿管硬镜和软镜碎石术都可使用。

历史上，输尿管软镜的报道比硬镜要早，但由于软镜本身的缺陷，使得它未能得到广泛应用。20世纪60年代起，输尿管软镜技术重新应用于临床。90年代以后，随着细光纤（钬激光）的问世及应用，输尿管软镜碎石术在治疗肾结石方面日益显示出其独特的优势。进入21世纪，电子输尿管软镜、末端可弯性输尿管镜和可拆卸式输尿管软镜的开发和完善，进一步推动了输尿管软镜的临床应用。近年来，人工智能技术开始应用于泌尿外科，国外已开发出机器人输尿管软镜技术并试用于临床。目前，输尿管软镜碎石术不仅用于处理简单的肾盂肾盏结石和输尿管上段结石，还被用于治疗体积较大或复杂的肾鹿角形结石。

二、应用解剖

成功实施输尿管镜碎石术，必须熟悉输尿管的立体解剖。肾脏和肾盂与人体冠状面约成30°，输尿管从肾盂开始下行，经过腰大肌内前方，而后至外侧，跨过骨盆缘和髂血管，紧贴盆壁后外侧下行，最后又转向前内侧，经膀胱逼尿肌进入膀胱。

输尿管全程有三处生理性狭窄，第一狭窄位于输尿管起始部，第二狭窄位于输尿管跨越髂血管处，第三狭窄为输尿管的壁内段，是输尿管最为狭窄的地方。因此，输尿管镜从输尿管开口处入镜是手术的关键。输尿管开口位于膀胱三角输尿管间壁的两侧，由于壁内段斜行于膀胱内，膀胱充盈时，输尿管壁内段闭合，阻止尿液反流，同时不利于输尿管镜的进入，因此在入镜时应注意膀胱不应过度充盈。

三、术前准备

（一）病例选择

1. 适应证 逆行输尿管管碎石术有RIRS与URL两种，其适应证有所不同。

RIRS 的适应证包括：直径 1~2 cm 的肾下盏结石、直径 2 cm 以下的肾盂和肾上中盏结石、伴盏颈狭窄的肾盏憩室结石以及 SWL 后残留的肾结石。URL 几乎可应用于治疗所有的输尿管结石，但考虑到其侵入性和性价比等，需要与 SWL 进行比较选择首选治疗方法。URL 的适应证包括并发梗阻的输尿管中下段结石、伴有顽固性肾绞痛的输尿管结石、SWL 后观察两周无变化的输尿管"石街"、SWL 效果欠佳的输尿管上段结石、结石并发可疑尿路上皮肿瘤者以及特殊体质（极度肥胖、严重畸形、出血素质等）不适于 SWL 治疗的输尿管结石。

2. 禁忌证　RIRS 与 URL 均为逆行的侵入性手术，其禁忌证相近，主要有：①凝血功能异常。②全身情况差，未经治疗的严重高血压、糖尿病及心肺功能不全，无法耐受麻醉及手术者。③泌尿系感染急性期，需控制感染后方可进行。④下尿路梗阻，如尿道狭窄、前列腺增生症等。下尿路梗阻可影响输尿管镜插入，易造成尿道损伤及输尿管镜损坏，故应先解除下尿路梗阻后，再进行输尿管镜操作。⑤有盆腔外伤、手术及放疗等病史者。因可致输尿管扭曲、固定和纤维化，使输尿管镜插入困难，甚至导致输尿管穿孔。⑥结石远端输尿管狭窄或严重弯曲输尿管镜不能通过者，或输尿管结石嵌顿、肉芽组织包裹，套取、碎石困难者。⑦输尿管开口和输尿管壁间段经扩张后输尿管镜仍然不能通过者。⑧膀胱挛缩者。但随着技术的成熟，个别相对禁忌证已逐步放宽。

（二）术前检查

1. 影像学检查　术前影像学检查的目的主要是了解结石的大小、位置和输尿管的立体解剖形态，有无尿路畸形，如重复输尿管畸形、输尿管异位开口、输尿管囊肿等，这些异常都将会影响输尿管镜的操作。在男性患者中，还应注意有无尿道狭窄。既往检查项目主要包括腹部平片（KUB）、泌尿系超声和排泄性尿路造影（IVU）。随着 CT 的普及，目前大部分医疗机构常规行泌尿系 CT 平扫或尿路 CT 造影（CTU），但 CT 的空间分辨率不如 IVU，费用是 IVU 的 4 倍，辐射剂量是 IVU 的 20 倍，在选择检查方法时仍需要进行比较。如对造影剂过敏或因各种原因 IVU 或 CTU 失败者，必要时可在术前或术中做逆行尿路造影。

2. 实验室及其他检查　术前应完成血常规、出凝血时间、血糖、肝肾功能、电解质、尿常规、尿培养、胸片和心电图等常规检查。可疑肿瘤者应进行尿脱落细胞学检查。

（三）患者准备

1. 抗生素的应用　术前尿细菌培养阳性或尿白细胞明显增加，应使用敏感抗生素治疗至转阴后再予手术；术前尿路感染指标阴性者，手术前 30~60min 应常规使用广谱抗生素。部分患者输尿管结石梗阻较重，导致肾积水明显，感染的尿液无法进入膀胱，查尿常规可无明显异常，术前更需要充分抗感染治疗。

2. 麻醉方法　由于输尿管镜碎石取石术持续时间一般较短，刺激较小，其麻醉方法可选择椎管内麻醉、静脉全身麻醉、喉罩全身麻醉，预估术程较长者或一般情况较差者可选择气管插管麻醉。临床上常用全麻或腰麻硬膜外联合麻醉，具有起效快、输尿管肌肉松弛度高的优点，适合输尿管内操作。女性输尿管下段 URL 也可采用尿道表面麻醉，但多需静脉给予镇痛药以加强效果。RIRS 一般不选择尿道表面麻醉。

3. 其他准备　术前应向患者和家属交代手术损伤输尿管的可能性以及相关的处理措施。对于梗阻严重的结石，手术解除梗阻的意义要远远大于将结石粉碎或取出。术前夜服轻度缓泻药，会阴部备皮。

四、操作技术

（一）输尿管硬镜操作技术

1. 体位选择　患者取截石位，下肢抬高及外展角度可根据术者个人习惯而做出调整（图 23-16）。术中水平体位的改变对输尿管镜的行进、结石的移动和麻醉平面均可能产生影响。在不过多影响麻醉平面的情况下，头低脚高位可部分消除输尿管扭曲，利于输尿管镜的行进，并减少肾盂输尿管连接部随呼吸运动对手术的影响，但一定程度上增加结石返回肾内可能。也可采用改良截石位，即健侧下肢抬高、患侧下肢下垂并外展。该体位可使患侧输尿管拉直，有利于输尿管镜进入。

2. 置入输尿管镜

（1）检查膀胱和输尿管口：在液体灌注下使用输尿管镜经尿道直视进入膀胱，按顺序观察尿道和膀胱，了解有无结石、肿瘤或其他病变。膀胱本身有病变或男性前列腺增生明显者，可先用膀胱镜找到输尿管开口。

（2）扩张输尿管：找到患侧输尿管开口，向其插入导丝或 F3 输尿管导管，

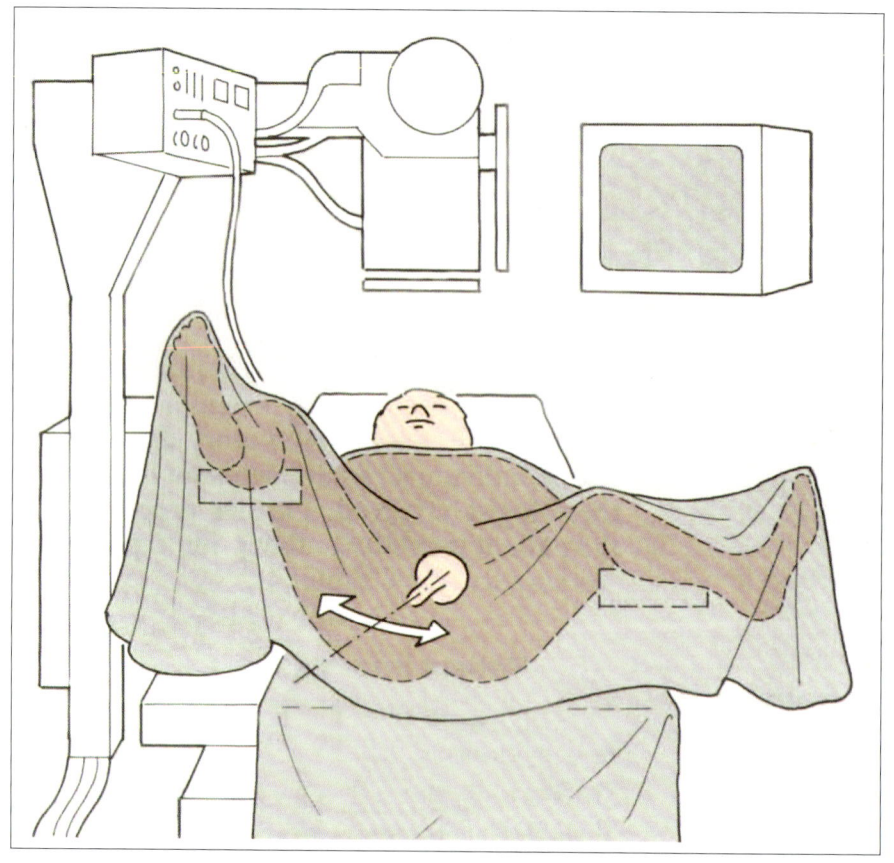

图 23-16 输尿管镜时患侧下肢稍低的不对称截石位

沿导丝或导管慢慢接近管口，使输尿管镜和壁段输尿管成一直线。用镜鞘边缘轻压管口的内下方，显露对侧外上方的间隙，旋转镜鞘约180°，使输尿管镜斜面朝上，斜尖部贴近6点钟处，在输尿管口上唇的下方慢慢滑入输尿管（图23-17）。一旦进入输尿管口，将输尿管镜旋回原位。整个过程应围绕导丝直视下进行，操作熟练者很少需要X线的监视。进镜后，在保持视野清晰的基础上，尽可能采用小流量低压灌注，防治结石移位及液体渗出。现代输尿管镜直径较细，如输尿管开口比较大，可直接进入，但多数情况下仍需导丝引导。在导丝引导下，大多数患者在灌注泵协助下能顺利插入，少数需进行输尿管口和壁内段扩张。常用扩张方法有导管扩张法和球囊扩张法（图23-18）。

（3）置入输尿管镜：输尿管镜进入输尿管后，沿着导丝逐步深入。术者动作应轻柔，切忌粗暴用力，并保证在直视下推进。推进过程中按顺序检查输尿管和肾盂，观察有无狭窄、结石、新生物等。

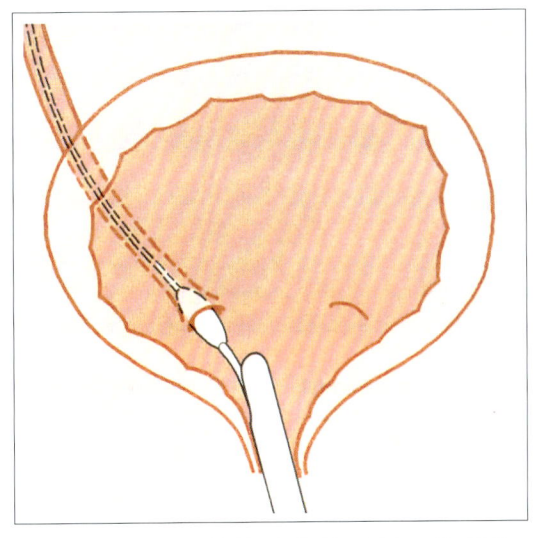

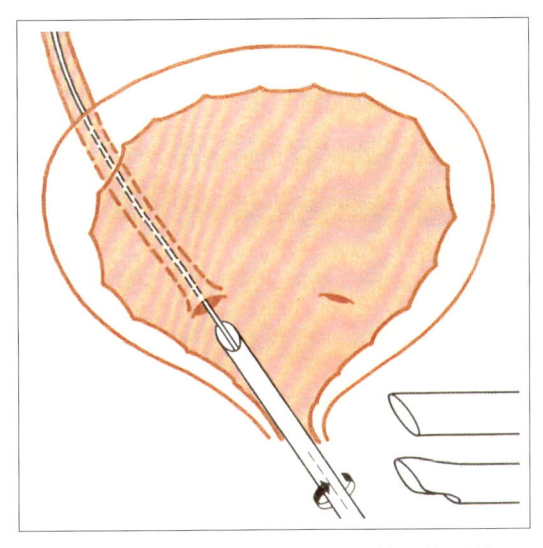

图 23-17　旋转输尿管镜以插入输尿管　　图 23-18　用金属橄榄状扩张器扩张输尿管口

少数患者即使经过扩张，输尿管镜也不能插入输尿管或无法到达结石部位，从而导致手术无法进行。置镜失败的原因有输尿管狭窄或扭曲、术中出现输尿管痉挛等。遇到这种情况切勿强行进镜，而应先放置双J管，留待二期手术。

(二)输尿管软镜操作技术

1. 体位选择　常规采用截石位，根据患者具体情况和手术需要，还可采用改良截石位、侧卧截石位、改良 Valdivia 体位、反截石位等体位。

2. 置入输尿管镜

（1）输尿管硬镜检查：在输尿管软镜操作前常规行输尿管硬镜检查，目的在于观察尿道、膀胱和输尿管，了解输尿管走行和扭曲情况，放置导丝，同时起到扩张输尿管的作用，有利于下一步软镜的操作。要确保导丝在直视下放入肾盂。

（2）置入软镜导引鞘：输尿管软镜的置入方法有导丝引导下直接进镜法和经导引鞘进镜法两种，以后者为主。导引鞘的作用是加快冲洗速度，维持视野清晰，降低肾盂内压，缩短手术时间，还可减少因反复进出造成的输尿管黏膜和镜体的损伤。理想的导引鞘位置是前端位于肾盂输尿管交界处。为避免置入过程中损伤周围组织，保证导引鞘位置恰当，推荐使用C形臂X线监视下放置。

（3）置入输尿管软镜：采用直接进镜法时，输尿管软镜沿导丝上行，沿途观察输尿管下、中、上段，直到肾盂。如使用导引鞘，输尿管软镜可直达输尿管上段或肾盂。无论哪种方法，都必须在直视下推进输尿管软镜，切忌使用暴力。到达肾盂后，通常先检查上盏，然后是中盏和下盏，了解结石情况和有无新生物等其他病变。

3. 碎石与取石 输尿管软镜观察到结石后，即可插入细的钬激光光纤（一般为200μm）进行碎石。需要注意的是，为避免损坏软镜，光纤插入时软镜前端应保持直线，碎石时，光纤末端外伸2~3 mm。碎石功率由小到大，以求最佳粉碎效果。理想碎石效果是碎屑直径小于2 mm（"粉末化"）。对于较大碎石屑块，可以用取石网篮取出。处理肾下盏结石有时比较困难，因为置入光纤后，输尿管软镜弯曲度变小。对于这种情况可以结合光纤行钓鱼技术，将结石从下盏移位到肾盂或中上盏，或用取石网篮将结石移至肾盂或中上盏，再行碎石。

与输尿管硬镜碎石术一样，输尿管软镜碎石术后一般也常规放置双J管引流。

五、常见并发症及其防治

（一）输尿管损伤

输尿管损伤是输尿管镜手术最主要的并发症，文献报道发生率为2%~8%，多见于开展该技术的早期阶段和初学者，随着经验的增长，并发症逐渐下降。输尿管损伤包括穿孔、黏膜下假道形成、黏膜撕脱、输尿管断裂等。

预防：①直视下操作，轻柔移动，遇到阻力时不可强行操作，此为预防损伤最为重要之处。②利用导丝或改变体位等方法，使镜体移动方向与输尿管长轴基本平行。③发生输尿管痉挛、输尿管抱紧感时，应暂停操作，待痉挛缓解后再进行。④取出结石碎块不要勉强，如通过输尿管困难，应继续将之粉碎后再取。

治疗：①若输尿管穿孔或假道较小，及时发现并退出，在导丝引导下找到正常管腔，可以继续手术，但应尽量缩短时间，术后放置双J管。损伤较大、尿液外渗严重者需及时开放手术处理。②黏膜撕脱和输尿管断裂是输尿管镜手术严重并发症，要立即停止操作，根据具体情况采取相应措施。如能尽快找到管腔，则留置双J管引流，术后观察恢复情况，必要时行输尿管成形术；如镜下无法恢复管腔连续性，则立即改开放手术。

（二）结石逃逸

输尿管硬镜取石术中，结石逃逸现象很常见，上段结石逃逸至肾盂肾盏可导致碎石失败。结石逃逸原因包括近端尿路扩张明显、结石小、活动度大、术中灌注压高及碎石探杆推动等。

预防：①采用头高脚低位，减少灌注压力，术中导丝不宜伸入过长，以免将结石上推。②碎石探杆从侧面轻压结石，适当固定后再行碎石。③使用结石封堵器或取石钳将结石固定，再进行碎石。

治疗：①联合输尿管软镜，术中追踪结石并碎石。②术后联合体外冲击波碎石。

（三）感染

和经皮肾镜碎石术一样，感染也是输尿管镜碎石术常见的严重并发症。术前尿路感染未有效控制、手术操作未严格遵循无菌原则、术中液体灌注压力过高、手术时间过长及术后引流不畅等均可造成术中或术后感染，甚至严重的尿源性脓毒血症。

预防：①术前使用抗生素，并留取尿液标本行细菌培养加药敏试验，以指导术后选择抗生素，力争使尿中白细胞接近正常。必须注意的是，如果输尿管完全梗阻，即使存在结石近端尿路感染，尿检也可能正常。②手术时严格遵守操作规范和无菌原则，动作轻柔，尽量缩短手术时间。③低压灌注，控制流速及流量，以能观察清楚镜面稍前方的输尿管管腔或结石为宜，避免高压灌注引起尿液反流进入肾实质和周围组织。

治疗：①立即使用敏感抗生素抗感染治疗，并留取血尿标本送细菌培养。②若出现脓毒血症，除使用广谱抗生素外，还应加强抗休克和抗凝治疗，保持液体和电解质平衡。③确保尿液引流通畅。

（四）输尿管狭窄

输尿管狭窄是输尿管镜碎石术后远期并发症，发生率为1%~10%，严重者可致输尿管闭锁、肾功能丧失。狭窄的发生原因包括：输尿管穿孔或破裂、结石嵌顿或支架压迫导致输尿管壁缺血、钬激光损伤输尿管壁、热损伤等。

预防：①碎石术后常规留置双J管2~4周，有输尿管损伤者延长留置时间。②降低激光功率，或将结石推至肾盂，再改用软镜碎石，以避免过多伤及输尿管壁。③保持良好灌注循环，避免水温过高。④控制手术时间。

治疗：①腔内治疗包括导管扩张、球囊扩张和内切开术，术后放置双J管或网状支架。②开放手术如果腔内治疗失败，根据狭窄位置和长度，选用输尿管端端吻合术、输尿管膀胱吻合术、回肠代输尿管术或自体肾移植术。

（何朝辉　周水根）

第四节　体内碎石与体外碎石的联合应用

体内碎石和体外冲击波碎石的联合应用最初用于治疗鹿角形结石等复杂性肾结石。20世纪80年代初，人们先后采用PCNL和SWL治疗鹿角形肾结石。然而，单一PCNL或SWL方法治疗鹿角形肾结石需要多个通道或多个疗程，对肾功能损害很大，而且术后残石率高达28%~50%。因此，两者的联合治疗很快出现并迅速取代传统的开放手术，成为治疗鹿角形肾结石的常规方法。进入21世纪，由于体内碎石技术和设备的快速发展，复杂结石的治疗多采用两种以上体内碎石技术进行联合治疗，而体内和体外碎石的联合疗法有减少的趋势，但考虑到医疗安全和经济等因素，体外冲击波碎石在泌尿系结石的联合治疗中仍占有一席之地。

一、经皮肾镜碎石术与体外碎石的联合应用

（一）"三明治"疗法

一般来说，SWL的优点是非侵入性，能击碎肾脏内任何部位的结石；缺点是SWL的疗效影响因素较多（如结石成分等）、碎石速度较慢，需要多期治疗体积较大的结石。多期治疗造成的组织损伤大，若碎石屑堵塞输尿管引起肾积水、肾感染，肾损伤将进一步加重。PCNL的长处是取石迅速且不受结石成分的影响，可配合气压弹道、液电、超声等多种体内碎石方法；短处是肾脏创伤比较大，特别是在多个穿刺通道情况下，而且PCNL对散在和难以到达部位的结石亦无能为力。联合治疗就是综合上述两种方法的优点，克服其缺点，达到缩短疗程、提高疗效和减少并发症的目的。

SWL与PCNL的联合治疗有多种形式，其中最著名的是先PCNL，再SWL，最后PCNL，俗称"三明治"疗法。1987年，Streem首次提出"三明治"疗法。该疗法主要针对体积大、分支多的鹿角形结石。"三明治"疗法的具体操作过程如下（图23-19）：①首先选择结石负荷最大的中下盏建立经皮肾穿刺通道，通常

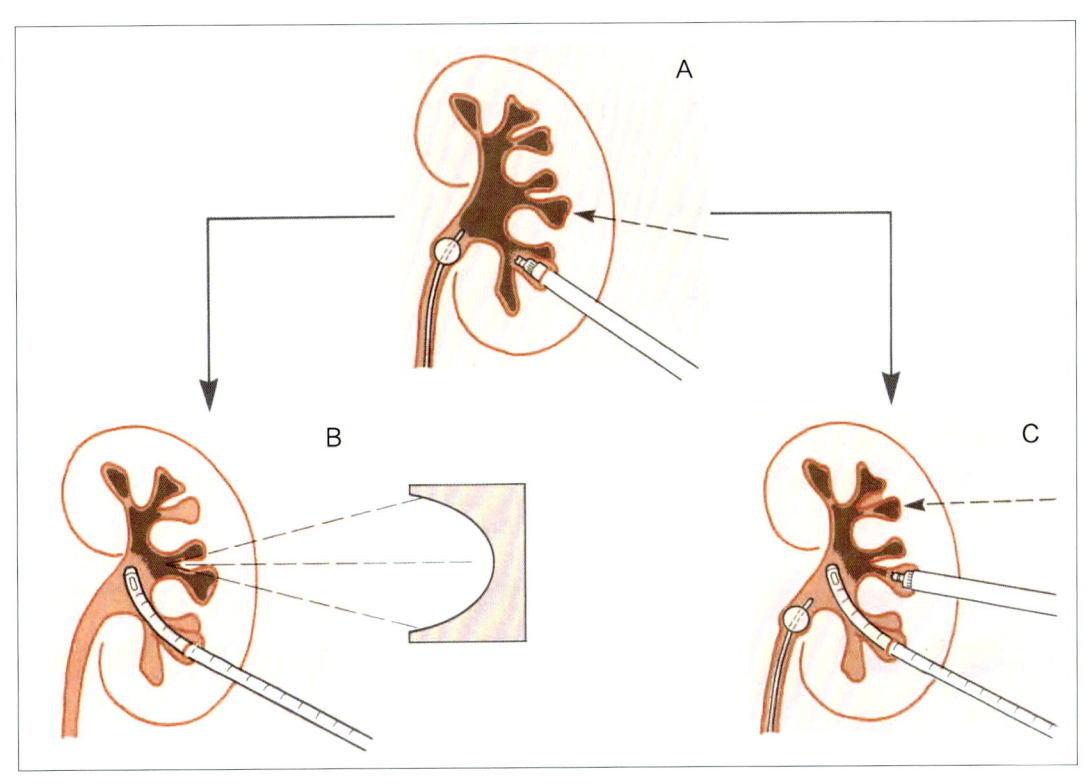

图 23-19 三明治疗法

A. 第一期用 PCNL 去除结石主体；B. 第二期用 SWL 粉碎残石；C. 第三期用 PCNL 清除和引流全部残石

为 1~2 个，采用超声、激光或气压弹道碎石术去除大部分结石。对于难以到达的部位，不要强行摆动肾镜，以免造成肾实质撕裂。术后留置一个 F24 号肾造瘘管。②2~3 天后经肾造瘘管行肾造影，显示残留结石情况及有无尿外渗。如无异常，第 2 天行 SWL，治疗肾盏和肾盂残留结石。SWL 治疗冲击波数及能量应低于常规 SWL。③2 天后行第二次 PCNL，使用硬镜或软镜取出碎石。第二次 PCNL 不再建立新通道，可以在静脉注射镇痛药下进行。④疗程结束后复查结石清除情况，如需要，可给予补充 SWL 或 PCNL。根据结石成分，联合治疗还可以加上药物灌注溶石法，彻底清除残余结石。统计表明，"三明治"疗法治疗鹿角形结石的术后无石率达 70%~90%，远高于单一 SWL 或 PCNL，并发症发生率也更低。远期来看，术后结石复发率和肾功能保存情况与开放手术相当。

关于首次 PCNL 后 SWL 治疗时机的选择，国内外有不同观点。国外通常在 PCNL 后 3~5 天进行 SWL，这样做的好处是最大限度缩短治疗过程，从而减少肾造瘘管保留时间,缩短住院时间,同时降低治疗后感染的概率,但因为时间间隔短,二次出血机会较多。国内开展"三明治"疗法并不普及,因而较为保守,一般选择在 PCNL 后 2~4 周进行,此时 PCNL 对肾脏的损伤已完全恢复,SWL 更加安全。有学者研究发现,选择在 PCNL 后 4 周进行 SWL,结石清除率优于 2 周,且并发症更少。但这种方法的缺点是整个治疗过程较长,肾造瘘管存在中途脱落的风险,医疗和护理成本相对较高。

(二) 其他联合疗法

1. PCNL+SWL PCNL+SWL 是临床上常用的处理肾内较大结石的联合疗法。由于结石较大或分散在多个肾盏内,PCNL 常不能一次性清除所有结石,对于残留结石采用 SWL 治疗往往是最好的选择。其具体方法和要求与"三明治"疗法前半部分相同。残留结石直径 > 0.5cm 但 < 2.0 cm 者,适合行 SWL 治疗。碎石后根据排石情况,在 1 个月、2 个月或 3 个月时复查 KUB,视情况行重复 SWL 治疗。在最后一次 SWL 后 1 个月拔除双"J"管。PCNL+SWL 的优点在于:经皮肾镜可以不受结石大小和成分的限制,先将 SWL 难以处理的结石主体部分击碎并排出,再用 SWL 处理经皮肾镜难以到达或残留的结石,既尽量避免了多通道穿刺,又减少了冲击波剂量,从而减轻患者的创伤和痛苦。

对于 PCNL 后输尿管残留结石,如结石直径为 0.5~1.0cm,也可行 SWL 治疗,碎石时间可提前至 PCNL 后 1 周,或拔除双 J 管前 1 周。

2. SWL+PCNL 该方法既可用于 SWL 治疗失败的肾结石(被动联合),也可用于主动治疗完全鹿角形肾结石。主动联合的具体操作方法是:SWL 时选好准备 PCNL 穿刺的目标肾盏,将目标盏及与目标盏平行盏的、分支细长的肾盏内结石分别行 SWL 击碎,尽量采用低能量、低冲击次数进行碎石,碎石后行 KUB 检查,然后即刻行 PCNL。由于鹿角形结石的成分常为磷酸铵镁类结石,该类结石质地疏松易碎,因此,PCNL 前的 SWL 常能为 PCNL 提供较为满意的穿刺环境,PCNL 术后常规放置双"J"管与肾造瘘管。

SWL 后即时 PCNL 治疗完全鹿角形肾结石与单一 PCNL 比较有诸多优点:①由于平行盏内结石已经 SWL 粉碎,当肾盂内结石被清除后,肾盏远端的结石可下移,从而增加了平行盏内结石清除的机会,提高了结石清除率;②由于目标盏结石已被粉碎,其空间增大,故扩张至标准通道时撕裂目标盏的机会大大降低,因此减少了建立取石通道时出血的机会；③由于减少了通道数目，从而大大降低出血、感染等并发症的发生率，缩短了住院时间。SWL+即时 PCNL 与单一 SWL 治疗（一般来讲，鹿角形结石为 SWL 的相对禁忌证）相较也有其优点：①由于鹿角形肾结石多为感染性结石，SWL 后可释放出大量细菌，易导致泌尿系感染甚至严重的脓毒血症，SWL 立即行 PCNL 并放置造瘘管引流，可防止感染扩散，增加安全性；②鹿角形结石较大，往往需要多次 SWL 才能彻底将结石清除干净，SWL 后立即 PCNL 治疗可减少 SWL 次数，缩短治疗时间；③SWL 治疗鹿角形结石的常见并发症为输尿管内"石街"形成，而 SWL 后即时 PCNL 治疗则不会出现此并发症。

3．SWL+PCNL+ SWL　该方法极少主动采用，多数情况下因为 SWL+PCNL 后仍有结石残留，被迫再采取 SWL 作为补充治疗；或是 SWL 治疗不理想，而后采用 PCNL 治疗，仍有结石残留而再次 SWL。此方案缺乏有针对性的研究报道。

总之，与单一治疗方法相比，PCNL 与 SWL 的各种联合疗法可显著提高结石清除率，减少肾脏损伤，缩短手术时间，降低出血、穿孔、感染等并发症的发生率，减轻患者痛苦及医疗费用。对于需要多次 PCNL 治疗的患者，联合治疗有其独特的优势。

二、冲击波碎石与输尿管镜碎石取石术的联合应用

冲击波碎石与输尿管镜碎石取石术的联合治疗有两种方式，一种是被动联合，当单一方法治疗失败或不理想时，另一种作为补救性治疗，临床上的联合治疗多属于被动联合；另一种则是主动联合，主要用于扩大适应证范围的结石治疗。

（一）先 SWL 后输尿管镜碎石取石术（SWL → URL/RIRS）

1．SWL 后补救性输尿管镜碎石治疗　补救性输尿管镜治疗用于 SWL 治疗失败时，以及发生"石街"、脓肾等并发症时。SWL 治疗失败的结石多为停留时间长、较大、较硬，或长期嵌顿造成炎性息肉粘连和包裹；此外，部分患者 SWL 后，结石处的输尿管可发生输尿管周围炎，引起输尿管迂曲固定，这些患者进行输尿管镜碎石取石术时，可能会导致输尿管镜进镜困难。为避免加重输尿管损伤，顺利完成手术，对这部分患者，输尿管镜手术建议在 SWL 后 2 周以上进行。术中

可采用上腹部加压或取头低臀高位拉长输尿管，或置入韧性输尿管导管以拉直输尿管，切忌强行进镜。但当发生脓肾、持续肾绞痛或输尿管梗阻明显加重时，则需要及时行输尿管镜置管或输尿管镜碎石取石治疗。

2. 主动联合治疗 对于一部分 PCNL 难度较大或患者拒绝 PCNL 的肾鹿角形结石，有学者提出可采用 SWL 与 RIRS 联合治疗，即先行 SWL 治疗，将结石主体部分大致击碎，之后即刻 RIRS 治疗。理论上，SWL+RIRS 治疗肾鹿角形结石具有可行性。如果采用单一 SWL，会有大量碎石屑形成，容易堵塞输尿管，往往肾结石尚未完全击碎，输尿管内已形成"石街"，而单一 RIRS 则往往需要多期治疗，增加了医疗费用。联合治疗正好可以克服这些缺点。有学者认为 SWL 可能会引起邻近结石处的上段输尿管局部充血、水肿，过早的 RIRS 治疗易导致输尿管损伤、穿孔，甚至输尿管撕脱。然而临床观察表明，SWL 后即刻 RIRS 治疗，并不会增加输尿管损伤、穿孔或输尿管撕脱等手术风险。相反，SWL 后即刻 RIRS 治疗还可以明显缩短患者 RIRS 碎石时间,减少总的住院时间和治疗费用。对于这种方式的主动联合治疗，目前尚缺乏大样本的临床观察数据，仍需要进一步的研究。

（二）先输尿管镜碎石取石后 SWL（URL/RIRS → SWL）

该方法同样有两种情况：被动联合和主动联合。

1. 补救性 SWL 治疗 经 URL 或 RIRS 治疗后，残留结石或 URL 中结石逃逸至肾脏时，如果选择再次腔内治疗，必然增加患者的医疗风险和费用，甚至引起医疗纠纷，而相对安全、廉价的 SWL 可以很好地解决这个问题。因此，SWL 是最佳的补救治疗措施。由于输尿管镜碎石取石术也可产生局部水肿，输尿管相对狭窄，同时也需要足够的时间观察排石情况，因此，如果结石不在原梗阻位置，补救性 SWL 的治疗时间建议至少在输尿管镜手术后 1 周进行，而原位结石的补救性 SWL 则需在 2 周甚至更长的时间。也可在计划拔除 D-J 管前 2 周行补救性 SWL。

2. 主动联合治疗 此方法可用于治疗体积较大的输尿管上段结石或肾结石。有学者采用 URL+SWL 方法治疗输尿管上段结石并与 PCNL 进行比较，发现对于直径 1~2 cm 的病例，URL +SWL 清石效率与 PCNL 相当，但手术时间和术中出血量更低。RIRS+SWL 治疗 2cm 以上肾结石时，总体疗效与并发症发生率均与 PCNL

相当，但大出血等严重并发症的发生率低于经皮肾镜碎石术。当结石直径≥3cm时，RIRS+SWL 碎石成功率显著下降，但与单一 PCNL 相比仍然疗效相当，两种方法对肾脏的损伤情况无明显区别。

URL/RIRS 与 SWL 联合应用，可以弥补各自不足，且由于预先留置输尿管内支架管，减少石街的风险，故在条件允许情况下，可作为临床推荐的备选模式。

（周水根）

参 考 文 献

[1] 甘卫东，孙西钊. 体外碎石与体内碎石的联合应用//孙西钊. 医用冲击波. 北京：中国科学技术出版社，2006：496-524.

[2] 孙西钊，张东方. 泌尿系普通结石的冲击波碎石术//孙西钊. 医用冲击波. 北京：中国科学技术出版社，2006：384-407.

[3] 孙颖浩. 泌尿系结石微创治疗的若干问题. 中国微创外科杂志，2011，11（1）:6-8,12.

[4] 李昕，毕建斌，李钧，等. 泌尿系结石诊断与治疗. 沈阳：东北大学出版社，2016：156-170.

[5] 曾国华，高小峰. 输尿管软镜术. 北京：人民卫生出版社，2014：115-137.

[6] 叶章群，刘浩然. 泌尿系结石的诊断治疗进展. 临床外科杂志，2017,25（2）:85-88.

[7] 曾国华，钟文. 经皮肾镜取石术. 现代泌尿外科杂志，2014，19（11）：706-708.

[8] 高小峰，张威，彭泳涵，等. 输尿管软镜碎石术后 SIRS 发生的高危因素分析，泌尿外科杂志（电子版），2014,6（4）: 5-9.

[9] 明少雄，高小峰. 软性输尿管镜在肾及输尿管上段结石中的应用. 临床外科杂志，2017,25（2）:91-93.

[10] 周水根，孙西钊，叶章群. 体内碎石术的原理与临床应用. 临床泌尿外科杂志，2000，15（7）:332-334.

[11] 周水根，王玲，徐晓峰，等. 改良 Valdivia 体位和俯卧位经皮肾镜取石术治疗肾结石的疗效和安全性比较. 中华泌尿外科杂志，2015，36（6）：405-408.

[12] 刘立宇，汤玲，杨中清，等. PCNL 术后残石行 ESWL 治疗的时间及疗效分析. 中国现代医学杂志，2008,18（9）：1279-1280.

[13] 徐彦钢，林家裕，钟钦. URL 联合 ESWL VS PCNL 治疗 1~2 cm 输尿管上段结石的对比研究，中外医疗，2016,9：28-29.

[14] 刘勇，果佳，王涛. 输尿管软镜联合体外冲击波碎石在肾结石治疗中的应用研究. 中国医学装备，2015，12（10）：100-103.

[15] 孙家庆，王强，曹成松，等. 体外冲击波碎石术后即刻经皮肾镜取石治疗完全鹿角形肾结石.

齐齐哈尔医学院学报，2015，36（27）：4097-4099.

[16] 陈奇, 黄吉炜, 夏磊, 等. B超引导下微创经皮肾镜取石术并发症分析. 中华泌尿外科杂志, 2012, 33（1）:24-28.

[17] 那彦群, 叶章群, 孙则禹, 等. 中国泌尿外科疾病诊断治疗指南. 北京：人民卫生出版社, 2013：129-213.

[18] Binbay M, Tepeler A, Singh A, et al. Evaluation of pneumatic versus holmium:YAG laser lithotripsy for impacted ureteral stones Int Urol Nephrol, 2011 Dec, 43（4）:989-995.

[19] Breda A, Angerri O. Retrograde intrarenal surgery for kidney stones larger than 2.5 cm. Curr Opin Urol, 2014, 24:179-183.

[20] Chu L, Sternberg KM, Averch TD. Preoperative stenting decreases operative time and reoperative rates of ureteroscopy. J Endourol, 2011, 25:751-754.

[21] Doizi S, Traxer O. Doizi S, et al. Flexible ureteroscopy: technique, tips and tricks. Urolithiasis, 2018 Feb, 46（1）:47-58.

[22] Elhilali MM, Badaan S, Ibrahim A, et al. Use of the Moses Technology to Improve Holmium Laser Lithotripsy Outcomes: A Preclinical Study. J Endourol, 2017, Jun, 31（6）:598-604.

[23] Ganpule AP, Bhattu AS, Desai M. PCNL in the twenty-first century: role of Microperc, Miniperc, and Ultraminiperc. World J Urol, 2015 Feb, 33（2）:235-240.

[24] Hafron J, Fogarty JD, Boczko J, et al. Combined ureterenoscopy and shockwave lithotripsy for large renal stone burden: an alternative to percutaneous nephrolithotomy? J Endourol, 2005,19（4）:464-468

[25] Leveillee RJ, Lobik L. Intracorporeal lithotripsy: which modality is best? Curr Opin Urol, 2003, May, 13（3）:249-253.

[26] Li Jianxing, Xiao Bo, Hu Weiguo, et al. Complication and safety of ultrasound guided percutaneous nephrolithotomy in 8 025 cases in China. Chin Med J, 2014, 127（24）：4184-4189.

[27] Liu Y, AlSmadi J, Zhu W, et al. Comparison of super-mini PCNL（SMP）versus Miniperc for stones larger than 2 cm: a propensity score-matching study. World J Urol, 2018, 36（6）：955-961.

[28] Lojanapiwat B, Kitirattrakarn P. Role of Preoperative and Intraoperative Factors in Mediating Infection Complication following Percutaneous Nephrolithotomy. Urol Int, 2011, 86:448－452.

[29] Michel MS, Trojan L, Rassweiler JJ. Complications in percutaneous nephrolithotomy. Eur Urol, 2007, 51:899-906.

[30] Papatsoris AG, Skolarikos A, Buchholz N. Intracorporeal laser lithotripsy. Arab J Urol, 2012, 10（3）:301-306.

[31] Rassweiler J, Rassweiler MC, Klein J. New technology in ureteroscopy and percutaneous nephrolithotomy. Curr Opin Urol, 2016, 26（1）：95-106.

[32] Reis Santos JM. Ureteroscopy from the recent past to the near future. Urolithiasis, 2018 Feb, 46（1）:31-37.

[33] Saussine C, Andonian S, Pacík D, et al. Worldwide Use of Antiretropulsive Techniques:

Observations from the Clinical Research Office of the Endourological Society Ureteroscopy Global Study. J Endourol, 2018 Apr, 32（4）:297–303.

［34］Sharaf A, Amer T, Somani BK, et al. Ureteroscopy in Patients with Bleeding Diatheses, Anticoagulated, and on Anti-Platelet Agents: A Systematic Review and Meta-Analysis of the Literature J Endourol, 2017 Dec, 31（12）:1217–1225.

［35］Sohn DW，Kim SW，Hong CG，et al. Risk factors of infectious complication after ureteroscopic procedures of the upper urinary tract. J Infect Chemother，2013，19:1102–1110.

［36］Streem SB. Sandwich therapy. Urol Clin North Am, 1997, 24（1）: 213–223.

［37］Teh CL, Zhong P, Preminger GM. Laboratory and clinical assessment of pneumatically driven intra corporeal lithotripsy. J Endourol, 1998 Apr, 12（2）:163–169.

［38］Teichman JM. Laser lithotripsy. Curr Opin Urol, 2002 , 12（4）:305–309.

［39］Turk C, Petrik A, Sarica K, et al. EAU Guidelines on interventional treatment for urolithiasis. Eur Urol, 2016, 69（3）: 475–482.

［40］Wagenlehner FM, Lichtenstern C, R olfes C, et al. Diagnosis and management for urosepsis. Int J Urol, 2013, 20: 963–970.

［41］Whitehurst LA, Somani BK. Semi-rigid ureteroscopy: indications, tips, and tricks Urolithiasis. 2018 Feb;46（1）:39–45.

［42］孙西钊，周水根．体内碎石器的研制与发展动态．世界医疗器械杂志，2003, 9:53.

［43］孙西钊，李笑弓，郭宏骞．输尿管镜的研制动态（上）．世界医疗器械杂志，2004, 9:51.

［44］孙西钊，李笑弓，郭宏骞．输尿管镜的研制动态（下）．世界医疗器械杂志，2003, 9:37

［45］Turna B, et al. Safety and efficacy of flexible ureterorenoscopy and holmium:YAG lithotripsy for intrarenal stones in anticoagulated cases. J Urol, 2008. 179: 1415.

［46］Aboumarzouk OM, Somani BK, Monga M. Flexible ureteroscopy and holmium:YAG laser lithotripsy for stone disease in patients with bleeding diathesis: a systemic review of the literatures. Int Braz J Urol, 2012, 38（3）: 298–305

第 24 章

冲击波在医学其他领域中的应用概述

当冲击波碎石术在治疗泌尿系结石方法取得突破后，人们自然会联想到这一技术在其他疾病中的应用。时至今日，医用冲击波技术的发展可以划分为两大类：一类是冲击波碎石术（shock wave lithotripsy，SWL）或体外冲击波碎石术（extracorporeal shock wave lithotripsy，ESWL），主要用于治疗泌尿系结石，也应用于消化系结石的治疗；另一类是体外冲击波疗法（extracorporeal shock wave therapy，ESWT），主要应用于治疗运动系的某些骨骼和软组织疾病，并在国际上形成了专家共识（表24-1）。近十余年来，冲击波治疗在心血管疾病、男科疾病等方面也取得了进展。

表 24-1　国际医用冲击波治疗协会（ISMST）专家共识（38+8 种适应证）

已批准的标准适应证	已实证的常见临床适应证
慢性肌腱炎	肌腱病
肩部钙化性肌腱炎	无钙化的肩袖肌腱炎
肱骨外上髁炎（网球肘）	肱骨内上髁炎
大转子疼痛综合征	内收肌肌腱炎综合征
髌骨肌腱炎	鹅足肌腱炎综合征
跟腱炎	腓骨肌腱炎
肌筋膜炎（有或没有根骨骨刺）	脚和脚踝肌腱炎
骨病	骨病
骨延迟愈合	骨髓水肿
骨不连（假关节）	胫骨粗隆骨软骨病，前胫骨结节性骨炎
疲劳性骨折	胫骨紧张综合征（胫纤维发炎）
无血管性骨坏死	肌肉病
无关节错位的分离性骨软骨炎	肌筋膜综合征
皮肤病	经常性肌肉劳损
缓性或不愈合皮肤伤口	皮肤病
皮肤溃疡	脂肪团
非圆形烧伤伤口	

续表

特例（专家）适应证	实验性适应证
肌肉骨骼病	心肌缺血
骨关节炎	周围神经病变
掌腱膜挛缩症	脊髓和脑病变
足底纤维瘤	皮肤钙化
de Quervain 症（狭窄性肌腱滑膜炎）	牙周病
扳机指（弹响指）	腭骨疾病
神经疾病	复杂性局部疼痛综合征（CRPS）
痉挛	骨质疏松症
多发性神经病	
腕管综合征	
泌尿系疾病	
慢性盆腔疼痛综合征（非细菌性前列腺炎）	
勃起功能障碍	
阴茎纤维性海绵体炎	
其他	
淋巴水肿	

第一节　冲击波碎石术在消化系统疾病中的应用

一、冲击波碎石术治疗胆结石

胆石症在西方发达国家中的人群患病率很高。由于胆石与尿石同属结石，研究用冲击波来治疗胆石也就顺理成章。1980 年至 1984 年间，在德国慕尼黑大学的消化科，由 Sauerbruch 教授、Delius 教授等四人研究小组首开冲击波粉碎胆石的体外和体内实验。他们用外科手术方式将人体胆石（直径 3~4mm）移植到犬胆囊中，建立了胆囊结石的犬模型，然后进行冲击波碎石。冲击波的焦区压力为 50~200MPa，冲击 300~750 次，结合术后 CCK 溶石，碎石率为 67%，碎石残留率为 100%；冲击 800~1200 次，碎石率为 93%；碎石残留率为 47%。病理检查的结果是，冲击波在肝脏的径路处可见被膜损伤和出血；肝实质内有血肿，直径最大为 2mm；肝内的静脉壁损伤，静脉内有血栓形成；焦点处的胆囊壁变硬，黏膜溃疡伴出血。

1985 年，慕尼黑大学消化科的 Sauerbruch 教授用多尼尔改进型 HM3 型冲击波碎石机并联用口服溶石药物在全球首次治疗了 1 例胆囊结石患者。因为胆结石大都是 X 线透光结石，所以必须通过胆囊造影进行结石定位。1986 年，他最先报道了 97 例胆囊结石的冲击波碎石治疗结果，97 例患者总共经历 101 次碎石治疗，结石直径 4~31mm，冲击次数 430~1600，除 1 例外，结石全部被击碎。在化学溶石药物配合下，在碎石后 1 个月结石排净率为 30%，术后 3 个月的结石排净率为 56%，术后 6 个月结石排净率为 75%。术后主要并发症是胆绞痛，占 35.5%。初步的治疗结果令人鼓舞，说明冲击波碎石术治疗胆结石是有效的。

1986 年，慕尼黑大学第二医学院外科研究所著名胆石症研究专家 Paumgartner 教授领导的研究小组也与多尼尔公司开始了合作研究。当年，他们报道了最初的 9 例胆囊结石和 5 例胆总管结石的治疗效果：9 例胆囊结石全部粉碎，碎石颗粒直径 < 8mm，配合口服 UDCA + CDCA，在 1~25 周后，其中 6 例结石完全排净；5 例胆总管结石中的 4 例亦被粉碎，后结石自动排出或经内腔镜成功取出。虽然该组治疗的例数并不多，但初步结果令人满意。

同在 1986 年，法国里昂和巴黎分别研制成功了冲击波碎石的 B 超定位技术，从而取代了那些对胆石繁琐而费时的 X 线定位。与此同时，各种第二代碎石机相继问世，由于采用的是水囊式接触，患者不必泡入水中碎石，这就给冲击波碎石治疗带来了极大的方便，从而促进了对胆系结石冲击波碎石的深入研究。当时的欧洲约有 6 家碎石中心在研究治疗胆结石的冲击波碎石术。在美国，近 30 家碎石中心也对这一非手术疗法的效果及安全性等方面进行了较为详细的研究和随访。

1988 年 9 月，在巴黎召开了第六届世界腔内泌尿外科和体外冲击波碎石会议，根据 6 家碎石中心用冲击波碎石术治疗的 470 例胆囊结石的 10 份报道，结石的粉碎率 91.3%，碎石后 1、2、3 个月的结石排净率分别为 23%、30%、40%，并发症有腹痛 19%，胆绞痛 7.5%，黄疸 2%，残石坠入胆总管 1.5%，行胆囊手术切除者 3.8%。

如果说 1981 — 1984 年是冲击波碎石术治疗胆结石的孕育期，1985 — 1987 年是生长期，那么 1988 — 1990 年就应算是开花期，1990 年之后则是结果期，然而，果实却不像泌尿系冲击波碎石那样丰硕。原因是胆系结石在成分上和其周围环境上与尿路结石都有很大的不同，因而两者在物理学上和生物学上的冲击波效应也有很大的差别。这表现在：①因为胆结石的声阻抗比较接近于水，加上胆汁比较黏稠，声阻抗比水高，所以大量的冲击波能量透射过结石，在其周围建立不起像肾结石那样一个较高的脉冲峰压，即使胆结石的机械抗压强度很低，但用冲击波原理的脉冲将其粉碎，并非想象中的易事；②泌尿系结石粉碎之后，容易随尿排出，而胆石粉碎后则不易排出，原因是胆囊结石往往合并慢性炎症，使胆囊收缩功能降低，加上胆囊管细长（直径 0.2~0.3cm，长度 3~4cm），导致碎石排出受阻；③有人认为，即使胆囊结石经冲击波粉碎后排净，但导致结石形成的原因并未根除，因而结石仍会复发，不如干脆连同胆囊一并摘除了事。当时恰逢经腹腔镜胆囊切除技术风靡全球，一度使胆系冲击波碎石的热情冷了下来。

然而，人类的胆囊有其存在的道理。保全人体的每一个器官，仍然是医学界的不懈追求。虽然对体外冲击波治疗肝胆结石的合理性一直争论不休，但国内外一直有人在探索胆系结石冲击波碎石术治疗的技术与方法。直到 1993 年，国际上才首次对这一技术达成共识。在总结大量临床资料的基础上，提出了胆囊结石冲击波碎石的 4S 指征。这样，只有大约 28% 的胆囊结石适用于冲击波碎石。尽管如此，由于胆囊结石的人群患病率高，适合冲击波碎石者仍然是一个庞大的患者群，而且此法可取代腹腔镜下胆囊切除术。对于各种胆管结石，仅有不到 10% 适用于冲击波碎石，冲击波碎石后的排净率为 80%~90%，但它常需要事先做插管术或乳头切开插管术，因此，冲击波碎石术只能算作辅助治疗方法。因为内镜取石的成功率已近 90%，所以适合胆管结石碎石的比率相应较低，但其临床疗效还是令人满意的。其适应证的标准为：①肝内、肝外胆管结石及术后残石；②经内镜取石失败的胆管结石；③不能经内镜取石治疗的胆管结石。

二、冲击波碎石术治疗胰腺结石

1987 年，SWL 首次被用于治疗胰管结石。在随后的临床研究中，SWL 治疗胰管结石的无石率可达 50%（表 24-2）。SWL 目前已成为非手术治疗胰管结石的基石，与内镜的联合应用是治疗胰管结石的主要方法。Beyna 认为单独使用 ESWL 与在 ERCP 之后使用 ESWL 的效果可达到一致。在接受 ERCP 失败的病人再接受 ESWL 治疗，可使内镜减压的成功率达 84.6%。

以往曾认为，胰腺结石仅发生于慢性胰腺炎的晚期，结石形成代表慢性胰腺炎的终结变化。有研究表明，胰腺结石形成后胰腺仍有残余功能，但在数年后功能会逐渐消失。因此，临床治疗的原则是尽早去除结石，解除梗阻，缓解腹痛及改善内、外分泌功能，防止胰腺实质的损害。

表 24-2 胰管结石的碎石效果

作　者	例数	波源	定位方式	粉碎率（%）	无石率（%）	无痛率（%）	随访期（个月）
Soehendra,1989	8	液电	X线	100	100	75	2~8
Neuhaus,1989	12	电磁	X线	100	66	63	9（平均）
Dellhaye,1992	123	电磁	X线	99	59	45	1~28
Sauerbruch,1992	24	液电	X线	88	42	50	3~55
Johanns,1994	23	液电	B超	100	30	69	26
Vander Hul,1994	17	液电	X线	76	41	47	12~59
Erlangen,1995	75	压电	X线	80	61	57	1~60

胰腺结石有两种类型，胰管结石（真性结石）和胰实质钙化（假性结石），两者可单独存在或并存。Martin 等提出了综合治疗的概念，目的是消除结石，减轻胰管梗阻。治疗方式包括内镜治疗、SWL 和外科手术。SWL 适用于估计不能用网篮取石或用网篮取石失败者。其适应证是：①有疼痛症状的胰管结石；②胰管主导管结石直径 <20mm；③内镜治疗失败者。通常先进行冲击波碎石，再用网篮取石。治疗结果证明 SWL 是有效的，据统计，B 超定位 SWL 后的无石率为 30%，X 线定位 SWL 后的无石率为 59%~66%，总体成功率可达 80%~100%，疼痛缓解率可达 50%~90%。Yasuyuki 认为，女性、年轻、病程短、非酒精性胰腺炎的胰管结石，以及低 CT 值和体积小的胰管结石，SWL 的粉碎率较高。

胰管结石 SWL 的疗效评定：①疼痛消失或减轻：疼痛是患者最难忍受的症状，即使结石未能排净，疼痛的缓解也具有积极的临床意义；②无石：无石是最满意的治疗效果，但即使结石完全排净，疼痛也可能存在，可能与伴随的胰腺炎有关；③结石粉碎：平片只能反映含钙结石粉碎与否，B 超很难显示结石的粉碎程度；④后期体重增加与否：随着结石梗阻的缓解，胰腺内、外分泌功能改善，体重可增加。

三、冲击波碎石术治疗胃结石

SWL 是治疗胃结石的一种简便方法。Benes 等报道 1 例 8 岁儿童的 3cm×4.5cm 的胃石，经 X 线钡餐和内镜检查确诊。内镜碎石失败后，改用 SWL 使胃石粉碎，且无副作用。我国文献报道一例 4.0cm×3.0cm 的胃结石，采用 X

线定位 SWL，术前口服 12% 泛影葡胺 200ml，治疗时焦点定位于结石的充盈缺损处，冲击 2500 次，次日复查胃镜，结石消失。

笔者曾采用 B 超定位 SWL 治疗胃结石一例，术前予禁食 8h，使胃排空。饮水 500ml，使胃充盈，有利于结石在 B 超上显示（图 24-1）。取俯卧位，将焦点定位在结石回声的近端界面，由表及里，逐层粉碎。冲击次数视结石的大小和易碎程度而异，粉碎后的结石能排入肠道即可。注意确保没有大体积的残石，以免导致肠梗阻。

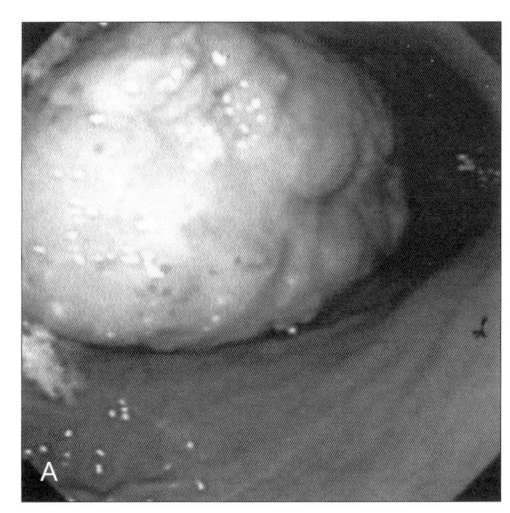

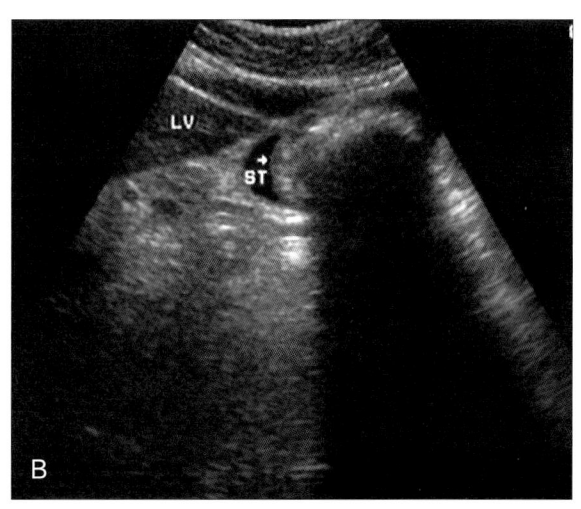

图 24-1 冲击波治疗胃结石
A. 胃镜下所见的胃结石；B. 胃结石的声像图

SWL 后使用胃动力促进剂促进结石排出，同时可用保护胃黏膜的药物。术后患者可有黑便，但并不严重，可自行消失。

（何娟英　张东方）

第二节　冲击波在运动系统疾病中的应用

继冲击波碎石术成功用于泌尿系结石和肝胆系结石，人们又将高能冲击波技术引入了骨科领域。1986 年，Gerold Haupt 首次报道了冲击波对骨骼的影响。当时这项动物实验研究的目的并非针对骨骼，而是因担心冲击波治疗下段输尿管结石时，可能损伤髋部的骨骼。但实验并未显示骨骼受到任何损害，反而发现冲击波可能会诱发成骨，并有可能促进骨折愈合。后来 Gerold Haupt 采用人为性肱骨骨折的大鼠为实验模型，采用冲击波治疗，组织学研究证实，冲击波确能激活成骨细胞，从而首次获得了它在骨科应用中的正面疗效。随后，1991年 Michailov 等报道了《高能冲击波治疗骨折愈合延迟和骨不连》，在这项临床研究中，有 79 例假关节患者接受了冲击波治疗，其中 70 例实现了骨愈合。这一成功范例引出了一个全新的概念——ESWT, 即体外冲击波疗法（extracorporeal shock wave therapy）。由于 ESWT 是一种非侵入性治疗，因此，它一开始便引起了欧洲骨科界的关注。

德国是世界上最早应用 ESWT 的国家之一。最初，德国的骨科医生主要是用来治疗肩关节钙化性肌腱炎、肱骨外上髁炎、足底筋膜炎、假关节。在德国 1997年和 1998 年，每年约有 60 000 名患者接受该法治疗。随着冲击波疗法的广泛应用，1997 年 12 月，欧洲体外冲击波疗法联合会（The European Society of Medical Shockwave Treatment, ESMST）在奥地利维也纳成立，1999 年改名为国际体外冲击波疗法联合会（International Society of Medical Shockwave Treatment, ISMST）。我国也于 2013 年 12 月成立中国研究型医院学会冲击波医学专业委员会。

现有的研究表明，ESWT 疗效确切、损伤轻、并发症少，普遍应用于骨科、运动医学科和疼痛科等多学科领域，现已经成为治疗运动系统疾病的重要方法。

一、冲击波生物学效应的利用

体外冲击波疗法是利用冲击波产生的生物效应和物理效应治疗骨与软组织疾病的方法。与碎石冲击波相比，冲击波疗法所使用的冲击波能流密度、累计能量都比碎石冲击波小，焦距更短，同时对脉宽的要求不高，焦区也并非越小越好，甚至不需要聚焦。其生物学效应与其共性相关，分述如下。

1. 应力作用 冲击波具有声学特性，在不同组织界面传播时，可产生拉力与压力，对组织产生机械破坏作用，这有助于松解组织粘连、促进微循环、粉碎钙化组织。而轻微的压应力还可使细胞发生形变，增加细胞摄氧量，从而达到治疗的目的。作用于骨面生理承受范围内的应力，也有利于骨形成。

2. 空化作用 在冲击波传播负压脉冲期，组织内产生一系列的空化泡，这些空化泡溃破时产生微射流，释放出大量能量，这可产生增强细胞通透性、活化微循环、释放 P 物质、释放一氧化氮、释放生长激素、活化干细胞的生物效应，启动组织修复，是"损伤－再修复"的主要过程。

3. 压电作用 冲击波作为一种机械力作用在骨表面，产生压电效应及流动电位，一般认为压力侧的负电荷能激活成骨细胞、压抑破骨细胞，从而促进骨形成，张力侧的正电荷促进破骨细胞促进骨吸收。

4. 镇痛效应 冲击波可激发无髓鞘 C 纤维和 A-δ 纤维，启动镇痛的"闸门机制"。并能改变细胞通透性，抑制去极化作用产生镇痛效应。同时消耗 P 物质、促进微循环，产生镇痛效果。低能量冲击波活化 eMOS（内皮一氧化氮合成酶），提高组织细胞内 NO 含量，发挥镇痛作用。

5. 代谢激活 冲击波改变细胞膜的通透性，加速膜内外离子交换过程，并加快代谢分解产物清除与吸收。

6. 损伤效应 冲击波通过细胞悬液时，随着冲击数量增多、剂量加大，可以 5%~95% 的细胞变成碎屑，空化作用可能参与了对细胞的损伤作用。损伤效应为机体修复的开始，如骨折端的血肿能刺激骨折愈合，老化细胞凋亡能促进间充质干细胞增殖分化。当然超生物承受范围的损伤是有害的，治疗中要把握适应证、能级选择。

7. 时间依赖性和累积效应 冲击波通过各种效应启动机体自身修复，机体修复需要时间，存在时间依赖性。每次修复效果有限，多次治疗后存在累积效应，通常经过三、四次治疗后才有明显疗效。

二、冲击波治疗机

1991 年，瑞士的 HMT 公司研制成功了世界上第一台专用于治疗骨科疾病的体外冲击波治疗机 OssaTron，我国也于 2000 年开始生产冲击波治疗机。

冲击波治疗机是在冲击波碎石机的基础上改制而来的。在工作方式上，两者大同小异；在应用原理上，两者有些不同。冲击波碎石机是利用冲击波的物理学效应粉碎体内的结石；冲击波治疗机则是利用冲击波的生物学效应治疗运动系疾病。早期有些中低能量范围较宽的电磁式冲击波碎石机亦可当作冲击波治疗机使用。与体外冲击波碎石机一样，冲击源和定位系统是冲击波治疗机的核心部件。

典型的冲击波治疗机的功能性部件如图 24-2 所示。

（一）冲击波源

冲击波治疗机的主要波源种类与冲击波碎石机相同，有液电式、电磁式和压电式三种，但其所用的能级多低于 SWL 所用的能级。治疗疼痛时应使用低挡到中挡能级，即"软性"ESWT；治疗软组织钙化性疾病时应使用中挡到高挡能级；治疗骨不连时需用高挡能级来诱发成骨效应。此外，还有气压弹道式波源，此波源产生的是压力波而非冲击波（图 24-3），但有相似的生物学效应，因此也归入冲击波治疗仪范畴。

1. 液电式 液电式波源是最早应用于临床的冲击波源，通过液中放电产生冲击波。其电参数容易控制，产生冲击波波形稳，冲击时间短（ns 级），安全可靠，使用能量最低，电压 3~9kV。其产生的冲击波包含的频谱广，在组织中衰减少、穿透力强、焦区大，特别适合于肌骨疼痛疾病的治疗，临床反映其疗效优于电磁式波源。但因其放电稳定性差，随着电极的损耗可产生焦点漂移现象，对组织损伤较大，且噪声较大，每治疗一个患者需要更换电极，目前已被其他波源所取代。

2. 电磁式 高压脉冲强电流通过线圈产生磁场，推动震膜运动产生冲击波，再实现聚焦。其优点有噪声小，聚焦稳定、放电稳定、寿命长等，在过去几年，

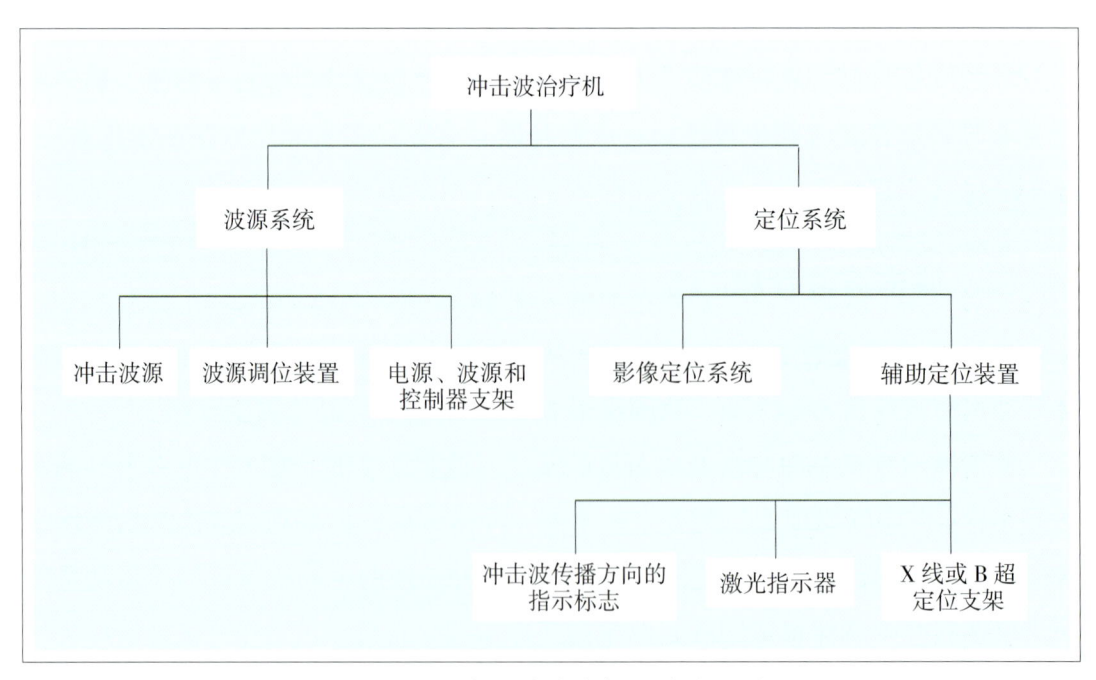

图 24-2 冲击波治疗机的基本组成

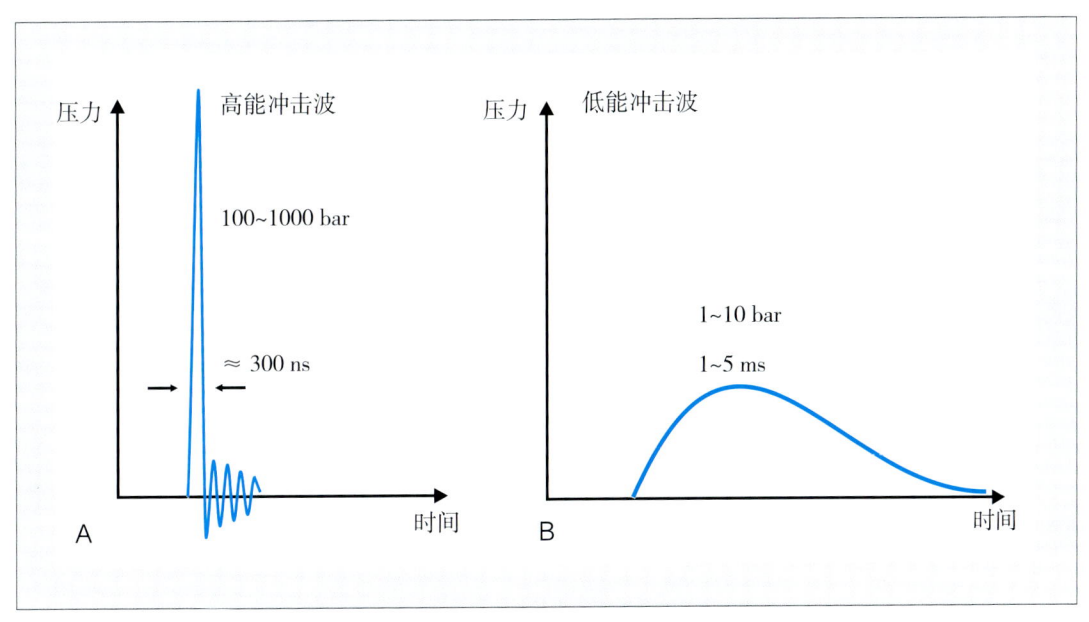

图 24-3　冲击波与压力波

市场选用电磁式波源趋势明显。但其需要从电能转化磁能，再由磁能转化为冲击波，有冲击时间长（ms级）、耗能高（电压13~20kV）等缺点。

3. 压电陶瓷式　利用反压电效应使压电晶体振动产生冲击波。有噪声小、频率单纯杂波少、焦区小、对组织损伤少等特点，但其有功率小、晶体质量、寿命及安装要求高。因为功率小，对成骨细胞增殖分化能力不如液电式、电磁式波源。

4. 气压弹道式　利用振子在空腔内高速运动压缩空气而产生动能，动能驱动金属弹道撞击探头底部的发生器产生冲击波，通过枪式探头耦合进入人体（原理同射钉枪、水泥枪）。其产生压力波的波长在0.15~1.5m（冲击波波长约为1.5mm），不能有效聚焦，临床成为发散式压力波（图24-4）。气动弹道式冲击波的特点为：压力快速改变，高振幅和无周期性，产生和传导至组织的能量大大高出超声波能量，其治疗范围广，随时可以调整治疗部位，对肌骨疼痛疾病治疗效果好。但因其波形发散，输出能量低，其对钙化病变、深部组织治疗效果差，需要操作者实时操作，人力成本高。

（二）定位系统

冲击波治疗机的定位方式有两类。

1. 影像定位系统　定位装置包括X线定位、B超定位和X线/B超双定位，

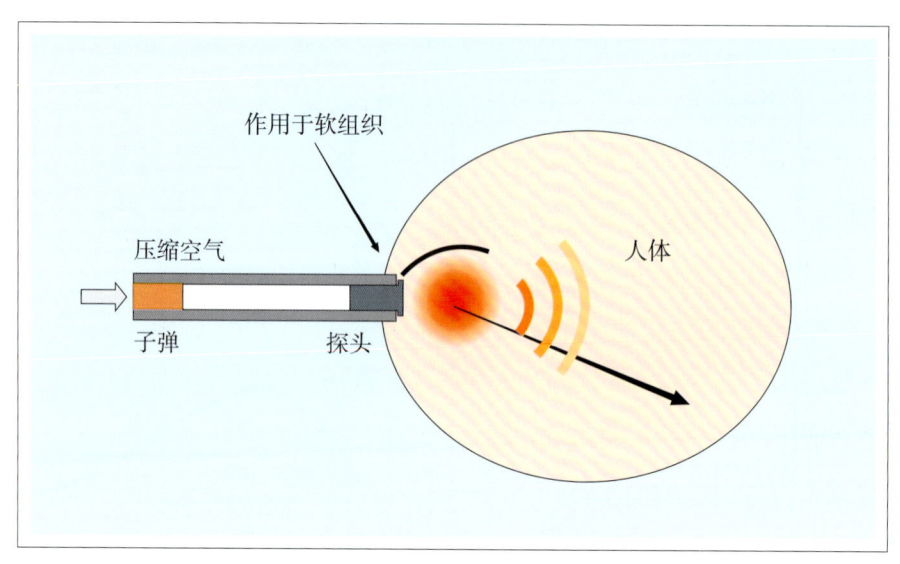

图 24-4 发散式冲击波工作原理图

基本原理与 SWL 的定位相似。

2. 患者反馈定位 它无须影像定位系统,主要是通过患者反馈来确定治疗的靶位。先由医生触诊患者的疼痛部位,然后根据患者的疼痛反馈来指明和调整治疗的部位。在治疗头的耦合垫上有一个指示冲击波 Z 轴方向的标记,用来辅助视觉定位。此外,激光指示器发出的一束红光可在患者皮肤上标识出冲击波焦点的侧方几何中心。

三、冲击波治疗在运动系疾病中的应用概况

在美国,一项由 7 家医疗机构进行的多中心、随机、双盲对照的临床研究证明:用体外冲击波治疗慢性跟痛综合征(足底筋膜炎)是安全而有效的,单次体外冲击波疗法的成功率达 76%;在首次治疗后,重复治疗成功率为 81%;并发症为 4.7%;复治率为 10.7%。该组的复治率低,这是由于某些受治者因达不到 4 项标准而被划入"无效",但他们自感疗效满意而放弃复治所致。对此,在 2000 年 10 月 12 日,美国 FDA 正式通过了瑞士 HMT 冲击波治疗机治疗跟痛综合征的认证。这预示着临床广泛应用 ESWT 时代的来临。

(一)适应证

目前,可将其用于临床治疗的疾病已达几十种,其中,足底筋膜炎、肩关节钙化性肌腱炎、肱骨外上髁炎和骨不连被视为 ESWT 的标准指征。这些疾病在冲

击波治疗后,在统计学上具有显著的临床效果。近期,冲击波更广泛应用于股骨头缺血坏死、糖尿病足及缺血性心肌病及促进伤口愈合。根据《骨肌疾病体外冲击波疗法专家共识》(第二版)其适应证如下。

1. 适应证

(1)骨组织疾病:骨折延迟愈合及骨不连、成人股骨头坏死、应力性骨折。

(2)软组织慢性损伤性疾病:冈上肌腱炎、肱骨外上髁炎、肱骨内上髁炎、足底筋膜炎、跟腱炎、肱二头肌长头肌腱炎、股骨大转子滑囊炎等。

2. 相对适应证 骨性关节炎、骨髓水肿、胫骨结节骨软骨炎、距骨软骨损伤、腱鞘炎、肩峰下滑囊炎、髌前滑囊炎、髌腱炎、弹响髋、肌痉挛、肌肉拉伤、腕管综合征、骨坏死性疾病(月骨坏死、距骨坏死、舟状骨坏死)、骨质疏松症等。

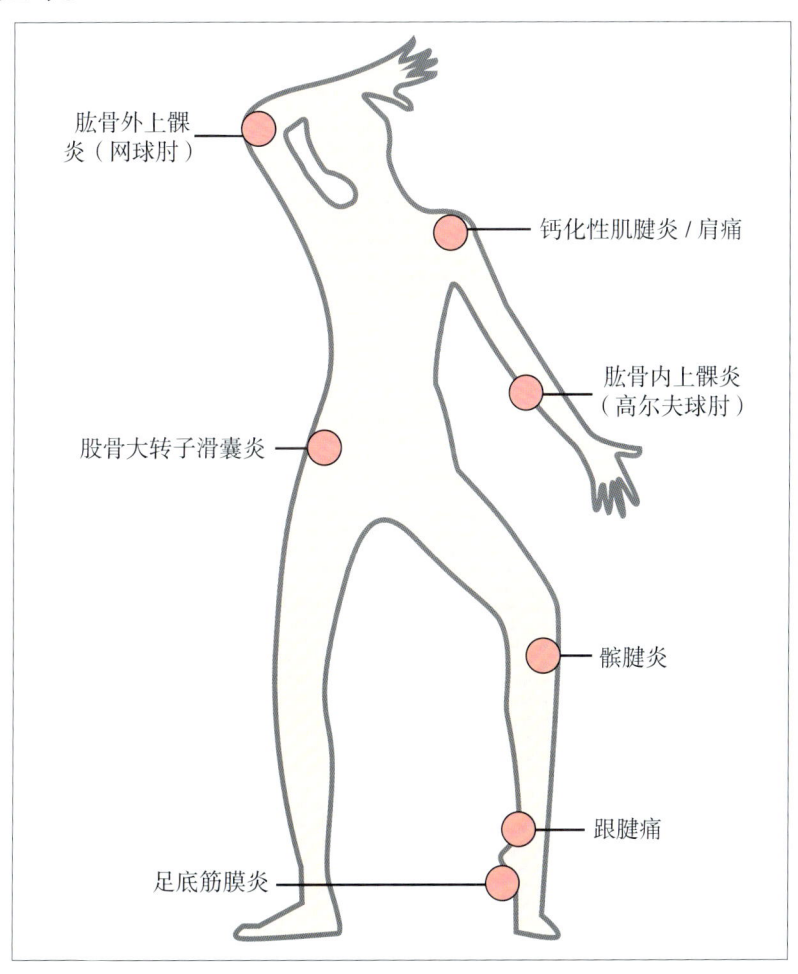

图 24-5 体外冲击波治疗经典适应证示意图

（二）冲击波能量等级及应用

进行冲击波治疗时，关键是将适当能量应用于治疗部位。能量过低达不到治疗效果，而能量过高则产生不良反应。《骨肌疾病体外冲击波疗法专家共识》（第2版）按能量等级将冲击波划分为低、中、高三个能级：低能量范围为 0.06~0.11 mJ/mm^2；中能量范围为 0.12~0.25 mJ/mm^2；高能量范围为 0.26~0.39mJ/mm^2。低能量和中能量用于治疗软组织慢性损伤性疾病、软骨损伤性疾病及位置浅表性骨不连；高能量用于治疗位置较深的骨不连及骨折延迟愈合和股骨头坏死等成骨障碍性疾病。

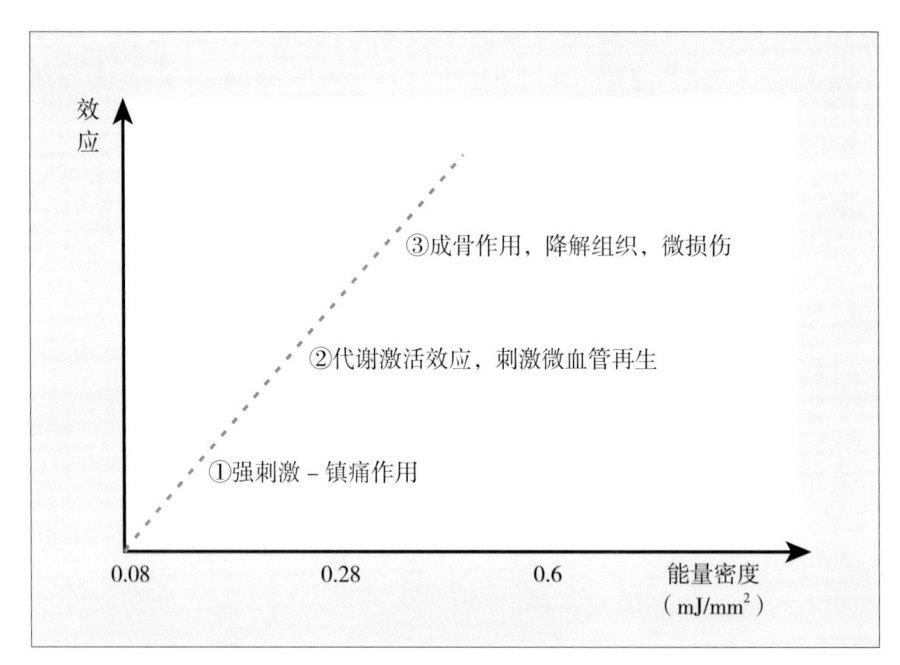

图 24-6　冲击波不同能量密度区间的主要生物效应

（三）聚焦式冲击波及发散式冲击波的区别及应用

聚焦式冲击波适用于能量密度要求高、痛点固定的疾病，多用于假关节、钙化性肌腱炎、跟骨骨刺、肱骨上髁炎。发散式冲击波适用于大面积、位置浅肌骨疼痛疾病，可用于跟腱痛、胫骨内侧压力综合征、髌骨肌腱炎等。

筋膜理论体系完善，肌骨疼痛疾病激痛点、压痛点理论已为医疗界接受，体外冲击波临床应用有更广阔的空间。实践证明聚焦式及发散式冲击波联合使用对肌骨疼痛性疾病效果更好，先使用聚焦式冲击波消除深部激痛点，再用发散式冲击波放松肌肉。这种办法使得慢性、复杂性疼痛患者得到满意的疗效。

发散式冲击波因为设备轻便、廉价、方便操作，其在运动系统疾病治疗中占据越来越重要的位置。发散式冲击波治疗深度在30~50mm，其对存在激痛点肌肉产生独特的酸痛感，治疗过程通过患者反馈就能容易找到激痛点。激痛点的准确发现、定位，能提升疗效、评估疗效、为其他治疗提供信息。

发散式冲击波可以根据不同需求配置不同的探头，以达到不同的治疗效果，其中比较特别的有针灸探头、带震荡脉冲探头，前者能达到以波代针的效果，后者加强局部震荡按摩功能。

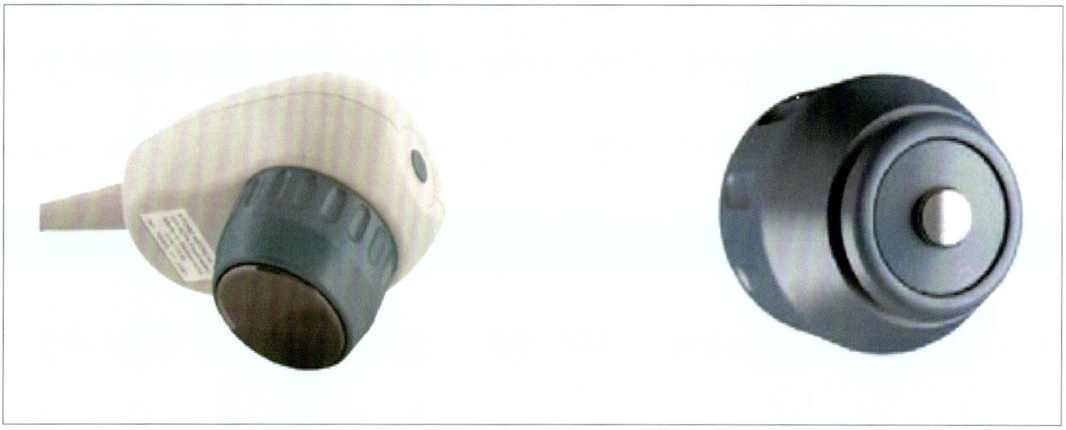

图 24-7 震荡治疗探头及针灸治疗探头

（邱华文）

第三节 冲击波在心血管疾病中的应用

心脏冲击波疗法（cardiac shock-wave therapy, CSWT）是近十年发展起来的前沿治疗技术。研究证明，冲击波可以促进心肌血管再生，加速侧支循环的建立，改善心肌梗死后心室重构及慢性心肌缺血的症状。因此，CSWT被应用于治疗冠心病、心力衰竭以及外周动脉疾病。

一、冲击波重建心肌血供的机制

在心肌梗死后心室重塑发生的多方面机制中，活性氧（reactive oxygen

species，ROS）系统占主导机制，并贯穿于 RAAS、炎症反应及基质代谢等多方面因素。动物实验研究发现：CSWT 主要通过调节活性氧系统、促进一氧化氮生成，达到抑制炎症、维持基质代谢平衡及促血管新生的作用，从而达到抑制心室重塑的发生发展。即使在极端简单的条件下，一定频率和低能量的冲击波治疗也能够诱导一氧化氮的生成，这是冲击波治疗冠心病的理论依据。

德国埃森大学心血管中心 Gutersohn 等研究发现，冲击波在组织局部可产生剪切力、超微气流及内向爆炸力，这些超微机械效应可导致组织的亚细胞结构碎裂或者引发亚细胞结构的改变，例如上调了血管内皮生长因子 mRNA 及其受体 Flt-1、细胞色素 C、Bcl-2、eNOS、PGC-1α 的表达，下调了促进氧化应激的线粒体蛋白、MMP-9、Bax、caspase-3 的表达，从而促使血浆中一氧化氮、成纤维细胞生长因子、胰岛素样生长因子的水平明显升高，并使转化生长因子 -β1、可溶性细胞间黏附因子、可溶性血管细胞黏附因子 -1 的水平降低。在上述细胞因子的作用下，一方面，心脏血管通透性增加，促进血管内皮细胞迁移增殖，形成新的薄壁血管，内皮基底膜结构和细胞外基质构成发生变化，继而增加了血管内皮细胞数量和毛细血管密度，新生血管与外膜细胞构成有功能的成熟血管；另一方面，在局部分泌的多种细胞因子作用下，循环中内皮祖细胞直接参与、动员、黏附、趋化、迁移、侵入缺血组织的组织间隙，然后原位分化为成熟的血管内皮细胞，参与新生血管的形成，从而促进了侧支循环的发育（图 24-8）。

二、心脏冲击波治疗设备

1997 年瑞士 STORZ MEDICAL 公司成功研制出全球第一台体外冲击波心脏治疗仪，2006 年该产品获准在中国上市销售。其工作原理是：通过实时超声成像系统精确定位心肌缺血靶区，依靠实时体表心电图 R 波触发体外冲击波，在心电活动绝对不应期发射冲击波，使冲击波能量聚焦于靶区产生治疗作用。

1998 年，Rompe 等将冲击波能量分为低、中、高三级，Rompe 认为低、中级能量无副作用，而高能量冲击波可引起机体组织细胞不可逆的严重受损，造成心肌细胞损伤和凝血功能障碍；相比之下，低能量冲击波不但可以避免心肌的损害，而且还可以产生正性作用。目前临床上治疗心脏疾病的设备一般选用低能量，其能量密度为 $0.03 \sim 0.12 \text{ mJ/mm}^2$。

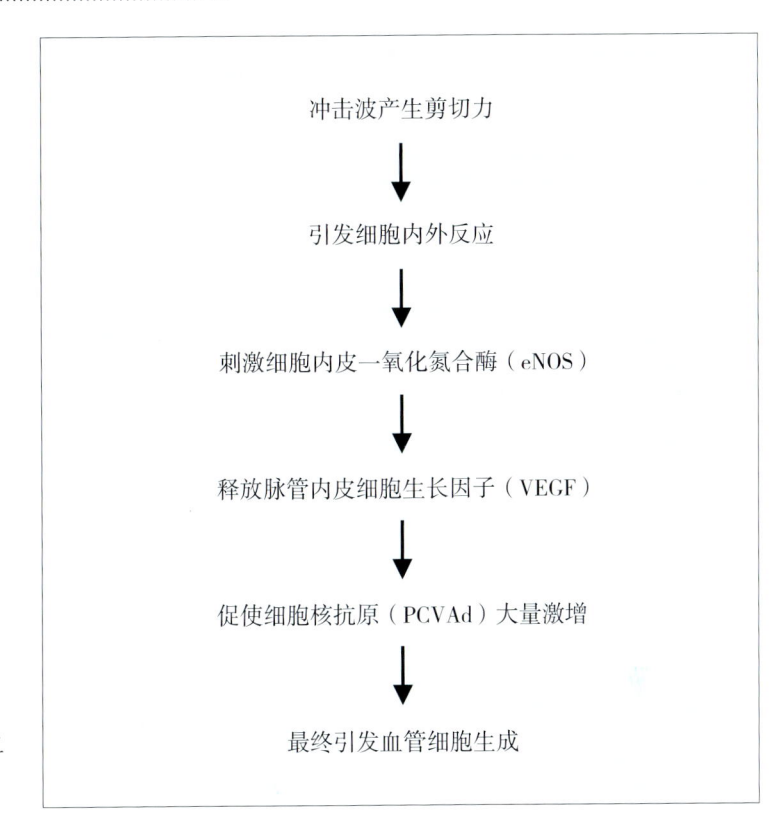

```
        冲击波产生剪切力
             ↓
        引发细胞内外反应
             ↓
     刺激细胞内皮一氧化氮合酶（eNOS）
             ↓
     释放脉管内皮细胞生长因子（VEGF）
             ↓
     促使细胞核抗原（PCVAd）大量激增
             ↓
        最终引发血管细胞生成
```

图 24-8　CSWT 促进血管再生机制

三、冲击波治疗在心血管疾病中的应用

动物和临床研究表明，体外冲击波治疗对于晚期冠心病，因缺血性心肌病造成的慢性心力衰竭患者，外周血管疾病患者可能会是一种安全、有效的选择，可逆转缺血性病变造成的损伤，明显改善症状。

（一）冠心病

冠心病 (coronary artery disease，CAD) 是由于冠状动脉器质性（动脉粥样硬化或动力性血管痉挛）狭窄或阻塞引起的心肌缺血缺氧或心肌坏死的缺血性心脏病。2004 年，Nishida 等研究了体外冲击波治疗对体外和体内血管再生的影响，以 16 只雄性猪为实验动物，在猪的冠状动脉左回旋支放置缩窄器，4 周内逐渐制造慢性心肌缺血的模型；随机分为冲击波治疗组（n=8）和对照组（无治疗组，n=8），治疗组经超声定位缺血靶点后，予心肌缺血边缘带冲击波治疗（每周 3 次，200 次 / 点，共 9 点，能量为 0.09mJ/mm^2）；对照组未予冲击波治疗。第 8 周结束实验。该研究结果表明：冲击波治疗可增加局部血流灌注和毛细血管密度，促进缺血区域侧支循环的建立，继而恢复冬眠心肌的作用，并且明显提高了左心室射血分数。实验中无心律失常、心肌损伤、血流动力学异常等不良反应发生。随后 Morgan Fu 等进行了一项随机对照基础研究，再次从分子-细胞水平验证了体外心脏冲击波治疗可通过增强局部血管新生、减轻炎症反应和氧化应激，逆转缺血导致的左室功能障碍和重构。我国孙帅等的动物实验亦证实体外心脏冲击波治疗可增加猪模型心肌梗死区域边缘心肌的毛细血管密度。近几年，德国 Erbel、Zimpfer 等团队，以及我国王钰等通过心肌断层核素扫描检查、局部 ^{201}Tl 洗脱率、室壁收缩期峰值应变率（PSSR）、核磁共振等方法，也充分证明 CSWT 能诱导血管再生，改善心肌灌注。

2007 年，Uwatoku 等对体外低能量冲击波治疗能否改善猪模型的急性心肌梗死后的左心室重构进行了研究。采用类似上述的实验方法，并进一步把治疗组分为早期治疗组（心肌梗死发生 3 天后即开始接受冲击波治疗）和晚期治疗组（心肌梗死发生 4 周后开始接受冲击波治疗），对照组不接受冲击波治疗。实验结果表明，早期治疗组可明显缩小左室舒张末容积，增加室壁增厚分数，提高左心室射血分数，增加缺血心肌的毛细血管密度，改善局部血流灌注；而晚期治疗组与对照组相比，则无明显统计学意义。该实验再次证实了体外心脏冲击波具有恢复冬眠心肌的作用，同时也说明了在心肌梗死后的早期进行冲击波治疗是一种有效、无创的改善左室重构的治疗方法。

基于在动物实验中获得的显著疗效，体外冲击波心脏治疗先后在德国、日本、瑞士、意大利、中国等 9 个国家开始了临床应用的研究，均取得良好的疗效。2006 年日本九州大学医学院的 Fukumoto 等报道了 9 例终末期冠心病患者进行了冲击波治疗的研究结果，研究采用瑞士 Storz 公司的 Modulith SLC 冲击波治疗机，每次治疗 20~40 个点，200 次/点，能量 0.040mJ/mm^2，一周治疗 3 次。治疗后 1、3、6、12 个月进行随访。结果发现：冲击波治疗可明显改善临床症状［加拿大分级降低（1.8 ± 0.2）比（2.7 ± 0.2），$P < 0.01$］，减少硝酸甘油每周用量［（0.3 ± 0.3）比（5.4 ± 2.5），$P < 0.05$］，SPECT 灌注评分增加（$P < 0.01$），这些效果可持续 12 个月，没有发生不良反应。2007—2009 年间，葛均波院士团队率先在国内采用体外冲击波治疗难治性心绞痛 28 例，采用以色列 Medispec 公司生产的体外心脏冲击波治疗仪（Cardiospec）进行体外心脏冲击波治疗（100 次/点，能量为 0.09mJ/mm^2，每次 3~6 点，3 次/周），3 次治疗为 1 组，间隔 3 周进行 1 组治疗，共治疗 9 周。研究结果显示：治疗后心肌血供情况得到明显改善，治疗 6 个月后各

项评分指标及主观感受均有明显改善，治疗中及治疗后均未观察到不良反应的发生。上述临床试验表明，对于晚期冠状动脉性心脏病、弥漫性血管病变以及不适用传统心肌再血管化治疗的患者，心脏冲击波治疗是一种安全、可行的选择。

（二）心力衰竭

心脏冲击波治疗可改善慢性心力衰竭患者的中长期心衰症状、生活质量和心理压力，有望作为现有抗心衰标准疗法的重要补充。2008年至2017年，在国家自然科学基金资助下，昆明医学院郭涛等利用体外心脏冲击波治疗仪治疗慢性心力衰竭。经过十年研究，课题组分别从细胞分子水平、组织器官水平和临床疗效三方面证实了：心脏冲击波治疗通过机械剪切力和空穴效应，促进一氧化氮、血管内皮因子等重要因子合成；促进血管新生和侧支循环建立，缓解缺血症状，提高运动耐力。崔洁研究小组应用CSWT治疗8例因缺血性心肌病导致的心力衰竭患者，结果发现与治疗前相比，治疗6个月后左心室射血分数显著提高，治疗阶段的舒张期和收缩末期心肌灌注明显增加，治疗节段的室壁运动增强，治疗期间NYHA心功能分级显著降低，并且无不良事件发生，可见其在心功能方面具有潜在应用价值。

（三）外周血管疾病

外周血管疾病是四肢血管疾病的总称。根据病变累及血管的不同，分为动脉疾病和静脉疾病。外周血管疾病通过影响周围组织和器官的血供产生相应的临床症状，主要临床表现为肢体肿胀、疼痛和间歇性跛行等。我国学者发现：外周动脉疾病患者经冲击波治疗后，可明显改善症状，增加无痛行走的距离，并减轻疼痛程度，降低疾病分期。通过观察血管壁的超微结构，发现血管壁狭窄程度明显减轻，尤其对于因静脉回流不畅，引起下肢顽固性溃疡的静脉疾病也具有治疗作用。

（潘　玮　魏文斌）

第四节　冲击波在男科疾病中的应用

一、体外冲击波治疗勃起功能障碍

勃起功能障碍（erectile dysfunction, ED）指无法实现和（或）保持阴茎的勃起以达到满意的性行为。随着年龄的增长，ED的发病率增加，40岁以上的男性 52% 有某种程度的勃起功能障碍。勃起功能障碍病因复杂，有血管源性、心因性、神经源性、内分泌性和药物等所致。现阶段 ED 的治疗方法也较多，针对不同的病因有不同的治疗策略。根据临床研究结果，EAU 指南推荐冲击波治疗 ED 可作为非手术方式的金标准。其总体有效率可达 70% 以上，并且可保持 2 年以上。

目前 ED 的非手术治疗方式主要有口服 5- 磷酸二酯酶抑制药（PDE_5）和（或）海绵体内注射血管舒张药，其总体疗效达到 70%。然而，这些治疗方式基本都是"按需"治疗，而非针对 ED 的病理生理异常，不能使患者恢复自发的性能力。治疗 ED 的理想方法应该是使患者能够恢复自发的性活动，同时几乎没有不良反应。鉴于低能聚焦冲击波治疗（LESWT）具有促进血管再生的生物学效应，Vardi 等于 2010 年首次研究利用低能聚焦冲击波治疗 ED，他们选择 20 例对口服 PDE_5 有效的 ED 患者，对比治疗 3 周前后国际勃起功能指数（IIEF）评分，夜间阴茎勃起参数，以及阴茎和系统的血管功能参数，结果在所有受试者中 IIEF 显著增加，勃起持续时间、阴茎硬度和阴茎血管功能显著改善。在 6 个月的随访中，20 名受试者中的 10 名不再需要 PDE_5 治疗。2 年后 Vardi 等进行了一项随机、双盲、假对照研究，在 LESWT 或对照治疗前后评估勃起功能、阴茎血流动力学、性功能问卷调查表和海绵体测压术。结果显示，LESWT 对 PDE_{5i} 治疗的男性的勃起功能具有积极的短期临床和生理作用。接受 LESWT 的患者约有 50% 发展为自发性勃起，并可在没有 PDE_5 的帮助下完成足够的插入，该研究也显示了 LESWT 的令人满意的可行性和耐受性。

Gruenwald 等研究了采用 LESWT 治疗对 PDE_5 治疗反应不佳的严重 ED 患者，治疗后，平均国际勃起功能指数增加，并检测到阴茎血流动力学的显著改善，在试验期间或之后没有报道严重不良事件。Qiu 等研究了 LESWT 对糖尿病大鼠模型勃起功能和组织的影响，研究结果表明：LESWT 可以通过促进平滑肌、内皮细胞和一氧化氮合酶神经的再生来部分改善糖尿病相关性 ED，LESWT 似乎能够修复内源性间质干细胞，有利于损伤组织的修复。Liu 等研究了 LESWT 在不同剂量下治疗糖尿病大鼠 ED 的疗效。结果表明，LESWT 能显著改善糖尿病大鼠的勃起功能。LESWT 治疗后海绵体平滑肌和内皮细胞含量增加。

上述这些结果表明低能聚焦冲击波治疗 ED 是可以接受和有效的方法。为了评估线性低能冲击波（非聚焦）对 ED 的作用，Grzegorz 等进行了对照研究，研究共纳入了 126 名国际勃起功能指数评分低于 25 分的患者，受试者被随机分配成 2 组，一组每周一次线性低能冲击波治疗持续 5 周，另一组为无能量输出的对照治疗每周一次持续 5 周，疗程结束后休息 4 周，继续第 2 个疗程，分别在 9 周和 18 周后完成国际勃起功能指数评分，勃起硬度量表（EHS），性生活质量和勃起功能障碍治疗满意度等数据收集，结果显示：线性低能冲击波对 ED 无临床治疗作用。

Lu Z 等于 2017 年发表了低能冲击波治疗 ED 的 meta 分析结果，该研究共纳入 2005 年至 2015 年 11 月共计 14 项研究，833 例患者（表 24-3），其中有 7 项为 RCTs。结果显示：低能冲击波疗法可显著改善 IIEF 和 EHS（风险差异评分，其治疗效果可持续 3 个月以上。同时认为，低能冲击波疗法治疗轻中度 ED 较重度 ED 效果更好。进一步的分析认为能流密度、治疗次数及治疗时间与治疗效果显著相关。

尽管低能冲击波治疗 ED 的机制仍不十分明确，国际上已有商品化的 ED 专用冲击波系统，如 Direx 和深圳慧康的产品（图 24-9），其治疗操作简单，病人可舒适接受治疗（图 24-10）。

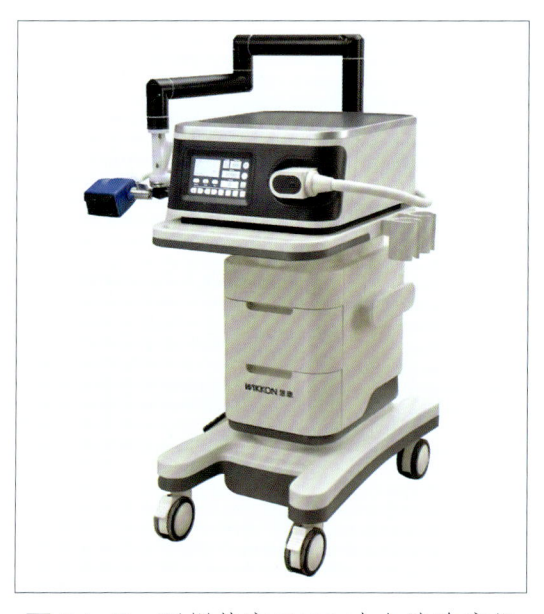

图 24-9 深圳慧康 E100 冲击波治疗仪

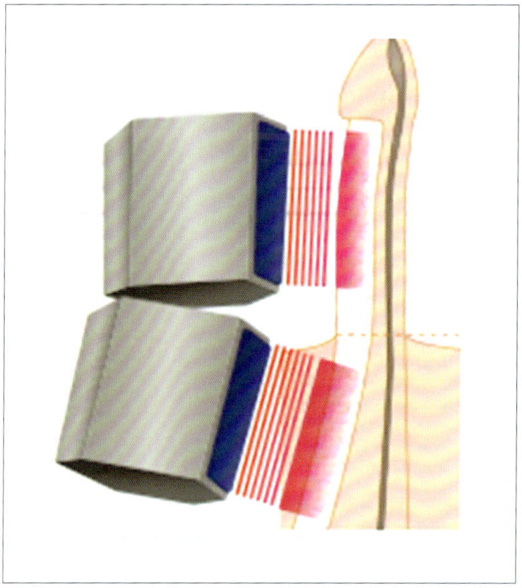

图 24-10 ED 冲击波治疗仪的波源耦合界面

表 24-3 关于低强度体外冲击波治疗勃起功能障碍患者的研究结果

作者	发表时间（年）	国家	疾病	LESW 能量		LESW 治疗方案				随访（个月）	评估 ED	LIESWT 后 IIEF 的 P 值	研究设计
				能量密度（mJ/mm²）	每次治疗的脉冲次数	每周治疗次数	治疗部位数量	总治疗疗程（周）					
Olsen 等	2015	Denmark	ED	0.15	3000	1	6	5	1, 3, 6	IIEF-5, EHS	0.67	RCT
Frey A	2015	Denmark	ED after RP	NA	3000	2	3	6	1, 12	IIEF-5	0.0049	队列研究
Bechara 等	2015	Argentina	ED	0.09	5000	1	4	4	3	IIEF-6, SEP2, SEP3, GAQ	NA	队列研究
Chung 和 Cartmill	2015	Australia	ED	0.25	3000	2	4	6	1, 4	IIEF-5, EDITS, 总的满意度得分	<0.05	队列研究
Pelayo-Nieto 等	2015	Mexico	ED	0.09	5000	1	4	4	1, 6	IIEF, SEP, GAQ	0.013	队列研究
Hisasue 等	2015	Japan	ED	0.09	1500	2	5	9	1, 3, 6	IIEF, EHS, MPCC	<0.05	队列研究
Srini 等	2015	Indian	ED	NA	NA	NA	NA	NA	1, 3, 6, 9, 12	IIEF-EF, EHS, CGIC	0.0001	RCT
Yee 等	2014	Hong Kong	ED	0.09	1500	2	5	9	1	IIEF-ED, EHS,	0.001	RCT
Palmieri 等	2012	Italy	ED + PD	0.25	2000	1	NA	4	3, 6	IIEF, 生活质量	<0.05	队列研究
Vardi 等	2012	Israel	ED	0.09	1500	2	5	9	1	IIEF, EHS, 阴茎血流	0.0322	RCT
Zimmermann 等	2009	Austria	ED + 慢性盆腔疼痛	0.25	3000	1	NA	4	1, 3	IIEF	0.034	RCT
Chitale 等	2010	UK	ED + PD	NA	3000	1	NA	6	3, 6	IIEF	0.249	RCT
Poulakis 等	2006	Germany	ED + PD	0.17	2000	1	NA	5	1, 3, 6	IIEF-5	0.205	RCT
Skolarikos 等	2005	Greece	ED + PD	NA	3000	NA	NA	6	3, 12	IIEF-5	0.06	队列研究

CGIC. 临床总体印象；ED. 勃起功能障碍；EDITS. 勃起功能障碍治疗满意度调查表；EHS. 勃起硬度评分；GAQ. 全球评估度问卷；IIEF. 国际勃起功能指数；LIESWT. 低强度体外冲击波治疗；MPCC. 最大阴茎圆周变化；NA. 无变化；PD. 阴茎硬结症；RCT. 随机对照试验；RP. 根治性前列腺切除术；SEP. 性生活日志

二、冲击波治疗阴茎硬结症

阴茎硬结症（Peyronie disease,PD）又称阴茎纤维性海绵体炎、海绵体硬化病、海绵体纤维化等。它是一种以阴茎白膜纤维性硬斑为特征的疾病。其主要临床表现为阴茎结节、阴茎勃起疼痛、勃起时阴茎畸形、勃起功能障碍等。

1996年，Butz 首次报道将高强度体外冲击波疗法用于治疗 PD，参与试验的 12 名 PD 患者，经过体外冲击波治疗后，其中 8 名患者阴茎弯曲完全消失，3 名得到改善；而其中 11 名患者勃起疼痛完全消失，仅 1 名无效；6 名患者阴茎斑块完全消失。此后，很多学者参与到高强度体外冲击波治疗 PD 的研究中，然而他们的研究结果却并不一致。部分学者认为高强度体外冲击波能显著改善 PD 患者症状，如 Abdel-Salam 等的研究结果显示，接受高强度体外冲击波治疗后，59% 的患者临床症状可得到不同程度缓解，其中 17% 的患者症状完全缓解。Strebel 却认为高强度体外冲击波并不能很好地改善 PD 患者的阴茎成角畸形、斑块大小等主要症状。Hauck 等总结国际上发表的相关文献得出的结论为：高强度体外冲击波疗法对于缓解 PD 患者疼痛及改善勃起功能障碍具有较好效果，但其对改善阴茎畸形及减小阴茎斑块的作用并不显著。Palmieri 等为评估高强度体外冲击波对于 PD 患者的疗效进行了首次前瞻性、随机、双盲、对照临床试验，得出与 Hauck 等相近的结论：体外冲击波治疗组的平均视觉模拟评分（VAS）显著低于对照组，而平均国际勃起功能指数（IIEF）及生活质量评分（QoL）则较对照组显著提高，证实体外冲击波能明显缓解 PD 患者勃起疼痛、改善患者勃起功能障碍并提高患者生活质量；而两组受试者的阴茎斑块大小及阴茎弯曲程度治疗前后均无显著差异，治疗过程中，两组患者均表现出良好的耐受性，除 6 名患者出现治疗部位轻微擦伤外，未发现其他的不良作用。

2016 年一份包括了 17 项研究的 mata 分析结果表明，冲击波治疗可以缓解 PD 患者的疼痛症状及改善勃起功能障碍，但并不能改善阴茎的弯曲度以及缩小阴茎的斑块。2015 年 AUA 指南也提及：临床医生可能会提供体外冲击波治疗来改善阴茎疼痛（证据强度 B 级），但临床医生不应使用体外冲击波治疗来减少阴茎弯曲度或斑块。

体外冲击波治疗减轻 PD 疼痛的作用机制尚未阐明。Palmieri 等认为可能与其直接干扰痛觉感受器有关。也有学者认为是冲击波作用于硬化斑块，使斑块发生微创伤，从而启动了机体的自我修复过程，促进血管的生长。

虽然临床上体外冲击波治疗尚未被推荐应用于治疗 PD，但已证实其能显著缓解 PD 患者疼痛、改善勃起功能障碍，其安全、微创性值得人们更深入地进行研究。

（王固新　何成武）

参 考 文 献

[1] 孙西钊. 冲击波在医学其他领域的应用 // 孙西钊. 医用冲击波. 北京：中国科学技术出版社，2006:19-22.

[2] 陈瑛，张东方. 消化系结石的冲击波碎石术 // 孙西钊. 医用冲击波. 北京：中国科学技术出版社，2006:525-606.

[3] 孙西钊，邢更彦. 运动系疾病的冲击波疗法 // 孙西钊. 医用冲击波. 北京：中国科学技术出版社，2006:607-716.

[4] Akimoto K, Mine T, Sato E, et al. Basic analysis of extracorporeal shock wave lithotripsy of gallstones. Nippon Shokakibyo Gakkai Zasshi, 1989,86(3): 781-785.

[5] Barkun AN, Barkun JS, Sampalis JS, et al. Costs and effectiveness of extracorporeal gallbladder stone shock wave lithotripsy versus laparoscopic cholecystectomy. A randomized clinical trial. McGill Gallstone Treatment Group. Int J Technol Assess Health Care, 1997,13(4): 589-601.

[6] Benes J, Chmel J, Blazek O, et al. Extracorporeal shock wave lithotripsy of gallstones with oral dissolution. Results in course of ten years in Czech Republic in correlation to indication criteria. Sb Lek, 2001,102(1):17-22.

[7] Mulagha E, Fromm H. Extracorporeal shock wave lithotripsy of gallstones revisited: current status and future promises. J Gastroenterol Hepatol, 2000,15(3): 239-243.

[8] Schneider HT, May A, Benninger J, et al. Technical and clinical success with extracorporeal shockwave lithotripsy in pancreatic duct calculi. Med Klin, 1996,91(2): 66-71.

[9] Wang CJ. An overview of shock wave therapy in musculoskeletal disorders. Chang Gung Med J, 2003,26(4):220-232.

[10] Wang CJ, Wang FS, Yang KD, et al. Shock wave therapy induces neovascularization at the tendon-bone junction. A study in rabbits. J Orthop Res, 2003,21(6):984-989.

[11] Coombs R, Schaden W, Zhou SS. Musculoskeletal Shockwave Therapy. London: Greenwich Medical Media, 2000.

[12] Haupt G, Chvapil M. Effect of shock waves on the healing of partial-thickness wounds in piglets. J

[13] Rompe JD, Hopf C, Kullmer K,et al.Low-energy extracorporeal shock wave therapy for persistant tennis elbow.Int Orthop,1996,20(1):23-27.

[14] Rompe JD, Hopf C, Nafe B, et al. Low-energy extracorporeal shock wave therapy for painful heel: A prospective controlled single-blind study. Arch Orthop Trauma Surg, 1996,115(2):75-79.

[15] Koolen MKE, Kruyt MC, Zadpoor AA, et al. Optimization of screw fixation in rat bone with extracorporeal shock waves. J Orthop Res, 2018 Jan,36(1):76-84.

[16] 孙西钊. 骨科冲击波疗法的原理、设备与应用（一）. 世界医疗器械杂志, 2004,10(1):57.

[17] 孙西钊. 骨科冲击波疗法的原理、设备与应用（二）. 世界医疗器械杂志, 2004,10(2):54.

[18] 孙西钊. 骨科冲击波疗法的原理、设备与应用（三）. 世界医疗器械杂志, 2004,10(3):58.

[19] 孙西钊. 骨科冲击波疗法的原理、设备与应用（四）. 世界医疗器械杂志, 2004,10(4):90.

[20] 孙西钊，张志伟. 体外冲击波疗法在骨科的应用. 中华外科杂志, 2004,42(5):1441.

[21] 邢更彦. 骨肌疾病体外冲击波疗法总论//邢更彦. 骨肌疾病体外冲击波疗法. 北京：人民军医出版社，2015:5-102.

[22] 浣石，黄风霜，汪保和. 冲击波致伤作用实验研究进展. 医学生物力学, 2006, 21(2):163-168

[23] 冯若，汪荫棠. 冲击波和超声波碎石//冯若，王智彪. 实用超声治疗学. 北京：科学技术文献出版社，2002:149-187.

[24] 陈捷，段小军，黄振俊，等. 骨肌疾病体外冲击波疗法中国专家共识（第2版）. 中国医学前沿杂志（电子版），2017,9（2）：25-30.

[25] 翟磊，孙楠，姜川，等. 体外震波对激素性股骨头缺血性坏死患者非骨坏死区骨髓间充质干细胞成骨分化的影响. 中国组织工程研究与临床康复,2010,14(19):3446-3440.

[26] Ajay Nehra, Ralph Alterowitz, Daniel J Culkin, et al.Peyronie's Disease: AUA Guideline.J Urol, 2015 , 194(3): 745-753.

[27] Gutersohn A, Caspari G. Shock waves upregulate vascular endothelial growth factor m-RNA in human umbilical vascular endothelial cells. Circulation, 2000 , 102 (suppl):1–18.

[28] Nishida T, Shimokawa H, Oi K, et al. Extracorporeal cardiac shock wave therapy markedly ameliorates is chemia-induced myocardial dysfunction in pigs in vivo. Circulation,2004,110(19):3055-3061.

[29] Aicher A, Heeschen C, Sasaki K, et al. Low-energy shock wave for enhancing recruitment of endothelial progenitor cells: A new modality to increase efficacy of cell therapy in chronic hind limb ischemia. Circulation, 2006,114(25):2823-2830.

[30] Kikuchi Y, Ito K, Ito Y, et al. Double-blind and placebo-controlled study of the effectiveness and safety of extracorporeal cardiac shock wave therapy for severe angina pectoris. Circ J,2010,74(3):589-591.

[31] Dumfarth J, Zimpfer D, Vögele-Kadletz M, et al. Prophylactic low-energy shock wave therapy

［32］Mariotto S, Cavalieri E, Amelio E, et al. Extracorporeal shock waves: from lithotripsy to anti-inflammatory action by NO production. Nitric Oxide,2005,12(2):89-96.

［33］Ciampa AR, de Prati AC, Amelio E, et al. Nitric oxide mediates anti-inflammatory action of extracorporeal shock waves. FEBS Lett, 2005,579(30):6839-6845.

［34］Krischek O, Rompe JD, Herbsthofer B, et al. Symptomatic low-energy shockwavetherapy in heel pain and radiologically detected plantar heel spur. Z Orthop Ihre Grenzgeb,1998 ,136(2):169-174.

［35］Liu B, Zhang Y, Jia N,et al. Study of the Safety of Extracorporeal Cardiac Shock Wave Therapy: Observation of the Ultrastructures in Myocardial Cells by Transmission Electron Microscopy. J Cardiovasc Pharmacol Ther, 2018 Jan,23(1):79-88.

［36］vanDeel ED, Octavia Y, de Waard MC, et al. Exercise Training Has Contrasting Effects in Myocardial Infarction and Pressure Overload Due to Divergent Endothelial Nitric Oxide Synthase Regulation. Int J Mol Sci,2018,19(7):1968.

［37］Zhou Y. Reduction of bubble cavitation by modifying the diffraction wave from a lithotripter aperture. J Endourol,2012,26(8):1075-1084.

［38］Heinonen M, Milliat F, Benadjaoud MA, et al. Temporal clustering analysis of endothelial cell geneexpression following exposure to a conventional radiotherapy dose fraction using Gaussian process clustering. PLoS One,2018,13(10):e0204960.

［39］Cai HY, Li L, Guo T, et al. Cardiac shockwave therapy improves myocardial function in patients withrefractory coronary artery disease by promoting VEGF and IL-8 secretion to mediate the proliferation of endothelial progenitor cells. ExpTher Med, 2015,10(6):2410-2416.

［40］Lee FY, Shao PL, Wallace CG,et al. Combined Therapy with SS31 andMitochondria Mitigates Myocardial Ischemia-Reperfusion Injury in Rats. Int J MolSci, 2018,19(9):2782.

［41］Myojo M, Ando J, Uehara M,et al. Feasibility of Extracorporeal Shock Wave Myocardial Revascularization Therapy for Post-Acute Myocardial Infarction Patients and Refractory Angina Pectoris Patients. IntHeartJ,2017,58(2):185-190.

［42］Kagaya Y, Ito K, Takahashi J, et al. Low-energy cardiac shockwave therapy tosuppress left ventricular remodeling in patients with acute myocardialinfarction: a first-in-human study. Coron Artery Dis,2018,29(4):294-300.

［43］Nishida K, Kawazoe S, Higashijima M,et al. An extremely elderly patient with choledocholithiasis and many complications. Nihon Ronen Igakkai Zasshi, 1999,36(12):893-898.

［44］Fu M, Sun CK, Lin YC, et al. Extracorporeal shock wave therapy reverses ischemia-relatedleft ventricular dysfunction and remodeling: molecular-cellular and functional assessment. PLoS One, 2011,6(9):e24342.

［45］Wang Y, Guo T, Cai HY, et al. Cardiac shock wave therapy reduces angina and improvesmyocardial function in patients with refractory coronary artery disease. Clin Cardiol, 2010, 33(11):693–699.

[46] 王钰，彭云珠，杨萍，等. 体外心脏震波：冠心病与心力衰竭康复治疗新手段——中国云南应用经验. 中国心血管杂志, 2018, 23(3):194–196.

[47] Uwatoku T, Ito K, Abe K, et al. Extracorporeal cardiac shock wave therapy improves left ventricular remodelingafter acute myocardial infarction in pigs. Coron Artery Dis, 2007, 18(5):397–404.

[48] Fukumoto Y, Ito A, UwatokuT, et al. Extracorporeal cardiac shock wave therapy ameliorates myocardial ischemia in patients with severe coronary arterydisease. Coronary Artery Disease, 2006, 17(1):63–70.

[49] 西雁，崔洁，林贻梅，等. 体外心脏冲击波治疗难治性心绞痛的初步疗效及安全性. 上海经医学, 2009, 32(10):872–875.

[50] Wang Y, Guo T, Cai HY, et al. Cardiac shock wave therapy reduces angina and improves myocardial function in patients with refractory coronary artery disease. Clinical Cardiology, 2010, 33(11):693–699.

[51] 崔洁，葛均波，西雁，等. 体外冲击波治疗缺血性心肌病心力衰竭的初步疗效. 上海医学, 2010, 33(12):1120–1122.

[52] Yang P, Guo T, Wang W, et al. Randomized and double-blind controlled clinical trial of extracorporeal cardiac shock wave therapy for coronary heart disease. Heart Vessels, 2013, 28(3):284–291.

[53] Byström J, Rubio C. Induratio penis plastica Peyronie's disease. Clinical features and aetiology. Scand J Urol Nephrol, 1976, 10(1):12–20.

[54] Tunuguntla HS. Management of Peyronie's disease—A review. World J Urol, 2001, 19(4):244–250.

[55] Bertolotto M, Pavlica P, Serafini G, et al. Painful penile induration: Imaging findings and management. Radiographics, 2009, 29(2):477–493.

[56] Bertolotto M, Coss M, Neumaier C. U/S evaluation of patients with Peyronie's disease // Bertolotto M, editor. Color Doppler US of the Penis. Berlin, Germany: Springer-Verlag, 2008:61–69.

[57] Vardi Y, et al. Does Low Intensity Extracorporeal Shock Wave Therapy Have a Physiological Effect on Erectile Function？ Short-Term Results of a Randomized, Double-Blind, Sham Controlled Study. J Urol, 2012, 187(5):1769–1775

[58] Hauck EW, Weidner W. François de la Peyronie and the disease named after him. Lancet, 2001, 57(9273):2049–2051.

[59] Gruenwald I, Appel B, Vardi Y. Low-intensity extracorporeal shock wave therapy—A novel effective treatment for erectile dysfunction in severe ED patients who respond poorly to PDE5 inhibitor therapy. J Sex Med, 2012, 9(1):259–264.

[60] Palmieri A, Imbimbo C, Longo N, et al. A first prospective, randomized, double-blind, placebo-controlled clinical trial evaluating extracorporeal shock wave therapy for the treatment of

Peyronie's disease. Eur Urol, 2009,56(2):363-369.

[61] Beyna T, Neuhaus H, Gerges C. Endoscopic treatment of pancreatic duct stones under direct vision: R evolution or resignation Systematic review. Dig Endosc, 2018, 30(1): 29-37.

[62] Adler JM, Gardner TB. Endoscopic therapies for chronic pancreatitis. Dig Dis Sci, 2017, 62(7): 1729-1737.

[63] Aylin N. Bilgutay and Alexander W. Pastuszak. Peyronie's Disease: A Review of Etiology, Diagnosis, and Management. Curr Sex Health Rep, 2015 June 1, 7(2): 117–131.

[64] Peyronie's Disease: AUA Guideline. J Urol, 2015 September, 194(3): 745–753.

[65] Kevin A Ostrowski John R Gannon Thomas J walsh. A review of the epidemiology and treatment of Peyronie's disease extracorporeal shock wave lithotripsy.Research and Reports in Urology, 29 April 2016: P61-70.

[66] Raidh A. Talib, Mohammed Abdulkareem Ibrahim, Önder Cangüven. Nonsurgical treatment options in Peyronie's Disease: 2016 update.Turk J Urol, 2016, 42(4): 217-223.

[67] Ilan Gruenwald, Boaz Appel, Noam D. Kitrey and Yoram Vardi. Shockwave treatment of erectile dysfunction. Ther Adv Urol, 2013, 5(2): 95-99.

[68] Grzegorz L Fojecki, Stefan Tiessen, Palle J S Osther. Effect of Low-Energy Linear Shockwave Therapy on Erectile Dysfunction—A Double-Blinded, Sham-Controlled, Randomized Clinical Trial. J Sex Med, 2017, 14:106-112.

[69] Gruenwald I, Appel B, Vardi Y. Low-intensity extracorporeal shock wave therapy—a novel effective treatment for erectile dysfunction in severe ED patients who respond poorly to PDE5 inhibitor therapy. J Sex Med, 2012, 9: 259-264.

[70] Lu Z, Lin G, Reed-Maldonado A, et al. Low-intensity Extracorporeal Shock Wave Treatment Improves Erectile Function: A Systematic Review and Meta-analysis. Eur Urol, 2017 Feb, 71(2):223-233.

附录 A 冲击波碎石相关术语解析

冲击波碎石术与冲击波疗法是自然基础科学成就在医学科学中的成功运用，反映了当今科学技术发展趋势——学科之间的相互交叉和渗透的典型特征。为方便临床医生的理解和应用，本书特别介绍一些常用的物理专业名词（按拼音排序）。

1. 安培（A） 电流单位，是以法国物理学家安德烈-玛丽·安培（1775—1836）的名字命名。1安培等于每秒一库仑（1C）的电荷流。

2. 贝尔 两个声能量的比值单位，是以美国发明家 Bell（1847—1922）的名字命名的。也被用于表达噪声的强度。在声学中，声强的高低是通过与人耳能够听到的最小声音比较后得出。

3. 巴（bar） 压力单位，1 bar 等于 100 kPa。

4. 剥落效应 在冲击波离开物体的界面，波的一部分被反射成为张力波，与入射波的张力波部分重叠，当这两个波的净效应足够大，物体就可能发生剥落效应。

5. 表面张力 由于液体表面的分子被内部的其他分子向内拉，产生表面张力。由于空气分子引起的向外吸引力非常小，表面的分子受到向内的力，产生表面张力。

6. BNC 连接器 用于终端同轴电缆链接的卡口式连接器。许多实验室和视频连接都采用了 BNC 连接器。

7. 波前 指波的所有点一致振动的表面。

8. 波长 在横波中，波长被定义为从一个峰到下一个峰或从一个谷到下一个谷的距离；在纵波中，它是从一个压缩波到下一个压缩波或从一个张力波到下一个张力波的距离。波长等于波的速度除以其频率。

9. 被动空化检测 两个正交聚焦的水听器远程测定来自空化反应的声波强度。

10. 爆炸 在极短时间内，释放出大量能量，产生高温，并释放大量气体，在周围介质中造成高压的化学反应或状态变化，爆炸的传播方式是冲击波。

11. 半峰全宽　亦称半宽度，半峰宽，半峰宽度，区域宽度，区域半宽度，是色谱分析的术语，指色谱峰高一半处的峰宽度，即通过峰高的中点作平行于峰底的直线，此直线与峰两侧相交两点之间的距离。用符号 $Y_{1/2}$ 或 $2\Delta t_{1/2}$ 表示。可理解为瞬间达到正向压力的 50% 和瞬间下降 50% 之间的时间。SWL 的半峰全宽约 200~600 ns。

12. 磁场　指磁体和带电导体附近区域。磁场对运动的带电粒子产生作用力，这些作用力是发电机和电动机运行的基础。

13. 脆断　是固体的物理特性，指固体物质只需要吸收少量的能量就能发生断裂破坏。

14. 脆性材料　材料缺乏韧性或没有可塑性，当受到很少的张力即可发生脆断，这类材料称脆性材料，大多数人体泌尿系结石属于脆性材料。

15. 持续时间　指冲击波的正峰值和负峰值之间的时间。

16. 超声　频率在 20kHz 和 1GHz 之间的"声音"被定义为超声。

17. 次声　像地震波一样的机械波，频率在 0.001~16Hz 之间。这些频率太低，人类的耳朵无法感知。

18. 冲击波　当弹性介质（如水或空气）受到爆炸、超音速飞机、闪电或其他可产生极快的压力变化的机械波作用时，产生的高振幅压缩波。这些极强的压力波的传播方式与标准声波的传播方式不同。碎石机冲击波由短压力峰值（高达 150 MPa）和随后的负压脉冲组成，负压峰值高达 –30 MPa。

19. 冲击前沿　发生强烈压缩所致在密度、应力和温度方面发生突然变化的区域。冲击波的急剧压力上升通常被称为冲击前沿。

20. 大气压　压力单位，一个大气压（1atm）约等于 10^5 Pa。

21. 电磁铁　由线圈包绕的磁性材料的核心，通电后，电流通过磁铁产生磁场。与永久磁铁不同的是，电磁铁可以根据需要开启和关闭。

22. 电磁式碎石机　电磁式碎石机的工作原理是：通过线圈和振膜产生冲击波，利用透镜或抛物面反射镜聚焦冲击波在肾结石上。

23. 电容　电容器的电容是其任一导体上的电荷量与两个导体之间电位差（C=Q/V）的比率，表示所存储的电能值。

24. 电容器 用以储存电能的容器。任何两个彼此绝缘且相隔很近的导体（包括导线）间都可构成一个电容器。冲击波碎石机中电容是重要的部件。

25. 电阻 材料对电流的阻力。

26. 电阻抗 表明电路或电子元件对交流电的阻力，1886年由英国物理学家奥利弗·赫维赛德（1850—1925）所定义。

27. 电阻器 电气元件，用于降低电路中的部分电流。

28. 电功 在电场作用下，带电粒子在介质中移动产生的功。

29. 电能 存在于电场中的能量，它与电场中电荷的位置有关。

30. 电流 电荷（如电子或离子等）的运动形成电流，以每单位时间内导体任何点的电荷通过的数量来衡量。

31. 电场 电荷周围的任何区域。如果在该区域中放置第二个电荷，则第一电荷的电场可对第二电荷施加作用力。

32. 电位差 在静电场中把电荷从一点移到另一点所需的能量的量，它等于两点之间的电压。

33. 电感 交流电通过导体或线圈产生感应磁场，感应磁场中又产生所谓的感应电流，这个感应电流的大小与电流变化率成正比，感应电流与电流变化率之间的比例参数称为电感。表示电流和线圈的相互作用关系。

34. 电击穿 当两个点（电极）之间的电位差足够高而超过周围介质的绝缘强度时，发生电击穿现象，电弧在介质间隙通过。此现象也发生在浸入水或导电流体中的两个电极之间。一些冲击波发生器内的火花隙触发开关的电极放置在专用的气体中，在气体中发生电击穿。

35. 电压表 测量电路中两点之间的电压装置。

36. 等离子体 由正负离子和自由电子组成。是由部分电子被剥夺后的原子及原子团被电离后产生的正负离子组成的离子化气体状物质。当液电碎石机电极之间被电击穿，即产生等离子体，等离子体快速膨胀产生压力脉冲，可经水传播。

37. 电磁冲击波发生器 通过线圈和振膜产生冲击波的装置。

38. 电流表 一种用于测量小电流的仪器。其原理是：电流产生磁力驱使移动线圈偏转。

39. 电磁波 电磁波（电磁辐射）是一种具有电磁成分的波。它可以在真空或介质中传播，例如光、无线电波和激光。

40. 动量　动量又称线性动量。在经典力学中，动量（是指国际单位制中的单位为 kg·m/s，量纲 MLT-1）表示为物体的质量和速度的乘积，是与物体的质量和速度相关的物理量，指的是运动物体的作用效果。动量也是矢量，它的方向与速度的方向相同。

41. 动能　运动物体所具有的能量。在物理学中，动能被定义为将物体从静止（动能等于零）加速到一定速度需要的功，即物体质量与速度平方乘积的二分之一，单位是焦耳。

42. 断裂韧性　断裂韧性是试样或构件中有裂纹或类裂纹缺陷情形下发生以其为起点的不再随着载荷增加而快速断裂，即发生所谓不稳定断裂时，材料显示的阻抗值。断裂韧性可用能量释放率 g、应力强度因子 K、裂纹尖端张开位移 CTOD 和 J 积分等描述，用单一参数表示裂纹尖端的力学状态。断裂韧性决定了材料（肾结石）对剥落和裂纹扩展的抵抗力。

43. 动态压力　机械波在介质中传导过程中，介质产生的压力变化。

44. 导体　特指所谓能"自由"放电的材料。当在导体上的两个点施加电压时，导体内有自由的电荷移动，产生电流。大多数导体都是金属，但也有非金属导体。

45. 电导率　也称导电率。电阻（直流）的倒数或阻抗（交流）的倒数。在介质中该量与电场强度 E 之积等于传导电流密度 J。对于各向同性介质，电导率是标量；对于各向异性介质，电导率是张量。生态学中，电导率是以数字表示的溶液传导电流的能力。

46. 亨氏单位（HU）　即 CT 值，是归一化的 X 射线吸收参数的衰减值，以英国工程师 Godfrey N. Hounsfield 的名字命名，他因开发计算机轴向断层扫描诊断技术与 Allan Cormack 分享 1979 年诺贝尔奖。CT 值是基于一个人为规定：空气为 -1000，蒸馏水为 0，骨头为 +1000。

47. 亨利（H）　电感单位，是以美国物理学约瑟·亨利（Joseph Henry，1797 — 1878）的名字命名的。亨利（简称 H 或 HY）表示在一个线圈中感应到每秒一安培的电流并且产生一伏特电压变化。

48. ESWT　体外冲击波治疗的缩写，通常指冲击波在骨科方面的临床应用。

49. ESWL 体外冲击波碎石：体外冲击波碎石的简称,由多尼尔医疗(GmbH)注册,有时常常缩写为SWL。

50. 分贝 1分贝=0.1贝尔,等于10倍的功率比的常用对数。

51. 法拉（F） 电容单位,是以英国物理学家迈克尔·法拉第(1791—1867)的命名。1法拉表示在电容器上充入一库仑电荷,引起1伏的电压差。

52. 伏特 电压或电位差的单位,是以意大利物理学家Alessandro Giuseppe Antonio Anastasio Volta(1745—1827)的名字命名的。表示1安培的电流通过1欧姆电阻上的电压。

53. 非线性波 波由不同组分构成并以不同速度传播。

54. 分散 不同频率的波以不同的速度传播。

55. 反射 在介质表面发生的波的逆向反射。在平面介质,入射角等于反射角。

56. 反射角 反射射线与垂直线之间的夹角。

57. 反射系数 反射系数定义为反射波的压力除以入射波的压力。

58. 反射率 反射率被定义为反射波的强度除以入射波的强度。通常以dB表示。

59. 反射冲击波 液电碎石机中的椭圆反射体反射的冲击波。它也被称为聚焦冲击波或入射冲击波,因为当讨论结石粉碎机制时候,即在边界处的冲击波的透射和反射时,有时需要使用"反射"这个词。

60. 负压峰值 冲击波负脉冲的最大压力振幅,即最小压力与环境压力的差值。

61. 傅立叶分析 是数学的一个分支,用于研究基本波叠加的信号,这些基本波被称为"谐波"。傅里叶分析方法是由法国物理学家和数学家Joseph Fourier(1768—1830)创立的。

62. 辐射压力 电磁辐射产生于物质表面的压力。

63. 复式脉冲冲击波 在体外冲击波碎石术的研究中,在前一脉冲后数百微秒的延迟脉冲,可以增强空泡效应,提高粉碎效果,这两个相连的脉冲称复式脉冲。

64. 粉碎系数 在体外肾结石破碎实验中,粉碎系数FC（即重量损失百分比）定义为$FC=(WI-WF)100/WI$。在这个方程式中,WI为结石的初始重量(完整的),WF为最后碎石的重量。

65. 功　在物理学中，功被定义为当物体在外力作用下移动一定距离时所发生的能量转移。

66. 功率　功率等于功除以做功所需的时间，单位是瓦（W）。

67. 共振频率　共振频率是指某一物理系统在特定频率下，以比其他频率更大的振幅振动的情形；此一特定频率称之为共振频率。在共振频率下，很小的周期驱动力便可产生很大的振动，因为系统储存有振动的能量。当系统的振荡与外部震荡力在同一个相位上同时发生，就出现共振。

68. 光子　光子是没有电荷或静止质量的亚原子粒子。光子以光速行进，是电磁辐射的载体。其能量取决于辐射频率。

69. 干扰　当两波重叠时发生的现象。如果波到达相同的相位，振幅增强发生。如果它们的相位不一致，它们的相对运动就会消失，产生的波很小。两个位相相反振幅相同的波，可以完全互相抵消。

70. 各向异性　沿不同方向测量材料的物理性质各不相同，这种材料的物理性质就是各向异性。

71. 各向同性　在不同方向测量材料的物理性质都是一致的，这种材料的物理性质就是各向同性。

72. 火花隙法　是液电冲击波碎石机中采用的产生冲击波的方法，冲击波由高压放电后击穿水中的电极而产生。

73. 毫焦耳　1毫焦耳（mJ）等于10^{-3}J。

74. 毫米汞柱（mmHg）　压力单位，以意大利物理学家托里拆利（1608—1647）的名字命名的。以支持汞柱的高度来表示压力的值。

75. 赫兹（Hz）　频率单位，即每秒波的周期数。是以德国科学家赫兹（1857—1894）的名字命名的。有时直接用"每秒周期数"来表达而不用赫兹。

76. 横波　介质中的颗粒运动垂直于波的传播方向。横波是剪切波。

77. 环向挤压　冲击波碎石的物理机制之一。冲击波在肾结石中的传播速度比结石周围的尿液和组织快，两个速度差在结石周围产生了环形压力即挤压结石的力，导致结石粉碎，也称挤压效应。

78. 活性空化气泡监测　用于捕捉空化气泡坍塌时产生的次发冲击波的监测方法。通过传感器向水中的空化气泡云发送声波，另一个传感器接收来自这些空化气泡的回声。

79. 基本电荷　基本电荷又称"基本电量"或"元电荷"。是一个电子或一个质子所带的电荷量。在各种带电微粒中，电子电荷量的大小是最小的，人们把最小电荷叫作基本电荷，是物理学的基本常数之一，常用符号 e 表示。基本电荷 $e=1.6 \times 10^{-19}C$。

80. 焦耳（J）　焦耳是能量和做功的单位，以英国物理学家 James Joule（1818 — 1889）名字命名。1 焦耳等于 1 牛顿乘以 1 米（$1J = 1N \times 1m$）。

81. 机械波　机械波需要在介质中传播，以完成能量的传递。机械波有冲击波、声波和水波。

82. 交流电　电流的方向和大小以正弦波的形式变化，故称交流电。住宅和大多数企业用电都是交流电。

83. 绝热过程　在有绝热体的封闭容器内进行的过程。它被定义为由于能量只以功的形式传递而发生在绝热体内的变化，内部气泡的快速膨胀或收缩几乎是绝热的。

84. 焦区孔径　在 ESWL 中，焦区孔径被定义为透镜、冲击波波源或反射体的面积。在某些情况下，它几乎等同于冲击波穿透病人皮肤上的区域。

85. 焦距　从镜头到焦点的距离。焦距取决于透镜的曲率和光学特性。在 ESWL，它通常被认为是从治疗头到碎石机焦点的距离，不应与焦区的大小相混淆。

86. 焦区　在 ESWL 中，焦区、焦区体积，焦区域或动态焦区是指只要大于或等于冲击波峰压 50% 的区域。它也被称为半峰压区或 –6 分贝区，因为它的轮廓对应的压力小于最大峰值 6 分贝。

87. 焦点　射线聚集的点。尽管概念上焦点是一个点，但在物理学上焦点是一个立体空间。在 ESWL 中，术语几何焦点特指一个点，术语焦区是指围绕几何焦点周围的区域。

88. 焦散面　材料内部的高应力区域。

89. 静水压　施加在液体中物体上的压力，在各方面都是均等的。

90. 绝缘体　对流动的电流具有很高的阻力的材料。

91. 绝缘强度　介质可以承受不被电流击穿的最大电压。当作用在绝缘上的电压超过这一临界值时,绝缘体将被损坏而失去绝缘作用。

92. 几何焦点 指椭球面反射体第二焦点的确切位置（F2）。有时也被称为几何焦点,需要与动态焦点区别,后者是围绕在 F2 周围的区域。压电冲击波发生器的球形几何中心有时也被称为焦点。

93. 剪切模量 确定材料对剪切变形的阻力。

94. 剪应力 当外力作用于一个物体平行于力的这一个面时,就出现剪应力。通过测量小元素材料的初始垂直边之间的角度来评估所得到的变形。

95. 抗压强度 材料在断裂粉碎前可以承受的最大的压缩负荷。材料的抗压强度可通过试验品的压缩实验检测,通常把棱形或圆柱体的试验品置于两平行板之间,逐渐施加压力,直到它粉碎。

96. 开尔文（K） 温度单位,以 K 表示,它以英国物理学家 William Thomson（1824-1907）一世爵士的名字命名,是以绝对零度作为计算起点的温度,即将水三相点的温度准确定义为 273.16K 后所得到的温度。与华氏度或摄氏度转换的计算公式是：K° =（F° −32）/ 1.8 + 273.15 或 K° =C° + 273.15。

97. 库仑（C） 电荷单位,是以法国物理学家 Charles Coulomb（1736—1806）的名字命名的。

98. 空化效应 声波或冲击波产生快速变化的正向压力和张应力,导致液体内气泡的膨胀和塌陷,这些空化气泡所产生的效应称为空化效应。

99. 罗氏线圈 缠绕在导体周围的螺旋线圈,用于测量非常短的脉冲电流或交流电流。线圈中感应的电压与导体中的电流变化率成比例。罗氏线圈的输出连接到电子积分器电路,以提供与电流成比例的输出信号。

100. 流体 气体、液体、等离子体和一些塑料固体被称为流体。

101. 灵敏度 能够产生预先指定的响应信号所需的最小输入值。

102. 拉伸应变 物质经受拉伸应力的变化长度与初始长度的比率。

103. 拉伸强度 材料被拉伸至碎裂之前,每平方初始横截面积所承受的最大负荷。

104. 离子 离子是指原子由于自身或外界的作用而失去或得到一个或几个电子使其达到最外层电子数为 8 个或 2 个（氦原子）或没有电子（四中子）的稳定结构。这一过程称为电离。电离过程所需或放出的能量称为电离能。

附录A 冲击波碎石相关术语解析

105. 马力 (Hp) 功率单位，由于历史原因，马力有时被用于描述机器做功的能力。1 马力约等于 750 瓦。

106. 摩尔（mol） 是物质的量的单位，是国际单位制 7 个基本单位之一。每 1 摩尔任何物质（微观物质，如分子，原子等）含有阿伏伽德罗常数（约 6.02×10^{23}）个微粒。使用摩尔时基本微粒应予指明，可以是原子、分子、离子及其他微观粒子，或这些微观粒子的特定组合体。摩尔的原子或分子的数量也叫作阿伏伽德罗常数，以纪念意大利化学家和物理学家阿莫迪欧·阿伏伽德罗（Amedeo Avogadro,1776 — 1856）。1 摩尔中的粒子数量在所有物质都是相同的，正因为如此，1 摩尔的重量是由物质来决定的。

107. 脉动 由两个频率略有不同的波叠加，产生脉动。

108. 漫反射 来自不均匀表面的反射，入射线以不同的角度被反射。

109. 马赫数 流体力学中表示流体可压缩程度的一个重要的无量纲参数，记为 Ma，定义为流场中某点的速度 v 同该点的当地声速 c 之比，即 $Ma=v/c$，它是以奥地利科学家恩斯特·马赫（1838 — 1916）的姓氏命名的。马赫数小于 1 为亚音速流，大于 1 则为超音速流。

110. 密度 单位体积的质量。密度单位是每立方米千克（kg/m^3）。

111. 黏度 流体对形状变化的抵抗力，也是流动的阻力。

112. 逆压电效应 是指对晶体施加交变电场引起晶体机械变形的现象。反向电压改变机械变形方向，施加到晶体上的交流电产生与输入信号相同频率的振动，这是一种产生超声波的方法。

113. 纳秒（ns） 时间单位，1ns 等于 10^{-9}s。

114. 牛顿（N） 力的单位。以著名的英国数学家和物理学家艾萨克·牛顿（Isaac Newton，1643 — 1727）的名字命名。1 牛顿（1 N）等于 1kg 乘以 1m，除以 $1s^2$。

115. 牛顿第三定律 所有力量成对发生。这些力大小相等，方向相反。

116. 能量 在物理学中，能量被定义为做功的能力。能量可以以各种形式存在，如势能、动能、热能、电能等。

117. 能量密度（能流密度） 在 SWL 中，冲击波的能量密度被定义为每一平方毫米面积每次脉冲所通过的声波的能量。有时也被称为能量通量密度。

118. **欧姆（Ω）** 电阻的单位，欧姆的定义是一段电路的两端电压为 1V，通过的电流为 1A 时，这段电路的电阻为 1Ω。以德国物理学家乔治·西蒙·欧姆（Georg Simon Ohm，1789—1854）的名字命名。1Ω 等于 1V 电压产生 1A 电流时导体的电阻。

119. **帕斯卡（Pa）** 压力单位，是以法国数学家布莱士·帕斯卡（Blaise Pascal，1623—1662）的名字命名的。1Pa 等于 $1N/m^2$ 的压力。

120. **频谱** 机械或电磁波（声、光等）的强度按照频率绘图，所得到的图形称为频谱图。

121. **频域** 信号占用的频率范围或仪器注册的频率范围。

122. **频率** 一般定义频率为每秒周期数，单位是赫兹。在 SWL，频率通常指冲击波的实施速率，即每秒或每分钟的冲击波数量。

123. **疲劳** 材料、零件和构件在循环加载下，在某点或某些点产生局部的永久性损伤，并在一定循环次数后形成裂纹，或使裂纹进一步扩展直到完全断裂的现象。在工程学上，谓之疲劳。

124. **PVDF** 是一种聚偏二氟乙烯材料，可以通过施加强电场而被极化的半结晶聚合物，在冲击强度下具有极佳的稳定性，因而可用于制造压电压力表和热传感器。

125. **强度** 即单位面积功率，等于能量密度除以时间。用于计算强度的时间有时定义为当正压力达到 10% 的瞬间和低于 10% 时再次下降的瞬间之间的时间。

126. **韧性断裂** 韧性断裂是指材料经过显著变形后发生的断裂。其主要特征是发生了明显的宏观塑性变形（不包括压缩失稳），如杆件的过度伸长或弯曲、容器的过量膨胀，其断口的尺寸（如直径、厚度）与原始尺才相比也有明显的变化。

127. **热力** 学研究工、热能和温度之间关系的基本物理学。

128. **热力学第一定律** 不同形式的能量在传递与转换过程中的守恒定律，表达式为 $Q=\Delta U+W$。表述形式：热量可以从一个物体传递到另一个物体，也可以与机械能或其他能量互相转换，但是在转换过程中，能量的总值保持不变。其本质就是著名的能量守恒定律。

129. **热** 在物理学中，它被定义为能量的转换，并伴随着原子和分子的运动。

热量只能通过辐射、传导和对流在不同温度的物体之间传输。

130. 入射角 入射射线与垂直线之间的夹角。

131. 入射冲击波 在讨论碎石机制时，（聚焦的）冲击波冲击结石的前界面时称为入射波。也指那些没有被聚焦的直接到达反射器或透镜的波。

132. 双脉冲冲击波 这种冲击波是由双头碎石机产生。双脉冲冲击波并不一定等同于复式冲击波，其产生的两个脉冲，可以长时间延迟或交错发射。

133. 声致发光 当强大的声波作用于液体的时候，液体中会产生一种"声空化"现象——在液体中产生气泡，气泡随即坍塌到一个非常小的体积，内部的温度可以超过10万摄氏度，过程中会发出瞬间的闪光。

134. 声孔效应 通过声波将细胞外分子引入细胞的细胞透化方法。

135. 势能 由相互作用的物体之间的相对位置，或由物体内部各部分之间的相对位置所确定的能叫作"势能"。

136. 双波源 由两个连接在一起的对称的反射体组成，这两个反射体形成的F2焦点是重合的。

137. 水听器 是一种可将压力转换成电信号的装置，用于测量水中声场（压力）。SWL需要具有很宽的带宽（从50 kHz至20 MHz以上）和一个很小的活性面积（不大于0.5 mm）的水听器。

138. 示波器 在屏幕上显示电压变化的二维图形的电子装置。

139. 碎石机 用来实施SWL的设备。由冲击波发生器、聚焦系统、成像系统、耦合装置和治疗床组成。

140. 上升时间 信号（压力峰值）从其最终值的10%上升到90%所需的时间。在碎石机产生的冲击波中，上升时间小于500ns。

141. 声速 声波通过介质传播的速度。声速是介质的材料属性，也称为波传播速度。

142. 熵 热力学中表示物质状态的参量之一，用符号S表示，其物理意义是体系混乱程度的度量，与系统不可用的能量有关。

143. 声波 当物质被压缩时，产生在空气或其他物质中的传播的小振幅机械波。

144. 舒张区 是纵波传播周期的一部分，指压缩波后波形变得稀疏的区域。

145. 碎石脉冲 由碎石机产生的高压脉冲。

146. 瞬时空化 液体中的气泡在很短的时间内快速生长和坍塌。

147. 声能 在体外冲击波碎石中，每一次冲击波释放的能量的总和等于冲击波的能流密度乘以冲击波横断面的面积。

148. 射线 垂直于波前的任何虚拟的直线。

149. 塑性变形 是一种不可自行恢复的变形。工程材料及构件受载超过弹性变形范围之后将发生永久的变形，即使卸除载荷后也将出现不可恢复到原有的形状。

150. 透射率 透射波的强度除以入射波的强度。

151. 透射系数 透射波的压力除以入射波的压力。

152. 体积模量 当材料受到来自四周的压力时产生的体积变化，它决定了一种材料对体积变化的抵抗能力。

153. 体积应变 物体体积的变化除以其初始体积。

154. 托（Torr） 在气压计中相当于1毫米汞柱的压力单位。

155. 弹性 当引起变形的力被移除后，变形的固体材料能够恢复原来形状的性能。

156. 弹性模量 单向应力状态下应力除以该方向的应变。弹性模量决定了材料对变形的抵抗力。

157. 弹性碰撞 通常碰撞，一些能量总是转化为热能。在弹性碰撞之后，如果动能没有转化为其他形式的能量，物体的总动能等于碰撞前的总动能。

158. 痛阈 人耳的疼痛阈值相当于听力阈值的压力的100万倍。大样本人群测试的平均值作为听力阈值和疼痛阈值。

159. 特定声阻抗 表示波通过介质的难度。通常，它定义为两个介质之间界面处的声压与通过界面的颗粒的流速之比乘以该面积。也可以由材料的密度和声速的乘积来获得。肾结石，特定声阻抗是 $2 \times 10^6 \sim 4.5 \times 10^6$ kg/（m^2·s），对于组织，其值为约 1.5×10^6 kg/(m^2·s)。其单位有时为瑞利。

160. V形波 在运动中的物体的最前端产生的V形波，V形波在物体周围呈V形向外传播，其V形夹角取决于物体的运动速度和波在介质中的传播速度。

161. 温度　物质中粒子的平均动能相关的物理属性。它被认为是热力学中的一个基本参数。

162. 涡流　是由电磁感应效应所产生的电流现象。1851年法国物理学家莱昂·傅科发现：由一个移动的磁场与金属导体相交，或由移动的金属导体与磁场垂直交会所产生的导电材料内的电流，故称之为傅科电流现象。

163. 万用表　用于测量电流、电压和电阻仪器。

164. 瓦特　（W）功率单位。1瓦相当于每秒1焦耳（1W = 1J/s），是以苏格兰发明家詹姆斯·瓦特（James Watt,1736 — 1819）的名字命名的。

165. 微秒　时间单位，1微秒（μs）等于10^{-6}s。

166. 谐波　以恒定振幅在标准间隔内重复的正弦波。

167. 相长干涉　相长干涉指两个波相叠加，产生的振幅为两个波的振幅之和。

168. 相消干涉　相消干涉指两个波没有出现位相叠加。如果两波位相相差180°，也就是一个波峰与另一波谷相叠，由此产生的波的振幅将为零。

169. X射线　在真空管中，由高能电子在金属靶上撞击而产生的电磁辐射。发射的辐射称为轫致辐射，是由于外层电子落入内层空穴而产生的。其频率取决于用于构建目标的材料。

170. 压缩波　波在介质中传播时，介质的振动（压缩和拉伸）与传播方向一致，所形成"波"。声波是一种典型的压缩波。

171. 衍射　当波通过一个大小近于或小于波长的孔，则以孔为中心，形成环形波向前传播，这种现象称为衍射。

172. 压力　在物理学中，压力定义为垂直每单位面积的力量。压力有几个单位：bar、Pa、atm、psi、mmHg。

173. 应变　指在外力和非均匀温度场等因素作用下物体局部的相对变形。

174. 应力　施加外力后材料内产生的每单位面积的力。

175. 硬度　材料局部抵抗硬物压入其表面的能力称为硬度。固体对外界物体入侵的局部抵抗能力，是比较各种材料软硬的指标。由于规定了不同的测试方法，所以有不同的硬度标准。各种硬度标准的力学含义不同，相互不能直接换算，但可通过试验加以对比。它决定了材料抵抗机械冲击的能力。

176. 压缩率　体积模量的倒数。

177. 杨氏模量　描述固体材料抵抗形变能力的物理量，被定义为应力除以应变。以英国物理学家和数学家托马斯·杨（Thomas Young，1773 — 1829）的名字命名。

178. 引力场　在物理学中，一个场被定义为一个空间区域，它将物理量分配给空间中的每一个点。在一般情况下，场的强弱取决于位置的变化。引力场是围绕任何质量的区域，并给出了每一点上单位质量所经历的力（引力）的信息。

179. 液电碎石机　其产生冲击波的原理是通过电极在水中发生电击穿后形成冲击波。

180. 液电冲击波发生器　利用在液体中的两个电极间发生电击穿而产生冲击波的装置。

181. 压电碎石机　利用压电效应产生冲击波的体外碎石机称为压电碎石机。

182. 压电冲击波发生器　利用压电效应产生冲击波的装置。

183. 压电晶体　指具有压电和反压电效应的晶体材料。压电现象是由于离子的相对位移，偶极子的旋转和电子在材料内部的再分布而发生的。只有极少数晶体，如水晶（α- 石英）、钛酸钡及其衍生结构晶体等具有压电特性。与大多数的晶体相反，压电晶体不具有任何两个相反方向内部结构相同的中心点。

184. 压电效应　对压电晶体施加外力（挤压或拉伸）时，压电晶体的两端会产生不同的电荷，在晶体的两端之间可检测到电位差；晶体受力所产生的电荷量与外力的大小成正比；当外力去除后，晶体可恢复到不带电的状态。这种现象叫压电效应。

185. 兆赫（MHz）　1 兆赫（MHz）等于 10^6 赫兹。

186. 兆帕（MPa）　1 兆帕（MPa）等于 10^6 帕斯卡（Pa），约为 10 个大气压。

187. 直流电　直流电又称连续电流，是电流从高电位点到低电位点的恒定流动。一般情况下，直流电经导线传导。但是，直流电也可以在水中传导，例如液电冲击波发生器。过去伽伐尼电流（稳定的直流电）也称为直流电。

188. 总能量　在体外冲击波碎石术中，单位时间内的瞬时压力的平方乘以波的表面积并除以介质的密度和介质中的传播速度。

189. 状态方程　流体压强、流体密度、温度等三个热力学参量的函数关系式，用于描述物质特性。

190. 正压峰值　冲击波正脉冲的最大压力幅值，即最大压力与环境压力的差值。

191. 折射角　折射（透射）射线与垂直线的夹角。

192. 直达波　液电碎石机产生的冲击波，部分没有被反射缸聚焦，而是直接从 F1 到达 F2 的部分称直达波。

193. 折射　也称透射，从一种介质到另一种介质，波的方向发生了改变，因为在每个介质中波的传播速度不同。

194. 振幅　振波周期的最大幅度，也称脉冲幅度。

195. 质点速度　机械波中的粒子在介质中的速度。对于碎石冲击波而言，粒子的速度可达 70m/s。

196. 周期波　在一定的时间间隔或周期内重复其值（压力）的波。

197. 周期　在物理学中，它被定义为完成振荡或周期所需的时间。是频率的单位，周期/秒，现已更改为赫兹。

198. 紫外线（UV）　紫外线是电磁波谱中波长从 10~400nm 辐射的总称。是人类眼睛看不见的电磁波。在物理学中，近紫外辐射被定义为波长在 300~400nm，中紫外辐射波长在 200~300nm，远紫外波长在 100~200nm。所谓的极紫外辐射被定义为波长低于 100nm。在生物学和医学中，紫外线被划分为 A 射线、B 射线和 C 射线（简称 UVA、UVB 和 UVC），波长范围分别为 315~400nm、280~315nm、190~280nm。

199. 纵波　机械波中的物质粒子的运动平行于波的传播方向，即压缩波。

200. 状态变量　在某些物理条件下用于热力学中描述物质状态的变量，如压力和温度。

201. 蒸汽压　一定外界条件下，液体中的液态分子会蒸发为气态分子，同时气态分子也会撞击液面回归液态。这是单组分系统发生的两相变化，一定时间后，即可达到平衡。平衡时，气态分子含量达到最大值，这些气态分子对液体产生的压强称为蒸气压。

202. 张力　施加在被拉伸物体上的力。

203. 自由基　化学上也称为"游离基"，是指化合物的分子在光热等外界条件下，共价键发生均裂而形成的具有不成对电子的原子或基团。

（张东方　何媚英）

参 考 文 献

[1] Achim M Loske. Shock Wave Physicsfor Urologists. 墨西哥国立自治大学
[2] 墨西哥 ISBN 978-970-32-4377-8.2007.

附录 B

冲击波碎石的物理机制和应用原则

冲击波碎石
de
物理基础与应用概论

孙西钊

南京结石理化分析中心　孙西钊个人工作室

前 言

Throughout the history of medicine, perhaps no technology advance has exerted a more revolutinonary effect than shock-wave lithotripsy..

《坎贝尔泌尿外科学》

绪 论

冲击波碎石技术（1980.2-）

"波霸" PK "刀把"

附录A 冲击波碎石相关术语解析

"波"与冲击波

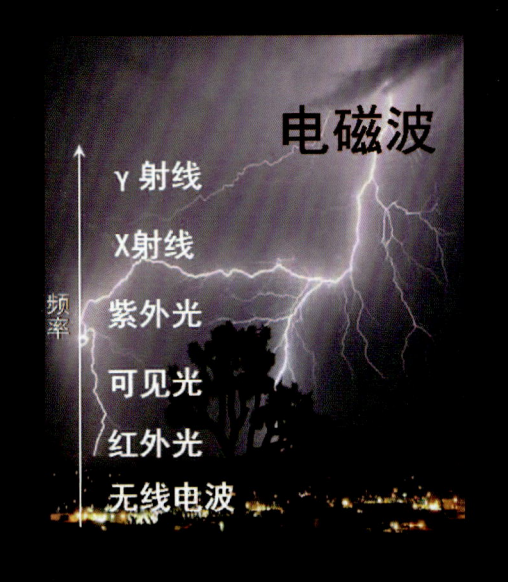

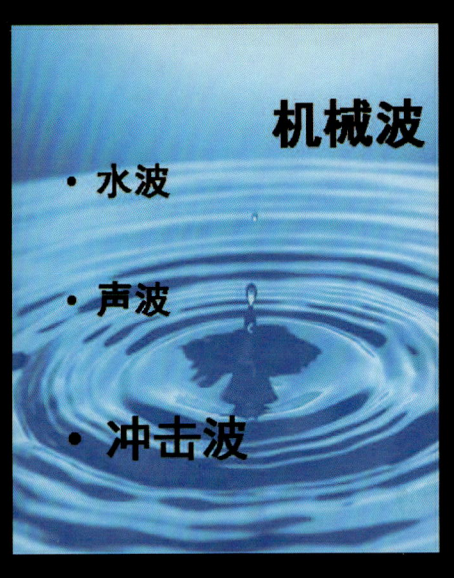

电磁波
- γ射线
- X射线
- 紫外光
- 可见光
- 红外光
- 无线电波

（频率）

机械波
- 水波
- 声波
- 冲击波

冲击波的真面目

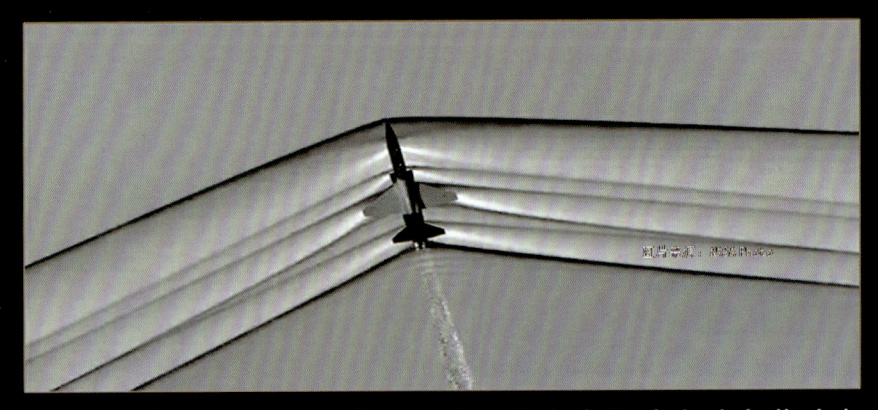

一架以超音速飞行的美国喷气式飞机产生的冲击波在莫哈韦沙漠上空被另一架飞机拍摄到。NASA研究人员利用纹影摄影的技术，在飞机穿过不同密度的空气时捕捉到了光的变化

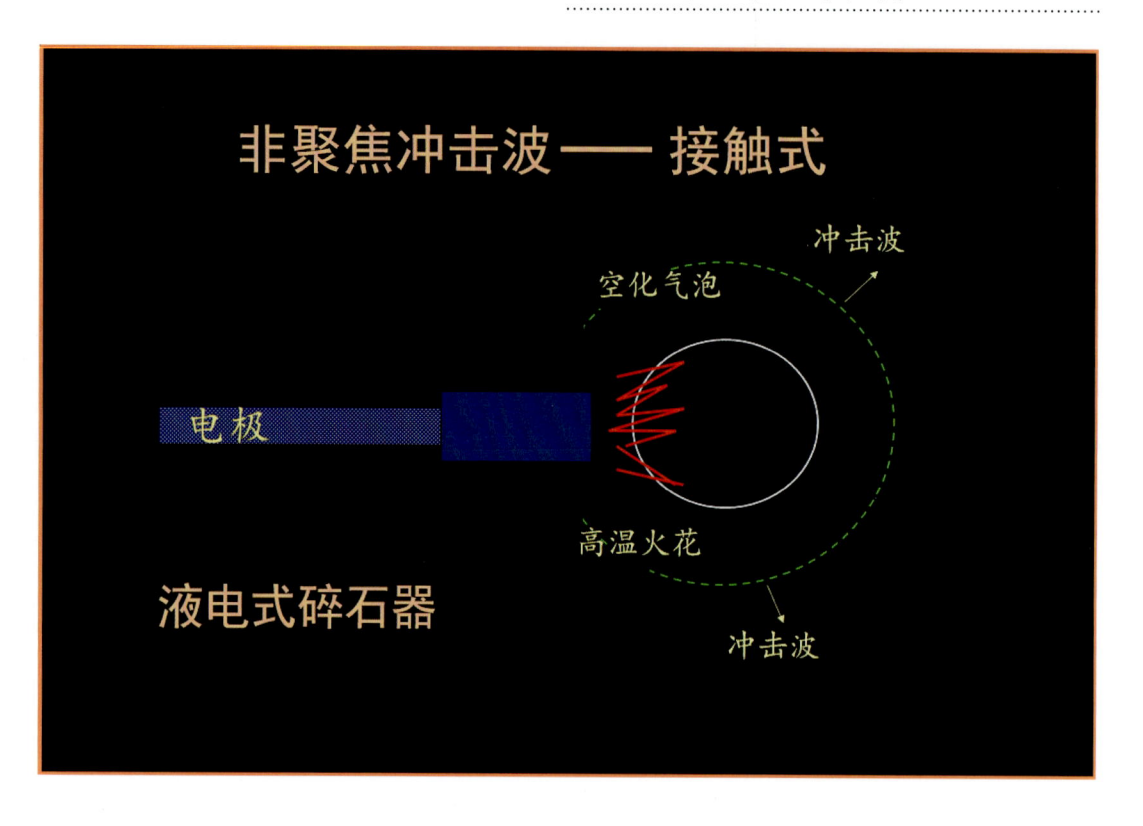

非聚焦冲击波——接触式

液电式碎石器

- 空化气泡
- 冲击波
- 电极
- 高温火花
- 冲击波

苏联尤特金发明的液电碎石器

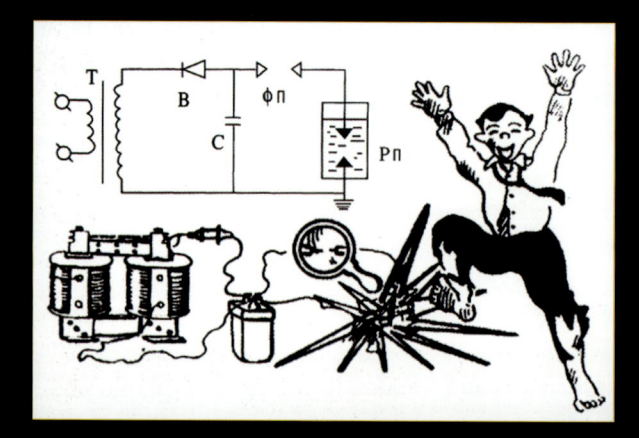

尤特金绘制的卡通画　　乌克兰人尤特金

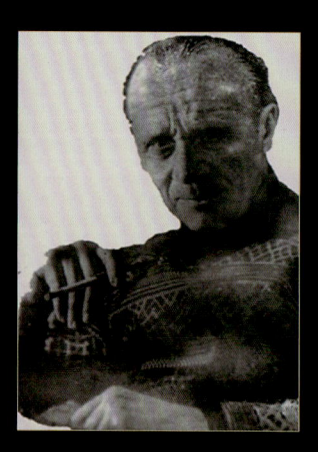

附录 A 冲击波碎石相关术语解析

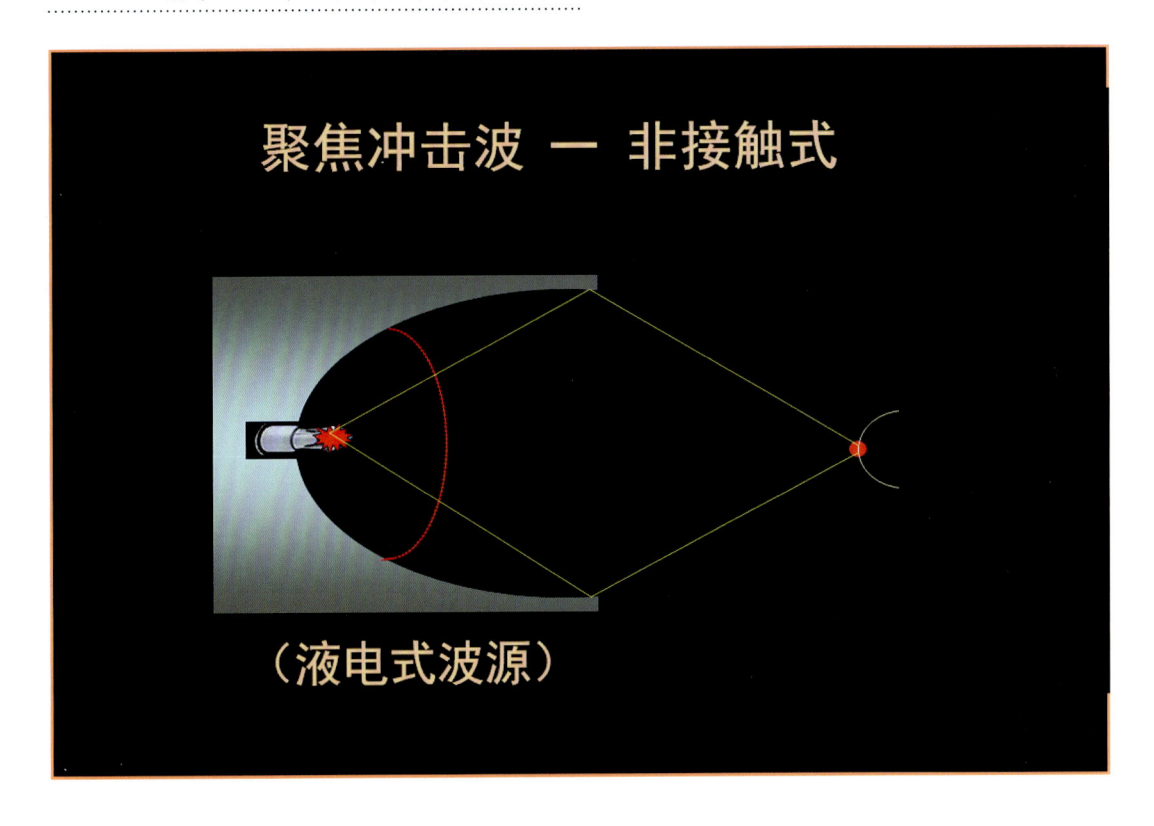

聚焦冲击波 — 非接触式

（液电式波源）

世界首台体外冲击波碎石机（HM1型）

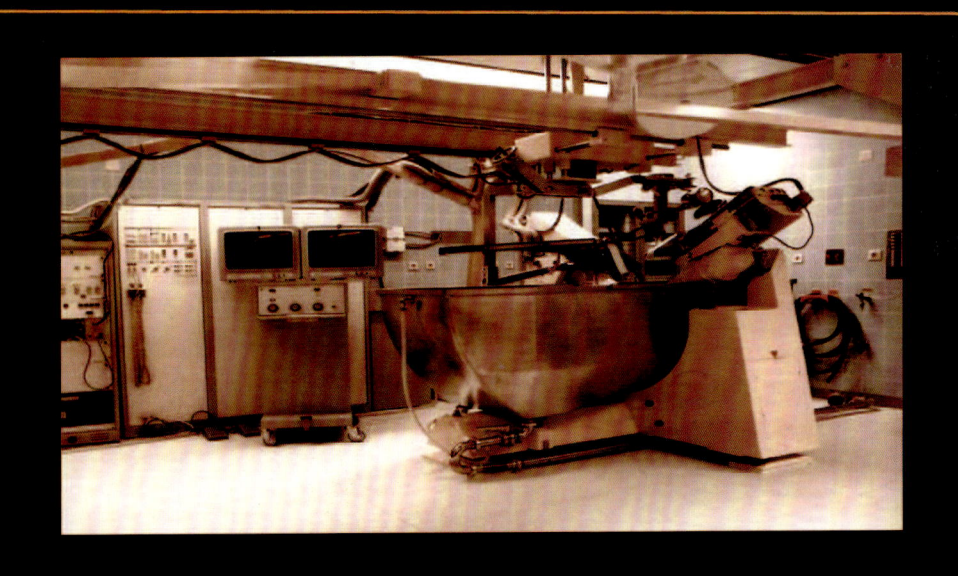

体外冲击波碎石术（ESWL）

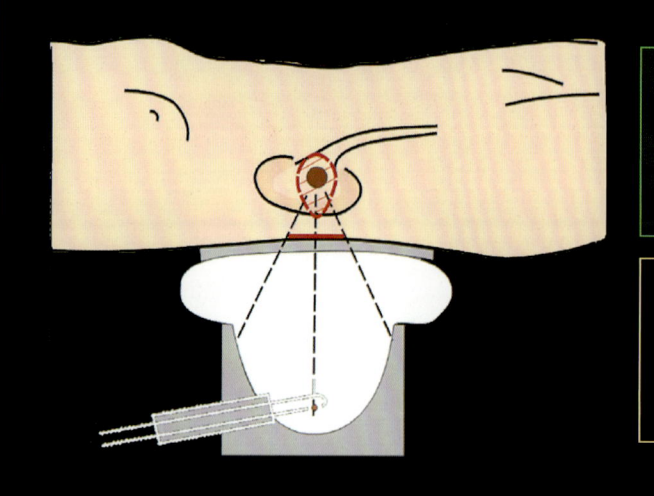

冲击波碎石术
shockwave lithotripsy
（SWL）

体外碎石术
extracorporeal lithotripsy

第一部分：冲击波碎石的物理基础

① 基本概念
② 冲击波碎石装置
③ 冲击波的物理特性
④ 冲击波碎石的物理机制
⑤ 尿结石和肾组织的物理特性

第二部分：冲击波碎石的应用概论

附录 A　冲击波碎石相关术语解析　　　　　　　　　　　　　　　　　　　　　　　　　　·823·

1. 基本概念

- 冲击波的特性
- 压力场与压力单位
- 焦点、焦斑、焦区
- 冲击波焦区的压力分布

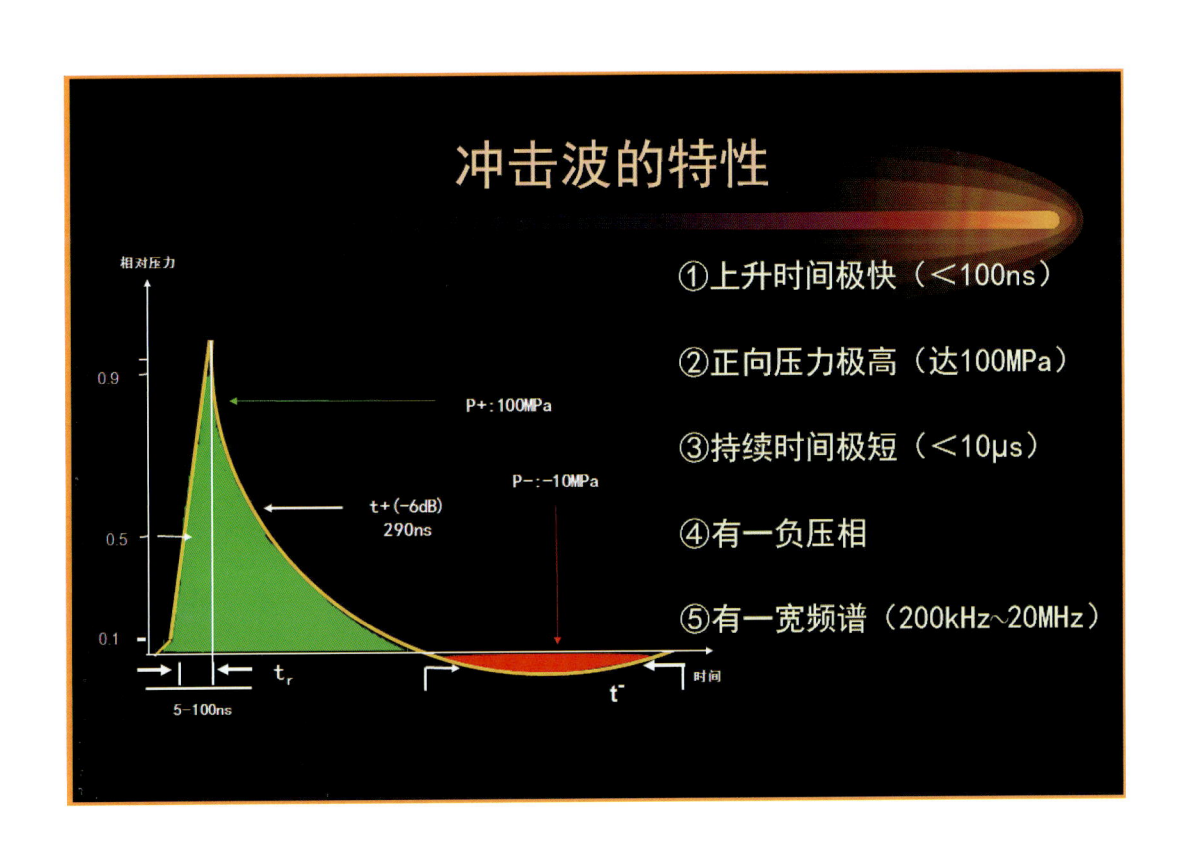

冲击波的特性

① 上升时间极快（＜100ns）

② 正向压力极高（达100MPa）

③ 持续时间极短（＜10μs）

④ 有一负压相

⑤ 有一宽频谱（200kHz～20MHz）

压力场与压力单位

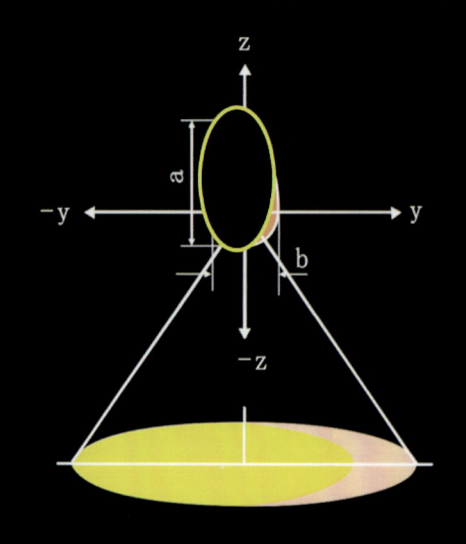

压力场（pressure field）是根据 X、Y、Z 坐标进行选定的。

压力单位是兆帕（MPa），
1MPa(兆帕)=10^6Pa(帕)=10bar
=10atm(大气压) = 10N·kg/cm²。

焦距长度依次为：光学焦距 > 水内焦距 > 体内焦距。

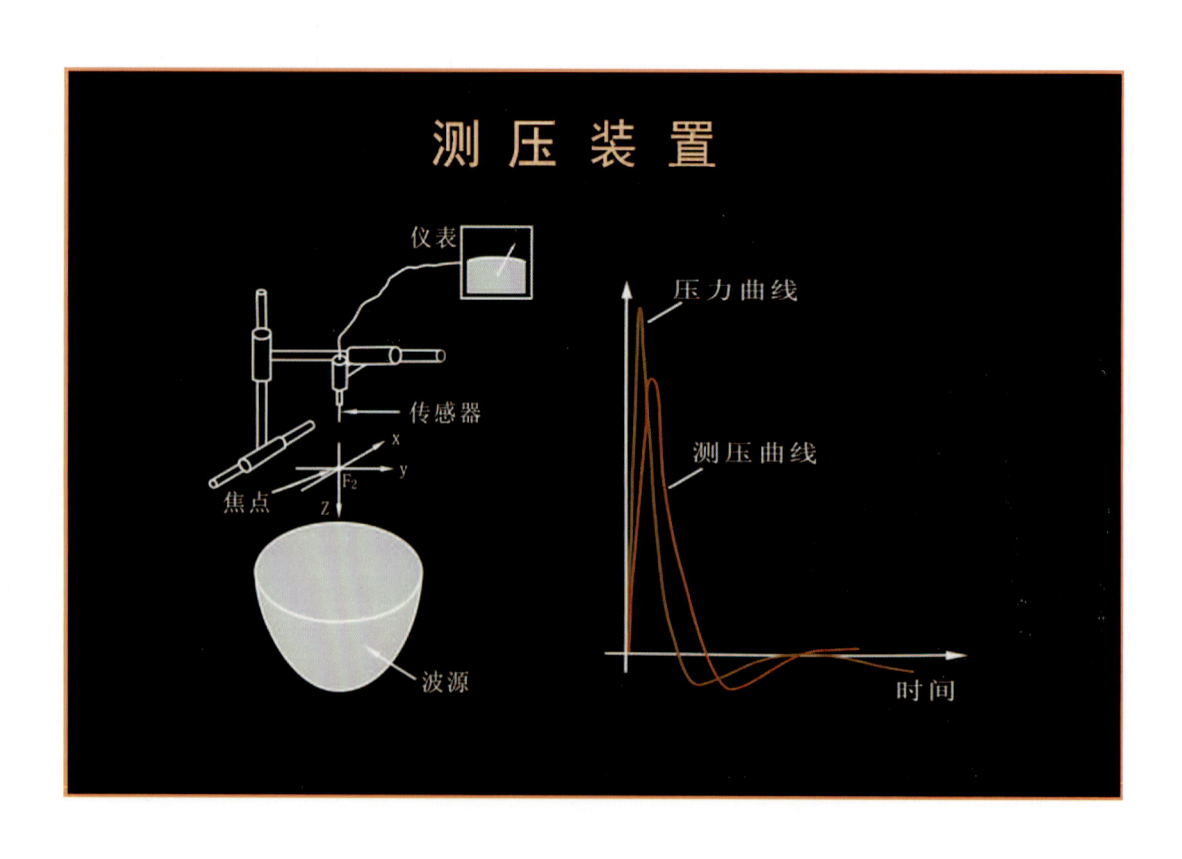

测压装置

仪表
传感器
焦点
波源
压力曲线
测压曲线
时间

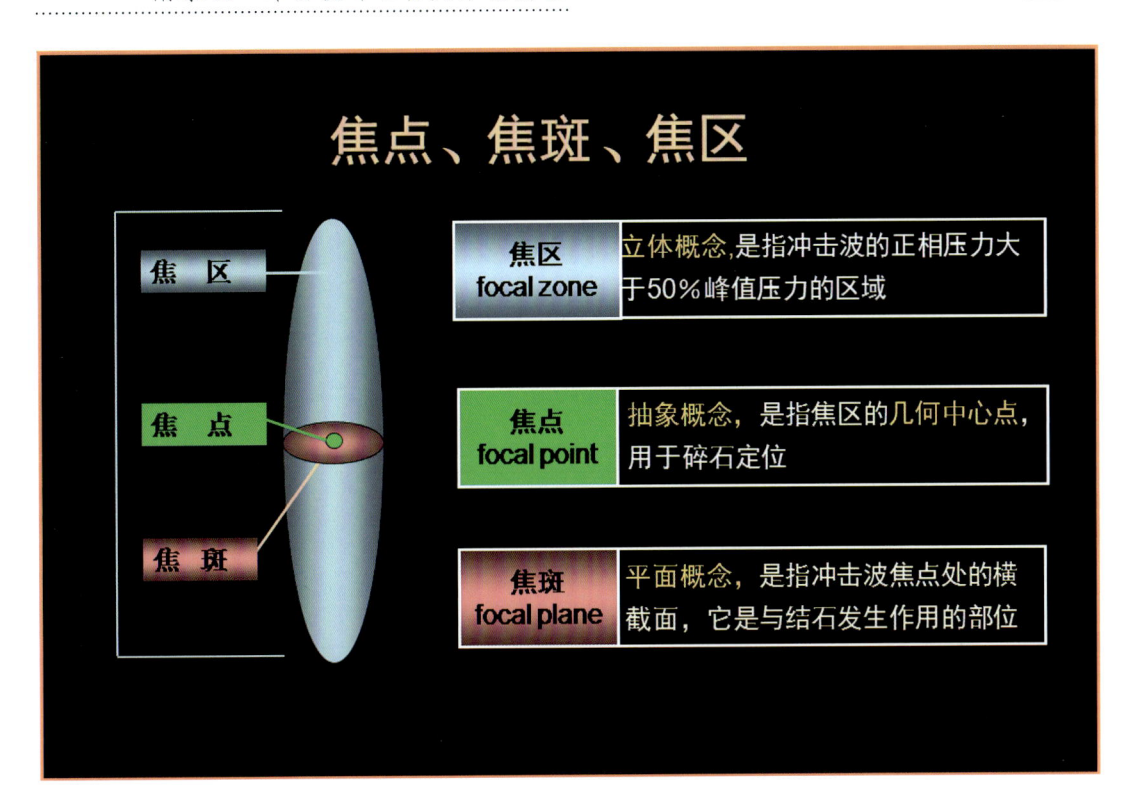

附录 A　冲击波碎石相关术语解析

焦点、焦斑、焦区

焦区 focal zone：立体概念，是指冲击波的正相压力大于 50% 峰值压力的区域

焦点 focal point：抽象概念，是指焦区的几何中心点，用于碎石定位

焦斑 focal plane：平面概念，是指冲击波焦点处的横截面，它是与结石发生作用的部位

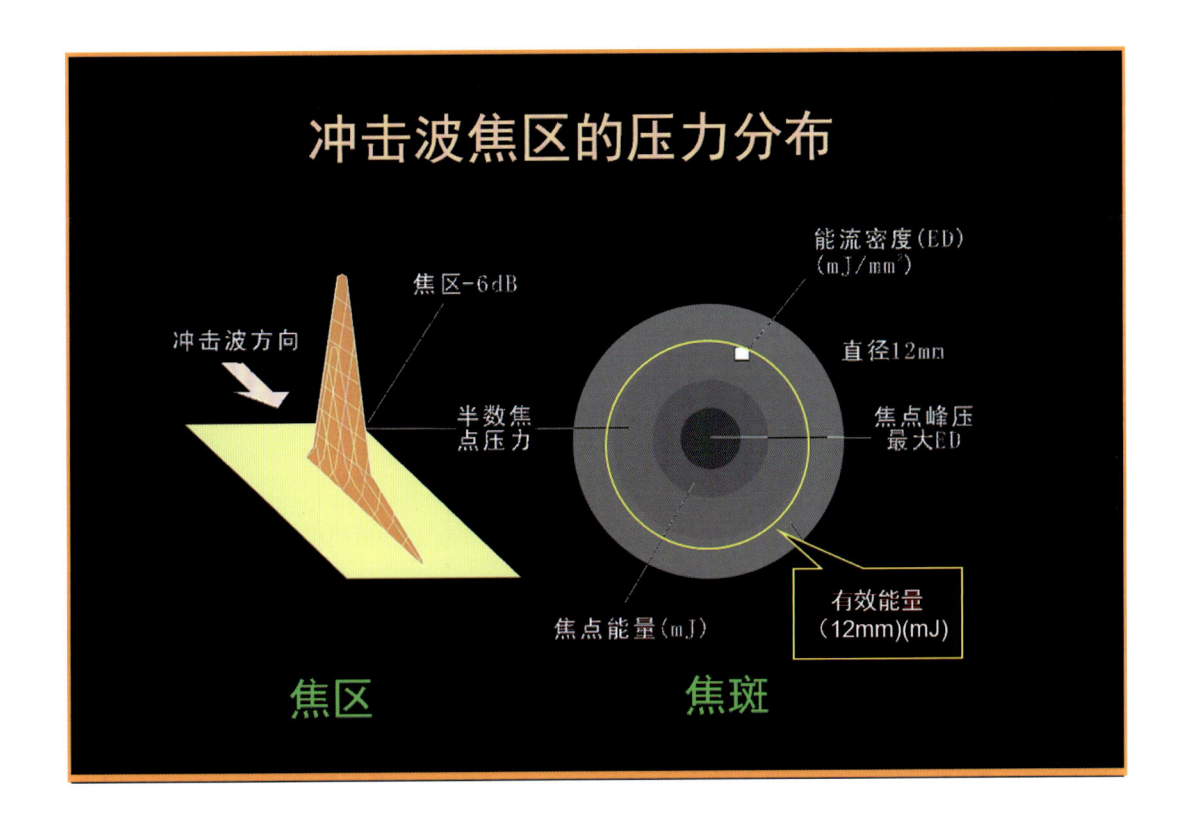

冲击波焦区的压力分布

冲击波方向　焦区-6dB　半数焦点压力

能流密度(ED) (mJ/mm²)
直径 12mm
焦点峰压 最大 ED
焦点能量 (mJ)
有效能量 (12mm)(mJ)

焦区　　焦斑

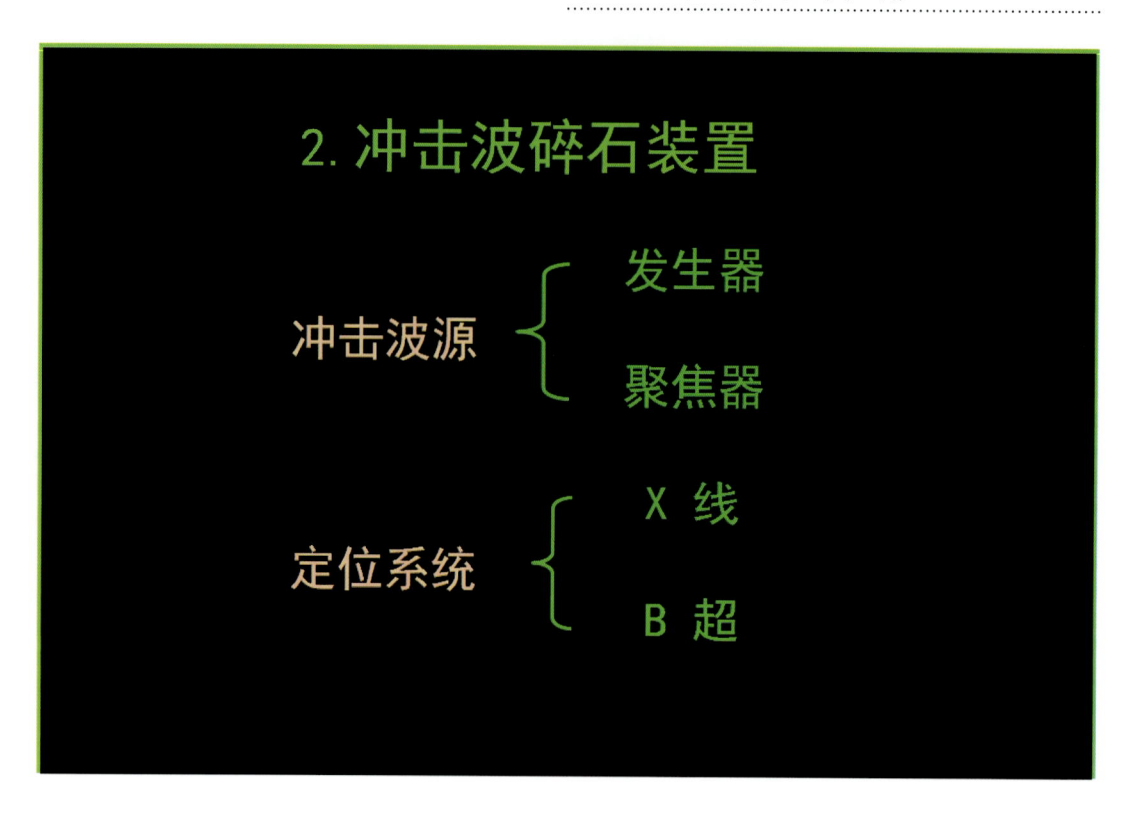

2. 冲击波碎石装置

冲击波源 { 发生器 / 聚焦器 }

定位系统 { X 线 / B 超 }

（1）冲击波源

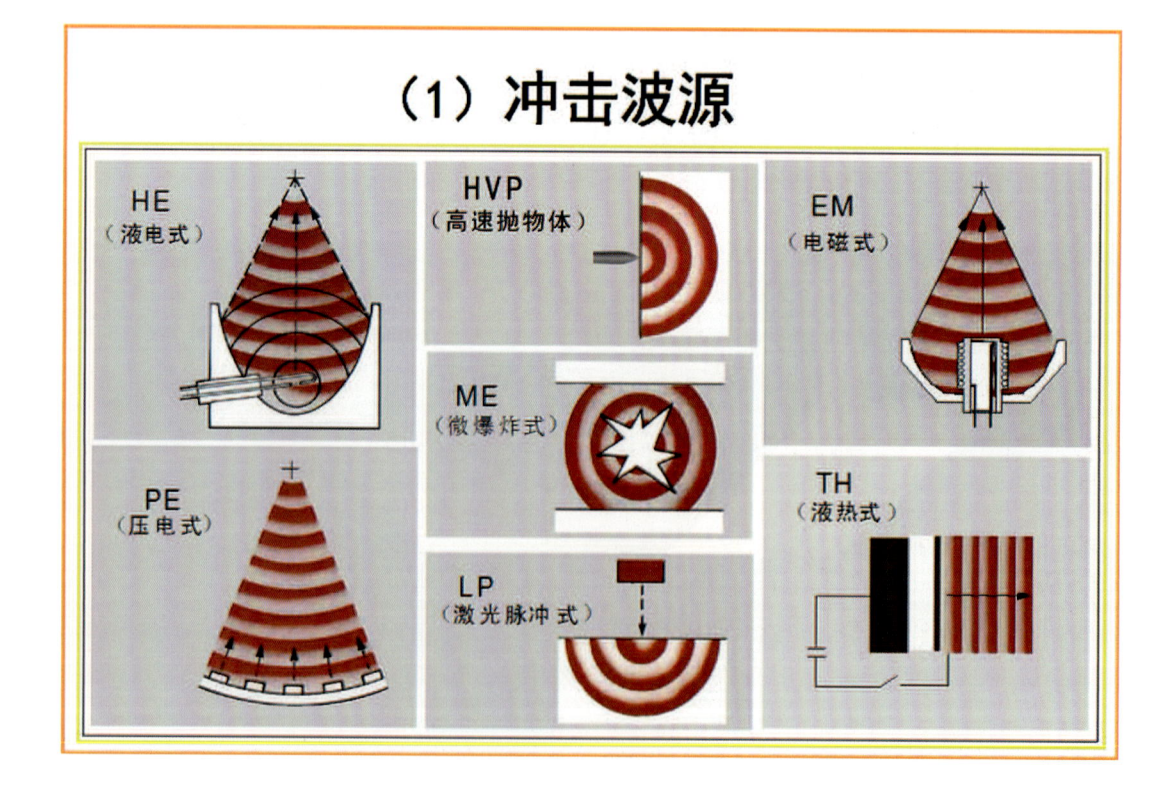

- HE（液电式）
- HVP（高速抛物体）
- EM（电磁式）
- ME（微爆炸式）
- PE（压电式）
- LP（激光脉冲式）
- TH（液热式）

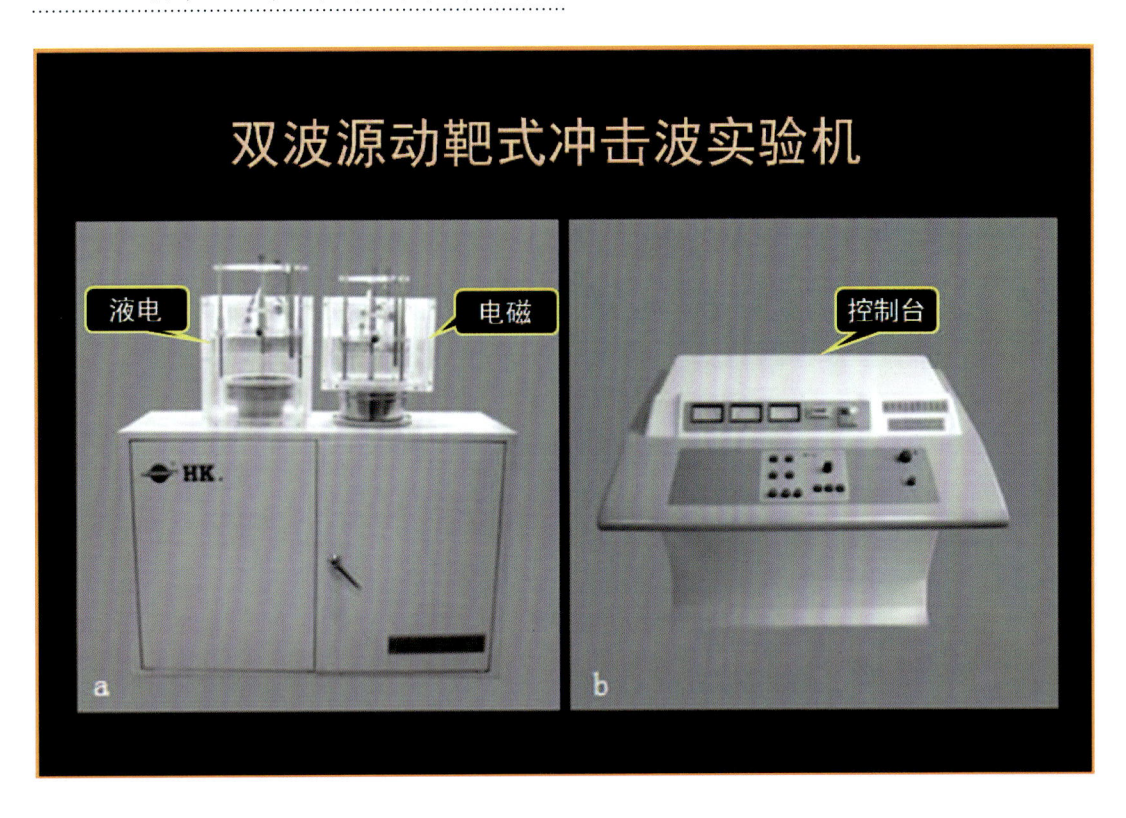

附录 A　冲击波碎石相关术语解析　　　　　　　　　　　　　　　　　　　　·827·

双波源动靶式冲击波实验机

液电　电磁　　　　控制台

a　　　　　　　　　　b

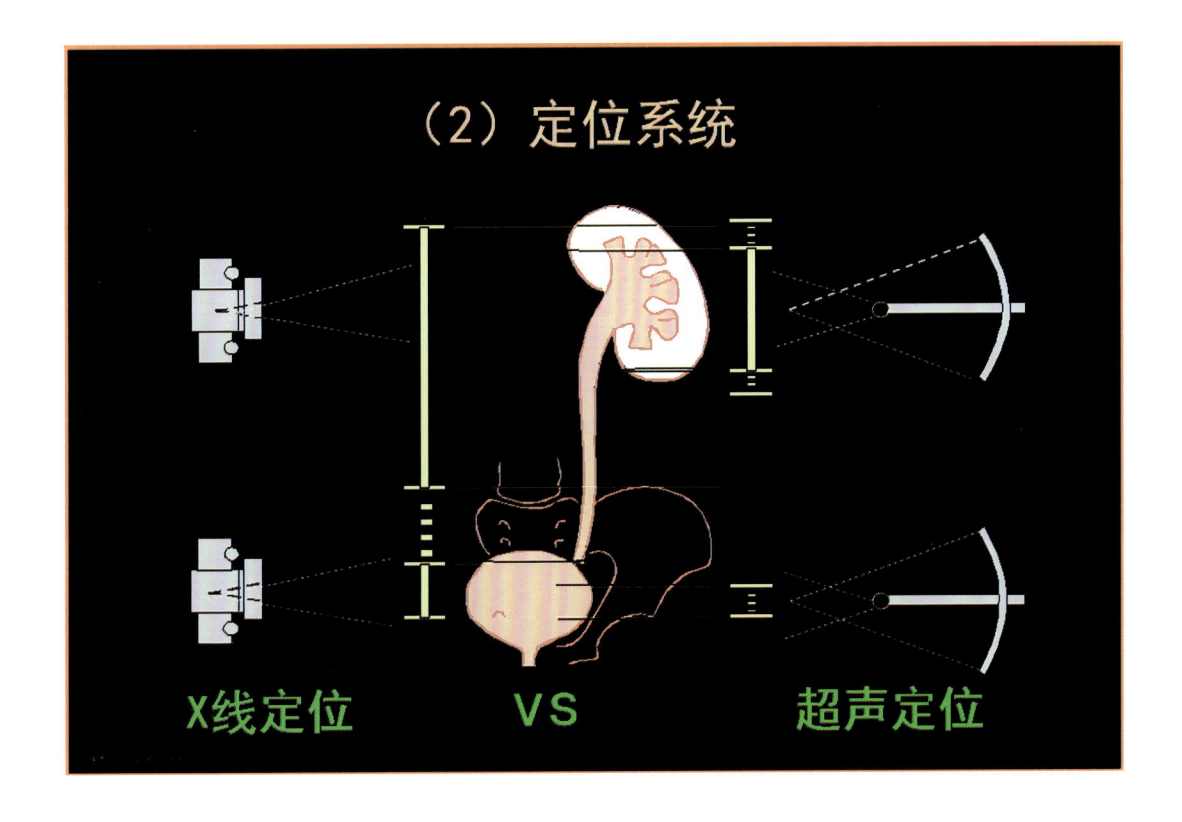

（2）定位系统

X线定位　　　VS　　　超声定位

X线定位系统

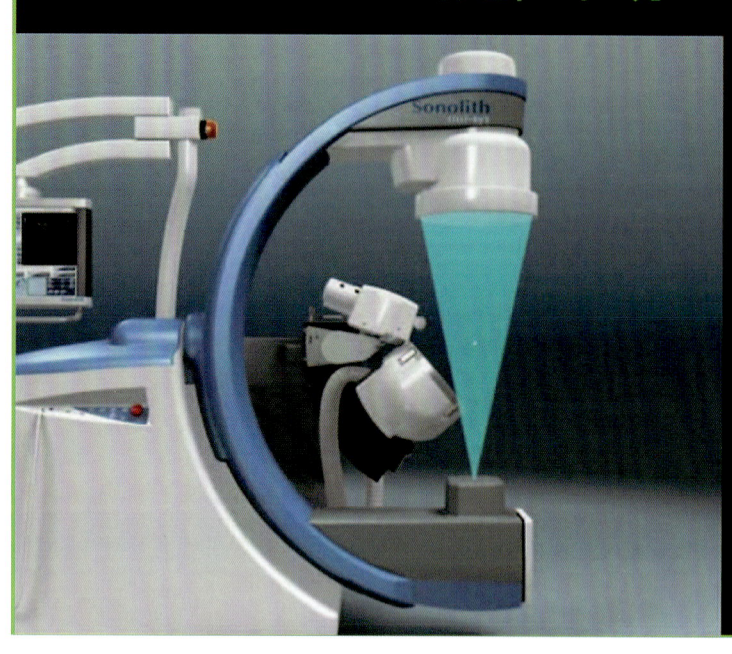

优点
① 容易掌握
② 定位可靠
③ 对比方便

缺点
① X线辐射
② 阴性和输尿管中段结石定位困难

超声定位系统

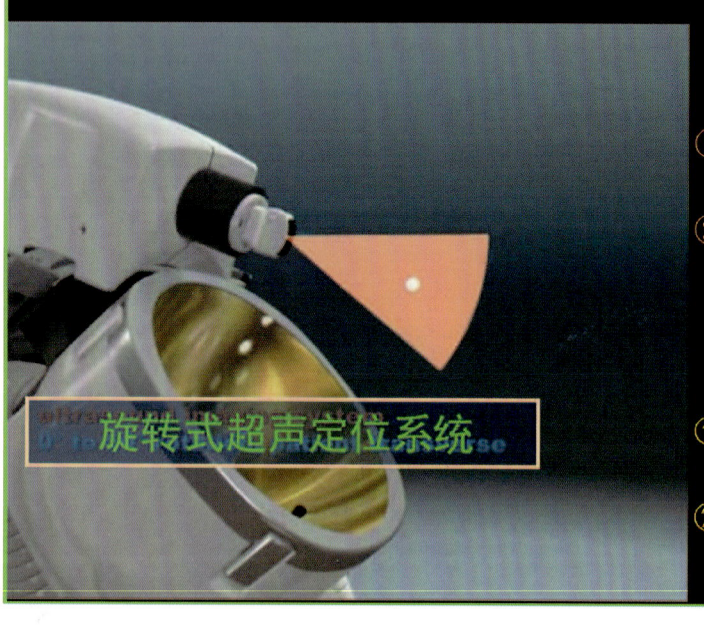

优点
① 无辐射 简单 价廉
② 显示阴性 阳性结石

缺点
① 较难掌握
② 需要"声窗"

旋转式超声定位系统

附录 A 冲击波碎石相关术语解析

X 线 – 超声双定位

取长

补短

3. 冲击波的物理特性

- 冲击波的发生
- 冲击波的形成
- 冲击波的传播
- 冲击波的脉冲能量与方式

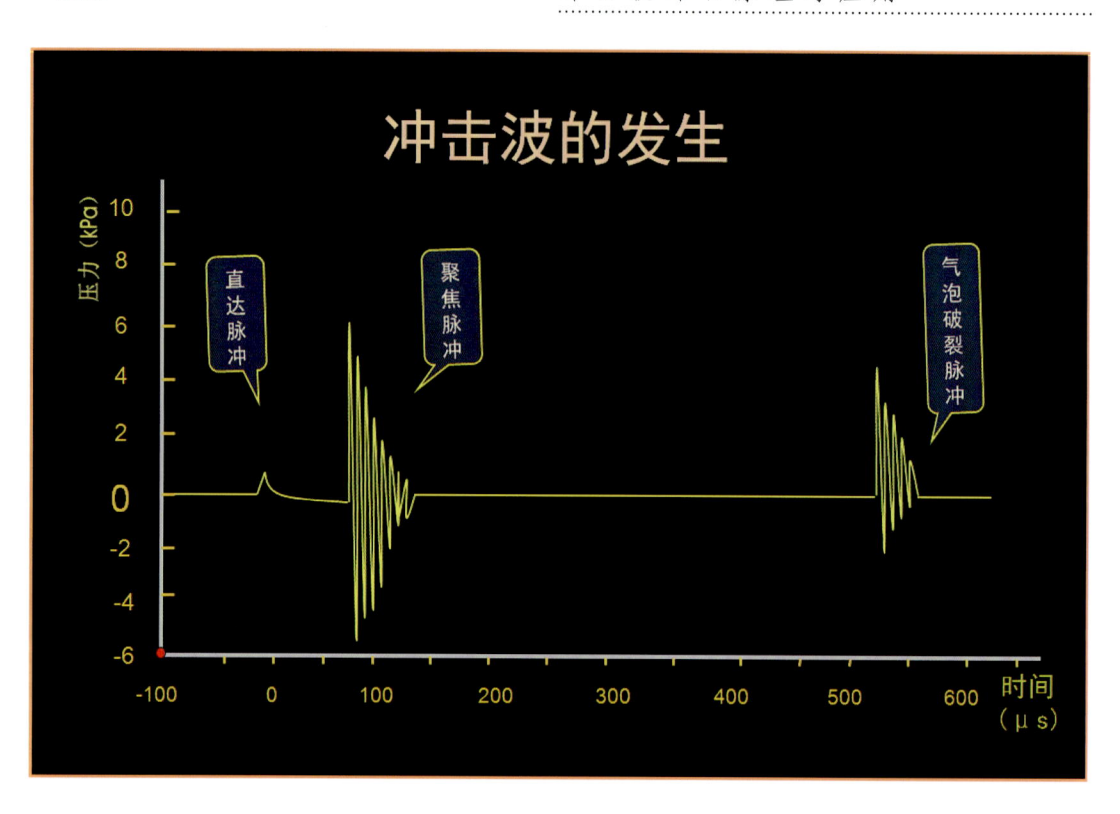

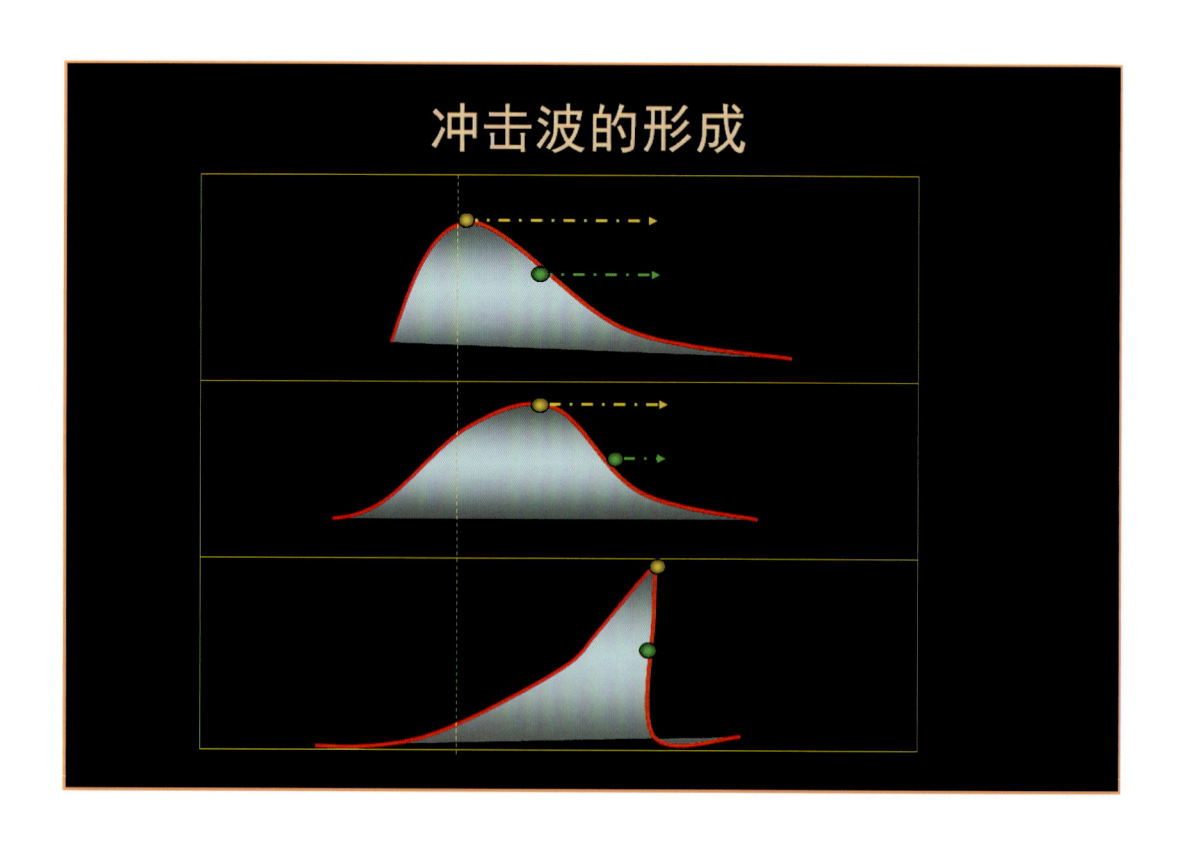

冲击波的发生

冲击波的形成

附录 A　冲击波碎石相关术语解析

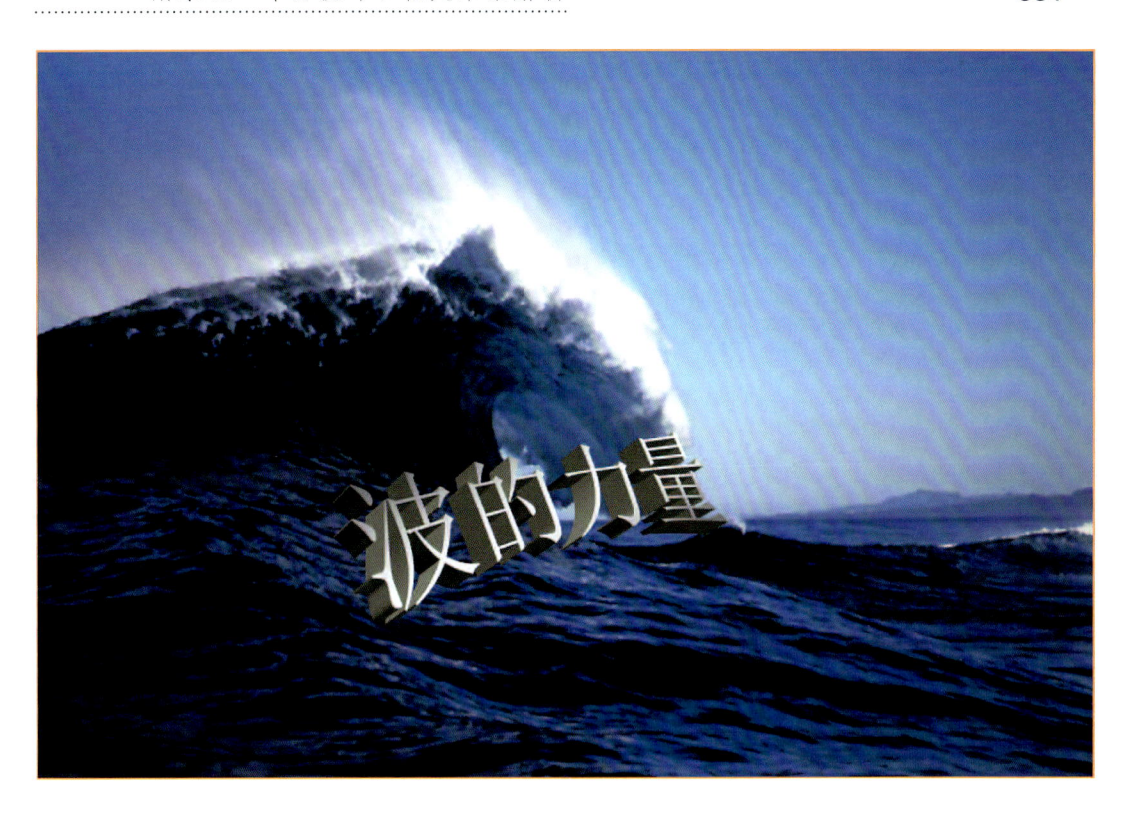

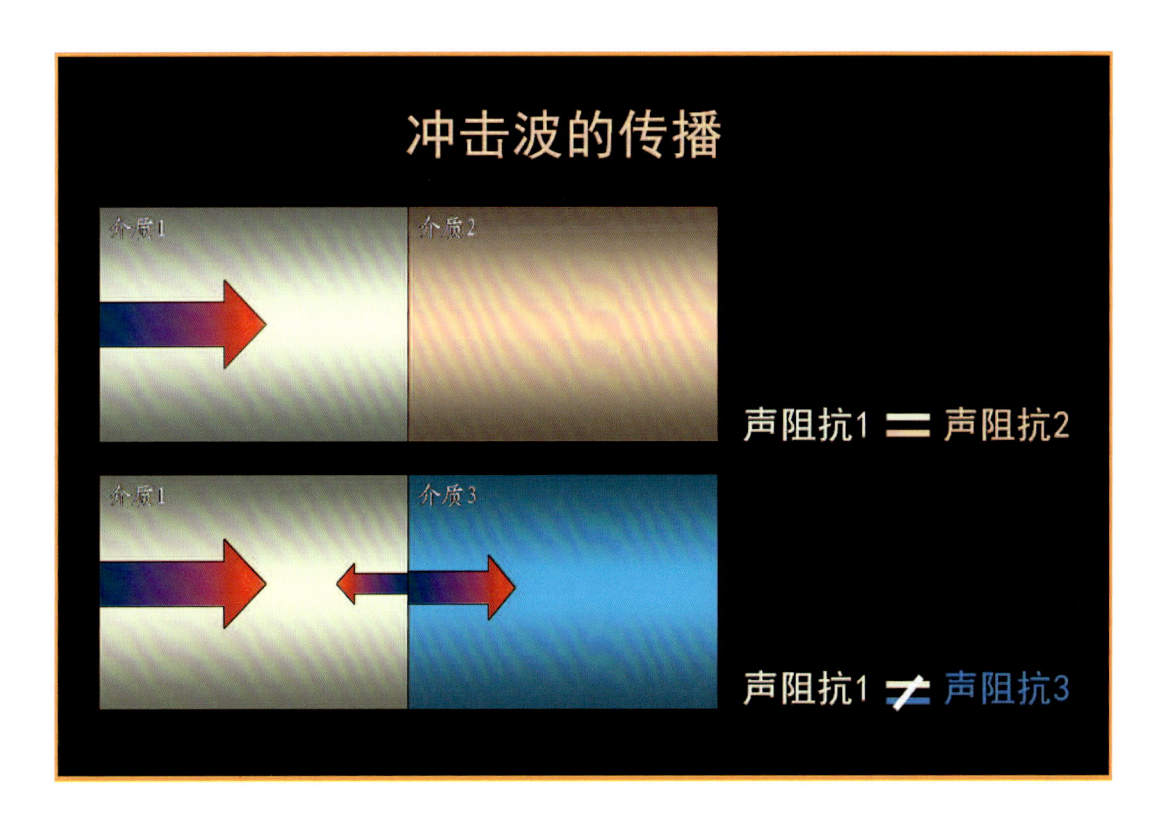

冲击波的脉冲能量与方式

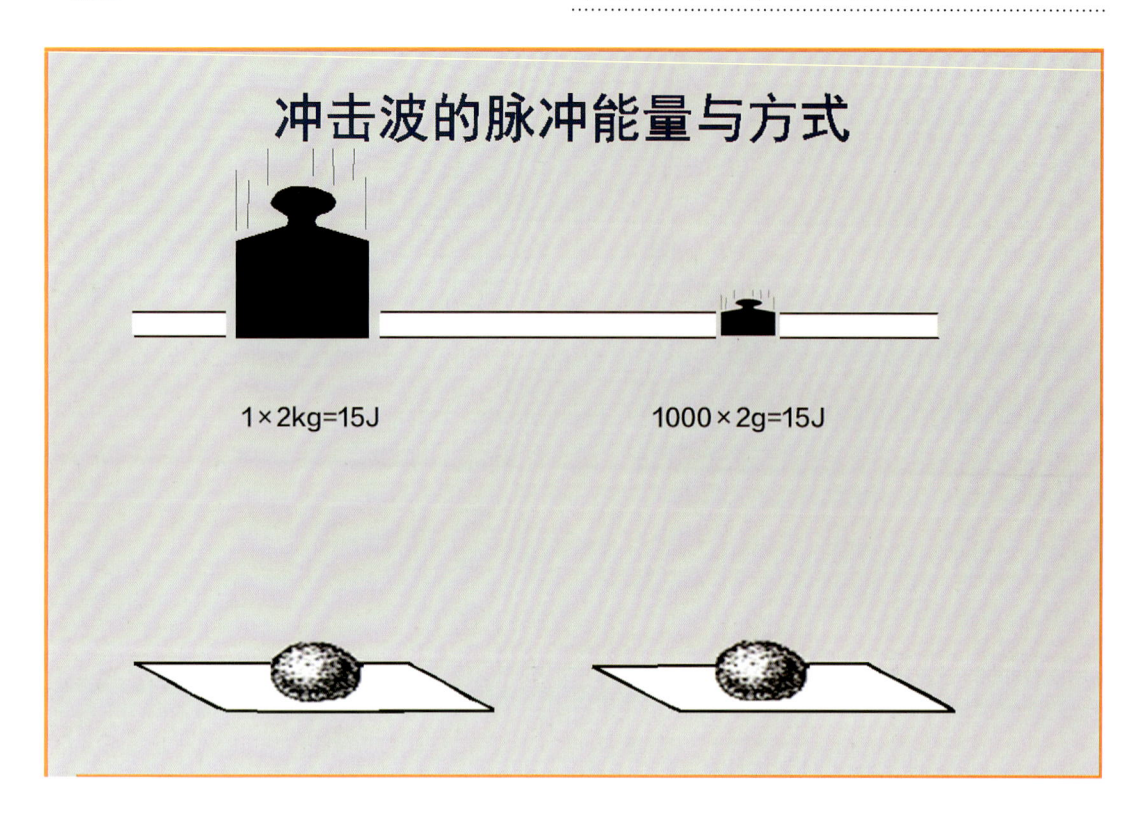

1×2kg=15J

1000×2g=15J

4.冲击波碎石的物理机制

- 应力效应
- 空化效应
- 动力学疲劳
- 挤压效应

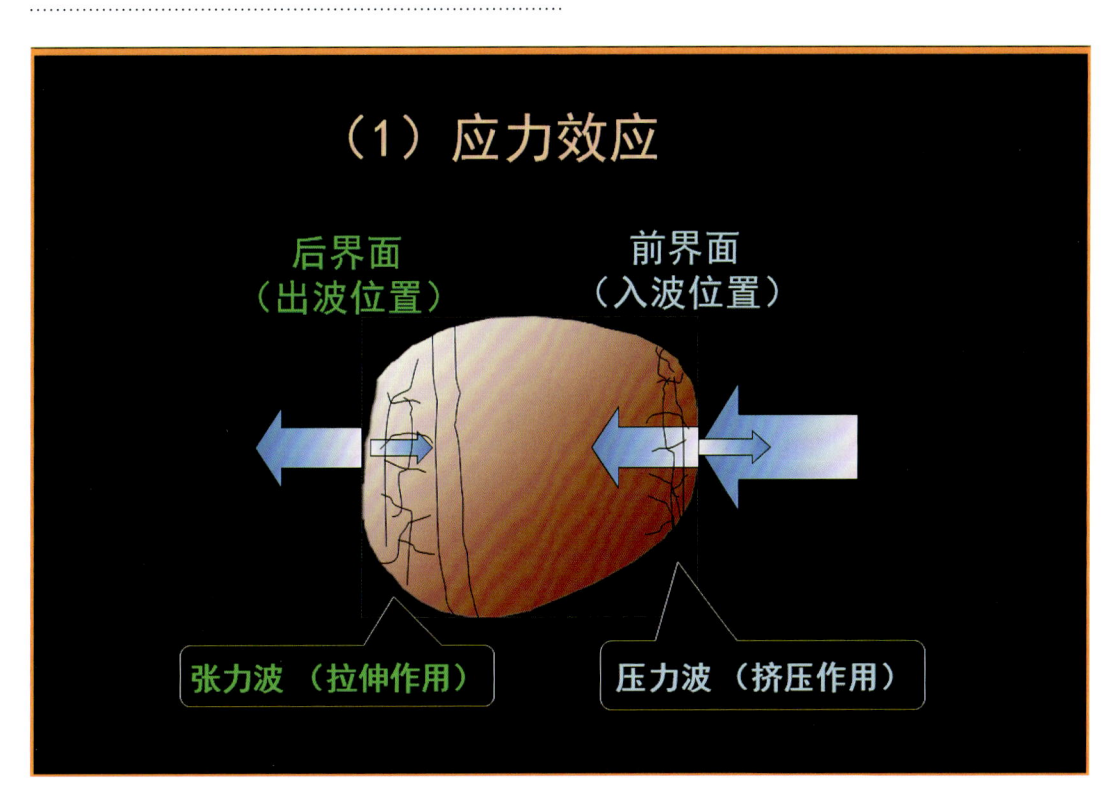

附录 A 冲击波碎石相关术语解析 ·833·

（1）应力效应

后界面（出波位置）　　　前界面（入波位置）

张力波（拉伸作用）　　　压力波（挤压作用）

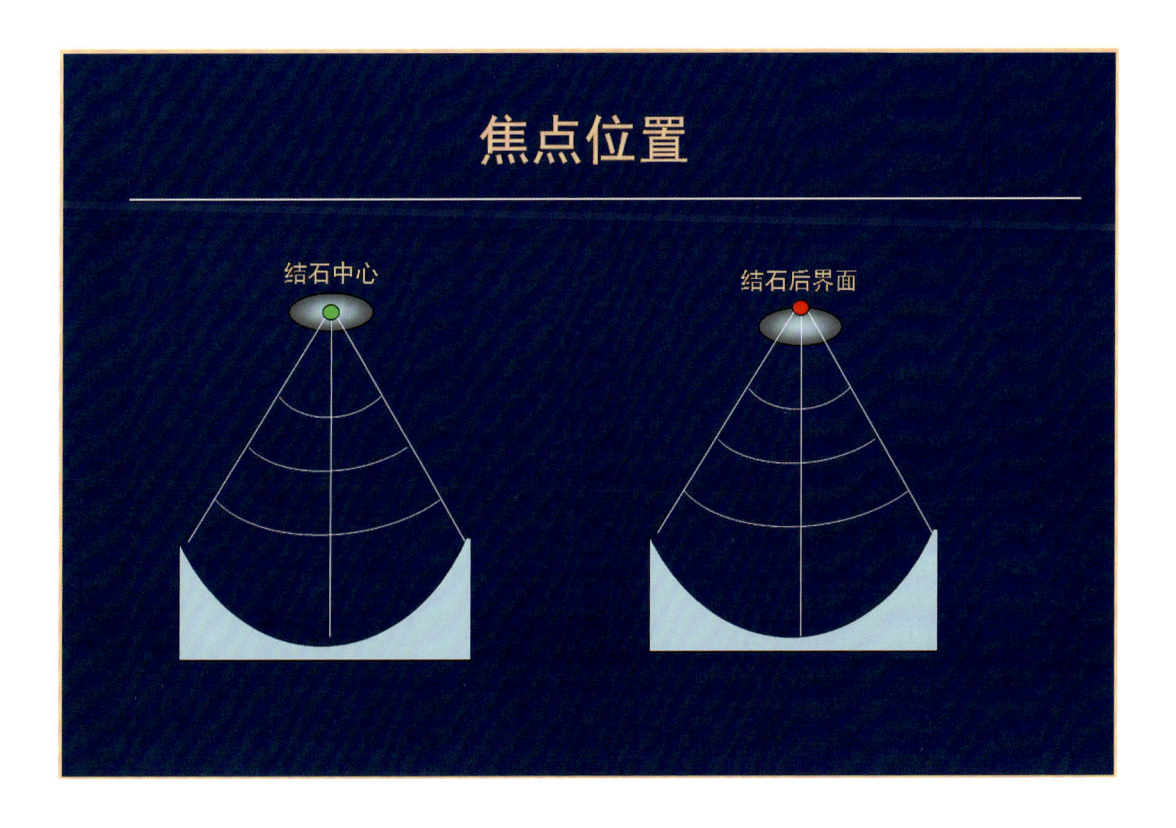

焦点位置

结石中心　　　　　　　结石后界面

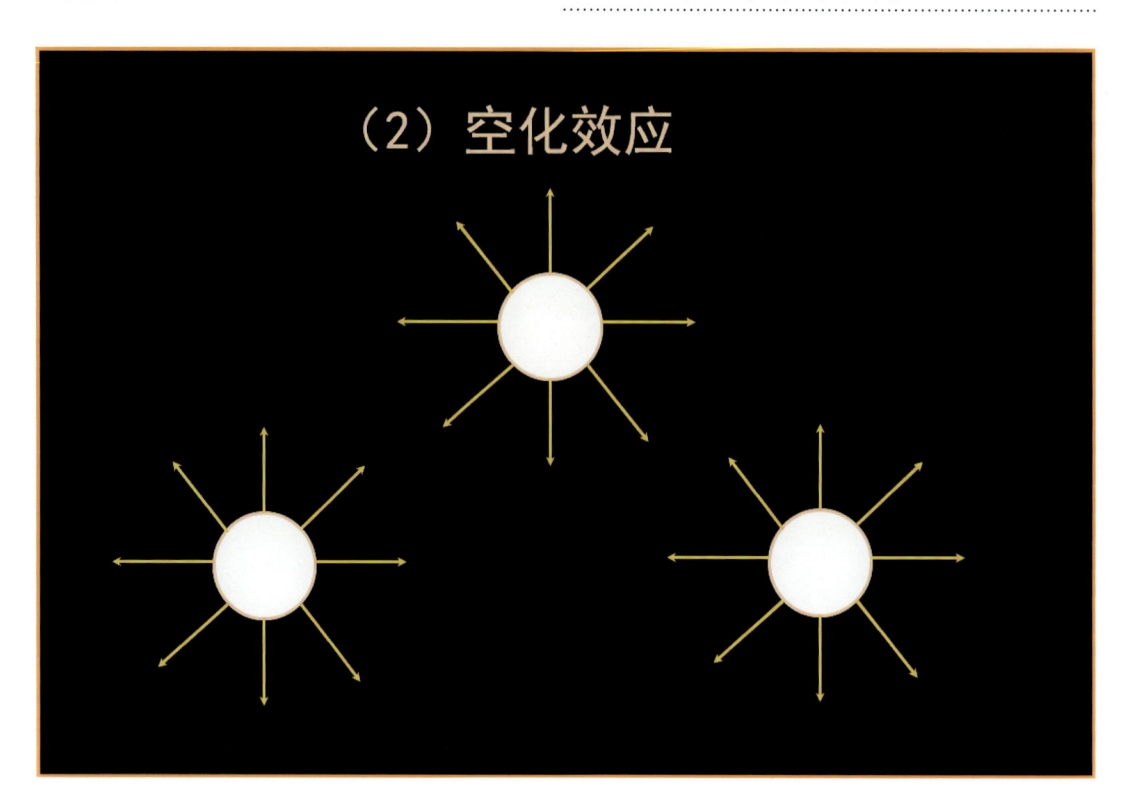

（2）空化效应

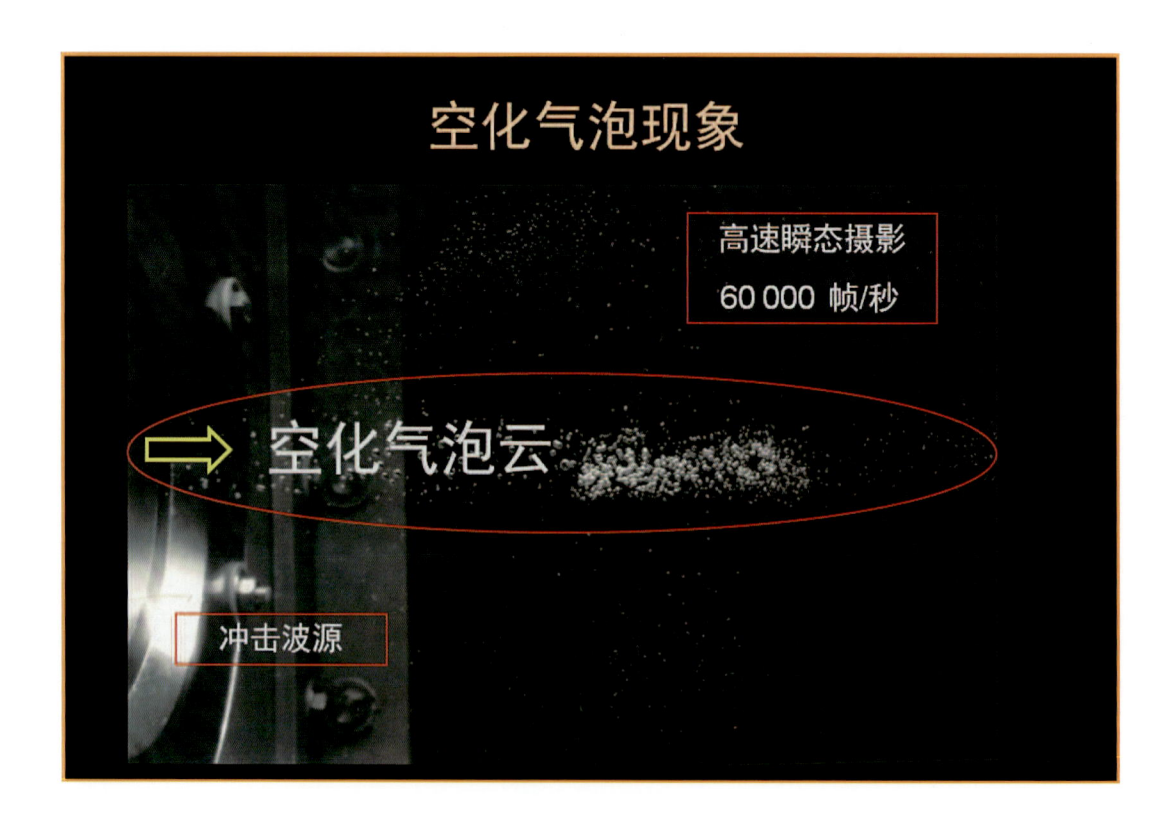

空化气泡现象

高速瞬态摄影 60 000 帧/秒

空化气泡云

冲击波源

附录 A　冲击波碎石相关术语解析

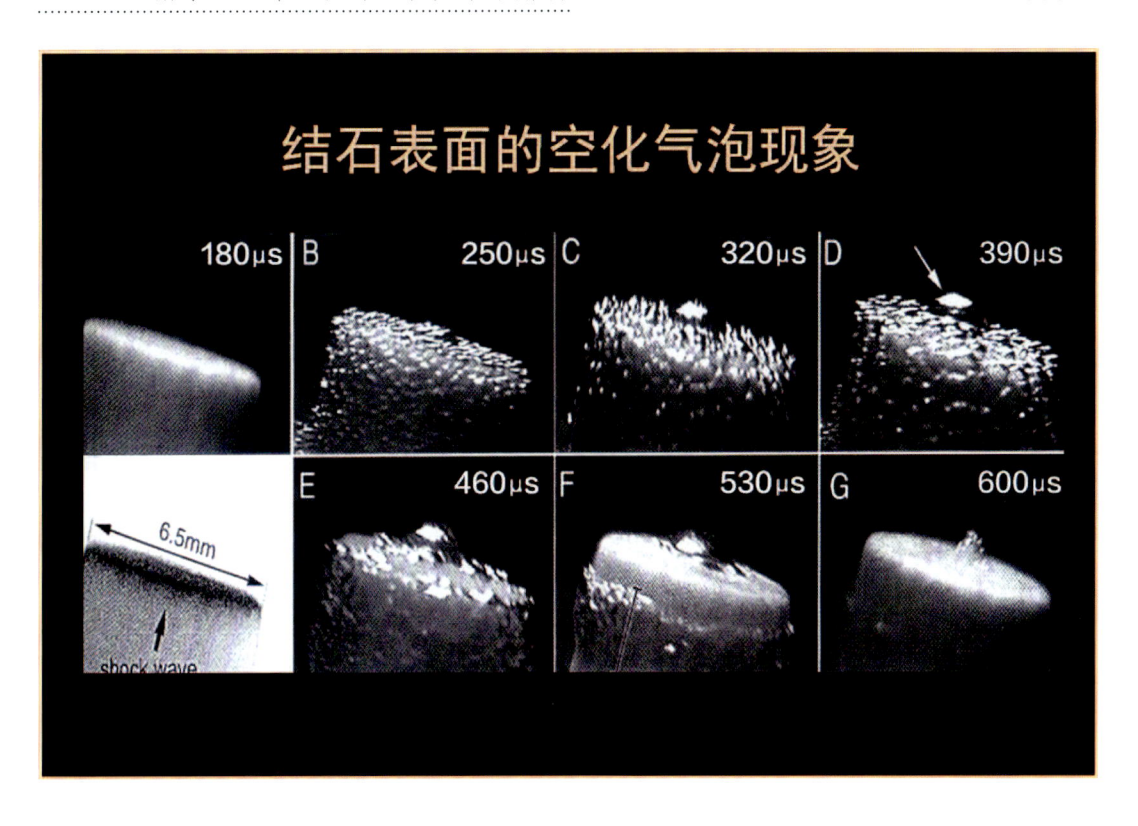

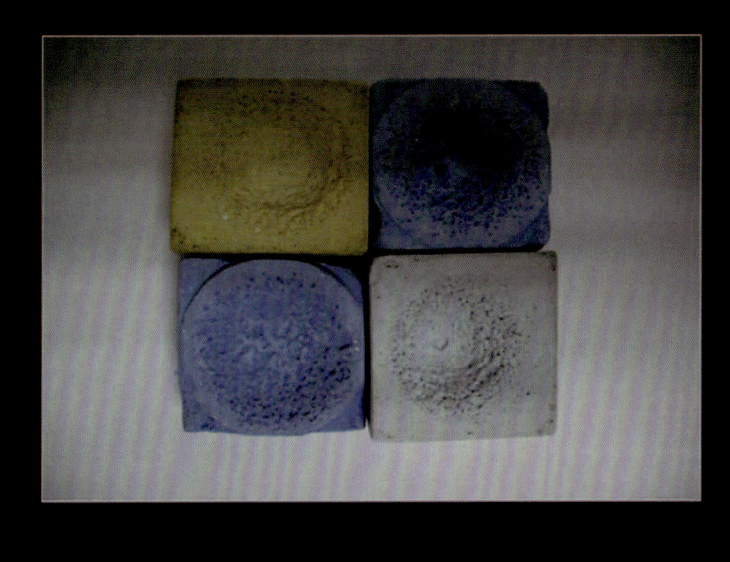

结石表面的空化气泡现象

本实验模型石的空化现象

注意：麻点状坑凹为空化气泡撞击形成的"陨石坑"。

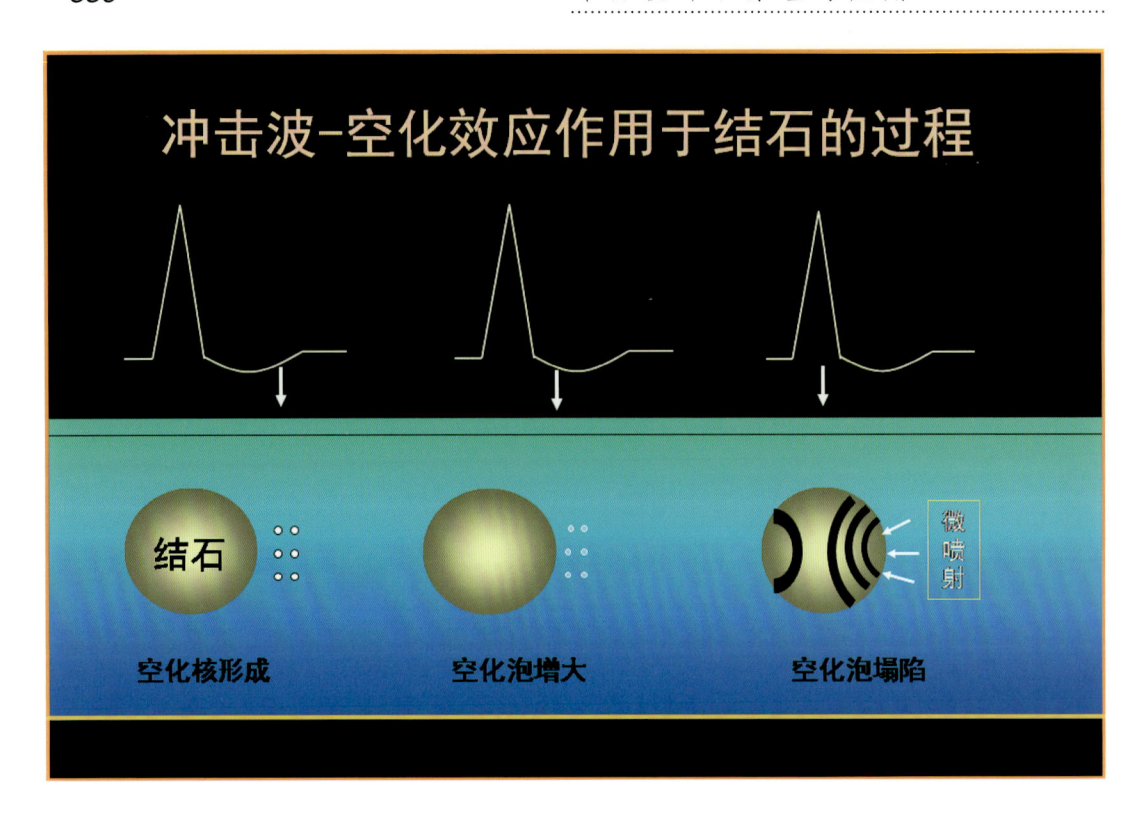

冲击波-空化效应作用于结石的过程

空化核形成　　空化泡增大　　空化泡塌陷（微喷射）

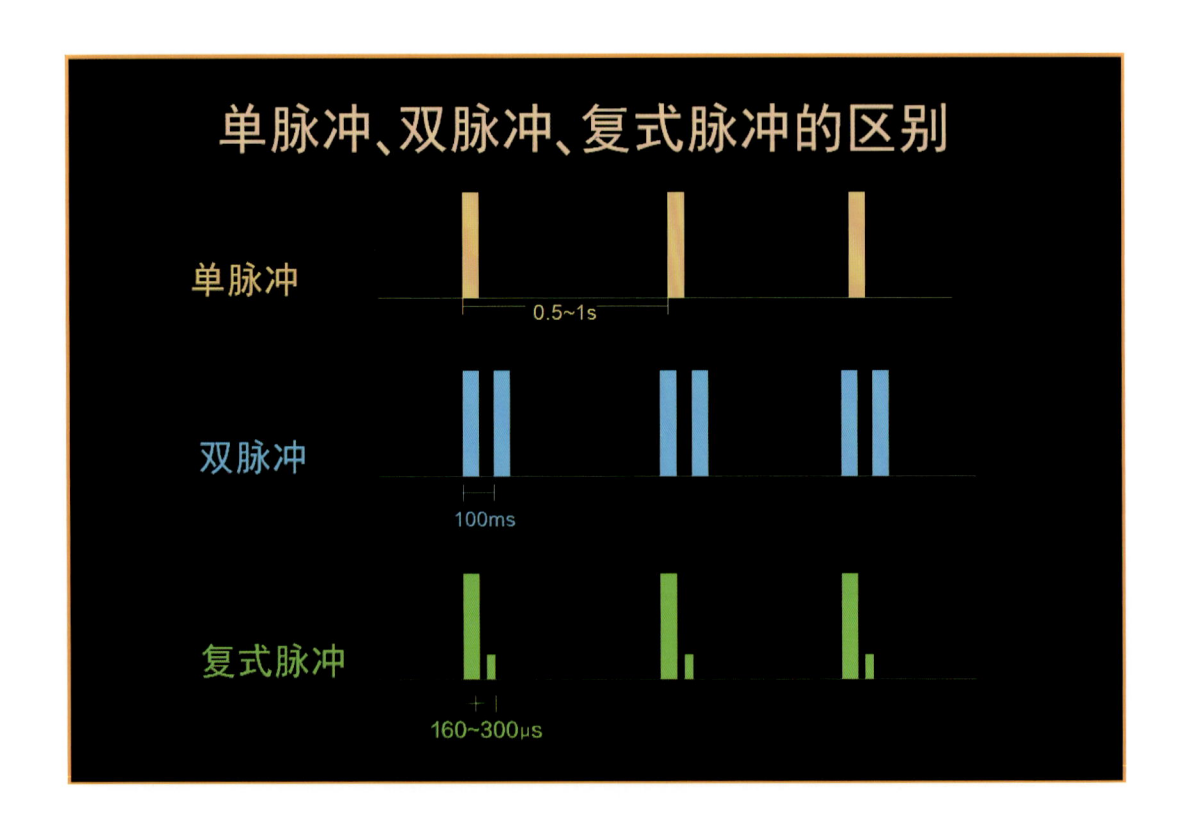

单脉冲、双脉冲、复式脉冲的区别

单脉冲　0.5~1s

双脉冲　100ms

复式脉冲　160~300μs

附录 A　冲击波碎石相关术语解析

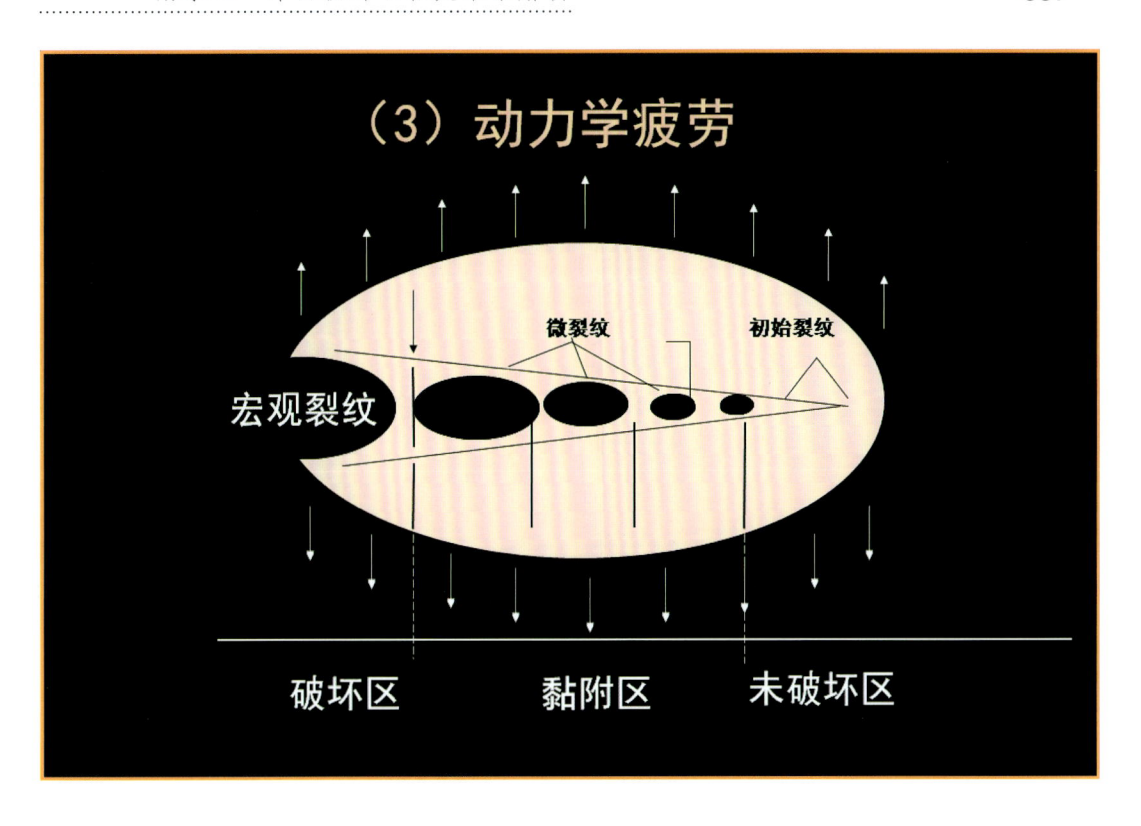

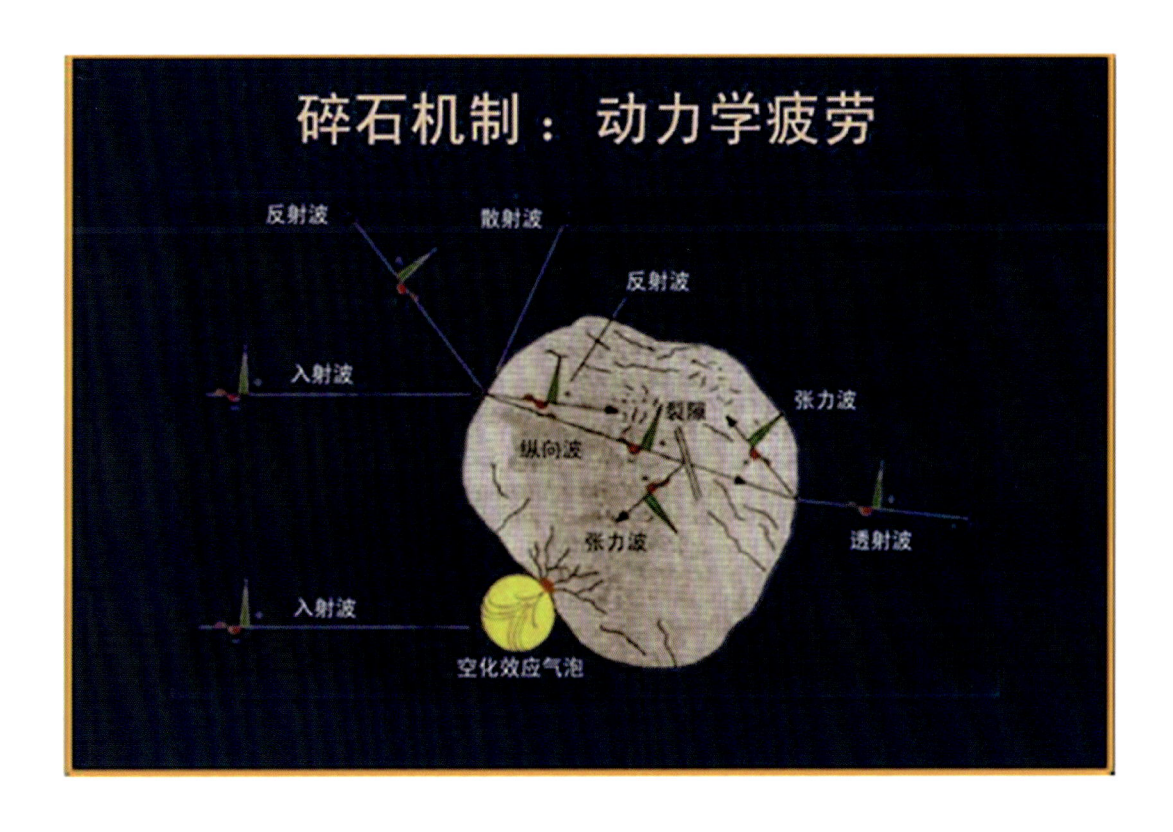

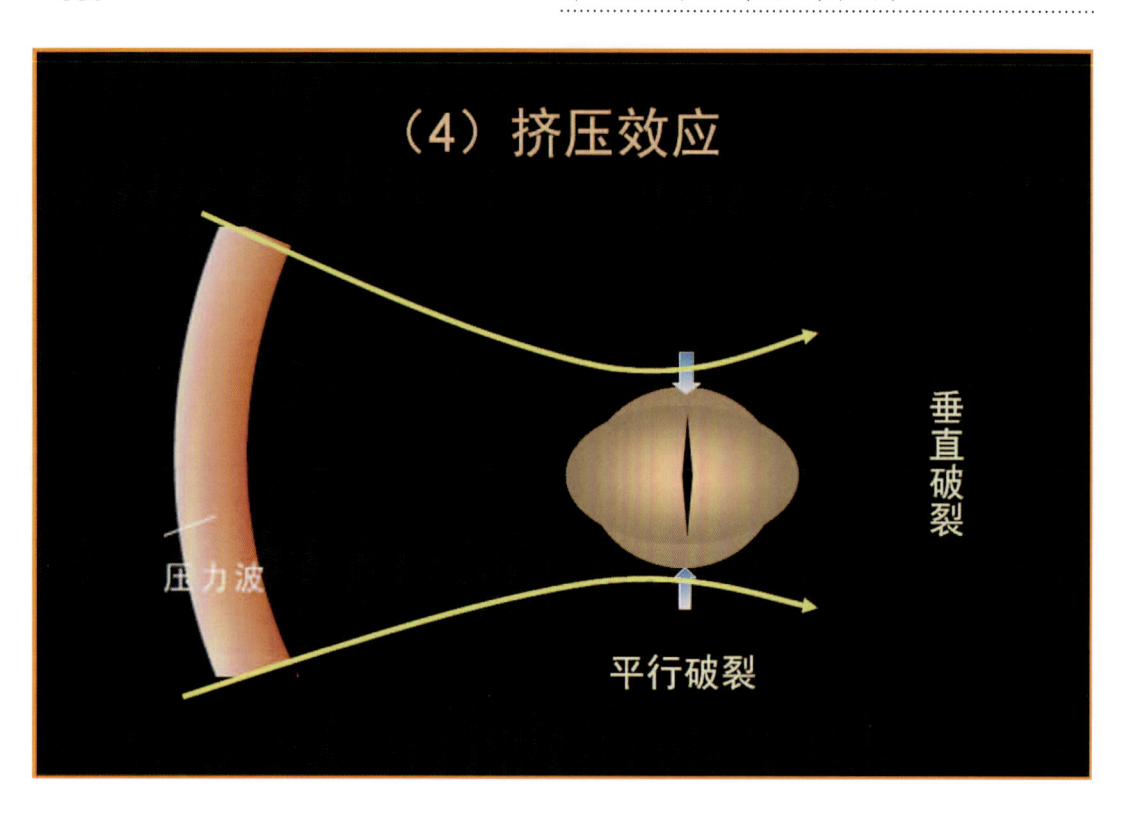

（4）挤压效应

压力波

垂直破裂

平行破裂

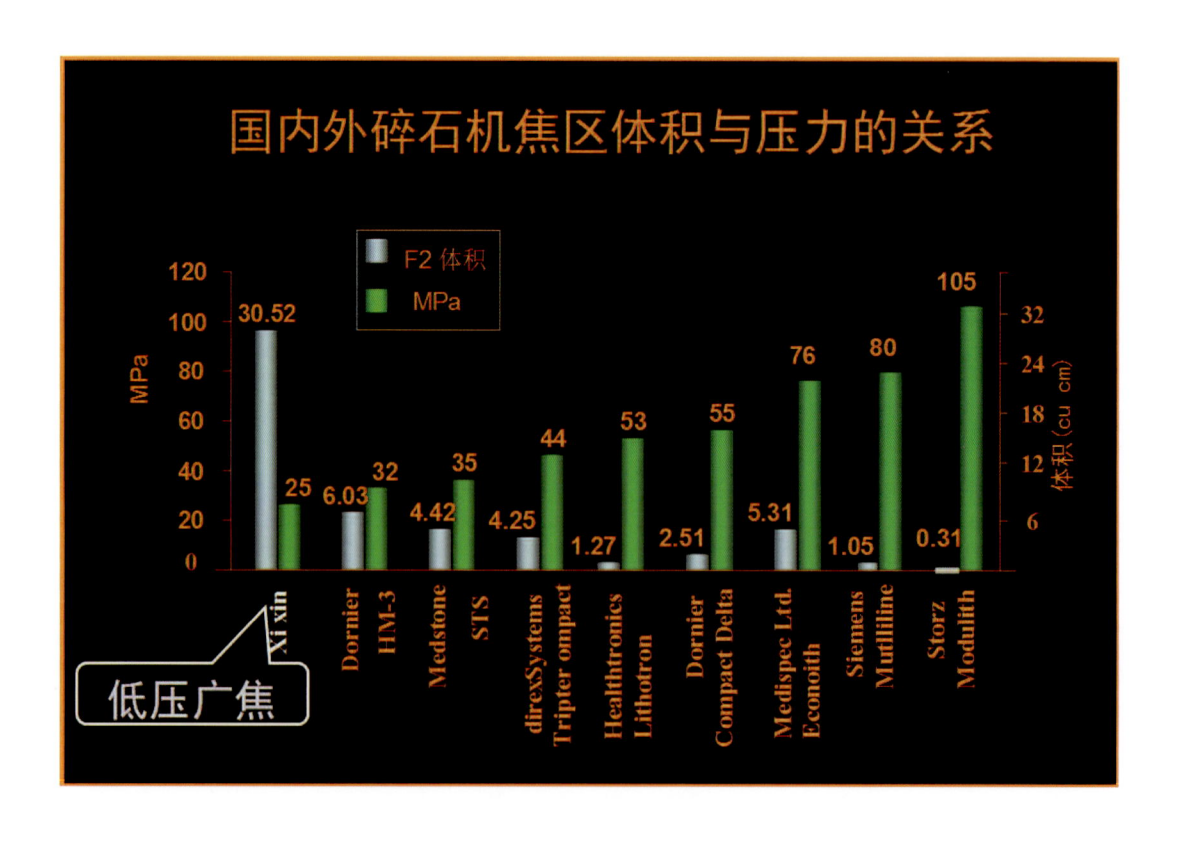

国内外碎石机焦区体积与压力的关系

低压广焦

附录A 冲击波碎石相关术语解析

呼吸动作与中靶范围

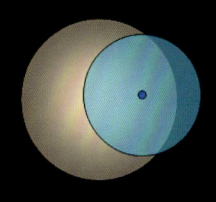

德国碎石机
焦斑直径1cm

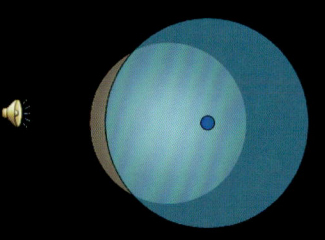

中国碎石机
焦斑直径2cm

非跟踪式碎石

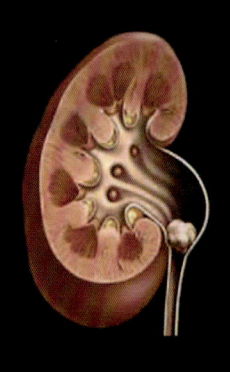

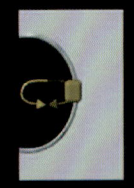

冲击波焦点不随结石移动而动，
结石命中率较低，碎石效率下降

跟踪式碎石

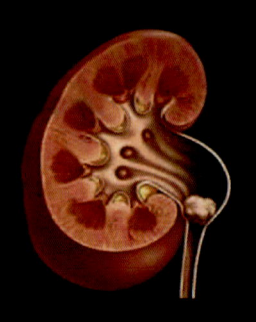

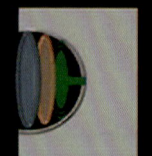

冲击波焦点随着结石移动而移动
可精准命中结石，提升碎石效率

多重碎石机制的共同作用

1. **加压效应**：将结石裂解成较大碎块
2. **空化效应**：将较大的结石碎块进一步粉化
3. **动力疲劳**：可利用结石内部质地的缺陷，使各种碎石机制发生多重碎石效应

附录 A　冲击波碎石相关术语解析

5. 尿结石和肾组织的物理特性

（1）结石的物理特性
- 声学特性
- 机械特性
- 结石脆性

（2）肾与水的声学特性

结石的声学测定方法

- **结石密度**是根据阿基米德定律用比重管测定

- **结石波速**是通过超声脉冲反射测试

- **结石声阻**是通过密度与波速的乘积计算得出

肾结石的声学特性

	密度 (kg/m³)	纵向波速 (m/s)	横向波速 (m/s)	纵向声阻 [10³kg/(m²·s)]	横向声阻 [10³kg/(m²·s)]
一水草酸钙	2038±34	4535±58	2132±25	9242±274	4345±124
胱氨酸	1624±73	4651±138	2125±9	7553±574	3451±170
尿酸	1546±12	3471±62	1464±12	5366±138	2263±36
碳酸磷灰石	1732±116	2724±75	1313±20	4178±455	2274±189
磷酸铵镁	1587±68	2789±82	1634±25	4440±326	2593±152
肾组织	1039	1588		1650	
水	1000	1498		1498	

结石机械特性的测定

结石的各种机械特性可经静压和微刻技术测试

- **杨氏模量**是测试材料对**伸缩力**的阻抗力；
- **剪切模量**是测定材料对**扭曲力**的阻抗力；
- **体积模量**是测定材料对**容积改变**的阻抗力；
- **断裂韧度**是测定材料对**裂纹延伸**的阻抗力；
- **显微硬度**表明结石阻抗**穿透力**的指数，硬度决定了结石对**空化微喷射撞击**的阻抗力，可用努氏和韦氏压头检测。

附录A　冲击波碎石相关术语解析

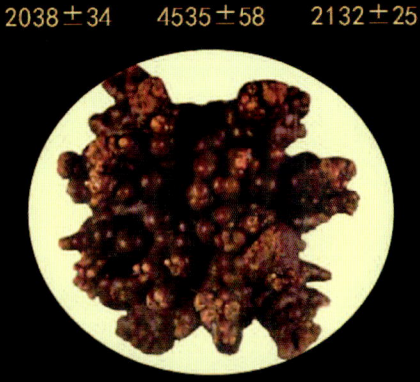

结石的机械特性

	杨氏模量 (GPa)	剪切模量 (GPa)	韦氏硬度 (kg/mm²)	材料类型
胱氨酸	20.07	7.33	23.8	韧性
一水草酸钙	24.51	9.20	104.6	脆性
尿酸	9.20	3.30	31.2	脆性
碳酸磷灰石	8.05	2.99	55.6	脆性
磷酸铵镁	10.52	4.24	25.7	脆性

① 一水草酸钙结石

密度 (kg/m³)	纵向波速 (m/s)	横向波速 (m/s)	纵向声阻 [10³kg/(m²·s)]	横向声阻 [10³kg/(m²·s)]
2038±34	4535±58	2132±25	9242±274	4345±124

杨氏模量	剪切模量	韦氏硬度	断裂韧性	材料类型
24.51 GPa	9.20 GPa	104.6 kg/mm²	60 kPa·m$^{1/2}$	脆性

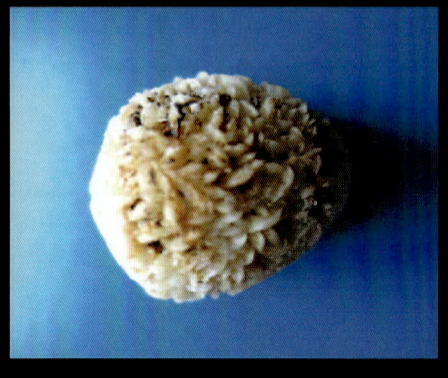

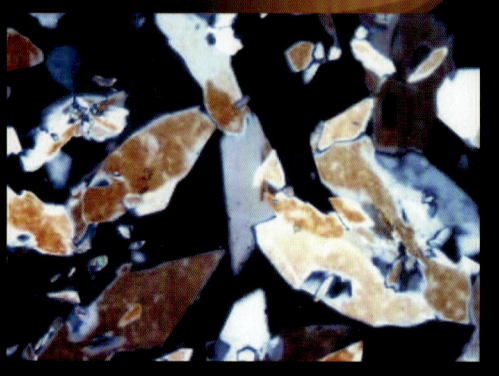

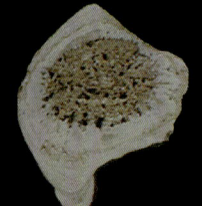

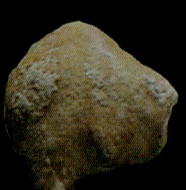

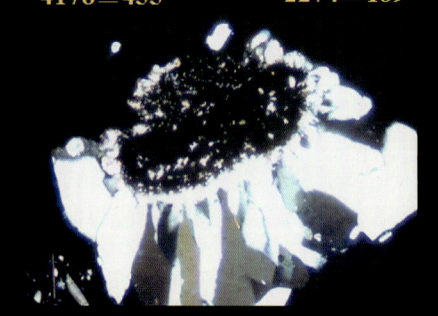

② 二水草酸钙结石

密度 (kg/m³)	纵向波速 (m/s)	横向波速 (m/s)	纵向声阻 [10³kg/(m²·s)]	横向声阻 [10³kg/(m²·s)]
2038±34	4535±58	2132±25	9242±274	4343±134

杨氏模量	剪切模量	韦氏硬度	断裂韧性	材料类型
24.51 GPa	9.20 GPa	104.6 kg/mm²		脆性

③ 碳酸磷灰石结石

密度 (kg/m³)	纵向波速 (m/s)	横向波速 (m/s)	纵向声阻 [10³kg/(m²·s)]	横向声阻 [10³kg/(m²·s)]
1732±116	2724±75	1313±20	4178±455	2274±189

杨氏模量	剪切模量	韦氏硬度	断裂韧性	材料类型
8.05 GPa	2.99 GPa	55.6 kg/mm²	57 kPa·m^(1/2)	脆性

附录 A　冲击波碎石相关术语解析　　·845·

④ 尿酸结石

密度 (kg/m³)	纵向波速 (m/s)	横向波速 (m/s)	纵向声阻 [10³kg/(m²·s)]	横向声阻 [10³kg/(m²·s)]
1546±12	3471±62	1464±12	5366±138	2263±36

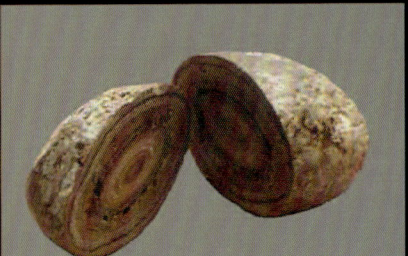

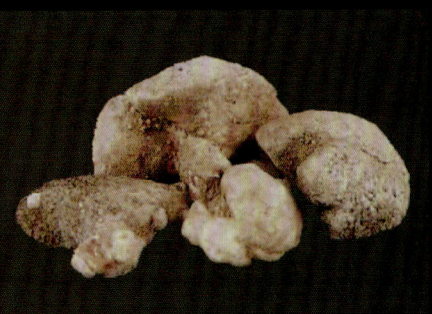

杨氏模量	剪切模量	韦氏硬度	断裂韧性	材料类型
9.20 GPa	3.30 GPa	31.2 kg/mm²	—	脆性

⑤ 六水磷酸铵镁

密度 (kg/m³)	纵向波速 (m/s)	横向波速 (m/s)	纵向声阻 [10³kg/(m²·s)]	横向声阻 [10³kg/(m²·s)]
1587±68	2789±82	1634±25	4440±326	2593±152

杨氏模量	剪切模量	韦氏硬度	断裂韧性	材料类型
10.52 GPa	4.24 GPa	25.7 kg/mm²	56 kPa·m^(1/2)	脆性

⑥ 胱氨酸结石

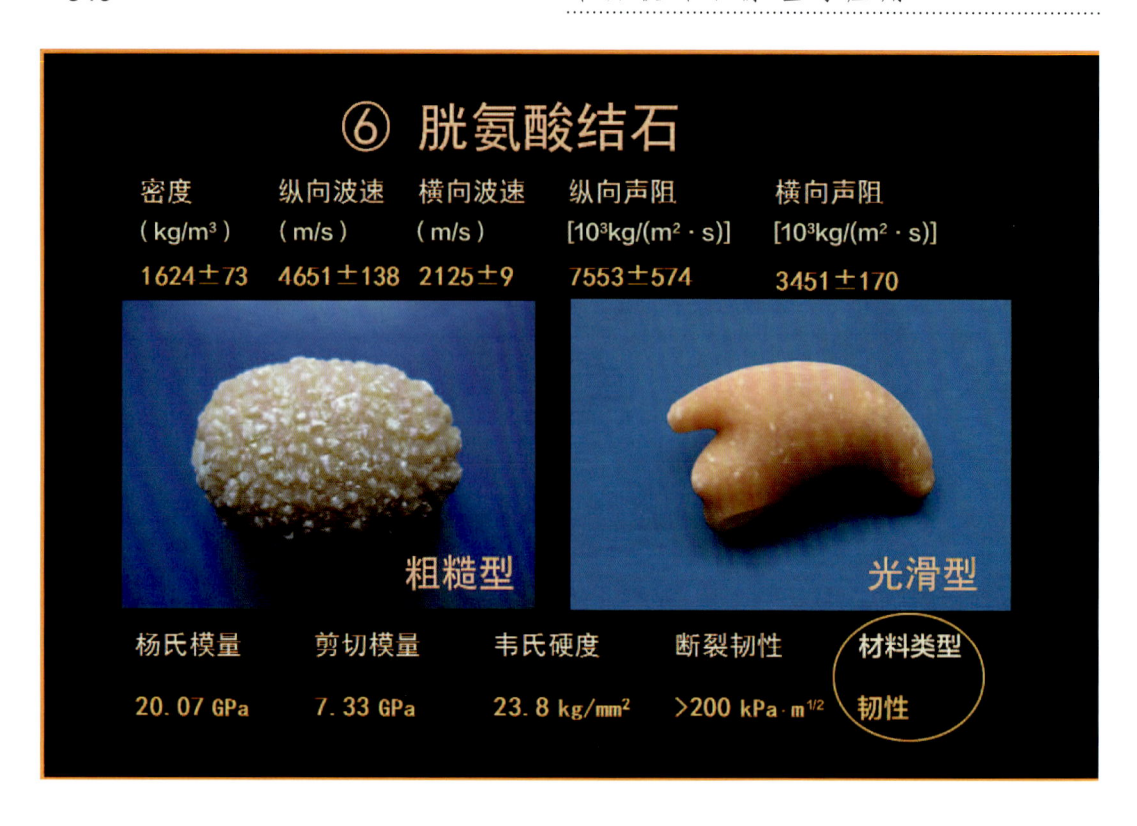

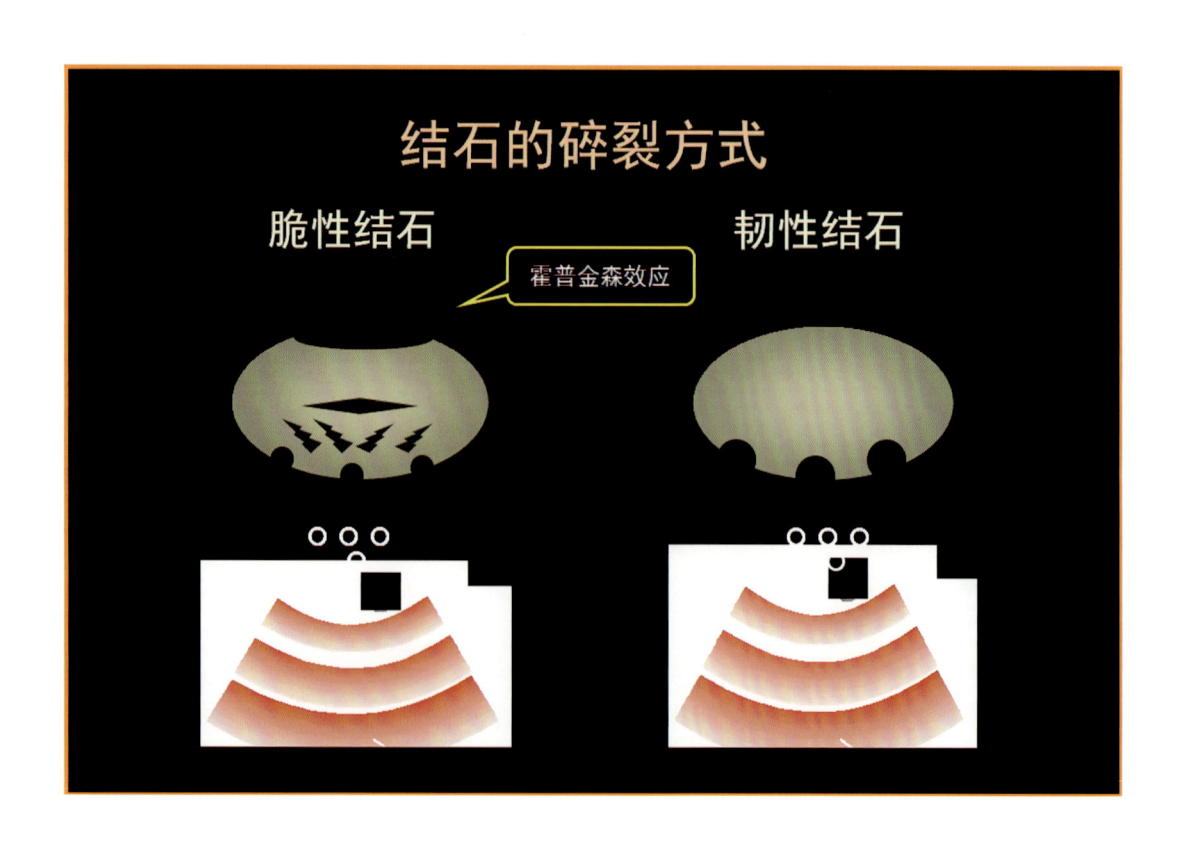

密度 (kg/m³)	纵向波速 (m/s)	横向波速 (m/s)	纵向声阻 [10³kg/(m²·s)]	横向声阻 [10³kg/(m²·s)]
1624±73	4651±138	2125±9	7553±574	3451±170

粗糙型　光滑型

杨氏模量	剪切模量	韦氏硬度	断裂韧性	材料类型
20.07 GPa	7.33 GPa	23.8 kg/mm²	>200 kPa·m^(1/2)	韧性

结石的碎裂方式

脆性结石　　　韧性结石

霍普金森效应

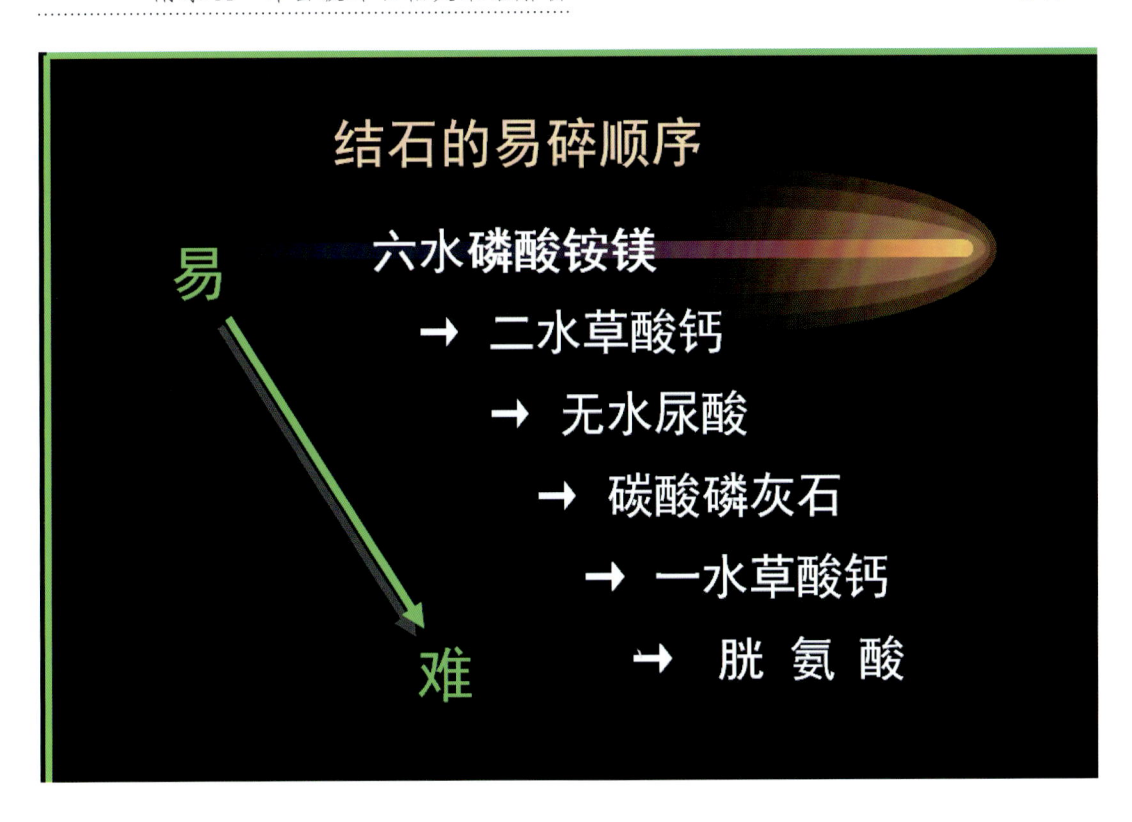

附录 A　冲击波碎石相关术语解析　　　　　　　　　　　　　　　　　　　　　　·847·

结石的易碎顺序

易 → 难

六水磷酸铵镁
→ 二水草酸钙
→ 无水尿酸
→ 碳酸磷灰石
→ 一水草酸钙
→ 胱氨酸

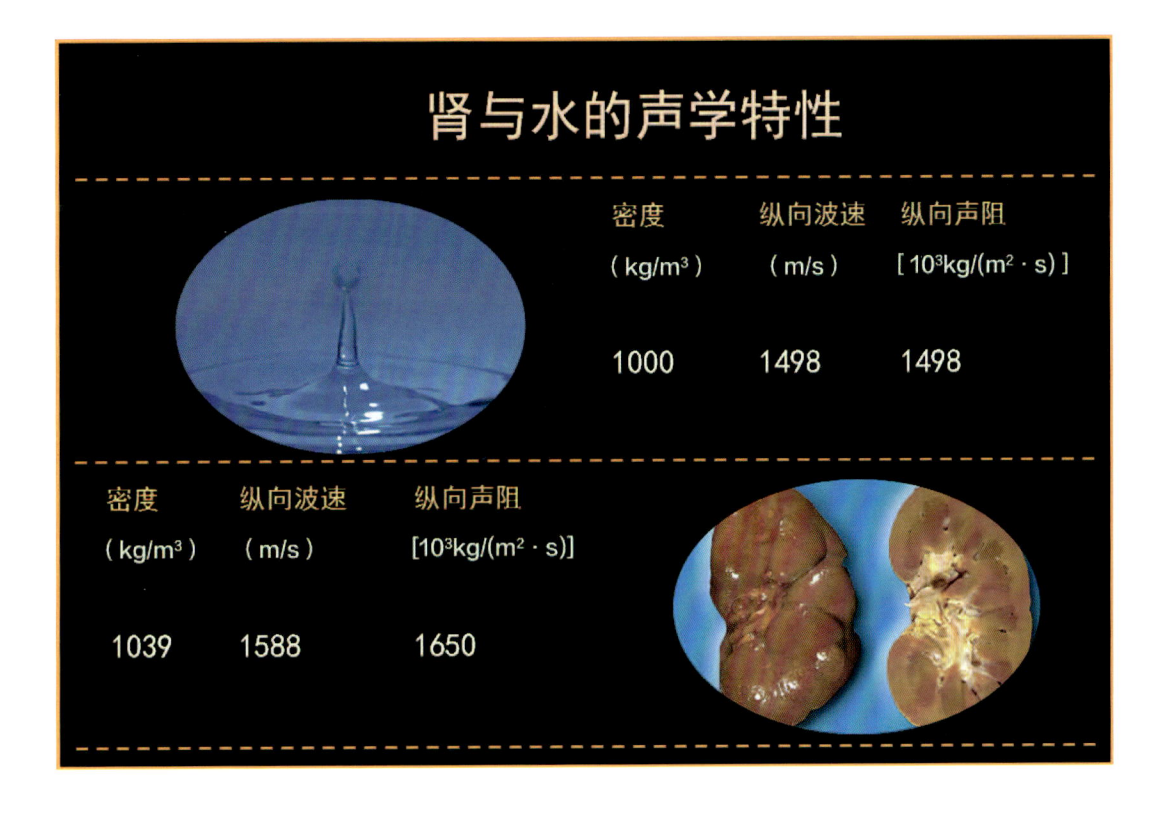

肾与水的声学特性

密度 (kg/m³)	纵向波速 (m/s)	纵向声阻 [10³kg/(m²·s)]
1000	1498	1498
1039	1588	1650

冲击波的生物学效应

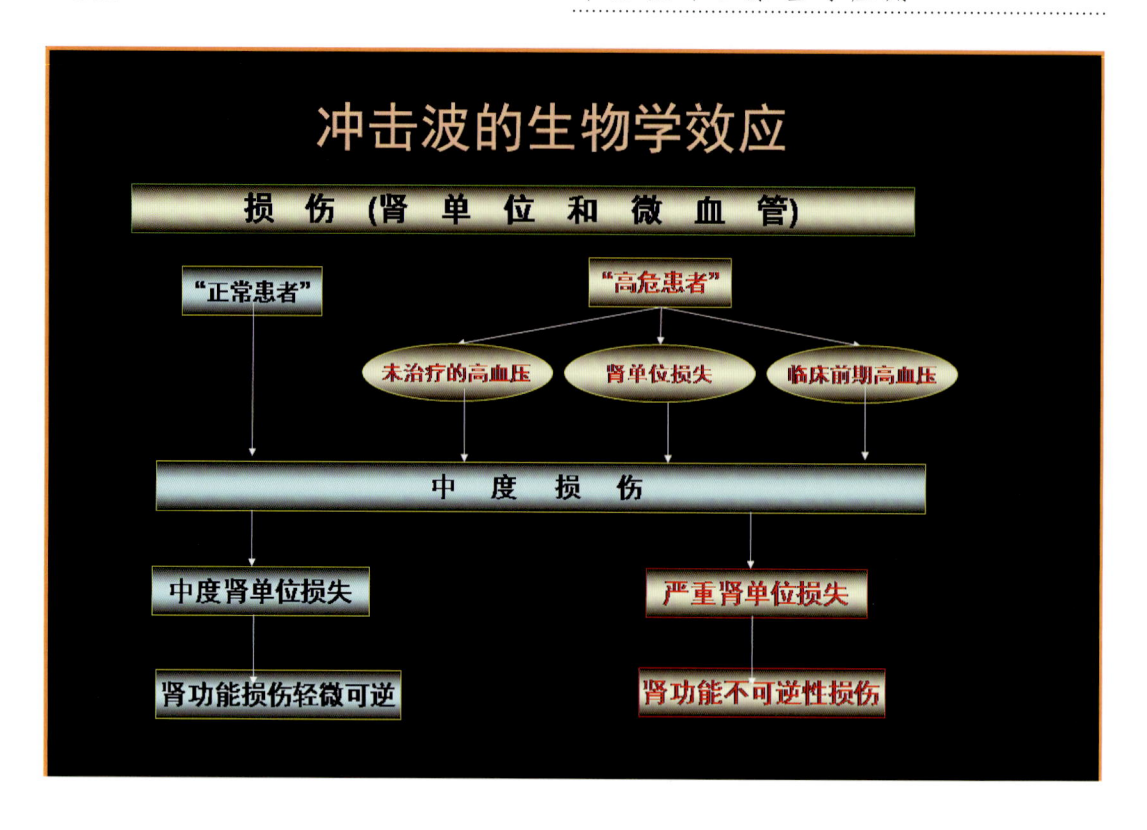

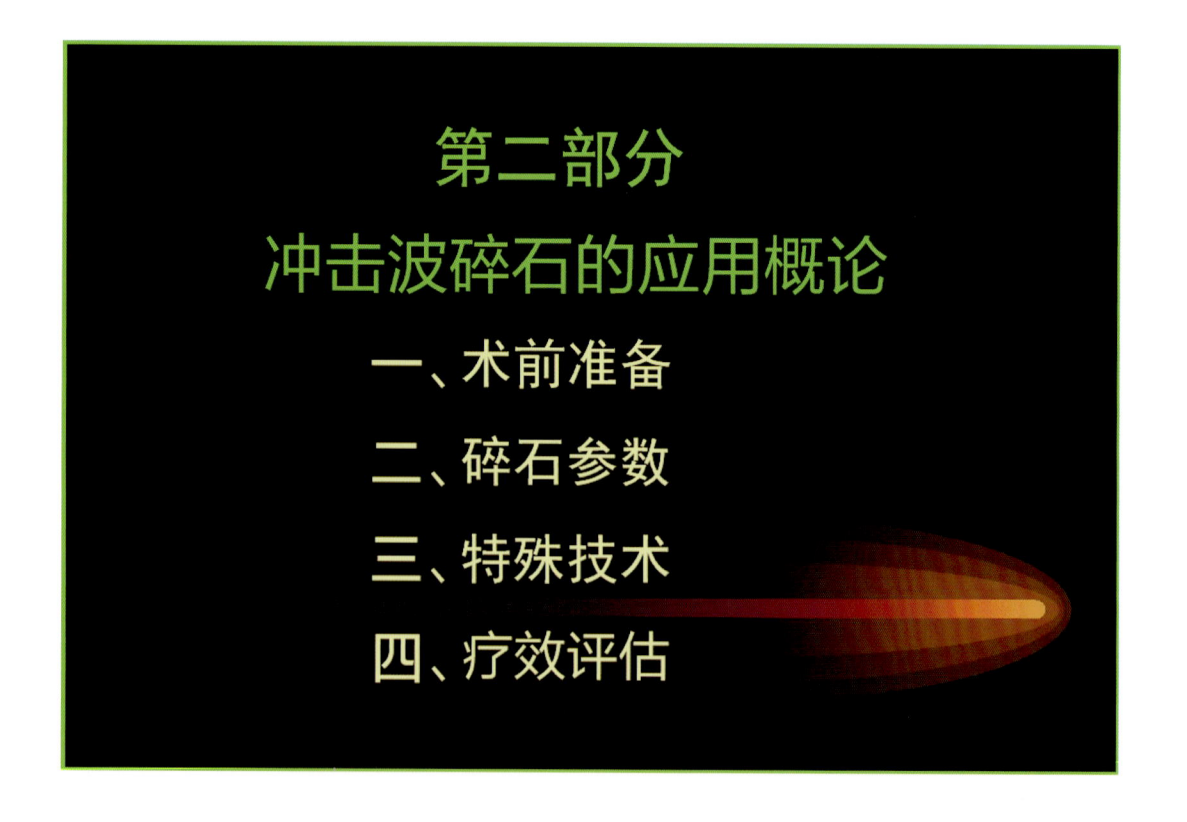

损伤（肾单位和微血管）

- "正常患者"
- "高危患者"
  - 未治疗的高血压
  - 肾单位损失
  - 临床前期高血压

→ 中度损伤

- 中度肾单位损失 → 肾功能损伤轻微可逆
- 严重肾单位损失 → 肾功能不可逆性损伤

第二部分

冲击波碎石的应用概论

一、术前准备

二、碎石参数

三、特殊技术

四、疗效评估

附录 A　冲击波碎石相关术语解析

一、术前准备

1. 禁忌证
2. 适应证
3. 术前检查

1. 禁忌证

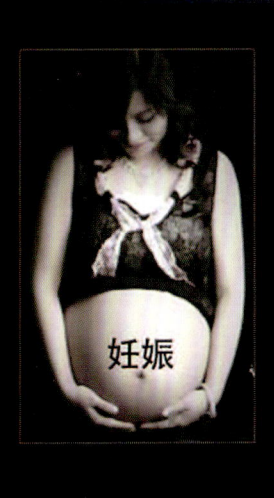

妊娠

- 结石远端尿路梗阻
- 出凝血功能障碍
- 严重心血管疾患
- 慢性肾功能不全
- 急性尿路感染
- 难治型结石 — 鹿角状或巨大结石 >2cm
  — 胱氨酸结石 >1.5cm
  — 嵌顿性输尿管结石 >1.5cm

2. 适应证

肾结石＜2~2.5cm

输尿管结石＜1~1.5cm

3. 术前检查

- 影像
  - ▲ B超：必须结合X线检查
  - ▲ KUB：①术前定性；②术中定位；③术后对比
  - ▲ IVU：①分肾功能；②尿路畸形；③结石远端梗阻
- 检验
  - ▲ 凝血功能：<u>仔细询问抗凝药物服用史！！！！</u>
  - ▲ 尿路感染：血、尿常规，必要时做尿培养＋药敏

附录 A　冲击波碎石相关术语解析

二、碎石参数

1. 冲击剂量

2. 脉冲频率

3. 脉冲能量

1. 冲击剂量

FDA限定：

多尼尔HM3型液电式碎石机

单期剂量：＜2000次/肾/人（18kV）

多尼尔Compact型电磁式碎石机系列

单期剂量：＜3600次/期（任何能级）

2. 脉冲频率

$$Hz = \frac{脉冲次数/min}{60}$$

脉冲频率应以1Hz为宜。
碎石效率高，碎石颗粒细。

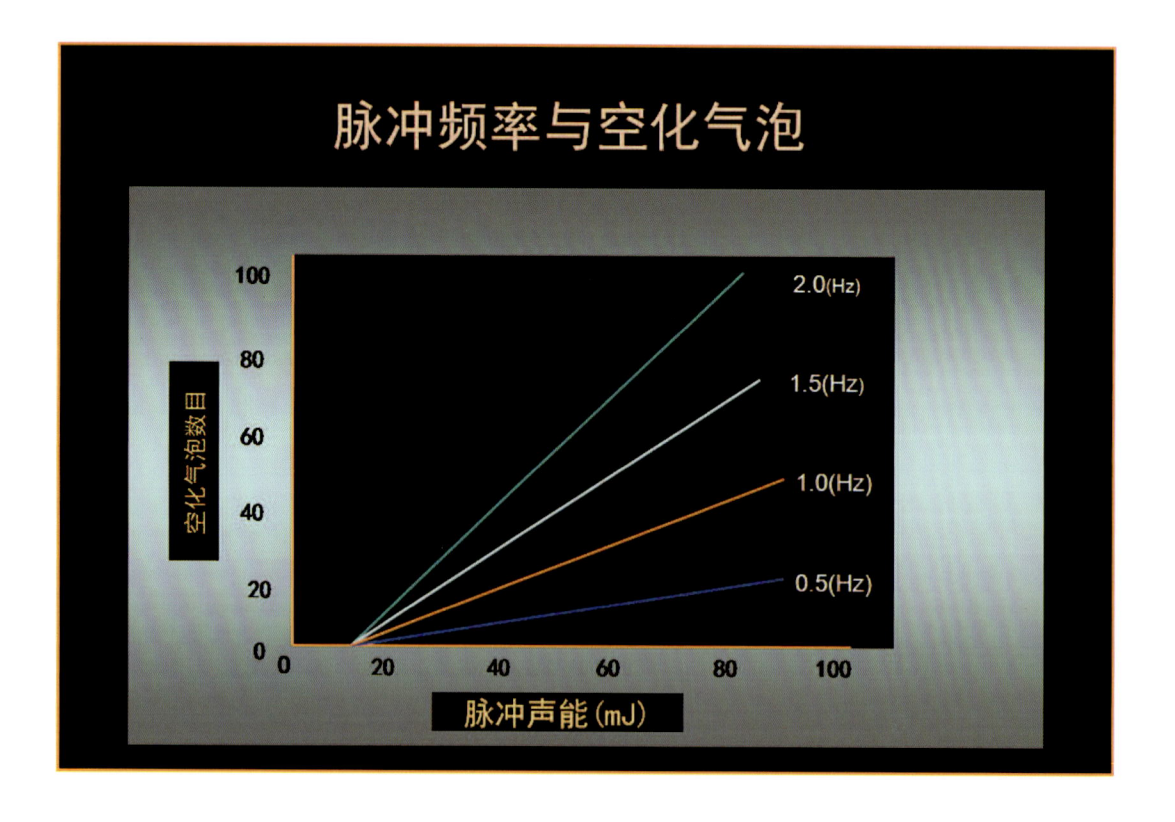

脉冲频率与空化气泡

（图：空化气泡数目 vs 脉冲声能(mJ)，曲线分别为 2.0(Hz)、1.5(Hz)、1.0(Hz)、0.5(Hz)）

3. 脉冲能量——输出声能

$$E_s = \frac{P^2 tA}{2\rho C} \quad <70\text{mJ}$$

- E_s：单次脉冲的输出声能，单位：毫焦(mJ)
- P：峰值压力，单位：兆帕（MPa）
- T：时间，单位：秒（s）
- A：焦区，单位：立方毫米（mm^3）
- ρ：介质的密度，单位：千克/米^3（kg/m^3）
- C：介质的声速，单位：米/秒（m/s）

4. 脉冲能量—输入电能

$$E = \tfrac{1}{2} CV^2 \quad (<25\text{J})$$

- E：单次脉冲能量，单位是焦耳（J）
- C：电容，单位是法拉（F）
- V：电压，单位是伏特（V）

脉冲能量

例如，HM3型冲击波碎石机
$E = 1/2 \times 0.08 \times 20^2 = 16\text{J}$。

三、特殊技术

- 扩展空间理论
- 扩展空间理论的应用
- ＳＷＬ与"无主地"
- 冲击波通道
- ＳＷＬ的痛感及其部位

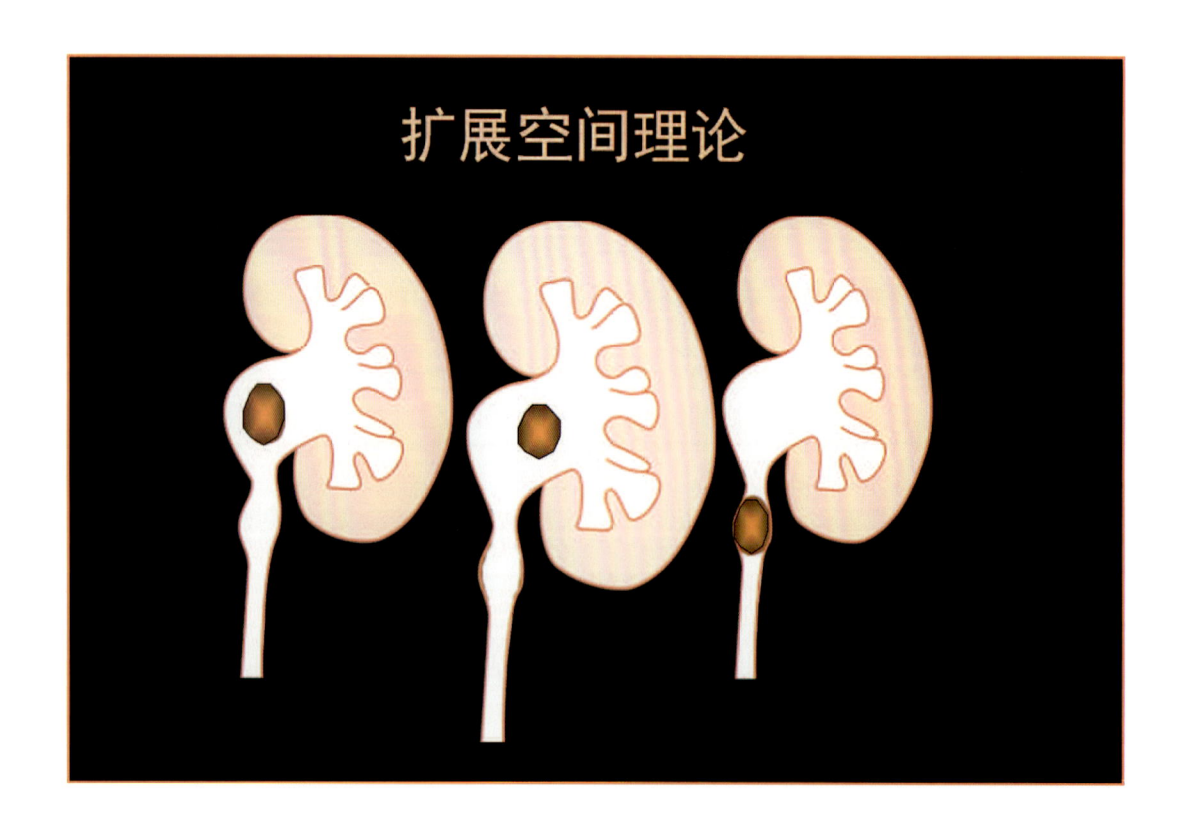

扩展空间理论

附录 A 冲击波碎石相关术语解析 ·855·

输尿管上段结石 ESWL

扩展空间理论在结石重定位技术中的应用

《欧洲尿石病诊疗指南》至今仍然 推荐采用

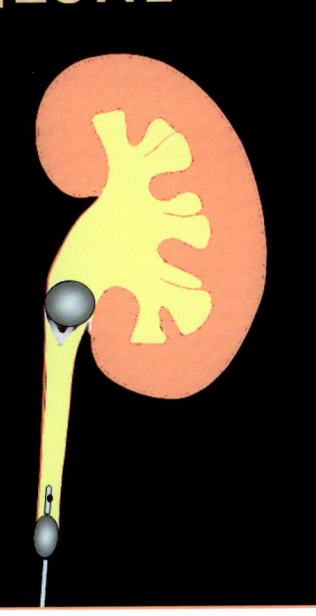

扩展空间理论的应用

（上段输尿管结石）

输尿管中段结石（"无主地"）SWL

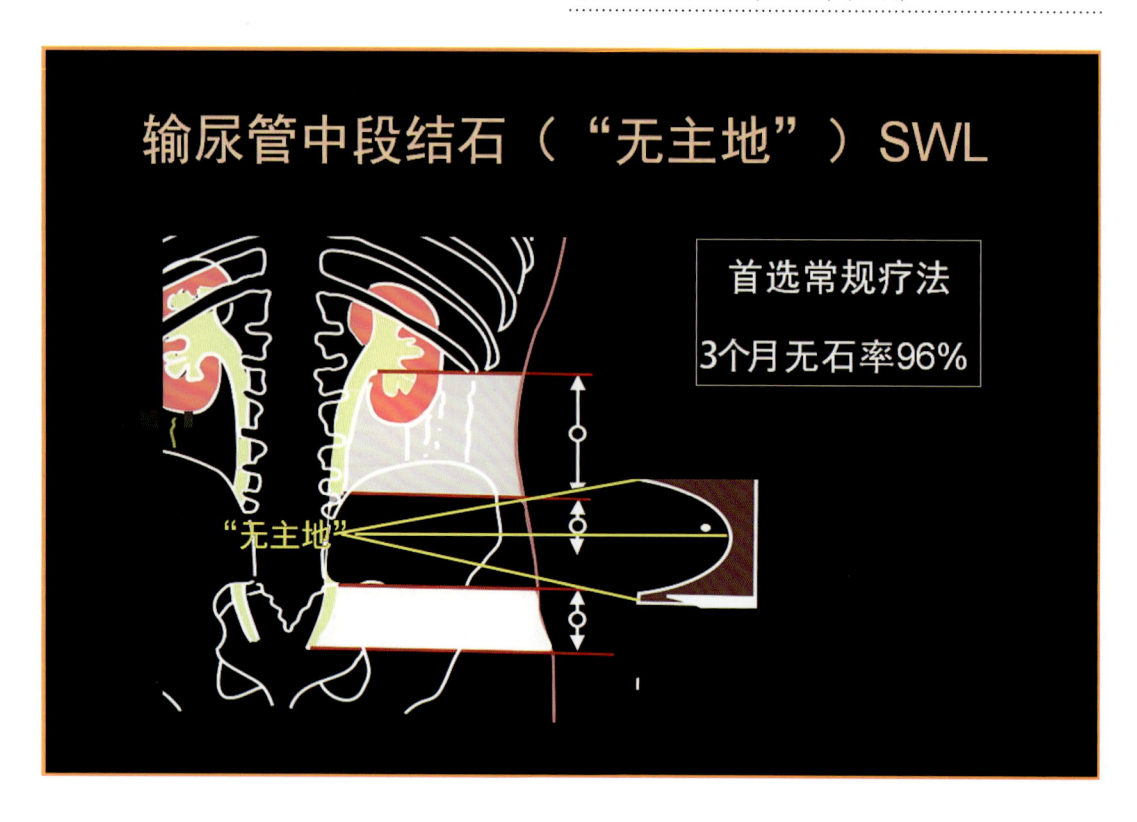

首选常规疗法
3个月无石率96%

"无主地"

输尿管下段结石SWL

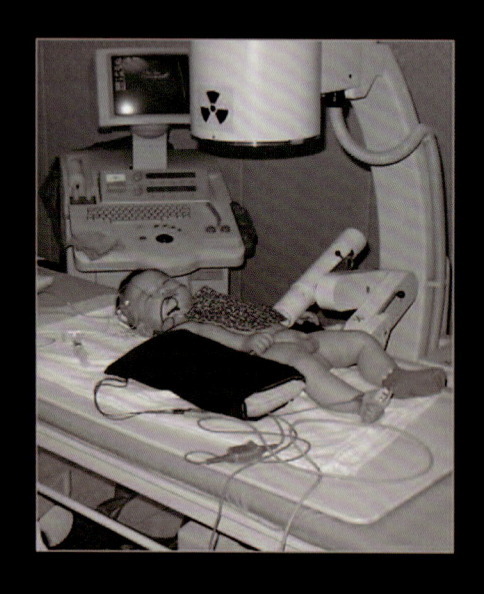

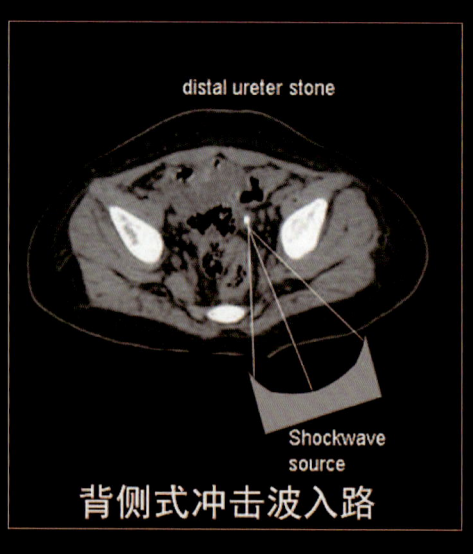

distal ureter stone

Shockwave source

背侧式冲击波入路

下段输尿管与坐骨大孔的关系

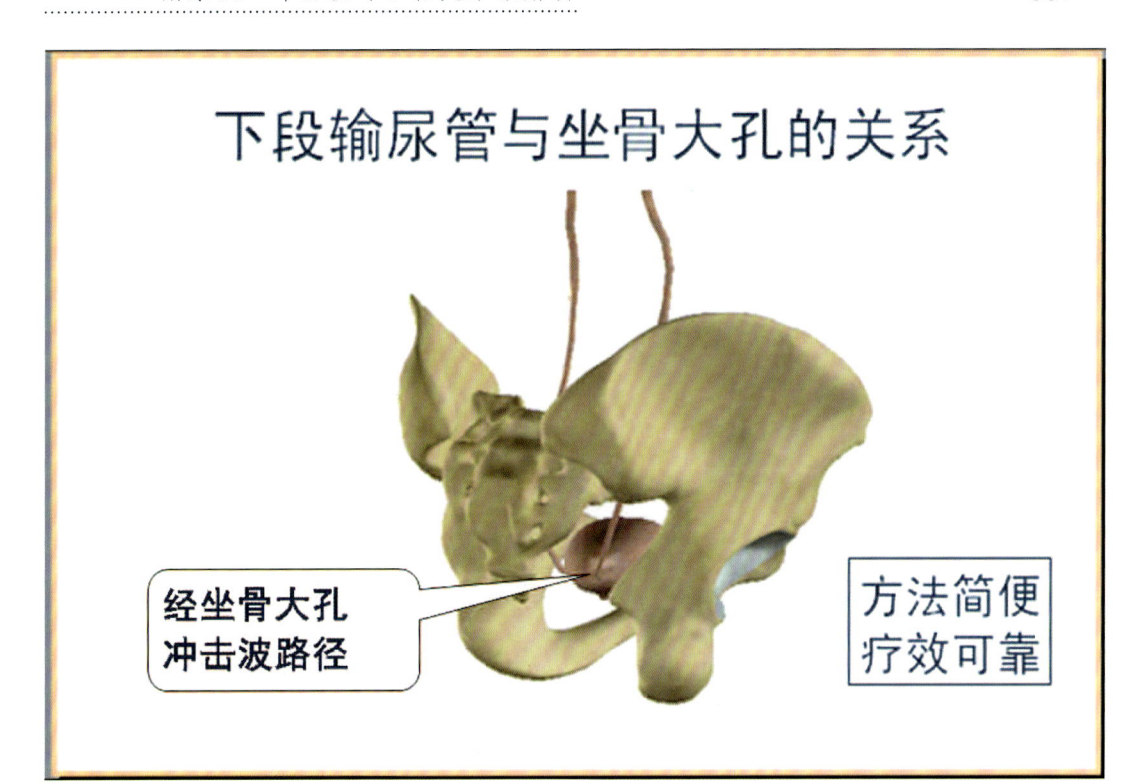

经坐骨大孔冲击波路径

方法简便 疗效可靠

The Journal of Urology

Xizhao Sun（孙西钊），et al.

Greater and Lesser Ischiadic Foramina as Path of Shock Wave Lithotripsy for Distal Ureteral Stone in Children

Volume 184, Issue 2, 2010 August: P 665-668

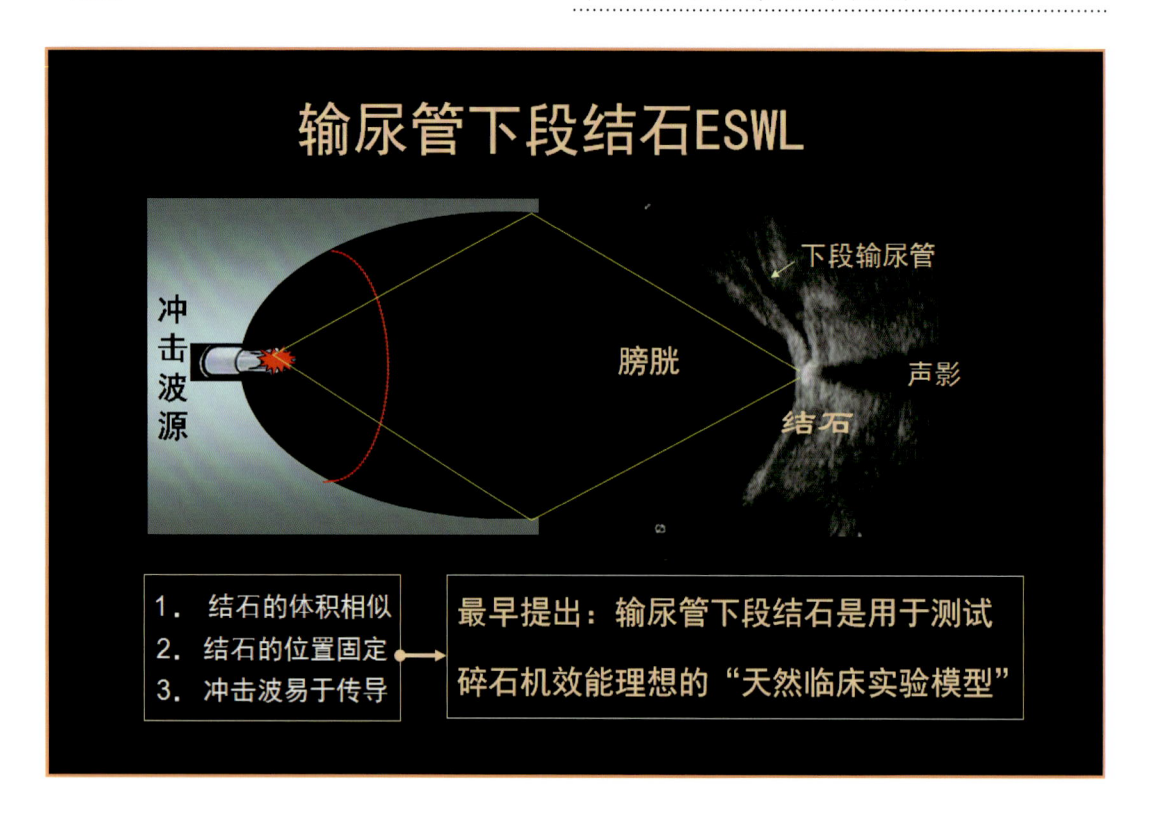

输尿管下段结石ESWL

1. 结石的体积相似
2. 结石的位置固定
3. 冲击波易于传导

最早提出：输尿管下段结石是用于测试碎石机效能理想的"天然临床实验模型"

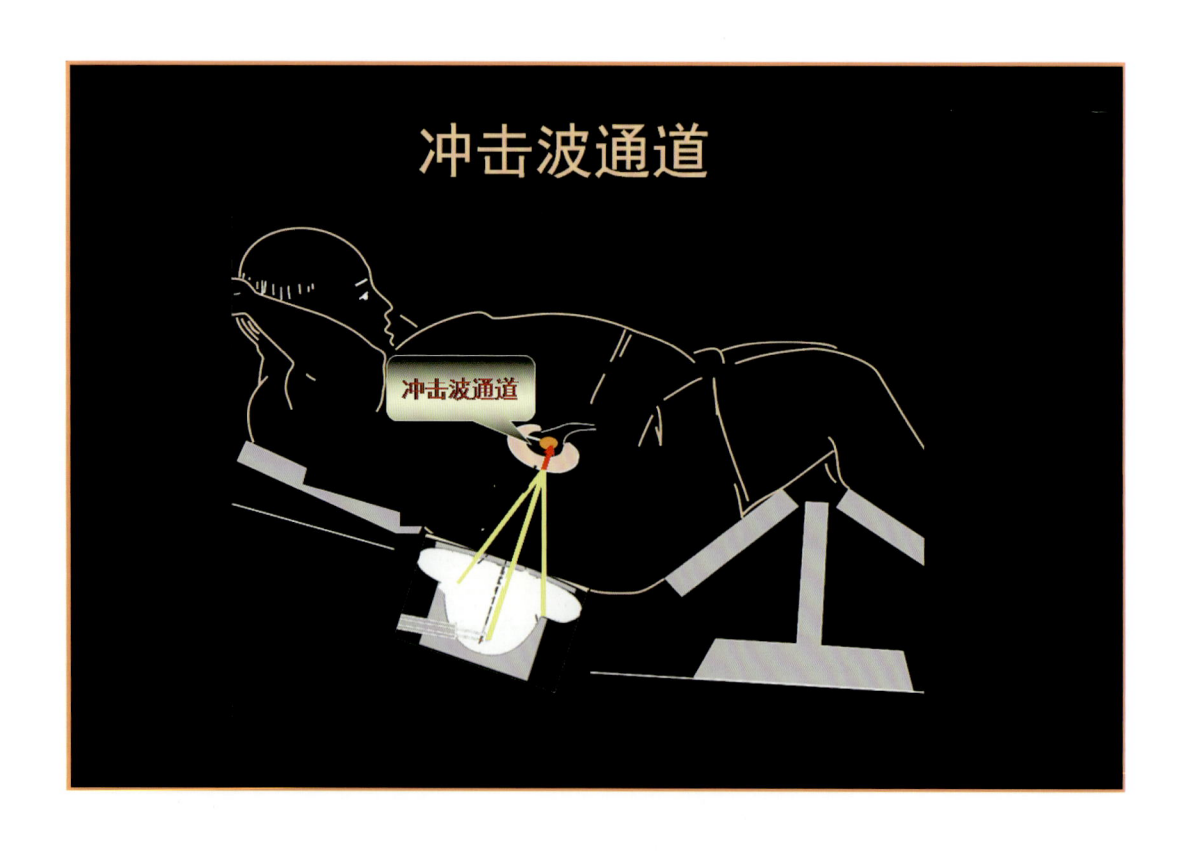

冲击波通道

附录A 冲击波碎石相关术语解析

可调式焦点标定器

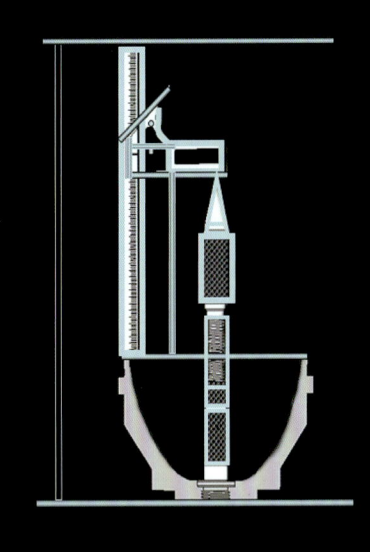

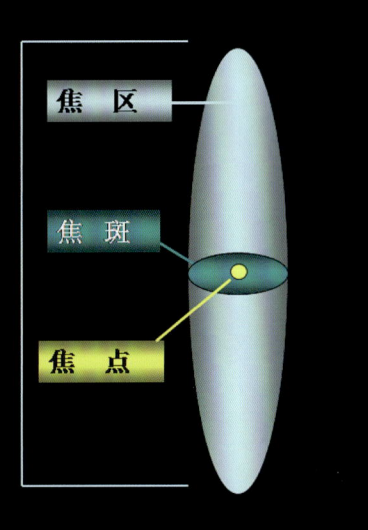

焦区

焦斑

焦点

四、疗效评估

1. SWL后的随访

2. SWL疗效判定标准

3. SWL的效率商

4. 残石的转归

1. SWL后的随访

随访间期：2~3周

随访方法：KUB＋US

随访时限：术后 3个月

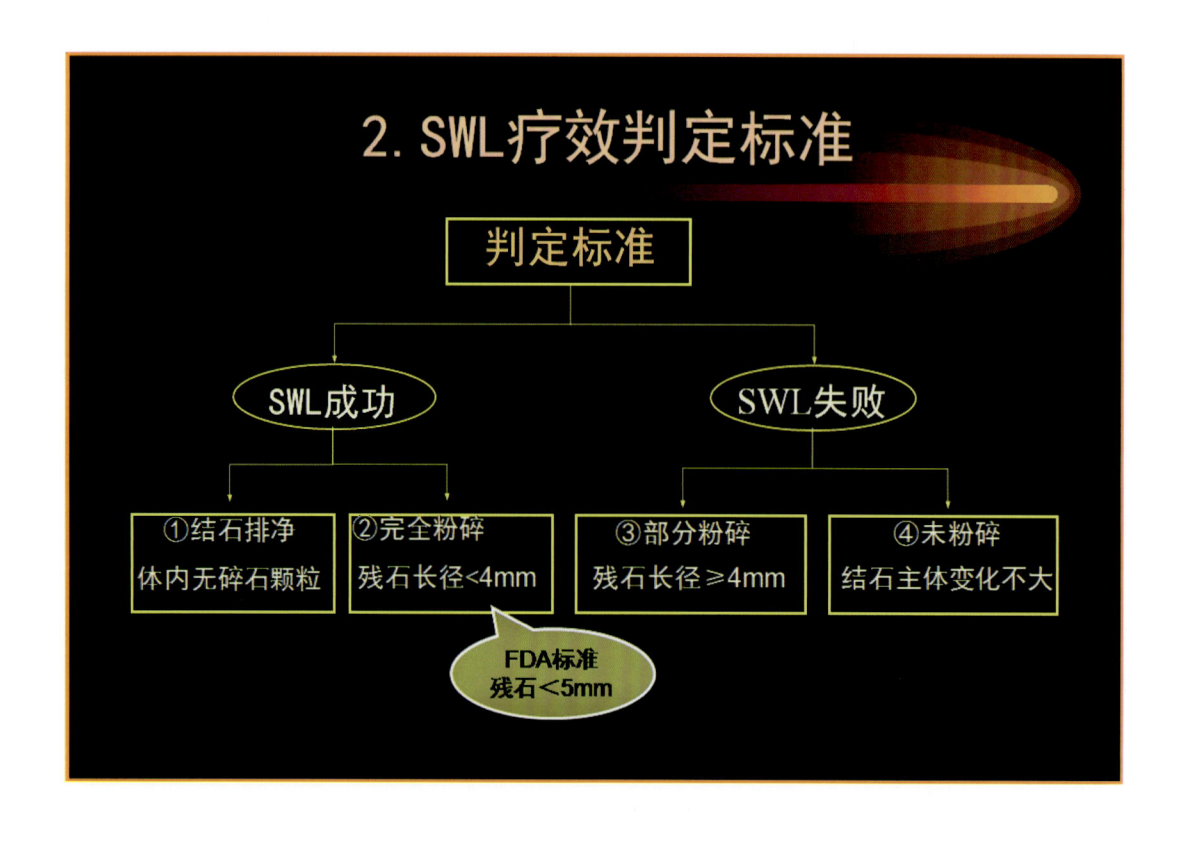

2. SWL疗效判定标准

判定标准

- SWL成功
  - ①结石排净 体内无碎石颗粒
  - ②完全粉碎 残石长径<4mm
- SWL失败
  - ③部分粉碎 残石长径≥4mm
  - ④未粉碎 结石主体变化不大

FDA标准 残石<5mm

附录A 冲击波碎石相关术语解析

"期"与间期

1. "期"：session （错译为"序列"）
2. 间期：输尿管结石为两周；肾结石为三周
3. 期次：通常SWL不超过4期（EAU）

3. SWL的效率商

1. 原始效率商（EQ）

$$EQ = \frac{\text{无石率}}{\text{初震率} + \text{复震率} + \text{SWL后辅治率}} \times 100\%$$

2. 扩展式效率商（EQ_A）

$$EQ_A = \frac{\text{无石率}}{\text{初震率} + \text{复震率} + \text{SWL前辅治率}} \times 100\%$$

3. 改进式效率商（EQ_B）

$$EQ_B = \frac{\text{无石率} - \text{SWL后治疗性辅治率}}{\text{初震率} + \text{复震率} + \text{SWL前辅治率} + \text{SWL后补助性辅治率}} \times 100\%$$

4. 残石的转归

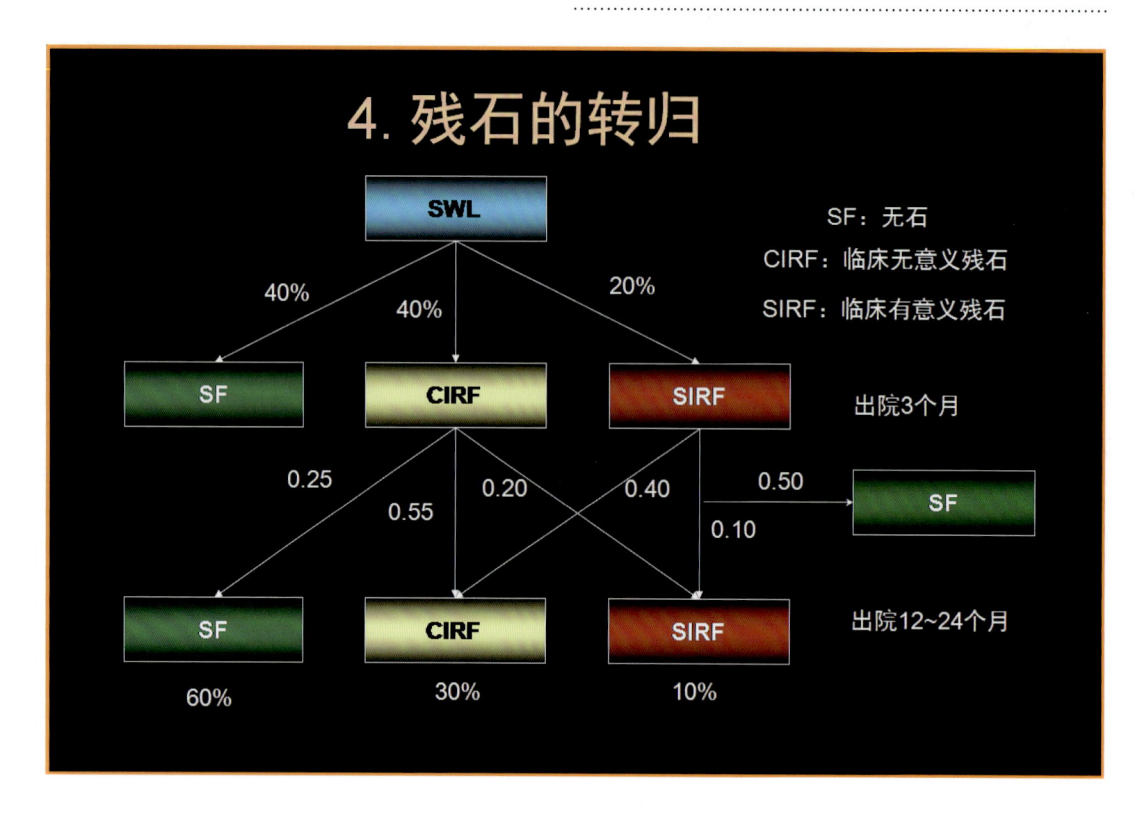

SF：无石
CIRF：临床无意义残石
SIRF：临床有意义残石

出院3个月

出院12~24个月

冲击波碎石技术应用小结

附录 A 冲击波碎石相关术语解析 ·863·

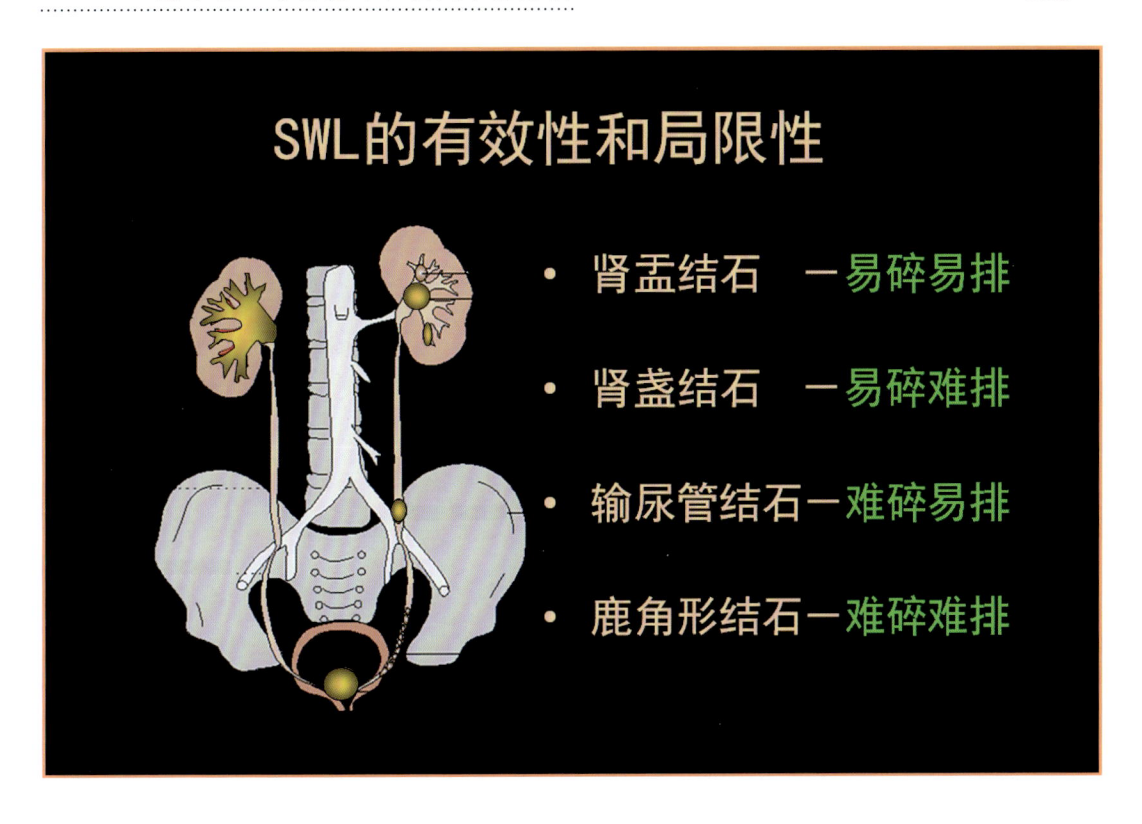

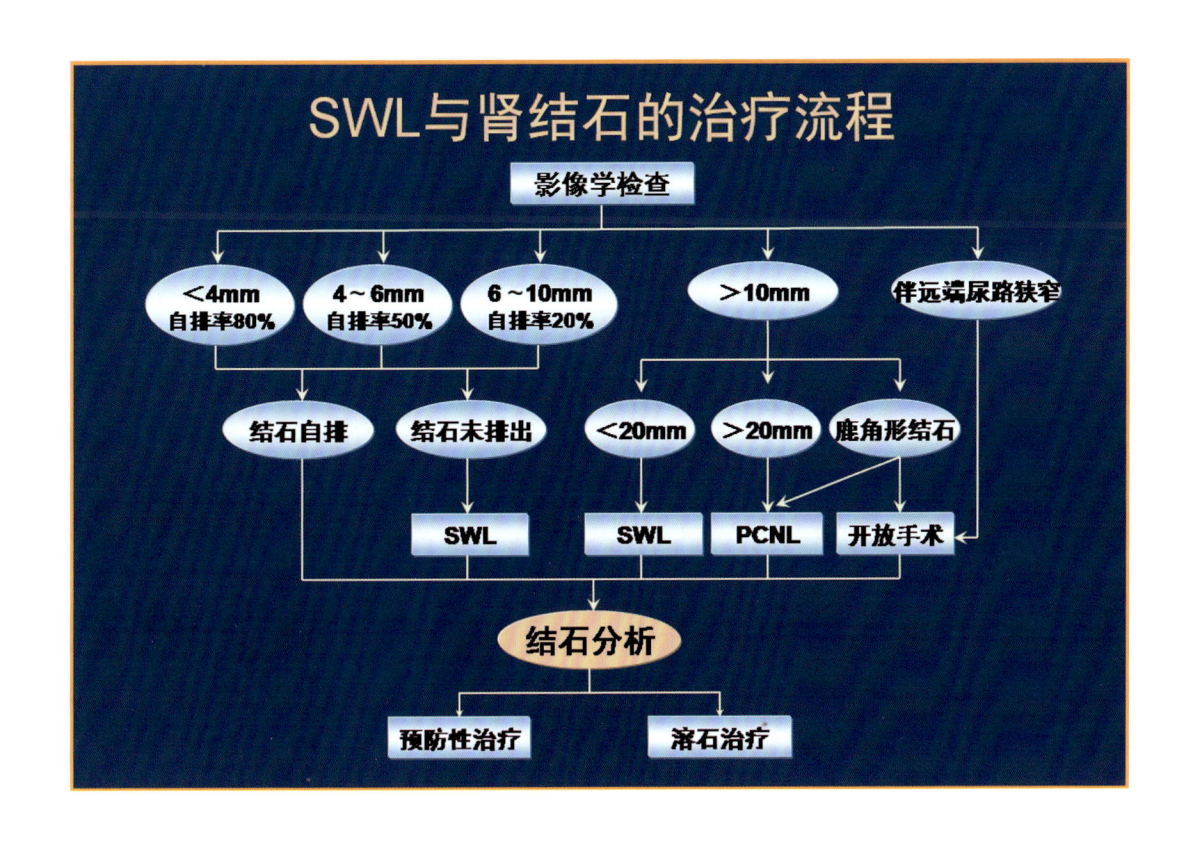

SWL的有效性和局限性

- 肾盂结石 — 易碎易排
- 肾盏结石 — 易碎难排
- 输尿管结石 — 难碎易排
- 鹿角形结石 — 难碎难排

SWL与肾结石的治疗流程

影像学检查
- <4mm 自排率80%
- 4~6mm 自排率50%
- 6~10mm 自排率20%
- >10mm
- 伴远端尿路狭窄

结石自排 / 结石未排出 / <20mm / >20mm / 鹿角形结石

SWL / SWL / PCNL / 开放手术

结石分析
- 预防性治疗
- 溶石治疗

体外碎石后应当接着做结石分析

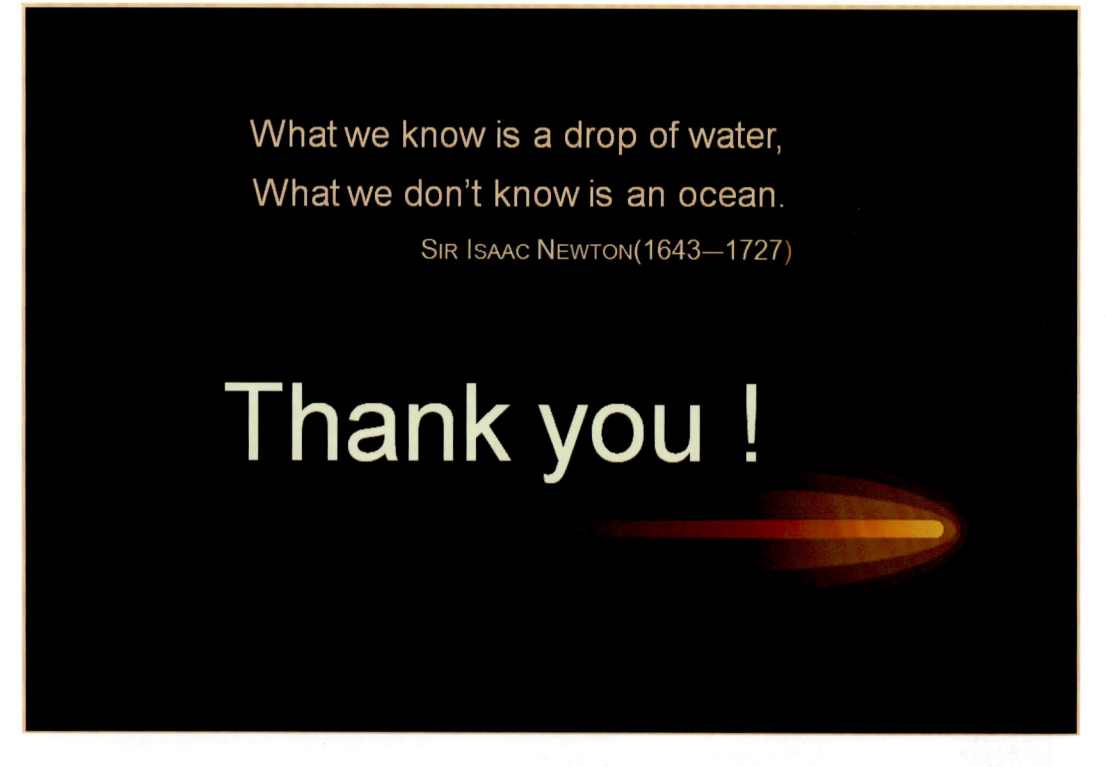

What we know is a drop of water,
What we don't know is an ocean.
SIR ISAAC NEWTON(1643—1727)

Thank you !

（孙西钊）